Maik Tändler
Das therapeutische Jahrzehnt

Veröffentlichungen des
Zeitgeschichtlichen Arbeitskreises Niedersachsen

Herausgegeben von Dirk Schumann,
Petra Terhoeven und Cornelia Rauh

Band 30

Maik Tändler

Das therapeutische Jahrzehnt

Der Psychoboom in den siebziger Jahren

WALLSTEIN VERLAG

Gedruckt mit freundlicher Unterstützung
der Geschwister Boehringer Ingelheim Stiftung für Geisteswissenschaften,
der Axel Springer Stiftung sowie
des Zeitgeschichtlichen Arbeitskreises Niedersachsen

Bibliografische Information der Deutschen Nationalbibliothek

Die Deutsche Nationalbibliothek verzeichnet diese Publikation in der
Deutschen Nationalbibliografie; detaillierte bibliografische Daten
sind im Internet über http://dnb.d-nb.de abrufbar.

www.wallstein-verlag.de
Vom Verlag gesetzt aus der Adobe Garamond
Umschlagkonzept: Basta Werbeagentur, Steffi Riemann,
unter Verwendung einer Fotografie aus: *Psychologie heute* (November 1978),
S. 35. Das Foto wurde auf der Zweiten Europäischen Konferenz für
Humanistische Psychologie im Juli 1978 in Genf aufgenommen.

Druck und Verarbeitung: Hubert & Co, Göttingen
ISBN 978-3-8353-1850-2

Inhalt

Einleitung: Die siebziger Jahre als therapeutisches Jahrzehnt

Der Psychoboom als geschichtswissenschaftliches Forschungsthema

Eine junge Frau, Jahrgang 1952, Soziologiestudentin in Frankfurt am Main, notierte zum Abschluss einer psychotherapeutischen Behandlung Ende Januar 1976 in ihr Tagebuch: »Ein beglückendes Gefühl. 8 Jahre zielstrebig auf dem Wege die Kindheitsprobleme zu lösen. […] Die Reste kann ich wieder ganz alleine machen. 8 Jahre um 14 Jahre aufzuarbeiten. Eine lange Zeit.«[1] Zum Besuch eines Psychotherapeuten hatte sie sich allerdings erst im Herbst 1974 entschlossen. Zuvor hatte sie mithilfe angelesener psychoanalytischer Theorien bereits jahrelang intensive Selbst- und Fremdanalyse betrieben. Sie müsse ihrem Therapeuten deutlich machen, so schrieb sie nach ihrer ersten Sitzung, dass sie bereits »einige Kenntnisse und auch Praktiken auf dem Gebiet meiner Analyse« habe und dass sie sich nur noch einmal vergewissern wolle, »ob die Art + Weise richtig ist«.[2] Das beglückende Gefühl hielt jedoch nicht lange an. Eine konfliktreiche Liebesbeziehung, der Stress der Examensvorbereitung und die Herausforderung, den ersten Band von Marx' *Kapital* zu bewältigen, um bei den politischen Diskussionen im linken Freundeskreis Schritt halten zu können, wurden zum Anlass, erneut professionelle therapeutische Hilfe in Anspruch zu nehmen.[3]

In diesen privaten Aufzeichnungen spiegelt sich auf individueller Ebene ein allgemeiner Prozess der Popularisierung von Psychologie und Psychotherapie in den 1970er Jahren, der von zeitgenössischen Beobachtern spätestens seit Mitte des Jahrzehnts als »Psychoboom« apostrophiert wurde.[4] »Ungefähr seit 1970«, so der Soziologe und Sozialpsychologe Johann August Schülein

1 Tagebuch Bärbel H. (1975-1977), Eintrag vom 26.1.1976, Deutsches Tagebucharchiv Emmendingen (DTA) 1495/I,2.

2 Tagebuch Bärbel H. (1969-1975), Eintrag vom 10.9.1974, DTA 1495/I,1.

3 Tagebuch Bärbel H. (1975-1977), Einträge vom 7.6.1977 u. 20.6.1977, DTA 1495/I,2.

4 George R. Bach/Haja Molter, Psychoboom. Wege und Abwege moderner Therapie, Reinbek bei Hamburg 1979 [zuerst Düsseldorf u. Köln 1976]; Gottfried Küenzlen, Psychoboom und Weltanschauung. Der Glaube der Humanistischen Psychologie, in: Materialdienst der Evangelischen Zentralstelle für Weltanschauungsfragen (EZW), 1985, Nr. 3, S. 60-69. Da es sich bei »Psychoboom« um einen zeitgenössischen Ausdruck mit kritischen bis pejorativen Untertönen handelt, wäre er in einer geschichtswissenschaftlichen Untersuchung konsequenterweise stets in Anführungszeichen zu setzen; hierauf wird jedoch aus ästhetischen Gründen verzichtet.

1976, erlebe man in der Bundesrepublik ein neues »Interesse an der Subjektivität«. Es äußere sich in einer »bis dahin nie gekannte[n] Konjunktur von Psychologie«, die einen immer weiter expandierenden Markt »psychologisch orientierter Praxisanleitung« – von medialer Lebensberatung bis zu Kurs- und Seminarangeboten an Volkshochschulen und zahlreichen privaten Instituten – sowie eine eigene »Subkultur von Theorien, Therapien und psychologischer Praktiken« hervorgebracht habe.[5] Auch das Alter und die politische Orientierung der Tagebuchschreiberin sind nicht zufällig: Etwas zu jung, um noch zu den »68ern« zu zählen, gibt ihr Beispiel dennoch einen ersten Fingerzeig auf die Bedeutung der politisch-emanzipatorisch gedachten »Hinwendung zur eigenen Psyche« in der Studentenbewegung.[6] Dieser Impuls wirkte nach deren Zerfall in verschiedenen Formen der Selbsttherapeutisierung im linken Milieu der siebziger Jahre fort, das insofern als ein wichtiger – allerdings keinesfalls alleiniger – Träger des Psychobooms angesehen werden kann.

Die vorliegende Arbeit wendet sich dem Psychoboom der siebziger Jahre als historischem Phänomen zu, das zeitgenössisch als neuartige, irritierende und signifikante Gegenwartserscheinung registriert wurde, das bisher jedoch noch nicht systematisch zeithistorisch untersucht worden ist.[7] Die Wahrnehmung der Zeitgenossen hinsichtlich der Bedeutsamkeit bestimmter Ereignisse und Entwicklungen kann zwar für sich schon historiographische Aufmerksamkeit beanspruchen, muss sich in ihrer Gültigkeit im historischen Rückblick aber nicht zwangsläufig bestätigen lassen. Doch deutet alles darauf hin, dass sie hinsichtlich des Psychobooms zutreffend war, schritten doch sowohl die Popularisierung psychologischen und psychotherapeutischen Wissens als auch die Professionalisierung und Ausbreitung der betreffenden Berufsstände in den folgenden Jahrzehnten weiter fort. Man kann möglicherweise so weit gehen zu sagen, dass mit den siebziger Jahren ein »age of therapy« eingeläutet wurde, wenngleich diese weitreichende Annahme noch der theoretischen Differenzierung und empirischen Untermauerung bedarf.[8] Grundsätzlich folgt die vorliegende Arbeit aber der These, dass der in den

5 Johann August Schülein, Das neue Interesse an der Subjektivität, in: Leviathan 4 (1976), S. 53-78, hier S. 53.

6 Ebd., S. 60.

7 Für eine erste historiographische Annäherung an das Thema siehe Maik Tändler, »Psychoboom«. Therapeutisierungsprozesse in Westdeutschland in den späten 1960er- und 1970er-Jahren, in: Sabine Maasen / Jens Elberfeld / Pascal Eitler / Maik Tändler (Hg.), Das beratene Selbst. Zur Genealogie der Therapeutisierung in den ›langen‹ Siebzigern, Bielefeld 2011, S. 59-94, sowie die weiteren Beiträge des Bandes zu einzelnen Therapeutisierungsfeldern.

8 Lutz Raphael, Embedding the Human and Social Sciences in Western Societies, 1880-1980: Reflections on Trends and Methods of Current Research, in: Kerstin Brückweh / Dirk Schumann / Richard F. Wetzell / Benjamin Ziemann, Engineering Society. The Role of the Human and Social Sciences in Modern Societies, 1880-1980, Basingstoke / New York 2012, S. 41-56, hier S. 53 f.

siebziger Jahren einsetzende Psychologisierungs- und Therapeutisierungsprozess eine nachhaltige Veränderung von Selbst- und Sozialverhältnissen bewirkte. Der Psychoboom lässt sich dabei als ›heiße‹ Experimentier- und Formierungsphase eines neuartigen, therapeutisch orientierten »Regime[s] des Selbst« verstehen,[9] in dessen Mittelpunkt das Ideal eines emotional expressiven und kommunikativen, zugleich authentischen und selbstbestimmten wie auch sozial flexibel anpassungsfähigen Subjekts steht.

Psychologie und Psychotherapie haben die Gesellschaft in den Folgejahrzehnten weiter und stärker durchdrungen als in den siebziger Jahren. Doch in deren Verlauf wurden sowohl die wesentlichen kulturellen und institutionellen Weichen für diese Entwicklung gestellt als auch alle bis in die Gegenwart relevanten Grundformen psychologischen Wissens und psychotherapeutischer Praktiken gesellschaftlich verbreitet. Das Treibhausklima eines experimentellen therapeutischen *anything goes* brachte in dieser Zeit immer neue theoretische Verzweigungen und methodische Blüten hervor. Dieses Klima wiederum verdankte sich unter anderem der enormen gesellschaftspolitischen Verheißungskraft der therapeutischen Selbst- und Fremdzuwendung, die zu dieser Zeit als ein wesentliches Movens der Therapeutisierung angesehen werden kann. Therapie wurde in den siebziger Jahren nicht nur, aber besonders emphatisch als individuelle und soziale Emanzipationstechnologie verstanden und angewandt. Diese Besonderheiten begründen die Charakterisierung der siebziger Jahre als »therapeutisches Jahrzehnt« im Titel dieser Untersuchung.[10]

Grundlage für diese Entwicklung war die Verflechtung zweier übergreifender historischer Entwicklungen. Erstens ist der Prozess der »Verwissenschaftlichung des Sozialen« (Lutz Raphael) im 20. Jahrhundert zu nennen.[11] Damit ist die wachsende gesellschaftliche Präsenz humanwissenschaftlicher Experten und der stetig zunehmende, handlungsanleitende Einfluss ihrer Theorien und Forschungsergebnisse gemeint, der von staatlichen Institutionen bis hin zur alltäglichen sozialen und individuellen Lebenswelt reicht. In den letzten Jahren wurde dieser Verwissenschaftlichungsprozess am Beispiel der katholischen Kirche und des betrieblichen Personalmanagements in der

9 Ulrich Bröckling, Regime des Selbst – Ein Forschungsprogramm, in: Thorsten Bonacker / Andreas Reckwitz (Hg.), Kulturen der Moderne. Soziologische Perspektiven der Gegenwart, Frankfurt am Main / New York 2007, S. 119-139.

10 Der Titel ist dabei angelehnt an Benjamin Ziemann, Zwischen sozialer Bewegung und Dienstleistung am Individuum. Katholiken und katholische Kirche im therapeutischen Jahrzehnt, in: Archiv für Sozialgeschichte 44 (2004), S. 357-393.

11 Lutz Raphael, Die Verwissenschaftlichung des Sozialen als methodische und konzeptionelle Herausforderung für eine Sozialgeschichte des 20. Jahrhunderts, in: Geschichte und Gesellschaft 22 (1996), S. 165-193. Für einen aktuellen, transnational orientierten Forschungsüberblick vgl. Benjamin Ziemann / Richard F. Wetzell / Dirk Schumann / Kerstin Brückweh, Introduction: The Scientization of the Social in Comparative Perspektive, in: dies., Engineering Society, S. 1-40, sowie die weiteren Beiträge des Bandes.

Bundesrepublik bis in die siebziger Jahre hinein detailliert geschichtswissenschaftlich erforscht.[12] In beiden Fällen hat sich gezeigt, dass der Zeitraum von den späten sechziger zu den frühen achtziger Jahren eine Phase der verstärkten Rezeption und des Beginns der breiten Etablierung psychologischer Menschenführungsexpertise darstellte.

Der zweite Aspekt betrifft den tiefgreifenden politischen und soziokulturellen Umbruch der sechziger Jahre, der in der Chiffre »1968« symbolisch verdichtet ist.[13] Erste Anzeichen für den einsetzenden Wandel waren bereits Ende der fünfziger Jahre erkennbar, die als Jahrzehnt der »Modernisierung unter konservativen Auspizien« (Christoph Kleßmann) einerseits eine rasante soziale und technische Modernisierung sowie die Stabilisierung der westlich orientierten parlamentarischen Demokratie erlebten, andererseits kulturell und lebensweltlich stark von restaurativen Werten und Verhaltensmustern geprägt waren, die zunehmend als autoritär und rückständig empfunden wurden.[14] Vor diesem Hintergrund erscheinen die sechziger Jahre als Zeit des dynamischen soziokulturellen Wandels hin zu gesellschaftlicher Demokratisierung, Liberalisierung und Pluralisierung.[15]

Politisch bildete sich in diesem Jahrzehnt unter den Bedingungen des anhaltenden wirtschaftlichen Nachkriegsbooms ein parteiübergreifender, fort-

12 Benjamin Ziemann, Katholische Kirche und Sozialwissenschaften 1945-1975, Göttingen 2007; Ruth Rosenberger, Experten für Humankapital. Die Entdeckung des Personalmanagements in der Bundesrepublik Deutschland, München 2008.

13 Wolfgang Kraushaar, 1968 als Mythos, Chiffre und Zäsur, Hamburg 2000. Ich folge der historiographisch inzwischen gängigen Praxis, »1968« in Anführungszeichen zu setzen, wenn nicht die konkrete Jahreszahl, sondern der darin symbolisch kodierte, sich über einen längeren Zeitraum erstreckende gesellschaftliche Umbruch gemeint ist.

14 Christoph Kleßmann, Ein stolzes Schiff und krächzende Möwen. Die Geschichte der Bundesrepublik und ihre Kritiker, in: Geschichte und Gesellschaft 11 (1985), S. 476-494, Zitat S. 485. Zur Sozial- und Kulturgeschichte der fünfziger Jahre in Westdeutschland sei hier nur auf einige wegweisende Titel verwiesen: Axel Schildt / Arnold Sywottek (Hg.), Modernisierung im Wiederaufbau. Die westdeutsche Gesellschaft der 50er Jahre, Bonn 1993; Axel Schildt, Moderne Zeiten. Freizeit, Massenmedien und »Zeitgeist« in der Bundesrepublik der 50er Jahre, Hamburg 1995; Uta G. Poiger, Jazz, Rock, and Rebels. Cold War Politics and American Culture in a Divided Germany, Berkeley 2000.

15 Grundlegend hierzu: Axel Schildt / Detlef Siegfried / Karl Christian Lammers (Hg.), Dynamische Zeiten. Die 60er Jahre in den beiden deutschen Gesellschaften, Hamburg 2000; Ulrich Herbert (Hg.), Wandlungsprozesse in Westdeutschland. Belastung, Integration, Liberalisierung 1945-1980, 2. Aufl., Göttingen 2003; Matthias Frese / Karl Teppe / Julia Paulus (Hg.), Demokratisierung und gesellschaftlicher Aufbruch. Die sechziger Jahre als Wendezeit der Bundesrepublik, Paderborn 2003.

schritts- und planungsoptimistischer Modernisierungskonsens heraus.[16] Zugleich zeichnete sich eine gesellschaftlich weitreichende Veränderung von Einstellungen und Mentalitäten ab, die seit den späten siebziger Jahren sozialwissenschaftlich als »Wertewandel« von »materialistischen« zu »postmaterialistischen« (Ronald Inglehart) bzw. von »Pflicht- und Akzeptanzwerten« zu »Selbstentfaltungswerten« (Helmut Klages) gedeutet wurde.[17] Ein entscheidender Faktor war hierbei die Entfaltung einer hedonistisch-individualistischen Konsum- und Jugendkultur, die sich in der zweiten Hälfte der sechziger Jahre politisierte und die nun virulent werdenden Forderungen nach größeren gesellschaftlichen Freiheiten und politischen Partizipationsmöglichkeiten zumindest zeitweise integrierte und verstärkte.[18] Die vor allem studentisch geprägte außerparlamentarische Protestbewegung der Jahre 1967-1969 kann insofern nicht als Auslöser der vielfältigen gesellschaftlichen Umbrüche dieser Zeit angesehen werden, sondern sie formierte sich vor dem Hintergrund der im vorangegangenen Jahrzehnt eröffneten neuen politischen und kulturellen Möglichkeitsräume.[19] »1968« wirkte gleichsam als Katalysa-

16 Heinz-Gerhard Haupt / Jörg Requate (Hg.), Aufbruch in die Zukunft: Die 1960er Jahre zwischen Planungseuphorie und kulturellem Wandel. DDR, CSSR und Bundesrepublik im Vergleich, Weilerswist 2004.

17 Ronald Inglehart, The Silent Revolution. Changing Values and Political Styles among Western Publics, Princeton 1977; Helmut Klages, Wertorientierungen im Wandel. Rückblick, Gegenwartsanalysen, Prognosen, Frankfurt am Main / New York 1984. Zur Historizität des Wertewandel-Paradigmas, die sich etwa in der Verbundenheit mit einem linear-teleologischen Modernisierungsdenken oder der nur zeitgenössisch überzeugenden begrifflichen Dichotomisierung äußert und insofern seine Brauchbarkeit für die historische Analyse einschränkt, vgl. Andreas Rödder, Vom Materialismus zum Postmaterialismus? Ronald Ingleharts Diagnosen des Wertewandels, ihre Grenzen und Perspektiven, in: Zeithistorische Forschungen / Studies in Contemporary History, Online-Ausgabe 3 (2006), H. 3., URL: http://www.zeithistorische-forschungen.de/16126041-Roedder-3-2006 (abgerufen am 4.5.2012); Bernhard Dietz / Christopher Neumaier / Andreas Rödder (Hg.), Gab es den Wertewandel? Neue Forschungen zum gesellschaftlich-kulturellen Wandel seit den 1960er Jahren, München 2014.

18 Vgl. zur Bundesrepublik die umfassende und materialreiche Darstellung von Detlef Siegfried, Time Is on My Side. Konsum und Politik in der westdeutschen Jugendkultur der 60er Jahre, Göttingen 2006, sowie zur internationalen Perspektive die gleichfalls voluminöse Studie von Arthur Marwick, The Sixties. Cultural Revolution in Britain, France, Italy, and the United States, c. 1958-c. 1974, Oxford 1998; zur historischen Konkretisierung der demokratisch-partizipatorischen Impulse der Zeit vgl. die Beiträge in Habbo Knoch (Hg.), Bürgersinn mit Weltgefühl. Politische Moral und solidarischer Protest in den sechziger und siebziger Jahren, Göttingen 2007.

19 Die inzwischen ausufernde geschichtswissenschaftliche Literatur zur 68er-Bewegung kann hier nicht annähernd vollständig referiert werden kann. Zu ihrer Einordnung in die Geschichte der Bundesrepublik der sechziger Jahre siehe nur Christina von Hodenberg / Detlef Siegfried (Hg.), Wo »1968« liegt. Reform und Revolte

tor, der bereits angestoßene Entwicklungen verdichtete, erhitzte, beschleunigte und politisch radikalisierte.[20]

Der Anteil, den die nachwirkenden Impulse der Studentenbewegung an den allgemeinen politischen und kulturellen Entwicklungen der siebziger Jahre hatten, lässt sich nicht exakt bestimmen. Eine eindeutige Folgewirkung von »1968« war jedoch die Entstehung eines gegenkulturellen linksalternativen Milieus, das sich aus dem Geiste einer vielgestaltigen Kapitalismus-, Konsum- und Gesellschaftskritik weniger dem politischen Umsturz als vielmehr der Erprobung »emanzipatorischer« Alltagspraktiken verschrieb, die an Leitwerten wie Authentizität, Spontaneität, Kreativität, Ganzheitlichkeit oder Natürlichkeit ausgerichtet waren.[21] Im Sinne einer »Politik der ersten Person« waren diese Werte vor allem am eigenen Selbst zu verwirklichen, sodass das linksalternative Milieu auch als ein Subjektivierungsregime anzusehen ist, das, so Sven Reichardt, »die Selbstmodellierung zur Lebenspolitik« machte.[22] Zu diesem Zweck wurde, wie eingangs angedeutet, unter anderem auf verschiedene psychotherapeutische Praktiken zurückgegriffen.[23]

Die genannten Aspekte bestätigen in mancher Hinsicht die schon ältere Auffassung, nach der eine weltweite, vor allem jugendkulturell vorangetriebene »Lebensstilrevolution« seit den sechziger Jahren sowohl einen wesentlichen Antrieb für die breitenwirksame politische Mobilisierung von »1968«

in der Geschichte der Bundesrepublik, Göttingen 2006; zu den vielfältigen kulturgeschichtlichen Aspekten siehe Martin Klimke/Joachim Scharloth (Hg.), 1968. Handbuch zur Kultur- und Mediengeschichte der Studentenbewegung, Stuttgart 2007; für einen internationalen Überblick siehe Norbert Frei, 1968. Jugendrevolte und globaler Protest, München 2008. Ansonsten sei auf den Forschungsüberblick von Philipp Gassert, Das kurze »1968« zwischen Geschichtswissenschaft und Erinnerungskultur: Neuere Forschungen zur Protestgeschichte der 1960er-Jahre, in: H-Soz-u-Kult, 30.04.2010, URL: http://hsozkult.geschichte.hu-berlin.de/forum/2010-04-001 (abgerufen am 5.4.2012), verwiesen.

20 Die Metapher vom Katalysator verwenden in diesem Sinne etwa Thomas Etzemüller, Imaginäre Feldschlachten? »1968« in Schweden und Westdeutschland, in: Zeithistorische Forschungen / Studies in Contemporary History, Online-Ausgabe 2 (2005), H. 2, Abs. 12, URL: http://www.zeithistorische-forschungen.de/16126041-Etzemueller-2-2005 (abgerufen am 5.4.2012) und Stephan Malinowski / Alexander Sedlmaier, »1968« als Katalysator der Konsumgesellschaft. Performative Regelverstöße, kommerzielle Adaption und ihre gegenseitige Durchdringung, in: Geschichte und Gesellschaft 32 (2006), S. 238-267.

21 Sven Reichardt, Authentizität und Gemeinschaft. Linksalternatives Leben in den siebziger und frühen achtziger Jahren, Frankfurt am Main 2014; ders. / Detlef Siegfried (Hg.), Das Alternative Milieu. Antibürgerlicher Lebensstil und linke Politik in der Bundesrepublik Deutschland und Europa 1968-1983, Göttingen 2010; Cordia Baumann / Sebastian Gehrig / Nicolas Büchse (Hg.), Linksalternative Milieus und Neue Soziale Bewegungen in den 1970er Jahren, Heidelberg 2011.

22 Reichardt, Authentizität und Gemeinschaft, S. 68.

23 Ebd., S. 782-806.

als auch ihr eigentliches, bleibendes gesellschaftliches Erbe darstellt.[24] Doch sowohl historische Forschung als auch soziologische Gegenwartsanalysen haben die Ambivalenz dieser Entwicklung deutlich gemacht, die sich gerade nicht als einfache Erfolgsgeschichte der Liberalisierung und Pluralisierung von Lebensstilen erzählen lässt, sondern auch vielfältige neue Zwänge und Unsicherheiten mit sich brachte.

Insofern sich die linksalternativen Protagonisten als Teil einer kapitalismuskritischen Gegenkultur verstanden, besteht die Ironie der Geschichte darin, dass sie letztlich als zeittypisch politisierte und radikalisierte Avantgarde einer allgemeinen gesellschaftlichen Entwicklung fungierten, die den Kapitalismus gerade nicht gefährdete, sondern von Anfang an produktiven Anteil an dessen Formwandel hatte: »Gegenkulturelle« bzw. »postmaterialistische« Werte wie Individualität, Kreativität und Selbstentfaltung sind inzwischen zu Leitwerten der Arbeitswelt wie der Konsumgesellschaft aufgestiegen.[25] Auch in diesem Zusammenhang, so eine weitere untersuchungsleitende These, hat der weit über das linksalternative Milieu hinausreichende Psychologisierungs- und Therapeutisierungsprozess der siebziger Jahre eine wichtige Rolle gespielt. Er bildete die Grundlage für den breitenwirksamen Aufstieg therapeutischer und semitherapeutischer Praktiken wie Beratung, Training oder Coaching, die jenseits der Behebung von psychischen Störungen oder der Heilung psychischer Krankheiten auf die Optimierung, Befreiung, Selbstverwirklichung oder das »Glück« eines jeden Individuums abzielen.[26] An diesem Punkt ergibt sich wiederum der Anschluss an die

24 These und Begriff der »Lebensstilrevolution« finden sich zuerst in Rainer Bieling, Die Tränen der Revolution. Die 68er zwanzig Jahre danach, Berlin 1988, S. 25, und wurden dann von Christoph Kleßmann, 1968 – Studentenrevolte oder Kulturrevolution?, in: Manfred Hettling (Hg.), Revolution in Deutschland? 1789-1989, Göttingen 1991, S. 90-105, für die geschichtswissenschaftliche Diskussion aufgegriffen. Beide Beiträge sind heute noch lesenswert und greifen in vielen Punkten den Ergebnissen nachfolgender historischer Untersuchungen vor.

25 Sven Reichardt / Detlef Siegfried, Das Alternative Milieu. Konturen einer Lebensform, in: dies., Das Alternative Milieu, S. 9-24, hier S. 23, dort auch mit kurzem Verweis auf den subjektkulturellen Aspekt, der weiter untern näher erläutert wird. Zur historisch wiederkehrenden produktiven Anverwandlung von Kapitalismuskritik durch den Kapitalismus vgl. systematisch und detailliert Luc Boltanski / Ève Chiapello, Der neue Geist des Kapitalismus, Konstanz 2006, deren sozial- und institutionengeschichtliche Analysen allerdings spezifisch den französischen Fall behandeln.

26 Maasen u. a., Das beratene Selbst; Nikolas Rose, Governing the Soul. The Shaping of the Private Self, London 1989, Kap. 18 u. 19; Stefanie Duttweiler, Sein Glück machen. Arbeit am Glück als neoliberale Regierungstechnologie, Konstanz 2007; Eva Illouz, Die Errettung der modernen Seele. Therapien, Gefühle und die Kultur der Selbsthilfe, Frankfurt am Main 2009; Boris Traue, Das Subjekt der Beratung. Zur Soziologie einer Psycho-Technik, Bielefeld 2010.

Geschichte der Verwissenschaftlichung von Selbst- und Sozialverhältnissen als Teil einer Geschichte »postmoderner« oder »neoliberaler« Subjektivität.

Die vorliegende Arbeit will eine Brücke zwischen den beiden skizzierten Forschungsfeldern schlagen, die bisher noch nicht in einen systematischen Zusammenhang gestellt worden sind, und damit zugleich einen Beitrag zu der seit einigen Jahren fortschreitenden Historisierung der siebziger Jahre leisten. Wie sich zeigen wird, war die besonders enge Verflechtung wissenschaftlicher, politischer und kultureller Faktoren ein wesentliches Merkmal des Psychobooms und seiner Entwicklungsdynamik, die deshalb auch nur unter Berücksichtigung all dieser Aspekte verstanden werden kann. Aus diesem Grund wird die Geschichte der psychowissenschaftlichen Institutionen und Professionen einen relativ großen Raum einnehmen, da sie nicht nur peripher – etwa als Wissenslieferanten – am Psychoboom beteiligt waren.[27] Dieser hatte zum einen auch auf die akademischen Einrichtungen sowie besonders auf die außerakademischen Professionalisierungsfelder der Psychowissenschaften einen unmittelbaren Einfluss. Zum anderen waren psychologische und psychotherapeutische Experten selbst wichtige Akteure auf dem aufblühenden und wenig regulierten Therapiemarkt. Dessen vielfach sehr junge Angebote waren kaum nach wissenschaftlichen Kriterien gesichert und kanonisiert, sodass die Grenzen zwischen Experten- und Laienwissen zu dieser Zeit noch weniger deutlich gezogen werden konnten, als es im psychowissenschaftlichen Feld ohnehin grundsätzlich der Fall ist.[28]

Eine Unterscheidung zwischen beiden Wissensformen oder zwischen seriösen und unseriösen, hilfreichen und schädlichen therapeutischen Praktiken, die selbst auf im untersuchten Diskurs verhandelte Bewertungskriterien zurückgreifen müsste, entspräche nicht dem hier verfolgten historischen Erkenntnisinteresse. Für populäres oder popularisiertes psychologisches Wissen allgemein gilt, was die Wissenschaftssoziologin Sherry Turkle in ihrer Untersuchung zur Rezeption der Psychoanalyse Jacques Lacans in der französischen 68er-Bewegung betont hat: Für eine Analyse der breiten kulturellen Wirkung wissenschaftlicher und anderer theoretisch elaborierter Wissensformen kommt es nicht darauf an, ob ihre Popularisierung mit

27 »Psychowissenschaften« wird hier in Anlehnung an den Ausdruck *psy disciplines* des Soziogen Nikolas Rose als wertfreie Sammelbezeichnung für die mit einem »Psy-« beginnenden wissenschaftlichen Disziplinen verwendet, also im Wesentlichen Psychologie, Psychiatrie, Psychotherapie und Psychoanalyse; Nikolas Rose, Inventing Our Selves. Psychology, Power, and Personhood, Cambridge 1996. Analoges gilt für »Psychowissen« *(psy knowledge)* zur Bezeichnung der entsprechenden Wissensformen usw. Die Geschichte der wechselseitigen Abgrenzungen, Überschneidungen und Beeinflussungen der Psychowissenschaften wird in Teil I der vorliegenden Arbeit behandelt.

28 Dieser Aspekt wird weiter unten im Abschnitt zu den theoretischen Grundlagen näher erläutert.

Simplifizierungen, Trivialisierungen oder Fehlinterpretationen einhergeht. Wenn ein vereinfachter, auf eingängige Deutungsschemata reduzierter »coffee table Lacan« zahlreichen Menschen dazu diente, lebensweltliche Erfahrungen kognitiv zu strukturieren und eine sinnstiftende Beschreibung von Selbst- und Sozialverhältnissen zu entwerfen, dann stellt er ein ernst zu nehmendes Untersuchungsobjekt einer »social epistemology« dar.[29]

Aus den genannten Gründen vermeidet es die vorliegende Arbeit, eine analytische Unterscheidung zwischen ›seriösem‹ wissenschaftlichem Wissen auf der einen und weniger ernst zu nehmendem populärem Wissen auf der anderen Seite zu treffen oder vorauszusetzen. Der historiographische Anspruch besteht vielmehr darin, die Geschichte einer therapeutischen Diskurs- und Praxiskonstellation zu schreiben, die im untersuchten Zeitraum durch drei spezifische Merkmale gekennzeichnet war: Erstens durch ihren eruptiven, zeitlich dicht gedrängten gesellschaftlichen Durchbruch; zweitens durch eine fluide und wechselseitige diskursive, praktische sowie personelle Durchdringung zwischen dem Wissenschaftlichen und dem Populären; drittens durch ihre intensive politische Aufladung mit Demokratisierungs- und Emanzipationsverheißungen. Es soll dabei vor allem danach gefragt werden, welche neuartigen Subjektivierungsformen sich herausbildeten, in welchem Zusammenhang sie mit allgemeinen soziokulturellen Veränderungen standen und – zumindest andeutungsweise – welche langfristigen Folgen sich hieraus ergeben haben. Der Untersuchung liegt dabei ein weiter Therapiebegriff zugrunde, da sich nur so das Phänomen der Therapeutisierung als diskursiver und praktischer Entgrenzungsprozess analysieren lässt. Zudem waren Fragen der Abgrenzung von Therapie etwa zur psychosozialen Beratung oder zu gruppendynamischen Trainingsseminaren selbst fortlaufend Gegenstand des zu untersuchenden Diskurses.

Es bleibt die Frage nach der genauen zeitlichen Begrenzung des therapeutischen Jahrzehnts. Kultur- und gesellschaftsgeschichtliche Forschungsthemen wie das hier behandelte weisen selten eindeutige historische Zäsuren auf, geschweige denn solche, die sich an das kalendarische Artefakt der Jahrzehntezählung halten. Grundsätzlich sollen die siebziger Jahre aber als »langes« Jahrzehnt aufgefasst werden; die oben definierten wesentlichen Geschehnisse im Therapeutisierungsprozess spielten sich zwischen den späten sechziger Jahren und dem Übergang in die achtziger Jahre ab. Die Untersuchung wird dabei aber häufig früher ansetzen und insbesondere die Zeit ab etwa 1960 ausführlicher mit in den Blick nehmen, da sich bestimmte längerfristige Entwicklungen nur so verstehen lassen.

29 Sherry Turkle, Psychoanalytic Politics. Jacques Lacan and Freud's French Revolution, 2. Aufl., New York / London 1992, S. xxvi; so grundsätzlich auch schon Peter L. Berger, Towards a Sociological Understanding of Psychoanalysis, in: Social Research 32 (1965), S. 26-41.

Wollte man jedoch ein genaueres Datum für den Beginn des therapeutischen Jahrzehnts angeben, so könnte dies das Jahr 1967 sein, in dem drei Ereignisse zusammenkamen, die mit gewisser Symbolkraft den thematischen Rahmen der Untersuchung markieren. Erstens wurde die analytisch-tiefenpsychologische Psychotherapie in den Leistungskatalog der gesetzlichen Krankenversicherung aufgenommen. Zweitens erschien das Buch *Die Unfähigkeit zu trauern* von Alexander und Margarete Mitscherlich, das einen wesentlichen Beitrag zur öffentlichen Anerkennung psychoanalytischer Sozialdiagnostik leistete. Drittens wurden in West-Berlin die Kommunen 1 und 2 gegründet, die den Auftakt antiautoritärer Psychopolitik bildeten. Das Ende des therapeutischen Jahrzehnts hingegen ist durch zahlreiche divergierende Entwicklungen gekennzeichnet und muss insofern unscharf bleiben. Zumindest aber lässt sich sagen, dass die überschießenden politischen Verheißungen, die sich im Psychoboom artikulierten, zum Ende der siebziger Jahre erkennbar an Überzeugungskraft verloren. Zugleich verstärkten sich seit dieser Zeit die Tendenzen der Normalisierung, Professionalisierung und Ökonomisierung psychologischer und psychotherapeutischer Dienstleistungen.

Zeitgeschichtlicher Forschungsstand: Die siebziger Jahre zwischen gesellschaftspolitischem Aufbruch, Krisenstimmung und Neuer Subjektivität

Je weiter die seit einigen Jahren mit größerer Intensität betriebene zeitgeschichtliche Erschließung der siebziger Jahre voranschreitet, umso schwieriger scheint es zu sein, das Jahrzehnt auf eine griffige Formel zu bringen, die spezifischer ist als die allgemeine Charakterisierung als einer krisenhaften Umbruchzeit.[30] Zu disparat und widersprüchlich waren die Entwicklungen auf politischer, wirtschaftlicher und kultureller Ebene. Als »sozialdemokratisches Jahrzehnt« SPD-geführter Bundesregierungen von 1969-1982 zerfallen die siebziger Jahre politikgeschichtlich in die von großer Aufbruchstimmung getragene Kanzlerschaft Willy Brandts einerseits und das »Krisenmanagement« Helmut Schmidts andererseits, das mit dem Abflauen des ökonomischen Nachkriegsbooms und der Herausforderung des Linksterrorismus zu kämpfen hatte.[31] Letzterem, insbesondere der RAF, kam nicht nur zeitgenös-

30 Zur Frühphase der Historisierung der siebziger Jahre vgl. Archiv für Sozialgeschichte 44 (2004), Rahmenthema: Die Siebzigerjahre. Gesellschaftliche Entwicklungen in Deutschland; Zeithistorische Forschungen / Studies in Contemporary History, Online-Ausgabe, 3 (2006), H. 3, Rahmenthema: Die 1970er-Jahre – Inventur einer Umbruchzeit, URL: ‹http://www.zeithistorische-forschungen.de/16126041-Inhalt-3-2006› (abgerufen am 5.4.2012).

31 Bernd Faulenbach, Die Siebzigerjahre – ein sozialdemokratisches Jahrzehnt?, in: Archiv für Sozialgeschichte 44 (2004), S. 1-37.

sisch eine enorme politische und mediale Aufmerksamkeit zu, er stand auch früh im Mittelpunkt der zeitgeschichtlichen Beschäftigung mit den siebziger Jahren.[32]

Die linksterroristischen Gewaltakte und die diesbezüglichen Reaktionen von Staat und Öffentlichkeit prägten zweifellos das politische Klima der siebziger Jahre, allerdings stand dies in einem gewissen Missverhältnis zum letztlich äußerst kleinen personellen Umfang der terroristischen Gruppen. Auf rund 80.000-100.000 Personen hingegen veranschlagt Gerd Koenen für die siebziger Jahre die Zahl der Mitglieder in den unzähligen linksrevolutionären und kommunistischen Klein- und Kleinstgruppierungen, die er als Ausdruck einer vor allem unter jungen Menschen verbreiteten linksradikalen Zeitstimmung im »roten Jahrzehnt« von 1967 bis 1977 ansieht.[33] Demgegenüber – und in Reaktion darauf – zeichnete sich jedoch bereits in den frühen siebziger Jahren ein schon zeitgenössisch »Tendenzwende« getaufter konservativer gesellschaftlicher Klimawandel ab, in dessen Zuge die – allerdings programmatisch und strukturell modernisierten – Unionsparteien schon lange vor dem Regierungswechsel 1982 politisch Boden gutmachen konnten.[34] Dies führte dazu, so Frank Bösch, dass die Christdemokraten hinsichtlich der Wahlergebnisse »ausgerechnet in den siebziger Jahren den größten Zuspruch ihrer gesamten Geschichte« erlebten.[35] Unter diesem Blickwinkel können die siebziger Jahre wiederum auch als »schwarzes Jahrzehnt« thematisiert werden.[36]

Neben der Herausforderung des westdeutschen Staates durch den Linksterrorismus hat besonders die wirtschaftliche Entwicklung die Wahrnehmung der siebziger Jahre als eines Krisenjahrzehnts geprägt. Der Zusammenbruch des internationalen Bretton-Woods-Systems fester Währungswechselkurse und vor allem die erste Ölkrise 1973 markierten, so die bekannte zugespitzte Formulierung von Eric Hobsbawm, den Übergang vom bald drei Jahrzehnte

32 Vgl. hier nur Wolfgang Kraushaar (Hg.), Die RAF und der linke Terrorismus, 2 Bde., Hamburg 2006, und Klaus Weinhauer / Jörg Requate / Heinz-Gerhard Haupt (Hg.), Terrorismus in der Bundesrepublik. Medien, Staat und Subkulturen in den 1970er Jahren, Frankfurt am Main / New York 2006.

33 Gerd Koenen, Das rote Jahrzehnt. Unsere kleine deutsche Kulturrevolution, 2. Aufl., Frankfurt am Main 2004, hier S. 18 f.

34 Axel Schildt, »Die Kräfte der Gegenreform sind auf breiter Front angetreten«. Zur konservativen Tendenzwende in den Siebzigerjahren, in: Archiv für Sozialgeschichte 44 (2004), S. 449-478. Zur hochschulpolitischen Mobilisierung gegen »1968« siehe Nikolai Wehrs, Protest der Professoren. Der »Bund Freiheit der Wissenschaft« in den 1970er Jahren, Göttingen 2014.

35 Frank Bösch, Die Krise als Chance. Die Neuformierung der Christdemokraten in den siebziger Jahren, in: Konrad H. Jarausch (Hg.), Das Ende der Zuversicht? Die siebziger Jahre als Geschichte, Göttingen 2008, S. 296-309, hier S. 297.

36 Massimiliano Livi / Michael Sturm / / Daniel Schmidt (Hg.), Die 1970er Jahre als schwarzes Jahrzehnt. Politisierung und Mobilisierung zwischen christlicher Demokratie und extremer Rechter, Frankfurt am Main / New York 2010.

währenden »Golden Age« ungebrochener ökonomischer Prosperität und Stabilität zu einem »Age of Crisis« sinkender Wachstumsraten, ausgeprägter konjunktureller Schwankungen und wachsender Arbeitslosigkeit.[37] Politisch bedeutete dies das Ende des »keynesianischen Traums« wirtschaftspolitischer »Globalsteuerung«, eine Einschränkung sozialpolitischer Handlungsspielräume sowie insgesamt das Versiegen des Planungs- und Fortschrittsoptimismus der langen sechziger Jahre.[38] Letzterem setzte darüber hinaus die 1972 vom Club of Rome angestoßene Debatte um die »Grenzen des Wachstums« zu, mit der die Entstehung eines neuen, apokalyptisch gefärbten Umweltschutzdiskurses einsetzte, der – historisch gesehen freilich wenig erstaunlich – auch für Teile des konservativen politischen Lagers anschlussfähig war.[39]

Die schon bei Hobsbawm angelegte Deutung der siebziger Jahre als Initialzeit einschneidender sozioökonomischer Veränderungen bestimmt auch die jüngere Zeitgeschichtsforschung, wenngleich unter einer weniger verfallsgeschichtlich orientierten Perspektive. Konzeptionell maßgeblich ist dabei die von Anselm Doering-Manteuffel und Lutz Raphael formulierte These, dass die letzten drei Jahrzehnte des 20. Jahrhunderts als eine die Gegenwart bestimmende transformative Phase »nach dem Boom« zu analysieren sind.[40] In ihr fand, so die grundlegende Annahme, ein nachhaltiger wirtschaftlicher und gesellschaftlicher Strukturwandel statt, der den Abschied von der klassischen, fordistisch geprägten Industrie- und Arbeitsgesellschaft mit entsprechenden politischen, sozialen und kulturellen Auswirkungen bedeutete. Eine Reihe von Sammelbänden hat sich seither der siebziger (und zum Teil auch der acht-

37 Eric Hobsbawm, The Age of Extremes. The Short Twentieth Century 1914-1991, London 2008 (zuerst 1994), Teil 2 u. 3. Werner Plumpe allerdings interpretiert die ökonomischen Krisenerscheinungen seit den späten sechziger Jahren als »Wiederkehr der Normalität« nach dem exzeptionellen Nachkriegsboom: Werner Plumpe, Wirtschaftskrisen. Geschichte und Gegenwart, 4., durchges. und aktualisierte Aufl., München 2013, Kap. VII. Zur emblematisch für die wirtschaftlichen Verwerfungen der siebziger Jahre stehenden Ölkrise vgl. im transnationalen energiepolitischen Zusammenhang jetzt auch Rüdiger Graf, Öl und Souveränität. Petroknowledge und Energiepolitik in den USA und Westeuropa in den 1970er Jahren, Berlin u. a. 2014.

38 Winfried Süß, Der keynesianische Traum und sein langes Ende. Sozioökonomischer Wandel und Sozialpolitik in den siebziger Jahren, in: Jarausch, Das Ende der Zuversicht, S. 120-137.

39 Rüdiger Graf, Die Grenzen des Wachstums und die Grenzen des Staates. Konservative und die ökologischen Bedrohungsszenarien der frühen 1970er Jahre, in: Dominik Geppert / Jens Hacke (Hg.), Streit um den Staat. Intellektuelle Debatten in der Bundesrepublik 1960-1980, Göttingen 2008, S. 207-228; zur langen Geschichte der Umweltschutzbewegungen vgl. Joachim Radkau, Die Ära der Ökologie. Eine Weltgeschichte, München 2011.

40 Anselm Doering-Manteuffel / Lutz Raphael, Nach dem Boom. Perspektiven auf die Zeitgeschichte seit 1970, Göttingen 2008; zeitgleich und mit ähnlichem Ansatz auch: Jarausch, Das Ende der Zuversicht.

ziger) Jahre unter dieser Perspektive angenommen.[41] Der strukturbezogenen Leitthese entsprechend dominieren dabei zum einen wirtschafts- und sozialgeschichtliche Zugriffe, zum anderen auf sozialstatistischen oder diskursgeschichtlichen Belegen beruhende Überprüfungen umfassender Deutungskategorien wie Wertewandel, Individualisierung, Pluralisierung oder Postmoderne. Empirisch gesättigte kulturgeschichtliche Untersuchungen zum Wandel von Lebenswelten und Alltagspraktiken – oder zur Subjektivierungsgeschichte – in den siebziger Jahren sind jedoch nach wie vor selten.[42]

Es ist zudem auffällig, dass – bedingt vor allem durch die Fokussierung auf den ökonomischen Strukturbruch – in der betreffenden Forschungsperspektive »1968« kaum eine Rolle spielt. Die historiographische Relativierung der Bedeutung der 68er-Bewegung durch ihre Einordnung in längerfristige gesellschaftliche Entwicklungen war ein wichtiges Korrektiv gegen ihre Überbewertung als alles entscheidenden historischen Wendepunkt, ob nun im Sinne einer Erfolgs- oder einer Verfallsgeschichte. Darüber sollten jedoch ihre nachwirkenden kulturellen und politischen Impulse nicht vernachlässigt werden. Die Enstehung eines alternativen Milieus mit breiter jugendkultureller Ausstrahlung ist bereits erwähnt worden. Die partizipatorischen Impulse von »1968« wurden zudem von den in den siebziger Jahren zahlreich entstehenden, thematisch breit gefächerten Neuen Sozialen Bewegungen – wie der Frauen-, der Anti-Atomkraft- oder der Friedensbewegung – weitergetragen, die sich in Form der 1979/80 gegründeten Grünen dann auch parlamentarisch etablieren konnten.[43] Alternatives Milieu und Neue Soziale Bewegungen waren nicht identisch, es gab jedoch große ideelle und personelle

41 Thomas Raithel / Andreas Rödder / Andreas Wirsching (Hg.), Auf dem Weg in eine neue Moderne? Die Bundesrepublik Deutschland in der siebziger und achtziger Jahren, München 2009; Thomas Großbölting / Massimiliano Livi / Carlo Spagnolo (Hg.), Jenseits der Moderne? Die Siebziger Jahre als Gegenstand der deutschen und der italienischen Geschichtswissenschaft, Berlin 2014; Morten Reitmayer / Thomas Schlemmer (Hg.), Die Anfänge der Gegenwart. Umbrüche in Westeuropa nach dem Boom, München 2014; Anselm Doering-Manteuffel / Lutz Raphael / Thomas Schlemmer (Hg.), Vorgeschichte der Gegenwart. Dimensionen des Strukturbruchs nach dem Boom, Göttingen 2016.

42 Vgl. neben den Arbeiten von Sven Reichardt und Detlef Siegfried etwa Pascal Eitler / Jens Elberfeld (Hg.), Zeitgeschichte des Selbst. Therapeutisierung – Politisierung – Emotionalisierung, Bielefeld 2015; Maasen u.a., Das beratene Selbst; Eva-Maria Silies, Liebe, Lust und Last. Die Pille als weibliche Generationserfahrung in der Bundesrepublik 1960-1980, Göttingen 2010, sowie den thematischen Überblick in Werner Faulstich (Hg.), Die Kultur der siebziger Jahre, München 2004.

43 Dieter Rucht, Modernisierung und neue soziale Bewegungen. Deutschland, Frankreich und USA im Vergleich, Frankfurt am Main / New York 1994; ders. / Roland Roth (Hg.), Die sozialen Bewegungen in Deutschland seit 1945. Ein Handbuch, Frankfurt am Main / New York 2008; Susanne Schregel, Der Atomkrieg vor der Wohnungstür. Eine Politikgeschichte der neuen Friedensbewegung in der Bundesrepublik 1970-1985, Frankfurt am Main / New York 2011; Silke Mende, »Nicht

Überschneidungen. Vor allem die Hinwendung zum lebensweltlichen und sozialen Nahraum als bevorzugtem politischen Betätigungsfeld und die Betonung der persönlichen »Betroffenheit« als politischem Leitmotiv lassen sich als ein gemeinsames Merkmal ansehen. Hierin kam wiederum die allgemeine Aufwertung introspektiver wie expressiver emotionaler Subjektivität in den siebziger Jahren zum Ausdruck.[44]

Michael Rutschky hat in seinem Essay über den »Erfahrungshunger« der siebziger Jahre – eine originelle, dicht beschreibende Melange aus fremdbiographischen Episoden, sozialpsychologischer Analyse und Zeitzeugenbericht – die Wiederentdeckung der subjektiven »Innenwelt« als Reaktion auf den Verlust der abstrakten »Utopie der Allgemeinbegriffe« der 68er-Zeit gedeutet. An ihre Stelle sei eine immer noch von diffusen politischen Ansprüchen durchdrungene »Utopie der Unbestimmtheit« getreten, eine melancholische Sehnsucht nach authentischer, sinnlicher und von den Determinanten der »Außenwelt« befreiten Selbsterfahrung – häufig auch mit Mitteln der Psychoanalyse.[45] In eine ähnliche Richtung weist die literaturgeschichtliche Periodisierung, die eine psychologisierte Perspektive der »Selbstbeobachtung, Selbsterforschung, Selbstdarstellung« als dominierendes Merkmal von Lyrik und Prosa der siebziger Jahre konstatiert, eine »Wiederentdeckung des Individuums«, die wahlweise mit den Schlagworten der »Neuen Sensibilität« oder »Neuen Subjektivität« belegt wird.[46]

Es wäre jedoch verkürzt, hierin allein den Rückzug in eine unpolitische Innerlichkeit als Reaktion auf die desillusionierten Revolutionsphantasien von »1968« zu sehen. Wenngleich sich in der »autobiographischen Welle« der siebziger Jahre zum Teil auch eine radikale Weltabgewandtheit äußerte, so stand für zahlreiche jüngere Autoren die Frage im Vordergrund, wie sich auch nach der politischen Ernüchterung die Ansprüche auf gesellschaftliche

rechts, nicht links, sondern vorn«. Eine Geschichte der Gründungsgrünen, München 2011; Knoch, Bürgersinn mit Weltgefühl.

44 Frank Biess, Die Sensibilisierung des Subjekts: Angst und »Neue Subjektivität« in den 1970er Jahren, in: WerkstattGeschichte Nr. 49, 2008, S. 51-71.

45 Michael Rutschky, Erfahrungshunger. Ein Essay über die siebziger Jahre, Frankfurt am Main 1982, hier S. 36, 42 f. u. 80 f. Der ebenfalls weiterwirkende linke Theoriehunger wurde seit Mitte des Jahrzehnts verstärkt durch die Rezeption des französischen (Post-)Strukturalismus gestillt: Ulrich Raulff, Wiedersehen mit den Siebzigern. Die wilden Jahre des Lesens, Stuttgart 2014; Philipp Felsch, Der lange Sommer der Theorie. Geschichte einer Revolte 1960-1990, München 2015.

46 Marcel Reich-Ranicki, Anmerkungen zur deutschen Literatur der siebziger Jahre, in: Merkur 33 (1979), S. 169-179, hier S. 176; vgl. auch Andrew Plowman, The Radical Subject. Social Change and the Self in Recent German Autobiography, Bern u. a. 1998; Moray McGowan, »Neue Subjektivität«, in: Keith Bullivant (Hg.), After the ›Death of Literature‹: West German Writing of the 1970s, Oxford / New York 1989, 53-68.

Veränderung und persönliche Selbstverwirklichung miteinander verbinden und unter den Zwängen der Alltagsbewältigung aufrechterhalten ließen.[47]

Die literarische Besinnung auf das Subjektive deckt sich mit dem auffälligen populären Interesse an Psychologie und Psychotherapie im selben Zeitraum. In den eher anekdotischen Hinweisen auf dieses Phänomen in der Forschungsliteratur wird es meist als Verarbeitungsform enttäuschter Revolutionäre gedeutet, die vom politischen zum subjektivistischen Radikalismus umgeschwenkt seien. Als ein Zerfallsprodukt der 68er-Bewegung habe sich am »Rande der linken Subkultur«, so Wolfgang Kraushaar, eine »Psychoszene« ausgebildet, die zeitweilig vor allem als »Auffangbecken für frustrierte oder gescheiterte K-Gruppen-Mitglieder« fungiert habe.[48] Und der Soziologe Clemens Albrecht bemerkt spöttisch, die Psychotherapie sei nach 1968 die »Sozialtechnologie all derjenigen [gewesen], die auf die Revolution warteten und sich fragten, was sie in der Zwischenzeit tun sollten«.[49] Wenngleich derlei Urteile bei aller polemischen Färbung partiell zutreffen mögen, sind sie doch perspektivisch sehr verengt. Denn der Psychoboom, so soll in der vorliegenden Untersuchung argumentiert werden, ging zum einen weit über die Entstehung skurriler Sekten hinaus; zum anderen drückte sich auch in ihm das Bemühen um die Vermittlung von Gesellschafts- und Selbstveränderung aus – wie auch immer man die Erfolge beurteilen mag.[50]

Albrechts Bemerkung illustriert jedoch prägnant den eigentümlichen Mangel an wissenschaftlicher und intellektueller Satisfaktionsfähigkeit, der der populären Aneignung psychologischer Theorien und Begriffe anhaftet. Er stellt vermutlich einen wichtigen Grund dafür dar, dass die Geschichte

47 Vgl. Axel Schildt / Detlef Siegfried, Deutsche Kulturgeschichte. Die Bundesrepublik – 1945 bis zur Gegenwart, München 2009, S. 399-401. Exemplarisch seien hier einige bekanntere Titel genannt: Karin Strucks *Klassenliebe* (1973), Peter Schneiders *Lenz* (1973) und Uwe Timms *Heißer Sommer* (1974). Als einen nur notdürftig politisch verbrämten Egozentrismus betrachtet die Neue Subjektivität hingegen Jost Hermand, Die Kultur der Bundesrepublik Deutschland 1965-1985, München 1988, S. 471-483.

48 Wolfgang Kraushaar, Achtundsechzig. Eine Bilanz, Berlin 2008, S. 195.

49 Clemens Albrecht, Die Wendung ins Subjekt. Gesellschaftsanalyse und Psychotherapie, in: Karl Acham / Knut W. Nörr / Bertram Schefold (Hg.), Der Geltungsanspruch der Wissenschaft. Aufbruch und Ernüchterung in den Rechts-, Sozial- und Wirtschaftswissenschaften von den 1960er zu den 1980er Jahren, Stuttgart 2006, S. 577-591, hier S. 588.

50 Allerdings findet sich – abgesehen von einem Beitrag zur Frankfurter Schule – beispielsweise auch in einem jüngeren Sammelband, der die enge Verknüpfung von Selbst- und Sozialveränderung in den Protestbewegungen der sechziger und siebziger Jahre thematisiert, kaum ein Hinweis auf die diesbezügliche Bedeutung von Psychologie und Psychotherapie: Belinda Davis / Wilfried Mausbach / Martin Klimke / Carla MacDougall (Hg.), Changing the World, Changing Oneself. Political Protest and Collective Identities in West Germany and the U.S. in the 1960s and 1970s, New York / Oxford 2010.

der Popularisierung psychologischen Wissens und psychotherapeutischer Praktiken bisher zumeist entweder im Modus abwehrender Kulturkritik behandelt oder als nicht ganz ernstzunehmende Verbreitung einer entpolitisierten, subjektivistischen »Teestuben-Psychologie« – so etwa Paul Nolte – registriert worden ist.[51] In den einschlägigen Sozialdiagnosen überwiegt ein kulturkritischer Pessimismus: Der »Triumph des Therapeutischen« erodiere die traditionellen, sozio-moralischen und religiösen Formen der Gemeinschafts- und Sinnstiftung, ohne ein adäquates funktionelles Äquivalent bereitzustellen;[52] er befördere die Entstehung bindungsunfähiger, um sich selbst kreisender und zugleich von äußerer Bestätigung abhängiger narzisstischer Persönlichkeiten;[53] und die Psychologisierung der sozialen Beziehungen sei Ausdruck einer »Tyrannei der Intimität«, die zum Verfall der politischen Öffentlichkeit führe.[54]

Es geht hier nicht darum, solcherlei Deutungen pauschal zurückzuweisen oder die historische Analyse von gesellschaftskritischen Ansätzen freizuhalten. Es ist aber bezeichnend, dass die zitierten Titel bereits im Untersuchungszeitraum dieser Arbeit erschienen sind, sodass allein deswegen eine unkritische Übernahme ihrer Deutungsangebote problematisch erscheinen muss. Besonders deutlich wird dies am Beispiel von Christopher Laschs bekannter Narzissmus-Diagnose, die zumindest in den Vereinigten Staaten bis in die Gegenwart als ubiquitär anwendbare kulturkritische Konsensformel fungiert.[55] Ihre Rezeption und Verbreitung stellt für sich genommen ein interessantes kulturelles Phänomen dar, dessen Erforschung womöglich aufschlussreicher wäre als ihre Anwendung als analytische Kategorie. Vor allem aber liegt Laschs Analyse selbst ein psychoanalytisches Deutungsmuster zugrunde, dessen verallgemeinerte Überzeugungskraft sich eben jenem Psychologisierungsprozess verdankt, den sie so entschieden verurteilt. Dies liegt vermutlich auch daran, dass in dessen Verlauf die klassische freudianische Psychoanalyse zusehends an Bedeutung verlor, was zu Enttäuschungseffek-

51 Paul Nolte, Von der Gesellschaftsstruktur zur Seelenverfassung. Die Psychologisierung der Sozialdiagnose in den sechziger Jahren, in: Tobias Freimüller (Hg.), Psychoanalyse und Protest. Alexander Mitscherlich und die »Achtundsechziger«, Göttingen 2008, S. 70-94, hier S. 92. Nolte konzediert allerdings durchaus die langfristig relevanten gesellschaftlichen Auswirkungen des Psychologisierungsprozesses.

52 Philip Rieff, The Triumph of the Therapeutic. Uses of Faith after Freud, New York 1966.

53 Christopher Lasch, Das Zeitalter des Narzißmus, München 1980 (amerik. Orig.: The Culture of Narcissism, New York 1979), dort zur Therapeutisierung bes. S. 23-31.

54 Richard Sennett, Verfall und Ende des öffentlichen Lebens. Die Tyrannei der Intimität, Frankfurt am Main 1983 (amerik. Orig.: The Fall of Public Man, New York 1977).

55 Elizabeth Lunbeck, Narcissism: Social Critique in Me-Decade America, in: Brückweh u. a., Engineering Society, S. 198- 212.

ten bei ihren intellektuellen Anhängern geführt hat.[56] Zudem wird aber im Verlauf der Arbeit deutlich werden, dass Diagnosen, die denen Laschs sehr ähnelten, von Beginn an im therapeutischen Diskurs zirkulierten und entscheidenden Anteil an der Entwicklungsdynamik des Psychobooms hatten.[57] So waren viele seiner Protagonisten davon überzeugt, mit therapeutischen Mitteln gerade jene narzisstische Bindungsunfähigkeit überwinden zu können, die nach Lasch durch den Therapieboom befördert wurde.

Die Psychologisierung der Gesellschaftsanalyse in den sechziger Jahren, um die es in den zitierten Beiträgen von Albrecht und Nolte eigentlich geht, war eine wichtige, wenngleich von ihren Vertretern niemals dergestalt intendierte Voraussetzung für den nachfolgenden Therapeutisierungsprozess. Sowohl für die akademischen Sozialwissenschaften als auch für die intellektuelle Gesellschaftsdiagnose lässt sich seit Ende der fünfziger Jahre ein »psychological turn« (Nolte) konstatieren, der vor allem als Renaissance einer gesellschaftskritischen, psychoanalytisch informierten Sozialpsychologie in Erscheinung trat und eine wichtige diskursive Vorbedingung für die Politisierung des Psychischen um »1968« darstellte.[58] Hier ist zum einen der bereits erwähnte Psychoanalytiker Alexander Mitscherlich zu nennen, der in den sechziger Jahren mit seinen psychoanalytischen Gesellschaftsdiagnosen zum einflussreichen öffentlichen Intellektuellen avancierte. Seine Wortmeldungen sprachen vor allem ein liberales bis gemäßigt linkes bürgerliches Milieu an, und seine Buchtitel *Auf dem Weg zur vaterlosen Gesellschaft* (1963), *Die Unwirtlichkeit unserer Städte* (1965) und *Die Unfähigkeit zu trauern* (1967) wurden schnell zu geflügelten Worten im bundesrepublikanischen Selbstverständigungsdiskurs.[59]

56 Eine solchermaßen engagierte Perspektive veranlasst etwa den renommierten Freud-Biographen Peter Gay, in einer verfallsgeschichtlichen Polemik den vermeintlich wehleidigen, schamlosen und moralisch verantwortungslosen »therapeutischen Menschen« des 20. Jahrhunderts zu verdammen. Eine »ernsthafte, wissenschaftlich begründete« psychoanalytische Psychotherapie im Geiste Freuds habe hingegen stets moralische Eigenverantwortung und rationale Entscheidungsfähigkeit zum Ziel; Peter Gay, Menschen im therapeutischen Netz, in: Ute Frevert / Heinz-Gerhard Haupt (Hg.), Der Mensch des 20. Jahrhunderts, Frankfurt am Main / New York 1999, S. 324-343, Zitate S. 341.

57 Vgl. etwa Thomas Ziehe, Pubertät und Narzißmus. Sind Jugendliche entpolitisiert?, Frankfurt am Main 1975 (zugl. Univ. Diss. Hannover 1974).

58 Zur Geschichte der Wechselwirkung von psychologischem Wissen und Politik in längerer historischer Perspektive vgl. Maik Tändler / Uffa Jensen (Hg.), Das Selbst zwischen Anpassung und Befreiung. Psychowissen und Politik im 20. Jahrhundert, Göttingen 2012.

59 Vgl. die Biographien von Martin Dehli, Leben als Konflikt. Zur Biographie Alexander Mitscherlichs, Göttingen 2007 und Tobias Freimüller, Alexander Mitscherlich. Gesellschaftsdiagnosen und Psychoanalyse nach Hitler, Göttingen 2007, wobei Dehli sich auf die frühe intellektuelle Entwicklung Mitscherlichs konzentriert, der noch bis in die späten dreißiger Jahre von den Ideen der »Konservativen Revoluti-

Von großer Bedeutung waren in diesem Zusammenhang außerdem die Vertreter der Frankfurter Schule wie Max Horkheimer, Theodor W. Adorno, Erich Fromm und Herbert Marcuse, um nur die prominentesten zu nennen.[60] Diese hatten seit der Zwischenkriegszeit eine marxistisch grundierte Gesellschaftskritik mit psychoanalytischen Überlegungen angereichert. Die dadurch ermöglichte explanatorische Verbindung zwischen sozialen Strukturen und individuellen psychischen Erscheinungen machte die betreffenden Theorien dann auch für die 68er-Bewegung – insbesondere für ihren antiautoritären Flügel – attraktiv und ließ sie zu einem wichtigen theoretischen Element ihrer vielgestaltigen und heterogenen »Denkmodelle« werden.[61] Hierzu zählten zudem weitere seit Mitte der sechziger Jahre wiederentdeckte Vertreter des Freudomarxismus der Zwischenkriegszeit, allen voran Wilhelm Reich, der den Topos der »sexuellen Revolution« geprägt hatte, durch den eine Verbindung von sozialer, sexueller und psychischer Befreiung hergestellt werden konnte.

Wegen ihrer Bedeutung für die Psychologisierung der Studentenbewegung werden diese intellektuellen Zusammenhänge in den entsprechenden Kapiteln der vorliegenden Arbeit ausführlich dargestellt. Ein besonderes Augenmerk wird dabei auf dem spezifisch westdeutschen Kontext des sich wandelnden Umgangs mit der nationalsozialistischen Vergangenheit in den sechziger Jahren liegen. Während die Rolle der Frankfurter Schule und Wilhelm Reichs als Stichwortgeber der 68er-Bewegung einerseits durchaus bekannt ist, tut sich andererseits hinsichtlich der grundsätzlichen Bedeutung der Psychoanalyse für deren Theorie und Praxis – wie für den Psychoboom insgesamt – eine deutliche Forschungslücke auf. Neben mehr oder weniger ausführlichen Hinweisen in der allgemeinen Literatur zu »1968« finden sich zu diesem Themenfeld bisher nur einige verstreute Aufsätze.[62] Dies mag unter anderem daran

on« geprägt war, während in Freimüllers Untersuchung sein Wirken in der Bundesrepublik der fünfziger und sechziger Jahre im Mittelpunkt steht.

60 Vgl. grundlegend: Martin Jay, Dialektische Phantasie. Die Geschichte der Frankfurter Schule und des Instituts für Sozialforschung 1923-1950, Frankfurt am Main 1981; Rolf Wiggershaus, Die Frankfurter Schule. Geschichte – Theoretische Entwicklung – Politische Bedeutung, 4. Aufl., München 1993; Clemens Albrecht / Günter C. Behrmann / Michael Bock / Harald Homann / Friedrich H. Tenbruck, Die intellektuelle Gründung der Bundesrepublik. Eine Wirkungsgeschichte der Frankfurter Schule, Frankfurt am Main / New York 1999; Alex Demirovic, Der nonkonformistische Intellektuelle. Die Entwicklung der Kritischen Theorie zur Frankfurter Schule, Frankfurt am Main 1999. Speziell zum Verhältnis zur Studentenbewegung vgl. Wolfgang Kraushaar (Hg.), Frankfurter Schule und Studentenbewegung. Von der Flaschenpost zum Molotowcocktail 1946-1995, 3 Bde., Frankfurt am Main 1998.

61 Wolfgang Kraushaar, Denkmodelle der 68er-Bewegung, in: Aus Politik und Zeitgeschichte, B 22-23 / 2001, S. 14-27, bes. S. 15, 19 u. 22.

62 Sigrun Anselm, Zwischen Existentialismus und Marxismus: Psychoanalyse und Studentenbewegung in Berlin, in: Luzifer-Amor 14 (2001), Heft 28, S. 7-49; Claus-

liegen, dass die therapeutischen Praktiken, die aus der freudomarxistischen Theorie abgeleitet wurden, in der ›heißen‹ Mobilisierungsphase der Studentenbewegung in den Jahren 1967 bis 1969 im Schatten der sich überschlagenden öffentlichen Ereignisse standen. Zudem spielt hier vermutlich auch die angesprochene wissenschaftliche Distanz zu den Erscheinungen einer als Trivialisierung und Entpolitisierung verstandenen Popularisierung von Psychologie und Psychotherapie eine Rolle. Es soll jedoch gezeigt werden, dass die Therapeutisierung der Politik um und nach »1968« einen kontinuierlichen Prozess darstellte, in dem schon sehr früh die wesentlichen theoretischen und praktischen Parameter des therapeutischen Jahrzehnts festgelegt wurden.

Therapeutisierung, Subjektivierung, emotionale Regime: wissenschaftsgeschichtlicher Kontext und theoretische Grundlagen

Vermehrt seit den neunziger Jahren sind etliche geschichtswissenschaftliche und soziologische Untersuchungen zum wachsenden gesellschaftlichen Einfluss psychologischer Experten und zur Popularisierung psychologischen Wissens im 20. Jahrhundert entstanden, die jedoch ganz überwiegend den angelsächsischen Raum und insbesondere die Vereinigten Staaten behandeln.[63] Hinsichtlich der Frage nach der internationalen Vergleichbarkeit, sofern sie überhaupt gestellt wird, lassen sich im Kern zwei Ansichten unterscheiden: Einerseits wird der Siegeszug von Psychologie und Psychotherapie

Dieter Rath, Begehren und Aufbegehren. Eine Skizze zum Verhältnis von Kritischer Theorie, Psychoanalyse und Studentenbewegung, in: ebd., S. 50-99; Alfred Krovoza, Zur Rolle von Psychologie und Psychoanalyse in der antiautoritären Protestbewegung, in: Richard Faber/Erhard Stölting (Hg.), Die Phantasie an die Macht? 1968 – Versuch einer Bilanz, Berlin 2002, S. 159-172; Johannes Bilstein, Die Wieder-Entdeckung der Psychoanalyse, in: Baader, Seid realistisch, S. 212-226; Anthony Kauders, Drives in Dispute: The West German Student Movement, Psychoanalysis, and the Search for a New Emotional Order, 1967-1971, in: Central European History 44 (2011), S. 1-21.

63 Françoise Castel/Robert Castel/Anne Lovell, Psychiatrisierung des Alltags. Produktion und Vermarktung der Psychowaren in den USA, Frankfurt am Main 1982; Nikolas Rose, The Psychological Complex. Psychology, Politics and Society in England, 1869-1939, London 1985; ders., Governing the Soul; Ellen Herman, The Romance of American Psychology. Political Culture in the Age of Experts, Berkeley u.a. 1995; Joel Pfister/Nancy Schnog (Hg.), Inventing the Psychological. Toward a Cultural History of Emotional Life in America, New Haven u.a. 1997; James H. Capshew, Psychologists on the March. Science, Practice, and Professional Identity in America, 1929-1969, Cambridge 1999; Eva S. Moskowitz, In Therapy We Trust. America's Obsession with Self-Fulfillment, Baltimore/London 2001; Mathew Thomson, Psychological Subjects. Identity, Culture, and Health in Twentieth-Century Britain, Oxford 2006; Eva Illouz, Die Errettung der modernen Seele. Therapien, Gefühle und die Kultur der Selbsthilfe, Frankfurt am Main 2009.

mit US-amerikanischen kulturellen Werten wie dem ausgeprägten Individualismus und dem *pursuit of happiness* in Verbindung gebracht, also als ein in Form und Ausmaß nationalspezifisches Phänomen gedeutet. Andererseits wird – meist allerdings nur implizit – die Entwicklung in den Vereinigten Staaten als repräsentativ oder im Sinne einer Amerikanisierungsthese als maßgebliche Blaupause für die übrigen westlichen, liberal-demokratischen Gesellschaften angesehen.[64]

Es lässt sich nicht bestreiten, dass die Vereinigten Staaten spätestens seit der Mitte des 20. Jahrhunderts sowohl hinsichtlich der wissenschaftlichen Entwicklung als auch hinsichtlich der kulturellen Integration psychologischen Wissens eine weltweite Vorreiterrolle übernommen haben. Das bedeutet jedoch nicht, dass sich die dortige oder etwa auch die britische Entwicklung ohne Weiteres auf die Bundesrepublik oder andere europäische Länder übertragen lässt, denn dafür sind die relevanten politischen, institutionellen und kulturellen Rahmenbedingungen wiederum zu verschieden.[65] Diese werden in der vorliegenden Arbeit systematisch mit einbezogen, auch, um die Akteurs- und Ortlosigkeit einer reinen Diskursanalyse zu vermeiden. Sie ist dabei nicht transnational angelegt; es soll aber zumindest gelegentliche Hinweise darauf geben, inwiefern sich die untersuchten Geschehnisse im Rahmen der allgemeinen ›westlichen‹ Entwicklung, die im Folgenden skizziert und theoretisch erörtert wird, als Teil einer spezifisch westdeutschen Geschichte ausweisen lassen.

Die Humanwissenschaften sind im 20. Jahrhundert immer wieder von der populären Aneignung und eigensinnigen lebensweltlichen Übersetzung des von ihnen produzierten Wissens vor allem durch bürgerlich-elitäre Lai-

64 Während die erstere Lesart in den geschichtswissenschaftlichen Arbeiten von Herman, The Romance of American Psychology, und Moskowitz, In Therapy We Trust, dominiert, betonen – oder unterstellen – soziologische Autoren zumeist die universalen Aspekte; so etwa Rose, Governing the Soul (mit Fokus auf Großbritannien) und ders., Inventing Our Selves, wo allgemein von »Western Europe and North America« (S. 2) die Rede ist, sowie Illouz, Die Errettung der modernen Seele. Der Titel von Illouz ist hier insofern bezeichnend, als im Klappentext der deutschen Übersetzung der Verweis auf die *Oprah Winfrey Show*, der allgemein in den auf die Vereinigten Staaten bezogenen Arbeiten gängig ist, einfach durch eine Nennung der deutschen Fernsehsendung *Zwei bei Kallwass* ersetzt wurde. Dieses Pseudo-Reality-Format, in dem nachgespielte zwischenmenschliche Konflikte unter Anleitung einer psychologischen Mediatorin bearbeitet werden, ist sicherlich aufschlussreich, allerdings hinsichtlich der populärkulturellen Bedeutung kaum mit Oprah Winfrey zu vergleichen.

65 Für erste Ansätze einer komparativen transnationalen Erforschung von Verwissenschaftlichungsprozessen siehe Brückweh u. a., Engineering Society, dort zur Psychologisierung im 20. Jahrhundert die Beiträge von Mathew Thomson (Großbritannien), Harry Osterhuis (Niederlande) und Till Kössler (Spanien). Ein diesbezüglicher Beitrag zu Deutschland fehlt allerdings.

enbewegungen herausgefordert worden.[66] Daran lässt sich paradoxerweise zugleich eine Infragestellung als auch eine Bestätigung ihrer wachsenden gesellschaftlichen Deutungshoheit ablesen: Einerseits gerieten die jeweiligen disziplinären Abschließungs- und Professionalisierungsbestrebungen unter Beschuss. Andererseits bedeutete die erweiterte Zirkulation des von den Humanwissenschaften produzierten Wissens auch dessen gesellschaftliche Aufwertung und die Vergrößerung seiner diskursiven und praktischen Wirkmacht. Es wäre mithin verkürzt, den Prozess der Verwissenschaftlichung im Sinne eines einseitigen Top-down-Modells der gezielt gesteuerten Ausweitung expertokratischer Deutungs- und Kontrollansprüche anzusehen. Gerade der Psychoboom der siebziger Jahre war dadurch gekennzeichnet, dass er wesentlich durch eine bis dahin nie da gewesene populäre Nachfrage ›von unten‹ angeheizt wurde. Auch die Infragestellung des autoritativen Expertenstatus vor dem Hintergrund einer virulenten, auf gesellschaftliche Demokratisierung abzielenden Technokratiekritik war weit verbreitet und wurde sogar von vielen psychotherapeutischen Experten selbst geteilt.

Hier wird im Laufe der Arbeit genauer nach den besonderen sozial- und kulturgeschichtlichen Ermöglichungsbedingungen dieser Entwicklung zu fragen sein. Ein wichtiger wissenschaftsspezifischer Grund liegt jedoch in der besonderen Popularisierungsfähigkeit, die den Psychowissenschaften allgemein zu eigen ist. Deren Vertreter sind zwar wie alle Expertengruppen grundsätzlich darauf bedacht, ihre jeweilige gegenstandsbezogene Deutungshoheit institutionell abzusichern und gegen konkurrierende Expertise abzugrenzen. Sie zeichneten sich aber andererseits immer auch durch eine besondere »Freigiebigkeit« sowohl gegenüber anderen Fachwissenschaften und Expertengruppen als auch gegenüber einer interessierten Laienöffentlichkeit aus, die gleichsam großzügig mit den eigenen Begrifflichkeiten, Theorien und Erklärungsmodellen versorgt werden.[67] Das Ineinanderfließen von wissenschaftlichem und populärem psychologischem Wissen wird zudem dadurch begünstigt, dass sich beide Diskurse auf das Selbst in seinen alltäg-

66 Raphael, Verwissenschaftlichung des Sozialen, S. 181. Vgl. auch Thomson, Psychological Subjects, der die britische Populärpsychologie im frühen 20. Jahrhundert als einen expertenkritischen Versuch bürgerlicher Kreise analysiert, auf der Ebene der Subjektivität den überkommenen viktorianischen Werthaushalt mit den Anforderungen der modernen Industriegesellschaft zu vermitteln. Psychoanalyse, Okkultismus, Spiritualismus und verschiedene Formen des *mental training* wie der Pelmanismus wurden hier in eine eklektische *practical psychology* überführt, die dem Ziel des *self-improvement* durch kontrollierte Aktivierung verborgener psychischer Energien und Ressourcen diente.

67 Nikolas Rose, Identity, Genealogy, History, in: Stuart Hall / Paul du Gay (Hg.), Questions of Cultural Identity, London 1996, S. 128-150, hier S. 139. »Freigiebigkeit« ist meine Übersetzung von »generosity«.

lichen Lebenszusammenhängen beziehen und dabei häufig ähnliche Begriffe, Metaphern und Narrative verwenden.[68]

Wenn sich in der Freigiebigkeit der Psychowissenschaften auch das strategische Moment erkennen lässt, gesellschaftliche Anerkennung und institutionelle Förderung über das Argument der nutzbringenden Anwendbarkeit von Erkenntnissen über die Natur des Menschen zu erlangen, so sollte dieser grenzüberschreitende Psychologisierungsprozess nicht als Umsetzung von Theorie in Praxis, von ›reiner‹ in ›angewandte‹ Wissenschaft missverstanden werden. Psychologisches Wissen war stets mit den sich wandelnden politischen, gesellschaftlichen und individuellen Fortschritts- wie Glücksversprechen einerseits, Ängsten und Krisenwahrnehmungen andererseits verwoben.[69] Wie sozial- und kulturgeschichtlich orientierte Arbeiten zur Psychologiegeschichte gezeigt haben, war es dabei eher die Regel als die Ausnahme, dass Gegenstandsbereich, Methodik und Begrifflichkeit psychologischen Wissens jenseits und relativ unabhängig von der akademischen Fachwissenschaft in »praktischen Kontexten« – der Schule, der Fabrik, der Klinik, dem Gerichtssaal, der Familie, der Armee etc. – hervorgebracht wurden. Sie orientierten sich dabei an den Bedürfnissen der jeweiligen Institutionen und Auftraggeber und waren tiefgreifend geprägt von den vorherrschenden kulturellen Deutungsmustern.[70]

Darin liegt auch ein Grund für die Vielzahl der theoretischen und methodischen Paradigmen »der« Psychologie, deren Heterogenität und Widersprüchlichkeit zwar einerseits starke fachinterne Reibungen in Form geharnischter Schulenstreits beförderte, andererseits aber die situativ flexible Einbettung von Psychowissen in verschiedenste soziale und kulturelle Zusammenhänge ermöglichte. Die Erläuterung psychologischer Theorien oder psychotherapeutischer Praktiken wird sich dabei in vorliegender Untersuchung auf die wesentlichen Grundzüge der im jeweiligen Kontext relevanten Erscheinungsformen beschränken. Dies hat zum einen pragmatische Gründe: Mit dem Psychoboom ging auch eine kaum überschaubare diskursive und praktische Diversifizierung einher, eine »Inflation der Therapieformen«,

68 Vgl. auch Illouz, Errettung der modernen Seele, S. 29-31.

69 Vgl. hierzu auch Maik Tändler / Uffa Jensen, Psychowissen, Politik und das Selbst. Eine neue Forschungsperspektive auf die Geschichte des Politischen im 20. Jahrhundert, in: dies., Das Selbst zwischen Anpassung und Befreiung, S. 9-35.

70 Mitchell G. Ash / Thomas Sturm (Hg.), Die Psychologie in praktischen Kontexten, Göttingen 2004 (Themenheft der Zeitschrift für Psychologie 212); neben den bereits genannten disziplin- und professionsgeschichtlich orientierten Arbeiten von Rose und Capshew sei hier des Weiteren nur noch auf einige Überblicksdarstellungen und einschlägige Sammelbände verwiesen: Jeroen Jansz / Peter van Drunen (Hg.), A Social History of Psychology, Malden (MA) u.a. 2004; Carl F. Graumann / Kenneth J. Gergen (Hg.), Historical Dimensions of Psychological Discourse, Cambridge 1996; Mitchell G. Ash / William R. Woodward (Hg.), Psychology in Twentieth-Century Thought and Society, Cambridge 1987.

in deren Verlauf sich nach zeitgenössischen Schätzungen in der Bundesrepublik mehrere Hundert verschiedene Therapieverfahren verbreiten konnten.[71] Da die Untersuchung nicht zu einem Therapiehandbuch werden soll, kann diesbezüglich auch kein annähernder Überblick geleistet werden.[72]

Zum anderen wären eine detaillierte Aufzählung und Beschreibung auch hinsichtlich des Erkenntnisgewinns fragwürdig. Die Erfindung und Propagierung immer neuer Therapieverfahren ist für sich genommen zwar ein historisch signifikantes Phänomen. Letztlich lassen sie sich aber auf eine Handvoll grundlegender Paradigmen zurückführen, während das verbreitete jeweilige Beharren auf Originalität und Überlegenheit gegenüber allen anderen Verfahren funktional als Positionierungsstrategie auf einem hart umkämpften Markt anzusehen ist. Zudem zeigt der sich gelegentlich eröffnende Blick auf die konkrete therapeutische Praxis, dass dort von einer konsequenten Umsetzung differenzierter methodischer Maßgaben kaum die Rede sein kann. Auch die Entstehung und Verbreitung konkreter diagnostischer Kategorien wird jeweils nur situativ angerissen. Dass eine politisch und kulturell kontextualisierte Geschichte ausgewählter klinischer Diagnosen zu eindrücklichen historischen Einsichten führen kann, hat jüngst etwa José Brunner mit seiner Geschichte des Traumas vorgeführt.[73] Dahinter steht jedoch ein anderer methodischer Ansatz als bei der vorliegenden Untersuchung.

Die erwähnten soziokulturellen Determinanten und Beschränkungen der von den psychologischen Wissenschaften eruierten Erkenntnisse werden zwar immer wieder auch von ihren eigenen Vertretern kritisch reflektiert,[74]

71 Herbert Nagel / Monika Seifert (Hg.), Inflation der Therapieformen. Gruppen- und Einzeltherapien in der sozialpädagogischen und klinischen Praxis, Reinbek bei Hamburg 1979. Konkrete Zahlenangaben sind in diesem Zusammenhang allerdings mit Vorsicht zu genießen und vielleicht eher als symbolische Werte zur Veranschaulichung einer nicht mehr zu überblickenden Vielfalt anzusehen. Dies liegt auch daran, dass es kein einheitliches Kategorisierungsschema für therapeutische »Schulen«, »Methoden«, »Verfahren« etc. gibt. So spricht etwa Schülein, Das neue Interesse an der Subjektivität, S. 59, für die USA von 200 »Schulen« und 10.000 »Techniken«, während Küenzlen, Psychoboom, S. 60, für die achtziger Jahre auf Schätzungen verweist, die von einigen Hundert bis mehreren Tausend »Therapiemethoden und -angeboten« ausgehen.

72 Für einen allgemeinen Überblick siehe hier nur Jürgen Kriz, Grundkonzepte der Psychotherapie, 5. vollst. überarb. Aufl., Weinheim 2001, sowie Edgar Heim, Die Welt der Psychotherapie. Entwicklungen und Persönlichkeiten, Stuttgart 2009.

73 José Brunner, Die Politik des Traumas. Gewalterfahrung und psychisches Leid in den USA, in Deutschland und im Israel / Palästina-Konflikt, Frankfurt am Main 2014. Vgl. des Weiteren auch Patrick Kury, Der überforderte Mensch. Eine Wissensgeschichte vom Stress zum Burnout, Frankfurt am Main / New York 2012, sowie die soziologische Studie von Alain Ehrenberg, Das erschöpfte Selbst. Depression und Gesellschaft in der Gegenwart, Frankfurt am Main 2008.

74 So etwa in Form der konstruktivistisch orientierten Psychologiegeschichte in Graumann / Gergen, Historical Dimensions.

im Großen und Ganzen aber eher ausgeblendet. Psychologische Forschungsergebnisse werden in der Fach- wie der Laienöffentlichkeit in der Regel als generalisierte Aussagen über »den« Menschen präsentiert – sei es aufgrund methodologischer Unbekümmertheit, eines naiven Naturalismus oder ethnozentrischer Voreingenommenheit; sei es, um Erwartungen der Rezipienten zu entsprechen oder um durch die Postulierung universaler Gesetzmäßigkeiten den Status und die Reichweite der eigenen Wissensproduktion dem paradigmatischen Wissenschaftsideal der Naturwissenschaften anzunähern.[75]

Unabhängig von der auch innerhalb der verschiedenen psychowissenschaftlichen Fraktionen von jeher umstrittenen Frage, inwieweit sich psychologische Forschung an naturwissenschaftlichen Standards orientieren kann und soll, lässt sich für die Psychologie wie auch für die Human- und Sozialwissenschaften im Allgemeinen ein hinsichtlich ihrer gesellschaftlichen Wirkmacht kategorialer Unterschied zu den Naturwissenschaften ausmachen. Er ist in der spezifischen interaktiven Relation zu ihrem Untersuchungsgegenstand – dem Menschen – begründet, welche die vom Wissenschaftsphilosophen Ian Hacking »Looping-Effekte« getauften dynamischen Wechselwirkungsschleifen ermöglicht.[76] Im Gegensatz etwa zu Neutronen oder Giraffen können Menschen wissen, wie sie selbst und ihre Eigenschaf-

75 Es gehört zur gängigen Kritik an Freuds Psychoanalyse, dass diese aus Beobachtungen an Individuen aus einer sehr speziellen soziokulturellen Gruppe – dem Wiener Bürgertum im Fin de Siècle – unzulässigerweise allgemeine Aussagen über die Psyche des Menschen ableite. Hier sei nur darauf hingewiesen, dass auch die nicht-psychoanalytische, empirisch-experimentelle psychologische und verhaltenswissenschaftliche Forschung epistemologisch in dieser Hinsicht nicht unbedingt besser dasteht. So werden gegenwärtige wissenschaftliche Publikationen in diesem Bereich nicht nur auf Autorenseite von Forschern an westlichen, insbesondere nordamerikanischen Universitäten dominiert, auch 68 % der untersuchten Personen stammen aus den Vereinigten Staaten und insgesamt 96 % aus westlichen, demokratischen, wohlhabenden Industrienationen. Hierbei handelt es sich wiederum ganz überwiegend um *undergraduates* im Psychologiestudium, d. h. um eine soziokulturelle Minderheit innerhalb einer Minderheit der Weltbevölkerung, deren Wahrnehmungs- und Verhaltensmuster, wie die wenigen transkulturellen psychologischen und anthropologische Untersuchungen nahelegen, als global eher randständig denn universell anzusehen sind. Gleichwohl werden die betreffenden Untersuchungsergebnisse in der Regel in Form von Aussagen über »humans« oder »people« präsentiert. Vgl. hierzu die Meta-Analyse von Joseph Henrich / Steven J. Heine / Ara Norenzayan, The Weirdest People in the World?, in: Behavioral and Brain Sciences 33 (2010), S. 61-135 (»WEIRD« ist hier das augenzwinkernde Akronym für »Western, Educated, Industrialized, Rich, and Democratic«).

76 Ian Hacking, The Looping Effects of Human Kinds, in: Dan Sperber / David Premack / Ann James Premack (Hg.), Causal Cognition. A Multidisciplinary Debate, Oxford 1995, S. 351-394; speziell in Bezug auf psychiatrische Diagnosen: ders., Was heißt ›soziale Konstruktion‹? Zur Konjunktur einer Kampfvokabel in den Wissenschaften, 3. Aufl., Frankfurt am Main 2002, Kap. 4.

ten, Verhaltensweisen, Wahrnehmungen, Emotionen etc. von Wissenschaftlern beschrieben und klassifiziert werden. Die Folge ist, dass beispielsweise psychiatrische, kriminologische, sozialstatistische oder ethnographische Klassifizierungen nicht nur den gesellschaftlichen Umgang mit den jeweils Klassifizierten bestimmen, sondern direkt oder indirekt auch deren Selbstbeschreibung und Selbstwahrnehmung beeinflussen können. Dies kann wiederum zu einer Veränderung der Eigenschaften, Verhaltensweisen, Wahrnehmungen und Emotionen der betroffenen Personen führen. Dabei lassen sich keine allgemeinen Gesetzmäßigkeiten formulieren, ob und mit welchen Folgen solche Effekte auftreten. Sie können als selbsterfüllende Prophezeiung wirken, indem eine Theorie durch ihre Verbreitung jenen Sachverhalt, den sie beschreibt, überhaupt erst hervorbringt. Umgekehrt kann die Entstehung einer Gruppenidentität befördert werden, auf deren Grundlage Widerstand gegen bestimmte wissenschaftliche Beschreibungen oder gesellschaftliche Behandlungsformen organisiert oder eine wissenschaftliche Neubeschreibung angestoßen wird. Hier ist jeder konkrete Fall eigens zu analysieren.[77]

Human- und sozialwissenschaftliche Theorien zeichnen sich also dadurch aus, dass sie schon aufgrund der Beschreibung und Klassifizierung ihres Untersuchungsgegenstands – Arten von Menschen und Arten menschlicher Verhaltensweisen – diesen Gegenstand beeinflussen und unter Umständen erst hervorbringen.[78] Ein wichtiger Faktor hierbei ist ihre normative Aufladung. Damit ist nicht nur ihre handlungsanleitende Funktion als wissenschaftliche Grundlage für sozial-, gesundheits- oder wirtschaftspolitische Reformprojekte gemeint, die seit dem 19. Jahrhundert eines der wichtigsten Legitimationsargumente der betreffenden Professionen darstellt. Vielmehr haben die Klassifizierungen und Begriffe der Human- und Sozialwissenschaften häufig selbst moralischen oder anderweitig wertenden Charakter, der mit darüber entscheidet, inwieweit sie als attraktiv für Selbst- oder Fremdzuschreibungen erscheinen.[79]

77 Hacking, Looping Effects, nennt etliche Beispiele ganz heterogener Art, um die Komplexität des Phänomens und die empirische Eigentümlichkeit jedes Einzelfalls zu verdeutlichen: Teenager-Schwangerschaften, Kindesmissbrauch, Multiple Persönlichkeiten, Alkoholismus, Traumatisierung, Homosexualität, Autismus, der Ödipus-Komplex, Hispanics und die Arbeiterklasse. Diese theoretische Offenheit sowie die Annahme der Möglichkeit unvorhersehbarer Wechselwirkungen zwischen wissenschaftlichen Diskursen, gesellschaftlichen Institutionen und betroffenen Individuen unterscheidet Hackings Ansatz von der soziologischen *labeling theory* (ebd., S. 369 f.); die durch Letztere beschreibbaren Phänomene lassen sich indes als Teilaspekt von Loopingeffekten auffassen.

78 Hacking hat für diesen Prozess den erfreulich unprätentiösen, aber kaum ins Deutsche übersetzbaren Ausdruck »making up people« geprägt: Ian Hacking, Making Up People, in: ders., Historical Ontology, Cambridge (MA) / London 2004, S. 99-114.

79 Hacking, Looping Effects, S. 366-370.

Ein besonders wirkmächtiges Beispiel hierfür sind die verschiedenen, sich ergänzenden oder konkurrierenden Konzepte von »Normalität«.[80] Psychiatrie und Klinische Psychologie sind seit ihrer Entstehung unter wechselnden historischen Vorzeichen maßgebliche Instanzen im Diskurs der subjektbezogenen Normalität und ihrer Abweichungen in Form psychischer »Abnormalität«, »Perversion« oder »Störung«. Sie haben dabei jeweils spezifische gesellschaftliche Verhaltensnormen und Werthaltungen sowohl integriert als auch selbst entscheidend geprägt. Der therapeutische Zugriff auf das Subjekt zielt allerdings nicht zwangsläufig auf die Herstellung von Normalität im gesellschaftlich hegemonialen Sinne ab, er kann umgekehrt auch gegen sie gewendet werden. Im Psychoboom spielte, wie gezeigt werden wird, gerade die Tatsache eine wichtige Rolle, dass die hergebrachten Normalitätsstandards in den sechziger und siebziger Jahren sowohl wissenschaftlich als auch gesamtgesellschaftlich zunehmend infrage gestellt und verworfen wurden. Doch auch in ihrer antinormalistischen Stoßrichtung beruht die Legitimität der Psychotherapeutik auf der Beschreibung einer in irgendeiner Hinsicht defizitären Subjektivität, die es zu therapieren gilt.

Zu den zentralen Gegenständen der therapeutischen Selbst- und Fremdzuwendung zählen die Emotionen, sei es als Objekt funktionaler Selbstkorrektur oder narrativ-sinnstiftender Selbstergründung, sei es als zu befreiender Bestandteil eines »authentischen« oder »ganzheitlichen« Selbst. Aus der historischen Untersuchung therapeutischer Diskurse und Praktiken ergibt sich insofern gleichsam naturwüchsig ein Anschluss an das gegenwärtig aufblühende Forschungsfeld der Geschichte der Gefühle.[81] Dass Gefühle, auch wenn sie biologisch verankert sein mögen, eine Geschichte haben, erklärt sich daraus, dass sie immer kulturell überformt sind. Ihren wahrnehmbaren Erscheinungsformen – sowohl die ›äußerlichen‹ als auch die ›innerlichen‹ –

80 Eine umfassende Diskursanalyse verschiedener Normalitätsregime findet sich bei Jürgen Link, Versuch über den Normalismus. Wie Normalität produziert wird, 3. Aufl., Göttingen 2006; zu Psychiatrie und Psychotherapie als Normalisierungsinstanzen siehe dort S. 62-73 u. 140-143.

81 Vgl. für einen Forschungsüberblick: Jan Plamper, Geschichte und Gefühl. Grundlagen der Emotionsgeschichte, München 2012; Bettina Hitzer, Emotionsgeschichte – ein Anfang mit Folgen, in: H-Soz-u-Kult, 23.11.2011, http://hsozkult.geschichte.hu-berlin.de/forum/2011-11-001 (abgerufen am 10.7.2012); Ute Frevert, Was haben Gefühle in der Geschichte zu suchen?, in: Geschichte und Gesellschaft 35 (2009), S. 183-208; siehe auch die programmatisch-methodisch grundlegenden Arbeiten von William M. Reddy, The Navigation of Feeling. A Framework for the History of Emotions, Cambridge u. a. 2001, und Barbara H. Rosenwein, Emotional Communities in the Early Middle Ages, Ithaca (NY) u. a. 2006. Den Themenbereich der vorliegenden Untersuchung berührend, aber weitgehend auf Sekundärliteratur beruhend und analytisch unergiebig: Stefanie Pilzweger, Männlichkeit zwischen Gefühl und Revolution. Eine Emotionsgeschichte der bundesdeutschen 68er-Bewegung, Bielefeld 2015.

sind als historisch wandelbares Produkt von sozialen Diskursen und Praktiken aufzufassen, die als solche grundsätzlich einer empirischen Untersuchung zugänglich sind.[82] Bei Psychologie und Psychotherapie handelt es sich um solche historisch bedingten Diskurse und Praktiken, nach deren Looping-Effekten insofern besonders in Hinsicht auf Emotionen zu fragen ist.

Dieser theoretische Ansatz eröffnet die Möglichkeit einer konsequenten Historisierung von Emotionen. Das bedeutet, dass sie nicht zur Grundlage, sondern zum Gegenstand einer Emotionsgeschichte gemacht werden, die sich der essentialistischen Frage nach den »wahren« Emotionen oder ihrem »Wesen« enthält. Stattdessen ist mit Daniela Saxer danach zu fragen, welche Rolle psychologische Theorien im »age of psychology« für die Art und Weise spielen, »*how* emotions are brought into play as part of human agency, negotiated, expressed and conceived of in a certain historical context«.[83] Der Psychoboom trug unter dieser Perspektive, so eine weitere grundlegende These der vorliegenden Arbeit, zur Entstehung eines neuartigen, therapeutisch geprägten emotionalen Regimes bei.[84] Die Rede vom Regime zeigt an, dass die zu untersuchenden psychologischen und psychotherapeutischen Diskurse funktional als normative Diskurse aufzufassen sind. Sie fordern dazu auf, das eigene psychische und emotionale ›Innenleben‹ auf bestimmte Weise zu beschreiben, auszudrücken, zu modellieren, zu heilen und in Bezug zur sozialen ›Außenwelt‹ zu setzen.[85] Es ist offensichtlich, dass die entsprechenden

82 Vgl. die sprechakttheoretischen Überlegungen zur sprachlichen Hervorbringung emotionaler Realitäten bei Reddy, Navigation of Feeling, S. 104 f., sowie die an Bourdieus Konzept des Habitus orientierte praxeologische Emotionstheorie von Monique Scheer, Are Emotions a Kind of Practice (and Is That What Makes Them Have a History)? A Bourdieuan Approach to Understanding Emotion, in: History and Theory 51 (2012), S. 193-220. Indem sie auch die emotionale ›Innenwelt‹ als Effekt sozialer Praktiken begreifen, überbrücken beide theoretischen Ansätze zumindest teilweise die scheinbar tiefe Kluft zwischen kulturell vorgegebenen emotionalen Sprach- und Ausdrucksregeln auf der einen und den »wirklichen«, »inneren« Gefühlen der historischen Akteure auf der anderen Seite, die etwa im älteren Konzept der *emotionology* des Ehepaars Stearns noch besonders betont wird: Peter N. Stearns / Carol Z. Stearns, Emotionology: Clarifying the History of Emotions and Emotional Standards, in: The American Historical Review 90 (1985), S. 813-836. Die Vorstellung eines vorgängigen, von seinem kulturell geformten Ausdruck strikt unterscheidbaren emotionalen Innenlebens ist dabei selbst als Ergebnis westeuropäischer Emotionsgeschichte anzusehen, vgl. Hitzer, Emotionsgeschichte, S. 7 f.

83 Diskussionsbeitrag von Daniela Saxer in: Frank Biess, Forum: History of Emotions, in: German History 28 (2010), S. 67-80, hier S. 74, Hervorhebung im Original.

84 Zum Konzept des *emotional regime* vgl. Reddy, The Navigation of Feeling, S. 124-126.

85 Es ließe sich hier zwischen versteckter und offener Normativität unterscheiden: Während Erstere einer naturalisierenden Diskursstrategie folgend in Form von grammatikalisch deskriptiven Aussagen über Wesen und Funktion ›der‹ menschlichen Psyche auftritt, findet sich Letztere in den daran anschließenden, offen handlungsanleitenden therapeutischen und beratenden Manualen.

psychotherapeutischen und verwandten Formen der Selbstveränderung zu jenen Praktiken zu zählen sind, die Michel Foucault als »Technologien des Selbst« bezeichnet hat. Bei Selbsttechnologien handelt es sich, so die inzwischen kanonisch zu nennende Definition, um Praktiken,

> »[...] die es dem Einzelnen ermöglichen, aus eigener Kraft oder mit Hilfe anderer eine Reihe von Operationen an seinem Körper oder seiner Seele, seinem Denken, seinem Verhalten und seiner Existenzweise vorzunehmen, mit dem Ziel, sich so zu verändern, daß er einen gewissen Zustand des Glücks, der Reinheit, der Weisheit, der Vollkommenheit oder der Unsterblichkeit erlangt.«[86]

Emotionsregime und Selbsttechnologien sind dabei immer Bestandteil einer umfassenden Subjektkultur, aus der sie erst ihre Sinnhaftigkeit beziehen, d. h. die spezifischen Vorstellungen des zu erlangenden Glücks, der zu erstrebenden Reinheit, Weisheit oder Vollkommenheit. Subjektkulturen, so Andreas Reckwitz in seinem umfassenden kultursoziologischen Entwurf, stellen »Kriterienkataloge der Subjekthaftigkeit« dar, die definieren, welche »Kompetenzen, Sinnhorizonte und Affektstrukturen« ein Subjekt zu erwerben hat, um als ein vollwertiges gelten zu können.[87] Psychologisches Wissen ist dabei nur ein – im 20. Jahrhundert aber immer bedeutsamer werdendes – Element eines komplexen und historisch veränderlichen Ensembles von Sprechweisen, Normen, kulturellen Praktiken und sozialen Institutionen, die darauf abzielen, Subjekte mit jeweils spezifischen Dispositionen und kognitiven und emotionalen Strukturen hervorzubringen. Es geht, mit Ulrich Bröckling zu sprechen, um die historisch und kulturell bedingten Formen der Subjektivierung, d. h. nicht um die Frage, »was das Subjekt *ist*, sondern welches Wissen zur Beantwortung dieser Frage mobilisiert und welche Verfahren in Anschlag gebracht wurden, um es entsprechend zu modellieren«.[88]

86 Michel Foucault, Technologien des Selbst, in: ders., Schriften, Bd. 4, Frankfurt am Main 2005, S. 966-999, hier S. 968. Es ließe sich darüber streiten, ob »Techniken« nicht treffender wäre als »Technologien«.

87 Andreas Reckwitz, Das hybride Subjekt. Eine Theorie der Subjektkulturen von der bürgerlichen Moderne zur Postmoderne, Weilerswist 2006, hier S. 11. Siehe zu den theoretischen Grundlagen der soziologischen Subjektivierungsforschung auch Ulrich Bröckling, Das unternehmerische Selbst. Soziologie einer Subjektivierungsform, Frankfurt am Main 2007, Kap. 1. Zur philosophisch orientierten Ideengeschichte des neuzeitlichen, an den Idealen der Innerlichkeit, Freiheit, Individualität und des Eingebettetseins in die Natur ausgerichteten Selbst vgl. Charles Taylor, Quellen des Selbst. Die Entstehung der neuzeitlichen Identität, Frankfurt am Main 1996; einen weiten Überblick über philosophische, religiöse und psychologische Theorien des Selbst von der Antike bis zur Postmoderne bieten Raymond Martin / John Barresi, The Rise and Fall of Soul and Self. An Intellectual History of Personal Identity, New York 2006.

88 Bröckling, Das unternehmerische Selbst, S. 23, Hervorhebung im Original.

Subjektivierung ist dabei nicht mit Individualisierung zu verwechseln, denn Letztere ist vielmehr selbst als eine historisch kontingente Form der Subjektivierung zu analysieren. Eine solche Analyse hat wiederum keine bestimmte psychologische Theorie – etwa ein psychoanalytisches Subjektmodell – zur Prämisse, sondern zählt jede Form psychologischen Wissens, die gesellschaftliche Virulenz erlangt, ebenfalls zum Gegenstand der Untersuchung.[89] Die Entstehung und Verbreitung psychologischen Wissens steht dabei in engem Zusammenhang mit dem in modernen westlichen Gesellschaften zentralen subjektkulturellen Imperativ, durch unablässige Selbstbeobachtung und Selbstmodellierung Individualität zu erlangen bzw. stets aufs Neue herzustellen. Es ist kein Zufall, so Nikolas Rose, dass gerade in diesen Gesellschaften, in denen »individual rights, individual choices, and individual freedom« einen so hohen Stellenwert genießen,

> »human beings have come to understand and relate to themselves as ›psychological‹ beings, to interrogate and narrate themselves in terms of a psychological ›inner life‹ that holds the secrets of their identity, which they are to discover and fulfill, which is the standard against which the living of an ›authentic‹ life is to be judged.«[90]

Im Unterschied zu der relativ geradlinigen und tendenziell homogenisierenden Rekonstruktion des Psychologisierungsprozesses bei Rose soll der Psychoboom hier jedoch in das phänomenologisch und historisch differenziertere Konzept der Subjektkulturen von Reckwitz eingeordnet werden. Reckwitz argumentiert, dass nicht erst die postmoderne, sondern jede moderne Subjektkultur einer »Logik der Hybridität« folgt: Es lassen sich keine homogenen, in sich geschlossenen und widerspruchsfreien Entwürfe des Subjekts identifizieren, wie es sozialwissenschaftliche Diagnosen häufig versuchen, sondern immer nur eine »Kopplung und Kombination unterschiedlicher Codes *verschiedener* kultureller Herkunft in *einer* Ordnung des Subjekts«. Die darin stets vorhandenen inneren Widersprüche und Bruchlinien wirken dabei potentiell destabilisierend, was die historisch wiederkehrenden Veränderungsdynamiken erklärbar macht.[91] Die Moderne steht insgesamt im Zeichen einer Potenzierung subjektkultureller Differenzierungen, Aneignungen und Neukombinationen. Es lassen sich aber mit Reckwitz drei hegemoniale

89 Vgl. zu beiden Aspekten Bröckling, Das unternehmerische Selbst, S. 23 f. u. S. 33.

90 Rose, Inventing Our Selves, S. 22. Auch José Brunner weist auf die enge Verflechtung des Aufstiegs der Trauma-Diagnose mit der Durchsetzung eines säkularen demokratischen Ethos in den westlichen Gesellschaften hin, zu dessen Elementen die Anerkennung eines durch Gewalterfahrungen auch psychisch verletzbaren Individuums zählt: José Brunner, Politik der Traumatisierung. Zur Geschichte des verletzbaren Individuums, in: WestEnd. Neue Zeitschrift für Sozialforschung, 2004, Nr. 1, S. 7-24; ders., Politik des Traumas.

91 Reckwitz, Das hybride Subjekt, S. 19, Hervorhebungen im Original.

Subjektkulturen identifizieren:[92] Erstens die sich im 18. Jahrhundert formierende und im 19. Jahrhundert dominant werdende bürgerliche Moderne mit dem Subjektideal der souveränen moralischen und rationalen Selbstregierung. Zweitens die um 1920 aufsteigende organisierte Moderne mit dem Ideal des sachlich-extrovertierten, auf soziale Selbstnormalisierung bedachten nachbürgerlichen Angestelltensubjekts. Drittens das konsumtorische Kreativsubjekt der permanenten Selbstwahl und Selbstentfaltung, das mit der Durchsetzung einer postmodernen Subjektkultur seit den siebziger und achtziger Jahren hegemonial geworden ist.

Mit diesen sich eher überlagernden als strikt ablösenden hegemonialen Subjektkulturen korrespondieren wiederum drei miteinander verwandte minoritäre, aber wirkmächtige ästhetisch-moralische Gegenbewegungen, die sich in Differenz zu Ersteren ausbilden, auf diese zurückwirken und zu ihrer Transformation beitragen: das romantische Ich der ästhetisierten Individualität und sensiblen Innerlichkeit zu Beginn des 19. Jahrhunderts; das transgressive, modernistisch-experimentelle Subjekt der künstlerisch-intellektuellen Avantgarde 1890-1930; schließlich das kulturrevolutionäre Subjekt des entgrenzten Begehrens und der Erfahrungsintensität der *counter culture* der sechziger und siebziger Jahre, das ständig zwischen authentischer Selbstverwirklichung und der postmodernen Permanenz identitärer Neuerfindung oszilliert. Die subjektkulturellen Gegenbewegungen tragen ihrem Selbstverständnis nach in der Regel einen emanzipatorischen, auf die Befreiung von sozialen und kulturellen Einschränkungen und Zwängen ausgerichteten Konflikt aus, während sie aus subjektivierungstheoretischer Perspektive als Versuch analysiert werden können, eine überkommene hegemoniale Form der kulturellen Modellierung von Subjektivität durch eine neue zu ersetzen.[93]

Es liegt auf der Hand, dass der in der vorliegenden Arbeit untersuchte Therapeutisierungsprozess in engem Zusammenhang mit dem Wandel der Subjektkulturen zwischen den sechziger und achtziger Jahren steht. Die Diskurse der humanwissenschaftlichen Disziplinen im Allgemeinen wie der psychologischen im Besonderen, auf deren Bedeutung Reckwitz am Rande hinweist, lassen sich in diesem Zusammenhang als eine Form homologisierender und universalisierender »Interdiskurse« verstehen. Das bedeutet, es handelt sich bei ihnen um Mengen von deskriptiv-normativen Aussagen über Wesen und Funktion ›des‹ Subjekts, die dieses als ein »vorgestelltes, einheitliches

92 Zum Konzept der kulturellen Hegemonie, das ursprünglich auf Antonio Gramsci zurückgeht, siehe Reckwitz, Das hybride Subjekt, S. 68-72. Reckwitz bezieht sich hier auf Raymond Williams und vor allem auf Ernesto Laclau und Chantal Mouffe, ohne dabei deren jeweilige (post-)marxistische politische Stoßrichtung zu übernehmen.

93 Reckwitz, Das hybride Subjekt, S. 80.

Ganzes« repräsentieren, die spezifische kulturelle Kontingenz des jeweiligen Subjektmodells durch Naturalisierung unsichtbar machen und für verschiedene andere Disziplinen wie auch alltagspraktische Kontexte anschlussfähig sind.[94] So kann eine psychologische Theorie beispielsweise gleichermaßen zur Grundlage von Psychotherapie, Ehe- und Erziehungsratgebern und Management-Schulungen werden und auf diese Weise die Vorstellung eines über die sozialen Bereiche der Krankheitsfürsorge, Intimität und Arbeitswelt hinweg kohärenten Selbst erzeugen. Die Konjunkturen psychologischer Theorien stehen dabei immer in einem Wechselwirkungsverhältnis mit den sich wandelnden soziokulturellen Formationen einer Gesellschaft. Sie stellen nicht nur für die individuelle, sondern gerade auch für die soziale, interpersonale Existenz Deutungsmuster bereit, die mit diesen Formationen kongruent sind, und ermöglichten und legitimierten dadurch entsprechende soziale Praktiken.[95]

Ein analytischer Vorzug der subjektivierungstheoretischen Perspektive besteht darin, dass sie sich von zwei etablierten, teleologisch gefärbten Großerzählungen über die Entwicklung der Subjektivität in der westlichen Moderne absetzt: zum einen vom bereits angesprochenen Narrativ der Individualisierung, das – mal als Fortschritts-, mal als Verfallsgeschichte – eine stetig zunehmende Freisetzung des Selbst aus traditionellen und kollektiven Bindungen erzählt; zum anderen vom Narrativ der Disziplinierung, das im Gegensatz zur Individualisierungsthese eine immer umfassendere, rationalisierte Selbst- und Affektkontrolle der Subjekte als Signum der Moderne ansieht – negativ bewertbar als Repression des Individuums, positiv als dessen Zivilisierung.[96] Historiographisch bedeutet dies, die Ambivalenzen und Kontingenzen der untersuchten Entwicklung weniger teleologisch voreingenommen in den Blick nehmen zu können. Doch auch bei Reckwitz' Theorie handelt es sich letztlich um ein relativ statisches soziologisches Großmodell, das historische Veränderungsdynamiken zwar voraussetzt, aber nicht erklären kann. Zudem ist sie, wie andere soziologische Subjektivierungstheorien auch, nicht an der praktischen Wirklichkeit der beschriebenen Subjektkulturen interessiert, sondern an ihrer Rekonstruktion als übergreifenden kultu-

94 Reckwitz, Das hybride Subjekt, S. 67.

95 Vgl. neben den Titeln von Rose auch Svend Brinkmann, Changing Psychologies in the Transition from Industrial Society to Consumer Society, in: History of the Human Sciences 21 (2008), Nr. 2, S. 85-110. Frühe soziologische Überlegungen in diese Richtung, die der Entstehungszeit entsprechend auf die soziokulturelle Funktion psychoanalytischer Selbstdeutungsmuster in der modernen Industriegesellschaft der Vereinigten Staaten abhebt, finden sich bei Berger, Towards a Sociological Understanding.

96 Reckwitz, Das hybride Subjekt, S. 13 f. Reckwitz betont dabei, dass die verbreitete Rezeption Foucaults als bloßem Theoretiker der Disziplinierung zu einseitig ist; ebd., Anm. 9.

rellen Normensystemen. Eine geschichtswissenschaftliche Untersuchung kann sich insofern bezüglich ihrer thematischen Perspektivierung gewinnbringend an den angeführten Theorien orientieren. Ihr spezifisch historiographischer Beitrag muss jedoch darin bestehen, in der empirischen Kleinarbeit jene bereits benannten zahlreichen Rückkopplungseffekte zwischen den involvierten Diskursen, Akteuren, Institutionen usw. unter den spezifischen politischen und soziokulturellen Bedingungen zu rekonstruieren, um die historische Entwicklungsdynamik des Psychobooms erklären zu können.

Quellenauswahl und Aufbau der Arbeit

Die siebziger Jahre zeitigten nicht nur einen Psychoboom, sondern hinsichtlich der relevanten Untersuchungsfelder auch einen wahren Publikationsboom. Dies gilt sowohl für die psychowissenschaftliche Fach- und Populärliteratur als auch für die Druckerzeugnisse der Studentenbewegung und des alternativen Milieus. Aus diesem Grund stellte weniger das Auffinden als vielmehr die Sichtung und Auswertung der zur Verfügung stehenden publizierten Quellen die aufwendigste Recherchearbeit dar. Sie wurden überwiegend über Bibliotheksbestände eingesehen, mussten zum Teil aber auch antiquarisch beschafft werden. Da die Arbeit thematisch sehr breit angelegt ist, war es notwendig, jeweils eine begrenzte Auswahl zu treffen, die sich an den Kriterien der Relevanz und Einschlägigkeit hinsichtlich bestimmter Fragestellungen bzw. der Verbreitung und Repräsentativität orientierte.

Im psychowissenschaftlichen Zusammenhang wurden neben zahlreichen zeitgenössischen Monographien und Sammelbänden eine Reihe von Fachperiodika gesichtet. Dazu zählten etwa die *Psychologische Rundschau*, das Publikationsorgan der psychologischen Fachverbände, die *Psyche*, die seit 1947 die wichtigste wissenschaftliche Fachzeitschrift für Psychoanalyse in Deutschland darstellt, oder die 1969 gegründete *Gruppendynamik*, in der sich besonders deutlich die zeitgenössischen Verheißungen psychologisch angeleiteter Gesellschaftspolitik widerspiegeln. Hinzu kommt die seit 1974 erscheinende *Psychologie heute*, die im populärpsychologischen Bereich bis heute eine Monopolstellung einnimmt. Des Weiteren wurden *Der Spiegel* und *Die Zeit* im jeweiligen digitalen Online-Archiv nach relevanten Beiträgen durchsucht, um einen Eindruck von der allgemeineren öffentlichen Wahrnehmung psychowissenschaftlicher Themen zu gewinnen. Die wissenschaftlichen Fachzeitschriften wurden zwar auch auf theoretische Debatten und Entwicklungen hin gelesen, diese lassen sich jedoch ebenso gut aus den zahlreich erschienenen Monographien erschließen. Wichtiger war die Tatsache, dass Fachzeitschriften auch als wissenschafts- und professionspolitische Selbstverständigungsorgane fungieren und es deshalb jenseits einer reinen Diskursanalyse erlaubt haben, die politischen und gesellschaftlichen Bedingungen zu rekonstruieren, unter deren Einfluss die Psychoprofessionen standen. Dass die späten sechziger und siebziger Jahre diesbezüglich eine Zeit tiefgreifender Umbrüche waren, zeigt auch die allgemeine Häufung von Publikationen, die das eigene Fach und seine gesellschaftliche Rolle etwa im Gesundheitssystem thematisierten.

Während die fach- und populärwissenschaftliche Literatur auf gesellschaftspolitische Aspekte hin untersucht wurde, gilt für die Publikationen aus dem linken politischen Umkreis umgekehrt, dass diese auf Beiträge zu den Themen Psychologie, Psychoanalyse und Psychotherapie abgesucht wurden. Auch hier wurden etliche Publikationen und Periodika herangezogen, die teils bibliothekarisch, teils antiquarisch und teils über die Bestände zweier einschlägiger Archive, dem APO-Archiv in Berlin und dem Archiv Soziale Bewegungen in Freiburg, beschafft wurden. Bei den Periodika wurden zum einen die wichtigsten linken Theorie- und Selbstverständigungsorgane wie *Das Argument*, das *Kursbuch* oder die *Konkret* eingesehen. Hinzu kamen einige Studenten- und Szenezeitungen wie *Diskus* (Frankfurt), *Politikon* (Göttingen), *Carlo Sponti* (Heidelberg) und die Berliner Kommune-Zeitung *Linkeck*. Eine Besonderheit linker Publikationen aus den siebziger Jahren besteht darin, dass sich in ihnen gemäß dem Motto vom Privaten, das politisch sei, häufig Berichte finden, in denen schonungslos die persönlichen und sozialen Schwierigkeiten des Szenelebens ausgebreitet werden. Das bedeutete auch, dass die Probleme, die bei emanzipatorischen Experimenten wie Kommunen oder Gruppentherapien auftraten, öffentlich diskutiert wurden, um damit zu einem kollektiven politischen Lernprozess beizutragen. Auf diese Weise lassen sich auch Einblicke in die praktische Umsetzung und die Ergebnisse emanzipatorischer Therapiepolitik gewinnen.

Diese praktische Ebene ist aus ersichtlichen Gründen sehr viel schwerer zu erschließen als die diskursive. Neben publizierten Erfahrungsberichten, bei denen bei allem Authentizitätsanspruch der Verfasser das Wissen um die Veröffentlichung darstellungsbeeinflussend gewesen sein könnte, konnte das diesbezügliche Bild durch zwei archivalische Glücksfunde ergänzt werden. Zum einen konnten im Deutschen Tagebucharchiv in Emmendingen die am Anfang der Einleitung zitierten, über den gesamten Untersuchungszeitraum geführten Tagebücher einer jungen Frau aus dem Frankfurter linken Milieu eingesehen werden. Auf mehreren Hundert Seiten legt die Verfasserin ihren äußerst komplizierten und schmerzhaften, diffus politisierten Selbsttherapierungsprozess frei. Er kann in der vorliegenden Arbeit in all seinen Wendungen und Komplikationen nicht ansatzweise erschöpfend nachvollzogen werden, erlaubt an gegebener Stelle aber einen egodokumentarischen Blick auf bestimmte Therapeutisierungsdynamiken.

Zum anderen sind im Hessischen Hauptstaatsarchiv Wiesbaden zahlreiche Protokolle von gruppendynamischen Seminaren überliefert, die in den siebziger und achtziger Jahren von der Hessischen Landeszentrale für politische Bildung veranstaltet worden sind. Die Protokolle sind größtenteils von den Gruppenleitern, zumeist Psychologen, verfasst worden, es finden sich aber auch verschiedene Zeugnisse aus Perspektive der Teilnehmer. Darüber hinaus lassen sich aus den weiteren Beständen der Landeszentrale sowie des Hessischen Kultusministeriums die politischen Motive und der Entscheidungsprozess rekonstruieren, die zur Einrichtung der Seminare geführt haben, sowie die verschiedenen Konflikte, die sich bei der Umsetzung ergeben haben. Als weiteres Archiv wurde das Psychologiegeschichtliche Forschungsarchiv Hagen aufgesucht. Hier erwies sich die Schenkung des Psychotherapeuten und Psychologiehistorikers Ulfried Geuter, die vor allem Material zu alternativen Gesundheitsprojekten und einem Arbeitskreis linker Psychologen aus den späten siebziger Jahren enthält, als in jeweiliger thematischer Hinsicht nützliche Ergänzung.

Abgesehen von gelegentlichen privaten Zufallsgesprächen wurde auf Zeitzeugeninterviews jedoch gänzlich verzichtet, da der erwartbare Ertrag in keinem Verhältnis zum Aufwand zu stehen schien, den eine systematische Befragung einer größeren Zahl von Zeitzeugen erfordert hätte. Hierbei hätte es sich zum einen um psychowissenschaftliche Experten handeln können, die zeitgenössisch namentlich in Erscheinung traten und deshalb vergleichsweise einfach zu ermitteln gewesen wären. Alle thematisch relevanten historischen Aspekte wie etwa die wissenschaftliche und politische Selbstverortung oder die gesellschaftliche Wahrnehmung der involvierten Experten sind jedoch problemlos aus den vorhandenen Quellen zu rekonstruieren. Zum anderen wären die unzähligen namenlosen Teilnehmer von Einzel- und Gruppentherapien, Selbsterfahrungs- und Selbsthilfegruppen zu nennen. Hier hätte sich das grundsätzliche Problem einer äußerst aufwendigen Recherche zur Ermittlung solcher Zeitzeugen in größerer Zahl gestellt. Dieser Aufwand erschien angesichts des unsicheren Ertrags, den eine zufällige Ansammlung individueller Erinnerungen hinsichtlich der zentralen Fragestellungen der Arbeit versprochen hätte, ebenfalls nicht gerechtfertigt. Die erwähnten Privatgespräche haben jedoch in aller Regel die Eindrücke bestätigt, die sich auch aus der Untersuchung des Quellenmaterials ergeben haben.

Es sei noch angemerkt, dass die publizierten Quellen im Quellen- und Literaturverzeichnis mit der Forschungsliteratur zusammengefasst sind, was hauptsächlich einen pragmatischen, aber auch einen inhaltlichen Grund hat. Ersterer besteht darin, dass die Arbeit bei beiden Literaturgattungen der einheitlichen Zitationskonvention folgt, Folgezitate aus einem bereits genannten Werk per Autornachname und Kurztitel zu belegen. Eine Trennung der beiden Verzeichnisse hätte bedeutet, ein schnelles Nachschlagen solcher Literaturangaben zu erschweren, da immer in beiden Verzeichnissen zu suchen gewesen wäre. Der inhaltliche Grund hat damit zu tun, dass bereits im Untersuchungszeitraum ein zeitlich wiederum über ihn hinausreichender wissenschaftlicher und intellektueller Reflexionszusammenhang über das zu untersuchende Phänomen entsteht. Die betreffenden Titel fungieren häufig zugleich oder abwechselnd als Quelle wie auch als Forschungsliteratur, sodass ihre Aufteilung anhand des Erscheinungsjahrs eine recht willkürliche Trennung dargestellt hätte. Titel, die in den im Quellenverzeichnis aufgeführten systematisch durchgesehenen Periodika erschienen sind, werden nicht einzeln im Literaturverzeichnis angegeben. Aus diesem Grund werden sie bei wiederholter Zitation an weiter entfernten Stellen jeweils erneut vollständig wiedergegeben.

Neben der Bewältigung des umfassenden publizierten Quellenmaterials bestand die größte Herausforderung darin, das vielfältige thematische Spektrum der Untersuchung in eine narrative Ordnung zu bringen. Ein durchgehend chronologischer Aufbau schied von vornherein aus. Er hätte nicht nur ein ständiges Hin- und Herspringen zwischen den einzelnen, sich zeitlich parallel entwickelnden Themenfeldern bedeutet. Es wäre auch gar nicht ersichtlich gewesen, wie auf diese Weise sinnvoll ein breites gesellschaftliches Geschehen zu beschreiben gewesen wäre, das sich dicht gedrängt im Laufe von nur zehn bis fünfzehn Jahren abgespielt hat. Aus diesem Grund war nur an eine thematische Gliederung zu denken. Dabei erwies sich jedoch das ursprüngliche Konzept, in den einzelnen Kapiteln klar umrissene einzelne Diskurs- und Praxisfelder jeweils über den gesamten Untersuchungszeitraum zu thematisieren, als unbefriedigend. Aufgrund der übergreifenden Diskurskonstellation, die den Psychologisierungs- und Therapeutisierungsprozess geprägt hat, wäre es zu häufigen, ermüdenden Wiederholungen sehr ähnlicher subjektivierungstheoretischer Schlussfolgerungen gekommen. Im Schreibprozess selbst hat sich dann die endgültige Gliederung ergeben. Sie folgt dem Ansatz, den Psychoboom unter drei verschiedenen, weiter gefassten Perspektivierungen nachzuzeichnen und dabei kapitelweise den sich jeweils anbietenden thematischen Anschlussmöglichkeiten möglichst chronologisch zu folgen. Dadurch wird es möglich, die verschiedenen Entwicklungspfade des Psychobooms ohne übermäßig viele Redundanzen in ihren historischen Konvergenzen und Divergenzen nachzuzeichnen. Der vertretbar erscheinende Nachteil besteht darin, dass etliche Querbezüge erst in der Gesamtschau vollständig einsichtig werden.

Teil I befasst sich mit der Gesellschafts- und Kulturgeschichte der psychowissenschaftlichen Disziplinen und Professionen, deren Entwicklung in den siebziger Jahren, wie oben dargelegt, selbst eng mit dem Psychoboom verwoben war. Neben ihrer beeindruckenden quantitativen Ausweitung werden insbesondere die dezidierte Politisierung von Psychologie und Psychotherapie und die Selbstpolitisierung eines durchaus beträchtlichen Teils der betreffenden Experten beleuchtet. Zudem kommt das damit zusammenhängende Verschwimmen der Grenzen zwischen psychologischem Experten- und Laienwissen in den Blick. Zum Ende von Teil I läuft die Untersuchung auf die Entpolitisierung der Psychowissenschaften qua Professionalisierung zu.

Die Untersuchungsperspektive wechselt in Teil II zur Frage nach der Rezeption und Anwendung von Psychowissen zu gesellschaftspolitischen Zwecken. Die Erzählung folgt dabei den spezifisch therapeutischen »Bewegungsimpulsen« (Helmut Lethen),[97] die besonders zwischen den späten sechziger Jahren und den mittleren siebziger Jahren in dichter Folge das Therapeutisierungsgeschehen vorantrieben und immer neue Facetten hervorbrachten. Eine wichtige Voraussetzung hierfür war die Etablierung bestimmter intellektueller und politischer Diskurse in den sechziger Jahren, die zuvor ausführlich behandelt werden. Es folgt eine dichte Beschreibung der ›heißen Phase‹ der Therapeutisierung im Zusammenhang von Studentenbewegung und linker politischer Praxis seit den späten sechziger Jahren. In diesem Teil der Arbeit läuft das Narrativ auf die Erschöpfung psychopolitischer Verheißungen im fortgesetzten Wechselspiel von therapeutischer Enttäuschung, Radikalisierung und Normalisierung hinaus.

Teil III setzt abschließend erneut in den sechziger Jahren an, um die Geschichte der Gruppendynamik als Geschichte einer semitherapeutischen sozialpsychologischen Demokratisierungstechnologie zu untersuchen. Ihre Ausstrahlungskraft ging in den siebziger Jahren weit über das linksalternative Milieu hinaus und wirkte auf zahlreiche gesellschaftliche Felder. Hiervon werden einige wichtige exemplarisch untersucht, wobei die Reihenfolge dem historischen Rezeptionspfad folgt. Die diesbezüglich günstige Quellenlage in Bezug auf die gruppendynamischen Veranstaltungen der Hessischen Landeszentrale für politische Bildung erlaubt es, an einem konkreten Beispiel unter mikrohistorischem Blickwinkel die dynamische Interaktion zwischen politischen Akteuren, psychologischen Experten und Laien zu analysieren. Zudem lässt sich anhand der längeren Geschichte der Gruppendynamik eindrücklich der theoretische und praktische Wandel einer Psychotechnik unter sich verändernden soziokulturellen Bedingungen aufzeigen. Dieser letzte Teil der Arbeit schließt mit einem bis in die Gegenwart reichenden Ausblick auf den Prozess der Entpolitisierung qua Ökonomisierung.

97 Helmut Lethen, Suche nach dem Handorakel. Ein Bericht, Göttingen 2012, S. 85. Lethen benennt das Absuchen von theoretischen Texten auf solche praktisch verwertbaren Bewegungsimpulse als sein Lektüreprinzip in den sechziger Jahren. Gerade hinsichtlich des Therapiebooms erschien dies auch als ein nützliches historiographisches Analyseprinzip.

TEIL I:
VERWISSENSCHAFTLICHUNG DES SELBST

I Rivalisierende Verwissenschaftlichungen: Psychowissenschaften in Deutschland bis 1945

Der Therapeutisierungsprozess der siebziger Jahre stellt einen bedeutsamen, für die nachfolgenden Jahrzehnte womöglich zentralen Aspekt der vielgestaltigen Verwissenschaftlichung von Sozial- und Selbstverhältnissen im 20. Jahrhundert dar.[1] Wie in der Einleitung argumentiert worden ist, wird dabei im Falle der Psychologisierung und Therapeutisierung besonders deutlich, dass es verfehlt wäre, eine autonome Wissensproduktion der betreffenden Wissenschaften anzunehmen, deren Ergebnisse anschließend in die gesellschaftliche Praxis überführt werden. Vielmehr hat man es mit einem komplexen Wechselwirkungsprozess zwischen wissenschaftlicher Angebots- und gesellschaftlicher Nachfrageseite zu tun, und beide Seiten müssen in einer Untersuchung von Verwissenschaftlichungsprozessen in den Blick genommen werden. Hinsichtlich der Psychotherapie, die als heilkundliche Praxis eine sich stetig wandelnde Zwitterstellung zwischen den medizinischen und den psychologischen Fächern einnimmt, kommen die zahlreichen inner- und interwissenschaftlichen Konkurrenzkämpfe um Deutungshoheit und Anwendungskompetenz verkomplizierend hinzu. Diese Auseinandersetzungen und ihr Ausgang wiederum werden von allgemeinen gesellschaftlichen und kulturellen Entwicklungen beeinflusst. Um die Ursachen und die Tragweite der diesbezüglichen Entwicklungen der siebziger Jahre zu verstehen, ist dabei ein weiterreichender historischer Rückblick notwendig.

Im Folgenden soll zunächst das Feld »rivalisierender Verwissenschaftlichungen« (Volker Roelcke) zwischen Psychoanalyse, Psychiatrie und Psychologie – die hier unter »Psychowissenschaften« subsumiert werden – von der Etablierung ihrer grundlegenden wissenschaftlichen Paradigmen um 1900 bis zum Ende des Zweiten Weltkriegs skizziert werden.[2] Im Mittelpunkt der Betrachtung stehen dabei, wie insgesamt in diesem Teil der Arbeit, die anwendungsbezogene gesellschaftliche und politische Wahrnehmung der Psychowissenschaften, deren untereinander konkurrierende Anpassung an die entsprechenden Erwartungen, die davon abhängigen Institutionalisierungserfolge sowie das daraus resultierende Wachstum der gesellschaftlichen Gestaltungsmacht der betreffenden Expertengruppen.

1 Raphael, Embedding the Human and Social Sciences, S. 53 f.

2 Volker Roelcke, Rivalisierende »Verwissenschaftlichungen des Sozialen«. Psychiatrie, Psychologie und Psychotherapie im 20. Jahrhundert, in: Jürgen Reulecke / Volker Roelcke (Hg.), Wissenschaften im 20. Jahrhundert. Universitäten in der modernen Wissensgesellschaft, Stuttgart 2008, S. 131-148.

1.1 Psychiatrie, Psychoanalyse und Psychotherapie

Die moderne Psychotherapie entstand in den Jahrzehnten um 1900 als heilkundliche Anwendung nicht allein, aber insbesondere der Psychoanalyse Sigmund Freuds und den aus ihr und in Abgrenzung zu ihr entwickelten Theorien der Individualpsychologie von Alfred Adler und der Analytischen Psychologie von C. G. Jung. Wegen der besonderen Bedeutung, die unbewussten psychischen Vorgängen von allen dreien zugeschrieben wird, werden sie häufig auch mit dem Terminus »Tiefenpsychologie« zusammengefasst. Im Gegensatz zur Psychiatrie, als deren Praxisraum sich im 19. Jahrhundert große, meist abgelegene Heil- und Pflegeanstalten etabliert hatten, wurde Psychotherapie zunächst hauptsächlich in privater ärztlicher Praxis betrieben.[3] Wissenschaftlich und gesundheitspolitisch stand sie in komplementärem und konkurrierendem Verhältnis zu den etablierten medizinischen Fachrichtungen der Psychiatrie und der Neurologie.[4] Ein grundlegender wissenschaftlicher Unterschied bestand sehr vereinfachend gesprochen darin, dass die deutsche Psychiatrie, bemüht um Anerkennung als »echte«, naturwissenschaftlich fundierte Wissenschaft, seit dem späten 19. Jahrhundert von physiologischen Theorien dominiert wurde. Diese führten psychische Erkrankungen – d. h. jene Symptome, die nach den entsprechenden Kriterien als solche anerkannt wurden – grundsätzlich auf organische Ursachen zurück, in erster Linie auf Schädigungen oder angeborene Pathologien von Gehirn und Nervensystem. Die Psychoanalyse hingegen forderte die Berücksichtigung eigengesetzlicher und unbewusster psychischer Prozesse bei der Erklärung und Behandlung psychischer Erkrankungen ein.[5] In dieser

3 Zu Freud vgl. hier nur als Überblick Hans-Martin Lohmann / Joachim Pfeiffer (Hg.), Freud-Handbuch. Leben – Werk – Wirkung, Stuttgart / Weimar 2006, zur Kultur- und Gesellschaftsgeschichte der Psychoanalyse in Deutschland siehe Kauders, Der Freud-Komplex. Zur Institutionalisierungs- und Organisationsgeschichte der Psychotherapie in Deutschland vor 1933 vgl. Regine Lockot, Erinnern und Durcharbeiten. Zur Geschichte der Psychoanalyse und Psychotherapie im Nationalsozialismus, Frankfurt am Main 1985, Kap. 3 u. 4, sowie Geoffrey Cocks, Psychotherapy in the Third Reich. The Göring Institute, 2nd ed., rev. and expanded, New Brunswick / London 1997, Kap. 1 u. 2. Für einen Überblick über die Geschichte der verschiedenen Psychotherapieformen in Europa und den Vereinigten Staaten vgl. auch Edgar Heim, Die Welt der Psychotherapie. Entwicklungen und Persönlichkeiten, Stuttgart 2009.

4 Zur Konkurrenz wiederum zwischen Psychiatrie und Neurologie, die aus unterschiedlichen wissenschaftlichen Denktraditionen und medizinischen Praxiskontexten hervorgegangen waren, vgl. am Beispiel der Auseinandersetzung um die »Neurasthenie« Joachim Radkau, Das Zeitalter der Nervosität. Deutschland zwischen Bismarck und Hitler, München 2000, S. 89-103.

5 Zur langen Theoriegeschichte der psychodynamischen Psychiatrie und Psychotherapie, die bis ins 18. Jahrhundert zurückreicht, vgl. Henry F. Ellenberger, Die Entdeckung des Unbewußten. Geschichte und Entwicklung der dynamischen Psychia-

Konfrontation trafen dabei nicht allein unterschiedliche Krankheitskonzepte, sondern auch verschiedene Wissenschaftsbegriffe und Menschenbilder aufeinander, die Volker Roelcke wie folgt idealtypisch gegenüberstellt:

> »Die Psychiater kritisierten an der (psychoanalytisch inspirierten) Psychotherapie deren angeblich spekulativen Charakter und pochten auf die Notwendigkeit naturwissenschaftlich orientierter Empirie; die Psychotherapeuten kritisierten an der Psychiatrie die fehlende Berücksichtigung der Subjektivität des Kranken und der sozialen Einbindung psychischer Störungen, reklamierten für sich einen nicht-reduktionistischen Wissenschaftsbegriff und ebenso ein nicht-reduktionistisches Menschbild.«[6]

Die theoretisch elaborierte Redekur der Psychoanalyse entsprach dabei zugleich, wie Henry Ellenberger angemerkt hat, einem Bedürfnis ihrer wichtigsten Klientel, der gebildeten Oberschicht, die ihr psychisches Leid nicht einfach nur von medizinischen Autoritäten behandelt wissen, sondern auch verstehen wollte, was dabei in der »Seele vor sich gehe«.[7]

Die Psychiatrie war bereits im letzten Drittel des 19. Jahrhunderts zur »Leitwissenschaft bei der Pathologisierung sozialer Probleme in Kriminalanthropologie, Strafrechtsdiskussion und Polizeiwissenschaft« aufgestiegen.[8] Sowohl Psychiatrie als auch Psychotherapie erfuhren im und nach dem Ersten Weltkrieg wachsende Bedeutung und Anerkennung. Dies lag zum einen daran, dass die große Zahl von »Kriegszitterern« und anderen Fällen kriegsbedingter psychischer Störungen und die daran anschließende Frage nach

trie von den Anfängen bis zu Janet, Freud, Adler und Jung, 2. durchgesehene und verbesserte Auflage, Zürich 1996. Zur Entstehungsgeschichte der Psychoanalyse siehe des Weiteren hier nur Andreas Mayer, Mikroskopie der Psyche. Die Anfänge der Psychoanalyse im Hypnose-Labor, Göttingen 2002; George Makari, Revolution in Mind. The Creation of Psychoanalysis, New York / London 2008. Zur Geschichte der Psychiatrie im sozial- und kulturgeschichtlichen Zusammenhang vgl. Dirk Blasius, »Einfache Seelenzerstörung«. Geschichte der deutschen Psychiatrie 1800-1945, Frankfurt am Main 1945; Doris Kaufmann, Aufklärung, bürgerliche Selbsterfahrung und die »Erfindung« der Psychiatrie in Deutschland, 1770-1850, Göttingen 1995; Volker Roelcke, Krankheit und Kulturkritik. Psychiatrische Gesellschaftsdeutungen im bürgerlichen Zeitalter (1790-1914), Frankfurt am Main / New York 1999; Cornelia Brink, Grenzen der Anstalt. Psychiatrie und Gesellschaft in Deutschland 1860-1980, Göttingen 2010.

6 Roelcke, Rivalisierende Verwissenschaftlichungen, S. 146 f. Dass die somatisch orientierten Psychiater auf empirisch fundierte Ätiologie pochten, bedeutete freilich nicht, dass sie tatsächlich eine solche vorweisen konnten.

7 Ellenberger, Entdeckung des Unbewußten, S. 448.

8 Doris Kaufmann, »Widerstandsfähige Gehirne« und »kampfunlustige Seelen«. Zur Mentalitäts- und Wissenschaftsgeschichte des I. Weltkriegs, in: Michael Hagner (Hg.), Ecce Cortex. Beiträge zur Geschichte des modernen Gehirns, Göttingen 1999, S. 206-223, hier S. 212. Diesen Aspekt betont allgemein auch Blasius, Einfache Seelenzerstörung.

der Berechtigung von Entschädigungs- und Rentenzahlungen die Nachfrage nach entsprechender Expertise vergrößerten.[9] Zum anderen verbreitete sich in den zwanziger Jahren die Auffassung, dass »neurotische« Erkrankungen allgemein in der Bevölkerung weit verbreitet und deshalb als »Volksseuche« anzusehen seien, die große individuelle, vor allem aber bedeutsame wirtschaftliche Schäden aufgrund des Verlustes an Arbeitskraft anrichtete.[10] In Verbindung mit dem Ausbau sozialstaatlicher Leistungen in der Weimarer Zeit und einer wachsenden aufklärerischen Bewegung für »psychische Hygiene« ergab sich so die Chance für Psychiater und Psychotherapeuten, ihre medizinische und sozialpolitische Deutungs- und Versorgungskompetenz auszubauen. Mit der Ausweitung des heilkundlichen Zugriffs auf die weniger schweren »neurotischen« Formen psychischen Leids, den beide Disziplinen für sich beanspruchten, verschärfte sich aber auch deren Expertenkonkurrenz. Darüber hinaus wurde bereits zu dieser Zeit die im Verlauf des 20. Jahrhunderts immer mehr an politischer Überzeugungskraft gewinnende Idee der »Prävention« zum wichtigsten Argument der Psycho-Disziplinen, um den Geltungsanspruch ihrer Expertise »auf die gesamte gesunde Bevölkerung, prinzipiell von der Wiege bis zum Grab« auszudehnen.[11]

Besonders jüngere Ärzte, die am Krieg teilgenommen und danach ihr Medizinstudium abgeschlossen hatten, zeigten sich nun auch häufiger der Psychotherapie gegenüber aufgeschlossen.[12] 1922 wurden in Deutschland psychotherapeutische Leistungen in die ärztlichen Gebührenordnungen aufgenommen. Da jedoch die Frage nach angemessenen Begutachtungs- und Behandlungsformen in der Ärzteschaft allgemein wie auch unter den Psychotherapeuten selbst unklar und umstritten blieb und auch die Krankenkassen an der methodischen Absicherung und den langfristigen Behandlungserfolgen der Psychotherapie zweifelten, kam es nur eingeschränkt und lokal sehr unterschiedlich zu entsprechenden Genehmigungen.[13] Gerade die freudiani-

9 Doris Kaufmann, Science as Cultural Practice: Psychiatry in the First World War and Weimar Germany, in: Journal of Contemporary History 34 (1999), S. 125-144; Paul Lerner, Hysterical Men. War, Psychiatry, and the Politics of Trauma in Germany, 1890-1930, Ithaca 2003; Stephanie Neuner, Politik und Psychiatrie. Die staatliche Versorgung psychisch Kriegsbeschädigter in Deutschland 1920-1939, Göttingen 2011.

10 Cocks, Psychotherapy in the Third Reich, S. 26; vgl. auch – allerdings recht unkritisch – Christina Schröder, »Psychotherapie für Jedermann!« Zu den Hintergründen der ersten kassenärztlichen Verankerung der Psychotherapie in der Weimarer Republik, in: psychomed 5 (1993), S. 52-58.

11 Roelcke, Rivalisierende Verwissenschaftlichungen, S. 135. Zur Geschichte medizinischer Präventionspraktiken siehe Martin Lengwiler / Jeannette Madarász (Hg.), Das präventive Selbst. Eine Kulturgeschichte moderner Gesundheitspolitik, Bielefeld 2010.

12 Lockot, Erinnern und Durcharbeiten, S. 54-58.

13 Schröder, Psychotherapie für Jedermann.

schen Psychoanalytiker standen einer Integration in das staatliche Gesundheitssystem ohnehin sehr skeptisch gegenüber, da die dafür notwendige Anpassung an externe Diagnose- und Behandlungsnormen aus ihrer Sicht die Verwässerung ihrer wissenschaftlichen Lehre und Behandlungsstandards bedeutet hätte. Dies spiegelte sich im eher distanzierten Verhältnis der Deutschen Psychoanalytischen Gesellschaft (DPG), in der die Freudianer organisiert waren, zur 1928 gegründeten Allgemeinen Ärztlichen Gesellschaft für Psychotherapie wider, die sich zum Zwecke der Stärkung der Psychotherapie in der medizinischen Ausbildung und Praxis um einen pragmatischen, schulenübergreifenden Konsens bemühte.[14]

Da auch das psychiatrische und neurologische Establishment der Psychoanalyse trotz partieller Anerkennung weiterhin größtenteils Ablehnung entgegenbrachte, vollzog sich deren durchaus erfolgreiche und nun international ausgreifende Institutionalisierung in den zwanziger Jahren fast ausschließlich außerhalb der Universitäten und psychiatrischen Kliniken.[15] Psychoanalytische Forschung und Ausbildung fanden in erster Linie in privat finanzierten Einrichtungen in Großstädten statt, und zum national und international vitalsten Zentrum der psychoanalytischen Bewegung wurde das Berlin der Weimarer Republik.[16] 1920 wurde das von Max Eitingon finanzierte Berliner Psychoanalytische Institut als Lehranstalt und Poliklinik gegründet, in dem die psychoanalytische Behandlung auch weniger wohlhabenden Bevölkerungsschichten zugänglich gemacht wurde und das auch zahlreiche nichtärztliche Psychoanalytiker beschäftigte.[17] In Berlin – aber nicht nur dort – fand zugleich ein intensiver Austausch zwischen der Psychoanalyse und der intellektuellen, künstlerischen und politischen Avantgarde der Zwischenkriegszeit statt.[18] Darüber hinaus bemühten sich einige Psycho-

14 Lockot, Erinnern und Durcharbeiten, S. 56f.; Cocks, Psychotherapy in the Third Reich, S. 30. Bei den freudianisch orientierten Mitgliedern der Allgemeinen Ärztlichen Gesellschaft handelte es sich entsprechend um solche, deren eigene theoretische Überzeugungen sich von Freuds Ursprungslehre bereits mehr oder weniger entfernt hatten, wie Karen Horney, Georg Groddeck, Harald Schultz-Hencke oder Wilhelm Reich.

15 Aufgeschlossener als in Deutschland schien man etwa in den Niederlanden zu sein, jedenfalls wurde Freud 1921 von der Niederländischen Vereinigung für Psychiatrie und Neurologie zum Ehrenmitglied ernannt; Peter Gay, Freud. Eine Biographie für unsere Zeit, 2. Aufl., Frankfurt am Main 2006, S. 512.

16 Vgl. zu diesem »Berliner Geist« Gay, Freud, S. 516-521.

17 Lockot, Erinnern und Durcharbeiten, S. 41-45.

18 Veronika Fuechtner, Berlin Psychoanalytic. Psychoanalysis and Culture in Weimar Republic Germany and Beyond, Berkeley u.a. 2011. Eine von Freud abgelehnte intensive Politisierung fand besonders in anarchistisch-avantgardistischen und sozialistisch-jugenbewegten Kreisen des späten Kaiserreichs bzw. der Weimarer Republik statt; vgl. Uffa Jensen, Die Utopie der Authentizität und ihre Grenzen. Die Politisierung der Psychoanalyse im frühen 20. Jahrhundert, in: Tändler/Jensen,

analytiker auch um die populäre Verbreitung psychoanalytischer Ideen. 1926 beispielsweise gaben Paul Federn und Heinrich Meng das mehrfach aufgelegte *Psychoanalytische Volksbuch* heraus, das auf allgemeinverständliche Weise und mithilfe von Alltagsbeispielen Freuds Lehren verbreiten sollte, und im selben Jahr kam der psychoanalytisch geprägte Film *Geheimnisse einer Seele* des Regisseurs G. W. Pabst in die Kinos, bei dessen Entstehung Karl Abraham und Hanns Sachs als Berater mitgewirkt hatten.[19]

Berlin war dann auch der Ort, an dem unter nationalsozialistischer Herrschaft eine zentralisierte, personell und begrifflich »arisierte« Psychoanalyse und Psychotherapie als »Deutsche Seelenheilkunde« im 1936 gegründeten Deutschen Institut für psychologische Forschung und Psychotherapie – mit Zweigstellen in Großstädten wie München, Düsseldorf und Stuttgart – betrieben wurde.[20] Antisemitische Anfeindungen gegen die »jüdische Wissenschaft« gehörten zum gängigen Repertoire der Psychoanalysekritik, und als solche wollten sie auch etliche nationalsozialistische Parteigrößen »ausgemerzt« sehen. Ein im Sommer 1933 eingebrachter Gesetzentwurf, der jede Art von Psychotherapie als »jüdische[n] Gelderwerb an erblich Minderwertigen« verbieten wollte, scheiterte jedoch,[21] und letztlich setzten sich die Vertreter einer pragmatischen Linie durch, die der Ansicht folgten, dass »psychotherapists could offer the Nazis the type of practical, technical expertise they required in mobilizing and maintaining the human resources of a modern industrial society geared for rearmament and war«.[22] Als Konsequenz wurde Psychotherapie nicht verboten, ihr wurde vielmehr nach der antijüdischen »Säuberung« mit dem Berliner Institut zum ersten Mal eine eigenständige und relativ autonome institutionelle Verankerung zuteil. Dabei war der verwandtschaftliche Status seines Leiters, des Neurologen und adlerianisch orientierten Psychotherapeuten Matthias Heinrich Göring, der ein Vetter von Hermann Göring war, von großem Vorteil.[23] Formell unterstand das

Das Selbst zwischen Anpassung und Befreiung, S. 39-59; Kauders, Der Freud-Komplex, S. 50-65.

19 Paul Federn / Heinrich Meng (Hg.), Das Psychoanalytische Volksbuch. Seelenkunde, Hygiene, Krankheitskunde, Kulturkunde, Stuttgart / Berlin 1926; vgl. auch Gay, Freud, S. 515. Zum Film von Pabst und den Einflüssen der Psychoanalyse auf das Kino der Zwischenkriegszeit allgemein siehe Zaretzky, Secrets of the Soul, S. 144f.

20 Lockot, Erinnern und Durcharbeiten, Kap. 6; Cocks, Psychotherapy in the Third Reich, Kap. 7-10. Freuds Schriften waren zwar offiziell verboten, innerhalb des Instituts aber noch verfügbar; nun wurde allerdings von »angewandter Charakterkunde« oder »Entwicklungspsychologie« statt von »Psychoanalyse« gesprochen, und der »Ödipuskomplex« wurde zum »Familienkomplex« (Cocks, S. 107 u. S. 201).

21 Zitiert nach Lockot, Erinnern und Durcharbeiten, S. 112.

22 Cocks, Psychotherapy in the Third Reich, S. 68.

23 Daher auch die gängige Bezeichnung »Göring-Institut«. Die Legende von der Unterdrückung von Psychoanalyse und Psychotherapie durch die ihr feindlich gesinnten Nationalsozialisten diente den betreffenden Professionen nach 1945 als Ab-

Institut zunächst dem Reichsinnenministerium und mit Beginn des Krieges 1939 dann Robert Leys Deutscher Arbeitsfront, wodurch sich auch die finanzielle Situation erheblich verbesserte.[24]

Jüdischen Psychoanalytikern, die eine ärztliche Praxis führten, erging es wie allgemein den jüdischen deutschen Ärzten, so sie nicht emigrierten: Zunächst von der Kassenerstattung ausgeschlossen und aus den Berufsverbänden verdrängt, wurde ihnen 1938 schließlich kollektiv die Approbation entzogen. Im selben Jahr wurde die DPG aufgelöst. Von den insgesamt 89 Psychoanalytikern, die in den dreißiger Jahren in ihren Mitgliedslisten aufgeführt waren, hatten bis dahin bereits 55 zumeist aufgrund der antisemitischen Repressionen das Land verlassen.[25] Die nichtjüdischen Analytiker der DPG kamen fast sämtlich im Deutschen Institut für psychologische For-

wehrargument, das eine kritische Auseinandersetzung mit dem eigenen Verhalten in den Jahren 1933-1945 überflüssig zu machen schien (Cocks, Psychotherapy in the Third Reich, S. 386). Dies änderte sich erst allmählich seit den späten siebziger und achtziger Jahren, nachdem die historischen Untersuchungen von Cocks, Lockot und anderen diesen Mythos widerlegt hatten. Es macht einen dann einigermaßen fassungslos, wie es etwa zehn Jahre später Annemarie Dührssen – emeritierte Professorin für Psychosomatische Medizin und Psychotherapie an der FU Berlin – gelingt, die vergangenheitskritische Stoßrichtung dieser Erkenntnisse umzukehren und die Vertreibung der jüdischen Psychoanalytiker zum Befreiungsschlag für die psychoanalytische Bewegung in Deutschland umzudeuten (Annemarie Dührssen, Ein Jahrhundert Psychoanalytische Bewegung in Deutschland. Die Psychotherapie unter dem Einfluß Freuds, Göttingen 1994, vor allem Kap. VIII u. IX). Mit den jüdischen Analytikern, so Dührssen, seien nämlich in erster Linie das elitäre Sektierertum und die unkritische Unterwerfung unter den Übervater Freud verschwunden, die bis dahin die wissenschaftliche Weiterentwicklung und Integration der Psychotherapie in das Gesundheitssystem verhindert hätten. Nun endlich konnte sich ein »Pioniergeist« entfalten und die Psychoanalyse »kraftvoll weiter entwickelt« werden; anstatt dies anzuerkennen, hätten die »angelsächsischen«, sprich: jüdischen Psychoanalytiker nach dem Krieg jedoch versucht, eine deutsche »Kolonie« zu gründen, um das typische verschworene Gemeinschaftsgefühl der »Juden in der Diaspora« wiederherzustellen (alle Zitate ebd., S. 183). Konsequenterweise sind Dührssen antisemitische Anfeindungen und Repressionen gegenüber jüdischen Analytikern nicht der Erwähnung wert, sie lässt sich lieber seitenlang über die »im tiefsten Kern abschätzige Einstellung der Juden den Nicht-Juden gegenüber« aus (S. 192ff.). Schließlich wird noch scheinbar selbstkritisch die im Nationalsozialismus hervortretende »Unterwerfungsbereitschaft« der Deutschen und ihr »Traum von der Weltherrschaft« angesprochen, nur um daraus eine »geheime unterirdische Verbindung zwischen den Juden und den Deutschen« abzuleiten (S. 195). Wer nach dieser Lektüre nicht ohnehin im Zweifel ist, wer eigentlich wen diskriminiert und verfolgt hat, der kann jedenfalls vermuten, dass die Deutschen den Juden – beides zugleich konnte man offenbar nicht sein – in einem Akt der Notwehr bloß zuvorgekommen waren.

24 Cocks, Psychotherapy in the Third Reich, S. 251ff.

25 Lockot, Erinnern und Durcharbeiten, S. 148-151 u. S. 173f. Siehe zur Verteibung jüdischer Ärzte auch Robert Jütte/Wolfgang U. Eckert/Hans-Walter Schmuhl/

schung und Psychotherapie unter, das 1940 204 Mitglieder und 1945 290 Mitglieder und 215 Ausbildungskandidaten zählte.[26] Darunter waren auch zahlreiche nicht-ärztliche Mitglieder, in erster Linie Psychologen, doch die Frage nach ihrer heilberuflichen Anerkennung – von den Psychiatern strikt abgelehnt und unter den ärztlichen Psychotherapeuten umstritten – blieb weiter ungeklärt. Zu einem zentralen Berufsfeld für Psychologen wurde die Psychotherapie allgemein erst nach dem Zweiten Weltkrieg und in (West-) Deutschland letztlich erst im letzten Drittel des 20. Jahrhunderts, nicht zuletzt auch in Folge des Psychobooms.

1.2 Psychologie

Wenngleich die Psychotherapie eine psychologisch orientierte Heilkunde darstellt, hatte die Psychologie als akademische Fachwissenschaft lange Zeit so gut wie keinen Anteil an ihrer Entwicklung und Anwendung. Zu Beginn ihrer disziplinären Ausdifferenzierung im späten 19. Jahrhundert spielten Fragen ihrer medizinischen Anwendung keine Rolle, da sie sich in erster Linie als Wahrnehmungs- und Bewusstseinswissenschaft verstand, die den aus ihrer Sicht metaphysischen Spekulationen der traditionellen philosophischen Erkenntnistheorie eine naturwissenschaftlich orientierte, empirisch-experimentelle Forschungsmethodik entgegensetzen wollte. Allgemein könnte man sagen, dass sie im Unterschied zur Psychiatrie nicht psychische Krankheiten erforschte, sondern sich als Wissenschaft der »gesunden«, »normalen« Psyche und ihrer Funktionen verstand –[27] wobei die Frage, wo zwischen beidem die Grenze zu ziehen sei, zu den dauerhaften Streitthemen in und zwischen den verschiedenen Psychowissenschaften zählt.

In der ersten Hälfte des 20. Jahrhunderts befand sich die Psychologie noch in der Phase der wissenschaftlichen und institutionellen Emanzipation von der Philosophie, aus deren Warte die Psychologie eher so etwas wie eine empirische Hilfswissenschaft darstellte. Die Bemühungen der Psychologen

Winfried Süß, Medizin im Nationalsozialismus. Bilanz und Perspektiven der Forschung, 2. Aufl., Göttingen 2011, S. 83-93.

26 Zu den Zahlen und Mitgliedern siehe Lockot, Erinnern und Durcharbeiten, S. 190 u. S. 352-354 sowie Cocks, Psychotherapy in the Third Reich, S. 162, 178 u. 190.

27 Roelcke, Rivalisierende Verwissenschaftlichungen, S. 138-142. Zu den um 1900 entstehenden verschiedenen, in ihre Inkommensurabilität bis heute nachwirkenden Paradigmen der wissenschaftlichen Psychologie, zu denen wesentlich die experimentelle Psychologie, die Psychoanalyse und der Behaviorismus zu zählen sind, vgl. auch aus kritischer Sicht Michael Sonntag, Vermessung der Seele. Zur Entstehung der Psychologie als Wissenschaft, in: Richard van Dülmen (Hg.), Entdeckung des Ich. Die Geschichte der Individualisierung vom Mittelalter bis zur Gegenwart, Köln 2001, S. 361-383.

um eigenständige Institutionalisierung wurden deshalb auch argwöhnisch von den ›reinen‹ Philosophen beäugt, da dies tendenziell auf Kosten des philosophischen Mutterfachs ging. Der erste eigenständige, ausschließlich für Psychologie zuständige Lehrstuhl wurde 1923 in Jena eingerichtet. Die übrigen 14 Ordinarien, die an deutschen Universitäten 1933 die Psychologie in Forschung und Lehre vertraten, besetzten überwiegend philosophische Lehrstühle mit psychologischem und / oder pädagogischem Schwerpunkt.[28]

Erfolgreicher als an den Universitäten waren die Psychologen mit ihren Institutionalisierungsbestrebungen in den zwanziger Jahren an den Technischen Hochschulen.[29] Dies deutet darauf hin, dass die wachsende gesellschaftliche Anerkennung von und Nachfrage nach psychologischem Wissen weniger auf der Aussicht auf reinen wissenschaftlichen Erkenntnisfortschritt als vielmehr auf dem Argument ihrer nutzbringenden praktischen Anwendung beruhte. Ausschlaggebend war und ist nicht das psychowissenschaftliche Versprechen, theoretisches Wissen über die »menschliche Natur« hervorzubringen, sondern der Anspruch, diese – auch zum eigenen Vorteil der Betroffenen – besser »in die Funktionsabläufe der Industriegesellschaft, die Ausweitung und Verdichtung sozialstaatlicher Praktiken und die Expansion öffentlicher und gewerblicher sozialer Dienste« zu integrieren.[30]

Wie der Psychotherapie bescherte der Erste Weltkrieg auch der angewandten Psychologie einen großen Aufschwung. Zu deren wichtigstem Betätigungsfeld entwickelte sich nun die berufliche Eignungsdiagnostik. Während des Kriegs ging es dabei um die Auswahl geeigneten technischen Personals für die Reichswehr (Kraftfahrer, Piloten, Funker) mittels Wahrnehmungs-, Reaktions- und Belastungstests, während gleichzeitig in der Wirtschaft vermehrt psychologische Eignungstests zur effizienten Ersetzung der Kriegsteil-

28 Einen institutionsgeschichtlichen Überblick auch für die Zeit vor 1933 bietet Ulfried Geuter, Die Professionalisierung der deutschen Psychologie im Nationalsozialismus, Frankfurt am Main 1988, S. 79-99, zu den Lehrstühlen siehe dort S. 83 f. Vgl. zur unübersichtlichen Landschaft der wissenschaftlichen Psychologie zwischen Kaiserreich und »Drittem Reich« auch Mitchell G. Ash, Die experimentelle Psychologie an den deutschsprachigen Universitäten von der Wilhelminischen Zeit bis zum Nationalsozialismus, in: ders. / Ulfried Geuter (Hg.), Geschichte der deutschen Psychologie im 20. Jahrhundert, Opladen 1985, S. 45-82.

29 Geuter, Professionalisierung der deutschen Psychologie, S. 88 f. Besonders die Psychotechnik profitierte hierbei von der Neueinrichtung etlicher Institute und Lehrstühle; siehe hierzu weiter unten.

30 Sonntag, Vermessung der Seele, S. 380. Wissenschaftsgeschichtlich lässt sich zudem zeigen, dass auch die psychologische Wissensproduktion grundsätzlich meistens jenseits der akademischen Forschung in praktischen Anwendungskontexten stattfand, die »angewandte« Psychologie in der Regel also nicht als praktische Ableitung aus einer »reinen« Psychologie hervorgegangen ist; Mitchell G. Ash / Thomas Sturm (Hg.), Die Psychologie in praktischen Kontexten, Göttingen 2004 (Themenheft der Zeitschrift für Psychologie 212).

nehmer eingeführt wurden.[31] Auch nach dem Krieg blieb die betriebliche Eignungsdiagnostik als zentrales Anwendungsfeld angewandter Psychologie erhalten, zum einen wegen der notwendigen Wiedereingliederung einer großen Zahl ehemaliger Soldaten in das Arbeitsleben, zum anderen wegen des allgemeinen Aufstiegs der »wissenschaftlichen Betriebsführung«, die meist sehr vereinfachend mit dem Taylorismus gleichgesetzt wird. Unter diesen Bedingungen erlebte in den zwanziger Jahren die sogenannte industrielle Psychotechnik in Deutschland eine kurze intensive Blüte und fand dabei sowohl staatliche als auch gewerkschaftliche Unterstützung. Sie versprach Rationalisierung und Effizienzsteigerung, gleichzeitig sollte aber – und hierin lag ihre implizite politische Stoßrichtung – durch die wissenschaftlich optimierte Besetzung und Gestaltung von Arbeitsplätzen auch die Zufriedenheit der Arbeiter erhöht und dadurch gegensätzliche Klasseninteressen harmonisiert – oder aus Sicht der Kritiker: überdeckt – werden.[32]

Die Psychotechnik wurde zwar von Hochschulpsychologen entwickelt und gelehrt, ihre praktische Anwendung in den Unternehmen lag jedoch ganz überwiegend in den Händen von betriebszugehörigen Ingenieuren. Dies verweist zum einen auf den allgemeinen Umstand, dass die Psychologie in der Erschließung außerakademischer Berufsfelder immer wieder gegen die Kompetenz- und Ressourcenansprüche etablierter Berufsgruppen anzukämpfen hatte. Zum anderen war es zur Weimarer Zeit schlicht so, dass es weder einen eigenständigen Studiengang noch klar definierte Berufsrollen

31 Vgl. Siegfried Jaeger, Zur Herausbildung von Praxisfeldern der Psychologie bis 1933, sowie Ulfried Geuter, Polemos panton pater – Militär und Psychologie im Deutschen Reich 1914-1945, beide in Ash / Geuter, Geschichte der deutschen Psychologie, S. 83-112 bzw. S. 146-171. In den Vereinigten Staaten war die militärische Mobilmachung für den Kriegseintritt 1917 vor allem ein Freudenfest für die psychologische Intelligenzforschung, die ihre Testbatterie auf 1,75 Millionen Rekruten anwenden konnte, wobei die Interpretation der Testdaten massiv von den eugenisch-erbbiologischen und rassistischen Vorurteilen der beteiligten Wissenschaftler bestimmt wurde; vgl. hierzu wie zu den Folgewirkungen der *Army Mental Tests* auf die US-amerikanische Einwanderungspolitik Stephen Jay Gould, Der falsch vermessene Mensch, Frankfurt am Main 1988, S. 212-258.

32 Jaeger, Herausbildung von Praxisfeldern, S. 99-106; Andreas Killen, Weimar Psychotechnics between Americanism and Fascism, in: Eghigian u. a., The Self as Project, S. 48-71. Zur international vergleichenden Einordnung der Psychotechnik in die arbeitswissenschaftlichen Rationalisierungsregime des späten 19. und frühen 20. Jahrhunderts vgl. Anson Rabinbach, Motor Mensch. Kraft, Ermüdung und die Ursprünge der Moderne, Wien 2001, Kap. 7 u. Kap. 9; zur konkreten betrieblichen Praxis der Psychotechnik siehe Katja Patzel-Mattern, Ökonomische Effizienz und gesellschaftlicher Ausgleich. Die industrielle Psychotechnik in der Weimarer Republik, Stuttgart 2010, sowie dies., »Dispositionen des Individuums« im Produktionsprozess. Die industrielle Psychotechnik in der Weimarer Republik zwischen Selbstbehauptung, Unternehmenserwartungen und Arbeiterinteressen, in: Tändler / Jensen, Das Selbst zwischen Anpassung und Befreiung, S. 60-82.

für Psychologen gab, die eigene berufliche Professionalisierung also der Vermittlung psychologischen Wissens an andere Berufsgruppen hinterherhinkte. 1930 war die große Mehrheit der Psychologen weiterhin an den Universitäten und Technischen Hochschulen beschäftigt. Außerhalb der Hochschulen fanden sie zumeist Anstellung in der staatlichen Arbeitsvermittlung und Berufsberatung, aber zusammen mit den zwölf Psychologen bei der Reichswehr waren 1930 in den öffentlichen Einrichtungen von Reich und Ländern nicht mehr als 30 Psychologen beschäftigt.[33]

Den entscheidenden Professionalisierungsschub erfuhr die Psychologie in Deutschland erst unter dem Nationalsozialismus. Unter den Bedingungen der massiven Aufrüstung und Vergrößerung der Streitkräfte wurde nach 1933 die Reichswehr bzw. Wehrmacht zum wichtigsten Arbeitgeber für Psychologen, die nun auch verbeamtet wurden. Die Zahl der Beschäftigten in den wehrpsychologischen Einrichtungen von Heer, Luftwaffe und Marine – bei denen es sich aufgrund mangelnden Angebots jedoch nicht immer um ausgebildete Psychologen handelte – wuchs von 33 im Jahr 1933 auf schätzungsweise rund 450 am Ende der dreißiger Jahre, womit der Berufsstand der Wehrmachtpsychologen »mit dem Stand der praktischen Psychologen nahezu identisch« geworden war.[34] Durch ihre Tätigkeit für die Wehrmacht konnten die Psychologen eine Berufsexpertise begründen, die zusammen mit der enormen Nachfrage nach Wehrmachtpsychologen 1941 entscheidend für die Einführung der Diplomprüfungsordnung war, mit der die Psychologie überhaupt erst zu einem eigenständigen Studienfach wurde.[35] Zunächst war dabei auch das Prüfungsfach »Allgemeine Psychopathologie« vorgeschrieben, das eine »Kenntnis der Hauptformen seelischer Störungen« vermitteln

33 Geuter, Professionalisierung der deutschen Psychologie, S. 212-229, alle Zahlen ebd., S. 225; zur psychologischen Berufsberatung vgl. auch David Meskill, Arbeitersteuerung, Klientenberatung. Angewandte Psychologie in der deutschen Arbeitsverwaltung, 1914-1973, in: Zeitschrift für Psychologie 212 (2004), S. 212-226.

34 Geuter, Professionalisierung der deutschen Psychologie, S. 229-236 u. S. 255-267, Zitat S. 236, Personalzahlen S. 266. Vgl. zur Disziplingeschichte im Nationalisozialismus auch die Beiträge in Carl Friedrich Graumann (Hg.), Psychologie im Nationalsozialismus, Berlin u. a. 1985, sowie zusammenfassend Mitchell G. Ash, Psychologie, in: Frank-Rutger Hausmann (Hg.), Die Rolle der Geisteswissenschaften im Dritten Reich 1933-1945, München 2002, S. 229-264.

35 Geuter, Professionalisierung der deutschen Psychologie, Kap. VI. Im Unterschied zu Deutschland und auch den Vereinigten Staaten spielte das Militär als Professionalisierungsfeld für Psychologen in Großbritannien eine weniger bedeutende Rolle. Zwar wurden auch hier während des Zweiten Weltkriegs psychologische Testverfahren eingeführt, diese wurden jedoch in der Regel von nicht-psychologischem militärischem Personal angewandt. Psychologen hatten die Aufsicht über dessen Schulung und das Auswahlverfahren, waren jedoch nur als zivile Berater angestellt; Stefan Petri, Eignungsprüfung, Charakteranalyse, Soldatentum. Veränderung der Wissenschafts- und Methodenauffassung in der Militärpsychologie des Deutschen Reiches, Großbritannien und der USA 1914 bis 1945, Univ. Diss. Groningen 2004, S. 186-190.

sollte. Es wurde ein Jahr später jedoch auf Druck der psychiatrischen Ärzteschaft wieder gestrichen.[36] Die Hauptaufgabe der Wehrmachtpsychologen bestand nach wie vor in der Eignungsdiagnostik. Zum einen wurde dabei wie schon bei der Reichswehr im Ersten Weltkrieg und in der industriellen Psychotechnik die tätigkeitsbezogene Leistungsfähigkeit geprüft. Zum anderen aber, und das zeigt den Statusgewinn der Profession an, hatten sich die Psychologen Ende der zwanziger Jahre auch einen festen Platz in den Eignungsprüfungsverfahren für Offiziersanwärter sichern können.[37]

Die Einführung obligatorischer psychologischer Prüfungen für Offiziersanwärter wurde 1927 maßgeblich vom neuen Leiter des Heerespersonalamtes Joachim von Stülpnagel verantwortet, der eine effizientere, wissenschaftlich gestützte Elitenrekrutierung in der Reichswehr anstrebte. Psychologische Verfahren sollten dazu dienen, die an sozialer Herkunft orientierte Auswahl und die an das Dienstalter gebundene Beförderung von Offizieren stärker am Leistungsprinzip auszurichten. Damit verband sich auch die Bereitschaft, geeignet und »tüchtig« erscheinenden Bewerbern aus unteren sozialen Schichten bessere Aufstiegsmöglichkeiten einzuräumen. Der überzeugte Monarchist von Stülpnagel hatte freilich keinen Zweifel daran, dass dies eine Ausnahmeerscheinung bleiben werde und die psychologischen Prüfverfahren die im Großen und Ganzen bessere Eignung von Offiziersanwärtern aus adeligen und »gutbürgerlichen« Kreisen bestätigen würden.[38]

Unklar ist allerdings, inwiefern auf politischer Seite nicht doch auch die Hoffnung bestand, der vor allem von der SPD kritisierten Selbstrekrutierung des Offizierskorps aus Adel und gehobenem Bürgertum eine demokratisierend wirkende Selektion durch ›objektive‹, vermeintlich rein fähigkeitsbezogene Auswahlkriterien entgegensetzen zu können.[39] Eine solche politische Stoßrichtung spielte jedenfalls bei der Einrichtung des Psychologischen In-

36 Geuter, Professionalisierung der deutschen Psychologie, S. 381-388, Zitat S. 386.

37 Siehe zur methodischen Entwicklung der deutschen Wehrpsychologie zwischen Erstem und Zweitem Weltkrieg ausführlich Petri, Eignungsprüfung.

38 Petri, Eignungsprüfung, S. 107-109; ders., Personalauswahl zwischen Psychotechnik und Charakteranalyse. Die Kompetenzverschiebung der deutschen Militärpsychologie von 1914-1942, in: Ash/Sturm, Psychologie in praktischen Kontexten, S. 200-211, hier S. 206f.

39 So die Vermutung von Geuter, Professionalisierung der deutschen Psychologie, S. 231f.; Petri, Personalauswahl, S. 207, verneint dies mit Hinweis auf Stülpnagels Überzeugungen. Allerdings kann die Unterstützung einer sozialen Praxis auf ganz verschiedenen politischen Motiven beruhen. Petri, Eignungsprüfung, S. 191, etwa weist selbst darauf hin, dass die Einführung psychologischer Prüfungsmethoden in der britischen Armee während des Zweiten Weltkriegs auch von der Kritik am Versagen der sozial konservativen, klassenfixierten Offiziersauswahl getragen wurde. Petri unterschätzt möglicherweise für den deutschen Fall neben dem Anliegen der Effizienz- und Leistungssteigerung die Anziehungskraft – nicht den faktischen Gehalt – des Demokratisierungsversprechens psychologischer Auswahlverfahren,

stituts in Jena 1923 insofern eine Rolle, als sich die sozialdemokratisch geführte Landesregierung hierdurch eine wissenschaftliche Unterstützung ihrer Schulreformpläne versprach, und auch die Gründung des Wiener Psychologischen Instituts 1922 stand im Zeichen sozialdemokratischer Sozial- und Schulpolitik.[40] Allerdings zeigten die militärpsychologischen Gutachten eine hohe Übereinstimmung mit den Beurteilungen der Offiziere, und der Anteil der dominanten Gruppe von Offizierssöhnen und Adeligen am Offizierskorps stieg nach der Einführung der psychologischen Eignungsprüfungen bis zur Wiedereinführung der Wehrpflicht 1935 zunächst weiter an.[41] Eine zu große Abweichung von den Präferenzen der Offiziersriege hätte freilich auch bedeutet, deren ohnehin vorhandenen Argwohn aufgrund der Beschneidung ihrer Entscheidungskompetenz noch zu verschärfen. Zudem ist die Vermutung nicht abwegig, dass die psychologischen Beurteilungskriterien selbst jenen kulturellen Deutungsmustern folgten, die den spezifischen Habitus von Adeligen und Offizierssöhnen mit soldatischer Führungsstärke assoziierten.

Diese These lässt sich jedenfalls gut mit der diagnostischen Praxis in Verbindung bringen, die in erster Linie die überzeugende Darstellung preußisch-militärischer Schneidigkeit honorierte. Im Unterschied zum technischen Personal wurden die angehenden Offiziere nämlich weniger auf einzelne Fähigkeiten und Leistungsmerkmale geprüft, sondern vor allem mittels charakterologischer und ausdruckspsychologischer Verfahren auf ihre Führungsqualitäten getestet. Diese waren nach Ansicht sowohl der Offiziere als auch der Wehrmachtpsychologen weniger eine Frage messbarer intellektueller Fähigkeiten als vielmehr des »Willens«, des »Charakters« und des »Gefühls«.[42] Positive Beschreibungen in den entsprechenden psychologischen Gutachten lauteten etwa, der Proband sei von »männlich festgefügter Art« oder komme »stramm daher, saftig gespannt«; bei der Aufgabe des Komman-

das im Anspruch gründete, jeden Menschen ohne Ansehen seines sozialen Status ›objektiv‹ zu bewerten.

40 Ash, Die experimentelle Psychologie an den deutschsprachigen Universitäten, S. 60f.; ders., Psychology and Politics in Interwar Vienna: The Vienna Psychological Institute, 1922-1942, in: ders./William R. Woodwar (Hg.), Psychology in Twentieth-Century Thought and Society, Cambridge 1987, S. 143-164.

41 Geuter, Professionalisierung der deutschen Psychologie, S. 232; Petri, Eignungsprüfung, S. 110f.; ders., Personalauswahl.

42 Vgl. zu den theoretischen Grundlagen von Ausdruckspsychologie und Charakterologie sowie zu deren Anwendung in der wehrpsychologischen Diagnostik Geuter, Professionalisierung der deutschen Psychologie, S. 161-186, sowie Petri, Eignungsprüfung, Kap. 3. Zur Kulturgeschichte der Charakterologie vgl. auch Per Leo, Der Wille zum Wesen. Weltanschauungskultur, charakterologisches Denken und Judenfeindschaft in Deutschland 1890-1940, Berlin 2013.

do-Rufens wurde es als Ausweis von »Willensstärke« angesehen, wenn sich dabei die Füße schlossen und die Muskulatur der Arme straffte.[43]

Solcherlei Diagnostik entsprach dem »ganzheitlichen« Ansatz von Charakterologie und Ausdruckspsychologie, nach der ein begabter und geschulter Psychologe durch »Intuition« am körperlichen Ausdruck – auch die graphologische Handschriftanalyse gehört in diesen Zusammenhang – seelische Wesensmerkmale ablesen könne. Dabei sollte ein Offizier seinen Untergebenen allerdings nicht nur zackig Befehle erteilen können, sondern ihnen auch mit »Gefühlswärme« und »Offenheit« begegnen.[44] Max Simoneit, von 1931 bis 1942 wissenschaftlicher Leiter der Reichswehr- bzw. der Wehrmachtpsychologie, betonte zudem, dass die Prüfer den Prüflingen das Gefühl vermitteln sollten, nicht nur »Beobachtungsobjekt, sondern auch liebevoll zu achtende Menschen« zu sein, um »Kameradschaftsstimmung und Harmonie« zu schaffen.[45] Dies ist ein deutlicher Hinweis darauf, dass Gefühlsbetontheit nicht notwendig mit demokratischen Überzeugungen einhergeht. Neben dem Subjektideal der »Kälte« und der »Härte«, dem viele Intellektuelle der Zwischenkriegszeit ebenso huldigten wie später das Führungskorps des Reichssicherheitshauptamtes, konnte sich besonders in Deutschland in den 1920er und 1930er Jahren eine stark romantisch geprägte – und antisemitisch durchdrungene – bürgerliche Gefühlskultur der »Wärme« und des »Lebens« etablieren.[46] Die charakterologische Ausrichtung der Offiziersauswahl war dabei zumindest bis in die vierziger Jahre ein Spezifikum der deutschen Prüfungspraxis. So war auch in den Vereinigten Staaten die Nachfrage nach wissenschaftlichen Eignungstests im Zeichen der militärischen Mobilisierung für den Zweiten Weltkrieg ein bedeutsamer Faktor bei der Professionalisierung der Psychologie, allerdings dominierten dort Testverfahren, die auf die quantifizierende Messung kognitiver Lern- und Leistungsfähigkeit abzielten.[47]

43 Geuter, Professionalisierung der deutschen Psychologie, S. 182 f.

44 Ebd., S. 181.

45 Max Simoneit, Wehrpsychologie. Ein Abriß ihrer Probleme und praktischen Folgerungen, Berlin 1933.

46 Kauders, Der Freud-Komplex, S. 16 u. S. 136-157; Helmut Lethen, Verhaltenslehren der Kälte. Lebensversuche zwischen den Kriegen, Frankfurt am Main 1994; Michael Wildt, Generation des Unbedingten. Das Führungskorps des Reichssicherheitshauptamtes, Hamburg 2003.

47 Capshew, Psychologists on the March, Kap. 4. Eine interessante Ausnahme war hier jedoch der Militärgeheimdienst *Office of Strategic Services* (OSS), eine 1942 gegründete Vorläuferorganisation der CIA. Dort wurden 1943 zur Auswahl von Geheimagenten sogenannte *assessments* mit verschiedenen Einzel- und Gruppenaufgaben veranstaltet. Das Ziel darin bestand, die »Gesamtpersönlichkeit« sichtbar zu machen, wobei neben psychoanalytischen auch gestalt- und ganzheitspsychologische Elemente einflossen, sodass sich deutliche Parallelen zu den Verfahren der Wehrmachtpsychologie ergaben; vgl. ebd., S. 111-114, sowie Petri, Eignungsprü-

Die Charakterologie, zu deren einflussreichsten Vertretern der Philosoph Ludwig Klages und der Psychologe Philipp Lersch zählten, lässt sich als persönlichkeitspsychologische Spielart eines psychologischen Denkstils ansehen, der im Verlauf der zwanziger Jahre in Form der verschiedenen Schulen der Gestalt- und der Ganzheitspsychologie eine führende Stellung an deutschen Universitäten einnahm. Neben den namengebenden Prinzipien der »Gestalt« und der »Ganzheit«, die zunächst auf die Sinneswahrnehmung, dann aber auch auf die soziale Welt angewandt wurden, waren »Erleben«, »Gefühl« oder auch »Sinn« die Leitbegriffe dieser von Lebensphilosophie und Phänomenologie geprägten Psychologien. Sie lassen sich als Ausdruck der zeitgenössisch verbreiteten bildungsbürgerlichen, häufig antisemitischen Kulturkritik an der »Atomisierung« und »Mechanisierung« des Menschen unter den Bedingungen der modernen Massengesellschaft lesen.[48] Diese kulturelle Grundierung der Gestalt- und Ganzheitspsychologie äußerte sich auch in der Ablehnung statistisch-quantifizierender und »zergliedernder«, auf isolierte Phänomene gerichteter Methoden in der Psychologie, aber auch gegen den »Rationalismus« und »Intellektualismus« der Freud'schen Psychoanalyse.[49] Hinter dem Einzug der Charakterologie in die Eignungsprüfungspraxis der deutschen Arbeitsämter seit Mitte der zwanziger Jahre standen freilich handfeste ökonomische Motive. Die Arbeitsverwaltung wollte so dem Interesse der Arbeitgeber entgegenkommen, für die charakterliche Eignung darin bestand, dass der Bewerber sich vor allem seinem Beruf und dem Unternehmen verpflichtet fühlte und nicht etwa einer Gewerkschaft oder bestmöglichen Verdienstmöglichkeiten. Zudem setzte sich bereits zu diesem Zeitpunkt zunehmend die Überzeugung durch, dass der internationale komparative Vorteil der deutschen Wirtschaft in der qualifizierten Facharbeiter-

fung, S. 217-229. Zur Verbreitung des *assessments* als Personalauswahlmethode in der Wirtschaft nach dem Zweiten Weltkrieg siehe unten, Kapitel 12.2.

48 Zur Wissenschaftsgeschichte der Gestaltpsychologie vgl. umfassend und differenziert Mitchell G. Ash, Gestalt Psychology in German Culture, 1890-1967. Holism and the Quest for Objectivity, Cambridge 1998. Zur antisemitischen Grundierung charakterologischen Denkens vgl. Leo, Wille zum Wesen, sowie allgemein zur historischen Affinität zwischen bürgerlicher Kulturkritik und antidemokratischen, nationalistischen und völkischen Ideologemen nach wie vor die grundlegenden Untersuchungen von Fritz Stern, Kulturpessimismus als politische Gefahr. Eine Analyse nationaler Ideologie in Deutschland, Neuausgabe, Stuttgart 2005 (zuerst 1963), und Kurt Sontheimer, Antidemokratisches Denken in der Weimarer Republik. Die politischen Ideen des deutschen Nationalismus zwischen 1918 und 1933, München 1978 (zuerst 1962). Eine demokratische Variante der Gestaltpsychologie stellte die Gruppendynamik Kurt Lewins dar; vgl. hierzu Kapitel 10.1 der vorliegenden Arbeit.

49 Kauders, Der Freud-Komplex, S. 157.

schaft lag, die nicht durch äußere Kontrolle, sondern nur durch »inneren Antrieb« zu motivieren sei.[50]

Im Verhältnis zum Nationalsozialismus zeigte sich ein gespaltenes Bild: Max Wertheimer und Wolfgang Köhler, zwei der Begründer der politisch eher liberal gesinnten »Berliner Schule« der Gestaltpsychologie, emigrierten 1933 bzw. 1935 – Wertheimer war Jude, Köhler der einzige nichtjüdische Psychologieprofessor, der gegen die Entlassung der jüdischen Kollegen protestiert hatte und sich auch sonst offen gegen den Nationalsozialismus aussprach. Nichtjüdische Gestaltpsychologen wie Wolfgang Metzger, Edwin Rausch und Kurt Gottschaldt konnten hingegen mehr oder weniger ideologisch angepasst und relativ ungestört weiterforschen. Die Vertreter der »Leipziger Schule« der Ganzheitspsychologie wie Felix Krueger oder Friedrich Sander, die nun akademisch Oberhand gewannen, hatten ohnehin eine Affinität zu irrationalistischem Gemeinschaftsdenken, die den ideologischen Anschluss an den Nationalsozialismus nicht notwendig machte, aber ebenso begünstigte wie bestimmte ihrer Kernbegriffe wie »Echtheit«, »Wille«, »Ganzheit« und »Charakter«.[51]

Die leichte Vereinbarkeit von »ganzheitlichem« Denken und völkischer Ideologie zeigte sich auch im medizinischen Zusammenhang: Gegen den »jüdischen Rationalismus« und »Materialismus« der naturwissenschaftlich orientierten »Schulmedizin« setzten führende Nazis wie Rudolf Heß, Reichsbauernführer Walter Darré und Reichsärzteführer Gerhard Wagner auf die Förderung von Homöopathie, Naturheilkunde und des Verzehrs von Vollkornbrot.[52] Psychotherapeuten wie der Jungianer Gustav Richard Heyer beanspruchten in diesem Sinne eine Übereinstimmung der psychotherapeutischen Zuwendung zum unbewussten Seelenleben mit der »idealistische[n] Welle und Welt des Nationalsozialismus«, im Gegensatz zur »rationalistisch-intellektuelle[n] Welt« der Universitätspsychiatrie, wo die »wahren Talmudisten« zu finden seien.[53] Einen durchschlagenden Erfolg der alternativmedizinischen Anstrengungen Wagners und anderer vereitelte allerdings der in diesem Fall ausnahmsweise entschiedene Widerstand des auch für die Nazis unentbehrlichen medizinischen Establishments.

Insgesamt kann jedenfalls nicht behauptet werden, dass die Psychologie als Wissenschaft unter dem Nationalsozialismus in besonderer Weise behin-

50 Meskill, Arbeitersteuerung, S. 218 f.

51 Zur komplexen, in jedem Einzelfall variierenden und zeitlich wandelbaren Gemengelage wissenschaftlicher, wissenschaftspolitischer, ideologischer und persönlicher Faktoren, die über Distanz und Nähe zu nationalsozialistischer Ideologie und Herrschaft entschied, vgl. die Beiträge in Graumann, Psychologie im Nationalsozialismus, sowie den Überblick von Ash, Psychologie.

52 Cocks, Psychotherapy in the Third Reich, S. 55-73, hier bes. S. 57 f.

53 Schreiben Heyers an Matthias Heinrich Göring vom Oktober 1933, zitiert nach Lockot, Erinnern und Durcharbeiten, S. 249.

dert oder unterdrückt worden wäre. Im Gegenteil wurden in dieser Zeit, wie Ulfried Geuter im Detail nachgewiesen hat, wichtige Grundlagen für ihre Professionalisierung gelegt, die ihre Legitimation weiterhin aus dem Argument der praktischen Nützlichkeit bezog. Wurden Psychologen vertrieben, dann nicht, weil sie Psychologen, sondern weil sie Juden waren, und das Interesse der verbliebenen nichtjüdischen Psychologen bestand in erster Linie darin, die frei gewordenen Stellen für das eigene Fach zu bewahren bzw. gleich selbst zu besetzen.[54] Auch die Auflösung der Luftwaffen- und Heerespsychologie 1942 lässt sich nicht auf die Unvereinbarkeit von wissenschaftlicher Psychodiagnostik und einer zunehmend weltanschaulich ausgerichteten Personalauswahl in der Wehrmacht zurückführen, wie es die ehemaligen Wehrmachtpsychologen nach dem Krieg glauben machen wollten. Es gab zwar Kompetenzkonflikte zwischen Psychologen und Militärs und besonders zwischen Psychologen und Wehrmachtärzten, doch von einem prinzipiellen Spannungsverhältnis zwischen »Wissenschaft« und »Ideologie« konnte nicht die Rede sein. Ausschlaggebend waren vielmehr äußere Faktoren, die zum Funktionsverlust der Psychologen führten: Bis zum Kriegsbeginn konnten Heer und Luftwaffe aus einem Überangebot an Bewerbern jene auswählen, die am besten geeignet schienen. Mit dem Menschenverschleiß an der Front kehrte sich dieses Verhältnis von Angebot und Nachfrage jedoch im Laufe des Krieges um, sodass sich die Wehrmacht strikte Auswahlkriterien bei der Rekrutierung nicht länger leisten konnte. Zudem bedurfte es schlicht keiner psychologischen Prognose mehr darüber, wie sich ein Offiziersanwärter »im Felde« bewähren würde, da diese Bewährungssituation nun real gegeben war.[55]

Die Psychologie zeichnete sich wie auch die Psychotherapie im Nationalsozialismus durch eine politische Selbstdienstbarmachung aus, die sie nicht grundsätzlich von anderen Wissenschaften unterschied. Sie wurde bei beiden Disziplinen aber durch ihren noch unsicheren wissenschaftlichen und institutionellen Status verstärkt und zahlte sich letztlich in Form fortschreitender Professionalisierung aus.[56] Für beide gilt ebenfalls, dass sie dadurch einerseits das nationalsozialistische Herrschaftssystem auch ohne umfassende ideologische Gleichschaltung funktionell stützten, ihre Tätigkeit aber andererseits im Großen und Ganzen allein schon aus quantitativen Gründen keinen bedeutsamen gesellschaftspolitischen Faktor darstellte und sie auch bei den Massenverbrechen zumindest keine systematische Rolle spielten. Die

54 Nach dem Berufsbeamtengesetz vom April 1933 wurden fünf von 15 Professoren, die einen ordentlichen Lehrstuhl für bzw. mit Schwerpunkt Psychologie besetzten, entlassen oder zwangsemeritiert, im weiteren Kreis aller Hochschullehrer waren es 20 von 28: Ash, Psychologie, S. 238 f.

55 Geuter, Professionalisierung der deutschen Psychologie, S. 390-404.

56 Vgl. auch Cocks, Psychotherapy in the Third Reich, S. 380 f.

Völker- und Rassenpsychologie als jener psychologische Forschungszweig, der am deutlichsten mit der nationalsozialistischen Weltanschauung verbunden war und für die sich im Rahmen der Siedlungs- und Raumplanung der »Ostforschung« zeitweilig neue Anwendungsfelder abzuzeichnen schienen, blieb praktisch unbedeutend.[57]

Die außeruniversitär tätigen Psychologen, die nicht zum Kriegsdienst eingezogen wurden, arbeiteten nach der Auflösung der Personalprüfstellen von Heer und Luftwaffe unter anderem am Institut für Arbeitspsychologie und Arbeitspädagogik der Deutschen Arbeitsfront als Eignungsdiagnostiker für »Ostarbeiter« oder als Erziehungsberater für die Jugendhilfe der Nationalsozialistischen Volkswohlfahrt.[58] Letztere war im besetzten Polen in Zusammenarbeit mit der SS an der Selektion »germanisierbarer« polnischer Kinder beteiligt, und möglicherweise wirkten dabei auch Psychologen wie die Entwicklungspsychologin Hildegard Hetzer mit.[59] Insgesamt ist die Tätigkeit von Psychologen für Deutsche Arbeitsfront und NS-Volkswohlfahrt bisher nur punktuell erforscht, wie auch weitgehend ungeklärt ist, ob und inwiefern einzelne Psychologen als klinische Diagnostiker direkt oder indirekt am Massenmord an geistig und körperlich Behinderten und Psychiatriepatienten im Rahmen der »Euthanasie«-Programme beteiligt waren.[60] In diesem Zusammenhang lässt es sich mit Geuter als ironisches Glück der deutschen Psychologen ansehen, dass der klinisch-medizinische Bereich im Unterschied etwa zu den Vereinigten Staaten zu diesem Zeitpunkt kaum eine Rolle als Professionalisierungsfeld für die Psychologie spielte.[61]

57 Geuter, Professionalisierung der deutschen Psychologie, S. 421 ff. Es hatte sich dabei schon sehr frühzeitig gezeigt, dass die rassenpsychologischen Theorien für die personaldiagnostische Praxis völlig unbrauchbar waren, und die Wehrmachtpsychologen beriefen sich nur rhetorisch auf die Rassenpsychologie, um Konflikte mit dem für Weltanschauungsfragen zuständigen Amt Rosenberg zu vermeiden; ebd., S. 206-209 u. S. 292-295.

58 Ebd., S. 297 ff. u. S. 406-414.

59 Ebd., S. 410-412. Hetzer hatte in den zwanziger Jahren in Wien mit Charlotte und Karl Bühler zusammengearbeitet und seit den dreißiger Jahren maßgeblich die Erziehungsberatung in Deutschland beeinflusst; vgl. Miriam Gebhardt, Die Angst vor dem kindlichen Tyrannen. Eine Geschichte der Erziehung im 20. Jahrhundert, München 2009, S. 74-80. Auch der bekannte Verhaltensforscher und Nazi-Anhänger Konrad Lorenz war an »erbbiologischen« Untersuchungen im Rahmen von »Germanisierungsaktionen« in Posen beteiligt; vgl. Benedikt Föger/Klaus Taschwer, Die andere Seite des Spiegels. Konrad Lorenz und der Nationalsozialismus, Wien 2001.

60 Ash, Psychologie, S. 261.

61 Geuter, Professionalisierung der deutschen Psychologie, S. 11; zur beginnenden Etablierung der Klinischen Psychologie in den Vereinigten Staaten in den späten dreißiger und vierziger Jahren vgl. Capshew, Psychologists on the March, Kap. 6. 1941 war allerdings ein medizinpsychologisches Institut an der neugegründeten Reichsuniversität Straßburg eingerichtet worden, vgl. Lockot, Erinnern und Durcharbeiten, S. 196, dort jedoch ohne nähere Tätigkeitsbeschreibung.

Die Psychiatrie lag nach wie vor fast ausschließlich in den Händen der Ärzte, die allgemein von allen Berufsgruppen die größte Affinität zum Nationalsozialismus aufwiesen und die dann auch entscheidend für die Durchführung der Patientenmorde der nationalsozialistischen »Euthanasie« verantwortlich waren.[62] Die »Vernichtung lebensunwerten Lebens« – so die 1920 von dem Psychiater Alfred Hoche und dem Juristen Karl Binding geprägte Formulierung – bezog ihre wissenschaftliche Legitimation aus den erbbiologischen Degenerationstheorien der Eugenik und Rassenhygiene, die seit dem späten 19. Jahrhundert an Popularität gewonnen hatten und einen geistigen und körperlichen Niedergang der Bevölkerung durch die Vermehrung »erblich Minderwertiger« behaupteten.[63] Die Nationalsozialisten erhoben die Rassenhygiene dann zur Staatsdoktrin. Auf Grundlage des zum 1. Januar 1934 in Kraft getretenen »Gesetzes zur Verhütung erbkranken Nachwuchses« wurden schätzungsweise rund 400.000 Menschen mit vermeintlichen Erbkrankheiten zwangssterilisiert, 1939 begann parallel die Ermordung psychisch kranker und geistig behinderter Menschen in den psychiatrischen Anstalten, die bis Kriegsende nach gegenwärtigem Forschungsstand vermutlich an die 300.000 Opfer forderte.[64] Das Deutsche Institut für psychologische Forschung und Psychotherapie war an diesen Vorgängen insofern beteiligt, als einige der dort tätigen Psychotherapeuten Gutachten über die Schwere und Heilbarkeit psychischer Erkrankungen erstellten, die über die Unfruchtbarmachung oder das Weiterleben des betroffenen Patienten entscheiden konnten.[65] Aus der sich darin andeutenden Zuständigkeitsüber-

62 Die deutsche Ärzteschaft zeigte sich sehr empfänglich für sozialdarwinistische und eugenische Theorien. Sie war bis 1933 politisch mehrheitlich nationalkonservativ gesinnt, ließ sich dann aber schnell für den Nationalsozialismus mobilisieren und wies mit 43,4% unter allen Berufsgruppen den höchsten Anteil an NSDAP-Mitgliedern auf. Dies hing auch damit zusammen, dass sie ökonomisch massiv von der Vertreibung der jüdischen Kollegen, die einen Anteil von etwa 15% stellten, und der großen Ausdehnung der Gesundheitsdienste im Nationalsozialismus profitierten; vgl. Cocks, Psychotherapy in the Third Reich, S. 31 u. S. 149, sowie Jütte u.a., Medizin und Nationalsozialismus, S. 83 u. S. 179.

63 Dazu und zum Folgenden sei hier nur auf den aktuellen Forschungsüberblick von Hans-Walter Schmuhl in Jütte u.a., Medizin und Nationalsozialismus, S. 214-255 verwiesen, sowie auf die grundlegenden Arbeiten von Ernst Klee, »Euthanasie« im Dritten Reich. Die »Vernichtung lebensunwerten Lebens«, vollständig überarbeitete Neuausgabe, Frankfurt am Main 2010; Peter Weingart/Jürgen Kroll/Kurt Bayertz, Rasse, Blut und Gene. Geschichte der Eugenik und Rassenhygiene in Deutschland, Frankfurt am Main 1992; Hans-Walter Schmuhl, Rassenhygiene, Nationalsozialismus, Euthanasie. Von der Verhütung zur Vernichtung »lebensunwerten Lebens«, 1890-1945, Göttingen 1987; Gisela Bock, Zwangssterilisation im Nationalsozialismus. Studien zur Rassenpolitik und Frauenpolitik, Opladen 1986.

64 Jütte u.a., Medizin und Nationalsozialismus, S. 214.

65 Lockot, Erinnern und Durcharbeiten, S. 220-225. Nach Lockot gab es einerseits Psychotherapeuten, die eine möglichst günstige Diagnose stellten, um Patienten

schneidung erwuchs auch eine spezielle berufsständische Sorge der deutschen Psychiater angesichts der Patientenmorde. Wenn nämlich, so schrieb der Psychiater Otto Wuth Anfang 1942 an seinen Kollegen Oswald Bumke, einerseits die unheilbar »Geisteskranken unter die Euthanasie fallen«, andererseits Psychologen und Psychotherapeuten »das ganze Gebiet der Psychopathie, ›Neurosen‹ usw. für sich beanspruchen«, dann werde es um die Psychiatrie bald »schlecht bestellt sein«.[66]

vor dem Tod zu bewahren, während andererseits Therapeuten wie Johannes Heinrich Schultz, Erfinder des »Autogenen Trainings« und führendes Mitglied im Berliner Institut, die »Vernichtung von lebensunwertem Leben« und die baldige Leerung der »Idiotenanstalten« offen begrüßten (ebd., S. 221). Siehe zu Schultz auch den Eintrag in Ernst Klee, Das Personenlexikon zum Dritten Reich. Wer war was vor und nach 1945, 4. Aufl., Frankfurt am Main 2013, S. 566.

66 Zitiert nach Geuter, Professionalisierung der deutschen Psychologie, S. 386. Wuths Brief stand im Zusammenhang mit den erfolgreichen Bemühungen der Psychiater, die medizinischen Anteile in der Diplomprüfungsordnung der Psychologen wieder streichen zu lassen.

2 Therapeutisierung zwischen Modernisierung und Humanisierung: Die Psychowissenschaften und der gesellschaftliche Wandel nach 1945

Wenngleich seit den vierziger und fünfziger Jahren verschiedene neuartige psychotherapeutische Ansätze wie die Humanistischen Psychotherapien und die Verhaltenstherapie entwickelt wurden, beherrschten analytisch-tiefenpsychologische Verfahren bis in die sechziger Jahre das therapeutische Feld. Von Land zu Land sehr unterschiedlich, konnten sie sich dabei zum Teil auch innerhalb der Psychiatrie etablieren, häufig standen die Psychoanalytiker aber wissenschaftlich und institutionell eher in Abgrenzung und Konkurrenz zu den somatisch orientierten Psychiatern. Dies galt auch für die Bundesrepublik. Die tiefenpsychologische Psychotherapie war im Nationalsozialismus, wie gezeigt wurde, nicht verschwunden, sondern im Göring-Institut zentralisiert und »arisiert« worden. Die Auseinandersetzung mit diesem Erbe sollte wie vergangenheitspolitische Gründe allgemein bei der Wiederetablierung der freudianischen Psychoanalyse seit etwa Mitte der fünfziger Jahre eine wichtige Rolle spielen. Politisch-kulturelle Faktoren waren dann auch entscheidend für die weitere Entwicklung der psychiatrisch-psychotherapeutischen Professionen. Insbesondere der Wandel psychiatrischer Institutionen und Praktiken einerseits und die forcierte Etablierung und Expansion der Psychotherapie im deutschen Gesundheitssystem andererseits sind nur im Zusammenhang mit den tiefgreifenden gesellschaftlichen Wandlungsprozessen der sechziger und siebziger Jahre zu verstehen.

2.1 Internationale Entwicklungen im kursorischen Vergleich

Die vorliegende Arbeit kann keinen tiefergehenden transnationalen Vergleich hinsichtlich der Entwicklung und gesellschaftlichen Wahrnehmung der psychowissenschaftlichen Professionen nach dem Zweiten Weltkrieg leisten. Die folgenden kursorischen Ausführungen sollen diesbezüglich aber zumindest einen gewissen Eindruck von den zahlreichen nationalspezifischen ›Sonderwegen‹ verschaffen, um vor diesem Hintergrund anschließend ausführlich die westdeutsche Entwicklung zu untersuchen. Das wichtigste Aufnahmeland für europäische Psychoanalytiker, die vor der nationalsozialistischen Verfolgung flüchteten, waren die Vereinigten Staaten, wo die Psychoanalyse in den ersten beiden Nachkriegsjahrzehnten den Höhepunkt ihres professionellen und populären Aufstiegs erlebte.[67] Die Professionalisierung der Psychoanalyse wurde dabei mit ihrer strikten Medizinalisierung erkauft. 1938 hatte die American Psychoanalytic Association endgültig die sogenannte Laienanalyse – d. h. die Praktizierung der Psychoanalyse durch Nicht-Mediziner – verboten und Mitgliedschaft und Ausbildung auf psychiatrisch ausgebildete Ärzte begrenzt, um die standespolitische und wissenschaftliche Anerkennung der Psychoanalyse im Gesundheitssystem sicherzustellen.[68]

Nach dem Krieg konnten sich psychoanalytisch ausgebildete Psychiater erfolgreich im Bereich der psychiatrischen Versorgung etablieren, die mit staatlicher Förderung durch das neu gegründete National Institute of Mental Health massiv ausgeweitet wurde. Sie nahmen oft Leitungsfunktionen in Kliniken und der universitären Lehre ein oder betrieben lukrative Privatpraxen für eine zahlungsfähige Klientel.[69] Die Verbreitung psychoanalytischer Behandlungsmethoden sorgte zwischen den späten fünfziger und den mittleren sechziger Jahren auch für eine Verbesserung der öffentlichen Wahrnehmung der Psychiatrie, die nun häufig einseitig mit der Psychoanalyse identifiziert wurde.[70] Die Massenmedien brachten die Psychoanalyse einem breiten Publikum in vereinfachter Form näher und populärwissenschaftliche Darstellungen sowie von mehr oder weniger prominenten Personen verfasste Buchtitel im Genre der intimen *confessional literature* florierten. Dabei wurde die Psychoanalyse von den pessimistischen Zügen der Freud'schen Theorie befreit und auch die Bedeutung unbewusster sexueller Triebe wurde relativiert, um sie als Wissenschaft darzustellen, deren höchstes Ziel in der Herstellung von »normalcy and happiness« bestand.[71] Die breite

67 Nathan G. Hale, The Rise and Crisis of Psychoanalysis in the United States. Freud and the Americans, 1917-1985, New York / Oxford 1995, hier bes. Kap. 14 u. 16; vgl. auch John C. Burnham (Hg.), After Freud Left. A Century of Psychoanalysis in America, Chicago 2012.

68 Edith Kurzweil, Freud und die Freudianer. 100 Jahre Psychoanalyse: Eine Bestandsaufnahme in Österreich und Deutschland, Frankreich, England und den USA, München 1995, S. 88 f.

69 Hale, Rise and Crisis, S. 245-256. 1958 waren etwa ein Drittel, 1973 die Hälfte der amerikanischen Psychiater psychoanalytisch orientiert. Diese Entwicklung wurde möglicherweise auch dadurch begünstigt, dass im Gegensatz zu Deutschland die Mehrheit der Psychiater in den Vereinigten Staaten nicht in zentralisierten psychiatrischen Kliniken, sondern in privater Praxis praktizierten. Die Gesamtzahl der Psychiater versechsfachte sich dabei zwischen 1948 und 1976 von 4.700 auf 27.000; ebd., S. 246.

70 Dies spiegelte sich etwa in den zeitgenössischen Hollywood-Filmen, in denen Psychiater nun weniger häufig als finstere Gruselgestalten, sondern eher als wohlwollende und humane Ärzte dargestellt wurden; Hale, Rise and Crisis of Psychoanalysis, 289 f.

71 Ebd., S. 277. Bezeichnend für diese Entwicklung ist die von Heinz Hartmann begründete Ich-Psychologie, die zu einer der wichtigsten psychoanalytischen The-

Rezeption der Psychoanalyse in den Vereinigten Staaten stand einerseits im Zeichen einer gewissen Humanisierung der psychiatrischen Praxis, einer wohlfahrtsstaatlichen Ausweitung der öffentlichen Gesundheitsversorgung und liberalisierender Tendenzen etwa in der Erziehung und im Strafvollzug. Andererseits ging mit ihrer Popularisierung aber auch die Marginalisierung ihrer kulturkritischen Aspekte und ihre unreflektierte Anpassung an konservative soziale und moralische Normen einher, was sich etwa in der Verteidigung traditioneller Geschlechterrollen und der Pathologisierung von Promiskuität und Homosexualität ausdrückte.[72]

Ein ähnliches Bild zeigte sich in Großbritannien, oder genauer London, das während des Kriegs zum wichtigsten psychoanalytischen Standort in Europa geworden war. Die wissenschaftliche und politische Orientierung der britischen Analytiker entsprach dem wohlfahrtsstaatlichen Nachkriegskonsens der britischen Gesellschaft, der sich – der westdeutschen Gesellschaft nicht unähnlich – als »economically progressive but culturally conservative« charakterisieren lässt. Beeinflusst von den Theorien Melanie Kleins, die der frühen Mutter-Kind-Beziehung entscheidende entwicklungspsychologische Bedeutung beimaß, plädierten sie für die »full-time mother within the home as the ideal of the coming welfare state«.[73] Die Psychoanalyse übernahm insofern in Großbritannien wie in den Vereinigten Staaten in der Nachkriegszeit die Funktion einer Legitimationswissenschaft für eine konservative Geschlechter- und Familienpolitik, während diese Rolle in der frühen Bundesrepublik vor allem den Sozialwissenschaften zukam.[74] Insgesamt kann hinsichtlich des britischen Falls zwar von einer stetigen Etablierung, im Gegensatz zu den Vereinigten Staaten jedoch nicht von einem breiten Sieges-

orien der Nachkriegszeit avancierte. Weit weniger ambivalent als bei Freud wurde von ihr das Ich als rationale und selbstreflexive psychische Instanz entworfen, die in der Lage war, sexuelle und vor allem aggressive Triebregungen zu »neutralisieren«; Ziel der Therapie war entsprechend die Stärkung des Ich, die zu friedlicher sozialer Anpassung und einem glücklichen und produktiven Leben verhelfen sollte (ebd., S. 234-237; vgl. auch Zaretsky, Secrets of the Soul, S. 278 f.). Allerdings hielten sich die Ich-Psychologen zugute, dass sie mit der Betonung der »Ichfunktion« dem Patienten zu »echter Autonomie« führten. Ihre Deutungen könne »das Ich des Patienten akzeptieren und verarbeiten«, wohingegen die Interpretation des Unbewussten der traditionellen Psychoanalyse »autoritär und suggestiv« wirke; Jacques Berna, Ich-Psychologie und psychoanalytische Technik. Zur Einführung, in: Psyche 22 (1968), S. 161.

72 Hale, Rise and Crisis of Psychoanalysis, S. 286 u. S. 296-299.

73 Zaretsky, Secrets of the Soul, S. 272 f.

74 Robert G. Moeller, Reconstructing the Family in Reconstruction Germany: Women and Social Policy in the Federal Republic, 1949-1955, in: ders. (Hg.), West Germany under Construction. Politics, Society, and Culture in the Adenauer Era, Ann Arbor 1997, S. 109-133, bes. S. 130 f.

zug der psychoanalytischen Psychotherapie nach 1945 gesprochen werden.[75] Dies gilt nicht nur für den medizinischen Bereich, denn auch intellektuell und kulturell konnte die Psychoanalyse in Großbritannien niemals größere Anziehungskraft entwickeln.[76]

Einen schweren Stand hatte die Psychoanalyse in Frankreich, wo sie vor dem Zweiten Weltkrieg hauptsächlich von surrealistischen Künstlern und Schriftstellern rezipiert wurde, die von der Idee des Unbewussten fasziniert waren. In der Psychiatrie dominierten Behandlungspraktiken wie Magnetismus oder Hypnose und die dynamische Theorie Pierre Janets, die Psychoanalyse wurde hingegen als »deutsche« Erfindung misstrauisch beäugt und auf Distanz gehalten. Nach 1945 galt sie dann als amerikanischer Import, was ihr Ansehen nicht unbedingt steigerte, und erst Ende der sechziger Jahre gewann sie mit der Neuformulierung und Politisierung durch Jacques Lacan an gesellschaftlicher Wirkung.[77] Die Niederlande, um ein letztes außerdeutsches Beispiel anzusprechen, übernahmen nach dem Krieg in Europa eine Vorreiterrolle bei der Institutionalisierung und eigenständigen berufsrechtlichen Anerkennung der Psychotherapie. Hier konnte sich in den fünfziger Jahren ein psychoanalytisch-phänomenologisches Diagnoseschema in den psychiatrischen Kliniken durchsetzen. Doch bekamen die Psychoanalytiker auch früh Konkurrenz von den verschiedenen neuen, sich in den sechziger Jahren etablierenden Therapieformen wie der klientenzentrierten Therapie nach Carl Rogers oder der Verhaltenstherapie, wie auch insgesamt eine konzeptionell pragmatische Haltung vorherrschte.[78] Da die Niederlande im eu-

75 Edgar Jones, War and the Practice of Psychotherapy: The UK Experience 1939-1960, in: Medical History 48 (2004), S. 493-510. Klinische Konkurrenz erwuchs der Psychoanalyse dabei vor allem durch das verhaltenstherapeutische Verfahren von Hans Eysenck, eminenter Psychoanalyse-Kritiker und einer der einflussreichsten und bekanntesten britischen Psychologen der sechziger und siebziger Jahre; vgl. auch Thomson, Psychological Subjects, S. 259 ff. In den siebziger Jahren exponierte sich Eysenck besonders mit rassistisch gefärbten vererbungstheoretischen Beiträgen zur Intelligenzforschung, vgl. Gould, Der falsch vermessene Mensch, S. 128 f.

76 Turkle, Psychoanalytic Politics, S. xx f.; Kurzweil, Freud und die Freudianer, S. 51-54 u. S. 426. Im frühen 20. Jahrhundert gab es allerdings, wie Thomson, Psychological Subjects, herausgearbeitet hat, sehr wohl eine populäre Rezeption der Psychoanalyse in der britischen Mittelschicht. Diese war jedoch sehr bruchstückhaft und zielte vor allem auf ihre Anwendung zur Verbesserung mentaler Leistungsfähigkeit, und in diesem Zusammenhang waren psychoanalytische Konzepte nur ein Teil eines eklektischen Ideenkonglomerats aus Psychologie, Okkultismus, Spiritualismus und dergleichen.

77 Kurzweil, Freud und die Freudianer, S. 44-51; Turkle, Psychoanalytic Politics, S. 5-7 sowie passim. Zu den genannten Behandlungsmethoden siehe ausführlich Ellenberger, Entdeckung des Unbewußten.

78 Giel J. M. Hutschemaekers / Harry Oosterhuis, Psychotherapy in The Netherlands after the Second World War, in: Medical History 48 (2004), S. 429-448.

ropäischen Vergleich zusammen mit den skandinavischen Ländern nach dem Krieg allgemein das schnellste Wachstum an Psychologen verzeichneten, wurden sie im westdeutschen Diskurs auch immer wieder als Vorbild für eine notwendige Psychologisierung genannt.[79]

Der niederländische Fall ist zudem gesellschaftspolitisch in zweierlei Hinsicht interessant. Erstens nahm er unter bestimmten Aspekten Entwicklungen vorweg, die dann auch den westdeutschen Fall kennzeichneten: Im Verlauf der fünfziger Jahre entwickelte sich dort das unter den psychiatrischen, psycho- und sozialtherapeutischen Professionen vorherrschende paternalistische, sozial und kulturell konservative Selbstverständnis in eine liberale, ›weiche‹ expertokratische Richtung, während die Popularisierung von Psychologie und Psychotherapie in den späten sechziger und siebziger Jahren gleichermaßen auf den Ausbau des Sozialstaats wie auf die gegenkulturell forcierte Aufwertung von Individualität, Selbstverwirklichung und sozialer Solidarität zurückging.[80] Zweitens wirft die dortige Entwicklung Fragen nach dem Zusammenhang zwischen Therapeutisierung und Säkularisierung auf, denn bevor Ende der sechziger Jahre die wohlfahrtsstaatliche Entwicklung einen großen Schub erfuhr, spielten die sozialen Einrichtungen der Kirchen eine führende Rolle bei der außermedizinischen Institutionalisierung psychologischer und psychotherapeutischer Betreuung.[81]

79 Siehe auch unten, S. 114f.

80 Harry Oosterhuis, Self-Development and Civic Virtue: Mental Health and Citizenship in the Netherlands, 1945-2000, in: Eghigian u. a., The Self as Project, S. 223-248; ders., Mental Health as Civic Virtue: Psychological Definitions of Citizenship in the Netherlands, 1900-1985, in: Brückweh u. a., Engineering Society, S. 159-178. Oosterhuis hebt hervor, dass die »psychohygienische« Bewegung in den Niederlanden weitreichender und nachhaltiger wirkte als in Großbritannien, Deutschland und den Vereinigten Staaten. Da der kulturelle Umbruch der sechziger Jahre hier besonders radikal war, sei das daraus resultierende soziomoralische Vakuum zum Teil durch ein »psychological ethos« gefüllt worden (ebd., S. 170).

81 Hutschemaekers / Oosterhuis, Psychotherapy in The Netherlands, S. 432 u. S. 438; Oosterhuis, Self-Development, S. 244. Die Rolle der Kirchen im Therapeutisierungsprozess in der Bundesrepublik wird in der vorliegenden Arbeit kurz in Kapitel 3.5 sowie ausführlich in Kapitel 10.4 behandelt. Für einen knappen Überblick über die Entwicklung von Psychoanalyse und Psychotherapie in den skandinavischen Ländern und den Ländern des Ostblocks vgl. Heim, Welt der Psychotherapie, S. 63-73.

2.2 Modernisieren und Heilen: die (Re-)Institutionalisierung der Psychoanalyse in der Bundesrepublik in den fünfziger und sechziger Jahren

Die Geschichte der Psychotherapie im Deutschland der Nachkriegszeit war von verschiedenen Konflikten gekennzeichnet, bei denen wissenschaftliche und vergangenheitspolitische Konfrontationslinien meist ununterscheidbar ineinander übergingen.[82] Hinsichtlich der Psychoanalyse kulminierte dies Ende 1950 in der Abspaltung der Deutschen Psychoanalytischen Vereinigung (DPV) von der nach dem Krieg mit dem ehemaligen Personal des Berliner Göring-Instituts neu gegründeten Deutschen Psychoanalytischen Gesellschaft (DPG). Gründer der DPV war Carl Müller-Braunschweig, der bereits die DPG mitbegründet hatte. Müller-Braunschweig hatte sich 1933 den Nationalsozialisten teils opportunistisch, teils naiv angedient und eine leitende Rolle am Berliner Institut übernommen, bis er Ende der dreißiger Jahre wegen eines von der Gestapo entdeckten Briefs an Anna Freud, in dem er ihr und ihrem Vater seine Verbundenheit ausdrückte, in Ungnade fiel und Lehrverbot erhielt. Der Grund für seinen Auszug aus der DPG bestand darin, dass deren Wiederaufnahme in die Internationale Psychoanalytische Vereinigung (IPV) daran zu scheitern drohte, dass dort starke Zweifel bestanden, ob die DPG hinreichend freudianisch und damit aus Sicht der IPV überhaupt psychoanalytisch ausgerichtet war, was an der Präsenz der sogenannten »Neoanalytiker« um Harald Schultz-Hencke lag. Schultz-Hencke hatte sich im »Dritten Reich« weniger als Müller-Braunschweig politisch angebiedert, dazu aber auch weniger Grund gehabt. Im Gegensatz zu den Freudianern nämlich – zu denen wiederum Müller-Braunschweig zählte – konnte er seine Neoanalyse am Berliner Institut ohne Beeinträchtigung weiterentwickeln, da sich diese ohnehin relativ weit von der Freud'schen Lehre entfernt hatte und somit von deren terminologischer Verbannung unberührt geblieben war.[83]

82 Im Folgenden ist mit »Deutschland« immer Westdeutschland gemeint. Auf die Entwicklung in der SBZ bzw. dann der DDR kann hier nicht weiter eingegangen werden, vgl. aber den detaillierten Überblick aus Akteursperspektive in Michael Geyer (Hg.), Psychotherapie in Ostdeutschland. Geschichte und Geschichten 1945-1995, Göttingen 2011, sowie die wissenssoziologischen Untersuchungen von Christine Leuenberger, Remaking Neurosis. Psychological Categories before and after the Transition from State Socialism in 1989 in East Germany, in: Tändler / Jensen, Das Selbst zwischen Anpassung und Befreiung, S. 212-226, sowie dies, Cultures of Categories: Psychological Diagnoses as Institutional and Political Projects before and after the Transition from State Socialism in 1989 in East Germany, in: Eghigian u. a., The Self as Project, S. 180-204.

83 Zu Müller-Braunschweig und Schultz-Hencke vgl. Lockot, Erinnern und Durcharbeiten, S. 118-134; Kauders, Der Freud-Komplex, S. 126-130. Zur institutionellen Rekonstruktion und den zahlreichen innerfachlichen Konflikten in den Nach-

Da Schultz-Henckes Mitgliedschaft in der DPG das entscheidende Hindernis für die Aufnahme in die IPV darstellte und dieser einen Austritt verweigerte, gründete Müller-Braunschweig schließlich mit einigen anderen Analytikern die strikt freudianisch ausgerichtete DPV, die kurz darauf im Unterschied zur DPG von der IPV anerkannt wurde. Diese Spaltung führte auch zu zwei unterschiedlichen Versionen vergangenheitspolitischer Abwehr, die bis in die achtziger Jahre eine selbstkritische Auseinandersetzung mit dem Wirken der Psychoanalyse im Nationalsozialismus verhinderte: Während die DPG eine »Rettung« der Psychoanalyse vor dem Zugriff der Nationalsozialisten durch das Göring-Institut behauptete, beharrte die DPV auf der Legende von der völligen »Liquidierung« der Psychonalyse durch die Nazis, in deren Nähe nun einseitig die DPG gerückt werden konnte.[84] Nicht zufällig fanden sich dann mit Alexander Mitscherlich und Horst-Eberhard Richter auch zwei prominente Psychoanalytiker, die zunächst hinsichtlich der Institutionalisierung von Psychoanalyse und Psychotherapie und dann später als linksliberale öffentliche Intellektuelle eine bedeutende Rolle in der Bundesrepublik spielen sollten, in der DPV wieder. War die DPG mit ihrer bis in die späten sechziger Jahre dominierenden neoanalytischen Ausrichtung international weitgehend isoliert, strahlte die DPV dagegen, so Richter, einen kosmopolitischen »liberalen, offenen Geist« aus und vertrat zudem die »echte Psychoanalyse«, die mit der Vertreibung der jüdischen Analytiker verschwunden gewesen sei.[85]

In Westdeutschland lebten nach dem Krieg nicht nur die im Göring-Institut zugedeckten Konflikte zwischen den verschiedenen therapeutischen Schulen wieder auf, auch die große Kluft zwischen Psychiatern und psycho-

kriegsjahrzehnten vgl. Regine Lockot, DPV und DPG auf dem dünnen Eis der DGPT. Zur Beziehungsgeschichte von Deutscher Psychoanalytischer Vereinigung (DPV) und Deutscher Psychoanalytischer Gesellschaft (DPG) innerhalb der Deutschen Gesellschaft für Psychotherapie und Tiefenpsychologie (DGPT) bis 1967, in: Psyche 64 (2010), S. 1206-1242; Volker Roelcke, Psychotherapy between Medicine, Psychoanalysis, and Politics: Concepts, Practices, and Institutions in Germany, c. 1945-1992, in: Medical History 48 (2004), S. 473-492; Cocks, Psychotherapy, Kap. 14.

84 Cocks, Psychotherapy, S. 388-394; Lockot, DPV und DPG, S. 1211; Kauders, Der Freud-Komplex, S. 171-180.

85 Horst-Eberhard Richter, Die Chance des Gewissens. Erinnerungen und Assoziationen, Hamburg 1986, S. 72. Mitscherlich wurde allerdings erst Mitte der fünfziger Jahre in die DPV aufgenommen; er war erst einige Jahre zuvor zum orthodoxen Freudianer geworden und noch nicht in Lehranalyse gewesen, was eigentlich Aufnahmebedingung war. Seine Mitgliedschaft kam vor allem auf Drängen Müller-Braunschweigs zustande, da Mitscherlich international gut vernetzt war und als Person nach außen den »vermeintlichen Neuanfang einer politisch unbelasteten Psychoanalyse in der Bundesrepublik« glaubwürdig zu verkörpern schien: Freimüller, Alexander Mitscherlich, S. 189.

analytischen Psychotherapeuten bestand weiter fort. In exemplarischer Deutlichkeit kam dies in den sowohl wissenschaftlich als auch standes- und gesellschaftspolitisch geprägten Konflikten um die Einrichtung der deutschlandweit ersten Abteilung für psychosomatische Medizin an der Universität Heidelberg zum Ausdruck, die nach langjährigen Auseinandersetzungen schließlich 1950 eröffnet wurde. Maßgeblich vorangetrieben wurde die Institutsgründung von Alexander Mitscherlich und seinem Doktorvater und Mentor Viktor von Weizsäcker, einem der Begründer der psychosomatischen Medizin, die sich mit der Wechselwirkung zwischen psychischen und körperlichen Faktoren beim Krankheitsgeschehen befasst. Mitscherlichs psychotherapeutische Vorstellungen waren zu diesem Zeitpunkt zwar nur sehr vage von psychoanalytischen Konzepten geprägt und orientierten sich vor allem an der teils auch psychoanalytisch beeinflussten, grundsätzlich aber eher philosophisch-existentialistisch gestimmten Idee einer »biographischen« oder »anthropologischen Medizin« von Weizsäckers. Dennoch spielten insbesondere die Zweifel an der wissenschaftlichen Seriosität der Psychoanalyse bei den Kritikern der Institutseinrichtung, zu denen etwa auch der Mitscherlich ansonsten positiv gesinnte Psychiater und Philosoph Karl Jaspers zählte, eine entscheidende Rolle.[86]

Während für Mitscherlich und von Weizsäcker ein eigenständiges Institut unabdingbar war, damit Psychosomatik und Psychotherapie nicht von der Psychiatrie monopolisiert werden konnten, äußerte sich auf der wissenschaftspolitischen Gegenseite erneut eine ausgeprägte Angst der Psychiater vor professioneller Konkurrenz und Verdrängung. Man leide bereits darunter, so der Leiter der Heidelberger Psychiatrie Kurt Schneider 1946, dass die Zuständigkeit für »die psychogenen Zustände und Psychopathien« verstärkt von der Neurologie beansprucht werde. Ein unabhängiges psychotherapeutisches Institut dürfe deshalb weder psychiatrisch relevante »psychogene Zustände« behandeln noch überhaupt die Silbe »psych« im Namen tragen, da ansonsten der damit verbundene weitere Kompetenzverlust die psychiatrische Klinik »vollends zu einer reinen Irrenklinik herabdrücken« werde.[87] Hierin deutet sich bereits die auch in den folgenden Jahrzehnten maßgebliche Expansionsstrategie der psychiatrisch-psychotherapeutischen Professionen an, die in der konkurrierenden Ausdehnung ihres Betreuungsanspruchs auf eine immer größere Anzahl von Menschen mit weniger schwerwiegenden, aber dennoch zu klinischen Symptomen umdeutbaren seelischen Problemen bestand.

Für Mitscherlich sprachen in der Auseinandersetzung mit dem psychiatrischen Establishment jedoch vor allem wichtige politisch-moralische Argu-

86 Vgl. ausführlich Freimüller, Alexander Mitscherlich, Kap. 5, sowie im professionsgeschichtlichen Zusammenhang Roelcke, Psychotherapy, S. 477-486.

87 Alle Zitate nach Freimüller, Alexander Mitscherlich, S. 140.

mente: zum einen seine persönliche Integrität, denn im starken Kontrast zur reibungslosen Selbstgleichschaltung der Heidelberger medizinischen Fakultät hatte er sich nicht mit dem Nationalsozialismus eingelassen und sogar einige Monate in Gestapo-Haft verbracht.[88] Zudem hatte er sich nach dem Krieg mit seinen Berichten über den Nürnberger Ärzteprozess 1946/47 offen mit den ärztlichen Standesvertretungen angelegt. Entgegen der Erwartung der westdeutschen Ärztekammern, die Mitscherlich mit der Berichterstattung beauftragt hatten, sprach er den deutschen Ärztestand als solchen nicht im Unterschied zu einigen wenigen ideologisch verblendeten Kollegen von jeglicher Schuld an den Medizinverbrechen der Nazis frei, sondern stellte vielmehr die weitreichende funktionelle und weltanschauliche Verstrickung der deutschen Ärzteschaft mit dem Nationalsozialismus heraus.[89] Zum anderen gab es, obwohl die meisten an den Sterilisations- und »Euthanasie«-Aktionen beteiligten Ärzte niemals rechtlich belangt wurden,[90] durchaus ein öffentliches Bewusstsein davon, dass die deutsche Psychiatrie mit ihrer nach wie vor streng biologistisch-somatischen Ausrichtung hierbei eine zentrale Rolle gespielt hatte, wodurch die Förderung von Psychosomatik und Psychotherapie zusätzlich moralisches Gewicht bekam.[91] Es waren letztendlich diese vergangenheitspolitischen Gründe, die dem Heidelberger

88 Allerdings war Mitscherlich nicht von der Gestapo drangsaliert worden, weil er als linker Antifaschist aufgefallen war, wie es seine spätere politische Positionierung nahelegt und wie es etwa auch Kurzweil, Freud und die Freudianer, S. 386 kolportiert. Vielmehr stand er in den dreißiger Jahren der alles andere als demokratisch gesinnten »konservativen Revolution« um Ernst Jünger und Ernst Niekisch nahe. Die daraus resultierende Bedrohung durch die Nationalsozialisten ist von Mitscherlich später im Sinne der Selbststilisierung als frühem und entschiedenem NS-Gegner dramatisiert worden. Vgl. Freimüller, Alexander Mitscherlich, S. 35-55, sowie zu Mitscherlichs Biographie bis 1945 vor allem Dehli, Leben als Konflikt, S. 35-123.

89 Freimüller, Alexander Mitscherlich, Kap. 4. Die Erstauflage der mit Fred Mielke herausgegebenen Dokumentation des Nürnberger Ärzteprozesses von 1949 fand kaum Verbreitung, und Mitscherlich vermutete, dass die Ärztekammern einen Großteil der 10.000 gedruckten Exemplaren aufgekauft hatten. Erst die Neuausgabe von 1960 fand größere öffentliche Beachtung: Alexander Mitscherlich / Fred Mielke (Hg.), Medizin ohne Menschlichkeit. Dokumente des Nürnberger Ärzteprozesses, Frankfurt am Main 1960.

90 Klee, Euthanasie, Kap. XII.

91 Roelcke, Psychotherapy, S. 477. Gerade in dieser Hinsicht war allerdings auch die wissenschaftliche Vergangenheit von Weizsäckers nicht unproblematisch. Dieser, in der Spätphase der Weimarer Republik wie Mitscherlich der »konservativen Revolution« zugeneigt, hatte die nationalsozialistische Machtübernahme begrüßt, da er sich davon die politische Förderung seiner ›ganzheitlichen‹ medizinischen Anthropologie versprach. 1934 plädierte er dafür, dass der Arzt in Verantwortung für das »Volksganze« seinen Beitrag zur »Vernichtung unwerten Lebens oder unwerter Zeugungsfähigkeit« zu leisten habe; auch nach 1945 stellte er weiter Überlegungen zu einer ärztlichen »Vernichtungsordnung« an. Alle Zitate nach Freimüller, Alexan-

Institut sowohl die entscheidende Fürsprache des einflussreichen Sozialdemokraten Carlo Schmid als auch eine großzügige Anschubfinanzierung durch die Rockefeller Foundation sicherten.[92]

Die Rockefeller Foundation finanzierte 1951 auch eine Studienreise Mitscherlichs in die Vereinigten Staaten, die den Beginn seiner Wandlung zum freudianischen Psychoanalytiker markierte. Hier kam er mit einer aufblühenden und bereits weithin anerkannten psychoanalytisch orientierten medizinischen Praxis und mit einigen ihrer führenden Vertreter wie dem psychoanalytischen Psychosomatiker Franz Alexander in Berührung. Es war dann in der Folgezeit auch weniger Mitscherlichs zu vernachlässigender wissenschaftlicher Beitrag als vielmehr sein unermüdliches, durch seine unbelastete Biographie entscheidend begünstigtes internationales Networking, das es der deutschen Psychoanalyse ermöglichte, wieder internationalen Anschluss zu finden.[93] Symbolischer Höhepunkt dieser Entwicklung war eine von Mitscherlich und Max Horkheimer organisierte Vorlesungsreihe in Frankfurt und Heidelberg anlässlich des 100. Geburtstags von Sigmund Freud im Jahr 1956, in der prominente Psychoanalytiker aus dem Ausland redeten, darunter etliche Exilanten, die zum ersten Mal seit den dreißiger Jahren wieder einen Fuß auf deutschen Boden setzten. Sogar Bundespräsident Theodor Heuss war beim Eröffnungsfestakt zugegen, der mit einer Begrüßungsrede des sozialdemokratischen hessischen Ministerpräsidenten Georg August Zinn eingeleitet wurde.[94] Zinn machte im selben Jahr auch der Frankfurter Universität das Angebot der Landesregierung, einen Lehrstuhl für Psychoanalyse zu stiften, den Mitscherlich einnehmen sollte. Die Universität lehnte jedoch ab und äußerte stattdessen erfolglos den Wunsch, eine Professur für »Erbgenetik« einzurichten, auf die sie Otmar Freiherr von Verschuer berufen wollte – einen ehemaligen führenden NS-Rassenhygieniker, zu dessen Schülern Josef Mengele zählte.[95]

Jürgen Habermas, der eben als junger Assistent von Adorno und Horkheimer am Frankfurter Institut für Sozialforschung (IfS) angestellt worden war, erlebte die Vorlesungsreihe zum Freud-Jubiläum als Augenöffner für das gesellschaftskritische Potential der Psychoanalyse. Dies galt insbesondere für

der Mitscherlich, S. 152 f. u. S. 158 f.; vgl. auch Dehli, Leben als Konflikt, S. 90-100 u. S. 168-175.

92 Freimüller, Alexander Mitscherlich, S. 149; Roelcke, Psychotherapy, S. 485 f.

93 Freimüller, Alexander Mitscherlich, S. 160-166. Zu der mit Ausnahme der Psychosomatik begrenzten wissenschaftlichen Wirkung Mitscherlichs siehe auch Lohmann / Pfeiffer, Freud-Handbuch, S. 279.

94 Freimüller, Alexander Mitscherlich, S. 202-205; Kauders, Der Freud-Komplex, S. 161-163. Hessen spielte nicht nur bei der Etablierung der Psychoanalyse, sondern etwas später auch bei der Erprobung der Gruppendynamik zu Zwecken politischer Bildung eine Vorreiterrolle; vgl. Kapitel 11 der vorliegenden Arbeit.

95 Freimüller, Alexander Mitscherlich, S. 216.

die Vorträge von Herbert Marcuse, der hier zum ersten Mal einer größeren deutschen Öffentlichkeit bekannt wurde und später zur intellektuellen Leitfigur der Studentenbewegung avancieren sollte.[96] Zu der wissenschaftlichen und gesellschaftspolitischen Nähe zwischen Mitscherlich und dem IfS, die sich inzwischen herausgebildet hatte, kam dann 1960 auch die räumliche Nähe hinzu, als in Frankfurt das vom Land Hessen getragene Institut und Ausbildungszentrum für Psychoanalyse und Psychosomatische Medizin eröffnet wurde. Es wurde einige Jahre später in Sigmund-Freud-Institut (SFI) umgetauft und bis 1976 von Mitscherlich geleitet.[97]

Im Verlauf der sechziger Jahre entwickelte sich das SFI zum intellektuellen und wissenschaftlichen Zentrum der westdeutschen Psychoanalyse, und gleichzeitig wurde Mitscherlich zu einem der prominentesten Vertreter einer politischen Sozialpsychologie, nach deren Auffassung die psychoanalytische Individual- und Gesellschaftsdiagnose einen wichtigen Beitrag zur gesellschaftlichen Demokratisierung leisten konnte.[98] Während jedoch Mitscherlichs publizistische Interventionen zur Intensivierung der gesellschaftlichen Auseinandersetzung mit den mentalen Nachwirkungen des Nationalsozialismus beitrugen, verfestigte seine Stilisierung zur politisch unbelasteten Gründerfigur der Psychoanalyse in der Bundesrepublik paradoxerweise den Mythos ihrer »Liquidierung« im Nationalsozialismus, der bis in die siebziger Jahre eine kritische Befassung mit den historischen Kontinuitäten innerhalb der psychoanalytischen Zunft selbst verhinderte.[99]

2.3 Die Anerkennung des verletzlichen Individuums: Psychiatriekritik und Psychiatriereform

Während die Einrichtung des Sigmund-Freud-Instituts einerseits der wachsenden gesellschaftlichen Anerkennung der Psychoanalyse in der Bundesrepublik einen sichtbaren institutionellen Ausdruck verlieh, so verdeutlicht die Tatsache, dass es unabhängig von und gegen den politischen Widerstand

96 Ebd., S. 202-204; Rolf Wiggershaus, Die Frankfurter Schule. Geschichte, theoretische Entwicklung, politische Bedeutung, 4. Aufl, München 1993, S. 604f. Zu Marcuse siehe Kapitel 6.1 der vorliegenden Arbeit.

97 Freimüller, Alexander Mitscherlich, S. 216-232; vgl. auch Falk Berger, Zur »Biographie« einer Institution. Alexander Mitscherlich gründet das Sigmund-Freud-Institut, in: Tomas Plänkers / Michael Laier / Hans-Heinrich Otto / Hans-Joachim Rothe / Helmut Siefert (Hg.), Psychoanalyse in Frankfurt am Main. Zerstörte Anfänge, Wiederannäherung, Entwicklungen, Tübingen 1996, S. 349-372.

98 Zum Demokratisierungsauftrag des Sigmund-Freud-Instituts, den Zinn wie Mitscherlich von Anfang an hervorhoben, siehe Freimüller, Alexander Mitscherlich, S. 223 u. S. 230; vgl. hierzu allgemein auch Nolte, Von der Gesellschaftsstruktur zur Seelenverfassung, sowie Kapitel 5 der vorliegenden Arbeit.

99 Dehli, Leben als Konflikt, S. 200.

der Universität eingerichtet wurde, wie groß der Graben zwischen der Psychoanalyse und dem akademischen, besonders dem medizinisch-psychiatrischen Establishment weiterhin war. Doch auch in der Psychiatrie zeichnete sich in den Jahren um 1960 ein allmählicher Wandel ab, der eng mit den gesellschaftlichen und politischen Entwicklungen dieser Zeit verwoben war und der seinen Ausdruck zunächst besonders in einem sich verändernden psychiatrischen Umgang mit den Folgen von Krieg, Gewalt und Verfolgung fand.

Bereits nach dem Ersten Weltkrieg war mit der rechtlichen Absicherung eines Anspruchs auf staatliche Entschädigungs- und Rentenzahlungen für Kriegsbeschädigte durch das Reichsversorgungsgesetz von 1920, das aufgrund der großen Anzahl Betroffener zu den finanziell umfangreichsten sozialpolitischen Maßnahmen der Weimarer Republik zählte, die höchst umstrittene Frage aufgekommen, inwiefern nicht nur körperliche, sondern auch psychische Kriegsversehrungen entschädigungsrelevant seien.[100] Führende Psychiater wie Karl Bonhoeffer verneinten dies, da sie der Ansicht waren, dass »das gesunde Gehirn auch überstarke und andauernde körperliche Strapazen, Entbehrungen und Emotionen« ertragen könne, ohne dadurch »schwere seelische Funktionsstörungen« zu entwickeln.[101] Aus dieser Sicht kamen dauerhafte psychische Beeinträchtigungen mit Krankheitswert – sofern sie nicht ohnehin zu simulierten oder autosuggestiven »Rentenneurosen« erklärt wurden, die aus einem »arbeitsscheuen« oder »willensschwachen« Charakter resultierten – nicht als Folge der Kriegserfahrung in Betracht. Sie beruhten vielmehr auf einer angeborenen und daher nicht entschädigungsrelevanten »Minderwertigkeit« des Nervensystems. Diese Lehrmeinung – die keinen empirischen Befund darstellte, sondern sich als definitorische Konsequenz aus dem zugrunde liegenden Krankheitsbegriff ergab – war zur Weimarer Zeit zwar dominant, aber unter Medizinern nicht unumstritten, sodass entsprechende Anträge in der Begutachtungspraxis in Verbindung mit dem Entscheidungsspielraum der jeweils zuständigen Behörde durchaus Erfolg haben konnten. Erst die Nationalsozialisten strichen ab 1934 alle laufenden Versorgungsansprüche, da ihren Beziehern nun, dem eugenischen Den-

100 Neuner, Politik und Psychiatrie, dort zum Reichsversorgungsgesetz S. 68 ff.

101 Ebd., S. 110-131, Bonhoeffer-Zitat ebd., S. 114; Kaufmann, Science as Cultural Practice; dies., Widerstandsfähige Gehirne, S. 215-218. Kaufmann betont, dass in diesem Zusammenhang auch die Psychiater psychoanalytische Deutungsmuster übernahmen, wenn sie die »Kriegsneurosen« auf einen unbewussten Fluchtwunsch zurückführten. Umgekehrt waren auch Psychoanalytiker wie Karl Abraham der Meinung, dass der psychisch Gesunde »zur Aufopferung seines Ich für die Gesamtheit« im Krieg fähig sei, ohne davon seelische Schäden davonzutragen (Zitat ebd., S. 218). Allerding fragt Kaufmann nicht nach den strategischen Gründen, die Vertretern einer um gesellschaftliche Anerkennung ringenden Wissenschaft eine solche Positionierung nahegelegt haben könnten.

ken entsprechend, pauschal eine »anlagemäßig bedingte Minderwertigkeit« attestiert wurde.[102]

Die Auffassung von der uneingeschränkten psychischen Belastbarkeit körperlich gesunder und charakterlich »normaler« Menschen und die entsprechenden Schlussfolgerungen hinsichtlich der Berechtigung von Anträgen auf Kriegsbeschädigtenrenten beherrschten weiterhin den psychiatrischen Diskurs – freilich nicht allein – in Deutschland, als das gleiche Problem nach dem Zweiten Weltkrieg mit der Verabschiedung des Bundesversorgungsgesetzes im Dezember 1950 erneut zutage trat.[103] Hinsichtlich der Kriegsheimkehrer bestand dabei zunächst eine Konvergenz zwischen dem psychiatrischen Erblichkeitsparadigma, das die Anerkennung von Versorgungsansprüchen stark einschränkte, und dem politischen Interesse an Kosteneindämmung; hinzu kamen gesellschaftlich weit verbreitete stigmatisierende Vorurteile gegenüber psychisch Kranken und ein nach Stärke verlangendes Männlichkeitsbild.[104]

Eine andere Situation herrschte in den Vereinigten Staaten. Hier neigten besonders die psychoanalytisch orientierten Psychiater gegen Kriegsende verstärkt zu der Auffassung, dass unter den extrem belastenden Bedingungen der modernen Kriegsführung auch ein normaler und gesunder Soldat psychische Störungen entwickeln konnte.[105] Diese Entstigmatisierung und Normalisierung psychischer Störungen – und das ist ein generelles, ambivalentes Charakteristikum des Therapeutisierungsprozesses – war allerdings untrennbar mit der Ausweitung der Deutungs- und Behandlungskompetenz psychiatrischer wie psychotherapeutischer Experten verbunden. Immerhin hatten rund eintausend und damit etwa ein Drittel aller amerikanischen Psychiater während des Kriegs für die Streitkräfte gearbeitet. Es lag nun in ihrem Interesse, die damit verbundene gewachsene gesellschaftliche Anerkennung ihrer Expertise auch in Friedenszeiten auf eine möglichst große Zahl von psychisch zu rehabilitierenden ehemaligen Soldaten auszudehnen. Es waren jedoch gerade die Kriegsveteranen, die eine solche Psychiatrisierung und Therapeutisierung für sich selbst mehrheitlich ablehnten und stattdessen in erster Linie die materielle Absicherung ihres zivilen Lebens wünschten. Hierin lässt sich

102 Neuner, Politik und Psychiatrie, S. 230-236.

103 Vgl. hierzu ausführlich Svenja Goltermann, Die Gesellschaft der Überlebenden. Deutsche Kriegsheimkehrer und ihre Gewalterfahrungen im Zweiten Weltkrieg, München 2009, sowie zusammenfassend dies., Psychisches Leid und herrschende Lehre. Der Wissenschaftswandel in der westdeutschen Psychiatrie der Nachkriegszeit, in: Bernd Weisbrod (Hg.), Akademische Vergangenheitspolitik. Beiträge zur Wissenschaftskultur der Nachkriegszeit, Göttingen 2002, S. 263-280.

104 Goltermann, Gesellschaft der Überlebenden, S. 363.

105 Hans Pols, War Neurosis, Adjustment Problems in Veterans, and an Ill Nation: The Disciplinary Project of American Psychiatry during and after World War II, in: Eghigian u. a., The Self as Project, S. 72-92; Hale, Rise and Crisis, S. 277-281.

mit ein Grund dafür sehen, dass nach dem Krieg weniger die Soldaten, sondern über das Thema Erziehung vielmehr die Mütter zu einem zentralen Wissensobjekt der amerikanischen Psychoanalyse und Psychiatrie wurden.[106]

In der deutschen Psychiatrie setzte ein grundsätzliches diagnostisches Umdenken erst im Zusammenhang mit der Entschädigung von Opfern des NS-Regimes, insbesondere der jüdischen Überlebenden von Verfolgung und Vernichtung ein, die mit dem Bundesentschädigungsgesetz von 1956 eine einheitliche rechtliche Grundlage erhalten hatte. Die streng somatische Ätiologie geriet dabei in den folgenden Jahren angesichts der nicht mehr zu ignorierenden Häufigkeit neuartiger Symptome sowohl an ihre explanatorischen als auch an ihre moralischen Grenzen. Das Fehlen nachweisbarer organischer Schäden und einer eindeutigen kausalen Verknüpfung zwischen Verfolgungs- und Gewalterfahrungen und langfristigen seelischen Störungen erschien als Argument für die Vorenthaltung von Entschädigungsleistungen angesichts des unvorstellbaren Leids, das den Überlebenden des Holocaust zugefügt worden war, politisch und moralisch immer weniger haltbar.[107]

Die wachsende medizinische Anerkennung psychischer Traumatisierung durch Gewalterfahrung, die sich in diesem Zusammenhang abzeichnete, war auch in den folgenden Jahrzehnten untrennbar mit einer übergreifenden kulturellen Entwicklung in den westlichen Gesellschaften verwoben. In ihrem Verlauf wurde die Ausdehnung eines popularisierten Trauma-Begriffs auf immer weitere und größere Opfergruppen bis hin zu ganzen Nationen zu einem ambivalenten Ausweis eines »säkularen, modernen demokratischen Ethos«, in dessen Mittelpunkt die Anerkennung der Verletzlichkeit des Indi-

106 Pols, War Neurosis, S. 85-92. Vgl. allgemein zur Therapeutisierung der amerikanischen Familie auch Deborah Weinstein, The Pathological Family. Postwar America and the Rise of Family Therapy, Ithaca 2013. Da sich Goltermann, Gesellschaft der Überlebenden, auf jene ehemaligen Soldaten konzentriert, die um die versorgungsrechtliche Anerkennung ihres individuellen psychischen Leids als kriegsbedingt kämpften, bleibt offen, inwiefern und aus welchen Motiven eine ähnliche Abwehrhaltung auch unter deutschen Kriegsheimkehrern verbreitet gewesen sein könnte; allerdings erhoben die deutschen Psychiater auch keinen derart umfassenden Betreuungsanspruch wie ihre amerikanischen Kollegen.

107 Goltermann, Gesellschaft der Überlebenden, Kap. II.3; vgl. auch dies., Kausalitätsfragen. Psychisches Leid und psychiatrisches Wissen in der Entschädigung, sowie Miriam Rieck / Gali Eshet, Die Bürden der Experten. Gespräche mit deutschen und israelischen Psychiatern über ihre Rolle als Gutachter in Entschädigungsverfahren, beide in Norbert Frei / José Brunner / Constantin Goschler (Hg.), Die Praxis der Wiedergutmachung. Geschichte, Erfahrung und Wirkung in Deutschland und Israel, Göttingen 2009, S. 427-451 bzw. S. 452-469. Zum Thema allgemein und in längerer historischer Perspektive siehe auch José Brunner / Nathalie Zajde (Hg.), Holocaust und Trauma. Kritische Perspektiven zur Entstehung und Wirkung eines Paradigmas, Göttingen 2011.

viduums steht.[108] Die problematischen und widersprüchlichen Aspekte des Trauma-Diskurses können an dieser Stelle nur angedeutet werden. José Brunner etwa weist auf verschiedene Formen ethnozentrischer Exklusion hin: So lässt sich die Aufnahme der Posttraumatischen Belastungsstörung (PTBS) in die dritte Auflage des international maßgeblichen *Diagnostic and Statistical Manual of Mental Disorders* (DSM-III) von 1980 auf das Engagement liberaler, der Antikriegsbewegung nahestehender Wissenschaftler zurückführen, die damit die medizinische Anerkennung kriegsbedingter seelischer Störungen von Vietnamkriegsveteranen erreichten. Während die betreffende Definition der PTBS jedoch so weit gefasst war, dass sie auch die Ausübung von Kriegsverbrechen und Folter als traumatische Erfahrung amerikanischer Soldaten einschloss, wurden die vietnamesischen Opfer dieser Gewalt so gut wie vollständig aus dem Trauma-Diskurs ausgeblendet.[109] Umgekehrt aber zeitigte gerade die sich in den neunziger Jahren etablierende Integration von Trauma-Theorien in die Sicherheits-, Nachkriegswiederaufbau- und Entwicklungsprogrammatik internationaler politischer Organisationen Effekte eines westlichen therapeutischen Paternalismus, der mit der Pathologisierung der betroffenen Bevölkerungen deren politische Selbstbestimmung möglicherweise eher untergräbt als fördert.[110]

Die Ausweitung der wissenschaftlichen und politischen Sensibilisierung für psychisches Leid war für die Akteure im hier behandelten historischen Zusammenhang aber in erster Linie eine Frage der Humanisierung gesellschaftlicher Verhältnisse. So waren etliche jener Psychiater, die sich für eine großzügige Begutachtungspraxis im Rahmen der Entschädigungsverfahren aussprachen, nicht zufällig auch führende Vertreter der liberalen westdeut-

108 José Brunner, Politik der Traumatisierung. Zur Geschichte des verletzbaren Individuums, in: WestEnd. Neue Zeitschrift für Sozialforschung, 2004, Nr. 1, S. 7-24; vgl. ausführlich auch ders., Die Politik des Traumas. Gewalterfahrung und psychisches Leid in den USA, in Deutschland und im Israel/Palästina-Konflikt, Frankfurt am Main 2014.

109 Brunner, Politik der Traumatisierung, S. 18 f. Vgl. auch kritisch Allan Young, The Harmony of Illusions. Inventing Post-Traumatic Stress Disorder, Princeton 1995. Als Alternative zur Dichotomie Entdeckung vs. Erfindung des Traumas schlägt Brunner, Politik des Traumas, S. 50 ff., das Konzept der Übersetzung von Erfahrungen in wissenschaftliche Diskurse vor.

110 Siehe etwa Vanessa Pupavac, War on the Couch: The Emotionology of the New International Security Paradigm, in: European Journal of Social Theory 7 (2004), S. 149-170. Zur weiteren Kritik gegenwärtiger populärer Trauma-Diskurse vgl. hier nur für den deutschen Fall Michael Heinlein, Die Erfindung der Erinnerung. Deutsche Kriegskindheiten im Gedächtnis der Gegenwart, Bielefeld 2010, sowie für die Vereinigten Staaten Anne Rothe, Popular Trauma Culture. Selling the Pain of Others in the Mass Media, London 2010.

schen Reform- und Sozialpsychiatrie.[111] Bei den Reformpsychiatern handelte es sich zumeist um jüngere Vertreter ihres Fachs, die sich verstärkt seit den späten fünfziger Jahren um eine Modernisierung der mit nahezu bruchloser Kontinuität aus dem Nationalsozialismus weiterbestehenden deutschen Psychiatrie bemühten. Mit der Orientierung an den fortgeschrittenen psychiatrischen Reformbemühungen in Großbritannien und den Vereinigten Staaten verband sich damit gleichermaßen das Streben nach Wiederanschluss an den internationalen Stand der wissenschaftlichen Entwicklung wie auch die Überzeugung, dass sich der Grad der Humanität einer Gesellschaft an ihrem Umgang mit psychisch Kranken erwies und Psychiatriereform und Gesellschaftsreform somit untrennbar miteinander zusammenhingen.[112]

Die schillernde Semantik des Wortes »sozial« spiegelt sich auch in den wesentlichen Merkmalen der Sozialpsychiatrie wider. Ihre Vertreter plädierten für eine stärkere Beachtung sozialer Faktoren bei der Erklärung und Behandlung psychischer Erkrankungen, sie forderten eine intensivere, weniger autoritäre und objektivierende Zuwendung von Ärzten und Pflegepersonal zu ihren Patienten, und sie setzten sich für eine größere soziale Öffnung der Psychiatrie ein. Letzteres meinte zum einen ganz konkret den räumlichen Aspekt, denn das überkommene Modell örtlich abgelegener psychiatrischer Heil- und Pflegeanstalten, in denen die Patienten mitunter zu Tausenden abgeschottet verwahrt wurden, sollte durch ein System gemeindenaher, auf Therapie und Rehabilitation ausgerichteter psychiatrischer Einrichtungen ersetzt werden. Zum anderen sollte dadurch auch ein Beitrag zur gesellschaftlichen Entstigmatisierung psychisch Kranker geleistet werden, die als wichtige Voraussetzung für deren erfolgreiche gesellschaftliche Wiedereingliederung angesehen wurde.

Waren die Reformpsychiater zunächst noch eine wenig einflussreiche Minderheit, so stießen sie spätestens mit dem »gesundheits- und gesellschaftspolitischen Reformaufbruch« der späten sechziger Jahre auf breite politische

111 Konkret sind hier Walter von Baeyer und seine Mitarbeiter Heinz Häfner und Karl Peter Kisker zu nennen; Goltermann, Gesellschaft der Überlebenden, S. 311.

112 Franz-Werner Kersting (Hg.), Psychiatriereform als Gesellschaftsreform. Die Hypothek des Nationalsozialismus und der Aufbruch der sechziger Jahre, Paderborn u. a. 2003; ders., Abschied von der »totalen Institution«? Die westdeutsche Anstaltspsychiatrie zwischen Nationalsozialismus und den Siebzigerjahren, in: Archiv für Sozialgeschichte 44 (2004), S. 267-292; Brink, Grenzen der Anstalt, Kap. 11 u. 12; vgl. auch die Geschichte des 1975 in Mannheim eröffneten Modellinstituts für Sozialpsychiatrie aus Sicht seiner Gründungspersonen: Heinz Häfner / Hans Martini, Das Zentralinstitut für Seelische Gesundheit. Gründungsgeschichte und Gegenwart, München 2011. Zur psychiatrischen »Vergangenheitsbewältigung« siehe auch Franz-Werner Kersting / Karl Teppe / Bernd Walter (Hg.), Nach Hadamar. Zum Verhältnis von Psychiatrie und Gesellschaft im 20. Jahrhundert, Paderborn 1993.

und öffentliche Beachtung.[113] Großes öffentliches Aufsehen erregte unter anderem Frank Fischers Buch *Irrenhäuser* von 1969, in dem er seine Beobachtungen über die menschenunwürdigen Zustände in psychiatrischen Anstalten schilderte, die er dort als Hilfspfleger gemacht hatte.[114] Der *Spiegel* berichtete 1970 mit großer Sympathie vom sozialpsychiatrischen Reformprojekt des Heidelberger Psychiaters Heinz Häfner und klagte darüber, dass »zu viele psychisch Gestörte weiterhin in den Zwingburgen alten Typs verdämmern«.[115] Ein Jahr später folgte ein ausführlicher kritischer Bericht über den »Notstand der psychiatrischen Versorgung« zwischen »Pfleger-Prügel und Psycho-Pillen«.[116]

Keine drei Monate später berichtete der *Spiegel* erneut über die Heidelberger Psychiatrie. Doch diesmal fand sich Häfner selbst unversehens auf der Seite des psychiatrischen »Establishments« wieder, nämlich im Konflikt mit dem radikalen psychiatriekritischen Sozialistischen Patientenkollektiv (SPK).[117] Das SPK war von Patienten der psychiatrischen Ambulanz der Heidelberger Poliklinik unter der Leitung des dort tätigen Assistenzarztes Wolfgang Huber gegründet worden und betrachtete auch die Reformpsychiatrie als Teil des von ihm bekämpften medizinischen Herrschaftssystems. Dieses diente aus Sicht des SPK dazu, die vom kapitalistischen Zwangs- und Ausbeutungssystem hervorgebrachten psychischen Symptome so weit beherrschbar zu machen, dass die von ihnen Betroffenen wieder in dieses System integriert werden konnten. Im SPK sollte zunächst das hierarchisch-autoritäre Arzt-Patienten-Verhältnis aufgelöst bzw. austauschbar gemacht werden, damit es den Patienten möglich werde, sich aus ihrer rechtlosen medizinischen »Objektrolle« zu befreien. Aus dieser Befreiung wiederum sollte die Möglichkeit erwachsen, von der Einsicht in die gesellschaftliche Bedingtheit des eigenen psychischen Leids zur »revolutionären Tat« zu schreiten und auf diese Weise, so die Parole, aus der »Krankheit eine Waffe« zu machen.[118]

Das SPK lässt sich als eine extreme – und letztlich isoliert bleibende – Praxisform der sogenannten Antipsychiatrie sehen. Dabei handelte es sich um eine radikale, aber sehr heterogene psychiatriekritische Bewegung, die wie

113 Kersting, Abschied von der »totalen Institution«, S. 270.

114 Frank Fischer, Irrenhäuser. Kranke klagen an, München u. a. 1969.

115 Psychiatrie: Abends Tanz, in: Der Spiegel, 20.7.1970, S. 103-105.

116 »Eia-popeia, bitte nicht schlagen!« Spiegel-Report über sozial benachteiligte Gruppen in der Bundesrepublik (VI): Geisteskranke, in: Der Spiegel, 26.7.1971, S. 38-51.

117 Psychiatrie: Heil im Kollektiv, in: Der Spiegel, 5.10.1970, S. 225 f. Zum SPK vgl. Cornelia Brink, Radikale Psychiatriekritik in der Bundesrepublik. Zum Sozialistischen Patientenkollektiv in Heidelberg, in: Kersting, Psychiatriereform, S. 165-179; dies., (Anti-)Psychiatrie und Politik. Über das Sozialistische Patientenkollektiv Heidelberg, in: Faber / Stölting, Die Phantasie an die Macht, S. 125-156.

118 Brink, Radikale Psychiatriekritik, S. 170-172; dies., (Anti-)Psychiatrie und Politik, S. 146-148.

auch die Sozialpsychiatrie aus der Psychiatrie selbst hervorgegangen war und seit etwa Mitte der sechziger Jahre auf große Resonanz in den linksintellektuellen und gegenkulturellen Milieus der Vereinigten Staaten und Westeuropas stieß.[119] Zu ihren prominentesten Wortführern gehörten die Psychiater Ronald D. Laing und David Cooper in Großbritannien, Franco Basaglia in Italien und Thomas Szasz in den Vereinigten Staaten.[120] Wichtige theoretische Grundlagen der verbreiteten psychiatriekritischen Stimmung waren darüber hinaus Foucaults *Wahnsinn und Gesellschaft*, Erving Goffmans *Asyle* und der *Anti-Ödipus* von Deleuze und Guattari, die jeweils 1969, 1972 und 1974 in deutscher Übersetzung bei Suhrkamp erschienen, während in der Bundesrepublik der sozialpsychiatrisch engagierte Psychiater Klaus Dörner 1969 mit *Bürger und Irre* einen wichtigen Beitrag zur Psychiatriekritik leistete.[121]

Reform- und Antipsychiatrie standen einander theoretisch und praktisch in einem komplizierten Verhältnis von Übereinstimmung und Gegnerschaft gegenüber, versammelten jeweils in sich unterschiedliche Positionen und ließen sich auch hinsichtlich der Akteure nicht immer eindeutig voneinander abgrenzen.[122] Als ein gemeinsames, allgemeines gesellschaftspolitisches Motiv lässt sich aber doch festhalten, das Leid und die Diskriminierung psychisch Kranker zur Sprache zu bringen, die Öffentlichkeit hierfür zu sensi-

119 Zur Kulturgeschichte der Antipsychiatrie in den Vereinigten Staaten und ihrem Einfluss auf die *counter culture* der sechziger und siebziger Jahre siehe Michael E. Staub, Madness Is Civilization. When the Diagnosis Was Social, 1948-1980, Chicago 2011.

120 Staub, Madness; Jörg Bopp, Antipsychiatrie. Theorien, Therapien, Politik, Frankfurt am Main 1980; Kersting, Abschied von der »totalen Institution«, S. 287 f.; Brink, (Anti-)Psychiatrie und Politik, S. 125 f. In Italien, dem Wirkungsfeld von Basaglia, wurden unter dem Eindruck der Antipsychiatrie 1978 die psychiatrischen Anstalten abgeschafft; vgl. hierzu wie zu den ambivalenten Folgen dieser Entwicklung Malte König, Franco Basaglia und das Gesetz 180. Die Auflösung der psychiatrischen Anstalten in Italien 1978, in: Petra Terhoeven (Hg.), Italien, Blicke. Neue Perspektiven der italienischen Geschichte des 19. und 20. Jahrhunderts, Göttingen 2010, S. 209-233.

121 Michel Foucault, Wahnsinn und Gesellschaft. Eine Geschichte des Wahns im Zeitalter der Vernunft, Frankfurt am Main 1969 (franz. Orig. zuerst 1961); Erving Goffman, Asyle. Über die soziale Situation psychiatrischer Patienten und anderer Insassen, Frankfurt am Main 1972 (amerik. Orig. 1961); Gilles Deleuze / Félix Guattari, Anti-Ödipus. Kapitalismus und Schizophrenie I, Frankfurt am Main 1974 (franz. Orig. 1972); Klaus Dörner, Bürger und Irre. Zur Sozialgeschichte und Wissenschaftssoziologie der Psychiatrie, Frankfurt am Main 1969. Siehe zu Letzterem auch ders. / Ursula Plog (Hg.), Sozialpsychiatrie. Psychisches Leiden zwischen Integration und Emanzipation, Neuwied / Berlin 1972.

122 Siehe hierzu im Allgemeinen wie zu den sich am SPK entzündenden Auseinandersetzungen in Westdeutschland Brink, Radikale Psychiatriekritik; dies., (Anti-)Psychiatrie und Politik; für eine Zusammenfassung der unterschiedlichen kritischen Stoßrichtungen antipsychiatrischer Theorien siehe auch Staub, Madness, S. 7 f.

bilisieren und auf politische, diagnostische und institutionelle Veränderungen zu drängen. Wenn man idealtypisch zwischen reformorientierten und radikalen Ansätzen unterscheidet, so zielten Erstere auf eine stärker therapieorientierte Behandlung psychisch Kranker ab, die diesen größere Selbstständigkeit und im Idealfall die gesellschaftliche Wiedereingliederung ermöglichen sollte. Letztere hingegen stellten das Konzept psychischer Krankheit und Gesundheit sowie die darauf beruhenden psychiatrischen Institutionen und Praktiken grundsätzlich infrage. Die Psychiatrie war aus dieser Perspektive mehr oder weniger ausschließlich ein Instrument der bürgerlichen und/oder kapitalistischen Gesellschaftsordnung, das es erlaubte, von der psychischen Norm abweichende und damit gesellschaftlich dysfunktionale oder gar potentiell subversive Individuen wegzusperren bzw. wieder anzupassen.

Gerade weil im psychiatriekritischen Diskurs und dem sich daran anschließenden psychiatrischen Reformprozess die hergebrachten Normalitätsvorstellungen in die Kritik gerieten, trugen beide zu einem in Westdeutschland um 1960 einsetzenden und um 1970 beschleunigten Prozesses der therapeutischen Normalisierung bei, wobei »Normalisierung« in diesem Sinne verschiedene Facetten hat:[123] Erstens wurde mit der sozialen Öffnung psychiatrischer Einrichtungen intendiert, die Akzeptanz psychisch Kranker durch die Mehrheitsgesellschaft zu vergrößeren, um dadurch ihre Reintegration in ein »normales« Leben in eben dieser Gesellschaft zu erleichtern. Dafür war zweitens eine Modifizierung des psychischen Krankheitsbegriffs notwendig, weg vom überkommenen, monokausalen biologistisch-somatischen Modell, das eine strikte und aufgrund der organischen Determinierung im Prinzip unüberwindbare Grenze zwischen Kranken und Gesunden implizierte, hin zur ätiologischen Anerkennung psychodynamischer und psychosozialer Faktoren, die eine soziale Normalisierung im erstgenannten Sinne durch therapeutische Rehabilitation überhaupt erst plausibel und praktikabel erscheinen ließ.

Diese Soziologisierung und Psychologisierung seelischer Störungen, die eine Gemeinsamkeit von Reform- und Antipsychiatrie darstellte, bedeutete drittens zugleich eine Aufweichung oder Gradualisierung des Dualismus

123 Die recht großzügige Subsumtion verschiedenster Phänomene unter den Normalisierungsbegriff in Jürgen Links einschlägiger diskursanalytischer Theorie ist zwar nicht ganz unproblematisch, doch ist es in diesem Zusammenhang plausibel, mit Link von einem Übergang vom »Protonormalismus« zum »flexiblen Normalismus« qua Therapeutisierung zu sprechen. Während der Protonormalismus das Normale rigide vom (minoritären) »Abnormalen« unterscheidet und Ersteres durch repressive Disziplinierung und Exklusion herzustellen versucht, entwirft der flexible Normalismus ein breites und wandelbares Kontinuum von Normalität, dem sich die Subjekte in erster Linie durch verschiedene Selbstnormalisierungsverfahren anpassen; vgl. Link, Normalismus, dort zu Psychiatrie und Psychotherapie S. 62-73 u. S. 140-143.

gesund / krank. So konnte potentiell ein sehr viel größerer Anteil der Bevölkerung in den Blick des psychiatrischen und psychotherapeutischen Betreuungsanspruchs geraten, wobei die Strategie der Entstigmatisierung die freiwillige Annahme des therapeutischen Hilfsangebots fördern sollte.[124] Es wurde also nicht nur die psychiatrisch-psychotherapeutische Austritts-, sondern auch die Eintrittsschwelle abgesenkt.[125]

2.4 Therapeutisierung als gesellschaftliches Reformprojekt: Aufstieg und Ausweitung der Psychotherapie ab Ende der sechziger Jahre

Das programmatische Herzstück der westdeutschen Psychiatriereform war die 426 Seiten starke sogenannte Psychiatrie-Enquête, die Ende 1975 unter dem vollständigen Titel *Bericht über die Lage der Psychiatrie in der Bundesrepublik Deutschland – Zur psychiatrischen und psychotherapeutisch / psychosomatischen Versorgung der Bevölkerung* zusammen mit einem 1.192 Seiten umfassenden Materialanhang als Bundesdrucksache herausgegeben wurde.[126] Die Enquête war auf Beschluss des Bundestags vom Juli 1971 unter Mitarbeit von rund 200 Experten erarbeitet worden. Sie wurde mit ihrem Erscheinen zum »obligatorischen Bezugspunkt nahezu aller nachfolgenden Bemühungen« um strukturelle Reformen im psychiatrischen System und bestimmte – bei allen Einschränkungen, besonders den finanziellen – die weitere Politik auf diesem Feld »in weitaus höherem Maße [...], als dies bei

124 Vgl. zu diesem ambivalenten Effekt auch Castel u. a., Psychiatrisierung des Alltags, S. 260, sowie zum komplementären Prozess der Pathologisierung des Normalen im linken Milieu Kapitel 8.3 der vorliegenden Arbeit.

125 Allerdings wuchs damit zugleich auch die Zahl der unfreiwillig psychiatrisierten Menschen an. So stieg in mehreren Bundesländern nach der Verabschiedung psychiatrischer Reformgesetze auch die Zahl der Zwangseinweisungen an; vgl. Cornelia Brink, Zwangseinweisungen in die Psychiatrie, in: Herbert, Wandlungsprozesse, S. 467-507. Ein weiterer zwiespältiger Effekt war, dass die Konzentration auf die therapeutische Rehabilitation dazu führte, dass jene chronisch Kranken, die als nicht therapierbar galten, aus den psychiatrischen Kliniken in Pflegeheime abgeschoben und dort aufs Neue und möglicherweise unter noch schlechteren Bedingungen verwahrt wurden; Kersting, Abschied von der »totalen Institution«, S. 292.

126 Deutscher Bundestag, Drucksache 7 / 4200: Bericht über die Lage der Psychiatrie in der Bundesrepublik Deutschland – zur psychiatrischen und psychotherapeutisch / psychosomatischen Versorgung der Bevölkerung, Bonn, 25. November 1975; Drucksache 7 / 4201: Anhang zum Bericht über die Lage der Psychiatrie in der Bundesrepublik Deutschland – zur psychiatrischen und psychotherapeutisch / psychosomatischen Versorgung der Bevölkerung, Bonn, 25. November 1975.

vergleichbaren Expertenplänen auf anderen Politikfeldern der Fall« war.[127] Der inzwischen breite politische Konsens hinsichtlich der grundsätzlichen Reformbedürftigkeit der psychiatrischen Anstalten zeigte sich in der parteiübergreifenden Zustimmung zur Erarbeitung der Enquête im Bundestag. Eingebracht worden war der betreffende Antrag von dem CDU-Abgeordneten Walter Picard, der seit längerem auf dem Gebiet engagiert war und in regem Austausch mit Reformpsychiatern wie Caspar Kulenkampff und Heinz Häfner stand, die dann wiederum leitend in der Enquête-Kommission tätig waren.[128] Den größten Widerstand musste Picard dabei in seiner eigenen Fraktion überwinden, aus deren Reihen er sich um 1968 anhören musste, mit seinem Engagement für psychisch Kranke mache er sich mit »linken Krawallern« und »Kommunisten« gemein, während er umgekehrt SPD-Kanzler Brandt schnell für sein Anliegen gewinnen konnte.[129]

Einen direkten Draht zu Willy Brandt hatte buchstäblich auch Horst-Eberhard Richter. Dieser konnte nach eigener Erinnerung 1978 den innerparteilich immer noch einflussreichen Ex-Kanzler am Telefon davon überzeugen, persönlich bei Bundesfinanzminister Matthöfer zu intervenieren, damit die Fortführung der Psychiatriereform nicht zum Opfer der angespannten öffentlichen Finanzlage wurde.[130] Richter war 1962 auf einen der deutschlandweit ersten medizinischen Lehrstühle für Psychotherapie und Psychosomatik an der Universität Gießen berufen worden, und erst auf seine Beschwerde beim Gesundheitsministerium hin war 1971 eine eigene, von ihm geleitete Arbeitsgruppe für Psychotherapie, Psychosomatik und Sozialtherapie in der Sachverständigenkommission der Enquête eingerichtet worden.[131]

Noch 1974 monierte Richter in einem seiner vielverkauften Bücher, dass die Enquête-Kommission viel zu sehr einer psychiatrischen Perspektive verpflichtet sei, die allein die »schweren Gemüts- und Geistesstörungen« als therapiebedürftig ansehe. Die gerade unter »präventivmedizinischem As-

127 Wilfried Rudloff, Expertenkommissionen, Masterpläne und Modellprogramme. Die bundesdeutsche Psychiatriereform als Paradefall ›verwissenschaftlichter‹ Politik?, in: Archiv für Sozialgeschichte 50 (2010), S. 169-216, Zitate S. 169 u. S. 216; siehe auch Heinz Häfner, Die Inquisition der psychisch Kranken geht ihrem Ende entgegen. Die Geschichte der Psychiatrie-Enquete und Psychiatriereform in Deutschland, in: Kersting, Psychiatriereform als Gesellschaftsreform, S. 113-140.

128 Rudloff, Expertenkommissionen, S. 183-185; zu Picard, der 1971 auch Mitbegründer der überparteilichen Interessenvertretung »Aktion Psychisch Kranke« war, siehe die Kurzbiographie in Häfner/Martini, Zentralinstitut, S. 26.

129 Zitiert nach Manfred Bauer, Reform als soziale Bewegung: Der »Mannheimer Kreis« und die Gründung der »Deutschen Gesellschaft für Soziale Psychiatrie«, in: Kersting, Psychiatriereform als Gesellschaftsreform, S. 155-163, hier S. 162f.

130 Horst-Eberhard Richter, Wanderer zwischen den Fronten. Gedanken und Erinnerungen, Köln 2000, S. 170f.

131 Zum Lehrstuhl vgl. Richter, Chance, S. 150-152, zur Enquête ders., Wanderer, S. 167.

pekt« so wichtige psychotherapeutische und psychosomatische Versorgung, die sich der Masse des »Mittelfelds« seelischer Störungen annehme, werde hingegen sträflich vernachlässigt.[132] Doch war bereits ein Jahr zuvor die Anzahl der mit Psychotherapie und Psychosomatik befassten Arbeitsgruppen auf sechs vergrößert worden, nachdem Richter und seine ebenfalls an der Enquête beteiligten Kollegen Helmut Enke und Ulrich Ehebald mit Unterstützung der beiden großen Fachverbände – der Deutschen Gesellschaft für Psychotherapie, Psychosomatik und Tiefenpsychologie (DGPPT) sowie der Allgemeinen Ärztlichen Gesellschaft für Psychotherapie (AÄGP) – bei Gesundheitsministerin Katharina Focke gegen die aus ihrer Sicht noch viel zu geringe Berücksichtigung ihres Fachbereichs protestiert hatten.[133] Nicht ohne spürbar nachwirkende Verärgerung bemerkte der Reformpsychiater Heinz Häfner dreißig Jahre später, Richter habe sich zur Durchsetzung seiner Interessen auf eine bloß »mündliche Meinungsäußerung des Bundeskanzlers Brandt« berufen, und das Zugeständnis Fockes sei nur aufgrund der Drohung der Psychotherapeuten erzielt worden, eine in ihren Folgen unabsehbare Spaltung der Enquête herbeizuführen.[134] Auf der anderen Seite wiederum beklagten sich die konservativen Anstaltspsychiater über die guten politischen Beziehungen der reformorientierten Universitätspsychiater, durch die sie sich benachteiligt und in ein schlechtes Licht gerückt sahen.[135]

Obgleich Psychotherapie und Psychosomatik in den frühen siebziger Jahren innerhalb der westdeutschen Medizin immer noch randständig waren, macht die Durchsetzungsfähigkeit der Psychotherapeuten bei der Zusammenstellung der Sachverständigenkommission und den inhaltlichen Schwerpunkten der Psychiatrie-Enquête die gewachsene politische und gesellschaftliche Anerkennung deutlich, die sie im Verlauf der sechziger Jahre hatten erwerben können. Den Lesern der *Zeit* etwa erläuterte der psychoanalytisch arbeitende Münchner Psychiater Paul Matussek 1961 in zwei Interviews die Grundlagen der tiefenpsychologischen Psychotherapie. Er stellte fest, dass angesichts der weiten Verbreitung von neurotischen Störungen – als Beispiele nannte er Süchte, chronische Angstzustände, Zwangshandlungen und Ho-

132 Horst-Eberhard Richter, Lernziel Solidarität, Reinbek bei Hamburg 1974, S. 49.

133 Damit befasste sich nun ein Drittel der Arbeitsgruppen mit diesem Bereich; vgl. das Gespräch mit Helmut Enke, seinerzeit erster Vorsitzender der AÄGP, in Psychologie heute, November 1976, S. 13-19, hier S. 14f.

134 Häfner, Inquisition der psychisch Kranken, S. 135. Häfner hatte sich dann in einem Sondervotum gegen den expansiven Aufbau eigenständiger psychotherapeutischer und psychosomatischer Einrichtungen zur Behandlung weniger schwerer Leiden wie Neurosen ausgesprochen, da psychotherapeutische Verfahren fester Bestandteil der modernen Psychiatrie seien und – so das bekannte Argument – ansonsten die psychiatrischen Kliniken erneut in »den Ruf eines Irrenhauses« gerieten; Deutscher Bundestag, Bericht über die Lage der Psychiatrie, S. 416.

135 Rudloff, Expertenkommissionen, S. 185f., Anm. 76.

mosexualität – und psychogenen Erkrankungen ein eklatanter Mangel an voll ausgebildeten Psychotherapeuten bestehe. Unter den 70.000 Ärzten in der Bundesrepublik gebe es davon gegenwärtig nur etwa 250, es seien jedoch mindestens 6.000 nötig.[136] Ein düsteres Bild vom Zustand der psychotherapeutischen Versorgung zeichnete drei Jahre später auch eine im Auftrag der Deutschen Forschungsgemeinschaft verfasste Denkschrift. Obgleich sowohl der »praktisch arbeitende Arzt« als auch »große Bezirke der fortschreitenden Medizin« inzwischen anerkennen würden, dass ein Viertel bis die Hälfte aller somatisch behandelten Patienten auch oder vor allem unter psychischen Störungen litten, sei die »Psychologische Medizin« in Deutschland weiterhin ein »Desiderat an allen medizinischen Fakultäten« und in ihren Forschungs- und Ausbildungskapazitäten »so unterentwickelt«, dass »besondere Maßnahmen ergriffen« werden müssten.[137]

Im gleichen Tenor berichtete der *Spiegel* im August 1969, knapp sechs Wochen vor der Bundestagswahl, in einem umfangreichen Artikel vom »horrenden Mangel an Psychotherapeuten« in der Bundesrepublik und kritisierte mit Verweis auf die DFG-Denkschrift von 1964 die nach wie vor fehlende Verankerung des Fachs in der universitären Medizinerausbildung. Nur die fünf »Provinz-Hochschulen« in Gießen, Heidelberg, Mainz, Ulm und Würzburg verfügten über entsprechende Lehrstühle, und die an das Studium anschließende kostspielige psychotherapeutische Fachausbildung fand

136 Neurotiker ohne Ärzte, in: Die Zeit, 1.12.1961; Die Psyche – was ist das schon?, in: Die Zeit, 8.12.1961. Die Pathologisierung der Homosexualität stellt wohl eines der deutlichsten Beispiele für die Wechselwirkung zwischen kulturellen Normen und psychowissenschaftlichen Diskursen wie auch für die Janusköpfigkeit einer therapeutischen Zuwendung dar, die deviantes Verhalten nicht durch Verfolgung und Bestrafung, sondern durch »Heilung« bekämpfen will. Gerade die Psychoanalytiker, die sich gerne als Speerspitze liberaler Aufklärung verstanden, haben nach dem Zweiten Weltkrieg entscheidend dazu beigetragen, dass Homosexualität als Persönlichkeitsstörung in das maßgebliche Diagnosehandbuch *Diagnostic and Statistical Manual of Mental Disorders* (DSM) der American Psychiatric Association (APA) aufgenommen wurde. Aus den Reihen der Psychoanalytiker kam auch der größte Widerstand gegen die 1973 von der APA getroffene Entscheidung, Homosexualität aus dem DSM zu streichen; Zaretsky, Secrets of the Soul, S. 299 f. u. S. 329 f.; Jack Drescher, Sexual Conversion (»Reparative«) Therapies: History and Update, in: Billy E. Jones / Marjorie J. Hill (Hg.), Mental Health Issues in Gay, Lesbian, Bisexual, and Transgender Communities, Arlington 2002, S. 71-92.

137 Albert Görres, Denkschrift zur Lage der ärztlichen Psychotherapie und der psychosomatischen Medizin, verfasst unter besonderer Mitwirkung von Robert Heiss, Helmut Thomä und Thure von Uexküll im Auftrag der Deutschen Forschungsgemeinschaft, Wiesbaden 1964, Zitate S. 51, S. 91 u. S. 93. Als vorbildhaft wurde die Lage in den Vereinigten Staaten angesehen, denen ein eigenes ausführliches Kapitel gewidmet war (S. 53-88).

überwiegend an universitätsfernen, oft privaten Instituten statt.[138] Die wichtigsten, ausführlich zitierten Kronzeugen des *Spiegel* waren wiederum Mitscherlich und Richter, daneben kam auch Matussek zu Wort. Zu diesem Zeitpunkt war allerdings bereits eine Neufassung der bundesweit verbindlichen ärztlichen Approbationsordnung in Vorbereitung. Sie trat 1970 in Kraft und machte die Fächer Psychotherapie und Psychosomatik zum verbindlichen Lehrinhalt des Medizinstudiums, sodass die medizinischen Fakultäten nun gezwungen waren, entsprechende Abteilungen und Lehrstühle einzurichten.[139]

Eine weitere wichtige gesundheitspolitische Weichenstellung war einige Jahre zuvor getroffen worden: Nachdem eine Langzeitstudie an über 1.000 Mitgliedern der AOK Berlin die Wirksamkeit der psychoanalytischen Psychotherapie und eine damit verbundene signifikante Verringerung teurer Krankenhausaufenthalte belegt zu haben behauptete,[140] wurde sie 1967 als Regelleistung in die gesetzliche Krankenversicherung aufgenommen.[141] Damit war sie zumindest prinzipiell auch den breiten, weniger zahlungskräftigen Bevölkerungsschichten zugänglich geworden. Die Zahl der von den Krankenkassen genehmigten Anträge auf psychotherapeutische Behandlung stieg in der Folgezeit von 525 im Jahr 1968 auf 8.453 im Jahr 1973. Diese Zahlen nehmen sich absolut gesehen zwar eher bescheiden aus, die relative Steigerung ist aber dennoch beeindruckend. Zum letztgenannten Zeitpunkt nahmen immerhin auch schon mehr als 1.200 Fachpsychotherapeuten mit abgeschlossener Weiterbildung nach den Richtlinien der DGPPT an der kassenärztlichen Versorgung teil, während sich schätzungsweise 700 in der entsprechenden Ausbildung befanden. In den 130 psychiatrischen Fachkrankenhäusern wurden hierzu im Vergleich im Mai 1973 rund 94.000 Patienten von 1.651 Ärzten betreut.[142]

Allerdings äußerten gerade auch Psychoanalytiker Vorbehalte gegen diese Entwicklung. So wurde befürchtet, dass die Verengung der Psychoanalyse auf ihre medizinisch-therapeutische Anwendung, auf die sich das gesellschaftliche und politische Interesse in erster Linie bezog, zu einer Verkümmerung

138 »Mit dem Latein am Ende«. Spiegel-Serie über Krise und Zukunft der deutschen Hochschulen (Psychotherapeuten, Psychologen), 7. Fortsetzung, in: Der Spiegel, 11.8.1969, S. 38-51, Zitate S. 39 u. S. 41.

139 Roelcke, Psychotherapy, S. 488.

140 A.[nnemarie] Dührssen / E. Jorswieck, Eine empirisch-statistische Untersuchung zur Leistungsfähigkeit psychoanalytischer Behandlung, in: Der Nervenarzt 36 (1965), S. 166-169. Eine entsprechende Wirkung, so betonen die Autoren, werde nicht durch die »kleine Psychotherapie«, also eine Kurzzeit-Behandlung durch praktische Ärzte ohne Facharztausbildung, erzielt.

141 Roelcke, Psychotherapy, S. 487.

142 Deutscher Bundestag, Bericht über die Lage der Psychiatrie, S. 139f. (Psychotherapie), S. 7. u S. 11 (Psychiatrie).

der wissenschaftlichen Forschungstätigkeit der Psychoanalyse führen könnte.[143] Politisch links stehende Psychoanalytiker kritisierten zudem, dass mit der Reduktion der Psychoanalyse auf eine Symptombeseitigungstechnik, die mit ihrer Integration in das öffentliche Gesundheitssystem einherzugehen drohe, neben ihrem individualpsychisch aufklärerischen auch ihr gesellschaftskritisches Potential verdrängt werde. Damit würde sie zu einem bloßen Instrument der Erhöhung der Effizienz menschlicher Arbeitskraft zum Zwecke kapitalistischer Ausbeutung verkommen.[144]

Die Autoren der Psychiatrie-Enquête hingegen ließen keinen Zweifel daran, dass in der Bundesrepublik aus ihrer Sicht weiterhin eine massive psychotherapeutische Unterversorgung herrschte. Als »dringend psychiatrisch bzw. psychotherapeutisch behandlungsbedürftig« erwiesen sich pro Jahr 1,8 bis 2% der Bevölkerung, also rund eine Million Personen. Darüber hinaus jedoch würde »jeder dritte Bundesbürger« und »demnach rd. 20 Millionen Menschen andauernd, wiederholt oder wenigstens einmal während ihres Lebens in irgendeiner Form« an einer psychischen Krankheit leiden.[145] Eine ähnliche relative Größenordnung, bezogen allerdings auf alle Personen in medizinischer Behandlung, hatte bereits die DFG-Denkschrift zur Psychotherapie von 1964 angeführt.[146] Noch kurz vor Erscheinen der Enquête hatte der Psychologe Heinz Heckhausen über solche »Lawinenspiele« psychologischer und psychotherapeutischer Bedarfsrechnungen gespottet. Alle paar Jahre etwa versuche »irgendein Psychotherapie-Institut die Öffentlichkeit mit der Pressemeldung aufzurütteln, daß dreißig Prozent oder so der Bevölkerung neurotisch sei und dringend therapeutischer Behandlung bedürfe«, weshalb »umgehend zigtausende zusätzlicher Therapeuten« ausgebildet werden müssten.[147]

Die Schätzung, »jeder Dritte« leide einmal im Leben, im Laufe eines Jahres oder aktuell an einer psychischen Störung, lässt sich im Legitimationsdiskurs der psychotherapeutischen Professionen spätestens seit den sechziger Jahren nachweisen. Sie hat sich über alle diagnostischen und gesellschaftlichen Veränderungen der letzten Jahrzehnte hinweg bis in die Gegenwart als eine Art magische Formel etabliert, mit der die Dringlichkeit des Ausbaus

143 Rolf Klüwer, Anmerkungen zum Selbstverständnis des Psychoanalytikers, in: Psyche 27 (1973), S. 1077-1089.

144 Carl Nedelmann / Klaus Horn, Gesellschaftliche Aufgaben der Psychotherapie, in: Psyche 30 (1976), S. 827-853, hier bes. S. 844f.

145 Deutscher Bundestag, Bericht über die Lage der Psychiatrie, S. 7.

146 Görres, Denkschrift zur Lage der ärztlichen Psychotherapie, S. 51.

147 Heinz Heckhausen, Relevanz der Psychologie als Austausch zwischen naiver und wissenschaftlicher Verhaltenstheorie (Vortrag gehalten am 26.1.1974 auf dem »Studientag Psychologie« der Universität Basel unter dem Thema »Die Bedeutung und die Aufgabe der Psychologie«), in: Psycholgogische Rundschau 27 (1976), S. 1-11, Zitat S. 1f.

der psychotherapeutischen Versorgung beschworen wird.[148] Es wäre eine eigene Untersuchung wert, herauszufinden, ob es sich hierbei um einen Zufall handelt oder um einen öffentlichkeitswirksamen fachwissenschaftlichen Mythos, der sich durch fortwirkende zirkuläre Bestätigung von Expertenvermutungen herausgebildet hat. Die gesundheitspolitische Zielsetzung ist jedenfalls klar: die angesichts der behaupteten Dimensionen noch lange nicht abschließbare gesellschaftliche Ausweitung des psychotherapeutischen Hilfs- und Interventionsanspruchs. Neben den günstigen ökonomischen und damit auch sozialpolitischen Rahmenbedingungen war für die wachsende öffentliche und politische Anerkennung dieses Anspruchs seit den späten sechziger Jahren entscheidend, dass die Anerkennung und Behandlung psychischen Leids sich nahtlos in den virulenten Demokratisierungs- und Humanisierungsdiskurs einfügen ließ.[149]

Die von der Psychiatrie-Enquête programmatisch formulierte Therapeutisierung immer größerer Teile der Bevölkerung stellte hinsichtlich der Aufweichung des Dualismus von psychischer Krankheit und Gesundheit das Komplement zur Reform der psychiatrischen Anstalten dar. Die Pathologisierung der »Normalen« ergänzte die Normalisierung der »Wahnsinnigen« und führte beide in einem Kontinuum mehr oder weniger stark ausgeprägter Behandlungsbedürftigkeit zusammen. In beiden Fällen kommt die von José Brunner für den Traumadiskurs konstatierte Anerkennung des seelisch verletzlichen Individuums als Element eines demokratischen westlichen Ethos zum Ausdruck, in dem die Entstigmatisierung psychischen Leids untrennbar mit der Aufforderung verbunden ist, sich zu dessen Linderung unter die Aufsicht wissenschaftlich ausgebildeter Experten zu begeben.

Dass es sich bei der Mehrzahl dieser Experten einmal um Psychologen und nicht um Ärzte handeln sollte, war zu Beginn der siebziger Jahre allerdings noch nicht vorauszusehen. Unter den in der Enquête für 1973 aufgezählten 1.200 Fachpsychotherapeuten befanden sich nur rund 300 Psychologen.[150] Im Gegensatz zu ihren ärztlichen Kollegen durften sie ihre Leistungen jedoch nicht direkt mit den Krankenkassen abrechnen, sondern nur über das

148 Um nur einige Beispiele anzuführen (alle Artikel am 20.3.2013 online abgerufen): Anke Weidmann, Jeder dritte Deutsche ist psychisch krank, in: Die Zeit, 14.4.2005, online unter http://www.zeit.de/2005/16/Therapeuten-Gesetze-Verfahren; O.A., Jeder dritte Europäer psychisch krank, Stern.de, 5.9.2011, http://www.stern.de/gesundheit/angststoerungen-und-depressionen-jeder-dritte-europaeer-psychisch-krank-1724414.html; Technische Universität Dresden, Ein Drittel aller Erwachsenen in Deutschland leidet an einer psychischen Störung, Pressemitteilung vom 14.6.2012, http://idw-online.de/de/news?print=1&id=482923. Vgl. auch Robert Koch-Institut (Hg.), Gesundheitsberichterstattung des Bundes, Heft 41: Psychotherapeutische Versorgung, Berlin 2008, S. 9.

149 Siehe hier nur Knoch, Bürgersinn mit Weltgefühl.

150 Deutscher Bundestag, Bericht über die Lage der Psychiatrie, S. 347.

Delegationsverfahren. Hierbei musste ein Arzt die medizinische Indikation stellen, d. h. die angemessene Therapieform festlegen, und er behielt auch die formale Behandlungsaufsicht. Die im deutschen Gesundheitssystem ständepolitisch entscheidende staatliche Anerkennung als Heilberuf mit gesetzlich einheitlich geregelter Ausbildung und Approbation, die eine eigenständige Teilnahme am kassenärztlichen System ermöglicht, wurde den psychologischen Psychotherapeuten erst mit dem Psychotherapeutengesetz von 1999 zuteil.[151] 2004 sollten dann 12.389 psychologische Psychotherapeuten, die an der kassenärztlichen Versorgung teilnahmen, 3.734 Ärzten gegenüberstehen, die überwiegend psychotherapeutische Leistungen abrechneten, und 2013 zählten die kassenärztlichen Vereinigungen rund 18.000 psychologische Psychotherapeuten als Mitglieder.[152] Die entscheidenden Weichen für diese Entwicklung wurden, wie im nachfolgenden Kapitel gezeigt werden soll, in den siebziger Jahren gestellt.

Fazit

Zwischen den späten fünfziger und den frühen siebziger Jahren fand in der Bundesrepublik eine nachhaltige Umstrukturierung des psychiatrisch-psychotherapeutischen Feldes statt, die weniger auf innerwissenschaftlichen als vielmehr auf allgemeinen politischen und kulturellen Entwicklungen beruhte. Erstens konnte sich die freudianische Psychoanalyse wieder eine institutionelle und organisatorische Basis schaffen. Dies geschah zwar gegen großen akademischen Widerstand und in relativ überschaubarem Rahmen. Doch der Nimbus einer von den Nationalsozialisten unterdrückten, aufklärerisch und demokratisierend wirkenden Reflexionswissenschaft verschaffte ihr nicht nur einflussreiche politische Fürsprecher vornehmlich aus dem liberalen und linken Spektrum, er sollte dann besonders in den sechziger Jahren auch die öffentliche Wahrnehmung der Psychoanalyse bestimmen.[153]

Diese Ausstrahlung stand in starkem Kontrast zur Psychiatrie, auf der noch der dunkle Schatten der nationalsozialistischen Patientenmorde lag. Doch auch sie konnte sich, zweitens, im Verlauf der sechziger Jahre der allgemeinen Reformstimmung nicht entziehen. Besonders jüngere Vertreter

151 Benedikt Waldherr, Geschichte der Psychotherapie – Teil 2. Ein Vierteljahrhundert bis zum Psychotherapeutengesetz, in: Bayerisches Ärzteblatt 58 (2003), Nr. 3, S. 150-151.

152 Zu den Zahlen für 2004 vgl. Robert Koch-Institut, Gesundheitsberichterstattung des Bundes, S. 11 f.; die Zahlen für 2013 sind der Website des Verbands Psychologischer Psychotherapeuten im Berufsverband Deutscher Psychologinnen und Psychologen entnommen: www.vpp.org/verband/index.shtml (abgerufen am 7.2.2013).

153 Dieser Aspekt der politischen Außenwirkung der Psychoanalyse wird in Kapitel 5 untersucht.

der psychiatrischen Zunft drängten verstärkt auf eine Humanisierung und soziale Öffnung der psychiatrischen Einrichtungen und konnten dabei mit wachsender öffentlicher und politischer Unterstützung rechnen. Den Höhepunkt erreichte diese Entwicklung mit dem weitreichenden Reformprogramm, das in der 1975 veröffentlichten Psychiatrie-Enquête formuliert wurde. In diesem Zusammenhang zeigte sich drittens auch der zunehmende gesundheitspolitische Einfluss der – zu diesem Zeitpunkt noch fast ausschließlich ärztlichen und analytisch-tiefenpsychologisch orientierten – Psychotherapeuten.

Während diese Entwicklung aus Sicht der maßgeblichen Akteure eine fortschreitende Modernisierung und Demokratisierung des Gesundheitssystems darstellte, wird unter subjektivierungstheoretischer Perspektive ihre Ambivalenz deutlich. Einerseits wirkte sie hinsichtlich der Psychiatriepatienten auf eine Entstigmatisierung und eine humanere, weniger gewaltsame und sozial exkludierende Behandlung hin, und allgemein spiegelte sich in ihr eine gesellschaftliche Sensibilisierung gegenüber psychischem Leid wieder. Andererseits stand diese Anerkennung des »verletzbaren Individuums« (José Brunner) ganz im Zeichen einer Ausweitung des psychowissenschaftlichen Betreuungs- und Kontrollanspruchs. Therapeutische Experten konnten einen immer weiter reichenden Interventionsanspruch etablieren, der nicht mehr auf den Bereich schwerwiegender Leidensformen und Verhaltensabweichungen eingegrenzt war, sondern sich potentiell auf jeden Menschen und jede Form psychischen Unbehagens und persönlicher Probleme erstreckte. Seine faktische Einschränkung fand dieser Anspruch nur noch in den begrenzten personellen und finanziellen Ressourcen sowie – soweit möglich – in der individuellen Verweigerung.

3 Vom Nischenfach zur therapeutischen Leitwissenschaft: Die Entwicklung der Psychologie zwischen den fünfziger und siebziger Jahren

Die heute selbstverständlich erscheinende Kompetenz und Dominanz der Psychologen im Bereich der Psychotherapie war das Ergebnis einer jahrzehntelangen Entwicklung, die ihren entscheidenden Schub in den siebziger Jahren erfuhr. Die Tatsache, dass mit der Klinischen Psychologie jener Bereich der Psychologie, der sich mit den Störungen und Pathologien der Psyche befasst, in dieser Zeit zu ihrem wichtigsten Wachstums- und Professionalisierungsfeld wurde, ist selbst als ein Signum des therapeutischen Jahrzehnts anzusehen. Seither ist die gesellschaftliche Anerkennung der Wissenschaft vom Selbst untrennbar mit der ihr zugeschriebenen Kompetenz verbunden, eine Wissenschaft der therapeutischen Selbstführung zu sein. Im Gegensatz zum gesundheitspolitischen Kompetenz- und Ressourcenzuwachs der noch vornehmlich ärztlichen Psychotherapeuten, der im vorangegangenen Kapitel beschrieben wurde, verdankte sich diese Entwicklung jedoch zumindest in ihrer Anfangszeit keiner gezielten professionspolitischen Strategie der Psychologen. Sie wurde vielmehr entscheidend, wie in diesem Kapitel gezeigt werden soll, von der außerwissenschaftlichen gesellschaftlichen Nachfrage und gegen den Widerstand der akademischen Psychologie vorangetrieben. Um die Ursachen und die Tragweite dieser Entwicklung zu verstehen, ist zuvor jedoch ein kurzer Rückblick auf die Geschichte der akademischen wie der angewandten Psychologie in den fünfziger und sechziger Jahren notwendig.

3.1 Die deutsche Universitätspsychologie zwischen charakterologischem Sonderweg, Methodenstreit und operationalistischer Wende

Die wissenschaftliche und gesellschaftliche Selbstpositionierung der akademischen Psychologie in der frühen Nachkriegszeit folgte dem allgemeinen Muster akademischer Vergangenheitspolitik:[154] Einige Fachvertreter, die sich im Nationalsozialismus all zu deutlich politisch exponiert hatten, wurden im Rahmen der Entnazifizierung zum Teil endgültig, zum Teil nur auf Zeit von den Universitäten entfernt, während ansonsten ganz überwiegend personelle

154 Vgl. hier nur Weisbrod, Akademische Vergangenheitspolitik.

und fachliche Kontinuität herrschte. Die psychologischen Lehrstühle waren fast ausnahmslos weiterhin von den alten Vertretern der Ganzheitspsychologie, Charakterologie und Gestaltpsychologie besetzt, die das wissenschaftliche Feld in der Bundesrepublik noch bis in die späten fünfziger Jahre unangefochten dominieren sollten.[155] Der kollegiale Zusammenhalt der deutschen Professorenschaft erwies sich allgemein als äußerst resistent gegenüber den als Zumutung empfundenen Entnazifizierungs- und Demokratisierungsbestrebungen der West-Alliierten, die mit der Verschärfung des Kalten Kriegs ohnehin schnell an Intensität verloren. Die ubiquitäre akademische Beschwörung eines vorgeblich unpolitischen humanistisch-humboldtschen Bildungsideals, das für die willfährige Selbstmobilisierung der deutschen Wissenschaft nach 1933 keinerlei Hindernis dargestellt hatte, ersetzte mit wenigen Ausnahmen die kritische Selbstreflexion einer wissenschaftlichen Elite, die größtenteils nur Missbrauch durch, aber keine Verantwortung für die nationalsozialistische Herrschaft anzuerkennen bereit war.[156]

Der weihevolle Humanismus des akademischen Establishments fügte sich nahtlos in die politisch-kulturellen Diskurse des konservativen Bildungsbürgertums im ersten Nachkriegsjahrzehnt, in denen die Anrufung der deutschen klassischen Kultur und einer zu erneuernden christlich-abendländischen Sittlichkeit sowohl der metaphysischen Entwirklichung der unmittelbaren Vergangenheit als auch der Wiederherstellung der eigenen gesellschaftlichen Deutungshoheit dienten.[157] Die Verdammung totalitärer Herrschaft erlaubte es dabei, sich rhetorisch vom Nationalsozialismus zu distanzieren und zugleich im Kommunismus die eigentliche und immer noch gegenwärtige Bedrohung des »Abendlands« zu sehen, gegen die man ohnehin schon immer gekämpft hatte. Eine ähnliche ideologische Funktion hatte die bürgerliche Kritik der Massengesellschaft, deren erneutes Aufblühen in den fünfziger Jahren sich etwa an den hohen Auflagen von Ortega y Gassets *Der Aufstand der Massen* (1930) oder Gustave Le Bons *Psychologie der Massen*

155 Peter Mattes, Psychologie im westlichen Nachkriegsdeutschland – Fachliche Kontinuität und gesellschaftliche Restauration, in: Ash / Geuter, Geschichte der deutschen Psychologie, S. 201-224. Vgl. hierzu wie zum Folgenden auch die ausführliche Untersuchung von Rainer Maikowski / Peter Mattes / Gerhart Rott, Psychologie und ihre Praxis. Materialien zur Geschichte und Funktion einer Einzelwissenschaft in der Bundesrepublik, Frankfurt am Main 1976, die zwar unverkennbar vom antikapitalistischen Geist der siebziger Jahre durchweht, aber akribisch recherchiert ist.

156 Bernd Weisbrod, Dem wandelbaren Geist. Akademisches Ideal und wissenschaftliche Transformation in der Nachkriegszeit, in: ders., Akademische Vergangenheitspolitik, S. 11-35.

157 Zusammenfassend: Schildt / Siegfried, Deutsche Kulturgeschichte, S. 61-65 u. S. 143-146; ausführlich zum Abendland-Diskurs vgl. Axel Schildt, Zwischen Abendland und Amerika. Studien zur westdeutschen Ideenlandschaft der 50er Jahre, München 1999.

(1895) ablesen lässt und die es erlaubte, den Nationalsozialismus auf den entfesselten »Dämon Masse« zu reduzieren und so »im Nebel allgemeiner Kultur- und Geschichtskritik verschwinden« zu lassen.[158] Die Perhorreszierung einer »Herrschaft der Massen« diente den bildungsbürgerlichen Eliten zugleich zur Abwehr weiterreichender Demokratisierungsforderungen und zur Untermauerung ihres gesellschaftlichen Führungsanspruchs, da der demokratische Egalitarismus aus dieser Perspektive in die Nähe von Faschismus und Kommunismus gerückt werden konnte.[159]

Dem Geist der verbreiteten kulturpessimistischen Trost- und Abwehrliteratur des ersten Nachkriegsjahrzehnts entsprach die öffentliche Besinnung der Psychologie auf die »Individualität« und die »Persönlichkeit« des Menschen, in deren Dienst sie sich – so der Tenor auf dem Gründungskongress des Berufsverbands Deutscher Psychologen (BDP) 1947 – nach der Überwindung der totalitären staatlichen Vereinnahmung stellen wollte.[160] Seit den späten fünfziger Jahren jedoch begann die im Nationalsozialismus gefestigte und nach 1945 in internationaler wissenschaftlicher Isolation etliche Jahre weiterwirkende Dominanz der charakterologisch-ganzheitlichen Ausrichtung der Psychologie an den westdeutschen Universitäten zu bröckeln. Der Ausbau der psychologischen Institute in den fünfziger Jahren führte zu einer Verjüngung des wissenschaftlichen Personals, die wiederum die Rezeption neuer – d. h. in Deutschland zwei bis drei Jahrzehnte lang größtenteils verdrängter – psychologischer Forschungsmethoden begünstigte. Dies bedeutete in erster Linie die Einführung einer operationalistischen, auf experimentellen Beobachtungen und statistisch-quantitativer Verdatung beruhenden Forschungspraxis, mit der die Psychologie sich dem methodischen Ideal der exakten Naturwissenschaften annähern wollte und die in den Vereinigten Staaten inzwischen zum wissenschaftlichen Standard geworden war. Die Orientierung an den als besonders fortschrittlich geltenden Methoden der amerikanischen Psychologie prägte auch die wissenschaftliche Entwicklung in vielen anderen europäischen, besonders den nordeuropäischen Ländern, die Debatte darum nahm jedoch in Deutschland besonders dramatische Züge an. Was als Auseinandersetzung um den wissenschaftlichen Nutzen und Wert bestimmter Methoden begann, nahm bald eine, wie Alexandre Métraux treffend bemerkt, »in deutschen Universitätskreisen nicht unübliche Wendung« und wurde zu einem unversöhnlichen Grundsatzstreit, in

158 Helmut König, Zivilisation und Leidenschaften. Die Masse im bürgerlichen Zeitalter, Reinbek bei Hamburg 1992, S. 246-255, Zitate S. 247. *Dämon Masse* war der Titel eines Buchs von Walter Ehrenstein von 1952.

159 Vgl. auch Kapitel 5.1 zu den kritisch-aufklärerischen Umdeutungen der Le Bon'schen Massenpsycholgie in den sechziger Jahren etwa durch Alexander Mitscherlich sowie zu ihrem allgemeinen sozialdiagnostischen Bedeutungsverlust.

160 Mattes, Psychologie im westlichen Nachkriegsdeutschland, S. 206.

dem sich beide Parteien wechselseitig die wissenschaftliche Legitimität absprachen.[161]

In diesem Kulturkampf um nationale Forschungstraditionen wetterten die Vertreter der intuitiven, qualitativ orientierten deutschen Tradition gegen eine dem deutschen Wesen unangemessene »Amerikanisierung« der Psychologie und einen die menschliche Würde bedrohenden »Materialismus« und »Physikalismus«. Die Modernisierer hingegen prangerten die Rückständigkeit und den Provinzialismus ihrer Gegner an und kritisierten den elitär-gefühligen Irrationalismus der deutschen Psychologie als Hemmschuh wissenschaftlicher Aufklärung. Letztlich konnten sich operationalistische Forschungsverfahren mit dem fortschreitenden akademischen Generationswechsel im Verlauf der sechziger Jahre in der deutschen Universitätspsychologie weitgehend durchsetzen. Zu dieser Zeit wurden sie in den Vereinigten Staaten jedoch bereits wieder einer kritischen Revision unterzogen. Zum einen wurde der positivistische Anspruch auf theorieneutrale Beobachtung durch wissenschaftstheoretische Argumente widerlegt.[162] Zum anderen aber wuchs auch unter den deutschen Psychologen seit Ende der sechziger Jahre ein tiefgreifendes Unbehagen darüber an, dass der Gewinn an methodischer Strenge und zumindest scheinbarer mathematischer Exaktheit mit einem Verlust an theoretischer Relevanz und sinnvoller Integration der einzelnen Forschungsergebnisse einherging, dass das Methodenbewusstsein das Problembewusstsein verdrängt hatte und dass die unter experimentellen Laborbedingungen gewonnenen Forschungsergebnisse sich immer weiter von der komplexen Realität menschlichen Verhaltens wie auch den Bedürfnissen praktisch tätiger Psychologen entfernten.[163]

Die prononcierteste Kritik an den theoretischen Unzulänglichkeiten und vor allem an der mangelnden praktischen Relevanz psychologischer Forschung formulierte in Deutschland der an der FU Berlin tätige Psychologe Klaus Holzkamp. Holzkamp, Jahrgang 1927, hatte ein sehr positives Verhältnis zur Studentenbewegung. Auch unter ihrem Eindruck arbeiteten er und seine Mitarbeiterinnen und Mitarbeiter seit Ende der sechziger Jahre am Entwurf einer emanzipatorischen, marxistisch orientierten Kritischen Psychologie, die der Befreiung des Menschen aus politischer und sozialer Fremd-

161 Alexandre Métraux, Der Methodenstreit und die Amerikanisierung der Psychologie in der Bundesrepublik 1950-1970, in: Ash / Geuter, Geschichte der deutschen Psychologie, S. 225-251, Zitat S. 240.

162 Métraux, Methodenstreit, S. 247f.

163 Carl Friedrich Graumann, Zur Lage der Psychologie, in: Günther Reinert (Hg.), Bericht über den 27. Kongreß der Deutschen Gesellschaft für Psychologie in Kiel 1970, Göttingen 1973, S. 19-37, bes. S. 22f. Vgl. auch den Überblick bei Walter Gummersbach, Krise der Psychologie. Zur Aktualität eines traditionellen Themas, in: Ash / Geuter, Geschichte der deutschen Psychologie, S. 314-339.

bestimmung dienen sollte.[164] Hier deutet sich bereits die enge, aber keineswegs reibungsfreie Verzahnung von »1968« und dem Psychoboom an, die im zweiten Teil der Arbeit ausführlich behandelt wird. Hier soll es jedoch zunächst um einen Aspekt gehen, den Holzkamp 1968 auf einer Tagung des BDP ansprach: »Niemand wird leugnen können, daß psychologische Forschung und psychologische Berufspraxis sich gegenwärtig in vielen Bereichen weitgehend entfremdet gegenüberstehen.«[165] Tatsächlich, so soll nachfolgend argumentiert werden, bestand dieses Entfremdungsverhältnis im Grunde bereits seit mindestens 20 Jahren, erhielt dann aber mit dem Aufkommen der Relevanzdebatten um 1970 größere fachinterne Aufmerksamkeit.

3.2 Sittlichkeit und Selektion: Angewandte Psychologie in den fünfziger Jahren

Mit dem vorerst endgültigen Verlust des bereits während des Kriegs größtenteils weggebrochenen wehrpsychologischen Tätigkeitsfelds – erst 1957 sollte die zwei Jahre zuvor gegründete Bundeswehr wieder Stellen für Psychologen einrichten – wurden nach 1945 zunächst die Universitäten erneut zum wichtigsten Arbeitgeber für Psychologen.[166] Erst mit Beginn der fünfziger Jahre

164 Vgl. die Aufsatzsammlung von Klaus Holzkamp, Kritische Psychologie. Vorbereitende Arbeiten, Frankfurt am Main 1972.

165 Klaus Holzkamp, Zum Problem der Relevanz psychologischer Forschung für die Praxis, in: Psychologische Rundschau 21 (1970), S. 1-22, Zitat S. 1 (erweiterte Fassung eines auf der Tagung der Landesgruppe des BDP am 11.10.1968 gehaltenen Vortrags). Holzkamp argumentierte, dass die zwecks Ausschluss unkontrollierter externer Effekte immer weiter präzisierten experimentellen Techniken zu einer Desintegration und Parzellierung und damit auch zu einer immer größeren Realitätsferne psychologischer Erkenntnisse führten. Diese Beobachtung stand jedoch in einem Spannungsverhältnis zu seiner Kritik daran, dass die Psychologie sich unhinterfragt als gesellschaftliche Kontroll- und Stabilisierungswissenschaft instrumentalisieren lasse, denn mit der praktischen Relevanz ginge sie ja auch dieser Funktion verlustig. Holzkamps Lösung bestand in der These, dass es eine Tendenz gebe, die gesellschaftlichen Verhältnisse zu Herrschaftszwecken in Orwell'scher Manier immer stärker der isolierten und kontrollierbaren Laborsituation anzupassen (ebd., S. 17-19).

166 Ein interessanter Aspekt hinsichtlich der Planung für die Einrichtung eines Psychologischen Dienstes in der Bundeswehr ist die beratende Teilnahme des Instituts für Sozialforschung in Person von Adorno. Dieser brachte den Vorschlag ein, für die angestrebte Demokratiefestigkeit der Streitkräfte in der Offiziersauswahl das psychoanalytisch-sozialpsychologische Testinstrumentarium zur Anwendung zu bringen, das er im Rahmen der Untersuchungen zur autoritären Persönlichkeit im kalifornischen Exil mitentwickelt hatte. Damit sollte verhindert werden, dass antidemokratisch eingestellte Personen Führungspositionen in der Bundeswehr einnahmen. Adornos Konzept scheiterte jedoch am massiven Widerstand sowohl

etablierten sich fester umrissene Arbeitsgebiete für praktische Psychologen, deren Gesamtzahl ähnlich den Psychotherapeuten zu dieser Zeit im niedrigen bis mittleren dreistelligen Bereich lag. Quantitativ relevant waren hier die privaten und kommunalen Erziehungsberatungsstellen, deren Zahl zwischen 1950 und 1960 kontinuierlich von etwa 50 auf 230 anwuchs.[167] Kurze Zeit später hatten die Psychologen die Mediziner – vornehmlich Kinderärzte, Psychiater und ärztliche Psychotherapeuten – als bis dahin quantitativ und hierarchisch dominierende Berufsgruppe in den Beratungsstellen abgelöst. Dies lag freilich auch daran, dass die dortigen Verdienstmöglichkeiten für Ärzte im Vergleich zu anderen medizinischen Berufen nicht übermäßig attraktiv waren. Mitte der sechziger Jahre stellten die Psychologen mit 40 % die relative Mehrheit der hauptamtlichen Mitarbeiter vor Pädagogen, Sozialarbeitern und den nur noch selten vorkommenden Medizinern und nahmen 96 % aller Leitungsstellen ein.[168]

Curt Bondy, Professor für Psychologie in Hamburg und einer der wenigen jüdischen Remigranten an deutschen Hochschulen, betonte 1952 auf einer Tagung des Berufsverbands Deutscher Psychologen (BDP) die gesellschaftliche Bedeutung der Erziehungsberatung. Die »allgemeine seelische Notlage in Deutschland« sei unübersehbar; die seelisch verheerenden Erfahrungen in Nationalsozialismus, Krieg und Nachkriegszeit wirkten in vielen

von militärischer als auch von fachpsychologischer Seite. Die Militärs empfanden die Vorstellung, ihr Personal einer demokratischen »Gesinnungsprüfung« zu unterziehen, als eine der Entnazifizierung vergleichbare und damit untragbare Zumutung. Den Fachpsychologen waren solche Ansichten ebenfalls nicht fremd, doch begründeten sie ihre Ablehnung offiziell mit der angeblich fehlenden Wissenschaftlichkeit der von Adorno eingebrachten Testverfahren. Hinzu kam ein professionspolitischer Grund, denn Adorno hatte betont, dass sein Verfahren auch von geschulten Laien angewandt werden könne. Letztlich knüpfte der Psychologische Dienst der Bundeswehr wieder nahtlos an die charakterologischen und psychotechnischen Traditionen der deutschen Wehrpsychologie an. Vgl. ausführlich Johannes Platz, Die Praxis der kritischen Theorie. Angewandte Sozialwissenschaft und Demokratie in der frühen Bundesrepublik 1950-1960, Univ. Diss. Trier 2012, Kap. 2. Die Untersuchung von Platz relativiert dabei insgesamt die These von Albrecht u. a., Intellektuelle Gründung, von der gesellschaftlichen Wirkmächtigkeit der Franfurter Schule in der frühen Bundesrepublik, indem sie systematisch auch die breite politische Ablehnung einbezieht, die ihr entgegenschlug.

167 Mattes, Psychologie im westlichen Nachkriegsdeutschland, S. 217. Bei weniger strikten Zählkriterien ließen sich 1960 bereits über 300 Einrichtungen für Erziehungsberatung zählen, vgl. Maikowski / Mattes / Rott, Psychologie und ihre Praxis, S. 451, Anm. 435.

168 Georg Hörmann / Frank Nestmann, Die Professionalisierung der Klinischen Psychologie und die Entwicklung neuer Berufsfelder in Beratung, Sozialarbeit und Therapie, in: Ash / Geuter, Geschichte der deutschen Psychologie, S. 252-285, hier S. 261 f.

gestörten Familien fort, die kaum noch »menschliche Bindung« und »feste sittliche Normen« vermitteln könnten:

> »Hinzu kommt, daß in noch stärkerem Maße die anderen Erziehungsmächte, wie Kirche, Schule, Beruf und Jugendgemeinschaften, viel von ihrer bindenden und formenden Kraft verloren haben. Die Auswirkungen zeigen sich bereits und werden sich noch weiter in Bindungslosigkeit, in geistiger und sittlicher Niveausenkung und in einem verstärkten Auftreten neurotischen Verhaltens auswirken.«[169]

Um die Einhaltung sittlicher Normen war auch die Berliner Psychotherapeutin und Schultz-Hencke-Schülerin Annemarie Dührssen besorgt, wobei sich ihr im Gegensatz zu Bondy nicht die Frage stellte, inwiefern Nationalsozialismus und Krieg möglicherweise nachwirkende psychische Auswirkungen auf die Bevölkerung gehabt haben könnten. Sie sah Anfang der fünfziger Jahre »geordnete soziale Verhältnisse« verwirklicht, vor deren Hintergrund »Verwahrlosungserscheinungen« von Kindern und Jugendlichen erst psychologisch erklärungsbedürftig wurden. Die Wirksamkeit pädagogischer und therapeutischer Zuwendung solle zwar nicht überschätzt werden, doch sie könne vom »abfällig abwertenden Verurteilen« wegführen und so »dem Kind die neu zu findende Einordnung in die herrschenden Wertmaßstäbe erleichtern«. Die Bedeutung dieser »Einordnung« betonte Dührssen eingangs ihres Aufsatzes: Wer sich nicht an die geltenden Gesetze und Ordnungen halte, der »stellt sich außerhalb der ihn umgebenden Gemeinschaft«. Dies galt etwa für die Jugendlichen in Dührssens Fallbeispielen, einem 16-jährigen Drogerielehrling, der eine Flasche Parfüm gestohlen hatte, um ein Mädchen zu beeindrucken, oder einer 15-jährigen Haushaltshilfe, die von der sie beschäftigenden Familie mehrmals beim »Naschen« erwischt worden war, obwohl sie sich »am gemeinsamen Familientisch immer mit sattessen durfte«. Als eine Ursache für diese »neurotischen Eigentumsdelikte« identifizierte Dührssen bei beiden eine »frühe Verwöhnung in Bezug auf Süßigkeiten und Besitzdinge« durch die Eltern.[170]

Neben der Erziehungsberatung konnten die praktischen Psychologen nun auch wieder ihre personaldiagnostische Expertise in das zivile Leben

169 Curt Bondy, Der Psychologe in Psychagogik und Psychotherapie, in: Psychologische Rundschau 4 (1953), S. 174-183, hier S. 174. »Psychagogen« waren beratende Kinder- und Jungendpsychologen.

170 Annemarie Dührssen, Neurotische Eigentumsdelikte bei Kindern und Jugendlichen, in: Psychologische Rundschau 3 (1952), S. 110-116. Dührssens Überzeugungen entsprachen dabei der seit den dreißiger Jahren im Erziehungsratgeberdiskurs dominierenden Vorschrift, gegenüber »egoistischen« kindlichen Ansprüchen nach unmittelbarer Bedürfnisbefriedigung eine Haltung der Härte und Unnachgiebigkeit einzunehmen, damit aus dem Kind kein gemeinschaftsschädlicher »Tyrann« werde; vgl. Gebhardt, Angst vor dem kindlichen Tyrannen, bes. Kap. II.

einbringen. Die Arbeits- und Betriebspsychologen führten zum einen ihre ganzheitlich-charakterologische Forschung aus den dreißiger Jahren weiter, zum anderen konzentrierten sie sich nun auf »den Menschen« im Betrieb, d. h. auf die Förderung einer »gefühls- und gesinnungsmäßig positiven Einstellung« zur Arbeit und zur Firma.[171] Solche motivationspsychologischen Fragen waren bereits während des Kriegs verstärkt in den Blick gekommen, als es darum ging, die »Betriebsgemeinschaft« im Zeichen der »totalen Mobilmachung« zu festigen und ihre Produktivität zu erhöhen. Mitunter wurde dabei von einer »psychotherapeutischen Betriebsberatung« gesprochen, und die Konzepte waren denjenigen der amerikanischen Hawthorne-Experimente nicht unähnlich, aus denen in den dreißiger Jahren der sogenannte Human-Relations-Ansatz in der Managementtheorie hervorging, der zur Produktivitätssteigerung auf die Verbesserung des sozio-emotionalen Arbeitsklimas setzt.[172] In den Unternehmen selbst wurden Arbeitspsychologen jedoch kaum eingestellt, ihr wichtigster Arbeitgeber war vielmehr die staatliche Arbeitsverwaltung. Die 1952 gegründete Bundesanstalt für Arbeitsvermittlung und Arbeitslosenversicherung richtete für die Berufsberatung einen eigenen Psychologischen Dienst ein, in dem Ende der fünfziger Jahre etwas weniger als 100, 1973 dann 300 Psychologen beschäftigt waren. In diesem Zeitraum änderten sich sowohl die allgemeine Zielsetzung wie auch die Methoden der Arbeits- und Berufspsychologie.[173]

Vom Aufstieg der Psychotechnik nach dem Ersten Weltkrieg bis Ende der fünfziger Jahre war sie von der Vorstellung einer wissenschaftlichen »Menschenökonomie« bestimmt gewesen, die über eine lückenlose Erfassung und Steuerung der Arbeitskräfte »den richtigen Mann an den richtigen Platz«

171 Mattes, Psychologie im westlichen Nachkriegsdeutschland, S. 207. Die Rede vom »Menschen im Mittelpunkt« wurde allgemein nach 1945 zu einem konsensfähigen Gemeinplatz im westdeutschen Betriebsführungsdiskurs, der je nach Interessenlage sehr verschieden ausgelegt werden konnte. Vgl. hierzu ausführlich Ruth Rosenberger, Experten für Humankapital. Die Entdeckung des Personalmanagements in der Bundesrepublik Deutschland, München 2008. Allerdings weist Timo Luks in seiner Rezension von Rosenbergers Arbeit darauf hin, dass die Formel vom »Menschen im Mittelpunkt« jenseits der von Rosenberger untersuchten Expertengruppen bereits seit den dreißiger Jahren in zahlreichen sozialen Ordnungsdiskursen »wirkmächtig etabliert« war; zitiert nach der Online-Ausgabe des Archivs für Sozialgeschichte 49 (2009), abgerufen am 30.7.2014 unter http://library.fes.de/fulltext/afs/htmrez/81016.htm.

172 Geuter, Professionalisierung der deutschen Psychologie, S. 157 f. u. S. 249 f. Zur Human-Relations-Bewegung vgl. hier nur knapp Peter van Drunen/Pieter J. van Strien/Eric Haas, Work and Organization, in: Jansz/van Drunen, Social History of Psychology, S. 129-164, hier S. 153-155. Zur Anwendung (gruppen-)psychologischer Methoden in der Wirtschaft siehe ausführlicher auch das abschließende Kapitel der vorliegenden Arbeit.

173 Meskill, Arbeitersteuerung, S. 222-225.

bringen wollte. Seit etwa 1960 jedoch, und damit ironischerweise zeitgleich mit Beginn der Hochphase gesellschaftspolitischer Planungs- und Steuerungsutopien, begann die Arbeitsverwaltung und damit auch der Psychologische Dienst, diesen Anspruch als unrealistisch zu verabschieden. Ursache war zum einen der durch die boomende Wirtschaft verursachte Arbeitskräftemangel, der den umfassenden Selektionsauftrag der Arbeitsämter untergrub, zum anderen dann der seit Mitte der sechziger Jahre beschleunigte Ausbau des Bildungssystems, der zu höherem Bildungsstand und höherem Berufseintrittsalter führte, was wiederum die persönliche Autonomie in der Berufswahl förderte. In der Folge verstand sich die Bundesanstalt verstärkt als Dienstleister für individuelle Beratungsfälle, wovon wiederum der Psychologische Dienst am meisten profitierte. Die Individualisierung des psychologischen Beratungsanspruchs ging dabei Hand in Hand mit ihrer Verwissenschaftlichung in Form der Einführung standardisierter quantifizierender Testverfahren nach amerikanischem Vorbild, die nun die uneinheitlichen und prognostisch fragwürdigen charakterologischen Prüfungsverfahren ablösten.[174] Man könnte in gewisser Weise von einer Individualisierung qua Normierung sprechen.

Zur gleichen Zeit begannen westdeutsche Unternehmen verstärkt, psychologische Konzepte der Mitarbeiterführung einzusetzen, um die aufgrund der günstigen Arbeitsmarktlage bedroht zu sein scheinende Loyalität und Motivation der Belegschaft sicherzustellen.[175] Vor allem einige größere Wirtschaftsunternehmen wie Siemens stellten nun selbst Psychologen in ihren Personalabteilungen ein, 1958 waren in der Bundesrepublik allerdings noch nicht mehr als schätzungsweise 80 Betriebspsychologen in dieser Form beschäftigt.[176] Mussten sich die psychologischen Psychotherapeuten gegen die Kompetenzansprüche der Ärzteschaft behaupten, so standen die Betriebspsychologen in Konkurrenz zu den etablierten betriebswirtschaftlich und juristisch ausgebildeten Personalexperten. Eine größere Akzeptanz psychologisch ausgebildeter Experten auf diesem Gebiet zeichnete sich wiederum erst seit den ausgehenden sechziger Jahren ab, als die Anwendung psychologischen Wissens zunehmend als vielversprechende Möglichkeit erschien, sowohl die Betriebsführung ökonomisch effizienter zu gestalten als auch den gesellschaftlichen Forderungen nach »Demokratisierung« und »Humanisierung« der Arbeitswelt entgegenzukommen.[177] Die nachhaltige Therapeuti-

174 Ebd., S. 222-225.
175 Ebd., S. 224.
176 Mattes, Psychologie im westlichen Nachkriegsdeutschland, S. 217.
177 Rosenberger, Experten für Humankapital; dies. / Lutz Raphael / Johannes Platz, Psychologische Eignungsdiagnostik in westdeutschen Großunternehmen: Wirkung von Ideen als Neufiguration wissenschaftlicher Konzepte in professionellen Verwendungsfeldern, in: Lutz Raphael / Heinz-Elmar Tenorth (Hg.), Ideen als gesellschaftliche Gestaltungskraft im Europa der Neuzeit. Beiträge für eine erneu-

sierung ökonomischer Subjekte in der Privatwirtschaft setzte als Effekt des Psychobooms dabei erst in der zweiten Hälfte der siebziger Jahre ein.[178] Die Grundlage für die gesellschaftliche Überzeugungskraft psychologischer Menschenführungsansprüche wurde jedoch in den sechziger Jahren gelegt, und zwar unter den spezifischen Bedingungen eines zeitgenössischen technokratischen Modernisierungsoptimismus.

3.3 Modernisierung, Steuerungsutopien und die Angst vor den »geheimen Verführern«: Die gesellschaftliche Wahrnehmung der Psychologie in den sechziger Jahren

Seit etwa 1960 machte sich in der Bundesrepublik ein wachsendes Interesse an der individuellen und sozialen Anwendung der Psychologie bemerkbar. Die Popularisierung der Psychologie folgte insofern einer allgemeinen Entwicklungsdynamik der langen sechziger Jahre, in denen nach der ökonomischen Konsolidierung und »Modernisierung unter konservativen Auspizien« (Christoph Kleßmann) der Adenauerzeit eine nachholende soziale und kulturelle Modernisierung einsetzte, die zum Ende des Jahrzehnts wiederum im Zeichen von »1968« noch einmal forciert und gesellschaftspolitisch neu definiert wurde.[179] Die »Wertschätzung des praktischen Psychologen«, so der Psychologe Carl Graf Hoyos in einer 1964 erschienenen, von der DFG herausgegebenen *Denkschrift zur Lage der Psychologie*, sei »in Deutschland jüngeren Datums und noch nicht weit verbreitet«, und zudem erscheine das »Wachstum des Psychologenstandes […] den Kulturpessimisten als ein Anlaß zu ernster Besorgnis«. Hoyos zeigte sich aber dennoch zuversichtlich:

> »Je mehr man die Lösung menschlicher Probleme im sozialen Leben wie auch Fragen der Menschenführung, des planvollen Einsatzes und der personellen Organisation als eine Existenzfrage der Gesellschaft erkennt, und je mehr man im Psychologen einen Fachmann erblickt, der für die Lösung dieser Probleme geeignet ist, und ihn damit unvoreingenommen und nüchtern einschätzt, desto eher wird auch die Praktische Psychologie die allgemeine Anerkennung und Entfaltung erleben, die sie verdient.«[180]

erte Geistesgeschichte, München 2006, S. 479-496; Ruth Rosenberger, Demokratisierung durch Verwissenschaftlichung? Betriebliche Humanexperten als Akteure des Wandels der betrieblichen Sozialordnung in westdeutschen Unternehmen, in: Archiv für Sozialgeschichte 44 (2004), S. 327-355. Vgl. zum Zusammenhang von »Humanisierung« und Arbeitspsychologie auch Kapitel 5.3 der vorliegenden Arbeit.

178 Diese Entwicklung wird abschließend in Kapitel 12 ausführlicher behandelt.

179 Schildt u. a., Dynamische Zeiten.

180 Carl Graf Hoyos, Denkschrift zur Lage der Psychologie, verfasst im Auftrag der Deutschen Forschungsgemeinschaft, Wiesbaden 1964, S. 35.

In dieser Prognose kamen deutlich die gesellschaftlichen Planungs- und Steuerungsutopien der sechziger Jahre zum Ausdruck, zu deren Verwirklichung sich die Psychologie neben ihrer Funktion als individueller Hilfeleister bei »Problemen, Bedürfnissen und Nöten« des einzelnen Menschen anbot.[181] Obwohl sich die konkrete Praxis, wie das Beispiel der psychologischen Berufsberatung gezeigt hat, von solchen Vorstellungen eher entfernte als sich ihnen anzunähern, spielten sie im Selbstverständnis jener Psychologen, die auf praktische Wirksamkeit zielten, als Zukunftshoffnung und Eigenwerbung eine große Rolle. So hieß es 1968 in einem Artikel in der *Psychologischen Rundschau*, dem Veröffentlichungsorgan des BDP, recht pathetisch, dass »der psychologische Berater« seinen »von der Gesellschaft erhaltenen Auftrag« weniger in der Beratung des »je zufälligen einzelnen Ratsuchenden« als vielmehr in der »Beratung der gesellschaftstragenden Mächte« sehe, da auf diese Weise »seine Voraussetzungen im Psychologischen und im Ethisch-Sozialen zum wirklich größten Nutzen der ganzen Gesellschaft eingesetzt werden können«.[182]

Hoyos' Voraussagen zur zukünftigen Entwicklung der einzelnen Anwendungsbereiche praktischer Psychologie sind hinsichtlich der zeitgenössischen Wahrnehmung dabei gerade in denjenigen Fällen aufschlussreich, in denen sie besonders weit daneben lagen. So habe die »Motorisierungswelle der letzten sechs bis acht Jahre« die Notwendigkeit verkehrspsychologischer Expertise deutlich gemacht. Die 60 Verkehrspsychologen im BDP bildeten bereits eine »beachtliche Gruppe«, die meisten davon arbeiteten bei den Technischen Überwachungsvereinen, wo sie Eignungsuntersuchungen für Kraftfahrer – im Volksmund als »Idiotentest« tituliert – durchführten. Es lasse sich jedoch, so Hoyos weiter, im »Hinblick auf die Entwicklungstendenzen des Verkehrs [...] für die nächsten Jahre eine erhebliche Erweiterung dieses Tätigkeitsbereiches voraussagen«, der sich auf Bereiche wie Straßen- und Signalgestaltung über die funktionelle Gestaltung von Automobilen bis zum Verkehrsrecht und zur Verkehrs- und Stadtplanung erstrecken werde.[183] Die Automobilisierung der Gesellschaft nahm in den folgenden Jahren in der Tat weiter stark zu und führte im Jahr 1970 zur historischen Rekordzahl von beinahe 20.000 Verkehrstoten und rund 530.000 Verletzten in der Bundes-

181 Hoyos, Denkschrift zur Lage der Psychologie, S. 37. Zum Planungsdenken siehe Michael Ruck, Ein kurzer Sommer der konkreten Utopie – Zur westdeutschen Planungsgeschichte der langen 60er Jahre, in: Schildt u. a., Dynamische Zeiten, S. 362-401, sowie die Beiträge in Heinz-Gerhard Haupt / Jörg Requate (Hg.), Aufbruch in die Zukunft. Die 1960er Jahre zwischen Planungseuphorie und kulturellem Wandel. DDR, CSSR und Bundesrepublik im Wandel, Weilerswist 2004.

182 Siegfried Schubenz, Grundlagen und Anwendung psychologischer Beratung, in: Psychologische Rundschau 19 (1968), S. 1-8, Zitat S. 8.

183 Hoyos, Denkschrift zur Lage der Psychologie, S. 50.

republik.[184] Zu diesem Zeitpunkt zeigte sich allerdings auch, dass die Verkehrspsychologen besonders unzufrieden mit ihrer Arbeitssituation waren und häufiger als andere praktische Psychologen über monotone Arbeits- und Gutachtenroutine, unzureichenden Forschungsstand in ihrem Fachbereich und mangelnde Aufstiegsmöglichkeiten klagten.[185] Auf lange Sicht wuchs die Verkehrspsychologie als Berufsfeld zwar zeitweilig an, wurde im Verhältnis zum Gesamtwachstum des psychologischen Berufsstands aber immer weiter marginalisiert – 1981 wurden in Westdeutschland 500 Verkehrspsychologen gezählt, gegenwärtig sind im BDP rund 300 Psychologen in der betreffenden Sektion organisiert.[186]

Aus der steigenden Nachfrage nach psychologischem Wissen in bestimmten gesellschaftlichen Wachstumsbereichen resultierte also nicht notwendig eine proportional wachsende Nachfrage nach entsprechend ausgebildeten Psychologen. Letzteres hing entscheidend davon ab, inwieweit es die Psychologen schafften, sich selbst im betreffenden Berufsfeld als unentbehrliche Wissensträger zu positionieren oder diesen Kompetenzanspruch sogar berufsrechtlich sanktionieren zu lassen, wie es den psychologischen Psychotherapeuten langfristig gelingen sollte. Das zeigt auch ein zweites prognostisches Fehlurteil von Hoyos. Hinsichtlich der wissenschaftlichen Entwicklung und der öffentlichen Aufmerksamkeit habe in den letzten Jahren kein Zweig der Praktischen Psychologie einen derartigen »Boom« erlebt wie die Konsum- und Werbepsychologie, und in Deutschland seien »bereits mehr als 10 [sic] Psychologen« in diesem Bereich tätig. Ganz im Geiste des einige Jahre später unter der Großen Koalition zum wirtschaftspolitischen Paradigma avancierenden Konzepts der Globalsteuerung wies Hoyos einer »breit angelegte[n] Konsum- und Werbepsychologie« eine »wichtige marktsteuernde Aufgabe« zu: »Indem sie die quantitative Marktforschung ergänzt und vertieft, verhindert sie die Überschwemmung des Marktes mit schwer verkäuflichen Produkten und beugt damit Krisenerscheinungen vor.« Selbst das von den Auftraggebern aus der Wirtschaft verfolgte Ziel der Absatzsteigerung

184 Zu den Zahlen und der zeitgenössischen politischen Debatte siehe hier nur die Titelgeschichte des *Spiegel* zum »Massentod auf Deutschlands Straßen«: Das Gemetzel, das wir Verkehr nennen, in: Der Spiegel, 28.6.1971, S. 32-48. Zum Vergleich: 2012 gab es bei weitaus höherem Verkehrsaufkommen in Deutschland ›nur‹ 3.600 Verkehrstote; vgl. die Pressemitteilung des Statistischen Bundesamtes unter https://www.destatis.de/DE/PresseService/Presse/Pressemitteilungen/2013/07/PD13_231_46241.html (abgerufen am 12.2.2014).

185 Manfred Amelang/Joachim Tiedemann, Psychologen im Beruf: I. Studienverlauf und Berufstätigkeit, in: Psychologische Rundschau 22 (1971), S. 151-186, hier S. 177 u. S. 179.

186 Zu 1981 siehe Wissenschaftsrat (Hg.), Empfehlungen zur Forschung in der Psychologie, Köln 1983, S. 26; zum heutigen Stand vgl. die Angaben auf der Website des BDP: http://www.bdp-verkehr.de/verband/index.html (abgerufen am 26.2.2013).

erfülle »in der Überflußgesellschaft ebenfalls eine Funktion im Sinne des Gemeinwohls«.[187]

Ein neuer DFG-Bericht zur Lage der Psychologie kam 1983 jedoch zu dem Schluss, dass von einem sprunghaften Anstieg der Zahl von Konsum- und Werbepsychologen keine Rede sein könne. Der »Boom« in diesem Bereich bestehe wie vor 20 Jahren lediglich darin, dass die Psychologie mit gewisser zeitlicher Verzögerung ihre Erkenntnisse »weggibt an jedermann, der diese Erkenntnisse verwertet, um seine intuitiven Techniken zu verwissenschaftlichen«.[188] Von 17.770 erwerbstätigen Diplom-Psychologen waren 1981 aber mit rund 900 im Bereich Marktforschung, Werbung, Sozial- und Meinungsforschung zumindest mehr tätig als in der Verkehrspsychologie.[189]

Hoyos' Verteidigung psychologischer Verkaufsförderung verweist allerdings auf einen interessanten zeitgenössischen Rezeptionszusammenhang, der nicht unerheblich zum populären Bild von der Wirkungsmacht psychologischer Beeinflussung beigetragen haben dürfte. Die Rede ist von der Konsumkritik, die seit den fünfziger Jahren als Reaktion auf die sich unter den Bedingungen anhaltenden Wirtschaftswachstums entfaltende Konsumgesellschaft laut anschwoll. Um 1960 war es unter Psychologen, Pädagogen und Jugendfunktionären mehr oder weniger Konsens, dass eine unschuldige und naive Jugend zum wehrlosen Opfer der »psychologisch bis ins letzte durchdachte[n] kommerzielle[n] Propaganda« und »die seelischen Tiefenschichten ansprechende[n] Wirtschaftswerbung« einer profitgierigen Konsumgüterindustrie geworden sei.[190] Hoyos hatte angesichts dieser äußerst negativen öffentlichen Wahrnehmung also guten Grund, positive Argumente für ein in seinen Augen besonders zukunftsträchtiges Betätigungsfeld für Psychologen anzuführen.

Ebenfalls nicht zufällig war sein Verweis auf die verbreitete, auf einen bekannten Buchtitel von Vance Packard zurückgehende Rede von den »geheimen Verführern« als Inbegriff für die »unlauteren Motive«, die der Werbepsychologie von der Öffentlichkeit unterstellt würden und denen Hoyos den Verweis auf die Gemeinwohlfunktion der Absatzsteigerung entgegenstellte.[191] Packards *Die geheimen Verführer*, 1958 auf Deutsch erschienen, war

187 Hoyos, Denkschrift zur Lage der Psychologie, S. 52 f. Zur keynesianisch orientierten Wirtschaftspolitik der Globalsteuerung vgl. Werner Abelshauser, Deutsche Wirtschaftsgeschichte seit 1945, München 2004, S. 408-420.

188 Martin Irle/Fritz Strack, Psychologie in Deutschland. Ein Bericht zur Lage von Forschung und Lehre, Denkschrift der Deutschen Forschungsgemeinschaft, Weinheim 1983, S. 4.

189 Wissenschaftsrat, Empfehlungen, S. 26.

190 Siegfried, Time Is on My Side, S. 149. Die Zitate entstammen der Zeitschrift *Ruf ins Volk. Monatsschrift für Volksgesundung und Jugendschutz*, Ausgabe vom April 1961.

191 Hoyos, Denkschrift zur Lage der Psychologie, S. 52. Der von Hoyos gebrauchte Ausdruck »Überflußgesellschaft« geht auf einen anderen zeitgenössischen Bestsel-

eine Warnung vor dem »Griff nach dem Unbewussten in jedermann« durch die tiefenpsychologische Motivforschung, die in den vierziger Jahren begründet worden war und die, so Packard, von der Werbeindustrie auf besorgniserregende Weise immer weiter perfektioniert werde.[192] Packards Buch wurde zu einem bis in die neunziger Jahre immer wieder neu aufgelegten Bestseller und zur gängigen Referenz der konservativen wie der linken Konsumkritik, die sich die Anziehungskraft einer bunten Warenwelt nur als Ergebnis tiefgreifender, dem Konsumenten nicht bewusster psychologischer Manipulation erklären konnte.[193]

Für Packards Heimat, die Vereinigten Staaten, lassen sich abgesehen von der dort weit entwickelten Werbebranche zwei weitere Gründe identifizieren, die den Erfolg seines Buches begünstigten: Erstens die vergleichsweise große Popularität und Anerkennung der Psychoanalyse, deren Schattenseite hier gleichsam vorgeführt wurde. Zweitens aber, und das wird wenig beachtet, wurde es im Klima eines virulenten Antikommunismus veröffentlicht, dessen paranoide Qualität sich im Mythos der kommunistischen »Gehirnwäsche« verdichtete. Der Ausdruck *brainwashing* wurde um 1950 als Bezeichnung für geheimnisvolle psychologische Manipulationstechniken geprägt, die den politischen Seitenwechsel einiger amerikanischer Soldaten, die während des Koreakriegs in chinesische Gefangenschaft geraten waren, erklärbar machen sollten. Er wurde dann schnell zur populären Wendung, in der sich die Überzeugung von der bedrohlichen Macht totalitärer psychologischer Gedankenkontrolle artikulierte.[194] Unter anderem aufgrund des offenen Geheimnisses, dass die CIA im Glauben an die Wirksamkeit kommunistischer

ler zurück, John Kenneth Galbraiths *The Affluent Society* von 1958, im selben Jahr als *Gesellschaft im Überfluß* auf Deutsch erschienen.

192 Vance Packard, Die geheimen Verführer. Der Griff nach dem Unbewußten in jedermann, Düsseldorf 1958 (Amerik. Orig.: The Hidden Persuaders, New York 1957). Zu den prominentesten und einflussreichsten Vertretern der Motivforschung zählte der österreichisch-amerikanische Psychologe und Psychoanalytiker Ernest Dichter; vgl. Rainer Gries / Stefan Schwarzkopf (Hg.), Ernest Dichter and Motivation Research. New Perspectives on the Making of Post-War Consumer Culture, Basingstoke 2010.

193 Zur überwiegend positiven Rezeption über die politischen Lager hinweg vgl. Siegfried, Time Is on My Side, S. 148, S. 160 u. S. 479. Von links wurde allerdings häufig bemängelt, dass Packard rein moralisch argumentiere und vor weitergehender Systemkritik zurückschrecke. In der Tat betonte Packard, dass Werbung als solche eine »lebenswichtige Rolle« für die »Entfaltung unseres wirtschaftlichen Wachstums« spiele, zudem sei sie eine »farbenreiche, unterhaltsame Seite des amerikanischen Lebens, und viele Schöpfungen der Werbefachleute sind geschmackvolle, ehrliche, künstlerische Arbeiten«; Packard, Verführer, S. 16.

194 Zur Entstehung und Verbreitung der Gehirnwäsche-Diskurse in den Vereinigten Staaten unter den Bedingungen des Kalten Kriegs vgl. Catherine Lutz, Epistemology of the Bunker: The Brainwashed and Other New Subjects of Permanent War, in: Pfister / Schnog, Inventing the Psychological, S. 245-267, sowie zu seiner lan-

Gehirnwäsche selbst mittels Menschenversuchen an der Entwicklung entsprechender Methoden arbeitete, verbreitete sich der Topos der *mind control* bald auch in der inneramerikanischen, gegenkulturellen Gesellschafts- und Regierungskritik, sodass die von Packard artikulierte Angst, die Werbeindustrie könne sich verwandter Techniken bedienen, auf starke zeitgenössische Resonanz stoßen konnte.[195]

Ähnliche Vorstellungen waren auch in Deutschland nicht unbekannt. Der Psychologe Peter Hofstätter spottete 1962 über die Rede von den »geheimen Verführern« und der »Gehirnwäsche«, die in seiner Wahrnehmung besonders Politiker und Theologen im Zusammenhang mit der Psychologie im Munde führten, und merkte an, dass gerade Politik und Religion seit Jahrhunderten ganz ohne wissenschaftliche Psychologie sehr effektive Methoden der Verhaltenssteuerung entwickelt hätten.[196] Im deutschen Fall fügte sich das von Packard entworfene Bild zudem in den Diskurs der konservativen, ebenfalls antitotalitär argumentierenden bürgerlichen Kulturkritik und ihrer massenpsychologischen Klischees Le Bon'scher Prägung, die den »Massenmenschen« als irrationales, beliebig manipulierbares und deshalb von einer sittlich gefestigten sozialen Elite im Zaum zu haltendes Triebwesen imaginierten. Etwas später stellte es dann der linken, sich der Psychoanalyse öffnenden Kulturkritik ein – wenn auch aus dieser Sicht gesellschaftstheoretisch unvollständiges – psychologisches Modell zur Verfügung, um erklären zu können, wie der Kapitalismus immer neue falsche und entfremdete Bedürfnisse in den Menschen stimulieren konnte, ohne dass diese es merkten und sich gegen ihre Manipulation auflehnten.

Die Ironie der Geschichte bestand darin, dass die tiefenpsychologische Motivforschung, deren Vertreter nach Packards eigenen Angaben vom Großteil der Werbefachwelt in den fünfziger Jahren noch als »Tiefen-Heinis« verspottet wurden,[197] gerade durch den Erfolg von Packards Buch und ähnlicher massenmedial verbreiteter Manipulationskritik einen Bekanntheitsgrad erlangte, der maßgeblich zu ihrem Aufstieg in den sechziger Jahren beitrug.[198] Die aufklärerisch intendierte Warnung vor der Macht der geheimen Verführer war letztlich die entscheidende Beglaubigung für die Omnipotenzphantasien der Werbepsychologen. Dass in Deutschland die Kritik der Werbepsychologie sehr viel früher etabliert war als die Werbepsychologie selbst, zeigt auch der bereits erwähnte Umstand, dass Anfang der sechziger

gen populärkulturellen Wirksamkeit David Seed, Brainwashing: The Fictions of Mind Control. A Study of Novels and Films since World War II, Kent 2004.

195 Diesen Zusammenhang betonen Heath / Potter, Konsumrebellen, S. 39 f.

196 Peter R. Hofstätter, Theoretische Grundlagen der Verhaltenssteuerung, in: Psychologische Rundschau 13 (1962), S. 163-179, hier S. 163.

197 Zitat in Packard, Die geheimen Verführer, S. 15.

198 Daniel Horowitz, From Vienna to the United States and Back: Ernest Dichter and American Consumer Culture, in: Gries / Schwarzkopf, Ernest Dichter, S. 41-57.

Jahre in Deutschland gerade einmal zehn Psychologen in Werbung und Marktforschung tätig waren, die zudem angesichts der Ausrichtung der Universitätspsychologie kaum über eine gründliche tiefenpsychologische Ausbildung verfügt haben dürften. Vor diesem Hintergrund ist es nicht weiter erstaunlich, dass es im Nachwort der deutschen, in dem auf Wirtschaftssachbücher spezialisierten Econ-Verlag erschienenen Ausgabe von *Die geheimen Verführer* hieß, Packards Buch finde seinen »wesentlichen Zweck« darin, die Motivforschung, die den »Menschen am Markt und im Verbrauch« entdeckt habe, endlich auch dem »Praktiker der deutschen Werbung und Marktforschung« als ein »zunehmend unentbehrliches Werkzeug« näherzubringen.[199] In einer Umfrage unter berufstätigen Psychologen zeigten sich Anfang der siebziger Jahre dann allerdings die Werbepsychologen ganz besonders enttäuscht von der »Kluft zwischen wissenschaftlichem Anspruch und praktischer Realität«, die sich in ihrem Beruf auftat.[200]

Alles in allem waren der Modernisierungs- und Fortschrittsoptimismus der sechziger Jahre ein fruchtbarer Boden sowohl für Utopien als auch für Dystopien technokratischer und wissenschaftlicher Machbarkeit. Unter dieser Perspektive erschien die für die Zukunft erwartete umfassende Anwendung psychologischen Wissens den einen als Garant einer rationalen und humanen Menschenführung, den anderen als bedrohliche Bewusstseinsmanipulation, der wiederum nur durch die psychologische Aufklärung der Gesellschaft beizukommen war. Beiden Ansichten gemein war jedoch das Phantasma einer universalen und in ihren Effekten gezielt steuerbaren Anwendbarkeit psychologischen Wissens, das der Psychologie einen enormen gesellschaftlichen Auftrieb bescherte.

Dies hatte mit der Realität psychologischer Forschung und Praxis freilich nicht viel zu tun, und die Psychologen befanden sich in dem fortwährenden Dilemma, die übersprießende gesellschaftliche Erwartungshaltung, die sie zum Teil selbst nährten und von der sie als Profession ungemein profitierten, zugleich immer wieder enttäuschen oder explizit zurückweisen zu müssen, um ihren Anspruch auf wissenschaftliche Seriosität nicht zu gefährden.[201]

199 Herbert Gross, Ein Nachwort. Motivforschung – nur ein weiteres Werkzeug der Marktforschung, in: Packard, Die geheimen Verführer, S. 317-320, Zitate S. 319 f. Auf den nachfolgenden Seiten findet sich Eigenwerbung des Verlags für Bücher mit Titeln wie *Das Gespräch mit dem Anderen. Verhandlungskunst in allen Lebenslagen*; *Ideen tragen Zinsen. Wie gute Gedanken entwickelt und genutzt werden können*; *Karriere in der Wirtschaft. Eine Untersuchung über die Erfolgreichen* und *Die Konkurrenz schläft nicht. Hintergründe großer Verkaufserfolge*. Zu den Titeln des Econ-Verlags aus den fünfziger Jahren mit größerer historischer Wirkung zählt aber wohl vor allem Ludwig Erhards *Wohlstand für alle*.

200 Manfred Amelang / Joachim Tiedemann, Psychologen im Beruf: I. Studienverlauf und Berufstätigkeit, in: Psychologische Rundschau 22 (1971), S. 151-186, hier S. 182.

201 Eine ähnliches innerwissenschaftliches Spannungsverhältnis zwischen Popularisierern und Anhängern methodisch strenger Wissenschaftlichkeit entwickelte sich in

Die Psychologie werde wohl den von der Gesellschaft an sie gestellten Forderungen »nur zum Teil entsprechen« können, stellte 1970 der Vorsitzende der Deutschen Gesellschaft für Psychologie (DGfPs) Carl Friedrich Graumann fest.[202] Zwei Jahre später beharrte sein Nachfolger Theo Herrmann hingegen selbstbewusst darauf, dass Psychologen besser als andere Berufsgruppen wüssten, wie »rationale gesamtgesellschaftliche Planung« auszusehen habe, nur leider fehle es der Politik an Kooperationsbereitschaft.[203] Dabei fand auch die im DFG-Bericht von 1983 kritisierte freimütige »Weggabe« psychologischen Wissens an andere Berufsgruppen und Laien durchaus ihre Fürsprecher. Gegen Popularisierung sei nichts einzuwenden, so der Bochumer Psychologieprofessor Heinz Heckhausen 1976, es zähle im Gegenteil zur gesellschaftlichen Verantwortlichkeit »des Psychologen als Forscher und Lehrer, Psychologie wegzugeben, und nicht um bloßer Professionalisierung willen zurückzubehalten«. Es sei auch positiv zu bewerten, dass die reine wissenschaftliche Theorie dabei pragmatisch revidiert werde, da gerade die Psychologie auf solche »Common-Sense-Korrektive« angewiesen sei.[204]

3.4 Die Bildungsexpansion und der Ansturm auf das Psychologiestudium

Eine entscheidende sozialgeschichtliche Ermöglichungsbedingung für die Popularisierung der Psychologie seit den sechziger Jahren war die beeindruckende Expansion des Bildungssystems, insbesondere der höheren Bildungseinrichtungen, in deren Zuge sich sowohl die Zahl der Psychologen als auch der

den Vereinigten Staaten bereits seit den frühen sechziger Jahren. Vgl. Capshew, Psychologists on the March, Kap. 11.

202 Graumann, Zur Lage der Psychologie, S. 29. Unter dem Titel »Zur Lage der Psychologie« wurden seit 1970 auf den zweijährlichen Kongressen der DGfPs, dem Fachverband der in Forschung und Lehre tätigen Psychologen, disziplinäre Selbstvergewisserungsreden der jeweils scheidenden Vorsitzenden gehalten. Teilweise wird die Deutsche Gesellschaft für Psychologie im Untersuchungszeitraum auch mit »DGfP« abgekürzt, während sich später »DGPs« etablierte. Im Folgenden wird das etwas sperrige »DGfPs« beibehalten, da es zeitgenössisch als Selbstbezeichnung dominierte und eine Verwechslung mit verschiedenen anderen Fachverbände ausschließt, die sich mit »DGfP« abkürzen bzw. abkürzten, wie etwa die Deutsche Gesellschaft für Personalführung, die Deutsche Gesellschaft für Pilzkunde, die Deutsche Gesellschaft für Pastoralpsychologie oder die Deutsche Gesellschaft für Politikwissenschaft.

203 Theo Herrmann, Zur Lage der Psychologie, in: Psychologische Rundschau 24 (1973), S. 1-19, hier S. 4 (Rede gehalten auf dem Kongress der DGfPs von 1972).

204 Heinz Heckhausen, Relevanz der Psychologie als Austausch zwischen naiver und wissenschaftlicher Verhaltenstheorie, in: Psychologische Rundschau 27 (1976), S. 1-11, Zitate S. 11 u. S. 5.

potentiellen Rezipienten psychologischen Wissens rasant vermehrte. Dass Politiker und Wissenschaftler den Ausbau der Hochschulen seit Ende der fünfziger Jahre für dringend geboten hielten, verdankte sich zunächst einmal schlicht der demographischen Entwicklung. Zu diesem Zeitpunkt begannen die zahlenstarken und nicht durch den Krieg dezimierten Geburtsjahrgänge der mittleren dreißiger bis frühen vierziger Jahre an die dadurch immer stärker belasteten Universitäten zu strömen. Zwischen 1950 und 1959 stieg die Abiturientenquote pro Geburtsjahrgang zwar nur leicht von 4,3% auf 5,1%, dies führte jedoch dazu, dass die Zahl der Studenten an den Universitäten und Technischen Hochschulen in Westdeutschland von rund 108.000 auf über 190.000 anstieg. Die Zahl der Lehrstühle wuchs im selben Zeitraum ebenfalls, nämlich von 2.208 auf 3.160, konnte damit aber nicht mit dem Wachstum der Studentenschaft mithalten.[205] Der 1958 auf Beschluss von Bund und Ländern eingerichtete, mit Vertretern aus Wissenschaft, Politik und Wirtschaft besetzte Wissenschaftsrat prognostizierte in seinem zwei Jahre später publizierten Arbeitsbericht ein weiteres beträchtliches Wachstum der Studentenzahlen. Er klagte, dass schon gegenwärtig angesichts der schlechten Betreuungsrelation kein angemessener Lehrbetrieb möglich sei, die Einheit von Forschung und Lehre unmöglich geworden sei und die tatsächlichen Studienzeiten die vorgegebenen Regelstudienzeiten bedenklich überschritten.[206]

1960 war es allerdings noch nicht selbstverständlich, den Ausbau der Hochschulen als eine bildungspolitische Notwendigkeit anzusehen, worauf die im Bericht diskutierten und für gewichtig erachteten Einwände hindeuten. Einer davon war, dass die Vergrößerung der universitären Ausbildungskapazitäten zur Entstehung eines »akademischen Proletariats« führen werde, für das keine Verwendung auf dem Arbeitsmarkt bestehe. Außerdem, so wurde

205 Alle Zahlen nach dem statistischen Anhang in Wissenschaftsrat, Empfehlungen des Wissenschaftsrates zum Ausbau der wissenschaftlichen Einrichtungen, Teil I: Wissenschaftliche Hochschulen, Tübingen 1960, S. 461, S. 485 u. S. 488.

206 Wissenschaftsrat, Empfehlungen des Wissenschaftsrates zum Ausbau der wissenschaftlichen Einrichtungen, S. 25-27. Es sei hier nur am Rande angemerkt, dass das damalige Betreuungsverhältnis von 60 Studenten auf einen Professor ziemlich genau demjenigen an deutschen Universitäten von 2010 entsprach – bei Verachtfachung der absoluten Zahlen; vgl. die Zahlen des Statistischen Bundesamtes in: Forschung & Lehre, Januar 2012, S. 4, nach denen 1,5 Millionen Studenten von rund 25.000 Professoren betreut wurden. Seltsam bekannt kommen einem auch die Klagen des Wissenschaftsrats über die heterogene Vorbildung der Studenten vor, die von den Gymnasien nur unzureichend auf das Studium vorbereitet würden und denen es deshalb häufig an grundlegenden intellektuellen Fähigkeiten für das Studium mangele. Zudem seien viele von ihnen Universität und Wissenschaft gegenüber »innerlich« gleichgültig eingestellt und nur an einer beruflich nützlichen Ausbildung interessiert: Wissenschaftsrat, Empfehlungen des Wissenschaftsrates zum Ausbau der wissenschaftlichen Einrichtungen, S. 26f.

eingewandt, sei die angedachte Expansion in so kurzer Zeit ohnehin nicht angemessen zu realisieren. Aus dieser Sicht wurde dafür argumentiert, die Studentenzahlen durch Zulassungsbeschränkungen und »scharfe Ausleseprüfungen« auf gegenwärtiger Höhe einzufrieren. Dadurch könne zugleich dem häufig beklagten Problem begegnet werden, dass »viele Ungeeignete die Hochschule besuchen und damit das Leistungsniveau herabdrücken«.[207] Nach »eingehender Abwägung« aller Argumente sprach sich der Wissenschaftsrat jedoch für den Ausbau der Hochschulen und gegen Zulassungsbeschränkungen aus. Letzteres würde eine unzulässige Beschneidung der Freiheit der Berufswahl bedeuten und der Verpflichtung eines demokratischen Gemeinwesens widersprechen, das »Bedürfnis aller Volksschichten nach wissenschaftlicher Ausbildung« zu berücksichtigen. Außerdem sei angesichts der technologischen und wirtschaftlichen Entwicklung auch mit einem steigenden Bedarf an wissenschaftlich ausgebildetem Personal in Wirtschaft und Verwaltung zu rechnen.[208]

Im folgenden Jahrzehnt sollte die Überzeugung, dass der Ausbau des Bildungssystems von größter Dringlichkeit sei, zum politisch lagerübergreifenden Konsens werden.[209] Der bildungspolitische Diskurs wurde dabei weiter von jenen beiden Argumentationssträngen der ökonomischen und der demokratischen Notwendigkeit bestimmt, die bereits in den Empfehlungen des Wissenschaftsrates zum Ausdruck kamen, nun aber mit größerer Vehemenz vorgetragen wurden. Exemplarisch zeigen dies die beiden diskursiven Eckpfeiler der bundesrepublikanischen Bildungsdebatte der sechziger Jahre, Georg Pichts *Die deutsche Bildungskatastrophe* von 1964 und Ralf Dahrendorfs *Bildung ist Bürgerrecht* von 1965.[210]

Picht, dessen Buch kurz zuvor als Artikelserie in der auflagenstarken, konservativen evangelischen Wochenzeitung *Christ und Welt* erschienen war, zeichnete ein düsteres Bild der deutschen Bildungssituation.[211] Wenn es nicht

207 Wissenschaftsrat, Empfehlungen des Wissenschaftsrates zum Ausbau der wissenschaftlichen Einrichtungen, S. 48.

208 Wissenschaftsrat, Empfehlungen des Wissenschaftsrates zum Ausbau der wissenschaftlichen Einrichtungen, S. 48 f. Der Wissenschaftsrat machte sich damit genau jene Arbeitsmarktorientierung argumentativ zu eigen, die er – bzw. vermutlich seine wissenschaftlichen Mitglieder – 20 Seiten zuvor noch den Studenten als universitäts- und wissenschaftsfremdes Motiv angekreidet hatte.

209 Alfons Kenkmann, Von der bundesdeutschen »Bildungsmisere« zur Bildungsreform in den 60er Jahren, in: Schildt u. a., Dynamische Zeiten, S. 402-423; Wilfried Rudloff, Bildungsplanung in den Jahren des Bildungsbooms, in: Frese u. a., Demokratisierung und gesellschaftlicher Aufbruch, S. 259-282.

210 Georg Picht, Die deutsche Bildungskatastrophe. Analyse und Dokumentation, Olten u. a. 1964; Ralf Dahrendorf, Bildung ist Bürgerrecht. Plädoyer für eine aktive Bildungspolitik, Hamburg 1965.

211 Vgl. zu Picht auch Ulrich Raulff, Kreis ohne Meister. Stefan Georges Nachleben, München 2009, S. 477-482. Picht war ein an Heidegger, Platon und Christentum

gelinge, die viel zu geringe Zahl an Abiturienten und Akademikern sehr bald massiv zu erhöhen, dann werde Deutschland im weltweiten technischen und wirtschaftlichen Wettbewerb der Industrienationen abgehängt werden und gar hinter die Ostblockstaaten zurückfallen – im Klima des Kalten Kriegs eine schwer erträgliche Vorstellung. Auch Dahrendorf, dessen Buch als Serie in der *Zeit* veröffentlicht wurde, sah in der Technisierung und Verwissenschaftlichung der Arbeitswelt ein wichtiges Argument für die Anhebung des Bildungsniveaus, kritisierte aber die Reduktion auf ökonomische Aspekte. Er betonte stattdessen die große Bedeutung, die Bildung als soziales Grundrecht für die Entwicklung einer demokratischen Gesellschaft und die Erziehung aufgeklärter Staatsbürger habe. Das elitäre und sozial stark segregierende deutsche Bildungssystem werde diesem Anspruch jedoch nicht gerecht und verletze zudem das demokratische Prinzip der allgemeinen Chancengleichheit.

Bildungs- und hochschulpolitisch im größeren Maßstab handlungsrelevant wurde Dahrendorfs Plädoyer, zumindest in dieser emphatischen Version, wohl nur während des »kurzen Frühlings einer partizipatorischen Vision« zwischen den späten sechziger und frühen siebziger Jahren.[212] Pichts »Kassandra-Sound des Katastrophismus« (Ulrich Raulff) dagegen prägte die bundesrepublikanischen Bildungsdebatten ebenso bis in die Gegenwart wie die Fixierung auf den technisch-ökonomischen Wettbewerb und internationale Vergleichsgrößen.[213] An die deutsche Furcht davor, auf irgendeinem wichtigen Gebiet nicht zur Weltspitze zu zählen, konnte auch Carl Hoyos appellieren, als er darauf hinwies, dass der Anteil von Psychologen an der Gesamtbevölkerung in der Bundesrepublik weit hinter dem anderer Länder zurückstehe.[214] Um 1962 gab es hier laut Hoyos 26 Psychologen auf 1 Millionen Einwohner. Damit rangierte die Bundesrepublik tatsächlich recht weit hinter den Vereinigten Staaten mit 100, Schweden mit 71, Dänemark mit 66 und Holland mit 56 Psychologen pro 1 Millionen Einwohner, wies zugleich aber, wie derselben Statistik von Hoyos zu entnehmen ist, eine höhere Zahl auf als Großbritannien mit 22, Belgien mit 18, Frankreich mit 17 und Italien mit 4 Psychologen.[215]

Solche Ländervergleiche kursierten regelmäßig in der deutschen Diskussion; dass ihr Aussagewert mit Vorsicht zu genießen ist, zeigen die mitunter

orientierter Philosoph und ehemaliger Leiter des reformpädagogischen Internats Birklehof im Schwarzwald. Vor der Beschwörung der »Bildungskatastrophe« war eines seiner wichtigsten bildungspolitischen Anliegen die Einrichtung humanistischer Eliteschulen gewesen.

212 Habbo Knoch, »Mündige Bürger«, oder: Der kurze Frühling einer partizipatorischen Vision. Einleitung, in: ders., Bürgersinn mit Weltgefühl, S. 9-53.

213 Zitat in Raulff, Kreis ohne Meister, S. 481.

214 Hoyos, Denkschrift zur Lage der Psychologie, S. 96f.

215 Ebd., S. 70.

frappierenden Unterschiede zwischen den verschiedenen Schätzungen und Ranglisten. Eine Untersuchung von 1974 beispielsweise rekonstruierte für das Jahr 1961 für Schweden 240, die Vereinigten Staaten 80, für die Niederlande und die Bundesrepublik aber nur jeweils 14 Psychologen auf 1 Millionen Einwohner, und auch bei der Schätzung für das Jahr 1969 an gleicher Stelle stand Schweden einsam an der Spitze vor den Vereinigten Staaten, Australien und der DDR, während die Bundesrepublik und die Niederlande im unteren Mittelfeld rangierten.[216] Argumentativ entscheidend war jedoch immer, dass man auf die hohe Psychologenquote in bestimmten Ländern verweisen konnte, denen gegenüber die Bundesrepublik schlecht abschnitt. So beklagte eben zitierte Studie, dass die Bundesrepublik im Vergleich zu Schweden und den Vereinigten Staaten hinsichtlich des psychologischen Versorgungsniveaus ein »unterentwickeltes Land« sei,[217] während die DGfPs 1971 warnte, dass die Bundesrepublik »beispielsweise im Vergleich zu den Niederlanden weiterhin ein Entwicklungsland« darstelle.[218]

Bereits seit Anfang der sechziger Jahre zeichnete sich jedoch ein starkes Wachstum des Psychologenstandes ab, das nicht aus politischer Steuerung, sondern aus der Nachfrage der Studentenschaft resultierte und das auch in Relation zur quantitativ beeindruckenden allgemeinen Hochschulexpansion der sechziger und siebziger Jahre ein überproportionales Ausmaß annahm. Zwischen 1950 und 1960 war die Zahl der Studenten im Hauptfach Psychologie in der Bundesrepublik ohne West-Berlin von 739 auf 1.797 gestiegen; durchaus beträchtlich, aber noch proportional zur Zunahme der Gesamtstudentenzahl.[219] Dies änderte sich in den folgenden Jahren: Zwischen dem Wintersemester 1960/61 und dem Wintersemester 1966/67 vermehrten sich

216 Peter R. Straumann, Bildungspolitische Aspekte der Ausbildung und Beschäftigung von Psychologen in der Bundesrepublik Deutschland, in: Psychologische Rundschau 25 (1974), S. 91-110, hier S. 99. Die Berechnungen für 1969 beruhten dabei auf der Mitgliederzahl der jeweiligen nationalen psychologischen Vereinigungen. Hierin könnte neben allgemeinen nationalen Unterschieden in den Erhebungsmethoden eine wesentliche Ursache für die zum Teil deutlich divergierenden Schätzungen liegen, da etwa unklar bleibt, wie hoch der Organisationsgrad der Psychologen in den jeweiligen Ländern war, ob mögliche Doppelmitgliedschaften in mehreren Fachverbänden berücksichtigt wurden etc.

217 Straumann, Bildungspolitische Aspekte, S. 101.

218 Beispiel Psychologie – Hochschulpolitische Entscheidungen ohne gesellschaftspolitische Perspektive. Presseinformation des Vorstandes der Deutschen Gesellschaft für Psychologie, in: Psychologische Rundschau 22 (1971), S. 130-134, hier S. 132.

219 Hoyos, Denkschrift zur Lage der Psychologie, S. 95. Zwischen diesen und allen nachfolgenden Zahlenangaben gibt es in den Quellen gelegentlich leichte Abweichungen, die auf unterschiedliche Erhebungsmethoden – etwa die Berücksichtigung der Pädagogischen Hochschulen – zurückzuführen sind. Sie stimmen im Großen und Ganzen aber überein und dienen hier in erster Linie dem Zweck, einen allgemeinen Eindruck von der quantitativen Entwicklung des Fachs zu vermitteln.

die Psychologiestudenten – diesmal einschließlich West-Berlin – von etwas mehr als 2.000 auf knapp über 6.000. Ihr Anteil an der Gesamtzahl der Studienanfänger stieg an den nordrhein-westfälischen Universitäten von 0,8 % im Jahr 1958 auf 2,0 % im Jahr 1962, um sich bis 1966 noch einmal auf 4,1 % zu verdoppeln. Die Wachstumsrate übertraf dabei bis dahin noch diejenige der ebenfalls wachstumsstarken Soziologie.[220]

Von den 1.200 Oberstufenschülern, die im Sommer 1968 am Tag der offenen Tür die Universität des Saarlandes besuchten, gaben 35 % an, dass sie Soziologie, und 25 %, dass sie Psychologie studieren wollten, so der damalige Rektor der Universität und spätere sozial-liberale Bundesinnenminister Werner Maihofer. Maihofer führte als Erklärung an, dass Soziologie und Psychologie zu jenen »modernen Sozialwissenschaften« zählten, die »bahnbrechend waren und sind« für eine »neue Epoche der gesellschaftswissenschaftlichen Aufklärung«, in die man jetzt eingetreten sei.[221] 1970 hatte sich die Zahl der Psychologiestudenten mit über 10.000 im Vergleich zu 1960 fast verfünffacht. Im selben Jahr wurde das Wachstum durch die Einführung eines Numerus clausus gebremst, bis 1981 verdoppelte sich die Zahl aber nochmals auf rund 20.000.[222] Wie sich die Zahlen ohne Zulassungsbeschränkung entwickelt hätten, macht ein Blick auf die Ablehnungsquote deutlich: Im Sommersemester 1971 erhielt von 2.700 Bewerbern beinahe die Hälfte keinen Studienplatz,[223] im Sommersemester 1976 kamen auf 10 freie Plätze 75 Bewerber.[224]

Im Zeitraum von 1960 bis 1981 stieg die Gesamtzahl der Studienanfänger an den westdeutschen Universitäten und Gesamthochschulen um 380 % von

220 Alle Zahlen nach Heinz Heckhausen, Die Ausbildungskapazität im Fach Psychologie: personeller Grundbestand und Berechnungsmodell, in: Psychologische Rundschau 19 (1968), S. 79-96, hier S. 79.

221 Werner Maihofer, Die Revolte der Jugend für die Evolution der Gesellschaften in Ost und West, in: Gerhard Szczesny (Hg.), Club Voltaire. Jahrbuch für kritische Aufklärung IV, Reinbek bei Hamburg 1970, S. 94-111, hier S. 98. Maihofer verband diese Beobachtung mit der Forderung nach einer stärker berufsvorbereitenden, staatsrechtlich und verwaltungswissenschaftlich orientierten Ausrichtung sozialwissenschaftlicher Studiengänge. Auf diese Weise könne in die von Juristen dominierten öffentlichen Berufe und Ämter größere »soziale Phantasie und humanes Engagement« einziehen. Andernfalls werde man weiterhin einige der »besten Kräfte unserer politischen Intelligenz« ins gesellschaftliche Abseits drängen und »ein akademisches Proletariat mit revolutionärer Brisanz heranzüchten« (ebd., S. 99). Maihofer bezog sich dabei auf den Soziologen Seymor Martin Lipset, der die Unsicherheit der verlängerten sozialen Übergangssituation und fehlende konkrete Berufsaussichten zu einer Ursache für die amerikanische Studentenrevolte erklärt hatte.

222 Wissenschaftsrat, Empfehlungen zur Forschung in der Psychologie, S. 17-19 u. S. 69-71.

223 Theo Herrmann, Zur Lage der Psychologie, in: Psychologische Rundschau 24 (1973),S. 1-19, hier S. 8.

224 Hubert Feger, Zur Lage der Psychologie, in: Psychologische Rundschau 28 (1977), S. 1-21, hier S. 10.

49.197 auf 186.811, im Fach Psychologie um 518 % von 657 auf 3.401.[225] Die Gesamtzahl der Studenten stieg um 396 % von 216.673 auf 857.960, während das Wachstum der Gesamtzahl der Psychologiestudenten von 2.055 auf 19.844 eine Steigerung von 966 % bedeutete. Die Gesamtzahl des wissenschaftlichen Personals an Universitäten und Gesamthochschulen wuchs zeitgleich um 593 % von 13.098 auf 77.711, wobei der Mittelbau viel stärker expandierte als die Professorenschaft und innerhalb dieser die C2- und C3-Stellen stärker als die C4-Stellen. In der Psychologie wuchs auch der wissenschaftliche Personalbestand überproportional, nämlich um 1.317 % von 89 auf 1.172 Stellen. Übertroffen wurde das Wachstum der Psychologie in allen Bereichen in diesem Zeitraum allerdings noch von demjenigen der Soziologie: Dort stieg die Zahl der Studienanfänger um 1.338 % von 353 auf 4.724, die Gesamtzahl der Studenten um 1.999 % von 1.086 auf 21.705, die Zahl der wissenschaftlichen Personalstellen um 2.481 % von 52 auf 1.290 Stellen.

Hier zeigte sich im zeitlichen Verlauf eine auffällige Verschiebung um 1968, als die Soziologie zur Leitwissenschaft studentischer und intellektueller Gesellschaftskritik avancierte.[226] Um 1960 war sie bezüglich Studenten- und Personalzahlen etwas mehr als halb so groß wie die Psychologie. Um 1968 dann überstieg die Zahl der Studienanfänger in Soziologie erstmals die der Studienanfänger in Psychologie. Dieser Abstand vergrößerte sich mit Einführung des Numerus clausus in Psychologie ab 1970 noch einmal, doch bis 1980 hatten die Psychologen fast wieder aufgeschlossen. Seit 1974 gab es kontinuierlich insgesamt mehr Soziologie- als Psychologiestudenten, allerdings mit relativ gleichbleibendem geringen Abstand, während im wissenschaftlichen Personalbestand die Soziologie die Psychologie bereits um 1972 überholt hatte. Doch der Boom der Psychologie stand, wie im Folgenden argumentiert wird, durchaus auch im Zeichen von »1968«.

Die Hochschulpsychologen selbst sahen den Ansturm auf ihr Fach mit gemischten Gefühlen. Dass die psychologischen Institute überfüllt seien, war eine Dauerklage der Fachvertreter, und die DGfPs verteidigte 1971 vehement die gerade eingeführten Zulassungsbeschränkungen für Psychologie gegen Pläne der Westdeutschen Rektorenkonferenz, nach einem »marktgerechten Überfüllungsmodell« sämtliche Studienbewerber zuzulassen und entsprechend der jeweiligen Kapazitäten auf die einzelnen Institute zu verteilen. Naheliegenderweise wurde stattdessen gefordert, den Numerus clausus durch »sofortige und nachhaltige entscheidende Vermehrung der Mittel be-

225 Siehe zu diesen und allen nachfolgenden Zahlen Wissenschaftsrat, Empfehlungen zur Forschung in der Psychologie, zusammenfassend S. 17-23, in detaillierter statistischer Auflistung S. 69-88. Das Wachstum der Gesamtstudentenzahlen ging dabei auch zum Teil auf verlängerte Studienzeiten einerseits, eine sinkende Quote von Studienabbrechern und Studienfachwechslern andererseits zurück (ebd., S. 24 f.).

226 Heinz Bude / Martin Kohli (Hg.), Radikalisierte Aufklärung. Studentenbewegung und Soziologie in Berlin 1965 bis 1970, Weinheim / München 1989.

stehender Institute und durch die schnelle Errichtung neuer Institute« überflüssig zu machen.[227] Die Popularität des Studienfachs war ein Indikator für das wachsende gesellschaftliche Interesse an Psychologie, das sowohl die hochschulpolitischen Forderungen der Psychologen stützte als auch deren Prognosen über die große zukünftige Bedeutung des eigenen Fachs.

Allerdings bereitete diese Entwicklung den akademischen Vertretern der Psychologie noch aus einem anderen Grund als der Überfüllung der Institute Sorgen. Wie die DGfPs monierte, hätten »viele Studienbewerber« wie auch »weite Teile der Öffentlichkeit« von der Psychologie als Wissenschaft, von den psychologischen Berufsbildern und vom Psychologiestudium »ein völlig falsches Bild«.[228] Ein solches falsches Bild vermittelte etwa der weiter oben zitierte Spiegel-Artikel von 1969, deren Autoren ganz selbstverständlich Psychotherapie und Psychologie gemeinsam abhandelten und forderten, dass die Psychologie als »Wissenschaft von der Seele« endlich jene »Reputation erhält, die ihr in einer von Nervosität, Spannungen und Ängsten, eben von sozialen Krankheiten ergriffenen Gesellschaft zukommt«.[229] Schon bald sollte die akademische Psychologie gezwungen sein, sich diesem Bild anzupassen.

3.5 Unfreiwilliger Wandel: Die Therapeutisierung der Psychologie in den siebziger Jahren

Eine keineswegs triviale Konsequenz des rasanten Wachstums der Psychologie seit etwa 1960 war, dass die Zahl der Psychologiestudenten bis in die achtziger Jahre kontinuierlich größer war als die Zahl der berufstätigen Psy-

227 Beispiel Psychologie – Hochschulpolitische Entscheidungen ohne gesellschaftspolitische Perspektive. Presseinformation des Vorstandes des Deutschen Gesellschaft für Psychologie, in: Psychologische Rundschau 22 (1971), S. 130-134, Zitat S. 134. Tatsächlich hatte sich die quantitative Relation von wissenschaftlichem Personal zu Studenten in der Psychologie zwischen 1960 und 1966 im Gegensatz zur Gesamtentwicklung an den Hochschulen von 23:1 auf 27:1 verschlechtert. Von 1966 bis 1972 wuchs dann, wohl auch aufgrund des Numerus clausus, das wissenschaftliche Personal wiederum weitaus schneller als der Studentenbestand (um 268 % gegenüber 186 %), sodass die Relation am Ende mit 19:1 deutlich günstiger war als noch 1960. Eigene Berechnungen nach den Zahlen in: Wissenschaftsrat, Empfehlungen zur Forschung in der Psychologie, S. 71, S. 81 u. S. 84.

228 Beispiel Psychologie – Hochschulpolitische Entscheidungen ohne gesellschaftspolitische Perspektive. Presseinformation des Vorstandes des Deutschen Gesellschaft für Psychologie, in: Psychologische Rundschau 22 (1971), S. 130-134, hier S. 133.

229 »Mit dem Latein am Ende«. Spiegel-Serie über Krise und Zukunft der deutschen Hochschulen (Psychotherapeuten, Psychologen), 7. Fortsetzung, in: Der Spiegel, 11.8.1969, S. 38-51, Zitat S. 51.

chologen.[230] Das bedeutete nicht nur ein durchgehend niedriges Durchschnittsalter,[231] sondern auch, dass – im Unterschied etwa zur Medizin – Veränderungen in Forschung und Lehre, bei den studentischen Studien- und Berufspräferenzen und auf dem Arbeitsmarkt schnell auf den psychologischen Berufsstand als Ganzen durchschlugen. So konnte es geschehen, dass seit Ende der sechziger Jahre im Laufe eines Jahrzehnts und sehr zum Unbehagen vieler Universitätspsychologen die Klinische Psychologie zum dominanten Lehrgebiet an den Universitäten wie auch zum wichtigsten außeruniversitären Professionalisierungsfeld der Psychologie wurde.[232] Die Psychologie trat als Wissenschaft und als Beruf in eine therapeutische Phase ein. Statt der Selektion von Menschen durch Tests rückte die Modifikation menschlichen Verhaltens durch Therapie und Beratung in den Mittelpunkt psychologischer Expertise, und jetzt erst konnten die Psychologen gegenüber den Ärzten einen eigenen heilkundlichen Kompetenzbereich abstecken und langfristig etablieren. Insofern lässt sich der Therapeutisierungsprozess in den siebziger Jahren als ein zweifacher Transformationsprozess auffassen: Erstens wurden immer mehr Formen von psychischem Leid, Lebensproblemen und Hilfsbedürftigkeit als Gegenstand von Psychotherapie und Beratung definiert, zweitens wurde deren Ausübung immer stärker vom Zuständigkeitsbereich der Ärzte in denjenigen der Psychologen verschoben.[233]

Noch in den frühen sechziger Jahren gab es kaum Anzeichen für die bald einsetzende Therapeutisierung der Psychologie. Psychotherapeutisch ausgebildete Psychologen bildeten eine kleine Minderheit neben den ärztlichen Psychotherapeuten, die wiederum eine verschwindend kleine Minderheit innerhalb der Ärzteschaft waren. Der Bezeichnung »Klinischer Psychologe« lag keine verbindlich definierte Qualifikation oder Zusatzausbildung zugrunde, und sie war auch nicht identisch mit »Psychologen in der Klinik«, von denen es in der Bundesrepublik etwa 30 bis 40 überwiegend an psychiatrisch-neurologischen Abteilungen und Krankenhäusern gab.[234] Diese Klinikpsychologen wurden zumeist »Testpsychologen« genannt und arbeiteten den Ärzten in diagnostischen Fragen zu, sie waren aber – zumindest offiziell

230 Dies gilt zumindest, wenn man die in den späten siebziger Jahren wachsende Zahl von arbeitslosen und in nicht studiumsbezogenen Berufen arbeitenden Psychologen nicht mitzählt; siehe hierzu weiter unten.

231 Bereits 1960 waren nach einer Erhebung des BDP über 60% aller berufstätigen Psychologen jünger als 40 Jahre, vgl. Adolf Martin Däumling, Der Psychologe im öffentlichen Leben, in: Psychologische Rundschau 13 (1962), S. 150-159, hier S. 151.

232 Hörmann / Nestmann, Die Professionalisierung der Klinischen Psychologie.

233 Vgl. auch Cornelia Schwartz, Professionalisierung im Bereich der Klinischen Psychologie, in: Heinrich Keupp / Manfred Zaumseil (Hg.), Die gesellschaftliche Organisierung psychischen Leidens. Zum Arbeitsfeld klinischer Psychologen, Frankfurt am Main 1978, S. 298-325, hier S. 308 f.

234 Hoyos, Denkschrift zur Lage der Psychologie, S. 40 f.

– nicht behandelnd tätig.[235] Wahrscheinlich war bis dahin noch weitgehend ein Verständnis von Klinischer Psychologie verbreitet, wie es in einem Lehrbuch von 1946 zum Ausdruck kam. Gegenstand der Klinischen Psychologie, so hieß es dort, seien »alle Arten seelischen Verhaltens bei körperlichen Erkrankungen«, nicht jedoch die »primär seelischen Erkrankungen und Normabweichungen«, für die Psychiater und Neurologen zuständig seien.[236] Die Definition, Klinische Psychologie sei »die Anwendung wissenschaftlicher Psychologie auf seelische Leiden«, setzte sich erst seit den späten sechziger Jahren allgemein durch.[237]

In Hoyos' DFG-Denkschrift von 1964 wurde zwar empfohlen, bessere Ausbildungsmöglichkeiten für eine auch behandelnde klinische Tätigkeit von Psychologen zu schaffen. Im Unterschied zu Werbe-, Konsum-, Betriebs- und Verkehrspsychologie galt sie jedoch weniger als herausragendes Zukunftsfeld, und ebenso erschien es abwegig, dass Psychologen eine Heilbehandlung unabhängig von ärztlicher Expertise ausüben würden.[238] Umgekehrt ging es den ärztlichen Verfechtern der Psychotherapie weniger darum, mehr Psychologen in die Kliniken zu holen, als vielmehr darum, psychologisches und psychoanalytisches Wissen stärker in der medizinischen Forschung und Ausbildung zu verankern.[239]

Schon recht früh zeichnete sich allerdings eine wachsende Kluft zwischen dem wissenschaftlichen Selbstverständnis der Universitätspsychologie und den Erwartungen sowohl der Studentenschaft als auch der praktisch tätigen Psychologen ab. Wie weiter oben ausgeführt, zählte die Arbeit in Erziehungsberatungsstellen in den fünfziger Jahren zu den quantitativ wichtigsten Beschäftigungsarten der praktischen Psychologen. Bereits zu Beginn des Jahrzehnts hatte Curt Bondy auf bestimmte praktische Probleme der Erziehungsberatung hingewiesen. Dazu zählte er neben der mangelnden Zahl an Beratungsstellen auch die uneinheitliche Ausbildung der Erziehungsberater und die teils berufsständischen, teils theoretisch-methodischen Grabenkämpfe zwischen den verschiedenen beteiligten Berufsgruppen, die Ablehnung der Tiefenpsychologie durch die einen und die Zerstrittenheit der verschiedenen tiefenpsychologischen Schulen untereinander. Besonders von den beratend tätigen Psychologen werde allerdings beklagt, so Bondy, dass ihnen »auf der Universität das tiefenpsychologische Gedankengut nicht stärker nahegebracht worden« sei, dieses aber aus der Arbeit der Beratungsstellen »nicht mehr wegzudenken« sei. Doch auch wenn die Mehrheit seiner Fach-

235 Görres, Denkschrift ärztliche Psychotherapie, S. 19.

236 Willy Hellpach, Klinische Psychologie, Stuttgart 1946, S. 1.

237 Definition zitiert nach dem Eintrag »klinische Psychologie« in: Der Brockhaus Psychologie. Fühlen, Denken und Verhalten verstehen, Leipzig/Mannheim 2001, S. 297.

238 Hoyos, Denkschrift zur Lage der Psychologie, S. 40.

239 Görres, Denkschrift ärztliche Psychotherapie, S. 18-20.

kollegen der Tiefenpsychologie ablehnend gegenüberstehe, werde diese sich früher oder später in Psychologie und Psychiatrie durchsetzen. Umgekehrt werde sich die Psychotherapie stärker den Psychologen öffnen müssen, was auch dem Wunsch vieler Psychologiestudenten entspreche, von denen man oft höre, sie wollten »mit Menschen arbeiten« und »Menschen helfen«.[240]

Die Psychoanalyse spielte allerdings auch im Methodenstreit der akademischen Psychologie keine nennenswerte Rolle und blieb in der deutschen Universitätspsychologie langfristig randständig. Bis Ende der fünfziger Jahre hatten die dominierenden ganzheitlich-charakterologisch orientierten deutschen Psychologen die Psychoanalyse mit ganz ähnlichen Argumenten zurückgewiesen, mit denen sie sich dann erfolglos gegen die operationalistische Modernisierung ihres Fachs gestemmt hatten. Denn es waren, wie Anthony Kauders gezeigt hat, nicht die Triebtheorie oder die Idee eines psychischen Unbewussten als solches, die seit den zwanziger Jahren im Mittelpunkt der akademischen und intellektuellen Kritik an der Psychoanalyse standen. Am gängigsten und langlebigsten war vielmehr der aus dem Geiste bildungsbürgerlicher Kulturkritik geborene Vorwurf, Freud würde mit der wissenschaftlichen Analyse der seelischen Tiefenschichten die Seele, den geheimnisvollen Ursprung von Schöpferkraft und Persönlichkeit, dem Zugriff eines kalten Rationalismus und der mechanistischen Zergliederung ausliefern.[241] Aus Sicht der Operationalisten war nun das genaue Gegenteil der Fall: Die Psychoanalyse wie auch die Charakterologie galt ihnen als unwissenschaftlich, da tiefenpsychologische Aussagen auf Phänomene und Prozesse Bezug nahmen, die sich der Beobachtung und der experimentellen Überprüfung entzogen.[242]

Anfang der sechziger Jahre zeigte eine Umfrage unter den Mitgliedern des BDP, von denen die Hälfte auch oder überwiegend in der Erziehungsberatung arbeitete, dass eine psychoanalytisch-tiefenpsychologische Orientierung in der Berufspraxis von Psychologen nicht selten war, obwohl kaum von einer gewachsenen Akzeptanz der Psychoanalyse in der Universitätspsychologie gesprochen werden konnte. Unter den Persönlichkeitstheorien, die von den Psychologen für die eigene Arbeit als leitend angesehen wurden, stand mit

240 Curt Bondy, Der Psychologe in Psychagogik und Psychotherapie, in: Psychologische Rundschau 4 (1953), S. 174-183, hier S. 177, S. 180 u. S. 182.

241 Anthony D. Kauders, The Mind of a Rationalist: German Reactions to Psychoanalysis in the Weimar Republic and Beyond, in: History of Psychology 8 (2005), Nr. 3, S. 255-270.

242 Der Vorwurf der »Unwissenschaftlichkeit« der psychoanalytischen Methodik nach naturwissenschaftlichen Maßstäben wurde von Psychologen und Psychiatern seit ihren Anfängen erhoben und stellt seit den achtziger Jahren den Hauptkritikpunkt an der Psychoanalyse dar, nachdem die Kritik an ihrem »Rationalismus« und ihrer vermeintlichen Sexualfixierung ihre kulturelle Bedeutung verloren hat; Kauders, Freud-Komplex, S. 255-258.

Philipp Lersch noch ein Charakterologe an erster Stelle, doch Freud folgte bereits an zweiter; C. G. Jung und Schultz-Hencke wurden vor den Charakterologen Ludwig Klages und Robert Heiß genannt, als letztes folgte noch Alfred Adler.[243] Bei den Fortbildungswünschen rangierte an erster Stelle Motivationspsychologie mit 52 %, gefolgt von Sozialpsychologie und Tiefenpsychologie mit jeweils 44 % und Psychotherapie mit 38 %, während die medizinische Psychosomatik am häufigsten als das Nachbarfach genannt wurde, mit dem sich die Psychologen einen größeren Austausch wünschten.[244]

Inzwischen war auch eine eigene Sektion für Klinische Psychologie im BDP gegründet worden. Deren Mitglieder kritisierten, dass es für Psychologen kaum analytisch-psychotherapeutische Ausbildungsmöglichkeiten gebe, eine solche Ausbildung für die Tätigkeit in Beratung, Behandlung und Klinik aber »unumgänglich« geworden sei und vor allem von jungen Psychologen vermehrt nachgefragt werde.[245] Unter den Psychologen, die ihr Studium in den sechziger Jahren absolviert hatten, war Anfang der siebziger Jahre über die Hälfte der Meinung, ihr Studium sei zu wenig praxisbezogen gewesen und habe sie nicht ausreichend auf ihre Berufstätigkeit vorbereitet. Von den außeruniversitär tätigen Psychologen am zufriedensten waren in dieser Hinsicht die Wehrpsychologen, Berufsberater und Verkehrspsychologen. Diese waren allerdings insgesamt auch unzufriedener mit ihrer konkreten Berufstätigkeit als die Psychologen in therapeutischer, beratender und klinischer Tätigkeit, die sich wiederum am schlechtesten durch das Studium auf ihren Beruf vorbereitet fühlten.[246]

Mit der operationalistischen Wende in den sechziger Jahren hatte sich die Universitätspsychologie dieser Nachfrage allerdings nicht gerade angenähert, und sie entfernte sich offenbar auch weiter von den Erwartungen, mit denen

243 Adolf Martin Däumling, Der Psychologe im öffentlichen Leben, in: Psychologische Rundschau 13 (1962), S. 150-159, hier S. 153. Vor Adler wurde noch der Sozialpsychologe Kurt Lewin genannt, der in Kapitel 10 zur Gruppendynamik eine wichtige Rolle spielen wird.

244 Ebd., S. 154.

245 Peter Kerschbaum, Bericht über das VII. Kolloquium der Sektion für Klinische Psychologie am 24.9.1962 im Psychologischen Institut der Universität Würzburg, in: Psychologische Rundschau 14 (1963), S. 142-144.

246 Manfred Amelang / Joachim Tiedemann, Psychologen im Beruf: II. Kritik an Studium und Fortbildungsmöglichkeiten, in: Psychologische Rundschau 23 (1972), S. 155-182, hier S. 156-159. Gerade die Wehrpsychologie hatte dabei in den sechziger Jahren mit großen Nachwuchsproblemen zu kämpfen. So konnte im hauptsächlich personaldiagnostisch tätigen Psychologischen Dienst der 1955 gegründeten Bundeswehr bis 1966 nur etwas mehr als die Hälfte der für Psychologen vorgesehenen Planstellen besetzt werden. Quantitativ sollte die wehrpsychologische Tätigkeit auch in den folgenden Jahrzehnten nur eine sehr marginale Rolle für die praktische Psychologie spielen. Vgl. Wilhelm Mitze, Der Psychologische Dienst der Bundeswehr 1966-1974, Bonn 1989, S. 313 u. S. 317.

Schulabgänger ihr Psychologiestudium antraten. Carl Graf Hoyos bemerkte schon 1964, dass besonders »experimentelle Praktika und Kurse in Statistik« eine Reihe von Psychologiestudenten mit falschen Vorstellungen zum Fachwechsel veranlassten.[247] Eine Untersuchung zur Studienmotivation von Psychologiestudenten in Bochum, Münster und Düsseldorf kam 1970 zu dem Schluss, die Vorstellungen der Studienanfänger über den Inhalt des Psychologiestudiums seien »weitgehend geprägt durch die Arbeiten Freuds und anderer (populärer) Psychoanalytiker«, während psychoanalytische Inhalte in der universitären Lehre jedoch eher selten vermittelt würden.[248]

Ob die hier und andernorts immer wieder geforderte bessere Aufklärung über die Studieninhalte in Schule und Studienberatung nun stattfand oder nicht, an dieser Situation schien sich auch in den folgenden Jahren wenig zu ändern.[249] Jedenfalls wetterte 1979 der Vorsitzende der DGfPs Martin Irle, dass seine Zunft seit einem Jahrzehnt über die falschen Vorstellungen »unverständiger Studienanfänger« zu klagen habe, die aufgrund der Lektüre »psychoanalytischer Trivial-Literatur« der irrigen Meinung seien, das »Psychologie-Studium sei eine Berufsausbildung zum Heilberuf des Seelen-Arztes«. Selbst die Bundesregierung, so Irle empört, teile dieses verzerrte Bild von der Psychologie; er habe den Bundesminister für Forschung und Technologie zum Kongress der DGfPs eingeladen, sei jedoch an das Bundesministerium für Jugend, Familie und Gesundheit verwiesen worden, weil es sich ja um einen »Psychologen-Tag« handle. Da sich die Universitäten dieser Erwartung immer mehr gebeugt hätten, sei inzwischen eine »fast hemmungslose Ausbildung von fast allen Studierenden in Klinischer Psychologie« zu beobachten, unter denen die anderen Fachbereiche zu leiden hätten.[250]

247 Hoyos, Denkschrift zur Lage der Psychologie, S. 97.

248 Rudolf Fisch / Peter Orlik / Hermann Saterdag, Warum studiert man Psychologie?, in: Psychologische Rundschau 21 (1970), S. 239-256, hier S. 246f. Zu den »populären« Psychoanalytikern zählten die Autoren vermutlich Alexander Mitscherlich, der zu den zehn am häufigsten genannten Autoren gehörte, deren Bücher die befragten Psychologiestudenten vor Beginn des Studiums gelesen hatten. Mit 6% Nennung musste er sich allerdings den 8. Platz mit dem Psychoanalyse-Kritiker Hans Eysenck und Phillip Lersch als einzigem Charakterologen teilen. An der Spitze stand unangefochten Freud mit 44% Nennung, es folgt der empiristische Sozialpsychologe Peter Hofstätter mit 23%, der bezeichnender Weise bei den parallel befragten Wissenschaftlern weit vor Freud an erster Stelle stand. In der Mitte rangierten als Psychoanalytiker Jung und Adler, die Entwicklungspsychologin und Mitbegründerin der Humanistischen Psychologie Charlotte Bühler sowie der Verhaltensforscher Konrad Lorenz, von denen wiederum keiner zur Vorstudiumslektüre der Wissenschaftler gezählt hatte.

249 Zumindest bemühte sich 1978 ein Artikel in der *Zeit* diesbezüglich um Aufklärung: Sibylle Ahlers, Kein Aktionsfeld für Neurotiker. Psychologie: Das Studium ist keine Therapie, in: Die Zeit, 19.5.1978, S. 33.

250 Martin Irle, Zur Lage der Psychologie, in: Psychologische Rundschau 30 (1979), S. 1-18, alle Zitate S. 15f.

Tatsächlich hatte sich eine Änderung der Rahmenprüfungsordnung von 1973, die eine größere Wahlfreiheit im Psychologiestudium ermöglichte, in den folgenden Jahren in erster Linie zugunsten der Klinischen Psychologie ausgewirkt. An den Instituten, die einen klinischen Studienschwerpunkt erlaubten, entschieden sich zwischen 1975 und 1978 dafür durchschnittlich rund drei Viertel der Studenten, an manchen waren es über 90%.[251] Die anhaltende »Relevanzkrise« der Psychologie, die aus der wachsenden Kluft zwischen wissenschaftlicher Entwicklung und praktischen Erwartungen resultierte,[252] wurde insofern von den Studenten recht eindeutig beantwortet. Die ersten Lehrstühle mit entsprechender Ausrichtung waren dabei erst seit 1963 eingerichtet worden; bis 1966 waren es vier, die für Klinische Psychologie zuständig waren bzw. deren Inhaber den klinisch-therapeutischen Bereich abdeckten. Bis 1969 kamen weitere fünf hinzu, bis 1975 noch einmal sechs. Wie wenig konsolidiert der Fachbereich bis dahin noch war, zeigt die Tatsache, dass das erste deutschsprachige Lehrbuch für Klinische Psychologie im Sinne eines auf Diagnose und Behandlung psychischer Störungen ausgerichteten Fachgebiets erst 1973 auf den Markt kam.[253] Dies änderte jedoch nichts daran, dass dieser Fachbereich nicht nur die studentischen Präferenzen anführte, sondern auch den Arbeitsmarkt dominierte: 1981 arbeiteten von 17.770 erwerbstätigen Diplom-Psychologen in der Bundesrepublik rund 7.500 und damit über 40% als Klinische Psychologen in therapeutischer und beratender Tätigkeit.[254] Von den rund 5.700 Mitgliedern des BDP waren 1983 gar 80% in der Sektion für Klinische Psychologie eingetragen.[255] Mit weitem Abstand folgte die Tätigkeit in Lehre und Forschung mit 3.000

251 Wissenschaftsrat, Empfehlungen zur Foschung in der Psychologie, S. 16; Irle/Strack, Psychologie in Deutschland, S. 38.

252 Gummersbach, Krise der Psychologie, S. 317-320.

253 Dietmar Schulte/Birgit Kröner-Herwig, 100 Jahre Psychologie: Klinische Psychologie, in: Thomas Rammsayer/Stefan Troche (Hg.), Reflexionen der Psychologie. 100 Jahre Deutsche Gesellschaft für Psychologie: Bericht über den 44. Kongress der Deutschen Gesellschaft für Psychologie in Göttingen 2004, Göttingen u.a. 2005, S. 66-74, hier S. 69f. Bei dem Lehrbuch handelte es sich um Ludwig J. Pongratz, Lehrbuch der klinischen Psychologie. Psychologische Grundlagen der Psychotherapie, Göttingen 1973. Laut Schulte und Kröner-Herwig war das erste »moderne«, d.h. dem gegenwärtigen fachlichen Zuschnitt entsprechende deutsche Lehrbuch die Übersetzung des amerikanischen Titels von Gerald C. Davison/John M. Neale, Klinische Psychologie. Ein Lehrbuch, München u.a. 1979.

254 Wissenschaftsrat, Empfehlungen zur Forschung in der Psychologie, S. 26.

255 Hörmann/Nestmann, Professionalisierung der Klinischen Psychologie, S. 257, Anm. 6. Anfang der neunziger Jahre waren fast 85% der BDP-Mitglieder, die in einem Angestelltenverhältnis arbeiteten, beratend und psychotherapeutisch tätig; vgl. Angela Schorr, German Psychology After Reunification, in: dies./Salli Saari (Hg.), Psychology in Europe. Facts, Figures, Realities, Seattle u.a. 1995, S. 35-57, hier S. 42.

Personen als zweitgrößte Gruppe.[256] Die akademische Expansion der Psychologie fing also zeitweise selbst einen durchaus beträchtlichen Teil der neu ausgebildeten Psychologen beruflich auf.

Während die wissenschaftlich orientierte DGfPs mit der Therapeutisierung der Psychologie haderte, konnten die Klinischen Psychologen in der berufsständischen Vereinigung des BDP ein neues Selbstbewusstsein insbesondere gegenüber den Ärzten entwickeln. So schaltete sich die Sektion für Klinische Psychologie des BDP 1973 mit dem Entwurf eines einheitlichen Ausbildungsplans für den Fachpsychologen für Klinische Psychologie in die laufenden politischen Debatten um eine gesundheitsgesetzliche Anerkennung des psychologischen Psychotherapeuten ein. Zwar wurde in der betreffenden Broschüre betont, dass man den Klinischen Psychologen bei der Behandlung psychischer Krankheiten in einem kooperativen »Ergänzungsverhältnis« zu den Medizinern sehe. Doch wurde zugleich deutlich gemacht, dass die therapeutische Beteiligung von Ärzten letztlich nur in solchen Fällen für notwendig erachtet wurde, in denen eine psychische mit einer somatischen Erkrankung in Zusammenhang stand.[257]

Nicht nur für die wissenschaftlich arbeitenden Psychologen, sondern für den Psychologenstand allgemein war der Staat der wichtigste Arbeitgeber. Er beschäftigte Anfang der siebziger Jahre ungefähr die Hälfte aller Diplompsychologen, gegen Ende des Jahrzehnts beinahe zwei Drittel.[258] In diesem Zusammenhang spielte der seit den späten sechziger Jahren forcierte Ausbau psychosozialer Beratungseinrichtungen eine wichtige Rolle, in denen die Psychologen bereits zur dominanten Berufsgruppe aufgestiegen waren und deren Zahl bis zu Beginn der achtziger Jahre auf ungefähr 2.000 anwuchs.[259] Die Psychiatrie-Enquête betrachtete diese Beratungsstellen als wichtigen Bestandteil des Gesundheitssystems, der die psychiatrisch-psychotherapeuti-

256 Wissenschaftsrat, Empfehlungen zur Forschung in der Psychologie, S. 26. Allerdings werden 3.200 Psychologen unter nicht näher definierten »sonstigen freiberuflichen Tätigkeiten« aufgeführt. Die Arbeits- und Betriebspsychologen waren dann die einzige weitere geschlossene Berufsgruppe, die mit 1.500 Personen in den vierstelligen Bereich gelangte.

257 Sektion Klinische Psychologie des Berufsverbandes Deutscher Psychologen e.V. (BDP), Informationsbroschüre Nr. 1, 1973: Berufsbild und Ausbildungsplan des Fachpsychologen für Klinische Psychologie, o.O., hier S. 34.

258 Manfred Amelang / Jochen Tiedemann, Psychologen im Beruf: I. Studienverlauf und Berufstätigkeit, in: Psychologische Rundschau 22 (1971), S. 151-186, hier S. 166, sowie Manfred Amelang / Wolfgang Schröder, Psychologen im Beruf. Mitteilung über die Fortschreibung einer Erhebung, in: Psychologische Rundschau 30 (1979), S. 83-87, hier S. 85. In politischen Parteien und Gewerkschaften waren Anfang der 1970er Jahre so gut wie keine Psychologen angestellt.

259 Hörmann / Nestmann, Professionalisierung der Klinischen Psychologie, S. 263.

sche Versorgung komplementär ergänzte, und mahnte den weiteren Ausbau und – wie auch der BDP – eine stärkere Professionalisierung an.[260]

Die sozialpolitische Legitimation der psychosozialen Beratung hatte sich dabei gegenüber dem Bestreben der fünfziger Jahre, die seelische und sittliche Verwahrlosung der Bevölkerung einzudämmen, markant gewandelt, und auch die Phantasien gesamtgesellschaftlicher Steuerung der sechziger Jahre spielten hier keine Rolle mehr. Die Bundeszentrale für gesundheitliche Aufklärung, 1967 gegründet und dem Geschäftsbereich des von Martin Irle verschmähten Bundesministeriums für Jugend, Familie und Gesundheit zugeordnet, verstand die Ausweitung des öffentlichen Beratungsangebots 1975 als »Beitrag zur Demokratisierung der Gesellschaft«. Denn in dem Maße, in dem »hierarchische Strukturen durch Selbstentfaltung, Selbstbestimmung und Mitbestimmung abgelöst« würden, bedürfe der »mündige Bürger« der Beratung, um »seinen erweiterten Entscheidungsspielraum zu seinem Wohl nutzen zu können«.[261] Bei aller Mündigkeit mussten dem Bürger also psychologische und andere humanwissenschaftliche Experten zur Seite gestellt werden, auf dass er sich nicht auf falsche und schädliche Weise entfalte und selbst bestimme.

Diese neue staatliche Vorstellung vom Zweck psychologischer Beratung entsprach allerdings offenbar auch den Erwartungen vieler Ratsuchender, wie ein Erfahrungsbericht der zwei evangelischen Beratungsstellen in Frankfurt am Main, an denen mehrheitlich Psychologen angestellt waren, über den Zeitraum zwischen 1969 und 1975 nahelegt.[262] Hier war nicht nur die Zahl der Ratsuchenden kontinuierlich angestiegen, sodass es teilweise zu Wartezeiten bis zu drei Monaten kam. Auch die Art ihrer Selbstwahrnehmung und Problemdefinition hatte sich nach Beobachtung der Mitarbeiter grundlegend verändert. Die Ratsuchenden seien »nicht mehr so naiv und selbstsicher wie früher«, sondern »skeptischer, kritischer, aber auch unsicherer« geworden. In den Problemen, für die sie Rat suchten, spiegelten sich dabei deutlich die »Ideen und Aktionen der Studentenbewegung«, die ihr »Selbstverständnis und ihr Beziehungsverständnis erschüttert« und die zuvor

260 Deutscher Bundestag, Bericht über die Lage der Psychiatrie, S. 195-201; Sektion Klinische Psychologie des BDP, Informationsbroschüre Nr. 1, S. 9.

261 Bundeszentrale für gesundheitliche Aufklärung (Hg.), Beratungsführer: psychosoziale Beratung, Ehe-, Familien- und Lebensberatung, Familienplanungsberatung, Sozialberatung, Schwangerschafts- und Schwangerschaftskonfliktberatung, Sexualberatung, Erziehungsberatung. Die Beratungsstellen in der Bundesrepublik Deutschland, ihre Träger, ihre Anschriften, hg. im Auftrag des Bundesministers für Jugend, Familie und Gesundheit, Bonn 1975, Zitate S. 4 u. S. 1.

262 Wolfram Lüders, Sechs Jahre Beratung. Arbeitsbericht der Evangelischen Beratungsstellen Frankfurt a. M., in: Psyche 30 (1976), S. 327-337. An den Beratungsstellen arbeiteten insgesamt acht Psychologen, eine Theologin, eine Pädagogin, eine Sozialarbeiterin, ein Arzt und ein Jurist.

unreflektierten überkommenen Verhaltensnormen in Zweifel gezogen hätten, ohne jedoch eine klare Neuorientierung zu bieten:

> »Zu den Themen, die die Ratsuchenden besonders beschäftigten, gehörten ›Antiautoritäre Erziehung‹, die ›Emanzipation der Frau‹, das ›sexuelle Verhalten‹ und die ›Herrschaftsfreie Kommunikation‹. […] Auch die Ratsuchenden, die sich früher nie zu einer kritischen Interpretation ihrer sozialen Position aufgerafft hatten, entdeckten jetzt Formen der Unterdrückung und Herrschaft, fühlten sich eingeengt, sahen sich in ihrer Selbstverwirklichung behindert, erlebten sich in der Artikulation ihrer Gefühle wie Analphabeten, in ihrer Willensbildung wie Krüppel.«[263]

Wie Benjamin Ziemann gezeigt hat, waren die siebziger Jahre auch für die katholische Kirche ein therapeutisches Jahrzehnt. Als Folge innerkirchlicher Demokratisierungsbewegungen konnten sich hier seit den späten sechziger Jahren psychotherapeutisch orientierte Kommunikations- und Interventionsmodelle in der Seelsorgepraxis, auf breiter Front aber vor allem in den schnell wachsenden Beratungseinrichtungen durchsetzen, deren Zahl sich zwischen 1965 und 1975 von 50 auf 193 fast vervierfachte.[264] Wenn man annimmt, dass die evangelische Kirche diesbezüglich eher noch vorausging,[265] dann verwundert es nicht, dass die christlichen Kirchen Anfang der siebziger Jahre geschätzt rund 10% aller Psychologen in der Bundesrepublik beschäftigten. Damit rangierten sie an zweiter Stelle nach dem Staat und vor Industrie und Wirtschaft sowie der freiberuflichen Tätigkeit mit je etwa 6-7%, und für Psychologen, die in der Erziehungs-, Ehe- und Lebensberatung arbeiteten, waren sie sogar der wichtigste Arbeitgeber.[266]

Wie in der Psychiatrie-Enquête festgestellt wurde, handelte es sich »bei der Tätigkeit von Beratungsstellen zu einem Teil durchaus um Therapie«.[267]

263 Alle Zitate ebd., S. 327-329. Der hier bereits deutlich zutage tretende Zusammenhang mit dem kulturellen Wandel von »1968« wird in den nachfolgenden Kapiteln ausführlich thematisiert.

264 Ziemann, Zwischen sozialer Bewegung und Dienstleistung, S. 380f. Bis 1980 war diese Zahl auf 253 gestiegen, d.h. der Zenit des Wachstums war gegen Mitte der siebziger Jahre bereits überschritten.

265 Dies gilt zumindest für die Rezeption pastoralpsychologischer Konzepte, vgl. Benjamin Ziemann, Katholische Kirche und Sozialwissenschaften 1945-1975, Göttingen 2007, S. 296f.

266 Manfred Amelang/Jochen Tiedemann, Psychologen im Beruf: I. Studienverlauf und Berufstätigkeit, in: Psychologische Rundschau 22 (1971), S. 151-186, hier S. 164 u. S. 166. Auch in der Erprobung gruppendynamischer Selbsttechnologien waren die christlichen Kirchen in der ersten Hälfte der siebziger Jahre sehr viel experimentierfreudiger als beispielsweise die Wirtschaft, wie in Kapitel 10.4 der vorliegenden Arbeit näher ausgeführt wird.

267 Deutscher Bundestag, Bericht über die Lage der Psychiatrie. S. 196. Ebenso: Sektion Klinische Psychologie des BDP, Informationsbroschüre Nr. 1, S. 9.

Dass zahlreiche Psychologen seit längerem in Krankenhäusern, Beratungsstellen und anderen sozialen Einrichtungen psychotherapeutische Leistungen erbrachten, ohne dass es dafür eine rechtliche Grundlage gab, stellte 1976 auch der Präsident des BDP Günther Kohlscheen fest. Doch beginne die Politik dank der Überzeugungsarbeit des BDP zu erkennen, dass die nicht-ärztliche Psychotherapie inzwischen ein »nicht mehr wegzudenkender Teil der gesundheitlichen Versorgung« geworden und eine klare rechtliche Regelung vonnöten sei.[268] Ein Ergebnis dieser Einsicht war die Ergänzung der Psychiatrie-Enquête durch eine eigene Untersuchung zur Lage der nicht-ärztlichen Psychotherapie in der Bundesrepublik, die das Bundesministerium für Jugend, Familie und Gesundheit im selben Jahr beim Max-Planck-Institut für Psychiatrie in München in Auftrag gab.[269]

Ein Problem bei der Erhebung war, dass es keine allgemein anerkannte Definition von »Psychotherapie« gab und dass auch der Übergang von der Beratung zur Therapie fließend war. Die Autoren der Studie legten pragmatisch einen weiten Begriff von Psychotherapie zugrunde, unter dem »alle psychologischen und psychosozialen Interventionen« verstanden wurden, die mehr als drei Sitzungen mit dem Klienten in Anspruch nahmen und

> »[…] die darauf abzielen, emotionale, verhaltensmäßige und psychologische Probleme zu verändern [sic], und die sich auf dem Gebiet seelischer Krankenbehandlung zumindest im erweiterten Sinn als wissenschaftlich fundierte Methoden definieren und abgrenzen lassen.«[270]

Unter dieser Definition ergaben sich ganz andere quantitative Relationen zwischen ärztlichen und nicht-ärztlichen, d.h. ganz überwiegend psychologischen Psychotherapeuten als in der Psychiatrie-Enquête. Diese hatte nur jene Psychotherapeuten gezählt, die eine tiefenpsychologische Weiterbildung nach den Richtlinien der DGPPT abgeschlossen hatten, und kam dabei für 1973 auf einen Psychologenanteil von einem Viertel.[271] Nach der weiteren Definition, die verschiedene therapeutische Richtungen sowie die quasi-therapeutische

268 Günther Kohlscheen, Ohne Psychologen geht es nicht mehr, in: Psychologie heute, November 1976, S. 16.

269 Die Ergebnisse wurden in zwei Berichten veröffentlicht: Hans-Ulrich Wittchen / Manfred M. Fichter, Psychotherapie in der Bundesrepublik. Materialien und Analysen zur psychosozialen und psychotherapeutischen Versorgung, Weinheim u.a. 1980; Manfred M. Fichter / Hans-Ulrich Wittchen, »Nicht-ärztliche« Psychotherapie im In- und Ausland. Zur psychotherapeutischen Versorgung durch nicht-ärztliche Berufsgruppen, Weinheim u.a. 1980. Seitens der Psychologen wurde jedoch kritisiert, dass die Studie zu spät in Auftrag gegeben wurde und ihre Ergebnisse deshalb nicht mehr in die aktuelle Gesetzgebungsdiskussion einfließen konnten; vgl. Psychotherapeutengesetz (II): Der Status Quo, in: Psychologie heute, Februar 1979, S. 43f.

270 Wittchen / Fichter, Psychotherapie in der Bundesrepublik, S. 26.

271 Deutscher Bundestag, Bericht über die Lage der Psychiatrie, S. 139f. u. S. 347.

Beratung berücksichtigte, stellten die Psychologen 1977 mit einem geschätzten Anteil von über 70 % bereits die Mehrheit unter allen psychotherapeutisch Tätigen in der Bundesrepublik. Die absolute Zahl psychotherapeutisch tätiger Psychologen lag demnach bei rund 5.500 gegenüber 1.200 ärztlichen Fachpsychotherapeuten.[272] 1973 genehmigten die Krankenkassen rund 8.500 Anträge auf eine analytisch-tiefenpsychologische Behandlung durch einen in der Regel ärztlichen Psychotherapeuten.[273] Oben zitierte Studie kam nach ihrer pragmatischen Definition zu der Schätzung, dass im Jahr 1977 rund 200.000 Personen von einem Diplom-Psychologen intensiv beraten bzw. psychotherapeutisch behandelt wurden. Hinzu kam noch einmal eine etwas geringere Zahl an Kurzberatungen mit weniger als drei Sitzungen, d. h. fortgesetzte und damit therapeutische oder therapie-ähnliche Beratungsbesuche bei einem Psychologen waren eher die Regel als die Ausnahme.[274]

Der häufigste Einsatzort psychologischer Psychotherapeuten waren Beratungsstellen, gefolgt von psychiatrischen und psychotherapeutischen Kliniken und der freiberuflichen Praxis.[275] Zwei Drittel der psychologischen Psychotherapeuten arbeiteten dabei häufig oder fast immer unabhängig von einem Arzt, wie auch die kassenärztliche Erstattung über das Delegationsverfahren nur für knapp 10 % eine gängige Bezahlungsform darstellte. Mehr als die Hälfte finanzierte sich ausschließlich über Dienstverträge in den genannten öffentlichen Einrichtungen. Für die freiberuflichen Therapeuten waren hingegen die Eigenzahlungen der Patienten die wichtigste Einnahmequelle, gefolgt von Kassenzahlungen und der bürokratisch komplizierten und daher eher seltenen Kostenübernahme durch die Sozialämter bei sozial schwachen Patienten.[276] Die relative Unabhängigkeit von ärztlicher Aufsicht und den Regularien der gesetzlichen Krankenversicherung führte dazu, dass die psychologischen Psychotherapeuten auch dessen diagnostischen Klassifizierungen nicht folgen mussten und mehrheitlich ein – wie auch immer geartetes – »nicht medizinisches Krankheitsmodell« anwendeten.[277]

Interessant ist, dass der Anteil an psychotherapeutisch tätigen Psychologen an der Gesamtheit der Psychologen in der Bundesrepublik im internationalen Vergleich offenbar recht hoch war. So gab es zwar in den Vereinigten Staaten 1978 auf 100.000 Einwohner schätzungsweise 34,3 Psychologen, da-

272 Wittchen / Fichter, Psychotherapie in der Bundesrepublik, S. 156-158.

273 Deutscher Bundestag, Bericht über die Lage der Psychiatrie, S. 139 f.

274 Fichter / Wittchen, »Nicht-ärzliche« Psychotherapie im In- und Ausland, S. 85.

275 Wittchen / Fichter, Psychotherapie in der Bundesrepublik, S. 63.

276 Ebd., S. 72-77. Das Delegationsverfahren war bis zur sukzessiven Anerkennung der Verhaltenstherapie durch die Krankenkassen seit Ende der siebziger Jahre auf tiefenpsychologische Therapieverfahren beschränkt, wodurch die Mehrheit der psychologischen Psychotherapeuten hiervon ausgeschlossen war. Vgl. hierzu weiter unten.

277 Fichter / Wittchen, »Nicht-ärzliche« Psychotherapie im In- und Ausland, S. 90.

von übten jedoch nur rund 9 auch Psychotherapie aus, während dies in der Bundesrepublik 12,3 von 21,7 taten.[278] Eine wichtige Rolle spielte hierbei vermutlich, dass die (psychoanalytische) Psychotherapie in den Vereinigten Staaten sehr früh von der psychiatrischen Ärzteschaft vereinnahmt worden war, während die Psychologen in Deutschland das von den Ärzten lange vernachlässigte psychotherapeutische Feld mehr oder weniger durch praktische Eigenermächtigung für sich besetzen konnten.[279] Wie rasant das Wachstum der psychologischen Therapeutenschaft in den siebziger Jahren war, verdeutlicht ein Blick auf die Altersstruktur. Das Durchschnittsalter der psychologischen Psychotherapeuten lag 1977 bei 34,6 Jahren; rund drei Viertel von ihnen waren nicht älter als 40 Jahre, die Berufserfahrung betrug dementsprechend in der Regel nur einige Jahre.[280]

Ein auffälliger Unterschied zwischen ärztlicher und nicht-ärztlicher Psychotherapie bestand in der methodischen Orientierung. Die Mediziner bildeten die Mehrheit in der psychoanalytisch orientierten psychotherapeutischen Weiterbildung, wie auch die Psychoanalyse akademisch vor allem an der Peripherie der medizinischen Fakultäten hatte Fuß fassen können, kaum aber in der Psychologie. Die psychologischen Psychotherapeuten hingegen wandten sich stärker den neueren therapeutischen Schulen zu, die sich im Verlauf der sechziger Jahre etablieren konnten. Zu nennen sind hier in erster Linie die Verhaltenstherapie und die person- oder klientenzentrierte Gesprächspsychotherapie, die beide die universitäre Ausbildung in Klinischer Psychologie in den siebziger Jahren dominierten und die bei der großen Mehrheit der psychologischen Psychotherapeuten – häufig auch kombiniert – zum Einsatz kamen.[281] Die um 1970 gegründeten Fachverbände, die Deut-

278 Ebd., S. 10. Insgesamt lag die Bundesrepublik nach diesen Schätzungen, die auf Verbandsbefragungen beruhten, hinsichtlich der Psychologendichte Ende der siebziger Jahre international im oberen Mittelfeld hinter den Niederlanden, den Vereinigten Staaten, Schweden und Dänemark, in Bezug auf psychotherapeutisch tätige Psychologen jedoch vor den Niederlanden und den Vereinigten Staaten (entsprechende Zahlen für Schweden und Dänemark nicht verfügbar). Einsam an der Spitze rangierte hier der Schweizer Kanton Basel mit über 20 psychologischen Psychotherapeuten auf 100.000 Einwohner, Großbritannien lag mit 13,5 knapp vor der Bundesrepublik.

279 Für die Erklärung der langfristigen Dominanz der Psychologen wären zudem noch die jeweiligen materiellen Anreize zu prüfen, denn möglicherweise waren und sind die Vergütungen für psychotherapeutische Leistungen vor dem Hintergrund der berufsspezifischen Verdienstmöglichkeiten für Psychologen attraktiver als für Ärzte; dies war ja bereits in den sechziger Jahren ein wichtiger Faktor für die Verdrängung der Ärzte durch die Psychologen in den Beratungsstellen.

280 Wittchen / Fichter, Psychotherapie in der Bundesrepublik, S. 56 f.

281 Ebd., S. 67 f. Weniger als 30 % wandten fast immer oder häufig psychoanalytische Verfahren an, und diese wurden nur selten mit anderen Verfahren kombiniert, d. h. es schien ein ausgeprägtes »Reinheitsgebot« unter Psychoanalytikern zu herrschen, während ansonsten eklektischer Pragmatismus vorherrschte. Dass trotz

sche Gesellschaft für Verhaltenstherapie (DGVT) und die Gesellschaft für wissenschaftliche Gesprächspsychotherapie (GwG), zählten Anfang der achtziger Jahre bereits jeweils um die 7.000 bzw. 6.000 Mitglieder.[282] Die Erklärung für die schnelle Verbreitung dieser beiden Therapieverfahren in der universitären Lehre ist relativ einfach: Auf diese Weise konnten die psychologischen Institute der großen studentischen Nachfrage nach klinisch-therapeutischen Studieninhalten entgegenkommen, ohne in größerem Maße die ungeliebte Psychoanalyse in die Lehre aufnehmen zu müssen.[283] Zudem beanspruchte die – in der Regel privat zu finanzierende – Weiterbildung in psychoanalytischer Psychotherapie aufgrund des hohen theoretischen und methodischen Anspruchs mehr Zeit als die anderen Verfahren und dauerte im Mittel über 5 Jahre, was abschreckend gewirkt haben dürfte.[284]

Die Verhaltenstherapie hatte sich nach dem Zweiten Weltkrieg aus der behavioristischen Lerntheorie entwickelt und beschränkte sich dementsprechend in der Theoriebildung auf beobachtbares Verhalten und dessen Veränderung durch äußere Stimuli. Damit kam sie dem operationialistischen, an den Naturwissenschaften orientierten methodischen Selbstverständnis der Universitätspsychologie entgegen, und ihre Vertreter reklamierten selbstbewusst die wissenschaftliche Überlegenheit der Verhaltenstherapie insbesondere gegenüber der Psychoanalyse. Wie der Operationalismus allgemein konnten jedoch auch die Verhaltenstherapeuten ihren Anspruch auf rein empirische Überprüfbarkeit im Sinne der restlosen Zurückführung theoretischer Annahmen auf beobachtbares Verhalten nicht lange aufrechterhalten. So kam es im Verlauf der siebziger Jahre zur »kognitiven Wende«, d.h. es wurden nun auch Annahmen über »innere« Denkprozesse integriert.[285] Die »Kognitive Verhaltenstherapie«, so merkte die Psychologin Eva Jaeggi 1981

unterschiedlicher theoretischer Orientierung Therapeuten in der Praxis häufig auf sehr ähnliche, eher intuitiv gewählte Strategien zurückgriffen, beobachtete auch Reiner Bastine, Auf dem Wege zu einer integrierten Psychotherapie, in: Psychologie heute, Juli 1975, S. 53-58.

282 Hörmann / Nestmann, Professionalisierung der Klinischen Psychologie, S. 257, Anm. 7 u. 8.

283 Vgl. hierzu auch die Zahlen in Wittchen / Fichter, Psychotherapie in der Bundesrepublik, S. 143. So wurde an fast allen psychologischen Instituten in der Bundesrepublik, die Klinische Psychologie anboten, Verhaltenstherapie und Gesprächspsychotherapie theoretisch vermittelt, an immerhin rund 81% aber auch psychoanalytische und tiefenpsychologische Psychotherapie. Im praktisch-methodischen Bereich allerdings wurde Psychoanalyse an weniger als einem Viertel der Institute gelehrt, Verhaltenstherapie an 96%, Gesprächspsychotherapie an 73%.

284 Vgl. zur Weiterbildungszeit Wittchen / Fichter, Psychotherapie in der Bundesrepublik, S. 98.

285 Eva Jaeggi, Klinische Psychologie: Psychotherapie, in: Günter Krampen (Hg.), Psychologie – Experten als Zeitzeugen, Göttingen 2009, S. 226-239, hier bes. S. 229 f.; Heim, Die Welt der Psychotherapie, S. 132-139.

an, habe es vielen Verhaltenstherapeuten erlaubt, nun auch »offiziell« das zu tun, was sie »immer schon (oft schlechten Gewissens mangels wissenschaftlicher Legitimation) praktiziert haben«, nämlich mit ihren Klienten über deren Gefühle, Gedanken und Selbstwahrnehmung zu sprechen.[286]

In der Gesprächspsychotherapie hingegen stand die subjektive Selbstexploration immer schon im Mittelpunkt des therapeutischen Geschehens. Sie stellte die deutsche Spielart des in den Vereinigten Staaten seit den vierziger Jahren von Carl Rogers zunächst als »nicht-direktive Beratung«, später als »klientenzentrierte« und dann als »personzentrierte Psychotherapie« bezeichneten Therapieverfahrens dar.[287] Rogers' Lehrbücher wurden in den frühen siebziger Jahren ins Deutsche übersetzt,[288] doch bereits zu Beginn der sechziger Jahre hatte der ab 1965 in Hamburg als Professor für Psychologie lehrende Reinhard Tausch das personzentrierte Therapiekonzept unter der Bezeichnung »Gesprächspsychotherapie« in der Bundesrepublik eingeführt.[289] Sein Lehrbuch, zuerst 1960 unter dem Titel *Das psychotherapeutische Gespräch* erschienen, wurde mit der neugestalteten zweiten Auflage von 1968 mit dem Titel *Gesprächspsychotherapie* für etwa ein Jahrzehnt zum Standardwerk, das bis 1981 achtmal neu aufgelegt und dabei seit der siebten Auflage von 1979 unter Mitautorschaft von Tauschs Ehefrau Anne-Marie kontinuierlich überarbeitet wurde.[290] Gleichzeitig übten die Tauschs mit ihrem ebenfalls auf dem personzentrierten Ansatz beruhenden Lehrbuch zur »schülerzentrierten« Erziehungspsychologie, das zuerst 1963 erschienen war, ab der dritten Auflage von 1968 weite Verbreitung und bis 1979 neun Auflagen er-

286 Eva Jaeggi, Das Menschenbild der Kognitiven Verhaltenstherapie, in: Redaktion Psychologie heute (Hg.), Welche Therapie? Thema: Psychotherapie heute, Weinheim / Basel 1987, S. 39-56 (zuerst erschienen in der *Psychologie heute* vom Februar 1981). Vgl. auch Michael Mahony, Tendenzwende in der Verhaltenstherapie, in: Psychologie heute, Juni 1978, S. 67-74.

287 Norbert Groddeck, Carl Rogers. Wegbereiter der modernen Psychotherapie, Darmstadt 2002.

288 Carl R. Rogers, Die nicht-direktive Beratung. Counseling and Psychotherapy, München 1972 (amerik. Orig. zuerst 1942); ders., Die klient-bezogene Gesprächstherapie. Client-Centered Therapy, München 1973 (amerik. Orig. zuerst 1951); ders., Entwicklung der Persönlichkeit. Psychotherapie aus der Sicht eines Therapeuten, Stuttgart 1973 (amerik. Orig. *On Becoming a Person* zuerst 1961).

289 Zur diesbezüglichen Bedeutung Tauschs vgl. Mark Galliker / Margot Klein / Sibylle Rykart, Meilensteine der Psychologie. Die Geschichte der Psychologie nach Personen, Werk und Wirkung, Stuttgart 2007, S. 372-377.

290 Reinhard Tausch, Das psychotherapeutische Gespräch. Erwachsenen-Psychotherapie in nicht-directiver Orientierung, Göttingen 1960; ders., Gesprächspsychotherapie, 2., gänzlich neugestaltete Auflage, Göttingen 1968; ders. / Anne-Marie Tausch, Gesprächspsychotherapie. Einfühlsame hilfreiche Gruppen- und Einzelgespräche in Psychotherapie und alltäglichem Leben, 7., gänzlich neugestaltete Auflage, Göttingen 1979.

lebte, einen großen Einfluss auf die Lehrerausbildung in den siebziger Jahren aus.[291]

Die Gesprächspsychotherapie zeichnete sich durch einen emotionsbetonten Ansatz aus, bei dem die Verbalisierung von »persönlich-gefühlsmäßigen Erlebnisinhalten« des Klienten den Kern des therapeutischen Prozesses darstellte.[292] Um diesen Prozess bestmöglich zu fördern, sah sich der Therapeut dazu aufgefordert, weniger bestimmte Techniken anzuwenden, als vielmehr selbst einen spezifischen emotionalen Habitus der »positiven Wertschätzung« des Klienten, der »emotionalen Wärme« und der »Echtheit« einzuüben.[293] Im Verlauf der verschiedenen überarbeiteten Auflagen der *Gesprächspsychotherapie* in den siebziger Jahren zeigte sich dabei ein markanter Wandel. Zum einen wurde das emotionalisierende Vokabular der »Wärme«, »Echtheit« und »Einfühlung« immer dominierender, während die in den frühen Auflagen ausgiebig dargestellten, dem Diskursstandard der akademischen Psychologie angepassten statistisch-experimentellen Forschungsdaten stärker in den Hintergrund rückten. Zum anderen wurde der gesellschaftliche Wirkungsanspruch universalisiert; nicht nur der »Klient« in der Therapie, sondern prinzipiell jede »Person« sollte im »alltäglichen Leben« von der gesprächspsychotherapeutischen Hilfestellung profitieren – anders formuliert: zur Einübung ihrer Subjektivierungsnormen angehalten werden.

Die Kapitelüberschriften lauteten entsprechend nicht mehr »Änderungen bei Klienten durch Gesprächspsychotherapie« oder »Prozessvorgänge bei Klienten in der Gesprächspsychotherapie«, sondern »Hilfreiche, ›heilsame‹ Erfahrungen und Vorgänge bei Partnern in Gesprächen« und »Seelische Wandlungen durch einfühlsame hilfreiche Gespräche«.[294] Hier deuten sich die weitreichenden und im Psychoboom popularisierten gesellschaftstherapeutischen Versprechungen der Humanistischen Psychologie an, zu der der per-

291 Reinhard Tausch / Anne-Marie Tausch, Erziehungspsychologie. Psychologische Vorgänge in Erziehung und Unterricht, Göttingen 1963; zur weiten Verbreitung des Tausch'schen Konzepts in der Pädagogischen Psychologie der siebziger Jahre siehe auch Galliker u.a., Meilensteine, S. 377, sowie zeitgenössisch Ingrid Uttendorfer / Angelika Wagner, Tausch und Tausch oder das schlechte Gewissen der Pädagogen, in: Psychologie heute, September 1974, S. 32-35; »Die Gesamtheit der Lehrer ist kritischer gegenüber ihrem Verhalten geworden«. Ein Gespräch mit Anne-Marie und Reinhard Tausch, in: Psychologie heute, September 1974, S. 36-42. Zum größeren erziehungs- und bildungsgeschichtlichen Zusammenhang der Tausch-Rezeption siehe auch Maik Tändler, Erziehung der Erzieher. Lehrer als problematische Subjekte zwischen Bildungsreform und antiautoritärer Pädagogik, in: Pascal Eitler / Jens Elberfeld (Hg.), Zeitgeschichte des Selbst. Therapeutisierung – Politisierung – Emotionalisierung, Bielefeld 2015, S. 85-112.

292 Tausch, Gesprächspsychotherapie (2. Aufl.), S. 99.

293 Ebd., S. 112-133.

294 Vgl. das Inhaltsverzeichnis und den neuen Untertitel der 7. Auflage von 1979 im Unterschied zur 2. Auflage von 1968.

sonzentrierte Ansatz zählte.[295] Einen Höhepunkt hinsichtlich seiner populären Rezeption stellte eine vom Südwestfunk produzierte mehrteilige Fernsehsendung mit dem Titel »Psycho Treff – Auf dem Weg zueinander« dar, die eine zweitägige Gruppengesprächstherapie unter der Leitung des Ehepaars Tausch zeigte. Die Sendung wurde 1978 in verschiedenen Dritten Fernsehprogrammen ausgestrahlt und ein Jahr später in die Sammlung des Göttinger Instituts für den Wissenschaftlichen Film aufgenommen.[296]

Während die psychoanalytische Psychotherapie nach wie vor von den Ärzten dominiert wird, beherrscht die Verhaltenstherapie heute fast konkurrenzlos Lehre und Forschung in der Klinischen Psychologie.[297] Hierzu dürfte neben dem wissenschaftsideologischen Passungsverhältnis in erster Linie beigetragen haben, dass die Verhaltenstherapie seit 1980 zunächst punktuell und unter Vorbehalten Eingang in die Gesetzliche Krankenversicherung fand und schließlich 1987 als Richtlinienverfahren gleichrangig neben den tiefenpsychologischen Verfahren allgemein anerkannt wurde.[298] Dieser Erfolg ist der Gesprächspsychotherapie in Deutschland, im Gegensatz zur Schweiz und zu Österreich, bis heute verwehrt geblieben.[299] Es muss hier offenbleiben, inwiefern sie dabei ungleich behandelt wurde und in welchem Maße

295 Siehe hierzu Kapitel 9.2.

296 Psycho Treff – Auf dem Weg zueinander, Autoren: Anne-Marie Tausch / Reinhard Tausch, D: Südwestfunk, Baden-Baden 1977, Fassung: DVD-Video, IWF Göttingen 2008 (zuerst 1979), 170 Min. Die *Zeit* kritisierte die Sendung als »Psychospektakel«, bei dem seelisch gestörte Menschen einem voyeuristischen Publikum zu dessen Belustigung vorgeführt würden: Thomas von Randow, Psychotreff im Fernsehen, in: Die Zeit, 22.9.1978, S. 59. Micha Brumlik bezeichnete die psychische Entblößung im »Psycho Treff« als »widerwärtig« und eine »Ungeheuerlichkeit«: ders., Fremdheit und Konflikt. Programmatische Überlegungen zu einer Kritik der verstehenden Vernunft in der Sozialpädagogik, in: Kriminologisches Journal 12 (1980), S. 310-320, hier zitiert nach dem Wiederabdruck in Harmut M. Griese (Hg.), Bilanz und Kritik der Gastarbeiterforschung und Ausländerpädagogik, Opladen 1984, S. 21-31, Zitat S. 22. Auf die »große Popularität« der Sendung verweist Eva Jaeggi, Pop-Psychologie: Abkürzungen zum Ich?, in: Psychologie heute, Oktober 1986, S. 62-67, hier S. 65.

297 Schulte / Kröner-Herwig, Klinische Psychologie, S. 70.

298 Ebd., S. 71; Waldherr, Geschichte der Psychotherapie. Bei den ärztlichen Psychotherapeuten überwogen 2004 weiterhin ganz deutlich die analytisch-tiefenpsychologischen Verfahren, während von den psychologischen Psychotherapeuten mit Kassenzulassung die eine Hälfte analytisch-tiefenpsychologisch, die andere Hälfte verhaltenstherapeutisch ausgerichtet war; vgl. Robert Koch-Institut, Gesundheitsbereichterstattung des Bundes, S. 12.

299 Vgl. zur jüngsten Ablehnung einer Anerkennung der Gesprächspsychotherapie als Richtlinienverfahren der Gesetzlichen Krankenversicherung in den Jahren 2006 und 2008 die Erklärung des Gemeinsamen Bundesausschusses, dem obersten Beschlussgremium der Selbstverwaltung des deutschen Gesundheitswesens, unter http://www.g-ba.de/institution/themenschwerpunkte/psychotherapie/gespraechspsychotherapie/ (abgerufen am 3.4.2013).

dabei die Lobbyarbeit von Psychoanalytikern und Verhaltenstherapeuten ausschlaggebend war, die im zuständigen Bundesausschuss eine Mehrheit bilden und sich mit dem Ausschluss der Gesprächspsychotherapie weniger Berufskonkurrenz ausgesetzt sehen.[300] Bis zu den für sie nachteiligen gesundheitspolitischen Weichenstellungen in den achtziger Jahren jedenfalls war sie der Verhaltenstherapie hinsichtlich der Verbreitung und wissenschaftlichen Anerkennung durchaus ebenbürtig.[301]

Fazit

Die Psychologie an den westdeutschen Universitäten war im Übergang von den fünfziger Jahren zu den sechziger Jahren innerwissenschaftlich vor allem mit ihrem Methodenstreit beschäftigt, an dessen Ende die grundlegende Umorientierung von ganzheitspsychologischen und charakterologischen Ansätzen zur empirischen, statistisch-experimentellen Methodik stand. Damit vergößerte sich jedoch noch einmal die Kluft, die ohnehin zwischen akademischer Forschung und Ausbildung auf der einen und den Berufsanforderungen der praktisch tätigen, insbesondere der beratenden Psychologen auf der anderen Seite bestand. Zugleich entstand in den sechziger Jahren eine neue, enorm gesteigerte gesellschaftliche Erwartungshaltung hinsichtlich der praktischen Anwendbarkeit psychologischen Wissens, die zwischen technokratischen Modernisierungsversprechen und Manipulationsängsten oszillierte, aber in beiderlei Hinsicht auf dem Phantasma einer weitreichenden Steuerbarkeit menschlichen Verhaltens mittels psychowissenschaftlicher Erkenntnisse beruhte. Solche Erwartungen wurden durchaus auch von Psychologen genährt, bedeuteten sie doch eine größere Sichtbarkeit und Aufwertung ihres Fachs, die sich wissenschafts- und professionspolitisch günstig auszuwirken versprach. Die Psychotherapie spielte in diesem Zusammenhang jedoch bis in die späten sechziger Jahre nur eine untergeordnete Rolle.

300 Zur Kritik an Willkür und Ungleichbehandlung im Anerkennungsverfahren vgl. die Erklärung der Gesellschaft für personzentrierte Psychotherapie und Erfahrung (ehemals GwG) unter http://www.gwg-ev.org/cms/cms.php?textid=1476 (abgerufen am 3.4.2013); den Vorwurf der Konkurrenzausschaltung durch Psychoanalytiker und Verhaltenstherapeuten erhebt u. a. Ulfried Geuter, Standespolitisches Gerangel. Die Anerkennung der Gesprächspsychotherapie in Deutschland, in: Psychologie heute, Januar 2008, S. 42.

301 Noch zu Beginn der neunziger Jahre war der Anteil von Psychologen mit gesprächspsychotherapeutischer Weiterbildung größer als derjenige mit verhaltenstherapeutischer, interessanterweise auch in Ostdeutschland; vgl. Schorr, German Psychology After Reunification, S. 43, dort wird die nur in Deutschland so benannte Gesprächspsychotherapie als »Rogerian therapy« aufgeführt.

Ein konkreter Effekt des sich hierin bereits abzeichnenden Psychobooms war der anhaltende enorme Zulauf, den das Psychologiestudium in den sechziger und siebziger Jahren erlebte und der proportional um einiges über den allgemein starken Anstieg der Studentenzahlen im Zuge der Bildungsexpansion hinausging. Dabei bereitete den wissenschaftlichen Fachvertretern nicht nur die Überfüllung der psychologischen Institute Kopfzerbrechen, auch die Diskrepanz zwischen dem Selbstverständnis der akademischen Psychologie und den gesellschaftlichen Erwartungen an die konkrete Anwendbarkeit psychologischen Wissens, die in den inhaltlichen Präferenzen der Studenten zum Ausdruck kam, vergrößerte sich weiter. Letztere nämlich verbanden mit »Psychologie« seit Ende der sechziger Jahre in ihrer großen Mehrheit deren Anwendung zu therapeutischen Zwecken, für die die akademische Psychologie zu diesem Zeitpunkt so gut wie keine Kompetenz beanspruchen konnte und zunächst auch gar nicht wollte. Doch da die Klinische Psychologie in den siebziger Jahren sowohl die studentischen Präferenzen als auch die in erster Linie vom Staat bestimmte Nachfrage auf dem Arbeitsmarkt für Psychologen dominierte, war die Universitätspsychologie zu einer entsprechenden Anpassung gezwungen.

Damit wurde der klinische Anwendungsbereich, der trotz weiterhin fehlender gesundheitsrechtlicher Anerkennung des psychologischen Psychotherapeuten faktisch fließend in die therapeutische Tätigkeit überging, zum langfristig wichtigsten Professionalisierungsfeld der praktischen Psychologie. Dass die klinische Ausbildung und entsprechend die psychologische Beratung und Therapie dabei von den noch sehr jungen verhaltens- und gesprächstherapeutischen Ansätzen dominiert wurde, lag an der weiterhin ausgeprägten Abneigung der akademischen Psychologie gegen die Psychoanalyse. Auch diese profitierte durchaus vom Psychoboom. Analytisch-tiefenpsychologische Therapieverfahren waren seit 1967 die ersten und bis in die achtziger Jahre die einzigen, die direkt mit den Krankenkassen abgerechnet werden konnten, und sie beherrschten auch weiterhin die ärztliche Psychotherapie. Doch für Letztere und damit auch für die Psychoanalyse waren die siebziger Jahre sowohl eine Phase der stetigen Etablierung als auch eines beginnenden relativen Bedeutungsverlusts innerhalb des Gesundheitssystems.

4 Helfen und Befreien: Psychologie als »progressive« Wissenschaft in den siebziger Jahren

Die allgemeinen gesellschaftpolitischen Bedingungen der Popularisierung und Therapeutisierung der Psychologie in den siebziger Jahren, die im bisherigen Verlauf der Arbeit immer wieder angeklungen sind, sollen nun eingehender untersucht werden. Dabei kommen zunächst die psychologischen Experten sowie der Einfluss, den die zeitgenössischen Politisierungstendenzen auf sie ausübten, in den Blick. Diese Entwicklung wird bis zu den alternativen psychosozialen und therapeutischen Einrichtungen verfolgt, die im Verlauf der siebziger Jahre unter systemkritischen Vorzeichen vor allem in Großstädten wie West-Berlin zahlreich entstanden. Die dort engagierten Psychologen bildeten sicherlich nur eine Minderheit innerhalb der Profession, das Phänomen stellt aber dennoch einen prägnanten Ausdruck der Verquickung von Politik und Therapie in den siebziger Jahren dar.

Das Gleiche gilt für die in dieser Zeit aufkommende Selbsthilfebewegung. Diese erhob zwar einen dezidiert system- und expertenkritischen Anspruch; psychologische, medizinische und pädagogische Experten und ihr Wissen spielten in ihr gleichwohl eine wichtige Rolle, deren ambivalenter Charakter herausgearbeitet wird. Anschließend soll gezeigt werden, wie sehr die Popularisierung der Psychologie ganz allgemein von den »progressiven« oder »postmaterialistischen« Aufbrüchen seit den späten sechziger Jahren geprägt war, um zum Schluss nach den Ursachen für die Entpolitisierung von Psychologie und Psychotherapie zu fragen, die sich im Übergang zu den achtziger Jahren abzuzeichnen begann. Zunächst jedoch soll ein kleiner Exkurs die komplexen, auch in den zeitgenössischen psychowissenschaftlichen Diskursen reflektierten geschlechtergeschichtlichen Aspekte des Themas beleuchten, die ansonsten im weiteren Verlauf der Arbeit nicht systematisch, sondern nur punktuell einbezogen werden können.

4.1 Exkurs: Die ambivalente »Feminität« psychologischen Wissens und psychotherapeutischer Praxis

Nicht nur der studentische Ansturm auf die klinischen Fächer mit dem Ziel, therapeutisch tätig zu werden, wurde von vielen Hochschulpsychologen kritisch gesehen. Das Gleiche galt auch für das zugrunde liegende, von Curt Bondy schon zu Beginn der fünfziger Jahre vielen Studenten zugeschriebene Motiv, als Psychologe Menschen helfen zu wollen. Der Sozialpsychologe Peter Hofstätter, einer der bekanntesten und exponiertesten Verfechter der statistisch-experimentellen Psychologie in der Bundesrepublik,[302] bemerkte 1962, dass es einer Wissenschaft nicht unbedingt gut bekomme, wenn ihre Studienanfänger »sehr häufig das Motiv der Menschenhilfe« als ausschlaggebend für die Wahl des Fachs anführten.[303] Eine von Hofstätter an seinen Studenten durchgeführte Untersuchung über Berufsrollenbilder hatte ergeben, dass »der Psychologe« mit ähnlichen Begriffen assoziiert wurde wie »der Psychotherapeut«: Beide wiesen besonders hohe Werte für »Vater«, »Mutter«, »Intelligenz« und »Liebe« auf. Hofstätter hingegen wünschte sich, dass sich die Studenten »mehr nach dem Bilde ausrichteten, das sie sich vom Psychiater machen, d. h. mit stärkeren Affinitäten zu ›Ordnung‹ und ›Männlichkeit‹«.[304]

Unbeeindruckt von Hofstätters Mahnung zeigte sich freilich die Bundesanstalt für Arbeitsvermittlung und Arbeitslosenversicherung, die 1967 in den *Blättern zur Berufskunde* das »Wesen des Psychologenberufs« in der »Verbindung einer ausgesprochenen wissenschaftlichen Grundhaltung (Erkenntnisstreben) mit der sozialen Lebensform (dem Helfenwollen aus menschlicher Liebe)« erkannte. Und da es, wie das Bundesinnenministerium festgestellt habe, »heute viele seelisch gefährdete Menschen« gebe und »40 % der Jugendlichen [...] neurotisiert« seien, stellten Diagnostik, Beratung und Behandlung die wichtigsten Tätigkeitsfelder des Psychologen dar.[305] Auch die einige Jahre später für eine Untersuchung befragten Studienanfänger brachten den Psychologen eher mit angewandten, menschenbezogenen Tätigkeiten in Verbindung und sahen ihn damit in der Nähe des Mediziners, während das Tätigkeitsbild mit aufsteigender akademischer Hierarchie stärker in Richtung der »reinen« wissenschaftlichen Tätigkeit der Physiker und Philosophen rückte.[306]

Die Tatsache, dass die Psychologie gesellschaftlich so sehr als »helfende« Profession wahrgenommen wurde, erklärt möglicherweise auch den vergleichsweise hohen Anteil an weiblichen Studenten, den das Fach spätestens

302 Métraux, Methodenstreit, S. 237-240.

303 Peter R. Hofstätter, Theoretische Grundlagen der Verhaltenssteuerung, in: Psychologische Rundschau 13 (1962), S. 163-179, hier S. 177.

304 Ebd., S. 177 f.

305 Bundesanstalt für Arbeitsvermittlung und Arbeitslosenversicherung Nürnberg (Hg.), Blätter zur Berufskunde, Band 3, Berufe für Abiturienten: Psychologe, 3. Aufl., Bielefeld 1967, S. 4-6. Der Band wurde laut Impressum im Einvernehmen mit BDP und DGfPs von dem Würzburger Psychologieprofessor Wilhelm Arnold verfasst. Arnold war ehemaliger Vorsitzender der DGfPs und als CSU-Mitglied in der Hanns-Seidel-Stiftung engagiert, vgl. die biographischen Informationen auf der Website der Stiftung: http://www.hss.de/mediathek/archiv-fuer-christlich-soziale-politik/nachlaesse/a.html#c3012 (abgerufen am 20.5.2013).

306 Hermann Saterdag / Eckhard Apenburg / Rudolf Fisch / Peter Orlik, Die Selbstcharakterisierung des Faches Psychologie auf dem Hintergrund der klassischen fünf Wissenschaftsdisziplinen, in: Psychologische Rundschau 22 (1971), S. 103-113.

seit Beginn der sechziger Jahre aufwies. Anscheinend schlugen hier – wie auch Hofstätters Plädoyer für mehr »Männlichkeit« nahelegt – kulturelle Geschlechterstereotype durch, nach denen mit Fürsorge, Kommunikation und Einfühlung assoziierte Berufe als »weiblich« galten (und noch gelten). Um 1960 lag der Anteil von Frauen an den berufstätigen Psychologen bei etwa einem Viertel.[307] Etwa genau so groß war zu dieser Zeit der Frauenanteil an der Gesamtstudentenschaft, im Fach Psychologie lag er hingegen bereits bei fast 50%. Hoyos erklärte dies aus den Berufsmöglichkeiten im Erziehungsbereich, die »typisch weiblichen Interessenschwerpunkten« entgegenkämen.[308] Im Unterschied zu Hochschullehre, Arbeits- und Wehrpsychologie überwog dann Anfang der siebziger Jahre der Anteil weiblicher Psychologen denjenigen der männlichen »deutlich in den Bereichen Klinik und Beratung«,[309] und Mitte der siebziger Jahre war rund die Hälfte der psychologischen Psychotherapeuten weiblich.[310] Insofern führte der in Relation zum gesamten akademischen Feld hohe Frauenanteil in diesem Bereich zu einem ausgewogenen Geschlechterverhältnis. Im Unterschied zur praktischen Anwendung freilich lag das Theoretisieren nach wie vor eindeutig in Männerhand. Dies zeigte sich in der ungebrochenen männlichen Dominanz an den psychologischen Instituten der Hochschulen wie auch in der Autorschaft psychotherapeutischer Fachliteratur. Dort lag der Frauenanteil bei den Neuerscheinungen der Jahre 1966-1969 bei 12,4%. Er stieg zwar im Verlauf der siebziger Jahre kontinuierlich an, machte aber auch in den Jahren 1978-1981 nur etwas mehr als 22% aus.[311]

Dennoch könnte die Parität von Frauen und Männern in der (psychologischen) Psychotherapie ein Hinweis auf eine partielle Relativierung der Geschlechterdichotomie in diesem Berufsfeld sein. Wie es dabei jedoch um geschlechterspezifische Unterschiede in den Einstellungen und in der Praxis

307 Adolf Martin Däumling, Der Psychologe im öffentlichen Leben, in: Psychologische Rundschau 13 (1962), S. 150-159, hier S. 151. Der Psychologenberuf sei, so bemerkte Däumling vielleicht auch beruhigend, also noch »kein typischer Frauenberuf, entgegen dem Eindruck, der gelegentlich bei Immatrikulationen an Universitäten entstehen könnte«.

308 Hoyos, Denkschrift zur Lage der Psychologie, S. 98.

309 Manfred Amelang / Joachim Tiedemann, Psychologen im Beruf: I. Studienverlauf und Berufstätigkeit, in: Psychologische Rundschau 22 (1971), S. 151-186, hier S. 167.

310 Wittchen / Fichter, Psychotherapie in der Bundesrepublik, S. 56.

311 Raapke / Schindler, Psychoboom, S. 76f. Vgl. in diesem Zusammenhang etwa auch Cornelia Edding, Frauen in Gruppen, in: Gruppendynamik 12 (1981), S. 189-191. In diesem Editorial zum gleichbetitelten Themenheft wies Edding darauf hin, dass nicht nur das Herausgebergremium der *Gruppendynamik* ausschließlich aus Männern bestand, sondern dass unter den 381 Autoren, die von 1970 bis 1980 dort publizierten, nur 51 Frauen waren. Zur Zeitschrift selbst und ihrem gesellschaftspolitischen Anspruch vgl. Kapitel 10.3 der vorliegenden Arbeit.

der Psychotherapeuten bestellt war, bleibt im Dunkeln. Entsprechende wissenschaftliche Diskussionen setzten in Deutschland erst Ende der siebziger Jahre ein, und sie waren empirisch auf Untersuchungen aus den Vereinigten Staaten angewiesen, die dort bereits seit Anfang des Jahrzehnts in größerer Zahl durchgeführt wurden. Diese schienen die von der Neuen Frauenbewegung seit Ende der sechziger Jahre formulierte Kritik an der sexistischen und patriarchalischen Verfasstheit von Psychoanalyse, Psychotherapie und Psychiatrie in mancher Hinsicht zu stützen.[312] Nicht nur waren in den Vereinigten Staaten Mitte der siebziger Jahre 70 % der Psychotherapeuten Männer, während es sich bei zwei Dritteln der Patienten um Frauen handelte. Die männlichen Psychotherapeuten, insbesondere die psychoanalytisch orientierten, zeigten auch eine nachweisbare Tendenz zur geschlechterstereotypen Ungleichbehandlung ihrer Patientinnen und Patienten. So wurde beispielsweise eine konfliktfreie Identifikation mit der Rolle als Hausfrau und Mutter von vielen als Zeichen der »emotionalen Reife« einer Frau gedeutet. Eigenschaften wie Passivität, Abhängigkeit und Gefühlsbetontheit galten als typisch weiblich und damit als normale Erscheinung bei Frauen, widersprachen aber zugleich den vermeintlich geschlechtsneutral formulierten Vorstellungen eines rationalen, autonomen und leistungsfähigen gesunden Erwachsenen.[313]

312 Die kritisch-ablehnende Haltung gegenüber der (klassischen) Psychoanalyse dominierte den feministischen Diskurs in der ersten Hälfte der siebziger Jahre. Im Mittelpunkt stand das in den Schriften Freuds entworfene Geschlechterbild, das, so die Kritik, die weibliche Entwicklung und Sexualität beispielsweise mit der These vom »Penisneid« als defizitäres Gegenstück zur männlichen Norm beschreibe und damit auch die gesellschaftliche Unterordnung der Frauen als biologisch bedingt festschreibe. Zwei der bedeutendsten Texte waren diesbezüglich Kate Millett, Sexual Politics, Garden City (N.Y.) 1969 (dt.: Sexus und Herrschaft. Die Tyrannei des Mannes in unserer Gesellschaft, München 1971), sowie Shulamith Firestone, The Dialectic of Sex. The Case for Feminist Revolution, New York 1971 (dt.: Frauenbefreiung und sexuelle Revolution, Frankfurt am Main 1975). Seit Mitte der siebziger Jahre gab es jedoch eine feministische Annäherung an die Psychoanalyse, die auf dem Argument beruhte, dass das freudsche Entwicklungsmodell nicht biologisch zu interpretieren sei, sondern als Analyse der Effekte soziokultureller Herrschaftsverhältnisse. Vgl. Juliet Mitchell, Psychoanalysis and Feminism, London 1974 (dt.: Psychoanalyse und Feminismus. Freud, Reich, Laing und die Frauenbewegung, Frankfurt am Main 1976), sowie für den deutschen Sprachraum Carol Hagemann-White, Frauenbewegung und Psychoanalyse, Basel / Frankfurt am Main 1979 (zugleich Univ. Habil. Berlin 1975). In der Folgezeit kam es zu einem intensiveren Austausch zwischen Feminismus und Psychoanalyse, im Verlauf der neunziger Jahre wandte sich die feministische Theoriebildung jedoch zusehends poststrukturalistischen Ansätzen zu. Vgl. hierzu wie insgesamt als theoriegeschichtlichen Überblick Karin Flaake, Feminismus / Gender Studies, in: Lohmann / Pfeiffer, Freud-Handbuch, S. 383-395.

313 Siehe den differenzierten zeitgenössischen Diskussions- und Forschungsüberblick in Cornelia Edding, Frauenselbsthilfe und professionelle Beratung. Über rationale und irrationale Expertenfeindlichkeit, in: Gruppendynamik 10 (1979), S. 137-146.

Allerdings lassen sich diese Ergebnisse nicht einfach auf die Bundesrepublik übertragen, wo die Entwicklung des therapeutischen Feldes einem ganz anderen Entwicklungspfad gefolgt ist als in den Vereinigten Staaten. Wie dargelegt wurde, konnte sich dort die psychoanalytische Psychotherapie bereits unmittelbar nach dem Zweiten Weltkrieg auf breiter Basis in der Psychiatrie etablieren und passte sich dabei dem familien- und geschlechterpolitisch konservativen Klima der fünfziger Jahre an.[314] Insofern ist es wahrscheinlich, dass die Psychotherapie in den Vereinigten Staaten insgesamt stärker von älteren, in dieser Zeit beruflich sozialisierten männlichen Psychoanalytikern und Psychiatern geprägt war als in der Bundesrepublik, wo es in den siebziger Jahren eine sprunghafte, größtenteils unregulierte und von jungen Psychologen getragene Ausweitung der psychosozialen und psychotherapeutischen Professionen gab.[315] Diese waren nicht nur in geschlechtlicher Hinsicht ausgewogener aufgestellt, sondern, wie im nachfolgenden Kapitel argumentiert wird, deutlich vom »progressiven« Reformgeist der späten sechziger Jahre geprägt. Deshalb erscheint die Vermutung nicht abwegig, dass unter ihnen allgemein auch eine kritischere Haltung hinsichtlich tradierter Geschlechterrollen und -stereotypen herrschte.

Die Soziologin Eva Illouz hat argumentiert, dass die Psychologie (im umfassenden Sinne) in der zweiten Hälfte des 20. Jahrhunderts auch mithilfe des Feminismus »faktisch zu einem weiblichen kulturellen Überzeugungssystem« geworden sei. Jenseits der scharfen feministischen Kritik etwa an der Psychoanalyse habe es grundlegend verbindende ideelle Elemente gegeben: den Aufruf zu intensiver emotionaler und sozialer Selbstreflexion, die Entdeckung familiärer und sexueller Beziehungen als entscheidende Faktoren individueller Identitätsbildung sowie die Betonung zweier Werte oder Wertebündel, die in einem spannungsreichen bis widersprüchlichen Verhältnis zueinander stehen, nämlich Fürsorge einerseits, Autonomie andererseits. Da sich – abgesehen von Letzterem – in Psychologie und Psychotherapie insofern immer schon zahlreiche Aspekte einer sozial eher weiblich codierten Subjektivität spiegelten, habe ihre Popularisierung letztlich auch eine »Verweiblichung der Gefühlskultur« gefördert, in der sich nun auch Männer dazu aufgefordert sehen, »über die eigenen Gefühle nachzudenken, sie auszudrücken und zu verstehen«.[316]

314 Siehe oben, Kapitel 2.1.

315 Siehe oben, Kapitel 3.5. Die institutionalisierte Psychoanalyse und besonders die quantitativ bedeutsamere Psychiatrie müssten für diesen Zeitraum allerdings noch unter geschlechtergeschichtlicher Perspektive untersucht werden.

316 Illouz, Errettung, S. 208-215, Zitate S. 209 u. S. 214. Vgl. zum gesellschaftlichen Therapeutisierungsimpuls in Form der Mobilisierung psychologischen Wissens und psychotherapeutischer Praktiken zu emanzipatorischen Zwecken in der amerikanischen Frauenbewegung der siebziger Jahre auch Herman, Romance of

Damit stimmt überein, dass gesellschaftskritische Psychotherapeuten wie Horst-Eberhard Richter spätestens seit Mitte der siebziger Jahre entschieden für eine wechselseitige Annäherung der Geschlechterrollen plädierten. Richter stimmte mit der Kritik an der allgemeinen sozialen, durch geschlechtsspezifische Sozialisation verfestigte Benachteiligung der Frauen überein. Er betonte aber darüber hinaus, dass auch die Männer unter den gängigen Männlichkeitsidealen zu leiden hätten und es ihnen »nur scheinbar besser geht«, da es das männliche Rollenverständnis im Gegensatz zum Weiblichen nicht erlaube, sich selbst seelisches Leid einzugestehen und offen darüber zu sprechen. Dass solches Leid unbewusst in großem Maße vorhanden war, sah Richter durch die kürzere Lebenserwartung von Männern bestätigt. Hierfür machte er unter anderem das häufigere Vorkommen von Herzerkrankungen und Herzinfarkten bei Männern verantwortlich, die er wiederum als psychosomatische Auswirkung eines »hypermännlichen« Selbstbildes erklärte, zu dessen Normen Angstfreiheit, Ehrgeiz, Stärke und Dominanz zählten. Aus dieser Sicht förderte die »Krankheit des Mannes, der nicht leiden darf«, die Entstehung einer medizinischen »Risikopersönlichkeit«, während umgekehrt hinsichtlich einer beiderseitigen Emanzipation von verengten Geschlechterrollen das »Leiden als Vorsprung der Frau« gedeutet werden konnte.[317]

Ebenfalls seit Mitte der siebziger Jahre entstanden im linksalternativen Milieu nach dem Vorbild der bereits weiter verbreiteten Frauengruppen die ersten Männergruppen, die sich der subjektiven Überwindung der von Richter beschriebenen Männlichkeitsnormen insbesondere durch Selbstemotionalisierung verschrieben und dabei häufig psychotherapeutische und gruppendynamische Literatur zurate zogen.[318] Der »sensible Mann« hatte nach der Erinnerung des Schriftstellers Peter Schneider allerdings bereits um 1966 eine gewisse Konjunktur, wenngleich ihn seine damalige Freundin lange davon überzeugen musste, dass sie genau so einen Mann – nämlich ihn – wollte, der sich »zwar nicht in einer Schlägerei behaupten würde, aber dafür zuhören und sich in sie einfühlen konnte«.[319] 1969 erklärte dann ein Artikel in der linken Zeitschrift *Konkret*, zu dessen Autoren der bekannte Medientheoretiker Marshall McLuhan zählte, die »Supermännlichkeit« des wortkargen, emotional unterkühlten harten Kerls, wie sie etwa John Wayne in seinen Filmen verkörperte, zu einem auf dem Rückzug befindlichen Anachronismus. Auch hier wurde behauptet, dass ausgeprägt maskuline Männer öfter an »Zivilisationskrankheiten« wie Herzinfarkten oder Magengeschwüren

American Psychology, S. 276-304, sowie Castel u. a., Psychiatrisierung des Alltags, S. 252-261.

317 Richter, Lernziel Solidarität, S. 28-50, Zitate S. 39 u. S. 50.

318 Reichardt, Authentizität und Gemeinschaft, S. 699-711.

319 Peter Schneider, Rebellion und Wahn. Mein ’68: Eine autobiographische Erzählung, Köln 2008, S. 79.

stürben. Darüber hinaus wurde dem heterosexuellen männlichen Leser eine entsprechende Umorientierung mit dem Argument schmackhaft gemacht, das sich »Mädchen« schon seit einiger Zeit stärker von »weichen Männern« angezogen fühlten, wie das »Kreischen und Stöhnen« beweise, die ein »hüfteschwingender Elvis Pressley [sic]« oder die »sensiblen Gesichter« der Beatles hervorgerufen hatten. Die »heute am stärksten wirkende erotische Kraft« sei die Fähigkeit, »Emotionen freizusetzen«, und »Gefühlstiefe und psychische Flexibilität« sowie »Intuition« würden auch in Zukunft weiter an gesellschaftlichem Stellenwert gewinnen.[320]

Den zitierten Artikel durchzog jedoch eine tiefgreifende Ambivalenz, die allgemein mit der Idealisierung als feminin geltender Eigenschaften einherging. Zwar argumentierten McLuhan und sein Mitautor für eine androgynisierende, »vermenschlichende« Angleichung beider Geschlechter. Zugleich sahen sie jedoch die Versuche von »Frauenrechtlerinnen«, sich »männliche Attribute« zuzulegen, als Irrweg an, da diese keine Zukunft mehr hätten und sich zudem als gesundheitsschädlich erwiesen hätten. Während die Männer ihre Feminisierung mittels aktiver Selbstgestaltung umsetzen konnten, indem sie sich lange Haare wachsen ließen und »Weichheit« und »Zärtlichkeit« kultivierten, wurde den Frauen ein Recht auf den umgekehrten Weg der Maskulinisierung etwa durch Aneignung eines rationalitätsbetonten, leistungsorientierten oder aggressiven Habitus letztlich abgesprochen. Was blieb, war eine Reduktion weiblicher Androgynisierung auf den Bereich kaum verfügbarer körperlicher Merkmale, deren sexistische Qualität den Autoren offenbar nicht auffiel: Als Beispiel für die begrüßenswerte diesbezügliche Veränderung des Weiblichkeitsideals zogen sie den äußerlichen Kontrast zwischen der üppig proportionierten Sophia Loren als altem und dem zierlich-androgynen englischen Modell Twiggy als neuem »Sexsymbol« heran.[321]

320 Marshall McLuhan / George B. Leonhard, Lieben Mädchen weiche Männer? Der Rückzug des maskulinen Typs, in: Konkret, 24.2.1969, S. 22-27, Zitate S. 24 u. S. 26.

321 Ebd., S. 27. Die redaktionelle Einleitung sprach von den »dickbusigen Weibchen auf den Titelseiten und Aktmagazinen«, die nun aus der Mode kämen. Das grundlegende Problem, dass die Aufwertung »weiblicher« Eigenschaften wie etwa die mütterliche Sorge leicht in eine Bestätigung traditioneller Weiblichkeitsideale münden konnte, die erneut für alle Frauen verbindlich gemacht wurden, zeigte sich – wenngleich in anderer Ausprägung – auch in den Versuchen differenzfeministischer Neufassungen der Psychoanalyse in den siebziger Jahren: Flaake, S. 389. Besonders deutlich wurden die Schattenseiten dieser emanzipatorischen Strategie zu Beginn der achtziger Jahre, als sich im alternativen Milieu eine »öko-feministisch« begründete »Neue Mütterlichkeit« etablierte, die mit einer Verherrlichung und Mystifizierung der Mutterschaft und insbesondere des ausgedehnten Stillens als Wiederherstellung von weiblicher »Natürlichkeit« einherging. Zentrale Referenz war dabei das 1980 erschienene *Stillbuch* der Psychologin Hannah Lothrop, das in seiner normativen Unerbittlichkeit und der Überhöhung des Stillens gewisse Parallelen zu *Die deutsche Mutter und ihr erstes Kind* aufwies, einem 1934 erschie-

Ein weiterer zwiespältiger Effekt der als emanzipatorische Feminisierung verstandenen Emotionalisierung und Therapeutisierung eines geschlechtsübergreifenden Selbst bestand darin, dass die Verantwortung für ihr Gelingen oder Scheitern wiederum leicht den Frauen angelastet werden konnte. Michael Schneider, wie sein Bruder Peter Schriftsteller und ehemaliger Aktivist in der Studentenbewegung, äußerte sich 1979 ganz anders hinsichtlich der Attraktivität des »sensiblen Mannes« um 1968 als zeitgenössisch McLuhan oder 30 Jahre später sein Bruder. Die politisch aktiven linken Frauen hätten sich in dieser Zeit – wenn überhaupt – »nicht in den zärtlichsten, vielmehr in den militantesten Genossen« verliebt, der »auf der Rednertribüne seinen Mann stand, Rektorate stürmte und den Wasserwerfern der Berliner Polizei noch bei fünf Grad unter Null die Brust bot«. Doch hatten die Frauen aus Schneiders Sicht nicht nur durch mangelnde libidinöse Ermutigung bei den Männern den Willen zur Zärtlichkeit geschwächt. Um mit den Männern in der APO konkurrieren zu können, hätten sich die meisten von ihnen selbst »vermännlicht« und sich der verstandes- und begriffsfixierten »politischen Leistungsmoral« unterworfen, anstatt sich »zum Anwalt der wieder verdrängten sinnlich-emotionalen Bedürfnisse« zu machen. Schneider konzedierte zwar das Fehlen einer autonomen Frauenbewegung zu dieser Zeit, die ein solches Anliegen hätte vertreten können – dass dies deren genuine Aufgabe gewesen wäre, stand für ihn allerdings außer Frage.[322]

Umgekehrt kritisierte Schneider aber auch die »neue psychologische bzw. Sensibilitäts-Flutwelle«, von der die westdeutsche Linke seit Mitte der siebziger Jahre ergriffen worden sei und in der die vorherige Rationalitäts- und Theoriefixierung mit der Verabsolutierung subjektiver Empfindungen in das gegenteilige Extrem umgeschlagen sei.[323] Auch diese Entwicklung stellte sich aus feministischer Perspektive äußerst widersprüchlich dar. Einerseits war die konkrete persönliche Alltagserfahrung von geschlechterspezifischen Benach-

nenen und auch nach 1945 für einige Zeit weit verbreiteten Ratgeber zur Säuglingspflege der Ärztin und Nationalsozialistin Johanna Haarer; vgl Gebhardt, Die Angst vor dem kindlichen Tyrannen, S. 184-190. Monika Aly und Annegret Grüttner, die in den frühen siebziger Jahren in der linken Kinderladenbewegung engagiert waren und dabei immer auch gegen die Reduktion der Frau auf die Mutterrolle gekämpft hatten, registrierten Anfang der achtziger Jahre irritiert ein verbreitetes »Stilisieren des Stillens zum emanzipatorisch verzeichneten Blut- und Hautmythos«, vor dessen Hintergrund Mütter, die diesem Ideal nicht entsprachen, als minderwertig abgestempelt wurden; dies., Unordnung und frühes Leid. Kindererziehung 1972 und 1982, in: Kursbuch 72, Juni 1983, S. 33-49. Vgl. zur »Neuen Mütterlichkeit« auch knapp Reichardt, Authentizität und Gemeinschaft, S. 152-154.

322 Michael Schneider, Von der alten Radikalität zur neuen Sensibilität, in: Kursbuch 49, Oktober 1979, S. 174-187, hier S. 177.

323 Ebd., S. 183; siehe zu dieser Entwicklung ausführlich Kapitel 8 und 9 der vorliegenden Arbeit.

teiligungen und Rollenzwängen, die Frauen auch in der männerdominierten Studentenbewegung zu spüren bekommen hatten, ein zentraler Ausgangspunkt für die Neue Frauenbewegung.[324] Dass das Private politisch sein konnte, musste hier nicht erst theoretisch abgeleitet werden. Andererseits konnte die Betonung der subjektiven Empfindungen – die zu einer identitätsstiftenden Norm im linksalternativen Milieu aufstieg[325] – leicht in eine rationalitätsfeindliche Gefühlsverherrlichung abgleiten, die in Bezug auf Frauen das tradierte weibliche Geschlechterstereotyp eher bestätigte, als es zu unterlaufen.[326]

Das galt besonders für die Frauengruppen, die in der Bundesrepublik nach dem Vorbild der feministischen *consciousness raising groups* in den Vereinigten Staaten entstanden. Das Konzept dieser Gruppen bestand ursprünglich darin, dass sich Frauen als Basis solidarischen politischen Handelns über den Austausch ihrer persönlichen Erfahrungen der gemeinsamen sozialen Unterdrückungssituation »bewusst« werden sollten.[327] Allem Anschein nach aber rückte in der Praxis mit der Zeit der Aspekt der emotionalen »Selbsterfahrung« immer stärker in den Mittelpunkt. Die selbst feministisch engagierte Psychologin Brigitte Dorst bemerkte 1981 hierzu kritisch, dass in vielen Frauengruppen »Gefühligkeit« zur Norm erhoben worden sei und »[v]on Gefühlen sprechen« als »authentisch per se« gelte, während rationale Argumentation und Problemlösungsvorschläge als »verdächtige weibliche Untugenden« zurückgewiesen würden. Doch mit dieser »Denkschlampigkeit, Argumente und Rationalität durch Gefühle zu ersetzen«, anstatt eine »Einheit von Kopf und Bauch herzustellen«, werde nur das überkommene Bild

324 Vgl. hier nur Ilse Lenz (Hg.), Die Neue Frauenbewegung in Deutschland. Abschied vom kleinen Unterschied: eine Quellensammlung, Wiesbaden 2008; Kristina Schulz, Der lange Atem der Provokation. Die Frauenbewegung in der Bundesrepublik und in Frankreich 1968-1976, Frankfurt am Main / New York 2002; Reichardt, Authentizität und Gemeinschaft, S. 140-155.

325 Reichardt, Authentizität und Gemeinschaft, passim.

326 Zur zeitgenössischen Kritik an dieser Entwicklung aus der Frauenbewegung selbst vgl. etwa Ursula Krechel, Selbsterfahrung und Fremdbestimmung. Bericht aus der Neuen Frauenbewegung, Darmstadt 1976.

327 Einem größeren Publikum wurden diese Gruppen – die wahlweise auch Rap-Groups, Frauengesprächsgruppen oder Bewusstseinsveränderungsgruppen genannt wurden – in der Bundesrepublik etwa durch die *Psychologie heute* bekannt gemacht: Angelika Wagner, Rap-Groups. Frauen tun sich zusammen, in: Psychologie heute, Oktober 1974, S. 42-45; Regeln für eine Frauengesprächsgruppe, in: ebd., S. 46 f. Die Zeitschrift bot zudem einen Kontaktservice für interessierte Leserinnen an. (Zum gesellschaftspolitischen Profil der Psychologie heute siehe ausführlich unten, Kapitel 5.3.) Eine dezidiert feministische Therapie im akademisch-professionellen Sinne scheint sich in der Bundesrepublik erst seit Anfang der achtziger Jahre entwickelt zu haben; vgl. Feministische Therapie: »... sich das Recht nehmen, nein zu sagen«. Ein Gespräch mit Sabine Scheffler, in: Redaktion Psychologie heute (Hg.), Welche Therapie? Thema: Psychotherapie heute, Weinheim / Basel 1987, S. 149-159 (zuerst erschienen in Psychologie heute, März 1986).

vom weiblichen Mangel an Denk- und Rationalitätsfähigkeit perpetuiert; zudem resultiere aus ihr oft eine politisch lähmende Konflikt- und Organisationsunfähigkeit. In diesem Zusammenhang konnte nun aus der Perspektive einer wissenschaftlich ausgebildeten Psychologin gerade die Rationalisierung des sozialen Umgangs mithilfe psychologisch-gruppendynamischen Wissens zur Stärkung weiblicher Handlungsfähigkeit beitragen.[328]

Aus geschlechtergeschichtlicher Perspektive ebenso ambivalent ist – um wieder auf das eigentliche Thema dieses Kapitels zurückzukommen – auch die Tatsache, dass die annähernde geschlechtliche Parität in der Psychotherapie der siebziger Jahre offenbar nur ein Übergangsstadium der fortschreitenden Feminisierung des Berufsstandes in den folgenden Jahrzehnten darstellte. 2004 waren zwei Drittel aller psychologischen Psychotherapeuten, die an der vertragsärztlichen Versorgung teilnahmen, Frauen; bei den Kinder- und Jugendlichenpsychotherapeuten lag ihr Anteil sogar bei über 70 %, bei den Fachärzten für Psychosomatische Medizin und Psychotherapie sowie für Psychiatrie und Psychotherapie mit rund 54 bzw. 50 % etwas niedriger.[329] Diese Entwicklung wird in Zukunft vermutlich weiter anhalten, da gegenwärtig bei ausgeglichenem Geschlechterverhältnis in der Gesamtstudentenschaft etwa 75 % aller Psychologie- und 60 % aller Medizinstudenten weiblichen Geschlechts sind.[330] Einerseits kommt hierin die erfolgreiche Etablierung von Frauen in einem sozial anerkannten akademischen und damit durch hohe Rationalitätsstandards legitimierten Berufsfeld zum Aus-

328 Brigitte Dorst, Frauengruppen – Utopien und Ressentiments im Ghetto oder politische Veränderungskraft?, in: Gruppendynamik 12 (1981), S. 208-220, Zitate S. 215 f. Siehe auch Lissi Steffen, Meine Schwierigkeiten mit Genossen. Auszüge aus dem Tagebuch 1972 / 73, in: Kursbuch 37, Oktober 1974, S. 27-48, hier S. 39 f. Dort kritisierte die Autorin an einer Frauengruppe in Frankfurt-Bornheim den »Psychoterror«, der aus dem Druck zur persönlichen Mitteilung in Verbindung mit der Norm resultierte, dabei »betont weiblich, d. h. unaggressiv« aufzutreten. Hinter dieser »sanften Tour« verberge sich jedoch nur ein moralischer Zwang zur »Scheinharmonie«.

329 Robert Koch-Institut, Gesundheitsberichterstattung des Bundes, S. 11.

330 Eigene Berechnungen nach den Zahlen in Statistisches Bundesamt, Studierende an Hochschulen. Fachserie 11 Reihe 4.1, endgültige Ergebnisse, Wintersemester 2011 / 2012, S. 40-42. Nur angedeutet werden können hier geschlechterspezifische Phänomene auf der psychotherapeutischen Diagnose- und Nachfrageseite. So behaupteten epidemiologische Studien Ende der neunziger Jahre, dass Frauen mit einer Ein-Jahres-Prävalenz von 37 % auffällig häufiger unter psychischen Störugen litten als Männer mit 25,3 %. Besonders überwog der Frauenanteil dabei bei Angststörungen, »affektiven Störungen« wie Drepressionen und »somatoformen Störungen«, also körperlichen Beschwerden ohne erkennbare körperliche Ursache. Deutlich überwog der Männeranteil nur bei den Suchtstörungen, zu denen auch Nikotinabhängigkeit gezählt wurde, und männliche Kinder und Jugendliche litten angeblich häufiger unter psychischen »Auffälligkeiten« als weibliche; vgl. Robert Koch-Institut, Gesundheitsberichterstattung des Bundes, S. 9 f.

druck. Andererseits ist unübersehbar, dass diese Entwicklung sich nicht jenseits, sondern weitgehend entlang der klassischen Rollenmuster bewegt, nach denen helfende oder ›einfühlende‹ Berufe als weiblich gelten.[331]

Ein ähnliches Phänomen deutet sich hinsichtlich der populären Rezeption psychologischen Wissens an. So bestanden 2014 zwei Drittel der Leserschaft der *Psychologie heute* aus Frauen.[332] Wenngleich entsprechende Zahlen für die siebziger Jahre nicht gefunden wurden, gibt es wie auch allgemein in Hinsicht auf die Akteure des Therapiebooms keine Hinweise auf eine derart deutliche weibliche Dominanz. Ebenso wenig waren die Konflikte und Schwierigkeiten, die sich aus der Verknüpfung von Politisierung und Emotionalisierung ergaben, ein Spezifikum der Frauengruppen. Sie kennzeichneten vielmehr das gesamte Feld der Therapie- und Selbsterfahrungsgruppen, gruppendynamischen Seminare usw. Langfristige Kontinuitäten lassen sich eher hinsichtlich des Bildungsstands der Rezipienten psychologischen Wissens vermuten: Rund 67 % der gegenwärtigen *Psychologie heute*-Leser haben ein Studium abgeschlossen, weitere 18 % haben Abitur. Damit gehen ein überdurchschnittlich hohes Einkommen, Weiterbildungseifer und ein hohes »Gesundheitsbewusstsein« einher.[333] Insofern scheint die These plausibel zu sein, dass der schichtspezifische »therapeutische Habitus« vor dem Hintergrund des spätmodernen, flexiblen Kapitalismus zu einer neuen Form des kulturellen Kapitals aufgestiegen ist.[334]

4.2 Progressive Psychologen, soziales Engagement und emanzipatorische Therapie

Die phänomenologisch und theoretisch nicht ganz einfach einzuordnende »Feminität« der Psychologie scheint in mancher Hinsicht in den siebziger Jahren weniger eindeutig ausgeprägt gewesen zu sein als in der Gegenwart. Vergleichsweise eindeutige Hinweise gibt es jedoch darauf, dass Psychologie und Psychotherapie ähnlich wie Soziologie und Pädagogik in den siebziger

331 Das entspricht der allgemein immer noch stark ausgeprägten Ungleichverteilung der Geschlechter zwischen »Männerberufen« und »Frauenberufen«; vgl. hier nur Berufswahl: Frauen werden Erzieherin, Männer Mechaniker, in: Zeit Online, 6.5.2014, URL: http://www.zeit.de/karriere/beruf/2014-05/studie-frauenarbeit-maennerarbeit (abgerufen am 12.8.2014). Demnach hat der Frauenanteil in »Frauenberufen« seit den 1970er Jahren gerade einmal um 4 %, der Männeranteil in »Männerberufen« um 8 % abgenommen.

332 Vgl. Psychologie heute: Menschenkenntnis pur. Leseranalyse 2014, URL: http://www.psychologie-heute.de/fileadmin/fm-dam/04_Downloads/Mediadaten/PH_Leseranalyse_2014_web.pdf (abgerufen am 1.12.2014).

333 Ebd.

334 Illouz, Errettung, S. 366 f.

Jahren geschlechtsunabhängig eine besondere Anziehungskraft auf politisch progressiv eingestellte Studenten und junge Menschen ausübte. Mit der zeitgenössisch gängigen Sammelbezeichnung »progressiv« im Gegensatz zu »konservativ« soll hier ein breites Spektrum an liberalen, linken und linksalternativen Einstellungen bezeichnet werden.

Bei einer Befragung von nordrheinwestfälischen Psychologiestudenten äußerten sich Mitte 1969 40% der Studienanfänger unzufrieden mit den politischen Verhältnissen, während dies nur für 22% der älteren Studenten und für 25% des wissenschaftlichen Personals galt.[335] Ein etwas genaueres Bild von den politischen Präferenzen vermittelt eine Untersuchung an Tübinger Studenten im Jahr 1971, die wie die anderen hier zitierten Fachaufsätze Ausweis der intensiven Selbstbeschäftigung des Fachs in den frühen siebziger Jahren ist. Nur 6% der befragten Psychologie-Erstsemester zogen unter den politischen Parteien die CDU/CSU vor, 9% waren unentschlossen, 68% stimmten für »FDP oder SPD« und 17% für »DKP oder keine«.[336] Damit standen sie im politischen Spektrum weiter links als die als Vergleichsgruppen befragten Tübinger Sportstudenten und Oberschüler, die ebenfalls mehrheitlich eine Präferenz für die Parteien der sozial-liberalen Koalition angaben, aber immerhin zu 14% bzw. 10% die Unionsparteien bevorzugten und weniger zu »DKP oder keine« neigten.[337] Insgesamt legten die Psychologiestudenten ein größeres sozialpolitisches Interesse an den Tag und erzielten

335 Rudolf Fisch/Peter Orlik/Hermann Saterdag, Warum studiert man Psychologie?, in: Psychologische Rundschau 21 (1970), S. 239-256, hier S. 250 u. S. 256. Allerdings wurde nicht nach dem genauen Grund der Unzufriedenheit gefragt, und auch Vergleichsgruppen aus anderen Fächern wurden nicht befragt. Für die Autoren der Studie war das Ergebnis dabei noch beruhigend, da es sich immerhin nicht um die Mehrheit handele, wie für Studenten der Psychologie, Soziologie und Politikwissenschaften häufig angenommen werde.

336 Jan-Peters Janssen/Hartmut Gabler, Sind Psychologiestudenten unter Studienanfängern eine »Negativauslese«? Eine psychometrische Untersuchung der Persönlichkeitsstruktur erstsemestriger Psychologiestudenten der Universität Tübingen im Studienjahr 1971, in: Psychologische Rundschau 25 (1974), S. 275-293, hier S. 281. Die Kategorie »DKP oder keine« ist etwas vage, doch da als Alternativantworten auch »weiß nicht« und die NPD (0% Zustimmung) möglich waren, liegt die Annahme nahe, dass sich in dieser Angabe überwiegend linksradikale Einstellungen äußerten. Der Ausdruck »Negativauslese« im Titel bezog sich auf die geläufige These, dass die Wahl des Studienfachs Psychologie häufig auf den Wunsch zurückzuführen sei, eigene psychische Schwierigkeiten zu bearbeiten. Diese waren jedoch unter den befragten Psychologiestudenten nicht in signifikant höherem Ausmaß als in den Vergleichsgruppen festzustellen.

337 Ebd. Zum allgemeinen politischen Linksruck unter jungen Menschen mit höherem Bildungsabschluss und besonders unter Studenten vgl. die demoskopischen Details in Siegfried, Time Is on My Side, S. 448-452.

signifikant niedrigere Werte auf der »Konservatismus-Skala« als die Sportstudenten.[338]

Ein Studienführer aus dem Jahr 1975 benannte zwei Motive für das Psychologiestudium, die häufig bei Studienanfängern anzutreffen seien, jedoch auf falschen Vorstellungen von der Psychologie und ihren Anwendungen beruhten: erstens »Psychologie als Selbsterfahrung und Selbsttherapie«, zweitens »Psychologie als Gesellschafts- oder Systemtherapie«.[339] Ein Psychologiestudium bedeute zwar auch, eigene Erfahrungen kritisch zu reflektieren, könne jedoch eine psychologische Beratung oder Therapie auf keinen Fall ersetzen. Und obwohl Psychologen »in der Mehrzahl als ›progressiv‹« gelten würden und manchmal den Eindruck erweckten, »spätkapitalistische Gesellschaftsstrukturen aufweichen und früh-paradiesische Zustände inszenieren zu können«, bleibe die Psychologie doch eine rein deskriptive Wissenschaft. Denjenigen, die systemtherapeutische Absichten hegten, sei eher das Studium der Politikwissenschaft zu empfehlen.[340]

Möglicherweise erklärt sich aus diesem Zusammenhang umgekehrt zum Teil auch, weshalb die Psychotherapie auf die Ärzteschaft insgesamt sehr viel weniger Anziehungskraft ausübte als auf die Psychologen. Die Studenten an den medizinischen Fakultäten waren nämlich in ihrer Mehrheit eher weniger geneigt, sich dem politischen Aufbegehren der 68er-Bewegung anzuschließen, sei es inneruniversitär, sei es gesamtgesellschaftlich.[341] Insofern erscheint es denkbar, dass die kulturelle Konnotation der Psychotherapie mit »Weiblichkeit«, »Weichheit« und liberalen bis linken Werthaltungen weniger attraktiv auf traditionellen Männlichkeitsbildern verhaftete, tendenziell konservativ eingestellte angehende Mediziner wirkte. Wenig erfreut über das durchschnittliche psychologische Profil von Medizinstudenten zeigten sich auch Horst-Eberhard Richter und seine Kollegen von der Psychosomatischen Universitätsklinik Gießen, die im Sommer 1968 an ihrer Universität eine breit angelegte Untersuchung zu den Einstellungen und Persönlichkeitsstrukturen der Studenten verschiedener Fakultäten durchführten. Die Studenten der Philosophischen Fakultät – hauptsächlich Psychologen, Soziologen und Philologen – zeigten sich am streit- und kritikfreudigsten, bekundeten die größte Freude am Studium und ausgeprägtes politisches Interesse und

338 Janssen / Gabler, Sind Psychologiestudenten unter Studienanfängern eine »Negativauslese«?, S. 287-289 u. S. 290-293. Als »konservativ« wurden u. a. die Befürwortung von Autorität und Disziplin und die Skepsis gegenüber Theorie und Diskussion gewertet.

339 Gerhard Löhr / Wolfgang Michaelis / Horst Wilhelm (Hg. in Zusammenarbeit mit der Zeitschrift Psychologie heute), Info-Psychologie-aktuell. Winter-Semester 1975 / 76, Weinheim / Basel 1975, S. 8 f.

340 Ebd., S. 9.

341 Vgl. Ralf Forsbach, Die 68er und die Medizin. Gesundheitspolitik und Patientenverhalten in der Bundesrepublik Deutschland (1960-2010), Göttingen 2011, S. 120-123.

Engagement. Politisch engagiert waren durchaus auch die Studenten der Rechts- und Wirtschaftswissenschaften, sie tendierten allerdings stärker in die konservative Richtung, während sich die Mathematiker und Naturwissenschaftler sowohl politisch als auch im sozialen Umgang größere Zurückhaltung und Desinteresse attestierten. Die Medizinstudenten nun zeigten kein ausgeprägtes politisches Interesse und von allen Gruppen auch die geringsten selbstkritischen Tendenzen.[342]

Besonders erschrocken aber zeigten sich Richter und seine Kollegen darüber, dass das Mitgefühl mit anderen Menschen nach der Selbsteinschätzung der angehenden Ärzte mit steigender Studiendauer immer mehr abnahm, um am Ende einen der niedrigsten Werte unter den Fakultäten einzunehmen. Dieser Befund wurde als Beleg für die Notwendigkeit einer Reform des Medizinstudiums gewertet, die den »Patienten als Menschen« in den Mittelpunkt rücken sollte – womit unausgesprochen auch für eine Stärkung der Psychosomatik geworben wurde, die genau diesen Anspruch erhob.[343] Aufschlussreich ist zudem die psychoanalytisch argumentierende Politisierung der Emotionalität in der Deutung der Untersuchungsergebnisse, die auf den im nächsten Hauptteil dieser Arbeit behandelten Aspekt eines therapeutisierten Politikverständnisses verweist. Die Autoren führten unter anderem die geringe Neigung der naturwissenschaftlichen Studenten zu politischem Protestverhalten und ihre soziale Zurückhaltung auf eine durch die strenge Sachbezogenheit des Studiums begünstigte »generelle Affektverdrängung« zurück. Die politisch engagierten Studenten der Philosophischen Fakultät hingegen würden sich durch soziale Kontaktfreudigkeit und eine angstfreie, mitunter aggressive emotionale Offenheit auszeichnen, weshalb

342 Eine Zusammenfassung der Ergebnisse wurde in der von der Bundesanstalt für Arbeit in 160.000 Exemplaren herausgegebenen Zeitschrift *analysen. Zeitschrift zur Wissenschafts- und Berufspraxis* veröffentlicht: Dieter Beckmann / M.[ichael] Lukas Moeller / Horst-Eberhard Richter / Jörn Scheer, Studenten. Wie sehen sie sich selbst, ihre Arbeit und die Universität, 1. Teil, in: analysen 1 (1971), Nr. 1, S. 4-9; dies., Studenten über sich selbst, ihre Arbeit und die Universität, in: analysen 1 (1971), Nr. 2, S. 4-8; dies., Studenten über sich selbst, ihre Arbeit und die Universität. III. Teil und Schluß, in: analysen 1 (1971), Nr. 3, S. 30-31.

343 Dieter Beckmann / M.[ichael] Lukas Moeller / Horst-Eberhard Richter / Jörn Scheer, Studenten. Wie sehen sie sich selbst, ihre Arbeit und die Universität, 1. Teil, in: analysen 1 (1971), Nr. 1, S. 4-9, Zitat S. 7. Vgl. auch Carl Nedelmann / Klaus Horn, Gesellschaftliche Aufgaben der Psychotherapie, in: Psyche 30 (1976), S. 827-853, hier S. 846, die der Ansicht waren, dass der Numerus clausus für das Medizinstudium eine Vorauswahl leistungsorientierter technokratischer Studenten bewirke, denen im Verlauf des Studiums zudem ein »anfängliches Interesse am Menschen abgewöhnt« werde. Mit der Einführung des Numerus clausus für die Psychologie seien ähnliche Effekte zu erwarten, sodass man sich fragen müsse, »was für eine Art von Psychotherapeuten in Zukunft herangezogen« werde.

man ihnen zutrauen könne, dass sie »kämpferisch und standfest ihre Positionen zu verteidigen verstehen«.[344]

Es soll nicht behauptet werden, dass ein Interesse an oder die Ausübung von Psychotherapie an sich oder auch nur im Untersuchungszeitraum notwendig mit liberalen oder linken politischen Überzeugungen einherging. Das beste Gegenbeispiel ist die 1925 geborene christlich- bis rechtskonservative Kinder- und Jugendpsychotherapeutin Christa Meves. Diese wetterte seit den frühen siebziger Jahren in ihren vielfach aufgelegten populären Publikationen gegen die Emanzipation der Frauen, langhaarige Männer, Homosexualität, Gottlosigkeit, die Aufklärung, die Verwahrlosung der Jugend, die antiautoritäre Erziehung und die frühkindliche »Fremdbetreuung«.[345] Im Großen und Ganzen jedoch ist unübersehbar, dass Psychologie und Psychotherapie im therapeutischen Jahrzehnt auf enge Weise mit progressiven gesellschaftspolitischen Wertvorstellungen verbunden waren, was unter anderem, wie schon am Beispiel der Psychiatriereform weiter oben angedeutet, mit einer allgemeinen Politisierung helfender Berufe zusammenhing. Der Psychotherapeut Herbert Will stellte Mitte der achtziger Jahre im *Kursbuch* fest, dass man in Psychotherapie und Psychiatrie »heute auf eine größere Anzahl kritischer Kollegen als im gesamten übrigen Gesundheitssystem« treffe: »Als Analytiker, Psychiater, Sozialarbeiter auf der Seite der Außenseiter und Opfer zu stehen, schien uns eine klare Möglichkeit zu sein, die Kritik des Systems zu realisieren.«[346]

Spuren einer engen Verknüpfung von therapeutisch-sozialer Berufswahl und politischer Überzeugung wie auch der damit einhergehenden Konflikte in den siebziger Jahren lassen sich mitunter noch in der jüngeren Fachliteratur finden. Die Familientherapeutin Marie-Luise Conen etwa erinnerte sich 2006 an eine hitzige studentische Diskussion, die in den frühen siebziger Jahren im Anschluss an eine Vorlesung zur »Funktion der Sozialarbeit im Kapitalismus« stattfand. Auf der einen Seite begrüßte ein »staatskritisches« Lager die Zunahme sozialer und psychischer Verelendung als wichtige Voraussetzung, um »den Aufstand und Klassenkampf« herbeiführen zu können. Auf der anderen Seite standen die »Pragmatiker« wie Conen, die »nicht auf den Klassenkampf warten«, sondern angesichts des »sozialen Elends durch

344 Dieter Beckmann / M.[ichael] Lukas Moeller / Horst-Eberhard Richter / Jörn Scheer, Studenten. Wie sehen sie sich selbst, ihre Arbeit und die Universität, 1. Teil, in: analysen 1 (1971), Nr. 1, S. 4-9, hier S. 7 f. Dieser Aspekt wird im nächsten Abschnitt der Arbeit ausführlich behandelt.

345 Siehe hier nur einen Artikel im *Spiegel*, nach dem Meves Ende der siebziger Jahre rund 2 Millionen Bücher verkauft und über 1.000 Vorträge gehalten hatte: »Alle sind irgendwie ausstoßungswert«. Spiegel-Redakteur Christian Schultz-Gerstein über die Psychagogin Christa Meves, in: Der Spiegel, 2.1.1978, S. 180-182.

346 Herbert Will, Selige Gesundheit. Systeme der Therapiegesellschaft, in: Kursbuch 82, November 1985, S. 9-33, Zitate S. 12.

konkrete Klientenarbeit und Einmischung in die politischen Entscheidungsstrukturen Veränderungen herbeiführen« wollten.[347]

Parallel zum großen Wachstum staatlicher und kirchlicher Beratungseinrichtungen wurden vor diesem Hintergrund besonders in Berlin – aber vermutlich in allen größeren Städten – im Verlauf der siebziger Jahre vermehrt etliche privat initiierte psychosoziale Beratungs- und Therapieeinrichtungen für sozial benachteiligte Bevölkerungsgruppen gegründet, etwa das Center für Psychotherapien in Charlottenburg, das Psychotherapeutische Zentrum in Neukölln, das Therapeutische Arbeitskollektiv Kreuzberg, die Therapeutische Tagesstätte Wedding und das Therapiezentrum Friedenau.[348] Ulfried Geuter, der als politisch engagierter linker Psychologe diese Entwicklungen beobachtete, zählte 1978 vier Faktoren auf, die aus seiner Sicht zur Etablierung solcher Einrichtungen beitrugen: erstens das aufgrund von wirtschaftlichen Krisenerscheinungen und Arbeitslosigkeit allgemein weiter wachsende psychische Elend; zweitens die Unterversorgung im psychosozialen Bereich, die in Verbindung mit den Sparzwängen der öffentlichen Hand dazu führe, dass auch der Staat die alternativen Einrichtungen partiell als föderungswürdig, da sozial konfliktentschärfend anerkenne; drittens eine »Schwemme von Psychologen«, die ein Professionalisierungsfeld jenseits der von der Ärzteschaft besetzten klinischen Arbeitsbereiche zu erschließen versuchten; viertens schließlich spezifisch für West-Berlin die Wirkung »einer diffusen antikapitalistischen, breitere Teile vor allem der Jugendlichen als sonstwo erfassenden Linken«, die gesellschaftliche Experimente wie die alternativen therapeutischen Einrichtungen begünstige.[349]

Neben der expliziten psychiatriekritischen Stoßrichtung reihten sich diese Einrichtungen in eine aufblühende Selbsthilfebewegung ein, deren Anspruch es war, mithilfe von Experten, aber ohne expertokratische Bevormundung Hilfeleistung bei gesundheitlichen und sozialen Problemen aller Art anzubieten.[350] Die 1975 als gemeinnütziger Trägerverein einiger der genannten Berliner Beratungs- und Therapiezentren gegründete Gesellschaft für soziale Psychotherapie und Beratung (GSPB) erklärte zu ihrer Zielsetzung:

347 Marie-Luise Conen, Therapeutisierung der Sozialarbeit? Oder: Zirkuläres Fragen ist zirkuläres Fragen, in: Kontext 37 (2006), S. 191-198, hier S. 194.

348 Vgl. die Vorstellung dieser Einrichtungen in der von 1977 bis 1982 in Berlin erschienenen, linksalternativen gesundheitspolitischen Zeitschrift *Eingriffe. Unbeliebte Nachrichten für Berliner Krankenhäuser*, zu den genannten konkret Nr. 10 / 11, April / Mai 1978, S. 21-23, S. 27-29, sowie Nr. 22 / 23, Mai 1980, S. 22 f., S. 28 f. Eingesehen im Psychologiegeschichtlichen Forschungsarchiv Hagen (PGFA), Schenkung Ulfried Geuter.

349 Thesenpapier von Ulfried Geuter für das 2. nationale Arbeitstreffen des Bielefelder Kreises – Initiative Psychologiekritik in Hannover am 24.-26.11.1978 zum Rahmenthema: Alternative Therapie? Neuere therapeutische Einrichtungen in Berlin, ihr Anspruch und ihre Praxis (o.ä.), Typoskript, S. 3, PGFA Schenkung Geuter.

350 Zur Selbsthilfebewegung siehe unten, Kapitel 4.3.

»Therapie hat in unserem Verständnis das Ziel, den Patienten in die Lage zu versetzen, mit Hilfe der Erkenntnis seiner Leidensgeschichte in ihren wesentlichen Bezügen zur unmittelbaren und gesellschaftlichen Umwelt die ihn gegenwärtig einschränkende und belastende Situation als veränderbare zu begreifen und mit den ihn belastenden Problemen in neuer Sicht (Erkenntnis) und zugleich neuer Form (Handeln / Verhaltensänderung) umzugehen.«[351]

Interessant ist, dass zwar die Verhaltenstherapie mit ihrem Erstarken seit Ende der sechziger Jahre »von vielen Vertretern der Linken als eine bösartige ›Konditionierungs-Therapie‹ angeprangert« wurde.[352] Sie zählte aber dennoch auch in den alternativen psychosozialen Beratungsstellen neben der Gesprächspsychotherapie und verschiedenen Gruppentherapien zur gängigen therapeutischen Orientierung der dort tätigen Psychologen,[353] nicht aber die Psychoanalyse, die so bedeutsam für die Selbstbefreiungsexperimente der 68er Jahre gewesen war.[354] Dies lag zum einen vermutlich einfach an der Ausbildungssituation an den Universitäten, zum anderen möglicherweise aber auch daran, dass die betreffende Klientel psychoanalytischen (Selbst-) Deutungen wenig zugänglich war.[355] Auch die 1977 von linken Psychologen ins Leben gerufene »Initiative Psychologie-Kritik« verschob 1979 ihr drittes Treffen an der Universität Bochum um einige Wochen, da am ursprünglich angesetzten Termin ein Kongress der Deutschen Gesellschaft für Verhaltenstherapie in Münster stattfand.[356] Dies sind Hinweise darauf, dass auch die dezidiert politisch motivierte therapeutische Praxis stärker von pragmatischen und situativen Momenten bestimmt wurde als von abstrakten ideologischen Debatten, wenngleich sich dies für das Selbstverständnis systemkritischer linker Psychologen und Therapeuten immer wieder als konfliktreich erwies.[357]

351 Vorstellung der GSPB in: Eingriffe Nr. 10 / 11, April / Mai 1978, S. 21-23, Zitat S. 22.
352 Jaeggi, Klinische Psychologie, S. 227.
353 Eingriffe Nr. 10 / 11, April / Mai 1978, S. 21-23, hier S. 21; Geuter, Thesenpapier Alternative Therapie. Diese These kann hier allerdings nur für den Berliner Fall belegt werden. Es lässt sich nicht ausschließen, dass eine genauere Untersuchung der alternativen psychosozialen Angebote in Städten wie Frankfurt, Heidelberg oder Freiburg, in denen sich die Psychoanalyse nach dem Zweiten Weltkrieg akademisch vergleichsweise gut etablieren konnte, ein etwas anderes Bild ergäbe.
354 Siehe Teil II der vorliegenden Arbeit.
355 Dieses Problem wird zum Ende von Kapitel 4.3 noch einmal kurz aufgegriffen.
356 Andreas Käppler, Rundbrief der Inititative Psychologie-Kritik vom 24.5.1979, PGFA Schenkung Geuter.
357 In der Initiative Psychologie-Kritik etwa gab es eine intensive Debatte darüber, ob man BDP und DGVT »rechts liegen lassen« sollte, um unabhängig zu bleiben, oder besser versuchen sollte, innerhalb der Berufsverbände linke Politik zu betreiben, um dies nicht der DKP und der SPD zu überlassen; vgl. Ulfried Geuter, Rundbrief der Initiative Psychologiekritik [Schreibweise teils mit, teils ohne Bin-

Die von Conen angesprochene Konfliktlinie zwischen »Klassenkämpfern« und »Pragmatikern« trat dabei im Zusammenhang mit dem Engagement der Anfang der siebziger Jahre allgemein zahlreich gegründeten linken, von der Gesellschaftskritik der APO und der Studentenbewegung geprägten sozialen Projekte und Initiativen häufig zutage.[358] So erinnerten sich die Gründer der Sozialistischen Selbsthilfe Köln (SSK), einer Selbsthilfeeinrichtung für soziale Randgruppen, daran, wie ihnen von marxistisch-leninistischer Seite der Vorwurf gemacht wurde, unpolitischen karikativen Reformismus zu betreiben, der keinen Beitrag zum Klassenkampf leiste.[359] Auch innerhalb der verschiedenen Initiativen kam es regelmäßig zu Auseinandersetzungen zwischen einem »politischen Flügel«, der »direkt im großen Rahmen die Mechanismen zerbrechen« wollte, die zur »Ausschließung und Unterdrückung von sozial Schwachen« führten, und einem »therapeutisch-pädagogischen Flügel«, der es bevorzugte, sich »den unterdrückten Menschen selbst zu widmen und diese zu stärken«, um dadurch schließlich »So-

destrich, Anm.] vom 1.6.1979, PGFA Schenkung Geuter. Der Hinweis auf die DKP bezog sich dabei auf die Anhänger der Kritischen Psychologie um den Berliner Psychologieprofessor Klaus Holzkamp, der seit Mitte der siebziger Jahre enge Kontakte zur Sozialistischen Einheitspartei Westberlins (SEW) hatte, einem nur formell unabhängigen Ableger der SED-nahen DKP. Vgl. zur Kritik der Initiative an der DKP-Nähe der Kritischen Psychologie auch den Entwurf eines Rundschreibens der Initiative Psychologiekritik – Regionalgruppe Berlin / West vom 30.5.1979, PGFA Schenkung Geuter; zur SEW, die in den siebziger Jahren auf schätzungsweise 4.000-5.000 Mitglieder kam, siehe hier nur Koenen, Das rote Jahrzehnt, S. 270.

358 Diese Form der zivilgesellschaftlichen Mobilisierung infolge von »1968« ist historisch bisher nur wenig erforscht, vgl. aber Wilfried Rudloff, Sozialstaat, Randgruppen und bundesrepublikanische Gesellschaft. Umbrüche und Entwicklungen in den sechziger und frühen siebziger Jahren, in: Kersting, Psychiatriereform als Gesellschaftsreform, S. 181-219; Sven Steinacker, Die radikale Linke und soziale Randgruppen. Facetten eines ambivalenten Verhältnisses, in: Rotaprint 25 [Knud Andresen / Markus Mohr / Hartmut Rübner] (Hg.), Agit 883. Bewegung, Revolte, Underground in Westberlin 1969-1972, 2. Aufl., Hamburg / Berlin 2007, S. 201-213; ders., »... daß die Arbeitsbedingungen im Interesse aller verändert werden müssen!!!«. Alternative Pädagogik und linke Politik in der Sozialen Arbeit der sechziger und siebziger Jahre, in: Reichardt / Siegfried, Das Alternative Milieu, S. 353-372.

359 Vgl. den Bericht in Peter Mosler, Was wir wollten, was wir wurden. Studentenrevolte – zehn Jahre danach, Reinbek bei Hamburg 1977, S. 149-156. Die SSK war 1969 unter dem Namen »Sozialpädagogische Sondermaßnahme Köln« als betreute Wohngemeinschaft für entlaufene Heimkinder gegründet und aufgrund ihres veränderten Tätigkeitsspektrums 1974 umbenannt worden. Vgl. auch den ausführlichen Erfahrungsbericht von Lothar Gothe / Rainer Kippe, Aufbruch. 5 Jahre Kampf des SSK: von der Projektgruppe für geflohene Fürsorgezöglinge über die Jugendhilfe zur Selbsthilfe verelendeter junger Arbeiter, Köln 1975.

lidarisierungsprozesse und die Bereitschaft zu gemeinsamem Widerstand« hervorzurufen.[360]

Der Erfolg einer therapeutischen Erziehung zur Widerständigkeit wurde jedoch gegen Ende des Jahrzehnts auch für die involvierten Akteure zusehends fragwürdiger. Der politische Elan wurde nicht selten in den Mühen der therapeutischen Alltagsarbeit und im Kampf gegen bzw. in der pragmatischen Anpassung an die Handlungszwänge des bestehenden Gesundheitssystems aufgerieben, auf deren Ressourcen die expandierenden therapeutischen Professionen materiell angewiesen waren. Der Soziologe Herbert Nagel, einst Mitbegründer der Subversiven Aktion, West-Berliner SDS-Mitglied und Leiter verschiedener psychotherapeutischer »Basisgruppen«, stellte 1979 resigniert fest, dass der Versuch der emanzipatorischen Bekämpfung gesellschaftlich erzeugten Leids inzwischen ganz auf die Ausweitung der »Macht der Experten für Konflikt und Glück« verengt worden sei: »Beim Versuch, sich selbst zu retten, hat die Studentenbewegung dieser Entwicklung die Steigbügel gehalten.«[361]

Neben der ungeklärten Frage, wie eine emanzipatorische Psychotherapie und psychosoziale Beratung konkret überhaupt auszusehen hatte, blieb zudem weiterhin umstritten, ob sie ihrem Anspruch zum Trotz letztlich nicht grundsätzlich auch auf die Anpassung des Individuums an die gesellschaftlichen Normen und seine funktionale Wiedereingliederung in den kapitalistischen Verwertungsprozess hinauslaufe.[362] Nach dieser Auffassung war es so, dass zwar »die überwiegende Mehrheit der Therapeuten helfen und keinesfalls kontrollieren oder gar unterdrücken« wolle, dass die unter progressiven Vorzeichen vorangetriebene Ausweitung psychosozialer Dienstleistungen objektiv aber dennoch eine »sanfte Variante sozialer Kontrolle« durch therapeutische Experten hervorbrachte. Diese trage im Modus individueller Hilfe zur Ausblendung und Einhegung politischer, sozialer und ökonomi-

360 Horst-Eberhard Richter, Die Gruppe. Hoffnung auf einen neuen Weg, sich selbst und andere zu befreien. Psychoanalyse in Kooperation mit Gruppeninitiativen, Reinbek bei Hamburg 1972, S. 228 f. Richters Beobachtungen bezogen sich auf die von ihm als Psychoanalytiker begleiteten Projekte, zwei selbstorganisierte Kindergärten bzw. Kinderläden und einer Selbsthilfeinitiative in einer Obdachlosensiedlung.

361 Herbert Nagel, Therapie als Ende der Politik? Oder: Ich, der letzte Mensch, in: ders. / Monika Seifert (Hg.), Inflation der Therapieformen. Gruppen- und Einzeltherapien in der sozialpädagogischen und klinischen Praxis, Reinbek bei Hamburg 1979, S. 8-53, Zitate S. 20, zu Nagels eigenem therapeutischem Engagement siehe dort S. 25 f.

362 Vgl. zu den unter kritischen Sozialwissenschaftlern, Psychologen, Psychotherapeuten und Pädagogen intensiv geführten Debatten über diese und weitere Aspekte der gesellschaftspolitischen und systemfunktionalen Selbstverortung neben Nagel / Seifert, Inflation der Therapieformen, auch die Beiträge in Keupp / Zaumseil, Die gesellschaftliche Organisierung psychischen Leidens.

scher Konflikte und damit zur Stabilisierung der bestehenden Ordnung bei.[363]

Das Wachstum der therapeutisch-pädagogischen Professionen im Rahmen expandierender Sozialstaatlichkeit und ihr neu ausgreifender Einfluss auf die individuelle Lebensführung war jedoch nicht nur Gegenstand der Kritik von links, sondern auch von konservativer Seite. Aus dieser Sicht freilich erschien nicht das Scheitern emanzipatorischer Bestrebungen bzw. ihre Vereinnahmung durch das »System« bedrohlich, sondern ihr vermeintlich durchschlagender gesellschaftspolitischer Erfolg. Der Soziologe Helmut Schelsky, der seit den fünfziger Jahren mit griffigen Slogans wie der »nivellierten Mittelstandsgesellschaft« maßgeblichen Einfluss auf das öffentliche Selbstverständnis der Bundesrepublik hatte und in den siebziger Jahren zu den intellektuellen Protagonisten der konservativen »Tendenzwende« zählte,[364] erblickte in der Ausweitung pädagogisch-therapeutischer Dienstleistungen ein Symptom der »politischen und neu-ideologischen Herrschaft der Linken, der Neomarxisten und der Sozialreligiösen«. Nachdem diese die Funktionsunfähigkeit der hergebrachten »moralischen Autoritäten wie Eltern, Lehrer, institutionelle Führungsgruppen« herbeigeführt hätten, sei anstelle des »Elans, seine eigenen Lebensprobleme durch moralischen Anspruch an sich selbst zu lösen«, deren Übertragung an »privat oder sozialversichert bezahlte Therapeuten, Sozialhelfer oder sonstige professionelle Lebensberater« getreten.[365]

Politisierung und Verwissenschaftlichung vormals dem Privatbereich zugeordneter sozialer Praktiken waren ebenso zentrale Kritikpunkte auf dem Kongress »Mut zur Erziehung«, der im Januar 1978 in Bonn stattfand und als öffentliche Plattform für prominente, im weitesten Sinne konservative Kritiker der Bildungs- und Erziehungsreformen seit den späten sechziger Jahren fungierte.[366] Die *Psychologie heute* kritisierte den Kongress als Zeichen eines

363 Gert Hellerich, homo therapeuticus. Der Mensch im Netz der Helfer, Bonn 1985, Zitate S. 193 u. S. 202.

364 Axel Schildt, »Die Kräfte der Gegenreform sind auf breiter Front angetreten«. Zur konservativen Tendenzwende in den Siebzigerjahren, in: Archiv für Sozialgeschichte 44 (2004), S. 449-478. Zu Schelsky vgl. auch Alexander Gallus (Hg.), Helmut Schelsky – der politische Anti-Soziologe. Eine Neurezeption, Göttingen 2013.

365 Helmut Schelsky, Die Arbeit tun die anderen. Klassenkampf und Priesterherrschaft der Intellektuellen, Opladen 1975, S. 288 u. S. 204.

366 Siehe die Dokumentation Mut zur Erziehung. Beiträge zu einem Forum am 9./10. Januar 1978 im Wissenschaftszentrum Bonn-Bad Godesberg, Stuttgart 1979. Zu den Unterzeichnern der Abschlusserklärung, die eine auf dem Kongress keineswegs vorherrschende homogene Meinungsbildung suggeriert, gehörten u. a. Robert Spaemann, Hermann Lübbe und Golo Mann. Zur Einordnung des Kongresses in die intellektuelle Ideenlandschaft der Bundesrepublik und die daran anschließenden Debatten vgl. Jens Hacke, Philosophie der Bürgerlichkeit. Die liberalkonservative Begründung der Bundesrepublik, Göttingen 2006, S. 109 ff.

sich verbreitenden konservativen »Anti-Intellektualismus«, der versuche, »rationale und sozialwissenschaftliche Analysen zwischenmenschlicher Beziehungen als gefährlich, unethisch und unsinnig abzuwerten«, um stattdessen »Sekundärtugenden« wie »Fleiß, Gehorsam, Disziplin, Sauberkeit« zu propagieren.[367]

Eine genaue Lektüre der verschiedenen Redebeiträge zeigt freilich, dass auf dem Kongress von einer übereinstimmenden Gesellschaftsdiagnose oder homogenen politischen Zielsetzungen so wenig die Rede sein konnte wie auf der progressiven Gegenseite. Der bayerische CSU-Kultusminister Hans Maier etwa verteidigte die Bildungsreformen und die Professionalisierung und Verwissenschaftlichung der Erziehungseinrichtungen – die ja Mitte der sechziger Jahre im parteiübergreifenden Konsens auf den Weg gebracht worden waren – als notwendige Reaktion auf den gesellschaftlichen Wandel.[368] Christa Meves beharrte darauf, dass man »Psychologen, Psychotherapeuten in großer Zahl« brauche und die Pädagogik »sanierenden, geradezu therapeutischen Charakter« bekommen müsse. Nur so sei die »derzeitige katastrophale Neurotisierung der jungen Generation« zu bekämpfen, die Meves auf die wachsende Berufstätigkeit von Müttern und den »Sinnverlust einer technokratischen Gesellschaft« zurückführte.[369]

In dieser Hinsicht zeigte Meves wiederum erstaunliche Übereinstimmung mit dem ebenfalls anwesenden liberalen Reformpädagogen Hartmut von Hentig.[370] Dieser machte zwar nicht die berufstätigen Mütter und die Bildungsreformen – zu deren prominenten Protagonisten er selbst zählte – für die auch von ihm beobachteten psychischen Fehlentwicklungen der Kinder und Jugendlichen verantwortlich. Er geißelte aber in ähnlich kulturpessimistischem Tonfall »Standardisierung, Technisierung, Abstraktion«, Vermassung, Rationalisierung und Erlebnisarmut der modernen Industriegesellschaft wie auch »die, ich möchte fast sagen, teuflischen Wirkungen, die

367 H.[eiko] E.[rnst], Psychologische Forschung und »gesundes Volksempfinden«, in: Psychologie heute, Juli 1978, S. 42 f.

368 Diskussionsbeitrag von Hans Maier, in: Mut zur Erziehung, S. 85-88.

369 Diskussionsbeitrag von Christa Meves, in: Mut zur Erziehung, S. 80-84.

370 Vor von Hentigs soziokulturellem Hintergrund erscheint seine im folgenden dargelegte Kulturkritik allerdings weniger erstaunlich. Pädagogisch vor allem von Platon, Rousseau, Dewey und der Reformschulbewegung des frühen 20. Jahrhunderts geprägt, zählte er zum weiteren Umkreis jener einflussreichen protestantisch-bildungsbürgerlichen Reformelite der alten Bundesrepublik um Personen wie Georg Picht, Hellmut Becker und die von Weizsäckers. So lobte auch Golo Mann von Hentigs pädagogisches Engagement und kritisierte ihn nur dafür, »die Verantwortung von Ideologien für unsere Misere« zu unterschätzen (Mut zur Erziehung, S. 105 f.). Zur ambivalenten, den elitären intellektuellen Führungsanspruch stets bewahrenden Selbstdemokratisierung dieses Milieus nach 1945 vgl. Ulrich Raulff, Kreis ohne Meister. Stefan Georges Nachleben, München 2009, dort zu den Erziehungsvorstellungen und zum Einfluss auf die Bildungsreformen bes. S. 477-496.

das Fernsehen auf die Kindererziehung« ausübe.[371] Solcherlei bildungsbürgerliche Kulturkritik wiederum verdammte Schelsky in seinem Buch als Anmaßung linker Sinngeber, die zum Zwecke der Umerziehung die Therapeutisierung des öffentlichen Erziehungssystems betrieben.[372] In seiner Kritik am expertokratischen staatlichen Pflichtschulsystem, das den »Lehrer zum Therapeuten« mache, um die Persönlichkeit der Schüler nach den »sozialistisch-emanzipatorischen Idealen« linker Intellektueller zu formen, berief sich Schelsky dabei auf Ivan Illichs Kritik der Herrschaftsfunktion der Institution Schule in modernen Gesellschaften. Und zu deren Popularisierung im Bildungsreformdiskurs hatte wiederum von Hentig Anfang der siebziger Jahre einen wichtigen Beitrag geleistet.[373]

4.3 Zwischen »Expertentum des Betroffenseins« und Selbstverwissenschaftlichung: Die Selbsthilfebewegung

Gegen die von Illich angeprangerte »Entmündigung durch Experten« anzukämpfen war, unter ganz anderen politischen Vorzeichen als bei Schelsky, auch ein wesentliches Ansinnen der Selbsthilfebewegung, die in der Bundesrepublik zwischen Mitte der siebziger und Mitte der achtziger Jahre stark expandierte.[374] Die Gesamtzahl der Selbsthilfegruppen in der Bundesrepub-

371 Diskussionsbeiträge von Hartmut von Hentig, in: Mut zur Erziehung, S. 97-105 u. S. 152-159, Zitate S. 153. Vgl. als Beispiel psychologisch-progressiver Fernsehkritik auch die Psychoanalyse des Krimi-Zuschauers des Bremer Medienwissenschaftlers Gunter Salje, Wenn Kojak Dich zum Kinde macht, in: Psychologie heute, Juli 1978, S. 49-52. Die Anziehungskraft von »Krimi-Helden« wie »Cannon, Colombo [sic], Kojak oder Kommissar Derrick« wurde hier damit erklärt, dass sie einem sozial isolierten, passiven und kommunikationsunfähigen Millionenpublikum die Möglichkeit zur Übertragung unbewusster infantiler Wünsche und Ängste diene, die dabei jedoch nicht bearbeitet, sondern nur verfestigt würden. Als Alternative schwebten Salje Fernsehproduktionen vor, in denen »zum Beispiel szenische Lösungsmodelle für Konfliktsituationen« angeboten und »dramatisch konkrete Vorgaben für gesellschaftlich verantwortliches Handeln und emanzipatorische Selbstverwirklichung« gemacht würden (ebd., S. 52).

372 Schelsky, Die Arbeit tun die anderen, S. 204 u. S. 309 f.

373 Ebd., S. 306-311; Ivan Illich, Entschulung der Gesellschaft. Mit einem Vorwort von Hartmut von Hentig, 2. Aufl., München 1972.

374 Ivan Illich u. a., Entmündigung durch Experten. Zur Kritik der Dienstleistungsberufe, Reinbek bei Hamburg 1979; zur Selbsthilfebewegung vgl. aus emphatischer apologetischer Akteursperspektive Michael Lukas Moeller, Selbsthilfegruppen. Anleitungen und Hintergründe, überarbeitete und aktualisierte Ausgabe, Reinbek bei Hamburg 1996 (zuerst 1978); aus politisch sympathisierender sozialwissenschaftlicher Perspektive Fritz Vilmar / Brigitte Runge, Auf dem Weg zur Selbsthilfegesellschaft? 40.000 Selbsthilfegruppen: Gesamtüberblick, politische Theorie und Handlungsvorschläge, Essen 1986; nüchtern und analytisch differenziert: Jo-

lik wurde je nach Definition für 1980 auf 5.000-10.000, für Mitte der achtziger Jahre bereits auf 20.000-40.000 geschätzt.[375] Diese Gruppen deckten ein breites Spektrum an gesundheitlichen, sozialen und anderen Lebenshilfe-Themen ab und sprachen wie auch die alternativen psychosozialen Einrichtungen psychisch und körperlich Kranke, Behinderte und alte Menschen ebenso an wie Frauen, Obdachlose, Drogenabhängige, Homosexuelle oder Gastarbeiter – kurz: so gut wie jede soziale Gruppe, die sich in irgendeiner Form gesellschaftlicher Ausgrenzung oder Benachteiligung ausgesetzt sah.

Im Gegensatz zum Urahn moderner Selbsthilfegruppen, den 1935 in den Vereinigten Staaten ins Leben gerufenen Anonymen Alkoholikern, die seit den fünfziger Jahren in der Bundesrepublik aktiv waren und in den siebziger Jahren ebenfalls einen Aufschwung erlebten,[376] erhob eine Mehrheit der Selbsthilfeprojekte in dieser Zeit einen dezidiert politischen Anspruch. Etwa zwei Drittel von ihnen sahen sich als Teil der Alternativen oder Neuen Sozialen Bewegungen bzw. bekundeten eine politisch-ideelle Verbundenheit,[377] während sie aus engagierter politik- und sozialwissenschaftlicher Perspektive als Akteure einer undogmatischen linken »Graswurzelrevolution« gedeutet wurden, die durch die Verbreitung solidarischen, gewaltfreien und nicht-profitorientierten Engagements in der alltäglichen sozialen Lebenswelt auf eine Humanisierung der Gesellschaft ›von unten‹ hinarbeiteten.[378]

In gesundheitspolitischer Hinsicht richtete sich die Kritik dabei vor allem gegen die Vernachlässigung und Unterversorgung von Randgruppen einerseits, gegen bürokratische Anonymität, expertokratische Bevormundung und die Reduktion von kranken Menschen auf zu behandelnde »Fälle« andererseits. Gegen die schwerfällige Gesundheitsbürokratie setzte die Selbsthilfebewegung auf lokal verwurzelte, unbürokratische Strukturen mit niedrigen Zugangsschwellen; gegen das hierarchisch-autoritäre Arzt-Patienten-Verhältnis forderte sie die Anerkennung des »Expertentums des Betroffenseins« (Michael Lukas Moeller) und die Befähigung zur autonomen gesundheitli-

seph Huber, Die neuen Helfer. Das »Berliner Modell« und die Zukunft der Selbsthilfebewegung, München 1987; zur Entwicklung hin zur Aktivierung »bürgerschaftlichen Engagements« als neuem Selbstführungsdispositiv seit den neunziger Jahren siehe Barbara Sutter, »Selbstveränderung und Sozialveränderung«. Von der Selbsthilfegruppe und ihren Verheißungen zum Bürgerschaftlichen Engagement und seinen Zumutungen, in: Maasen u. a., Das beratene Selbst, S. 293-312.

375 Huber, Die neuen Helfer, S. 26f.; Vilmar / Runge, Selbsthilfegesellschaft, S. 27-31.

376 Moeller, Selbsthilfegruppen, S. 77.

377 Huber, Die neuen Helfer, S. 22; vgl. zu den Alternativbewegungen vgl. zeitgenössisch auch ders., Wer soll das alles ändern. Die Alternativen der Alternativbewegungen, Berlin 1980; für einen Forschungsüberblick Reichardt / Siegfried, Das Alternative Milieu.

378 Vilmar / Runge, Selbsthilfegesellschaft, S. 77.

chen Selbstsorge;[379] gegen die isolierte Behandlung individueller Krankheiten verfocht sie ein psychosoziales Krankheitsmodell, das die biographischen und lebensweltlichen Umstände des Patienten berücksichtigte sowie den persönlichen Austausch und die soziale Vernetzung der Betroffenen als therapeutischen wie präventiven Faktor förderte. Wenngleich nicht alle Selbsthilfegruppen psychotherapeutisch orientiert waren, so spielte das gruppentherapeutische Prinzip der kollektiven Selbstbehandlung psychischer Probleme doch allgemein eine wichtige Rolle.[380]

Die Kritik der unantastbaren Expertenrolle und die Aufwertung des subjektiven Erfahrungswissens der Betroffenen im therapeutischen Prozess zählte zwar zum ideellen Kernbestand der Selbsthilfebewegung, dennoch spielten Experten und Expertenwissen eine wichtige Rolle in der Selbsthilfepraxis. Zum einen wurde wissenschaftliches Gesundheitswissen nicht immer grundsätzlich abgelehnt, sondern zirkulierte vielmehr unter der Maßgabe selbstbestimmter Aneignung im Modus der Gruppenvermittlung, aber auch in Form der Begleitung und Beratung durch Experten. Diese nämlich waren zum anderen keineswegs völlig abwesend in den Selbsthilfegruppen und alternativen Gesundheitsprojekten. Vielmehr waren dort zahlreiche zumeist junge, politisch motivierte Ärzte, Psychologen, Pädagogen und Sozialarbeiter tätig, auf deren Initiative die Gründung einer Selbsthilfegruppe nicht selten überhaupt erst zurückging.[381] Die prekäre und widersprüchliche Rolle, die sie als Experten in einer expertenkritischen bis expertenfeindlichen Bewegung spielten, führte freilich zu Status- und Verhaltensunsicherheiten und forderte immer wieder zur Reflexion über den Umgang mit der eigenen wissenschaftlichen und sozialen Autorität heraus.[382]

379 Moeller, Selbsthilfegruppen, S. 79. Moeller war langjähriger Mitarbeiter von Horst-Eberhard Richter, seit 1973 Professor für »Psychohygiene« in Gießen und einer der aktivsten Promoter der Selbsthilfebewegung.

380 Moeller, Selbsthilfegruppen, S. 98f. Zur großen zeitgenössischen Bedeutung der Sozialform der Gruppe im therapeutischen wie auch im politischen Zusammenhang vgl. auch Maik Tändler, Therapeutische Vergemeinschaftung. Demokratisierung, Emanzipation und Emotionalisierung in der ›Gruppe‹, 1963-1976, in: ders. / Jensen, Das Selbst zwischen Anpassung und Befreiung, S. 141-167, sowie die Kapitel der vorliegenden Arbeit zur Gruppendynamik.

381 So ging beispielsweise 1973 in Göttingen die Gründung einer studentischen Selbsthilfeorganisation auf die Initiative von Mitarbeitern der Ärztlich-psychiatrischen Beratungsstelle für Studenten hervor; Uschi Eßbach-Kreuzer, »Social Work« in Göttingen. Eine studentische Selbsthilfeorganisation, in: Politikon Nr. 53, November 1976, S. 33-39.

382 Vgl. ebd. sowie auch Richter, Die Gruppe, S. 217-225; Jörg Fengler, Selbsthilfe-Gruppen – Therapie ohne Therapeuten?, in: Gruppendynamik 8 (1977), S. 307-310; Cornelia Edding, Frauenselbsthilfe und professionelle Beratung. Über rationale und irrationale Expertenfeindlichkeit, in: Gruppendynamik 10 (1979), S. 137-146; Michael Lukas Moeller, Anders helfen. Selbsthilfegruppen und Fachleute arbeiten zusammen, Stuttgart 1981.

Exemplarisch kommt diese komplexe Gemengelage im Bericht einer um 1976 entstandenen therapeutischen Frauenselbsthilfegruppe in München zum Ausdruck. Sie hatte sich gegründet, um einen Austausch über die Erfahrung von Diskriminierung und Geschlechterrollenzwängen im Alltag zu ermöglichen, daraus resultierende psychische Probleme gemeinsam zu bearbeiten und zu mehr Eigenverantwortung und Selbstbestimmung zu führen. Ein weiteres Motive war die Unzufriedenheit mit den bestehenden professionellen Therapieangeboten, die als schwer zugänglich, zu teuer, gesellschaftsblind und von patriarchalisch-paternalistischen Denkmustern bestimmt wahrgenommen wurden.[383] Der Grundsatz war, dass »wir unsere Kräfte auch ohne Abhängigkeit von Experten für uns mobilisieren können, denn wir selbst sind die Expertinnen für unsere Probleme«; jede Teilnehmerin sollte sich als »verantwortlich und kompetent« für sich selbst betrachten.[384] Zu dieser Kompetenz gehörte neben der sozialpsychologischen Analyse der eigenen Lebenssituation auch die experimentelle Erprobung einer ganzen Reihe verschiedenster therapeutischer Praktiken wie Gestalttherapie, Transaktionsanalyse, Selbstbehauptungs- und Partnertraining, Yoga, Meditation oder Massage, »Methoden und Möglichkeiten also, die wir selbst schon irgendwo ›am eigenen Leibe‹ erfahren haben oder aus einschlägiger Literatur kennen«.[385]

Diese selbstbestimmte Aneignung elaborierter Selbstführungs- und Selbstmodellierungstechniken wurde freilich auch dadurch begünstigt, dass es sich bei den Teilnehmerinnen der Gruppe überwiegend um jüngere Psychologinnen und Sozialwissenschaftlerinnen handelte.[386] Bald entwickelte sich aus der expertenkritischen Initiative heraus selbst ein Expertenstand, als die Frauen dazu übergingen, ihr Selbsthilfekonzept in alternativen Hilfseinrichtungen zu verbreiten und eine eigene psychosoziale Beratung anzubieten.[387] Letztlich bestehe das gesellschafts- bzw. gesundheitspolitische Ziel der

383 Psychologinnengruppe München, Spezifische Probleme von Frauen und ein Selbsthilfeansatz, in: Keupp/Zaumseil, Organisierung psychischen Leidens, S. 221-265, hier S. 247-249.

384 Psychologinnengruppe München, Spezifische Probleme, S. 250 u. S. 254.

385 Ebd., S. 254.

386 Von den in Keupp/Zaumseil, Organisierung psychischen Leidens, S. 626 aufgeführten sechs Autorinnen des zitierten Berichts, alle Jahrgang 1941-1949, waren fünf Psychologinnen; eine davon war wissenschaftliche Assistentin am Psychologischen Institut der Universität München, eine arbeitete im Deutschen Jugendinstitut München, zwei wurden als »gegenwärtig arbeitslos« aufgeführt.

387 Psychologinnengruppe München, Spezifische Probleme, S. 250 u. S. 252. Vgl. zur häufig uneingestandenen oder rhetorisch abgewehrten, da den politischen Grundsätzen widersprechenden Etablierung von professionellen und halbprofessionellen Selbsthilfeexperten auch Uschi Eßbach-Kreuzer, Mythos Selbsthilfe. Über die Widersprüche in der alltäglichen Arbeit mit Selbshilfegruppen, in: Politikon Nr. 65, Oktober 1980, S. 8-14. Der Artikel stellt insgesamt die mühsame und in vielerlei Hinsicht widersprüchliche Selbsthilferealität ihrer politischen Überhö-

Selbsthilfegruppe – so jedenfalls die Autorinnen zum Zeitpunkt ihrer fortschreitenden Professionalisierung – auch nicht in der Ersetzung der institutionalisierten Gesundheitsversorgung. Wenn »von Experten monopolisierte Kompetenzen quasi zurückgefordert« und psychotherapeutische »Techniken zur Selbstversorgung« erlernt und vermittelt wurden, so erhoffte man sich davon letztlich auch Rückwirkungen auf die professionelle therapeutische Versorgung, die sich mit den Ansprüchen einer wissenschaftlich informierten und politisch aufgeklärten Klientel auseinanderzusetzen hätte. Auch stand außer Frage, dass »bei sehr schweren Problemen und Verhaltensstörungen« eine professionelle Betreuung unabdingbar sei.[388] Die therapeutische »Selbstversorgung« sollte mithin vor allem jene Menschen erfassen, die von einer der Formen »diffusen psychogenen Leidens« betroffen waren, die sich nach Beobachtung Horst-Eberhard Richters stark vermehrten, klinisch aber kaum klassifizierbar waren.[389]

Die Selbsthilfebewegung erlebte nach ihrer Formierungsphase in den siebziger Jahren in der ersten Hälfte der achtziger Jahre nicht nur einen neuen quantitativen Aufschwung, sondern zunehmend auch sozial- und gesundheitspolitische Anerkennung. Ein Höhepunkt dieser Entwicklung war 1983 die Einrichtung eines »Selbsthilfetopf« genannten Förderfonds für Selbsthilfegruppen in Höhe von 7,5 Millionen D-Mark durch den West-Berliner Senat. Dieses sogenannte »Berliner Modell«, das als erstes systematisches Förderprojekt dieser Größenordnung bundesweit für Aufsehen sorgte, stieß jedoch ausgerechnet in den Reihen der Selbsthilfebewegung zum Teil auf massive Kritik. Der Grund dafür lag darin, dass es sich dabei um eine Maßnahme des ersten christdemokratischen Berliner Senats unter dem Regierenden Bürgermeister Richard von Weizsäcker handelte, die politisch als Bestandteil einer »Neuen Subsidiaritätspolitik« begründet wurde.[390]

Das Berliner Modell war damit eine Art Vorzeigeprojekt einer sozialpolitischen Neuausrichtung der CDU, die seit Mitte der siebziger Jahre von Parteireformern wie Kurt Biedenkopf und besonders Heiner Geißler vorangetrieben worden war. Geißler hatte hierfür den Slogan der »Neuen Sozialen Frage« geprägt, in deren Mittelpunkt sozial schwache, aber nicht-organisierte soziale Randgruppen wie alte Menschen, alleinerziehende Mütter, Arbeitslose, Gastarbeiter oder Behinderte standen, die von den Sozialdemokraten

hung und Idealisierung entgegen, wie sie vor allem Michael Lukas Moeller zugeschrieben wird.

388 Psychologinnengruppe München, Spezifische Probleme, S. 264.

389 Richter, Die Gruppe, S. 25.

390 Huber, Die neuen Helfer; Vilmar / Runge, Selbsthilfegesellschaft, S. 65-77; Peter Grottian / Friedrich Krotz / Günter Lütke / Michael Wolf, Die Entzauberung der Berliner Sozialpolitik, in: Dieter Kleiber / Birgit Rommelspacher (Hg.), Die Zukunft des Helfens. Neue Wege und Aufgaben psychosozialer Praxis, Weinheim / Basel 1986, S. 225-238.

und den Gewerkschaften vernachlässigt würden.[391] Hilfe sollte diesen Bevölkerungsgruppen allerdings nicht durch den weiteren Ausbau des Sozialstaats zukommen, der als ineffizient, bürokratisch und entmündigend dargestellt wurde, sondern durch die Förderung von eigenverantwortlichem und gemeinschaftsstiftendem bürgerschaftlichen Engagement, christlicher Nächstenliebe und der »Hilfe zur Selbsthilfe«.

Der Berliner Senator für Soziales und Gesundheit Ulf Fink, Verfechter einer ›fortschrittlichen‹ Gesundheitspolitik in der CDU und treibende Kraft hinter der Einrichtung des Selbsthilfetopfs, betonte die Ähnlichkeit der christdemokratischen Subsidiaritätspolitik mit den Prinzipien der Alternativ- und Selbsthilfebewegung. Damit begründete er die Förderungswürdigkeit zumindest jener Initiativen, die nicht zum politischen Extremismus neigten.[392] Kritiker sahen hierin bloß den Versuch einer illegitimen Vereinnahmung alternativer Gesundheitsprojekte für eine konservative Sozialpolitik und ihrer Instrumentalisierung als »billiger Jakob« im Gesundheitswesen, die letztlich allein der Kostenreduktion diente.[393]

Tatsächlich spielte die Tatsache, dass Selbsthilfegruppen aufgrund ihres geringen Personalaufwands und des hohen Anteils an unbezahlter Arbeit und Teilzeitarbeit kostengünstige Gesundheitsdienstleistungen erbrachten, eine entscheidende Rolle für ihre politische Anerkennung. Das Argument der Kostendämpfung wurde jedoch neben der »Humanisierung« des Gesundheitssystems auch von den in der Selbsthilfebewegung engagierten Experten im gesundheitspolitischen Anerkennungskampf immer wieder als

391 Heiner Geißler, Die Neue Soziale Frage. Analysen und Dokumente, Freiburg 1976; Frank Bösch, Macht und Machtverlust. Die Geschichte der CDU, München 2002, S. 35-37. Wenn Bösch allerdings Geißler das »große Verdienst« zuschreibt, »frühzeitig auf soziale Randgruppen aufmerksam« gemacht zu haben, so gilt das allenfalls für den parteipolitischen Zusammenhang.

392 Ulf Fink (Hg.), Keine Angst vor Alternativen. Ein Minister wagt sich in die Szene, Freiburg 1983, dort besonders die Beiträge von Fink selbst und vom Leiter der Planungsgruppe der Bundesgeschäftsstelle der CDU, Warnfried Dettling, beides Geißler-nahe Reformer. In diesem Zusammenhang kam es bald auch zu ersten, politisch zunächst freilich folgenlosen schwarz-grünen Gedankenspielen; vgl. etwa Kleine Netze. Auch Grüne entdecken die politische Mitte, in: Der Spiegel, 25.8.1986, S. 28 f.

393 Grottian u. a., Entzauberung; Vilmar / Runge, Selbsthilfegesellschaft, S. 65-77; Irmtraud Beerlage / Doris Grumm, Im Netz der Selbsthilfe, in: Kursbuch 82, November 1985, S. 91-102; vgl. auch die kritische Berichterstattung im *Spiegel*: Eine Zeitbombe. Unter dem Vorwand, die Nächstenliebe zu fördern, will CDU-Minister Geißler bei Familien mit behinderten Kindern sparen, in: Der Spiegel, 28.11.1983, S. 53 f., sowie den wohlwollenden Bericht über die Selbsthilfebewegung und ihre Kritik an der Instrumentalisierung durch Geißler zum Zweck der Kosteneinsparung: Über den Tellerrand. Zur bisher größten Tagung westdeutscher Selbsthilfegruppen trafen sich 3.000 chronisch Kranke, Behinderte und Außenseiter in Hamburg, in: ebd., S. 231-234.

besonderer Vorzug angeführt. Der Psychotherapeut Michael Lukas Moeller, Professor an der Universität Gießen und einer der prominentesten Verfechter der Selbsthilfebewegung, erklärte 1976 in der *Psychologie heute*, dass Selbsthilfegruppen nicht nur »im Sinne einer Emanzipation des Patienten« wirkten, indem sie durch Betonung von »Eigenverantwortlichkeit und Autonomie« den Teilnehmern bei der Überwindung einer »passiven Versorgungshaltung« halfen. Als »zweiter Versorgungsweg« im Gesundheitswesen seien sie zudem von unbegrenzter Kapazität, effektiv und kostenlos.[394] Aus dieser Sicht konnte auch die politische Anerkennung von konservativer Seite grundsätzlich begrüßt und als Erfolg der eigenen langjährigen Reformanstrengungen gewertet werden.[395] Hinzu kam das grundsätzliche Problem, dass es jenseits der »Staatsknete«, wie öffentliche Mittel in der Selbsthilfebewegung genannt wurden, im Grunde keine nennenswerten Finanzierungsquellen für die Selbsthilfegruppen gab.[396]

Während die Selbsthilfebewegung als Ganzes mit den ambivalenten Folgen ihrer zumindest partiellen gesellschaftlichen Etablierung und politischen Anerkennung haderte, standen die sozial engagierten Psychologen und Psychotherapeuten vor dem Problem, dass die von ihnen adressierte sozial unterprivilegierte Klientel nur schwer für eine Psychotherapie zu gewinnen war. Am Sigmund-Freud-Institut bildeten zwischen 1960 und 1980 Studenten, Angehörige sozialer Berufe und Lehrer die größten Gruppen unter den über 3.000 psychoanalytisch behandelten Patienten, der Anteil von Arbeitern lag hingegen bei nur 1 %.[397] »Die Bereitschaft, Professionelle ohne eigenen Prestigeverlust als Experten für die Lösung individueller Lebensprobleme zu akzeptieren«, stellte der Arzt und Klinische Psychologe Manfred Zaumseil Ende der siebziger Jahre fest, »ist bei Mittelschichtsangehörigen wesentlich größer«:

394 Michael Lukas Moeller, Selbsthilfegruppen, in: Psychologie heute, Juli 1976, S. 41-45, Zitate S. 45. Vgl. auch Jürgen Matzat, Anders helfen – Selbsthilfegruppen und Fachleute arbeiten zusammen, in: Trin Haland-Wirth / Norbert Spangenberg / Hans-Jürgen Wirth (Hg.), Unbequem und engagiert. Horst-Eberhard Richter zum 75. Geburtstag, Gießen 1998, S. 269-277, hier S. 275. Zum ökonomischen Nutzen der antiökonomistischen Selbsthilfebewegung vgl. auch Huber, Die neuen Helfer, S. 119-122.

395 Moeller, Selbsthilfegruppen, S. 9-13; Matzat, Anders helfen. Als Beispiel für die spätere Ausblendung – oder das Vergessen – der internen politischen Konflikte der achtziger Jahre um die Integration in das staatliche Gesundheitssystem zugunsten einer Erfolgserzählung institutioneller Etablierung und der Aktivierung bürgerschaftlichen Engagements siehe auch die Darstellung der Leiterin der 1983 gegründeten Berliner Selbsthilfe Kontakt- und Informationsstelle SEKIS, Karin Stötzner, 20 Jahre Selbsthilfeförderung in Berlin, in: Gesundheit im Südwesten. Zeitung für Gesundheitsförderung, hg. vom Bezirksamt Steglitz-Zehlendorf, Nr. 2, Frühjahr 2003, S. 2.

396 Huber, Die neuen Helfer, S. 112 f.

397 Freimüller, Alexander Mitscherlich, S. 226.

> »Beratungsstellen für Erziehungs- und Lebensfragen haben vorwiegend eine Mittelschichtsklientel. Die, die es sich leisten können, bezahlen auch privat: es gibt schon mehr niedergelassene Psychologen, für deren Leistung die gesetzliche Krankenversicherung nicht bezahlt, als niedergelassene Psychiater, für deren Leistungen die Kassen zahlen.«[398]

Allgemein war die psychotherapeutische Versorgungsdichte im großstädtischen Raum am höchsten, was zum einen durch die Existenz von Hochschulen, Kliniken und psychotherapeutischen Ausbildungseinrichtungen bedingt war, zum anderen durch die ausgeprägtere Nachfrage einer zahlungsfähigen und höher gebildeten städtischen Mittelschichtsklientel. Dies spiegelte sich beispielsweise in Berlin auch hinsichtlich der Stadtviertel wider. In den wohlhabenderen Bezirken wie Charlottenburg, Zehlendorf, Wilmersdorf oder Steglitz war die Quote der Psychotherapeuten pro Einwohner Ende der siebziger Jahre um ein Vielfaches höher als in Bezirken mit hohem Arbeiter- und Ausländeranteil wie Spandau, Wedding, Kreuzberg oder Neukölln, wobei diese Ungleichverteilung bei den nicht-ärztlichen Therapeuten, deren Leistungen überwiegend privat finanziert werden mussten, am stärksten ausgeprägt war.[399]

Abgesehen vom finanziellen Aspekt schienen sich viele Psychotherapeuten schwerzutun, die soziokulturelle Kluft zu überwinden, die sie von weniger gebildeten und sozial benachteiligten Klienten trennte.[400] Bei diesen wurde zwar im Fachdiskurs allgemein eine größere psychotherapeutische Hilfsbedürftigkeit diagnostiziert. Ihr Kommunikationsverhalten entsprach jedoch nicht den Ansprüchen einer begrifflich elaborierten Redekur, wie sich auch ihre psychischen Probleme nur schwer unter Rückgriff auf therapeutische Theorien und Praktiken handhaben ließen, die sich historisch aus den Lebensbedingungen der bürgerlichen Mittelschicht entwickelt hatten.[401]

398 Manfred Zaumseil, Institutionelle Aspekte klinisch-psychologischer Arbeit, in: Keupp / Zaumseil, Organisierung psychischen Leidens, S. 15-58, hier S. 28.

399 Für einen ausführlichen regionalen und sozialen Vergleich siehe Fichter / Wittchen, »Nicht-ärztliche« Psychotherapie, S. 106-143, zu West-Berlin S. 142.

400 Fichter / Wittchen, »Nicht-ärztliche« Psychotherapie, S. 143. Vgl. hierzu wie zum Folgenden auch das Gespräch der *Psychologie heute* mit dem Psychoanalytiker Johannes Cremerius: Am Fließband kann man sich keine feindifferenzierte Seele leisten, in: Psychologie heute, März 1977, S. 15-19, sowie Carl Nedelmann / Klaus Horn, Gesellschaftliche Aufgaben der Psychotherapie, in: Psyche 30 (1976), S. 827-853, hier S. 846 f.

401 Zu diesem insbesondere hinsichtlich der Psychoanalyse vieldiskutierten Problem vgl. des Weiteren etwa Richter, Die Gruppe, S. 220 f.; Horst Przytulla, Über die Benutzung einer bürgerlichen Wissenschaft, in: Kursbuch 29, September 1972, S. 102-122; Reimut Reiche, Ist der Ödipuskomplex universell?, in: ebd., S. 159-176; Klaus Menne / Klaus Schröter (Hg.), Psychoanalyse und Unterschicht. Soziale Herkunft – ein Hindernis für die psychoanalytische Behandlung?, Frankfurt am Main 1980. Doch auch die theoretisch weniger voraussetzungsreiche Gesprächspsychotherapie ist für ihre Wirksamkeit auf die vermutlich auch milieubedingte

Hauptsächlich in der Mittelschicht verbreitete sich zudem jene Vorstellung, nach der »jeder psychische Probleme habe und daß die Vervollkommnung individueller psychischer Kompetenzen allgemeines Gebot sei«.[402] Dieser Wunsch nach psychischer Selbstoptimierung äußerte sich in einer wachsenden Nachfrage nach psychologischem Wissen, das den Weg zur »Selbsterfahrung«, »Selbstentfaltung« und »Selbstverwirklichung« weisen sollte.

4.4 Popularisierung und Postmaterialismus: Die Psychologie als Wissenschaft von der »Selbstverwirklichung«

Nicht nur die Bochumer und Münsteraner Studienanfänger im Hauptfach Psychologie zeigten im Wintersemester 1968/69 eine »relativ hohe Übereinstimmung in der Auffassung, daß die freie Entfaltung der Persönlichkeit Sache der Psychologie« sei,[403] auch die sozial-liberale Bundesregierung verstand, wie oben ausgeführt, den Ausbau der psychosozialen Beratung als diesem Zweck dienlich. Zu ähnlichen Ergebnissen kam eine Studie, die mit dem Instrumentarium der in den siebziger Jahren aufblühenden empirischen Werteforschung die Wertvorstellungen von (deutschsprachigen) Psychotherapeuten untersuchte.[404] Deren Wertemuster, so der Schluss der Autoren, ähnele hinsichtlich der Untersuchungen des amerikanischen Sozialpsychologen Milton Rokeach, dessen Methodik hier übernommen wurde, »noch am ehesten dem der Hippies in den USA«.[405] Dies bedeutete konkret, dass Werte wie »nationale Sicherheit«, »ein behagliches Leben« oder »Gehorsamkeit« am Ende der Werteskala rangierten, während »reife Liebesfähigkeit«, »Selbstachtung«, »Freiheit« und »Gleichheit« am höchsten eingestuft

Fähigkeit des Patienten zur autonomen verbalen »Selbstexploration« angewiesen; Heim, Die Welt der Psychotherapie, S. 107.

402 Zaumseil, Institutionelle Aspekte klinisch-psychologischer Arbeit, S. 28.

403 Peter Orlik/Rudolf Fisch/Hermann Saterdag, Fragen der sozialen Orientierung von Studienanfängern des Faches Psychologie, in: Psychologische Rundschau 22 (1971), S. 17-37, Zitat S. 36. Dabei zählten Anfang der siebziger Jahre Psychotherapeuten und Erziehungsberater das »Streben nach Selbsterkenntnis« häufiger zu ihren Studienmotiven als andere psychologische Berufsgruppen: Manfred Amelang/Joachim Tiedemann, Psychologen im Beruf: I. Studienverlauf und Berufstätigkeit, in: Psychologische Rundschau 22 (1971), S. 151-186, hier S. 178.

404 Für einen kritischen Überblick über die Wertewandelsforschung, die international maßgeblich vom amerikanischen Politikwissenschaftler Ronald Inglehart und in Deutschland von der Demoskopin Elisabeth Noelle-Neumann und dem Soziologen Helmut Klages geprägt wurde, siehe Helmut Thome, Wandel gesellschaftlicher Wertvorstellungen aus der Sicht der empirischen Sozialforschung, in: Dietz u.a., Gab es den Wertewandel?, S. 41-67.

405 Ludwig Reiter/Egbert Steiner, Werte und Ziele in der Psychotherapie, in: Psychologie heute, November 1978, S. 65-70, Zitat S. 69f.

wurden. Gerade von jüngeren Psychotherapeuten und anderen Angehörigen psychosozialer Berufe wurde die eigene Tätigkeit dabei zugleich »meist als politisch bedeutsam« wahrgenommen.[406] Mit anderen Worten: Psychologen und Psychotherapeuten, die in den siebziger Jahren aufgrund des rasanten Professionswachstums im Durchschnitt relativ jung waren, neigten sehr deutlich zu »postmaterialistischen Werten« (Ronald Inglehart) bzw. »Selbstentfaltungswerten« (Helmut Klages) und verbanden dies auch mit ihrer Berufswahl.[407]

Mit zum Teil ähnlichen Zielsetzungen legten die Bundesministerien für Arbeit und Sozialordnung sowie für Forschung und Technologie 1974 ein Aktionsprogramm »Forschung zur Humanisierung des Arbeitslebens« auf.[408] Es zielte vor allem auf den Abbau körperlich und psychisch schädlicher Arbeitsbelastungen, sollte darüber hinaus aber »dem einzelnen auch Möglichkeiten für die Entfaltung seiner Fähigkeiten und damit zur Selbstverwirklichung« geben, wozu etwa die Gelegenheit gezählt wurde, »Initiative und Verantwortungsbewußtsein zu zeigen«.[409] Die *Psychologie heute* widmete dem Thema Anfang 1975 mehrere ausführliche Artikel und Interviews. Die im Aktionsprogramm genannten Aspekte der Vermeidung psychischer Schäden und die Selbstverwirklichung der Arbeitnehmer, so hieß es frohlockend in einem dieser Berichte, falle »zum wesentlichen Teil in den ›Kompetenzbereich‹ der Psychologie«. Aufgrund dieser Aufwertung durch Politik und Wirtschaft könne das Fach endlich den Ruf überwinden, eine »nicht ganz ernst zu nehmende Partygesprächswissenschaft« zu sein.[410]

406 Ebd., S. 70. Reiter und Steiner deuten dabei einen in der linken politischen Debatte immer wieder thematisierten Konflikt zwischen dem politischen Anspruch und der ideellen wie praktischen Fokussierung der Psychotherapie auf das Individuum an (S. 69).

407 Damit ist kein Urteil über die allgemeine Gültigkeit der Wertewandelsthese(n) getroffen. Vgl. zu den Begrifflichkeiten hier nur die jeweils grundlegenden, noch zeitgenössischen Untersuchungen: Ronald Inglehart, The Silent Revolution. Changing Values and Political Styles Among Western Publics, Princeton 1977; Helmut Klages, Wertorientierungen im Wandel. Rückblick, Gegenwartsanalysen, Prognosen, Frankfurt am Main / New York 1983. Zu den methodischen und inhaltlichen Unterschieden zwischen den Theorien sowie der jeweiligen Weiterentwicklung siehe hier nur Thome, Wandel gesellschaftlicher Wertvorstellungen.

408 Vgl. Anne Seibring, Die Humanisierung des Arbeitslebens in den 1970er-Jahren: Forschungsstand und Forschungsperpektiven, in: Knud Andresen / Ursula Bitzegeio / Jürgen Mittag (Hg.), »Nach dem Strukturbruch«? Kontinuität und Wandel von Arbeitsbeziehungen und Arbeitswelt(en) seit den 1970er-Jahren, Bonn 2011, S. 107-126.

409 So die vom Bundesminister für Arbeit und Sozialordnung herausgegebenen *Sozialpolitischen Informationen* in einer Sonderausgabe vom 8. Mai 1974 zum Aktionsprogramm, hier zitiert nach S.[iegfried] B.[rockert], Humanisierung des Arbeitslebens, in: Psychologie heute, Februar 1975, S. 9-14, Zitate S. 9.

410 Ebd., S. 9.

Als wichtigste theoretische Grundlage wurden die arbeitspsychologischen Untersuchungen von Frederick Herzberg und Douglas McGregor genannt, die wiederum auf der Motivationspsychologie von Abraham Maslow beruhten.[411] Maslow war Mitbegründer der sogenannten Humanistischen Psychologie und Erfinder der bekannten, später häufig in Form einer Pyramide dargestellten »Bedürfnishierarchie«.[412] Demnach stellt das Streben nach Selbstverwirklichung – im Original heißt es abwechselnd *self-actualization* und *self-fulfillment* – im Sinne der Entfaltung der persönlichen Potentiale und Fähigkeiten ein natürliches menschliches Bedürfnis dar, nach dessen Erfüllung der Mensch strebe, sobald die fundamentalen körperlichen Bedürfnisse sowie die Bedürfnisse nach Sicherheit, sozialer Zugehörigkeit, sozialer Anerkennung und Selbstwertgefühl in bestimmtem Maße befriedigt sind.[413] Auf Maslows Entwicklungsmodell berief sich wiederum auch Ronald Inglehart bei der Formulierung seines Postmaterialismus-Konzepts.[414] Die theoretischen Grundlagen der Wertewandelsdiagnose als gesellschaftlichem Selbstdeutungsangebot fungierten mithin gleichzeitig als normative Begründung für ein gesellschaftspolitisches Programm.[415]

Frederick Herzberg veranschaulichte dem deutschen Leser der *Psychologie heute* an einem Beispiel, wie sich seine Theorie praktisch umsetzen ließ. Die für die Korrespondenz mit den Aktionären zuständige Abteilung einer großen Firma war geplagt von fehlerhafter Arbeitsleistung, vielen Fehlstunden und hoher Fluktuation ihrer – ausschließlich weiblichen – Mitarbeiter. All diese Probleme seien reduziert worden, nachdem die »Selbstmotivation« der Mitarbeiterinnen durch folgende Maßnahmen des *job enrichment* gestärkt worden war: Die Mitarbeiterinnen wurden zunächst inhaltlich in ihrem Korrespondenzgebiet geschult, d. h. sie lernten, worum es in den Briefen, die sie verschickten, eigentlich ging. Dann durften sie diese Briefe persönlich unterschreiben, und schließlich wurde ihnen sogar erlaubt, die Briefe eigenverantwortlich selbst zu verfassen, anstatt nur vorgefertigte Textbausteine zusammenzubauen. Für Herzberg stand fest, dass solche Möglichkeiten für die Mitarbeiter, Verantwortung zu übernehmen und sich »innerlich wei-

411 Frederick Herzberg, Work and the Nature of Man, New York 1966; Douglas McGregor, The Human Side of Enterprise, New York u. a. 1960 (deutsch: Der Mensch im Unternehmen, Düsseldorf 1970).

412 Zu Maslow und zur Humanistischen Psychologie siehe ausführlich Kapitel 9.2.

413 Die Grundzüge dieser Theorie wurden zuerst 1943 veröffentlicht: A.[braham] H. Maslow, A Theory of Human Motivation, in: Psychological Review 50 (1943), S. 370-396.

414 Siehe etwa Inglehart, Silent Revolution, S. 22, sowie Thome, Wandel gesellschaftlicher Wertvorstellungen, S. 44.

415 Dies wäre auch in der historischen Wertewandelsforschung noch stärker zu reflektieren; vgl. etwa Andreas Rödder, Wertewandel in historischer Perspektive. Ein Forschungskonzept, in: Dietz u. a., Gab es den Wertewandel?, S. 17-39.

terzuentwickeln«, weitaus motivierender und damit auch produktivitätssteigernder seien als strenge Überwachung, tayloristische Rationalisierungen des Arbeitsablaufs oder Lohnerhöhungen. Das klassische Beispiel für solche Selbstmotivation sei der Künstler: »Er mag hungern, aber er hört nicht auf, Bilder zu malen.«[416]

Die Ausführungen Herzbergs, in denen die Janusköpfigkeit einer »Humanisierung« unter ökonomischen Auspizien prägnant zum Ausdruck kommt und die auf die postmaterialistische Verknüpfung von Selbstverwirklichung und Selbstausbeutung im gegenwärtigen Prekariat der »kreativen« Berufe vorausdeuten, wurden in den weiteren Beiträgen zum Thema durchaus kritisch diskutiert. Entsprechend dem amerikanischen Ideal des *pursuit of happiness* beschränke sich Herzberg, so hieß es in der redaktionellen Einleitung zu einem Gespräch mit einem Arbeitspsychologen, auf die Steigerung der individuellen Lebenszufriedenheit. »Sozio-zentrische« Ansätze der Humanisierung hingegen wie die von den schwedischen Volvo-Werken erprobte Einrichtung teilautonomer Arbeitsgruppen, in denen Arbeitsplanung und Qualitätskontrolle eigenverantwortlich von den Arbeitern übernommen wurden, zielten darüber hinaus auf die »Schaffung einer der demokratischen Gesellschaftsform angemessenen *Lebensqualität*« ab.[417] Diesem Ziel fühlte sich auch der Soziologe und langjährige Referent der Bildungsabteilung der IG Metall Fritz Vilmar verpflichtet, der in einem langen Interview seine Vorstellungen einer »industriellen Demokratie« erläuterte. Er begrüßte es grundsätzlich, dass Maslows »bahnbrechende Erkenntnisse« inzwischen sowohl von »Progressiven« als auch von »Konservativen« akzeptiert würden. Er sah jedoch zwei Gefahren: Erstens, dass der von Herzberg und anderen so stark betonte Aspekt der Produktivitätssteigerung zu einer ökonomisch-technokratischen Reduktion des Humanisierungsprogramms führe. Zweitens, dass Unternehmer und Unionsparteien die Begriffe »Mitbestimmung« und »Selbstverwirklichung« in einer individualisierten Lesart missbrauchten, um weiterreichende Forderungen nach demokratischer Mitbestimmung durch die Arbeitnehmer abzuwehren.[418]

416 Frederick Herzberg, Motivation, Arbeitsmoral und Geld, in: Psychologie heute, März 1975, S. 62-68, Zitate S. 68.

417 Humanisierung des Arbeitslebens (II): Teilautonome Arbeitsgruppen. Ein Gespräch mit dem Zürcher Arbeitspsychologen Eberhard Ulich, in: Psychologie heute, März 1975, S. 69-75, Zitat S. 70, Hervorhebung im Original.

418 Humanisierung und Demokratisierung. Ein Gespräch mit dem Soziologen Dr. Fritz Vilmar über den Stellenwert betriebspsychologischer Arbeit innerhalb der politischen Auseinandersetzungen um die Humanisierung des Arbeitslebens, in: Psychologie heute, Februar 1975, S. 28-36, Zitate S. 36. Ähnliche Vorbehalte wurden von Gewerkschaftsseite häufiger geäußert, vgl. Seibring, Humanisierung des Arbeitslebens, S. 114f. u. S. 124.

In der redaktionellen Ankündigung dieses Interviews positionierte sich die *Psychologie heute* relativ deutlich auf der Seite der »Progressiven«. Dass man Vilmar als Gesprächspartner ausgewählt habe, so der leitende Redakteur Siegfried Brockert, bezeuge »sicher eine Einseitigkeit – eine unzeitgemäße zudem in einer Zeit, in der konservative Tendenzen im Wirtschaftsleben wie in vielen anderen gesellschaftlichen Bereichen ›im Vormarsch sind‹«. Man wolle jedoch »an das zurückerinnern, was von den heute nicht mehr aktuell erscheinenden Demokratisierungsbemühungen der letzten Jahre bewahrenswert geblieben« sei.[419] 1977 berichtete die *Psychologie heute* noch einmal ausführlich über ein Humanisierungsprojekt des KFZ-Betriebs Opel-Hoppmann in Siegen, wo neben erweiterter betrieblicher Mitbestimmung auch »menschengerechte Arbeitsstrukturen [...] mit Hilfe psychologischer Erkenntnisse und einer modernen Arbeitnehmer-Pädagogik aufgebaut« werden sollten.[420] Zu dieser Zeit wurden in Westdeutschland besonders in der Automobilindustrie, die ein bevorzugtes Erprobungsfeld für Humanisierungsprojekte darstellte, zahlreiche ähnliche Versuche mit teilautonomer Gruppenarbeit durchgeführt. Die Ergebnisse wie auch die Reaktionen der Arbeitnehmer, Unternehmen und Gewerkschaften waren allerdings sehr gemischt bis widersprüchlich.[421] Das Humanisierungsprogramm der Bundesregierung sollte im Übergang zu den achtziger Jahren zusehends an gesellschaftspolitischer Ausstrahlung verlieren und wurde zum Ende des Jahrzehnts endgültig eingestellt. Gleichzeitig begann die angewandte Psychologie, sich im Bereich der Wirtschaft verstärkt auf die »Führungskräfte« zu konzentrieren, die einer Selbstpsychologisierung anscheinend leichter zugänglich waren als die Arbeiterschaft.[422]

Die bisherigen Ausführungen dienten auch dazu, einen ersten Eindruck vom gesellschaftspolitischen Selbstverständnis der *Psychologie heute* zu vermitteln. Diese bis heute erfolgreich aufgelegte, monatlich erscheinende populärwissenschaftliche Zeitschrift wurde 1974 mit einer Startauflage von 100.000 Exemplaren vom Beltz-Verlag in den deutschen Zeitschriftenmarkt eingeführt und verstand es als ihren Auftrag, die »Sprachbarriere zwischen Wissenschaftlern und Bürgern« abzubauen.[423] Sie enthielt in der Anfangszeit noch zahlreiche übersetzte Beiträge aus der 1967 gegründeten US-amerikanischen Schwesterzeitschrift *Psychology Today*, entwickelte jedoch schnell ein

419 S.[iegfried] B.[rockert], Humanisierung des Arbeitslebens, in: Psychologie heute, Februar 1975, S. 9-14, Zitat S. 14.

420 Sonderteil »Humanisierung des Arbeitslebens«, in: Psychologie heute, September 1977, S. 39-46, Zitat S. 40.

421 Vgl. ebd. sowie Seibring, Humanisierung des Arbeitslebens, S. 113-116.

422 Diese Entwicklung wird zum Ende der vorliegenden Arbeit in Kapitel 12 skizziert.

423 Siegfried Brockert, Zu diesem Heft, in: Psychologie heute, September 1974, S. 6. Hierbei handelte es sich um die erste reguläre Ausgabe, die Nullnummer war einige Monate zuvor in erwähnter Auflage an potentielle Leser verschickt worden.

eigenständiges Profil. Spätestens 1978 war die *Psychologie heute* laut Eigenangabe die »größte europäische Zeitschrift für Psychologie« geworden, und Mitte der achtziger Jahre warb sie um Anzeigenkunden mit dem Versprechen, über 700.000 Leser zu erreichen.[424] Vom spöttischen Unterton der Wendung einmal abgesehen, erscheint es angesichts ihrer marktbeherrschenden Stellung durchaus berechtigt, die *Psychologie heute* als »Zentralorgan des Psychobooms« zu bezeichnen.[425] Allerdings widerlegt ein genauerer Blick auf ihre Inhalte eben auch das mit dem Psychoboom zusammenhängende Vorurteil, dass sie damit für die unkritische und unwissenschaftliche Verbreitung »küchenpsychologischer« Lebenshilfe zuständig war.

Das Selbstbild, als aufklärerisch-progressives Medium in Opposition zu einem neuen konservativen Zeitgeist zu stehen, kam in den ersten Jahren des Bestehens der *Psychologie heute* häufig zum Ausdruck. In der ersten regulären Ausgabe vom September 1974 befasste sich – um nur ein prägnantes Beispiel heranzuziehen – ein Artikel mit der Frage, wie sich der seit einigen Monaten in der Bundesrepublik zu beobachtende politische Umschwung zu einem »Neokonservatismus« kognitionspsychologisch erklären lasse. Die große Mehrheit von undifferenziert denkenden, autoritär geprägten Bürgern sei nur unter ökonomisch sicher erscheinenden Bedingungen bereit gewesen, die Reformen der Regierung Brandt mitzutragen, jedoch ohne deren Notwendigkeit im Sinne gesellschaftlicher Demokratisierung wirklich verstanden zu haben. Diese wegen der neuen Krisenwahrnehmung verunsicherte Wählerschaft lasse sich nun aufgrund mangelnder politischer Bildungsarbeit leicht wieder von den vereinfachten politischen Botschaften eines Franz Josef Strauß und der *Bild*-Zeitung manipulieren, doch auch Helmut Schmidt spekuliere im Gegensatz zu Brandt »mit seinem politischen Stil auf die weniger differenziert denkenden Wähler«.[426]

Politisch besorgt zeigte sich auch der Redakteur der *Psychologie heute*, der Ende 1976 ein Gespräch mit dem Vorsitzenden der AÄGP, dem Arzt, Psychologen und Psychoanalytiker Helmut Enke führte. Das »Lernziel Solidarität« – eine Anspielung auf einen Buchtitel von Horst-Eberhard Richter – sei im gegenwärtigen gesellschaftlichen Klima der »Tendenzwende« leider »nicht sehr aktuell«. Auf die Frage, ob »Psychologen und Psychotherapeuten in einer solchen Situation aktiv intervenieren« könnten, antwortete Enke, sie sollten »beraten« und als »Fachleute aus ihrer esoterischen Position herauskommen«. Ansonsten seien aber durchaus Fortschritte zu erkennen, wenn

424 Abonnentenwerbung in der Psychologie heute, April 1978, S. 27; Beilage Leserservice Psychologie heute, Oktober 1986, S. 1.

425 Miriam Gebhardt, Sünde, Seele, Sex. Das Jahrhundert der Psychologie, Stuttgart/München 2002, S. 150.

426 Franz Lehner, Zurück in die heile Welt, in: Psychologie heute, September 1974, S. 67-71, Zitat S. 70.

etwa »durchschnittliche Eltern heute« kritisch über das »Konkurrenz- und Leistungssystem in der Schule« diskutierten.[427] Die progressive politische Selbstverortung der Zeitschrift äußerte sich zudem in zahlreichen gesellschaftskritischen Beiträgen zu Themen wie der Diskriminierung von Frauen und Minderheiten, Gewalt, Erziehungspraktiken, Strafvollzug, Psychiatrie, politische Berufsverbote usw.[428]

Die deutschen Originalbeiträge wurden, wie sich den jeweils beigefügten Autorenporträts entnehmen lässt, häufig von jüngeren, in den vierziger und frühen fünfziger Jahren geborenen und im männlichen Falle gerne bärtigen Psychologen,[429] Soziologen und Pädagogen verfasst, also von Nachwuchswissenschaftlern, die sich nach dem gängigen Generationalisierungsschema zum Teil den »68ern« zuordnen lassen, zum anderen Teil vielleicht als »frühe Post-68er« zu bezeichnen wären.[430] Vermutlich hatte auch die Leserschaft der *Psychologie heute* im Großen und Ganzen einen ähnlichen soziokulturellen Hintergrund wie die Autoren, jedenfalls stellten Lehrer und Psychologen selbst als Berufsgruppen die relative Mehrheit unter den ersten Abonnenten der Zeitschrift.[431] Zu den prominenteren Interviewpartnern und Beiträgern zählten unter anderem Herbert Marcuse, die radikalen Psychiatriekritiker Ronald D. Laing und Giovanni Jervis, die politisch links stehenden Psychoanalytiker bzw. Sozialpsychologen Helmut Dahmer, Peter Brückner, Klaus Horn und Klaus Holzkamp, aber auch der Soziologe Norbert Elias, der Historiker Philippe Ariès und der Anthropologe und New-Age-Schriftsteller

427 »Die Psychologisierung der Gesellschaft ist nicht aufzuhalten«. Ein Gespräch mit dem Psychotherapeuten Helmut Enke, in: Psychologie heute, November 1976, S. 13-19, Zitate S. 14.

428 Für einen thematischen Überblick siehe Redaktion Psychologie heute (Hg.), Alle Themen, alle Autoren. Gesamtverzeichnis von 1974 bis 1994, Weinheim/Basel 1995.

429 Eine wahrnehmungspsychologische Studie an der Universität Erlangen-Nürnberg war zu dem Ergebnis gekommen, dass ein und derselbe Dozent mit Bart von seinen Studenten als »progressiver« wahrgenommen wurde als ohne, allerdings auch als weniger intelligent und weniger freundlich; Ausdruckspsychologie: Wird mit dem Rasieren auch die »Progressivität« abgeschabt?, in: Psychologie heute, Juli 1976, S. 8f.

430 Zur heuristischen Eingrenzung der »68er-Generation« auf die Geburtsjahrgänge 1938-1948 vgl. Heinz Bude, Das Altern einer Generation. Die Jahrgänge 1938 bis 1948, Frankfurt am Main 1995; zur Konstruktion generationeller Zugehörigkeit im Zusammenhang von »1968« vgl. Anna von der Goltz (Hg.), ›Talkin' 'bout my generation‹. Conflicts of Generation Building and Europe's ›1968‹, Göttingen 2011.

431 Siegfried Brockert, Zu diesem Heft, in: Psychologie heute, September 1974, S. 6. Zur Politisierung junger Lehrer und der Psychologisierung der Lehrerausbildung um 1970 unter dem Eindruck von Studentenbewegung und gesellschaftlicher Reformstimmung vgl. auch Tändler, Erziehung der Erzieher.

Carlos Castaneda.[432] Buchtitel der Autoren sowie weitere thematisch einschlägige Literatur wurden in ausführlichen Bibliographien aufgelistet, in den ersten Jahren konnten die Titel über einen Leserdienst direkt über den Verlag bestellt werden.

Auf das angesprochene politische Spektrum deutet des Weiteren die Tatsache hin, dass die bürgerlich-liberale *Zeit* ebenso in der *Psychologie heute* inserierte wie die marxistisch ausgerichtete sozialwissenschaftliche Zeitschrift *Das Argument* und die feministische Berliner Monatszeitung *Courage*.[433] Ansonsten findet sich unter den insgesamt eher spärlich gesäten Anzeigen fast ausschließlich Werbung für das psychologisch-psychotherapeutische und sozialwissenschaftliche Buchprogramm von Verlagen wie Beltz, Klett-Cotta, Rowohlt, Suhrkamp, Fischer oder Campus. Erst seit Ende der siebziger Jahre lässt sich auch vereinzelt Werbung für einen russischen Wodka und einen englischen Autohersteller, in den achtziger Jahren für Drehtabak und eine Bausparkasse finden. Im starken Kontrast hierzu quellen die Ausgaben der *Psychology Today* in den siebziger Jahren über vor ganz- und doppelseitigen Anzeigen für Automobile, Spirituosen und Zigaretten.[434] Darin spiegelt sich nicht allein ein unbefangeneres Verhältnis zur Konsum- und Werbeindustrie wider, sondern auch eine spezifische Differenz zur deutschen Schwesterzeitschrift in der inhaltlichen Entwicklung. In den ersten Jahren nach ihrer Einführung 1967 galt die *Psychology Today* als seriöse und wissenschaftlich ernst

432 Alle nachfolgenden Verweise in *Psychologe heute*: »Wer nicht weiß, was ein besseres Leben ist, ist hoffnungslos«. Herbert Marcuse im Gespräch, September 1978, S. 45-51 (Auszug aus Jürgen Habermas u. a., Gespräche mit Herbert Marcuse, Frankfurt am Main 1978); Unsere zeitgenössische mittelalterliche Psychiatrie. David Cohen im Gespräch mit Ronald Laing, November 1974, S. 68-74; »Eine andere als die bürgerliche Psychiatrie gibt es nicht«. Giovanni Jervis im Gespräch, September 1978, S. 22-29; Helmut Dahmer, Rückblick auf Wilhelm Reich, Mai 1975, S. 39-41; »Im Zweifel für die Freiheit«. Peter Brückner im Gespräch, April 1978, S. 37-42; Politische Psychologie: Klaus Horn im Gespräch, Mai 1977, S. 57-64; Klaus Horn, Wissenschaft und Gewalt, Juli 1979, S. 31-39; Klaus Holzkamp, Wie kommt die Psychologie zur Praxis? Die Bedeutung Alexej N. Leontjews für die Arbeit der Psychologen, Juni 1979, S. 66-74; Soziologie als Sittengeschichte. Norbert Elias im Gespräch, Februar 1978, S. 32-38; Die Familie – ein Gefängnis der Liebe. Ein Gespräch mit Philippe Ariès über die Entwicklung und die heutige Rolle der Familie, Juli 1976, S. 60-66; Sam Keen, Zauberlehrling. Ein Gespräch mit Carlos Castaneda, April 1975, S. 65-73; Carlos Castaneda, Reise nach Ixtlan, April 1975, S. 74-77 (Auszug aus dem gleichnamigen Buch, erschienen 1975 im Fischer Verlag).

433 Vgl. hier nur als Zufallsauswahl die ganzseitige Anzeige der *Zeit* in Psychologie heute, September 1977, S. 47, mit einem Freud-Darsteller zwischen drei Zeit-Redakteuren als Werbeträger, die Anzeigen in Psychologie heute, September 1978, S. 39 *(Die Zeit)* und S. 42 (*Das Argument*, Anzeige zum Thema »Psychologie im Argument«), sowie die Anzeigen der *Courage* in: Psychologie heute, Mai 1978, S. 31 u. 33.

434 Einige Ausgaben aus diesen Jahren wurden kursorisch eingesehen.

zu nehmende Zeitschrift, die sogar von Psychologieprofessoren abonniert und ihren Studenten empfohlen wurde. Dieser dem Ideal wissenschaftlichen Fortschritts verpflichtete *high brow approach* wurde jedoch bald aufgegeben und machte in den siebziger Jahren einer Ausrichtung an *Lifestyle*-Themen und einer mitunter sensationalistischen Berichterstattung über »nudity, sex, and related topics« Platz.[435]

Dass um 1970, kurz nach dem Zerfall der Studentenbewegung und dem Antritt der sozial-liberalen Bundesregierung, die Popularisierung psychotherapeutischen Wissens einen beachtlichen Schub erfuhr, zeigt auch ein Blick auf den Büchermarkt. Der Anteil von Titeln, die in irgendeiner Form Psychotherapie zum Inhalt hatten, an den Neuerscheinungen auf dem westdeutschen Büchermarkt stieg 1970/71 in kürzester Zeit von zuvor durchschnittlich 1,5% auf nun rund 5% und verharrte mindestens bis Mitte der achtziger Jahre auf diesem Niveau.[436] Im Erscheinungsjahr 1981 kamen 253 neue Buchtitel zu einem psychotherapeutischen Thema auf den Markt, was aufgrund des kontinuierlich wachsenden Gesamtvolumens eine Verdreifachung der absoluten Zahl innerhalb eines Jahrzehnts bedeutete. Ein Großteil dieses Wachstums entfiel dabei auf Publikationen in Verlagen, die ansonsten keinen fachwissenschaftlichen medizinisch-psychotherapeutischen Schwerpunkt hatten.[437] Dieser Aspekt verweist zum einen auf die neue Gesellschaftsfähigkeit der Psychotherapie, zum anderen auf die Bedeutung des günstig zu erwerbenden Taschenbuchs nicht nur für die »Demokratisierung der literarischen Kultur« (Hans-Ulrich Wehler),[438] sondern auch als Medium der Wissenschaftspopularisierung. Es erlebte seit den sechziger Jahren einen enormen Aufschwung und ist nach der Bildungsexpansion sicherlich zu den wichtigen sozialgeschichtlichen Ermöglichungsbedingungen des Psychobooms zu zählen.

Der Fischer Verlag hatte bereits seit den fünfziger Jahren mit *Abriß der Psychoanalyse* von 1938 und *Das Unbehagen in der Kultur* von 1930 (beide in

435 Capshew, Psychologists on the March, S. 254f. 1983 unternahm die American Psychological Association, der einflussreiche nordamerikanische Fachverband der Psychologen, den Versuch, die Kontrolle über die Popularisierung ihrer Wissenschaft zu übernehmen, indem sie die *Psychology Today* kaufte und selbst herausgab. Fünf Jahre später wurde dieses Experiment wegen erheblicher finanzieller Verluste jedoch wieder eingestellt (ebd., Anm. 50).

436 Konstanze Raapke/Heidrun Schindler, Der Psychoboom auf dem deutschen Büchermarkt, Med. Diss. Hannover 1988, S. 45f. Auch der Anteil medizinischer Titel nahm seit 1970 zu, jedoch weniger stark als im Bereich Psychotherapie; abwärts ging es nach 1968 hingegen mit der belletristischen Literatur, die bis dahin auf einen Anteil von etwa 25% aller Neuerscheinungen kam und sich Anfang der achtziger Jahre wieder bei etwa 20% einpendelte; ebd. S. 45-51.

437 Ebd., S. 34f.

438 Hans-Ulrich Wehler, Deutsche Gesellschaftsgeschichte. Fünfter Band: Bundesrepublik und DDR 1949-1990, München 2008, S. 387.

einem Band zusammengeführt), der *Psychopathologie des Alltagslebens* (1901) und den *Drei Abhandlungen zur Sexualtheorie* (1905) einige der zugänglicheren Werke Freuds in Einzelausgaben publiziert. Bis in die siebziger Jahre verkauften sie sich jeweils mehrere Hunderttausend Mal.[439] Freud zählte also offenbar schon in den sechziger Jahren durchaus zum Grundbestand bildungsbürgerlicher Privatbibliotheken, wobei sich dieses theoretische Interesse jedoch im Unterschied zu den siebziger Jahren noch nicht massenhaft in therapeutische Praktiken übersetzte. Zwischen 1969 und 1975 kam nun eine vergleichsweise erschwingliche, von Alexander Mitscherlich mit herausgegebene 10-bändige Studienausgabe hinzu.[440] Die Studienausgabe markierte einerseits den Höhepunkt der Popularisierung der Psychoanalyse, andererseits aber zugleich den Verlust ihrer bis in die sechziger Jahre im Grunde unangefochtenen Dominanz auf dem psychotherapeutischen Feld. Psychoanalytisch orientierte Publikationen wiesen nicht nur durchschnittlich den größten Seitenumfang auf, sondern stellten bis etwa 1974 auch die relative Mehrheit der psychotherapeutischen Neuerscheinungen auf dem deutschen Büchermarkt. Zu diesem Zeitpunkt wurden sie quantitativ jedoch bereits von Titeln überholt, die sich dem vielfältigen Spektrum von therapeutischen Gruppenverfahren widmeten, während die verhaltenstherapeutische Literatur sich bereits auf den dritten Platz vorgearbeitet hatte – die Psychoanalyse war nur noch ein Angebot unter unzähligen anderen.[441]

Auf beide Aspekte – die gewachsene Nachfrage nach psychologischem Wissen sowie dessen unüberschaubare Diversifizierung – verweist auch ein Großprojekt des Kindler Verlags, der 1976 begann, neben seiner Reihe *Geist und Psyche* eine Enzyklopädie zur *Psychologie des 20. Jahrhunderts* in 15 jeweils rund 1.000 Seiten starken Bänden auf den Markt zu bringen.[442] Die *Psychologie heute* lobte sie als »Jahrhundertwerk«, das besonders jenen Berufsgruppen zugute komme, bei denen der »human factor« eine große Rolle spiele,

439 *Abriß/Unbehagen* kam von 1953 bis 1977 auf 610.000 Druckexemplare, die *Psychopathologie* von 1954 bis 1977 auf 340.000, die *Drei Abhandlungen* von 1961 bis 1979 auf 305.000; vgl. die Angaben im Impressum der jeweiligen Auflagen.

440 Sigmund Freud, Studienausgabe. 10 Bände und Ergänzungsband, hg. von Alexander Mitscherlich, Angela Richards und James Strachey, Frankfurt am Main 1969-1975. Der *Spiegel* sprach in seiner Ankündigung dieser Edition halb anerkennend, halb spöttisch von einer »Freud-Renaissance« und einem neuen »Freud-Boom«, der vor allem durch den intellektuellen Einfluss der Frankfurter Schule ausgelöst worden sei: Geschäfte mit Freud, in: Der Spiegel, 9.6.1969, S. 176.

441 Raapke/Schindler, Psychoboom, S. 57-65, zum Seitenumfang S. 73 f. Zur eminenten Bedeutung der Sozialform der Gruppe im Psychoboom vgl. auch Maik Tändler, Therapeutische Vergemeinschaftung. Demokratisierung, Emanzipation und Emotionalisierung in der ›Gruppe‹, 1963-1976, in: ders./Jensen, Das Selbst zwischen Anpassung und Befreiung, S. 141-167, sowie Teil III der vorliegenden Arbeit.

442 Die Psychologie des 20. Jahrhunderts, 15 Bände und Registerband, Zürich 1976-1981.

die jedoch im Studium nur unzureichendes psychologisches Wissen vermittelt bekämen: »Gemeint sind Ärzte, Lehrer, Führungskräfte in Wirtschaft, Justiz und Verwaltung, aber auch Theologen, Soziologen, Sozialarbeiter, Historiker oder Literaturwissenschaftler.«[443]

Zugleich ist unübersehbar, dass nun unter »Psychologie« ganz selbstverständlich auch der klinisch-therapeutische Anwendungsbereich subsumiert wurde. Die *Psychologie heute* berichtete regelmäßig über psychotherapeutische und verwandte Themen.[444] Von 1974 bis einschließlich 1980 erschienen dort 90 Artikel, die dem Themenbereich Psychotherapie / Psychoanalyse zuzuordnen waren, weitere 17 Artikel, die sich mit speziellen psychischen Krankheiten und Problemen befassten, sowie 59 Artikel zum Themenbereich Gesundheit / Psychosomatik / Medizin; das waren zusammengenommen im Durchschnitt etwa 2,2 Beiträge pro Ausgabe. Neben den Themenbereichen Politik / Gesellschaft und Sozialpsychologie mit jeweils 90 bzw. 89 Beiträgen zählte Psychotherapie damit zum thematischen Spitzenreiter in diesem Zeitraum. Bezeichnend ist dabei wiederum die redaktionelle Distanzierung von den schlimmen »Auswüchsen« auf dem US-amerikanischen Therapiemarkt, von denen die Bundesrepublik auch dank der sich langsam herausbildenden wissenschaftlichen Therapieforschung bisher »verschont geblieben« sei.[445] Es erscheint allerdings fraglich, ob die betreffenden Forschungsergebnisse tatsächlich jene sichere Orientierung bieten konnten, die ihnen hier nachgesagt wurde. Man wisse »heute kaum mehr«, so das Fazit eines Forschungsüberblicks von 1980, »als die Tatsache, daß Psychotherapie jedweder Art irgendwelche als positiv zu bewertende Wirkungen haben kann, insbesondere dann, wenn der Therapeut ein netter Mensch ist, oder zumindest als solcher erlebt wird«.[446]

Interessant sind auch die längerfristigen thematischen Konjunkturen. Quantitativ gleichbleibend stabil blieb zwischen 1974 und 1994 beispielsweise der relativ häufig behandelte Themenbereich »Geschlechter«, dem durchschnittlich rund 10 Artikel pro Jahr gewidmet waren. Während jedoch die Anzahl politisch-gesellschaftlicher Artikel im Verlauf der achtziger Jahre

443 S.[iegfried] B.[rockert], Jahrhundertwerk, in: Psychologie heute, August 1976, S. 73 f. Auch im *Spiegel* lässt sich zu diesem Verlagsprojekt ein kurzer Bericht finden, in dem der »gigantischen« Enzyklopädie trotz des Subskriptionspreises von über 3.000 D-Mark gute Verkaufschancen prognostiziert wurden: Superschau der Seele. Eine 15bändige Psychologie-Enzyklopädie ist das neue Mammut-Werk des Kindler Verlages, in: Der Spiegel, 25.10.1976, S. 236-239.

444 Alle nachfolgenden diesbezüglichen Zahlen beruhen auf eigener Auszählung nach: Redaktion Psychologie heute, Alle Themen, alle Autoren. Gelegentliche Mehrfachnennungen desselben Artikels unter verschiedenen Rubriken wurden nicht berücksichtigt.

445 Siegfried Brockert, Zu diesem Heft, in: Psychologie heute, März 1975, S. 6.

446 Ernst Plaum, Psychodiagnostik im Feld der Rehabilitation, Therapie, Beratung und Prävention, in: Psychologische Rundschau 31 (1980), S. 30-46, hier S. 32.

kontinuierlich abnahm, verzeichneten die Themenbereiche Psychotherapie / Psychoanalyse und Sozialpsychologie zunächst einen Rückgang zwischen 1981 und 1985, um dann bis 1990 wieder relativ stark anzusteigen. Ähnliches gilt für Beiträge zum Thema psychische Krankheiten und Probleme, deren Anzahl sich in den Jahren 1986 bis 1990 im Vergleich zum vorangegangenen Jahrfünft mit 34 mehr als verdoppelte. Hier deutet sich möglicherweise ein erneuter, allerdings entpolitisierter kleiner Therapieboom an. Seit Mitte der achtziger Jahre kamen sowohl Handbücher und populäre Überblicksdarstellungen zur Psychotherapie als auch therapiekritische Publikationen – bzw. beides in einem – vermehrt auf den Markt, wie auch die Therapeutisierung der Gesellschaft häufiger zum Gegenstand kritischer Gegenwartsdiagnosen wurde.[447] Therapie- und Therapeutisierungskritik kamen freilich nicht erst in den achtziger Jahren auf, sondern gehörten mehr oder weniger von Beginn an zur Begleitmusik des Psychobooms.

4.5 Zwischen Therapiekritik, Politisierung und Entpolitisierung: Dynamiken des Psychobooms im Übergang von den siebziger zu den achtziger Jahren

Die *Psychologie heute* veröffentlichte 1977 exklusiv vorab Auszüge aus der deutschen Ausgabe des ersten Bandes von Michel Foucaults *Sexualität und Wahrheit*, die wenig später bei Suhrkamp erscheinen sollte.[448] Diese Tatsache ist auch deshalb interessant, weil die einschlägigen, diskursanalytisch orientierten soziologischen Untersuchungen zur Psychologisierung und Therapeutisierung, auf die sich auch die vorliegende Arbeit in theoretischer Hinsicht stützt, in der Regel mit einem von Foucault inspirierten theoretischen

447 Siehe hier nur Raymond J. Corsini, Handbuch der Psychotherapie, 2 Bde., Weinheim / Basel 1983; Hilarion Petzold (Hg.), Wege zum Menschen. Methoden und Persönlichkeiten moderner Psychotherapie; ein Handbuch, 2 Bde., Paderborn 1984; Kursbuch 82, November 1985, Thema: Die Therapie-Gesellschaft; Hellerich, homo therapeuticus; Hansjörg Hemminger / Vera Becker, Wenn Therapien schaden. Kritische Analyse einer psychotherapeutischen Fallgeschichte, Reinbek bei Hamburg 1985; Redaktion Psychologie heute, Welche Therapie?; Vera Becker, Die Primadonnen der Psychotherapie. Interviews mit berühmten Therapeuten, Paderborn 1989; Bärbel Schwertfeger / Klaus Koch, Der Therapie-Führer. Die wichtigsten Formen und Methoden; ein Leitfaden, München 1989; Eckhard Giese / Dieter Kleiber (Hg.), Im Labyrinth der Therapie. Erfahrungs-Berichte. Thema: Psychotherapie, Weinheim / Basel 1990.

448 Michel Foucault, Sexualität und Wahrheit, in: Psychologie heute, Oktober 1977, S. 48-54; ders., Sexualität und Wahrheit, Erster Band: Der Wille zum Wissen, Frankfurt am Main 1977.

und methodischen Instrumentarium arbeiten.[449] Die Rezeption Foucaults als wichtiger Ideengeber einer kritischen Wissens- und Subjektivierungsgeschichte konnte sich in der Breite akademisch erst seit den neunziger Jahren etablieren. Doch schon im Verlauf der siebziger Jahre stellte sich unter vielen gesellschaftskritischen Intellektuellen und Sozialwissenschaftlern ein wachsender Zweifel am Ertrag marxistisch verengter Analysen der Gesellschaft im Allgemeinen wie auch der bürgerlichen Sozial- und Psychowissenschaften im Speziellen ein.[450]

Ulrich Raulff, mit Walter Seitter Übersetzer von *Sexualtät und Wahrheit* und heute Direktor des Deutschen Literaturarchivs Marbach, hat sich jüngst an die geistige Aufbruchstimmung und Befreiungserfahrung erinnert, die bei ihm und anderen Intellektuellen mit der Entdeckung der strukturalistischen und poststrukturalistischen französischen Autoren in den siebziger Jahren einherging.[451] Doch über diese rein intellektuelle Erweckungserfahrung hinaus ließen sich auch politische Praktiken wie »subversive« provokative Aktionen oder soziale Initiativen besser mit Foucaults Analyse der »Mikrophysik der Macht« und seiner Hinwendung zu sozialen Randgruppen wie Psychiatriepatienten und Häftlingen in Einklang bringen als mit dem Begriff des Klassenkampfes.[452] Oder wie es im Bericht über »Jakob« heißt, einem Mitglied der Berliner linken Szene, dem die marxistisch-leninistischen Gewissheiten abhandengekommen waren und der deshalb 1973 nach mehrjährigem Engagement die KPD verließ:

> »Jetzt ist es der radikale Zweifel an Gewißheiten, der Jakob vorwärts treibt. Er liest Basaglia, Foucault, Feyerabend, Bataille, Deleuze – Autoren, die radikaler denken als Marxisten, eine anarchistische Revolte gegen die Herrschaft des etablierten Wissens.«[453]

Foucaults Arbeiten sind jedoch innerhalb des linken politischen Diskurses nicht nur als Absage an eine (dogmatische) marxistische Geschichtsphilosophie und Gesellschaftsanalyse zu lesen, sondern auch als scharfe und provokative Kritik am psychoanalytischen Emanzipationsversprechen, dem

449 So etwa Maasen, Genealogie der Unmoral, und die Arbeiten von Nikolas Rose. Illouz, Errettung der modernen Seele, S. 14, distanziert sich hingegen von Foucault, indem sie ihm pauschal die Pauschalität seiner Begriffe vorwirft. Reckwitz, Das hybride Subjekt, S. 12f., betont die Bedeutung Foucaults für eine Subjektivierungsgeschichte, kritisiert aber meiner Ansicht nach zu Recht, dass viele seiner Rezipienten seine Thesen auf ein einseitiges Disziplinierungsnarrativ reduzieren.

450 Irmingard Staeuble, Emancipation – a failed project? Remarks on the discourse of radical critique, in: Carl F. Graumann / Kenneth J. Gergen (Hg.), Historical Dimensions of Psychological Discourse, Cambridge 1996, S. 243-262.

451 Raulff, Wiedersehen mit den Siebzigern; vgl. auch Felsch, Sommer der Theorie.

452 Staeuble, Emancipation, S. 248-250.

453 Mosler, Was wir wollten, S. 70.

zahlreiche seiner linksintellektuellen Zeitgenossen anhingen.[454] Die Psychoanalyse trug aus Foucaults Sicht gerade nicht, wie es ihr Selbstverständnis wollte, zur »Befreiung« der Sexualität bei, indem sie deren »Wahrheit« gegen ihre vermeintliche gesellschaftliche Tabuierung und Unterdrückung aufdeckte. Sie stand im Gegenteil gerade in der Kontinuität eines ubiquitären psychologischen Sprechens über Sexualität in der europäischen Neuzeit, durch den Sexualität zugleich als kontrollierbares und zu befreiendes Wissensobjekt überhaupt erst konstituiert wurde. Die Psychoanalyse hatte diesen Diskurs gewissermaßen nur normativ umgedeutet: »In ihr nimmt der seit langem etablierte Geständnisdruck einen neuen Sinn an: Druck zur Aufhebung der Verdrängung.«[455]

Aus der Attraktivität dieses Versprechens, etwas vermeintlich Verdrängtes zu befreien und damit Lust und Revolution verknüpfen zu können, erkläre sich, dass seit einigen Jahrzehnten vom Sex nur noch im »Bewußtsein, der herrschenden Ordnung zu trotzen«, und im »Brustton der Überzeugung von der eigenen Subversivität« gesprochen werde. Der »Wunsch, vom Sex zu sprechen, und der Nutzen, den man sich davon verspricht«, seien derart mächtig geworden, dass – so Foucault in einem spöttischen Seitenhieb auf die Psychotherapie – inzwischen »eigene Aufseher dafür bezahlt werden, daß sie jedem zuhören, der sich ihnen über seinen Sex anvertrauen will«.[456]

Die Publikation Foucaults in der *Psychologie heute* weist darauf hin, dass Psychologiekritik ein fester Bestandteil des populären Psychodiskurses der siebziger Jahre war, insofern er sich an ein höher gebildetes und gesellschaftskritisches Publikum richtete.[457] Dies erklärt sich daraus, dass die Entdeckung psychologischen, psychoanalytischen und psychotherapeutischen Wissens als emanzipatorische Ressource im linken politischen Milieu seit den späten sechziger Jahren untrennbar mit der Kritik der »bürgerlichen«, auf Anpassung der Subjekte an den kapitalistischen Verwertungsprozess abzielenden Psychologie und Psychotherapie verbunden war. Die Verfechter einer psychologischen Befreiung des Subjekts waren deshalb von Beginn an gezwungen, ihr Projekt gegen die Kritiker aus dem eigenen politischen Lager zu verteidigen, die darin nur eine emanzipatorisch verbrämte Fortsetzung der

454 Diese Stoßrichtung lässt sich spätestens seit *Wahnsinn und Gesellschaft* (dt. 1969, franz. Orig. 1961) erkennen; vgl. hierzu auch Philipp Sarasin, Michel Foucault zur Einführung, Hamburg 2005, S. 17-25 u. S. 32-36.

455 Foucault, Sexualität und Wahrheit, S. 128.

456 Ebd., S. 14f.

457 Auch die kritische Analyse der »Produktion und Vermarktung der Psychowaren in den USA« von Castel u.a., Psychiatrisierung des Alltags, erschien 1982 im Verlagsprogramm von Suhrkamp neben einer ganzen Reihe psychoanalytischer und psychologischer Literatur, unter anderem aus der von Alexander Mitscherlich herausgegebenen Reihe »Literatur der Psychoanalyse« (vgl. das Programmheft »Psychoanalyse, Sozialpsychologie, Psychologie« aus genanntem Jahr).

bürgerlich-individualistischen Anpassungspraxis oder eine politisch irrelevante Nabelschau sehen konnten.[458]

Die Rezeption der foucaultschen Therapeutisierungskritik, hier konkret auf die Utopie der »sexuellen Revolution« bezogen, stellte in diesem Zusammenhang nur eine weitere Wendung in einem sich dialektisch immer neu dynamisierenden Diskurs dar. Die kontinuierliche Einspeisung von Kritik an bestimmten Formen von Psychologie und Psychotherapie war konstitutiv für die Legitimation von anderen, neuen, nun wirklich befreienden oder zumindest hilfreicheren Formen von Psychologie und Psychotherapie.[459] Und so nimmt es nicht wunder, dass auch die konstruktivistische und die poststrukturalistische Kritik am Essentialismus hergebrachter Psychologien postwendend in neue Formen therapeutischer Selbstmodellierung überführt wurde. Die Therapie lautete nun: »Bilde eine andere Konstruktion aus!«[460]

Die Beschwörung der Schattenseiten der Psychologie, die seit den späten fünfziger Jahren in unterschiedlichen politischen Schattierungen immer wieder vorgetragen wurde, beruhte freilich ebenso auf dem Glauben an ihre tiefgreifende individuelle und gesellschaftliche Gestaltungsmacht wie die Hoffnung auf ihre befreiende, aufklärende Wirkung. Dementsprechend konnte Ersteres als Argument genutzt werden, um Letzteres zu untermauern. »Die Psychologie greift immer mehr in unser Leben ein«, hieß es in einer Eigenwerbung der *Psychologie heute* von 1978, und darin »steckt eine Gefahr«, nämlich dass »schnelle Geschäfte mit dem Bedürfnis des Menschen nach Selbsterkenntnis und Orientierung« gemacht werden:

> »Psychologie ist aber mehr als ein teures Gesellschaftsspiel, mehr als billige Lebenshilfe und Verhaltenstechnik. Wir begreifen Psychologie als

458 Dieser Aspekt wird im weiteren Verlauf der vorliegenden Arbeit immer wieder angesprochen.

459 Vgl. zu dieser Logik des therapiekritischen Diskurses auch Maasen, Genealogie der Unmoral, Kap. 1, bes. S. 66f.

460 Maasen, Genealogie der Unmoral, S. 488. Bedeutsam für die Entwicklung konstruktivistischer, auf die pragmatische Veränderung der Wirklichkeitswahrnehmung abzielenden Psychotherapien ist die bekannte und bereits in den siebziger Jahren populär werdende Kommunikationstheorie von Paul Watzlawick. Vgl. zeitgenössisch hierzu wie zur Kritik aus psychoanalytisch-sozialpsychologischer Perspektive, die der Kommunikationstheorie die Hervorbringung eines defizitären, sich flexibel selbst manipulierenden Subjekts vorwarf: Johann August Schülein, Psychotechnik als Politik. Zur Kritik der pragmatischen Kommunikationstheorie von Watzlawick et. al., Frankfurt am Main 1976. Zur Rezeption und Aneignung Foucaults und des Poststrukturalismus in der professionellen Beratung und Psychotherapie, die seit Ende der achtziger Jahre verstärkt einsetzte und beispielsweise zur Entwicklung der »narrative therapy« führte, vgl. auch das Themenheft »Poststructuralism and the impact of the work of Michel Foucault in counselling and guidance«, British Journal of Guidance & Counselling 33 (2005), Nr. 3.

Chance: Sie kann Menschen helfen, bewußter und freier zu leben, sich von moralischen und politischen Zwängen zu emanzipieren. Dafür steht Psychologie heute.«[461]

Es ist in diesem Zusammenhang auch bezeichnend, dass der anscheinend nur im deutschsprachigen Raum geläufige Ausdruck »Psychoboom« als kritische Bezeichnung für die breite Popularisierung von Psychologie und Psychotherapie auf den Titel eines Buches zurückgeht, das von zwei Psychotherapeuten verfasst wurde.[462] Im »verwirrenden Überangebot« immer neuer psychotherapeutischer Verfahren, so versprach der Klappentext, trennen der amerikanische Psychotherapeut Bach und sein deutscher Kollege Molter »die Spreu vom Weizen« und »gehen hart ins Gericht mit Geschäftemacherei und Scharlatanerie«.[463]

Therapiekritik war sowohl eine Frage der politischen und wissenschaftlichen Selbstlegitimation als auch eine wichtige Distinktionsstrategie, mit der das eigene Therapieverfahren als seriöse und überlegene Alternative gegenüber den zahlreichen Konkurrenzangeboten auf einem wild wuchernden und unübersichtlichen, von der Öffentlichkeit mit großer Skepsis betrachteten Therapiemarkt dargestellt werden konnte. Die »Inflation der Therapieformen« seit den späten sechziger Jahren hatte dazu geführt, dass ein Jahrzehnt später nach zeitgenössischen Schätzungen in der Bundesrepublik mehrere Hundert verschiedene Therapieformen verbreitet waren, deren jeweiliger theoretischer Überbau eher die Funktion eines »magischen Selbstversicherungsritus« angesichts von Theoriekonkurrenz und ungesichertem Wissensbestand hatte.[464] Dazu kam, dass es in den siebziger Jahren weitgehend an einer gesundheitsrechtlichen Integration und damit methodischen

461 Psychologie heute, Januar 1978, S. 11.

462 Bach / Molter, Psychoboom. Dieser zuerst 1976 und nur auf Deutsch erschienene Titel ist jedenfalls die früheste nachweisbare Publikation, die den Ausdruck gebraucht, abgesehen von einem kurzen Artikel derselben Autoren in der Psychologie heute, Juli 1976, S. 67-69, in dem sie auf das baldige Erscheinen ihres Buches hinweisen.

463 Zum Weizen zählte dabei selbstredend die von Bach entwickelte mehrtägige, unterbrechungslose Marathon-Gruppentherapie.

464 Nagel, Therapie als Ende der Politk?, S. 17f. Konkrete Zahlenangaben sind in diesem Zusammenhang mit Vorsicht zu genießen und vielleicht eher als symbolische Werte zur Veranschaulichung einer nicht mehr zu überblickenden Vielfalt anzusehen. Dies liegt auch daran, dass es kein einheitliches Kategorisierungsschema für therapeutische »Schulen«, »Methoden«, »Verfahren« etc. gibt; so spricht etwa Schülein, Das neue Interesse an der Subjektivität, S. 59, für die USA von 200 »Schulen« und 10.000 »Techniken«, während Gottfried Küenzlen für die 1980er Jahre auf Schätzungen verweist, die von einigen Hundert bis mehreren Tausend »Therapiemethoden und -angeboten« ausgehen: Gottfried Küenzlen, Psychoboom und Weltanschauung. Der Glaube der Humanistischen Psychologie, in: Materialdienst der Evangelischen Zentralstelle für Weltanschauungsfragen (EZW), 1985,

Einhegung der psychologischen Psychotherapie mangelte, d.h. die im deutschen Gesundheitssystem zentrale staatliche Selektions- und Regulierungsfunktion war nur schwach ausgeprägt und bot deshalb kaum Orientierung.

Die tatsächlichen gesellschaftlichen und in diesem Sinne politischen Effekte des Psychobooms, die mit den intendierten Effekten der Akteure nicht unbedingt übereinstimmten, sind in Hinsicht auf die Entstehung und Verbreitung neuer, therapeutisch grundierter Subjektivierungsformen im weiteren Verlauf der Arbeit zu untersuchen. Festhalten lässt sich an dieser Stelle jedoch bereits, dass der Aufschwung der Psychotherapie in den siebziger Jahren wesentlich auf ihrer Politisierung beruhte, während ihre Etablierung und Normalisierung seit den achtziger Jahren wiederum mit der Erosion ihres politischen Überbaus einherging. Dies ist zum einen als Folge der Professionalisierung der therapeutischen Berufsgruppen und ihrer fortschreitenden Integration in die regulierenden Mechanismen des Gesundheitssystems anzusehen.[465] Die Entpolitisierung der Psychotherapie war insofern zugleich Bedingung und Folge ihrer wachsenden gesellschaftlichen und gesundheitspolitischen Anerkennung. Zum anderen aber ist sie auch auf einen Wandel in der Nachfrage der psychotherapeutischen Klientel zurückzuführen. 1968 hätten, so der Psychotherapeut Jörg Bopp 1985 im *Kursbuch*, »viele studentische Rebellen eine politisch bewußte Therapie« gefordert, seien jedoch »oft am Widerstand der Psychotherapeuten« gescheitert. Rund 15 Jahre später habe sich dieses Verhältnis umgekehrt. Nun versuchten »viele Therapeuten gegen den Willen ihrer Patienten, politische Themen in die therapeutische Arbeit einzubeziehen«, würden dabei jedoch eine »schmerzliche Desillusionierung« erleben:

> »Rüstungswettlauf, Umweltzerstörung, Universitätsstruktur und Arbeitslosigkeit können häufig nur gegen den Widerstand der Patienten in den therapeutischen Diskurs eingeführt werden. Die Patienten wollen sich ganz auf ihre Eltern-, Beziehungs- und Lernprobleme konzentrieren.«[466]

Allerdings zeigten sich die Anhänger einer gesellschaftskritischen, emanzipatorischen Psychologie und Psychotherapie schon in den späten siebziger Jahren zunehmend zermürbt, wie die Beiträge zu einem Kongress der von linken Psychologen gegründeten »Initiative Psychologie-Kritik« im November 1978 deutlich machen. Seit zehn Jahren, so ein Diskussionspapier, hänge man der Idee einer »revolutionären Berufspraxis« an, doch wie diese »unter den Zwängen der Institution« zu verwirklichen sei, bleibe eine unbeantwor-

Nr. 3, S. 60-69, hier S. 60. Für einen allgemeinen aktuellen Überblick vgl. Jürgen Kriz, Grundkonzepte der Psychotherapie, 5. vollst. überarb. Aufl., Weinheim 2001.

465 So bereits Ende der siebziger Jahre der Tenor in Keupp / Zaumseil, Organisierung psychischen Leidens.

466 Alle Zitate in Jörg Bopp, Psycho-Kult – kleine Fluchten in die großen Worte, in: Kursbuch 82, November 1985, S. 61-74, hier S. 70.

tete Frage.[467] Ein anderer Beitrag konstatierte eine »Lähmung im Politischen und Theoretischen« und einen Verlust des unmittelbaren Bezugs der linken Psychologiekritik zur politischen Praxis, der zur Zeit der Studentenbewegung noch bestanden habe. Psychologiestudenten würden »durch den Druck der erwarteten normalen Berufspraxis, bzw. Arbeitslosigkeit, durch politische Einschüchterungen aufgrund der staatlichen Unterdrückungskampagnen, Berufsverbot, nicht zuletzt durch die Uni-Bürokratie« von politischer Praxis abgehalten. Viele der in der Berufspraxis stehenden linken Psychologen seien »vereinzelt, zurückgeworfen auf die alltägliche Realität«, ohne »Intention und / oder Kraft«, die »Institutionen zu zerschlagen«.[468]

Eine ähnliche Entwicklung zeigte sich hinsichtlich der marxistisch orientierten, kritisch-emanzipatorischen Psychologie, die von Klaus Holzkamp und seinen Mitarbeitern seit 1968 am Psychologischen Institut der FU Berlin entwickelt wurde. Im akademischen Feld eher isoliert, stieß Holzkamps sogenannte Kritische Psychologie in den siebziger Jahren auf großes Interesse unter den politisierten Studenten und Nachwuchswissenschaftlern. War Holzkamp zu Beginn des Jahrzehnts vor allem der harschen Kritik seiner wissenschaftlich konservativen Kollegen ausgesetzt, die 1970 zu Zwecken der Abgrenzung ein zweites Psychologisches Institut an der FU gründeten, nahmen seit Mitte der siebziger Jahre besonders die ideologischen Anfeindungen zwischen den sich als kritisch verstehenden Psychologen zu. In den frühen achtziger Jahren schließlich ließ die Attraktivität der Kritischen Psychologie stark nach. Holzkamps Theorie wurde immer komplexer und terminologisch eigenwilliger, während sich die utopischen Energien des Marxismus verbraucht hatten und die nachrückenden, entpolitisierten Studentengenerationen immer weniger Interesse an der Kritischen oder auch nur einer kritischen Psychologie zeigten. Auch die meisten Absolventen des Instituts wandten sich nun von den abstrakten Theoriedebatten ab und zogen die praktische Tätigkeit in Therapie und Beratung vor.[469]

467 [Siegfried] Grubitzsch / [Günter] Rexilius, Diskussionspapier für das Treffen der »Initiative Psychologiekritik« in Hannover, November 1978, PGFA Schenkung Geuter, S. 5. Anführungszeichen um »revolutionäre Berufspraxis« im Original.

468 [Klaus-Jürgen] Bruder, Kongreß Psychologie-Kritik, 24./26.11.78, Hannover, PGFA Schenkung Geuter, S. 2-5.

469 Thomas Teo, Klaus Holzkamp and the Rise and Decline of German Critical Psychology, in: History of Psychology 1 (1998), S. 235-253. Linke psychologische Kritik an der Kritischen Psychologie wurde dezidiert etwa von der Initiative Psychologie-Kritik geübt, vgl. u. a. das Thesenpapier der Holzkamp-Kritik-Arbeitsgruppe: Kritische Psychologie – Stand und Kritik, o. J. [ca. 1978 / 1979], PGFA Schenkung Geuter. Zu den Mitgliedern der Initiative zählte auch der Psychologiehistoriker und Psychotherapeut Ulfried Geuter, der 1984 mit seiner Dissertation *Die Professionalisierung der deutschen Psychologie im Nationalsozialismus* ein bis heute gültiges Standardwerk der deutschen Psychologiegeschichte veröffentlichte. Dies könnte ein Hinweis darauf sein, dass das Versiegen der utopischen Energien in der akade-

Die allgemeine Entpolitisierung und pragmatische Anpassung der angewandten Psychologie waren des Weiteren auch – oder vor allem – durch die veränderten ökonomischen Umstände bedingt. Während die Zahl der Diplom-Psychologen im Verlauf der siebziger Jahre kontinuierlich anstieg, verlangsamte sich seit Mitte des Jahrzehnts die personelle Ausweitung der wichtigsten, von der öffentlichen Hand finanzierten klinischen und akademischen Tätigkeitsbereiche, sodass Angebot und Nachfrage auf dem Arbeitsmarkt immer weiter auseinanderklafften.[470] Die wachsende Arbeitslosigkeit unter Psychologen sah Ulfried Geuter 1978 als wichtigsten Grund dafür an, dass auch im Milieu der »alternativen Bewegung« therapeutische Gruppen zusehends mit einem von weitergehenden politischen Ansprüchen befreiten Versprechen beworben wurden, ein glückliches Leben herbeiführen zu können. Dies sei Ausdruck des ökonomischen Drucks auf die Psychologen, »zu ihrer eigenen professionellen Absicherung etwas versprechen [zu] müssen, was die traditionellen Einrichtungen nicht versprechen können«.[471]

Die ungünstigen Aussichten auf dem Arbeitsmarkt wurden dadurch verschärft, dass auch die konkurrierenden Berufsgruppen im psychosozialen Dienstleistungsbereich wie Sozialarbeiter, Pädagogen und Ärzte weiter stark anwuchsen.[472] Als Konsequenz verschärfte sich untereinander die berufsständische Konkurrenz um Zuständigkeiten und staatliche Anerkennung, während strukturell das Wachstum des professionellen psychosozialen Betreuungssystems als Ganzes vorangetrieben wurde. So lässt sich auch die beschleunigte Ausweitung des Selbsthilfesektors im Übergang zu den achtziger Jahren nicht nur auf politische und kulturelle Veränderungen zurückführen, sondern ebenso auf die Anstrengungen zur Erschließung neuer Beschäftigungsfelder durch die therapeutisch-pädagogischen Professionen, die in der Bundesrepublik von Beginn an zur treibenden Kraft der Selbsthilfebewegung zählten.[473] »Die Aussteiger von gestern«, so stellte der Sozialwissen-

mischen Linken Ende der siebziger Jahre mit ein Grund für die verstärkte historische Beschäftigung mit dem Nationalsozialismus seit den achtziger Jahren war.

470 Löhr u.a., Info-Psychologie-aktuell, S. 13 f.; Heiko Ernst, Für Psychologen brechen schlechte Zeiten an, in: Psychologie heute, August 1977, S. 67 f. 1977 wurde die Arbeitslosigkeit unter Psychologen bereits auf 6-10 % geschätzt, während die Quote unter Akademikern insgesamt bei 2,4 % lag, siehe Hermann Saterdag, Der Kampf um die Jobs: Verschlafen die Psychologen ihre Chancen?, in: Psychologie heute, September 1978, S. 30-34, hier S. 34.

471 Ulfried Geuter, Thesen zur Diskussion der Westberliner Regionalgruppe der Initiative Psychologiekritik / Bielefelder Kreis zum Thema: »Alternative Therapie?«, Typoskript, 22.10.1978, S. 2, PGFA Schenkung Geuter.

472 Manfred Cramer, Zum Problem der Interessenvertretung im Bereich der Klinischen Psychologie, in: Keupp / Zaumseil, Organisierung psychischen Leidens, S. 269-297.

473 Huber, Die neuen Helfer, S 37.

schaftler Joseph Huber 1987 in der *Psychologie heute* fest, »werden damit zur Dienstleistungs-Avantgarde eines weiteren Systemwachstums.«[474]

Als weitere Folge der angespannten Arbeitsmarktlage plädierten Hochschulpsychologen und Fachverbände dafür, dass sich angehende Psychologen von der ungebrochenen Fixierung auf die Klinische Psychologie verabschieden und sich im »Kampf um die Jobs« besser für Tätigkeiten in der freien Wirtschaft qualifizieren sollten, in der Ende der siebziger Jahre weniger als 9 % aller Psychologen beschäftigt waren.[475] Die anvisierten Gebiete waren zum einen Werbepsychologie und Marktforschung, zum anderen aber und in erster Linie die betriebspsychologische Tätigkeit im Personalwesen. Die Autoren einer Untersuchung, für die 33 große Unternehmen mit jeweils über 1.000 Mitarbeitern im Rhein-Neckar-Gebiet befragt worden waren, nahmen erstaunt zur Kenntnis, dass für die Einstellung eines Bewerbers weniger die formale Qualifikation als vielmehr der »persönliche Eindruck« entscheidend war, dabei jedoch immer noch kaum auf fachpsychologische Expertise zurückgegriffen wurde. Um die Unternehmer von deren Notwendigkeit zu überzeugen, griffen die Psychologen nun auf ein Argument zurück, mit dem bereits die Psychotechniker zu Beginn des Jahrhunderts und etwas später die Charakterologen für sich geworben hatten, dass nämlich die »Komplexität und Wichtigkeit der Personalauslese-Situation« den psychologischen Fachmann erfordere.[476]

Fazit

Der Therapeutisierungsprozess der siebziger Jahre beruhte auf einer gesellschaftspolitischen Mobilisierung sowohl von psychologisch-therapeutischen Experten als auch von Laien, in deren Mittelpunkt Ideale wie »Demokratisierung«, »Humanisierung«, »Emanzipation« und »Selbstverwirklichung« stan-

474 Joseph Huber, Die Avantgarde des High Touch, in: Psychologie heute, Mai 1987, S. 64-68.

475 Hans Meyer/John Booth, Mühsam nährt sich der Psychologe, in: Psychologie heute, Juni 1979, S. 64f.

476 Hans Meyer/John Booth, Mühsam nährt sich der Psychologe, in: Psychologie heute, Juni 1979, S. 64f. Von 16 in den untersuchten Unternehmen angestellten Personen mit psychologischem Arbeitsschwerpunkt waren nur 6 Diplom-Psychologen, die übrigen hatten Psychologie als Nebenfach in Studium bzw. Ausbildung belegt. Die Psychologen sahen sich also erneut mit dem Problem der Durchsetzung ihres Expertenstatus gegen andere Berufsgruppen und deren Aneignung psychologischen Wissens konfrontiert. Zur fortschreitenden, aber eher zähen Integration psychologischer Experten in die Personalabteilungen westdeutscher Unternehmen in den siebziger Jahren, deren überwiegend betriebswirtschaftlich und juristisch ausgebildete Mitarbeiter ihre Expertise weiterhin mit Rekurs auf Intuition und Erfahrung verteidigten, vgl. auch Rosenberger u.a., Psychologische Eignungsdiagnostik, S. 489; dies., Demokratisierung durch Verwissenschaftlichung?, S. 347.

den. Die Spannbreite der »progressiven« Haltungen reichte dabei von liberal reformorientiert bis hin zur radikalen linken Systemkritik, doch gemeinsam war ihnen die grundlegende Überzeugung, dass psychologisches Wissen und psychotherapeutische Praktiken zur tiefgreifenden positiven Veränderung von Selbst- und Sozialverhältnissen beitragen könnten. Die gesellschaftlichen Auswirkungen dieses therapeutischen Reformaufbruchs waren allerdings, gemessen an den Absichten der Akteure, äußerst zwiespältig. Der Glaube an die gesellschaftliche Gestaltungsmacht der Psychowissenschaften hatte sich, wie in Kapitel 3.3 argumentiert worden ist, auch unter dem Eindruck der technokratischen Steuerungsphantasien der sechziger Jahre verbreitet. Einerseits findet er sich auch in der im Folgejahrzehnt um sich greifenden Verheißung psychologisch angeleiteter, individueller wie sozialer Emanzipation wieder. Andererseits stand diese Form der Wissenschaftsgläubigkeit in einem spannungsreichen Verhältnis zur ebenso ausgeprägten Kritik expertokratischer Bevormundung und Zurichtung im Dienste des »Systems«.

Die darin angelegten Konflikte zeigten sich deutlich in der neu entstehenden Selbsthilfebewegung. Sie stellte die Autorität von Experten infrage, beförderte aber zugleich die Zirkulation von Expertenwissen und damit die Verwissenschaftlichung des Selbst; sie wollte eine Alternative zu den hergebrachten Einrichtungen des Gesundheitssystems entwickeln, wurde dabei aber zu einem Motor des weiteren Wachstums dieses Systems. Dazu trugen freilich vor allem die psychowissenschaftlichen Experten bei, die von Beginn an auch in der Selbsthilfebewegung präsent waren. Unter ihnen verstärkte sich seit den späten siebziger Jahren aus ökonomischen – wie sicherlich auch ideellen – Gründen das Interesse an der Professionalisierung und politischen Anerkennung ihrer Tätigkeitsbereiche. Die damit einsetzende Entpolitisierung war dabei zugleich Bedingung und Folge des Erfolgs dieser Bestrebungen, der sich auch in einer wachsenden Unterstützung von politisch konservativer Seite äußerte.

Es wäre jedoch einseitig, diese Entwicklung als bloße Vereinnahmung einer widerständigen Gegenbewegung durch ein monolithisches System zu interpretieren. Dies würde eine Reproduktion der Selbstwahrnehmung eines Teils der historischen Akteure bedeuten, denen diese kategorische Unterscheidung als politische Selbstvergewisserungsformel diente und die schon zeitgenössisch immer wieder in Zweifel gezogen wurde. Faktisch standen die gesundheitspolitischen Alternativprojekte immer schon in einem produktiven Austauschverhältnis mit der Peripherie der etablierten Institutionen. Langfristig führte dies weniger zu einer Vereinnahmung als vielmehr zu einer Hybridisierung von alternativen Konzepten und gesundheitspolitischem Mainstream, die sich in der heute ubiquitären Anrufung des »Gesundheitsbewusstseins« und der gesundheitlichen »Eigenverantwortung« sowie in der Aufforderung zur präventiven Selbstbeobachtung und der selbstbestimmten Aneigung von entsprechendem Expertenwissen äußert.

TEIL II:
BEFREIUNG DES SELBST

5 Psychoanalyse, »Vergangenheitsbewältigung« und die »Wendung aufs Subjekt« in den sechziger Jahren

Im ersten Teil der Arbeit ist der Wandel der Psychowissenschaften und Psychoprofessionen unter dem Einfluss der allgemeinen sozialen, kulturellen und politischen Entwicklungen der sechziger und siebziger Jahre untersucht worden. Der zweite Teil der Arbeit wird nun die komplementäre Untersuchungsperspektive einnehmen. Es soll danach gefragt werden, inwieweit und in welcher Form psychologisches und psychotherapeutisches Wissen umgekehrt in gesellschaftspolitische Auseinandersetzungen eingeflossen ist und welche praktischen Konsequenzen daraus insbesondere im Zusammenhang und in der Folge von »1968« gezogen wurden. Es ist bereits ausgeführt worden, dass die Psychoanalyse in den sechziger Jahren als eine Wissenschaft mit besonderem gesellschaftskritischen Potential wahrgenommen wurde. Diese Wahrnehmung war in verschiedener Hinsicht mit der Auseinandersetzung um den Umgang mit der nationalsozialistischen Vergangenheit verbunden. Im vorliegenden Kapitel sollen nun die inhaltlichen Aspekte dieser Entwicklung näher beleuchtet werden. Es wird also genauer danach gefragt, in welchen intellektuellen und politischen Zusammenhängen psychoanalytische und psychologische Argumente in die westdeutschen Diskussionen um den Stand der gesellschaftlichen Demokratisierung und die Nachwirkungen des Nationalsozialismus eingeflossen sind.

5.1 Mitscherlich, Schelsky, Riesman und der intellektuelle Abschied von der Massenpsychologie

Alexander Mitscherlich war nicht allein ein zentraler Protagonist bei der Institutionalisierung der Psychosomatik und der freudianischen Psychoanalyse in der frühen Bundesrepublik.[1] In den sechziger Jahren war er darüber hinaus einer der öffentlichkeitswirksamsten Vertreter einer psychologisierten Gesellschaftskritik, die dem westdeutschen Defizit an demokratischer Kultur und kritischem Umgang mit der nationalsozialistischen Vergangenheit mittels psychoanalytischer Deutungsmuster beizukommen versuchte.[2] Die

1 Siehe oben, Kapitel 2.2.

2 Freimüller, Alexander Mitscherlich; ders., Sozialpsychologie als Selbstaufklärung. Alexander Mitscherlich und die Deutschen, in: Franz-Werner Kersting/Jürgen Reulecke/Hans-Ulrich Thamer (Hg.), Die zweite Gründung der Bundesrepublik. Generationswechsel und intellektuelle Wortergreifungen 1955-1975, Stuttgart 2010, S. 111-131.

historiographische Aufarbeitung der Biographie Mitscherlichs hat allerdings gezeigt, wie gewunden sein intellektueller Werdegang war. In dessen Verlauf verwandelte er sich vom Anhänger der »Konservativen Revolution« in den dreißiger Jahren zur intellektuellen Leitfigur einer liberalen bürgerlichen Öffentlichkeit in der Bundesrepublik der sechziger Jahre, ohne den gedanklichen Grund, den er vor dem Krieg betreten hatte, je ganz zu verlassen; Mitscherlichs Sozialpsychologie changierte, so Tobias Freimüller, »stets eigentümlich zwischen konservativer Kulturkritik und Demokratisierungsappell«.[3] Das entscheidende diskursive Bindeglied in dieser spannungsreichen Konstellation war die klassische Psychoanalyse Freuds, die Mitscherlich zu Beginn der fünfziger Jahre für sich entdeckte. Sie ermöglichte es ihm, sich sowohl wissenschaftlich als auch politisch vom »raunenden existentialistischen Vokabular früherer Jahre« zu verabschieden, das die »biographische Medizin« seines Lehrers Viktor von Weizsäcker durchwehte. Was blieb, war die »Einführung des Subjekts« (von Weizsäcker) nicht nur in die Medizin, sondern auch in die Politik.[4]

Die daraus resultierende, auf gesellschaftliche Aufklärung und Demokratisierung abzielende Sozialpsychologie hatte spätestens 1956 konkrete Form angenommen, als Mitscherlich auf dem Deutschen Hochschultag in Frankfurt Überlegungen zu einer »Lebenslehre der modernen Massen« vortrug. Der Verfall tradierter gesellschaftlicher Ordnungen und Autoritäten sowie die schwindende soziomoralische Verbindlichkeit gesellschaftlicher Großgruppen in der modernen Massengesellschaft führe, so Mitscherlich, zu einem Orientierungsverlust des Individuums. Das Wechselspiel von Triebverzicht und Triebgewährung werde nicht mehr durch Tradition und Ritual geregelt. Ohne Triebbeherrschung könne jedoch keine stabile »Ich-Identität« ausgebildet werden, und die Konsequenzen dieses Mangels seien an den primitiven Massenaktionen während des »Dritten Reichs« zu beobachten gewesen. Aus diesem Grund sah Mitscherlich die Aneignung einer »gesteigerten Selbstkontrolle« durch psychologische Selbstaufklärung als eine »Grundverpflichtung des Menschen der Massengesellschaft«. Damit sollte der »von Karl Mannheim beschriebene Vorgang der ›Fundamentaldemokratisierung‹ nicht mehr allein von der Seite der Rechte, sondern ebenso von der Seite der Pflichten her definiert« werden.[5]

3 Freimüller, Sozialpsychologie als Selbstaufklärung, S. 122.

4 Freimüller, Alexander Mitscherlich, Zitate S. 248; zur wissenschaftlichen und persönlichen Entfremdung zwischen Mitscherlich und seinem Mentor von Weizsäcker, der 1957 starb, vgl. Dehli, Leben als Konflikt, S. 176-186.

5 Alexander Mitscherlich, Meditationen zu einer Lebenslehre der modernen Massen. Vortrag auf dem Deutschen Hochschultag in Frankfurt am Main, 11.10.1956, abgedruckt in: Merkur 11 (1957), S. 201-231 u. S. 335-350, hier zitiert nach Freimüller, Alexander Mitscherlich, S. 248 f.

Diese Grundidee breitete Mitscherlich in seinem 500 Seiten starken sozialpsychologischen Hauptwerk aus, das 1963 unter dem Titel *Auf dem Weg zur vaterlosen Gesellschaft* erschien.[6] »Vaterlosigkeit« meinte hier nicht etwa die Abwesenheit der im Krieg gefallenen Väter in der westdeutschen Nachkriegsgesellschaft, sondern diente als mehrdeutige Metapher zur Beschreibung der Sozialisationsbedingungen in der modernen Massengesellschaft. Zum einen umfasste sie den Verlust traditioneller gesellschaftlicher Orientierungsmuster, zum anderen den Prozess der »Entväterlichung in der überorganisierten Gesellschaft«.[7] Mitscherlich diagnostizierte eine Entfremdung des (männlichen) Menschen, eine »Auflassung objektlibidinöser Bindungen an die Umwelt«, hervorgerufen durch Technisierung, spezialisierte Arbeitsteilung, Entpersönlichung und Lohnabhängigkeit in den bürokratischen und ökonomischen Großorganisationen der industriellen Massengesellschaft. Die zwei extremen, neurotischen Reaktionsformen des »modernen Maschinenuntertanen« seien »Hemmung, Konzentrationsverlust, Kontaktverlust mit der Materie« einerseits, »Aggressivität, Destruktivität, Ansprüchlichkeit, mitmenschliche Indifferenz« andererseits. In ihrem »Gestaltungsvermögen entmachtete, den Großteil ihres Lebens in den Schattenbereich der einseitigen Berufsausübung verbannte Väter« könnten weder die zwischenmenschliche Vaterfunktion übernehmen noch eine vorbildhafte »anschauliche Lebenspraxis« vermitteln.[8]

Mitscherlich bezog sich auch zustimmend auf Gustave Le Bons massenpsychologische Beobachtungen, unterzog sie jedoch einer entscheidenden, kritisch-aufklärerischen Neuinterpretation. Den vermeintlichen Verlust der rationalen Ich-Funktion und der Affekt- und Triebbeherrschung des Menschen in der – wie auch immer gearteten – Masse, der zu regressiv-primitivem Herdenverhalten und beliebiger Manipulierbarkeit führe, verstand er nicht mehr als natürliche, konstitutive Eigenschaft der Masse. Er deutete ihn stattdessen als pathologischen Effekt mangelhaft ausgebildeter Ich-Stärke, die wiederum auf die entfremdenden Bedingungen moderner Gesellschaftsstrukturen zurückzuführen war.[9] Mitscherlich wollte die kulturpessimistische bürgerliche Massenpsychologie in eine »Massenpsychologie ohne Ressentiment« überführen,[10] die das Ideal des autonomen bürgerlichen Individuums nicht mehr als elitären Gegenentwurf zum Massenmenschen konzipierte, sondern als psychoanalytisches Erziehungsprogramm für die Massen selbst

6 Alexander Mitscherlich, Auf dem Weg zur vaterlosen Gesellschaft. Ideen zur Sozialpsychologie, München 1963.

7 Ebd., S. 251.

8 Ebd., S. 228-255, Zitate S. 252-254.

9 Ebd., S. 196 u. S. 421. Ähnlich auch Theodor W. Adorno, Die Freudsche Theorie und die Struktur der faschistischen Propaganda, in: Psyche 24 (1970), S. 486-509.

10 Alexander Mitscherlich, Massenpsychologie ohne Ressentiment. Sozialpsychologische Betrachtungen, Frankfurt am Main 1972.

verstand. Diese Vorstellung stand im größeren Zusammenhang einer Art Selbstdemokratisierung eines Teils der bildungsbürgerlichen bzw. adligen protestantischen Eliten, deren Einfluss vor allem auf die Bildungs- und Erziehungsreformen der sechziger Jahre nicht gering einzuschätzen ist.[11]

Den Geist des elitären humanistischen Individualismus, der auch die akademische Psychologie der fünfziger Jahre dominierte, übertrugen diese Kreise in ein gesellschaftliches Modernisierungsprogramm von paradoxem Zuschnitt. Es brachte die pragmatische Anerkennung der Herausforderungen einer demokratischen, technisierten Massen- und Industriegesellschaft mit einer bunten ideengeschichtlichen Mélange aus klassischem humanistischem Bildungsgut, Martin Heidegger und Stefan George, der Reformpädagogik der Zwischenkriegszeit und der Psychoanalyse zusammen. Ulrich Raulff kommt zu dem Schluss, dass diese »sendungsbewussten Angehörigen der Eliten« durchaus aufrichtig der Meinung waren, »für die Massen und massengerecht zu handeln«, doch sei deren Generalisierung von »großenteils aus der Reformschulbewegung« stammenden Ideen letztlich ein »durch und durch elitäres Projekt« geblieben.[12]

Auf einen anderen relevanten, bisher in der Forschung jedoch wenig beachteten ideengeschichtlichen Zusammenhang verweisen Mitscherlichs häufige Bezugnahmen auf David Riesmans Analyse des »außengeleiteten« *(other-directed)* Menschen als neuem Typus eines in der Gegenwartsgesellschaft dominierenden »klassenlosen Massenmenschen«.[13] Riesman hatte sei-

11 Siehe vor allem Raulf, Kreis ohne Meister. Eine zentrale Figur war hierbei der einflussreiche und vielfältig vernetzte Bildungspolitiker Hellmut Becker. Becker, Sohn des preußischen Kultusministers Carl Heinrich Becker, hatte im sogenannten Wilhelmstraßen-Prozess gegen das Führungspersonal des Auswärtigen Amtes im Nationalsozialismus 1947-1949 als junger Anwalt Ernst von Weizsäcker verteidigt. In der Folgezeit war er – unter anderem – Präsident des Volkshochschulverbandes, Rechtsberater für das IfS und die DGPT, Gründungsdirektor des Berliner Max-Planck-Instituts für Bildungsforschung, Mitglied im Deutschen Bildungsrat, der von 1966 bis 1975 für die wissenschaftliche Konzeptionalisierung und Beobachtung der Bildungsreformen zuständig war, Mitglied des Beirats des Auswärtigen Amtes für kulturpolitische Fragen und Mitglied des Wissenschaftlichen Beirats des Instituts für Zeitgeschichte. Er pflegte enge Beziehungen zu Horkheimer und Adorno und betätigte sich privat und öffentlich mit »dem Eifer des begeisterten Dilettanten und Proselytenmachers« für die Psychoanalyse (ebd., S. 482-496, Zitat S. 486). Zu den engen Verbindungen Beckers mit Horkheimer, Adorno und dem Institut für Sozialforschung in den fünfziger und sechziger Jahren siehe auch Albrecht u.a., Intellektuelle Gründung, S. 162-165 u. S. 443-445.

12 Raulff, Kreis ohne Meister, Zitate S. 488.

13 Mitscherlich, Auf dem Weg zur vaterlosen Gesellschaft, S. 232f. Nach Freud, Nietzsche [!] und dem neofreudianischen Psychoanalytiker Erik H. Erikson, der »Identität« als entwicklungspsychologischen Schlüsselbegriff etablierte, versammelte Riesman die häufigsten Bezugnahmen (vgl. das Personenregister, S. 485-487). Zum Einfluss Riesmans auf die intellektuellen Gesellschaftsdeutungen in der

ne Typologie menschlicher Verhaltensleitung in seinem mit seinen Mitarbeitern Reuel Denny und Nathan Glazer verfassten Buch *The Lonely Crowd* entworfen, das 1950 in den Vereinigten Staaten erschienen und dort schnell zum Bestseller geworden war. Auch die deutsche Ausgabe, 1956 unter dem Titel *Die einsame Masse* erschienen und zwei Jahre später in die von Ernesto Grassi herausgegebene, intellektuell einflussreiche Reihe *Rowohlts deutsche Enzyklopädie* aufgenommen, wurde zum Verkaufserfolg und bis 1970 in über 100.000 Exemplaren aufgelegt.[14]

Riesman diagnostizierte eine Verschiebung vom »innengeleiteten« zum »außengeleiteten« Charakter als neuem dominierenden Verhaltenstypus in der amerikanischen Gegenwartsgesellschaft. Der innengeleitete Charakter war, vereinfachend gesprochen, der moralisch und beruflich autonome, verinnerlichte Bürger-Unternehmer: ein pflicht- und aufgabenbezogenes, sozial distanziertes Individuum, das »innerlich und äußerlich nie zur Ruhe« kam, da es seine Lebenserfüllung in der »dauernden inneren Erschaffung und Erarbeitung seines Charakters« einerseits, in der ständigen Mobilisierung all seiner Kräfte zur Bewältigung der beruflichen Aufgaben andererseits fand.[15] Der außengeleitete Mensch hingegen entsprach dem »extrovertierten Angestelltensubjekt«, dessen Verkörperung sich in den nachbürgerlichen Mittelschichten der amerikanischen *suburbs* finden ließ.[16] Er suchte sowohl beruflich als auch und besonders in der Freizeit »seine Lebenserfüllung im Umgang mit Menschen«. Seine »Außenleitung« ergab sich aus seiner flexiblen Soziabilität, seiner Sorge um die Anerkennung durch das soziale Umfeld, das aufmerksam beobachtet wurde, um das eigene Verhalten mit den fluiden Verhaltensstandards der *peers* abzugleichen.[17]

Wie unterschiedlich Riesmans komplexe Argumentation, die sich nur scheinbar auf den einfachen und eingängigen Metapherndualismus der »Au-

Bundesrepublik der späten fünfziger Jahre vgl. die knappen Hinweise in König, Zivilisation und Leidenschaften, S. 256-259, sowie Uta Poiger, Jazz, Rock, and Rebels. Cold War Politics and American Culture in a Divided Germany, Berkeley u. a. 2000, S. 112f. u. S. 119.

14 David Riesman / Reuel Denny / Nathan Glazer, Die einsame Masse. Eine Untersuchung der Wandlungen des amerikanischen Charakters, 114.-118. Tausend, Hamburg 1974 (diese Ausgabe zuerst 1958).

15 Ebd., Zitat S. 137.

16 Reckwitz, Das hybride Subjekt, Kap. 3.2. Reckwitz' bürgerliches Subjekt der moralisch-innerlichen Selbstregierung und das sozial extrovertierte Angestelltensubjekt der organisierten Moderne weisen deutliche Parallelen zu Riesmans Idealtypen des »innengeleiteten« und des »außengeleiteten« Menschen auf.

17 Riesman u. a., Die einsame Masse, Zitat S. 137. Hier deuten sich spezifische Bedeutungsverschiebungen aufgrund der gewählten Übersetzung von »other-directed« mit »außengeleitet« an. Das Moment der sozialen Verhaltensorientierung, das im englischen Begriff deutlich zum Ausdruck kommt, geht im abstrakten deutschen »Außen« verloren.

ßenleitung« und der »Innenleitung« reduzieren lässt, vor dem Hintergrund jeweiliger Interessenlagen rezipiert werden konnte, zeigt ein Vergleich von Mitscherlich mit Schelsky. So betonte Ersterer die Schattenseiten des außengeleiteten Verhaltenstypus, den er als »Produkt sozialpathologischer Vorgänge« ansah. Infolge des Traditionsverlusts vereinzelt und orientierungslos, werde er von kollektiven »modischen Gefühlstendenzen« geleitet. Er sei sowohl anfällig für die regressive Unterwerfung unter einen »Massenführer« als auch für eine opportunistische, die Demokratie gefährdende politische Indifferenz. Dagegen sei eine »echte Individualisierung« durch »Stabilisierung der kritischen Ichleistungen gegenüber einer rasch sich ändernden Umwelt« zu setzen, die Mitscherlich – eine doch recht eigensinnige Auslegung der Riesman'schen Begriffe durch Ralf Dahrendorf zitierend – als demokratisierende Verstärkung der Innenleitung auffasste.[18]

Mit diesem Plädoyer für die Rettung oder Restitution des innengeleiteten respektive Ich-starken – und sehr protestantischen – bürgerlichen Individuums unter den Bedingungen der Massengesellschaft stand Mitscherlich Anfang der sechziger Jahre letztlich stärker in der bildungsbürgerlichen deutschen Denktradition als der »technokratische Konservative« (Martin Greiffenhagen) Helmut Schelsky. Dieser hatte eine Einleitung zur deutschen Ausgabe von Riesmans Buch geschrieben und darin differenzierter als Mitscherlich die Ambivalenz der Thesen Riesmans herausgestellt. Riesman bewerte den Übergang von der Innen- zur Außenleitung gerade nicht einseitig negativ, wie es der »sehr moderne Pessimismus der intellektualistischen Kulturkritik« glauben machen wolle. Zwar kritisiere er die politische Teilnahmslosigkeit des außengeleiteten Menschen, der gegenüber der Politik dieselbe »Verbraucherhaltung« einnehme wie gegenüber Freizeit- und Konsumgütern. Gleichzeitig resultiere aus dem Mangel an politischem Enthusiasmus und Einsatz jedoch auch eine »nützliche Immuninät« gegenüber »politischen Illusionen«, die »in der Vergangenheit die Menschen in politische Abenteuer gestürzt haben«.[19]

18 Mitscherlich, Auf dem Weg zur vaterlosen Gesellschaft, S. 113 u. S. 430 f. Interessanterweise stellte für Mitscherlich der »Massenführer« nicht etwa einen Vaterersatz für die vaterlose Gesellschaft dar, sondern entspreche als Vorstellungsbild eher »einer primitiven Muttergottheit«, die eine regressive »Gehorsams- und Bettelhaltung« fordere, die »zum Verhaltensstil des Kindes in der präödipalen Phase« gehöre; ebd., S. 429. Für Riesman hingegen war es gerade der innengeleitete Mensch, der infantile Züge trug: »Innerlich bleibt er das Kind, das sich frühzeitig bestimmten Zielen und Idealen verschrieben hat, die seine wirklichen Kräfte weit übersteigen können.« (Riesman u. a., Die einsame Masse, S. 136.)

19 Helmut Schelsky, Einführung, in: Riesman u. a., Die einsame Masse, S. 7-19, hier S. 16; die Originalzitate von Riesman ebd., S. 183. Dieses abgwägende Urteil hinderte Schelsky freilich nicht daran, knapp 20 Jahre später unter veränderten politischen Bedingungen die seiner Ansicht nach durch linksintellektuelle Gesellschaftskritik ausgelöste Sehnsucht nach »sozialgruppenhaftem Heilsschutz« mit Verweis auf Riesman als Ausdruck der Vereinsamungsangst der außengeleiteten Persönlich-

Uta Poiger hat es treffend als einen der »ironic twists of transatlantic interactions« bezeichnet, dass Riesmans Thesen in Westdeutschland von Autoren wie Schelsky gegen die einseitige bildungsbürgerliche Verdammung der Massenkultur in Stellung gebracht wurden.[20] Ironisch deshalb, weil Riesman und seine Mitautoren von den Vertretern der in die Vereinigten Staaten emigrierten Frankfurter Schule beeinflusst waren, die selbst eine unversöhnliche, kapitalismuskritische Version der Massenkulturkritik vertraten.[21] Es ist allerdings nicht völlig verwunderlich, dass Schelsky Riesmans Diagnose als Ausdruck nüchterner sozialwissenschaftlicher Sachlichkeit würdigte, schien sie doch einer Art universalisierte Version seiner eigenen soziologischen Deutung der westdeutschen Nachkriegsgesellschaft darzustellen. Demnach waren der politischen Apathie und Desillusionierung, dem Rückzug in die abgeschlossene familiäre Privatexistenz und der Konzentration auf sozialen Aufstieg und wirtschaftlichen Wiederaufbau in der »nivellierten Mittelstandsgesellschaft« durchaus positive Seiten abzugewinnen. Sie schienen einen sozial stabilisierenden Effekt zu zeitigen, eine Auflösung der Klassenstruktur und damit auch der Klassenkonflikte sowie eine Unempfänglichkeit für totalitäre politische Mobilisierung.[22] Was für Mitscherlich ein potentiell gefährliches Fortwirken jener psychischen Strukturen darstellte, deren Labi-

keit zu deuten und den Verlust der innengeleiteten Persönlichkeit zu beklagen, die ihr Verhalten an »Gewissen und Leistung des einzelnen« orientiere; Schelsky, Die Arbeit tun die anderen, S. 272.

20 Poiger, Jazz, Rock, and Rebels, S. 112.

21 Die Übereinstimmungen zwischen den Gesellschaftsanalysen wurden auch wechselseitig von den betreffenden Autoren festgestellt. Max Horkheimer bemerkte 1943 gegenüber Herbert Marcuse, Riesman müsse entweder sehr intelligent sein oder er habe erfolgreich die Veröffentlichungen des Instituts für Sozialforschung studiert. Umgekehrt lobte Nathan Glazer 1950 in einer Rezension die brillanten Analysen Adornos in *The Authoritarian Personality*, kritisierte jedoch die einseitige Interpretation vor dem Hintergrund einer als richtig vorausgesetzten Gesellschaftstheorie (Wiggershaus, Frankfurter Schule, S. 472 f.). Zur Frankfurter Schule und ihrer einflussreichen Theorie der autoritären Persönlichkeit siehe ausführlich unten, Kapitel 6.1. Zur Kritik der Massenkultur, die dort nicht weiterverfolgt wird, vgl. das Kapitel »Kulturindustrie, Aufklärung als Massenbetrug« in Max Horkheimer/Theodor W. Adorno, Dialektik der Aufklärung. Philosophische Fragmente, Frankfurt am Main 1969 (deutsch zuerst Amsterdam 1947).

22 Hans Braun, Helmut Schelskys Konzept der »nivellierten Mittelstandsgesellschaft« und die Bundesrepublik der 50er Jahre, in: Archiv für Sozialgeschichte 29 (1989), S. 199-223. Das Ideal des ideologiefreien Pragmatismus sah Schelsky dann politisch in der »skeptischen Generation« verwirklicht, die er wenig später ausrief: Helmut Schelsky, Die skeptische Generation. Eine Soziologie der deutschen Jugend, Düsseldorf 1957; zur Rezeption und zu den politischen Implikationen dieses Generationenentwurfs vgl. Franz-Werner Kersting, Helmut Schelskys »Skeptische Generation« von 1957. Zur Publikations- und Wirkungsgeschichte eines Standardwerkes, in: Vierteljahrshefte für Zeitgeschichte 50 (2002), S. 465-495.

lität schon die massenhafte Unterwerfung unter den »Führer« begünstigt hatte, interpretierte Schelsky als gesellschaftlich befriedende Zähmung politischer Leidenschaften durch Wirtschaftswunder, Wohlfahrtsstaat und Konsumgesellschaft. Aus dieser Sicht gab es keine signifikanten Unterschiede mehr zwischen der Bundesrepublik und anderen demokratischen westlichen Nationen, sodass letztlich auch die Frage nach mentalen Kontinuitäten des Nationalsozialismus in der westdeutschen Gesellschaft obsolet erscheinen konnte.[23]

Die affirmative sozialwissenschaftliche Diagnose einer stabilen, westlich-demokratischen Normalität in der Bundesrepublik förderte einerseits eine gelassenere Haltung gegenüber der »Amerikanisierung« insbesondere der Jugendkultur, konnte andererseits aber leicht in eine intellektuell elaborierte Version der Schlussstrichmentalität überführt werden.[24] Umgekehrt konnte die Besorgnis um die Festigkeit demokratischer Einstellungen gerade mit der Tatsache in Verbindung gebracht werden, dass die Errichtung eines demokratischen Regierungssystems in der Bundesrepublik nicht das Ergebnis freier Selbstwahl, sondern des Zwangs der westalliierten Sieger des Zweiten Weltkriegs darstellte.[25] Bei allen politischen und interpretatorischen Unterschieden aber signalisierte die breite und über die politisch-intellektuellen Lager hinweg positive Rezeption von Riesmans Buch den seit den fünfziger Jahren allmählich einsetzenden Abschied des bürgerlich-akademischen Milieus vom kulturpessimistischen Massendiskurs der Jahrhundertwende. Abgesehen vom Titel findet der Ausdruck »Masse« auch in der deutschen Übersetzung bezeichnenderweise kaum Verwendung. An die Stelle der angst- und ressentimentgeladenen Massenpsychologie traten soziologische und sozialpsychologische Analysen moderner Gesellschaften, deren politische Implikationen vielgestaltig, widersprüchlich und nicht unbedingt weniger elitär, aber doch differenzierter und liberaler waren.

5.2 Politische Psychologie, politisierende Psychologen und die NS-Vergangenheit

Die wissenschaftskulturelle ›Verwestlichung‹ der westdeutschen akademischen Psychologie seit den späten fünfziger Jahren ging mit der Verdrängung

23 Zu dieser schon zeitgenössisch formulierten Kritik vgl. Kersting, Skeptische Generation, S. 481 u. S. 485-489.

24 Siehe auch Poiger, Jazz, Rock, and Rebels, S. 118f. Vgl. zudem Lethen, Handorakel, S. 85f., der Riesmans »angstfreien Blick auf die Massenkultur« als befreiend empfand, da er es beispielsweise erlaubte, ohne Schuldgefühle die Beatles zu hören, was ihm als linker Intellektueller, der Adornos Kritik der »Kulturindustrie« verinnerlicht hatte, eigentlich verboten erschien.

25 Dies wird im folgenden Kapitel am Beispiel der Mitscherlichs gezeigt.

der im Nationalsozialismus dominierenden ganzheitspsychologischen und charakterologischen Tradition einher.[26] Dass daraus jedoch nicht zwangsläufig eine selbstkritische Haltung gegenüber den Erblasten des Nationalsozialismus resultierte, zeigt das Beispiel des Sozialpsychologen Peter Hofstätter. Der gebürtige Österreicher Hofstätter war vor und während des Kriegs als Heerespsychologe bei der Wehrmacht tätig gewesen. Nach seiner Rückkehr von einem mehrjährigen Forschungsaufenthalt in den Vereinigten Staaten wurde er seit Mitte der fünfziger Jahre zu einem der exponiertesten Vertreter der empirisch-quantitativen Forschungsmethode in der westdeutschen Psychologie und 1960 Direktor des Psychologischen Instituts der Universität Hamburg.[27] Zuvor hatte er mit seinem 1957 erschienenen, eigens für *Rowohlts deutsche Enzyklopädie* verfassten Titel *Gruppendynamik* einen sozialpsychologischen Bestseller verfasst, der sich noch erfolgreicher verkaufte als Riesmans *Die einsame Masse* und 1970 auf 130.000, 1973 auf über 200.000 Druckexemplare kam.[28]

Diese Einführung in die experimentelle Kleingruppenforschung wartete zwar auch mit einigem technischen Vokabular und statistischen Exaktheitsbeglaubigungen auf. Doch zu weiten Teilen bestand sie – was der Popularität sicherlich zuträglich war – aus anschaulichen Experimentbeschreibungen und illustrierenden Alltagsbeispielen für sozialpsychologische Gesetzmäßigkeiten, die im gehobenen Plauderton dargeboten wurden. Hofstätters Buch enthielt im ersten Teil auch, wie der Untertitel versprach, eine »Kritik der Massenpsychologie«; es rechnete mit den unwissenschaftlichen »Tröstungen LeBons« ab, deren psychologische Funktion Hofstätter darin sah, ein »beneidenswertes Selbstwertgefühl« beim Leser zu erzeugen, der im Massenmenschen niemals sich selbst, sondern immer nur die vielen anderen entdecke.[29]

Als Modernisierer und ›Amerikanisierer‹ kämpfte Hofstätter im akademischen Methodenstreit an vorderster Front gegen die Bewahrer der deutschen Tradition der Charakterologie und Ganzheitspsychologie einerseits und populärpsychologisch gegen die kulturpessimistische Massenpsychologie andererseits. In politischer Hinsicht galten seine publizistischen Anstrengungen jedoch vor allem der Abwehr gesellschaftlicher »Vergangenheitsbewältigung«. Eine erste Intervention dieser Art war seine 1957 in der *Kölner Zeitschrift für Soziologie und Sozialpsychologie* veröffentlichte Kritik am sogenannten Gruppenexperiment. Dabei handelte es sich um ein großangelegtes Forschungsprojekt zum politischen Bewusstsein der westdeutschen Bevölkerung, das 1950/51 am eben wiedergegründeten Institut für Sozialforschung durchge-

26 Siehe oben, Kapitel 3.5.

27 Métraux, Methodenstreit, S. 237-243.

28 Peter R. Hofstätter, Gruppendynamik. Kritik der Massenpsychologie, 116.-130. Tausend, Hamburg 1970 (1973: 193.-207. Tausend).

29 Hofstätter, Gruppendynamik, S. 9.

führt worden war und dessen Ergebnisse 1955 von Friedrich Pollock veröffentlicht worden waren.[30] Die Autoren der Studie – durchaus kritisch über deren methodische Schwierigkeiten reflektierend – kamen zu dem Schluss, dass antidemokratische und antisemitische, potentiell faschistische Überzeugungen nach wie vor weit verbreitet waren. Hofstätter hingegen übte harsche Methodenkritik und deutete die Ergebnisse der Untersuchung derart, dass nur eine Minderheit der Studienteilnehmer als autoritär und antidemokratisch einzustufen sei. Faschistische Tendenzen seien nicht stärker ausgeprägt als »in irgendeinem anderen Land der westlichen Welt« und folglich bestehe – ungeachtet der jüngeren deutschen Vergangenheit – keinerlei Grund zur politischen Besorgnis oder für »kollektive Selbstanklagen«.[31]

Auch in seiner *Gruppendynamik* rechnete Hofstätter nicht allein mit der Massenpsychologie, sondern auch mit »gewissen politischen Prozessen der ersten Nachkriegsjahre« – sprich: der Entnazifizierung – ab. Hierbei habe es sich nur um eine »juridisch verbrämte Rache einer Gruppe an einer anderen bzw. nach Zerschlagung der Gegengruppe um die Verfolgung von Außenseitern« und eine »unterschiedslose Verfemung« einer »wenig kohärente[n] Gruppe« ehemaliger »Parteigenossen« gehandelt. So sah er nicht etwa im Völkermord an den Juden, sondern in der Entnazifizierung ein Beispiel für die »tiefe Tragik des menschlichen Gemeinschaftslebens«, in dem das christliche Gebot der Nächstenliebe »fast stets machtlos« bleibe, da es an Einfühlung der »Wir-Gruppe« in die »Fremdgruppe« mangele.[32] Zugespitzt ließe sich sagen, dass Hofstätter das massenpsychologische Lamento, das im Nati-

30 Friedrich Pollock, Gruppenexperiment. Ein Studienbericht, Frankfurt am Main 1955. Das Gruppenexperiment beruhte auf der sozialpsychologischen Vermutung, dass eine Diskussion in kleinen, soziokulturell homogenen Gruppen eine alltagsnähere, weniger durch Selbstzensur verzerrte Sprechsituation und damit auch authentischere Aussagen zu heiklen Themen generierte als das Meinungsforschungsinstrumentarium des Interviews. Insgesamt wurden 121 Gruppendiskussionen mit über 1.600 Personen aus dem gesamten Bundesgebiet durchgeführt und auf rund 6.400 Schreibmaschinenseiten protokolliert. Vgl. zur Entstehung, Durchführung und Rezeption auch Wiggershaus, Die Frankfurter Schule, S. 483-491, Demirovic, Der nonkonformistische Intellektuelle, S. 353-372, sowie empirisch am detailliertesten Platz, Praxis der kritischen Theorie, S. 69-131.

31 Peter R. Hofstätter, Zum »Gruppenexperiment« von F. Pollock. Eine kritische Würdigung, in: Kölner Zeitschrift für Soziologie und Sozialpsychologie 9 (1957), S. 97-117, hier zitiert nach Wiggershaus, Die Frankfurter Schule, S. 532; siehe auch Demirovic, Der nonkonformistische Intellektuelle, S. 364f.

32 Hofstätter, Gruppendynamik, S. 83 u. S. 118; »Parteigenossen« im Original in Anführungszeichen. Hier sprach Hofstätter insofern aus Erfahrung, als er nach dem »Anschluss« Österreichs und kurzzeitiger Entlassung aus der Heerespsychotechnischen Stelle Wien 1938 in die NSDAP eintrat und von der Wehrmacht wieder eingestellt wurde. Parteimitglied wohl eher aus opportunistischen als ideologischen Gründen, versuchte er sich nach dem Krieg als Opfer der Nationalsozialisten darzustellen, da zwei seiner Habilitationsgesuche in Wien und Berlin während der

onalsozialismus nur den Triumph des unkontrollierten Dämons Masse sehen konnte, ebenso hinter sich ließ wie das charakterologisch-ganzheitspsychologische Establishment der deutschen akademischen Psychologie, die ihre ziemlich reibungslose Andienung an die Nazis schnell vergessen hatte. Stattdessen votierte er für eine empirische Wissenschaft von den Mechanismen sozialer Beziehungen, deren praktische Zielsetzung in der »Entstörung« eben jener Beziehungen bestand.[33] Unter dieser ahistorisch-funktionalistischen Perspektive konnte die konfliktreiche gesellschaftliche Auseinandersetzung mit dem Nationalsozialismus wiederum als zu behebender Störfaktor betrachtet werden.

Größeres öffentliches Aufsehen erregte Hofstätter dann 1963 mit einem in der *Zeit* veröffentlichten Artikel, in dem er – der Eichmann-Prozess in Jerusalem lag keine zwei Jahre zurück, die Frankfurter Auschwitzprozesse waren in Vorbereitung – noch einmal den Sinn einer juristischen Befassung mit der nationalsozialistischen Vergangenheit in Abrede stellte. Bereits in seiner Kritik am Gruppenexperiment hatte er ausgeführt, dass die »Entrüstung des soziologischen Analytikers« und dessen »Aufforderung zur echten Seelenzerknirschung« verfehlt seien, da es kein adäquates »individuelles Gefühl« im Angesicht Millionen ermordeter Menschen geben könne.[34] Jetzt wendete er dieses Argument nicht gegen die Sozialwissenschaftler, sondern gegen die Staatsanwälte, die sich um eine gerichtliche Verurteilung von NS-Verbrechern bemühten. Man müsse sich eingestehen, dass »angesichts von Ereignissen weltgeschichtlicher Dimension die Maßstäbe und die Möglichkeiten jeder irdischen Gerechtigkeit seltsam inadäquat« seien. Die Massenverbrechen des »Dritten Reiches«, so schloss Hofstätter, stünden letztlich im Zusammenhang der »Tragik eines Jahrhunderts, in dem die Tat-Möglichkeiten des Menschen viel weiter reichen als die seiner persönlichen Haftung«. Deshalb hätten sich die Täter »vor Gott zu verantworten«, sollten aber von einer gerichtlichen Anklage verschont bleiben.[35]

Die zum Teil vehemente Kritik an den Einlassungen Hofstätters zeigte jedoch, dass man in den sechziger Jahren mit einer solchen Position zumindest in der medialen Öffentlichkeit zusehends mit deutlichem Widerstand rechnen musste.[36] Infolge des Ulmer Einsatzgruppenprozesses von 1958 kam es zu einer intensivierten rechtlichen Verfolgung nationalsozialistischer

NS-Zeit gescheitert waren; vgl. Gerhart Benetka, Stolpersteine. Anmerkungen zur Karriere von Peter R. Hofstätter, in: Werkblatt 18/19 (1989), Nr. 1/2, S. 91-102.

33 Zur Metapher von der »Entstörung« der sozialen »Maschine« als »Forschungsimpuls der neueren Gruppendynamik« siehe Hofstätter, Gruppendynamik, S. 42.

34 Wiggershaus, Die Frankfurter Schule, S. 532.

35 Peter R. Hofstätter, Bewältigte Vergangenheit?, in: Die Zeit, 14.6.1963.

36 Vgl. zum »Fall Hofstätter« auch den Eintrag in Torben Fischer/Matthias N. Lorenz (Hg.), Lexikon der »Vergangenheitsbewältigung« in Deutschland. Debatten- und Diskursgeschichte des Nationalsozialismus nach 1945, Bielefeld 2007, S. 165f.

Verbrechen, wie auch die personellen Kontinuitäten in den Verwaltungseliten nach 1945, wie sie zu jener Zeit exemplarisch Bundesvertriebenenminister Theodor Oberländer und der Staatssekretär im Bundeskanzleramt Hans Globke verkörperten, verstärkt kritisiert wurden.[37] Darüber hinaus wurde nun auch die Frage nach den gegenwärtigen, die Demokratisierung bedrohenden mentalen Kontinuitäten und psychischen Folgen des Nationalsozialismus häufiger zum Gegenstand des vergangenheitspolitischen Diskurses. Hierfür sollte wiederum Mitscherlich – diesmal gemeinsam mit seiner Frau Margarete – 1967 mit der *Unfähigkeit zu trauern* eine griffige populäre Wendung prägen. Doch dem Thema selbst wurde bereits seit etwa 1960 größere öffentliche Aufmerksamkeit zuteil. Ein konkreter Anlass hierfür war die Welle von antisemitischen Schmierereien zur Jahreswende 1959/60. In der Nacht von Heiligabend auf Weihnachten 1959 hatten zwei junge Rechtsradikale die neu eröffnete Kölner Synagoge mit Hakenkreuzen und antisemitischen Parolen beschmiert. Daraufhin kam es in den folgenden Wochen zu zahlreichen Nachahmungstaten im ganzen Land und zu einer aufgeschreckten öffentlichen Debatte über den fortbestehenden Antisemitismus in der Bundesrepublik.[38]

Nur wenige Wochen zuvor hatte Adorno vor dem Koordinierungsrat für Christlich-Jüdische Zusammenarbeit seinen berühmten Vortrag »Was bedeutet: Aufarbeitung der Vergangenheit« – nota bene nicht: »Bewältigung« – gehalten, der dann am 7. Februar 1960 vom Hessischen Rundfunk ausgestrahlt wurde.[39] Bei aller grundsätzlichen Skepsis und dialektischen Einschränkung, die Adornos praktischen Ratschlägen stets den Charakter des Provisorischen und Vorbehaltlichen verliehen, plädierte er doch als Maßnahme gegen das Fortleben des Nationalsozialismus und des Antisemitismus für eine demokratische Pädagogik, die in erster Linie Aufklärung zu sein

37 Zum rechtlichen und politischen Umgang mit den NS-Verbrechen, der stark von den zahlreichen ehemals nationalsozialistischen Entscheidungsträgern in der bundesrepublikanischen Justiz und Verwaltung beeinflusst, oder besser: behindert wurde, vgl. Marc von Miquel, Ahnden oder amnestieren? Westdeutsche Justiz und Vergangenheitspolitik in den sechziger Jahren, Göttingen 2004.

38 Ausführlich: Ulrich Brochhagen, Nach Nürnberg. Vergangenheitsbewältigung und Westintegration in der Ära Adenauer, Berlin 1999, S. 319-344; für einen knappen Überblick über die verschiedenen Ereignisse, die seit den späten fünfziger Jahren zu einer intensivierten Debatte um die nationalsozialistischen Erblasten führten, vgl. auch Schildt/Siegfried, Deutsche Kulturgeschichte, S. 208-211, sowie allgemein zum gesellschaftlichen Einstellungswandel Hartmut Berghoff, Zwischen Verdrängung und Aufarbeitung. Die bundesdeutsche Gesellschaft und ihre nationalsozialistische Vergangenheit in den Fünfziger Jahren, in: Geschichte in Wissenschaft und Unterricht 49 (1998), S. 96-114.

39 Theodor W. Adorno, Was bedeutet: Aufarbeitung der Vergangenheit (1959), hier zitiert nach dem Wiederabdruck in: ders., Erziehung zur Mündigkeit. Vorträge und Gespräche mit Hellmut Becker 1959-1969, Frankfurt am Main 1971, S. 10-28.

habe. Zum einen müsse »Aufklärung über das Geschehene einem Vergessen entgegenarbeiten, das nur allzu leicht mit der Rechtfertigung des Vergessenen sich zusammenfindet«, wenngleich man damit überwiegend nur jene erreiche, die ohnehin »dafür offen und eben darum für den Faschismus kaum anfällig sind«. Zum anderen aber bedürfe die Aufarbeitung der Vergangenheit als Aufklärung einer »Wendung aufs Subjekt«. Damit war zum einen gemeint, die Deutschen an ihr eigenes Leid zu erinnern, das die »Katastrophenpolitik« des Faschismus verursacht hatte, um so an ihr unmittelbares Interesse zu appellieren, dass sich solches nicht wiederhole. Darüber hinaus setzte Adorno aber auch gewisse Hoffnungen auf einen größeren Einfluss der »unverwässerten« freudschen Psychoanalyse »auf das geistige Klima in Deutschland«, und sei es nur, damit es »zur Selbstverständlichkeit wird, nicht nach außen zu schlagen, sondern über sich selbst und die eigene Beziehung zu denen zu reflektieren, gegen die das verstockte Bewußtsein zu wüten pflegt«. Dabei wären den Subjekten »die Mechanismen bewußt zu machen, die in ihnen selbst das Rassevorurteil verursachen«, wie auch die »Propagandatricks«, die auf diesen psychologischen Dispositionen aufbauten.[40]

Ein heute weniger bekannter Vertreter einer politischen Psychologie, die sich in den Dienst gesellschaftlicher Aufklärung und Demokratisierung stellen sollte, war Walter Jacobsen. Jacobsen war 1933 bei dem bedeutenden deutsch-jüdischen Psychologen William Stern kurz vor dessen Emigration promoviert worden und stand danach als ehemaliges Mitglied der Deutschen Demokratischen Partei einige Jahre in Kontakt zu linksliberalen Hamburger Widerstandskreisen. Nach dem Krieg war er 1946 Gründungsmitglied und erster Vorsitzender des Berufsverbands Deutscher Psychologen (BDP). Beruflich war er zunächst als Betriebspsychologe im Öffentlichen Dienst tätig und wurde dann Leiter des Referats für Psychologie in der 1952 gegründeten Bundeszentrale für Heimatdienst, die 1963 in Bundeszentrale für politische Bildung umbenannt wurde.[41]

1958 gelang es ihm gegen Widerstände derjenigen im BDP, die in ihm eine rein berufsständische Interessenvertretung sahen, dort eine Sektion für »Politische Psychologie« zu gründen. Seine Vorstellung dieser Sektion im Verbandsorgan *Psychologische Rundschau* wurde jedoch abgelehnt, da der Verleger das in der Nachkriegszeit etablierte disziplinäre Selbstverständnis als wertfreie empirische Wissenschaft bedroht sah.[42] Gegen solcherlei Vorbehalte wandte Jacobsen 1963 im ersten Heft der von ihm mit herausgege-

40 Alle Zitate in Adorno, Aufarbeitung, S. 24-27.

41 Gudrun Hentges, Staat und politische Bildung. Von der »Zentrale für Heimatdienst« zur »Bundeszentrale für politische Bildung«, Wiesbaden 2013, S. 316 f.

42 Siegfried Preiser, Walter Jacobsen und die Politische Psychologie in der Bundesrepublik Deutschland – Einige Anmerkungen zu ihrer Entwicklung und Etablierung: Dem Mentor zum 90. Lebensjahr, in: Angela Schorr (Hg.), Bericht über den 13. Kongreß für Angewandte Psychologie, Bd. 1, Bonn 1986, S. 215-219.

benen, bei der Europäischen Verlagsanstalt erscheinenden Schriftenreihe *Politische Psychologie* ein, dass die politische Psychologie als angewandte Wissenschaft sich zwar »in den Dienst der Polis, genauer: der gesunden Entfaltung des öffentlichen Lebens, der res publica« stelle. Ihre Forschungstätigkeit folge aber selbstverständlich »den anerkannten wissenschaftlichen Normen«, wenn sie etwa die Faktoren politischer Urteilsbildung, die Entstehung von politisch relevanten Vorurteilen und Stereotypen sowie die pädagogischen Möglichkeiten ihrer Überwindung, die Wirkung von Propaganda oder »[f]ördernde und hemmende Faktoren bei der Entfaltung demokratischer Regierungs- und Lebensformen« untersuche.[43]

Jacobsen erfuhr jedoch, dass man auch zu Beginn der sechziger Jahre durchaus noch für politische Empörung sorgen konnte, wenn die Gesellschaftsdiagnose diesbezüglich allzu unfreundlich ausfiel. Als Reaktion auf die antisemitische Schmierereiwelle hatte er Anfang 1960 ein Memorandum zum Problem des Antisemitismus in der deutschen Bevölkerung verfasst, dessen Thesen kurz darauf in *Aus Politik und Zeitgeschichte* veröffentlicht wurden, der Beilage der von der Bundeszentrale herausgegebenen Wochenzeitung *Das Parlament.* Jacobsen führte den aufflammenden Antisemitismus auf einen weiterhin in der deutschen Bevölkerung verbreiteten Autoritarismus und übersteigerten Nationalismus zurück, der schon den Aufstieg des Nationalsozialismus ermöglicht habe.[44] Damit sorgte er für einen Eklat in dem für die Bundeszentrale zuständigen Bundesinnenministerium. Innenminister Gerhard Schröder von der CDU protestierte heftig gegen den Abdruck des Artikels. Staatssekretär Hans Ritter von Lex beschwerte sich in einer internen Mitteilung darüber, dass mit Formulierungen wie »Hitler in uns« – die Jacobsen einem Buchtitel des Schweizer Kulturphilosophen Max Picard entlehnt hatte – in einer bundesoffiziellen Publikation die These »von

43 Walter Jacobsen, Zur Einführung: Was ist »politische Psychologie«?, in: Politische Psychologie, Band 1: Politische Psychologie als Aufgabe unserer Zeit. Bearbeitet von Dr. Walter Jacobsen, Frankfurt am Main 1963, S. 9-16, Zitate S. 9. u. S. 16. Weitere Veröffentlichung in dieser Reihe waren beispielsweise Band 2: Autoritarismus und Nationalismus – ein deutsches Problem? Bericht über eine Tagung veranstaltet vom Institut für staatsbürgerliche Bildung Rheinland-Pfalz im Fridtjof-Nansen-Haus in Ingelheim, geleitet von Prof. Dr. Karl Holzamer, Frankfurt am Main 1963 (mit Beiträgen u. a. von Karl Dietrich Bracher und Max Horkheimer); Band 4: Politische Erziehung als psychologisches Problem. Bericht über eine Tagung veranstaltet von der Friedrich-Ebert-Stiftung und der Sektion Politische Psychologie im Berufsverband Deutscher Psychologen in der Heimvolkshochschule Bergneustadt. Mit einem Geleitwort des Herrn Kultusministers Professor Dr. Ernst Schütte, Frankfurt am Main 1966 (mit Beiträgen u. a. von Peter Brückner, Wolfgang Metzger und Reinhard Tausch).

44 Walter Jacobsen, Die Vergangenheit mahnt – Wille, Wege und Wagnis zur Bewältigung, in: Aus Politik und Zeitgeschichte 27/1960, S. 429-465, hier wiedergegeben nach Hentges, Staat und politische Bildung, S. 319-324.

der Kollektivschuld des deutschen Volkes« unterstützt würde.[45] Das war sachlich zwar völlig abwegig, doch gehörte die reflexhafte empörte Zurückweisung von nicht aufgestellten Kollektivschuldbehauptungen mit gewissen Akzentverschiebungen bis in die sechziger Jahre zur verbreiteten Abwehrfolklore im vergangenheitspolitischen Diskurs der Bundesrepublik.[46]

Jacobsens Artikel bestärkte das Bundesinnenministerium in dem ohnehin bestehenden Vorhaben, das Psychologie-Referat der Bundeszentrale wegen seiner Bedeutungslosigkeit aufzulösen und zu diesem Zweck auf Frühpensionierung Jacobsens zu drängen. Ferner wurde die Bundeszentrale im August 1960 per Erlass aufgefordert, in Zukunft sämtliche Publikationen, die zeitgeschichtliche oder aktuelle politische Fragen behandelten, vor Veröffentlichung dem Innenministerium zur Prüfung vorzulegen. Die fast durchgehend ablehnende Reaktion der Presse auf diesen sogenannten »Maulkorberlaß« ist ein Hinweis auf eine sich schon vor der »Spiegel-Affäre« von 1962 herausbildende kritische Medienöffentlichkeit.[47] Der Erlass trat freilich dennoch in Kraft und wurde nach einigen Modifikationen erst 1970 wieder aufgehoben.[48]

5.3 Die Unfähigkeit zu trauern als Demokratisierungshindernis: Konturen und Wirkung eines Kollektivpsychogramms

Jacobsen zog 1963 eine verhalten optimistische Bilanz bezüglich der Entwicklung der politischen Kultur in der Bundesrepublik,[49] und Adorno war zum Zeitpunkt des Aufarbeitungs-Vortrags eigentlich schon im Begriff, die ge-

45 Hentges, Staat und politische Bildung, S. 324.

46 Zur Dekonstruktion des »Popanz Kollektivschuld« vgl. Norbert Frei, Von deutscher Erfindungskraft oder: Die Kollektivschuldthese in der Nachkriegszeit, in: Gary Smith (Hg.), Hannah Arendt revisited. »Eichmann in Jerusalem« und die Folgen, Frankfurt am Main 2000, S. 163-176, sowie für einen differenzierten transnationalen Diskursvergleich Jan Friedmann / Jörg Später, Britische und deutsche Kollektivschuld-Debatte, in: Herbert, Wandlungsprozesse, S. 53-90.

47 Zur Etablierung eines »zeitkritischen Journalismus« in der Bundesrepublik seit Ende der fünfziger Jahre vgl. ausführlich Christina von Hodenberg, Konsens und Krise. Eine Geschichte der westdeutschen Medienöffentlichkeit 1945-1973, Göttingen 2006.

48 Hentges, Staat und politische Bildung, S. 324-331.

49 Walter Jacobsen, Politische Grundeinstellungen in der Bundesrepublik. Eine politisch-psychologische Diagnose an zwei Daten: 1952 und 1959, in: Politische Psychologie als Aufgabe unserer Zeit, S. 25-56, hier S. 53-55. Zumindest sah Jacobsen den Antisemitismus auf dem Rückzug, während dem nach wie vor vorhandenen »autoritären Potential«, wie er unter Verweis auf die Forschungen des IfS feststellte, weiterhin mittels wissenschaftlich fundierter politischer Bildung entgegenzuwirken sei.

sellschaftstheoretische Erklärungskraft der Psychoanalyse wieder stark zu relativieren.[50] Alexander Mitscherlich begann umgekehrt in dieser Zeit, eine äußerst kritische und zugespitzte Gegenwartsdiagnose auf psychoanalytischer Grundlage zu entwickeln. Sie versprach, den Schatten der Vergangenheit und die Defizite an – im doppelten Sinne – ›innerer‹ Demokratisierung und gefestigter Liberalität in der Gegenwart auf einen psychologischen Generalnenner zu bringen.[51]

Im Mai 1965 stellte Mitscherlich seine Überlegungen im »Bergedorfer Gesprächskreis zu Fragen der freien industriellen Gesellschaft« zur Diskussion. Dabei handelte es sich um eine Veranstaltung der gemeinnützigen Stiftung des Hamburger Unternehmers und Mäzenaten Kurt A. Körber, zu der seit 1961 vierteljährlich hochrangige Vertreter aus Wissenschaft, Politik, Medien und Wirtschaft geladen wurden, um aktuelle gesellschaftliche Themen zu debattieren.[52] Der Titel von Mitscherlichs Vortrag lautete »Hemmen Tabus die Demokratisierung der deutschen Gesellschaft?«. Diskussionsleiter war Hellmut Becker, unter den weiteren 24 Teilnehmern des Gesprächs waren u. a. der stellvertretende Hauptgeschäftsführer des Deutschen Industrie- und Handelstags und Berater Ludwig Erhards Rüdiger Altmann, der Chefredakteur der *Zeit* Josef Müller-Marein, der rechtskonservative Publizist und Geschäftsführer der Carl Friedrich von Siemens-Stiftung Armin Mohler, der Leiter der Abteilung Mitbestimmung im Bundesvorstand des DGB Karl Heinz Sohn, der amerikanische, in Oxford lehrende Politikwissenschaftler und Mitbegründer der *New Left Review* Norman Birnbaum und der Schriftsteller Nicolaus Sombart, im Brotberuf Mitarbeiter der Kulturabteilung des Europa-Rates.[53]

50 Vgl. Alfred Krovoza / Christian Schneider, Politische Philosophie – politische Psychologie. Über das Verhältnis von Kritischer Theorie und Psychoanalyse nach 1945, in: Tomas Plänkers / Michael Laier / Hans-Heinrich Otto / Hans-Joachim Rothe / Helmut Siefert (Hg.), Psychoanalyse in Frankfurt am Main. Zerstörte Anfänge, Wiederannäherung, Entwicklungen, Tübingen 1996, S. 630-653, vor allem S. 635-640.

51 Vgl. zu diesen entgegengesetzten gesellschaftstheoretischen Entwicklungsrichtungen auch Freimüller, Alexander Mitscherlich, S. 289-293.

52 Zu Körber, dessen Hauni-Werke Weltmarktführer im Zigarettenmaschinenbau waren, vgl. Josef Schmid / Dirk Wegner, Kurt A. Körber. Annäherungen an einen Stifter, mit einem Vorwort von Helmut Schmidt, Hamburg 2002, dort zum Bergedorfer Gesprächskreis, der seit 1970 international ausgetragen wurde, S. 136-151.

53 Hemmen Tabus die Demokratisierung der deutschen Gesellschaft? Bergedorfer Gesprächskreis zu Fragen der freien industriellen Gesellschaft, Protokoll-Nr. 18, Hamburg 1965. Unter den Referenten und Diskussionsleitern der vorangegangenen Gesprächskreise finden sich bekannte Namen wie Helmut Gollwitzer, Eugen Kogon, Stéphane Hessel, Arnold Gehlen, Theodor Eschenburg, Alfred Grosser, Raymond Aron und Ralf Dahrendorf, sowie zahlreiche weitere Prominenz in der über 300 Personen umfassenden Teilnehmerliste (ebd., S. 88-91).

Die Schlagworte von der »Außenleitung« und der »autoritären Persönlichkeit« einwerfend, vertrat Mitscherlich die These, dass die »Regulation heftiger Triebwünsche […] in der deutschen Zivilisation nach wie vor auf der primitiven Ebene von Dogma und Tabu« erfolge. Dagegen hätten sich »in anderen Bereichen der westlichen Welt höher differenzierte, den kritischen Einspruch des Individuums berücksichtigende Sozialformen entwickelt«.[54] Notwendig sei eine »Stärkung der Ich-Kräfte gegen primitives Triebverlangen« und die Ersetzung einer unreifen autoritären Verbotsorientierung »zugunsten einer verfeinerten Gewissensbildung«. Gegenwärtig jedoch sei zu bezweifeln, dass mit der Errichtung der Demokratie in der Bundesrepublik auch der »Einfluß kritischen Bewußtseins« im politischen und kulturellen Umgang gestärkt worden sei. Vielmehr sei zu vermuten, dass die »Triebwünsche aggressiver Art und libidinöser Wunscherfüllung«, die zur opportunistischen Unterwerfung unter den Nationalsozialismus geführt haben, nun eine gleichfalls opportunistische Anpassung an die Demokratie bzw. an das DDR-System als »Oktroy der Sieger« bewirkten.[55] Von verschiedenen Diskutanten wurde sowohl ablehnend als auch zustimmend angemerkt, dass Mitscherlich einen sehr weiten Demokratiebegriff gebrauche, der Ideale wie Rationalität, Aufklärung und Liberalität umfasse.[56] Für Mitscherlich ergab sich eine solche Vorstellung von Demokratisierung zwangsläufig aus der psychologischen Analyse:

> »Ohne Aufklärung – psychologisch gesprochen: ohne systematische Schulung des kritischen, nach Ursache und Wirkung fragenden Ich – ist keine Entwicklung zur Demokratie denkbar. […] Die Funktionsdefinition der Demokratie – jedenfalls für den Psychologen und den Anthropologen – würde doch lauten, daß sich in ihr gegenüber älteren Herrschaftsformen die Bereitschaft, abweichende Meinungen zu ertragen, in Koexistenz mit ihnen leben zu können, gesteigert habe.«[57]

Notwendige Voraussetzung hierfür sei die Fähigkeit zur »Distanzierung von eigenen Affekten, besonders dann, wenn Angst und Wut sehr heftig erregt werden, und zwar durch fremdes ›unverständliches‹ Verhalten«, kurz: »Demokratisierung heißt die Affektkontrolle steigern, damit man unbefangener wahrnehmen kann.«[58]

Zum Zeitpunkt der Bergedorfer Gespräche arbeitete Mitscherlich zusammen mit seiner Frau, der Psychoanalytikerin Margarete Mitscherlich, bereits an jenem dann 1967 erscheinenden Buch, dessen Titel schnell zum geflügel-

54 Ebd., S. 8 u. S. 10.
55 Ebd., S. 11.
56 Vgl. etwa die Kommentare von Becker und Mohler, ebd., S. 18f.
57 Ebd., S. 13.
58 Ebd., S. 13 u. S. 15.

ten Wort im bundesrepublikanischen Diskurs über den Umgang mit der nationalsozialistischen Vergangenheit wurde: *Die Unfähigkeit zu trauern*. In keiner anderen post-totalitären Gesellschaft, so Anson Rabinbach in einem Kommentar zu der Anfang der neunziger Jahre aufflammenden kritischen Diskussion um die Thesen der Mitscherlichs und ihre gesellschaftlichen Auswirkungen, »did a psychoanalytic model of coming to terms with the past reach such a level of mass acceptance«.[59] Tobias Freimüller kommt nach umfangreicher Sichtung der zeitgenössischen Pressestimmen ebenfalls zu dem Schluss, dass die *Unfähigkeit zu trauern* Ende der sechziger Jahre letztlich keine kontroverse gesellschaftliche Debatte ausgelöst habe, der Tenor der medialen Rezeption vielmehr wohlwollend kritisch bis zustimmend war.[60]

Auch eine später geläufige Fehldeutung der Thesen des Trauerbuches ist für den Erscheinungszeitpunkt selten nachzuweisen. Dabei geht es um die Frage, wem eigentlich die Trauer zu gelten hätte, zu der die Deutschen nach der Diagnose der Mitscherlichs nicht fähig waren. Dies waren nämlich weder allein noch zuvörderst die Opfer des Nationalsozialismus, wie es sich als unverfängliche und leichter vermittelbare Deutung besonders seit Ende der achtziger Jahre etablierte.[61] Sondern es war die »Unfähigkeit zur Trauer um den erlittenen Verlust des Führers«, dessen Tod das »Erlöschen seiner Repräsentanz als kollektives Ich-Ideal« bedeutet habe. Hitler habe es der deutschen Bevölkerung ermöglicht, an die »Realisierbarkeit ihrer infantilen Omnipotenzphantasien« zu glauben, und »sein Tod und seine Entwertung durch Sieger bedeutete auch den Verlust eines narzißtischen Objekts und damit eine Ich- oder Selbstverarmung und -entwertung«.[62] Der Verlust eines »derart hoch mit libidinöser Energie besetzten Objekts«, an dem man »nicht zu zweifeln wagte«, sowie Hitlers Entlarvung als »herostratischer Verbrecher« durch die Siegermächte habe eine völlige moralische Entwertung der unmittelbaren eigenen Vergangenheit bedeutet. Aus diesem Grund sei eine psychisch adäquate Verarbeitung in Form der Trauer um den verlorenen Führer

59 Ansons Rabinbach, Response to Karen Brecht, »In the Aftermath of Nazi Germany: Alexander Mitscherlich and Psychoanalysis – Legend and Legacy«, in: American Imago 52 (1995), S. 313-328, hier S. 317.

60 Freimüller, Alexander Mitscherlich, S. 307-310; eine der wenigen negativen Rezensionen stammte von Peter Hofstätter und wurde in der *Christ und Welt* veröffentlicht (ebd., S. 306). Die Reaktionen der Presse sind freilich nicht notwendig repräsentativ für die gesamtgesellschaftliche Rezeption.

61 Margarete Mitscherlich selbst hat seit den späten achtziger Jahren – ihr Mann war 1982 gestorben – zur Verbreitung dieser unzutreffenden Deutung ihres Buches beigetragen, sei es aus Selbsttäuschung, sei es als gezielte Rezeptionspolitik. Zum Erscheinungszeitpunkt wurde die eigentliche psychologische Pointe hingegen überwiegend zutreffend gedeutet; vgl. Freimüller, Alexander Mitscherlich, S. 316f. u. Dehli, Leben als Konflikt, S. 278.

62 Alexander Mitscherlich / Margarete Mitscherlich, Die Unfähigkeit zu trauern. Grundlagen kollektiven Verhaltens, 53.-66. Tausend, München 1969 (zuerst 1967), S. 34f.

unmöglich gewesen.[63] Hieraus erkläre sich die »Derealisation«, die Verleugnung der nationalsozialistischen Wirklichkeit in der Nachkriegszeit als Ergebnis einer »intensiven Abwehr von Schuld, Scham und Angst«.[64]

Die Mitscherlichs erkannten auch eine »Abwehr der Trauer um die zahllosen Opfer der Hitlerschen Aggression [...], die wir so willig, so widerstandsschwach in der Identifikation mit ihm teilten«, diese folge im dargelegten psychischen Prozess jedoch erst »in zweiter Linie«. Während es »sinnlos« sei, »aus diesen Reaktionen sofort nach dem Zusammenbruch einen Vorwurf zu konstruieren«, da es sich dabei um überlebenswichtige psychische »Notfallreaktionen« gehandelt habe, so sahen die Mitscherlichs es als problematisch an, dass auch »später keine adäquate Trauerarbeit um die Mitmenschen erfolgte, die durch unsere Taten in Massen getötet wurden«.[65] Das Problem dieser letzten These ist allerdings, dass sie sich nicht mit dem psychoanalytischen Trauerbegriff in Einklang bringen lässt, dem zufolge Trauer eine Reaktion auf den Verlust eines geliebten Objekts ist. Sie wäre in psychoanalytischer Hinsicht insofern nur unter der bezweifelbaren Voraussetzung »adäquat« gewesen, dass eine zumal kollektive libidinöse Beziehung zwischen den (nichtjüdischen) Deutschen und den ermordeten Juden bestanden hätte. Auch der Begriff der »Trauerarbeit« will nicht so recht zu der moralischen Forderung passen, mit der er im Buch selbst wie auch in der nachfolgenden Rezeption assoziiert wurde. Ganz abgesehen davon, dass sie als spontaner psychischer Prozess nicht eingefordert werden kann, ist Trauerarbeit nämlich dann als erfolgreich zu betrachten, wenn es dem Ich gelingt, die emotionale Besetzung Schritt für Schritt vom Verstorbenen abzuziehen und seinen Verlust realitätsgerecht anzuerkennen: »Trauerarbeit hat also, nimmt man Freud beim Wort, eigentlich nicht Erinnerung, sondern – im wohlverstandenen Sinn – ihre *Auflösung* zum Ziel.«[66]

Ob wissentlich oder nicht, die Mitscherlichs kleideten mit der *Unfähigkeit zu trauern* eine moralische Parole »in den Mantel einer klinischen Diagnose«, deren theoretische Unstimmigkeiten sich bei genauer Lektüre schnell offenbaren. Sie sei jedoch, so der Soziologe und Psychoanalytiker Christian Schneider, auch von Psychoanalytikern bis in die neunziger Jahre nicht offen kritisiert worden, da es sich bei dem Buch um einen »sakrosankten Demokratietext der deutschen Nachkriegsgesellschaft« handelte.[67] Es war wohl

63 Ebd., S. 37.
64 Ebd., S. 34f.
65 Ebd., S. 35.
66 Christian Schneider, Die Unfähigkeit zu trauern: Diagnose oder Parole?, in: Mittelweg 36 17 (2008), Nr. 4, S. 69-79, Zitat S. 74, Hervorhebung im Original.
67 Ebd., Zitate S. 76 u. S. 69; ein gewisses Bewusstsein hiervon deutet sich zumindest an, wenn die Mitscherlichs von der »moralischen Pflicht« sprechen, die »Opfer unserer ideologischen Zielsetzung mit zu betrauern«: Mitscherlich / Mitscherlich, Unfähigkeit, S. 35.

auch nicht die logische Stringenz, die den großen Erfolg des Trauerbuchs begründete, sondern vielmehr die Tatsache, dass es ein sich verbreitendes Unbehagen über den Umgang mit der nationalsozialistischen Vergangenheit und den Verdacht des Fortwirkens diesbezüglicher mentaler Prägungen in der Bundesrepublik auf eine griffige Formel brachte. Dies geschah zumal zu einem Zeitpunkt, zu dem bereits jene gesellschaftlichen Konflikte aufbrachen, die sich in der historischen Rückschau symbolisch zu »1968« verdichteten. Die vergangenheitskritische Autorität der Psychoanalyse wurde zudem durch die in mancher Hinsicht begründete, insgesamt aber recht undifferenzierte Wahrnehmung ihrer historischen Opposition zum Nationalsozialismus untermauert, die Mitscherlich glaubwürdig personifizierte.

Die zur Universaltheorie ausgedehnte Psychoanalyse erlaubte es dabei, die These von der misslungenen kollektiven psychischen Verarbeitung der Nazi-Zeit und ihrer Folgen mit einem bunten Sammelsurium anderer gesellschaftskritischer Diagnosen in Verbindung zu bringen, die Mitscherlich zum Teil bereits in seinen vorangegangenen Publikationen formuliert hatte: politische Apathie und fehlende »libidinöse Besetzung« der Demokratie als einer aufgezwungenen Regierungsform; stattdessen Fixierung auf wirtschaftlichen Wiederaufbau und »Gefühlsstimulierung im Konsumbereich«; daraus resultierend eine Entwicklung zur »gemildert autoritären Staatsform« im Gewand der Großen Koalition und ein Mangel an »schöpferischen Talenten« und »produktiven Phantasien« in der Politik; politisch zudem eine »Isolierung nach außen« aufgrund der Unfähigkeit, die außenpolitischen Folgen der deutschen Kriegsführung anzuerkennen, sowie eine fehlende »Urbanität« und eine »auffällig linkische Art in der Entscheidung von Takt- und Geschmacksfragen«, erkennbar etwa an Adenauers Ernennung von Hans Globke zum Leiter des Bundeskanzleramtes; eine allgemeine »Ich-Entleerung« einerseits, die sich »auf drastische Weise« zeige in der »Unfähigkeit, beim Wiederaufbau der Städte neue Konzepte zu verwirklichen oder auch bei der Planung unserer Schulen«; ein durch den Nationalsozialismus endgültig besiegelter Verlust an traditionellen Identifikationsmöglichkeiten andererseits, der nur noch »äußerliche Gewohnheitselemente, Verhaltensmuster und Konformismen« übriggelassen habe, die sich unter der Parole »Keine Experimente« – dem Wahlkampfslogan der CDU von 1957 – zusammenfassen lasse.[68]

In ihrer Vorbemerkung fassten die Mitscherlichs die »aufklärerische Absicht« ihres Buches schließlich dahingehend zusammen, dass sie die »Chancen für den freundlichen Deutschen zu vermehren« trachteten, der, wie etwa im Straßenverkehr zu beobachten sei, im »eigenen Land keinen zwingenden

68 Mitscherlich / Mitscherlich, Unfähigkeit, S. 18-21.

Vorbild-Charakter« habe.[69] Es verwundert nicht, dass viele Rezensenten Mühe hatten, der psychoanalytischen Argumentation der Mitscherlichs zu folgen, die all diese Beobachtungen zwischen Weltpolitik und aggressiven Autofahrern, zwischen den Menschheitsverbrechen der Vergangenheit und den politischen Unzulänglichkeiten der Gegenwart auf ein kollektiv-, um nicht zu sagen völkerpsychologisches Grundprinzip zurückzuführen versuchte. Dennoch überwog die Überzeugungskraft zahlreicher scharfer Einzelformulierungen, die, so etwa die *Frankfurter Rundschau*, eine »plötzliche Evidenz« hervorriefen, die »gelegentlich schockartig wirken« konnte.[70] Diese Evidenzerlebnisse beruhten dabei möglicherweise auch darauf, dass ausländische wie inländische Beobachter in den beiden vorangegangenen Jahrzehnten immer wieder eine auffällige Unsicherheit und Unbeholfenheit der Deutschen im öffentlich-politischen Raum registriert hatten.[71]

Die Unfähigkeit zu trauern trug wesentlich dazu bei, das Bild von der Psychoanalyse als einer aufklärerischen, potentiell gesellschaftskritischen Wissenschaft von der menschlichen Subjektivität über den engeren Umkreis akademisch-intellektueller Debatten hinaus einer breiteren Öffentlichkeit zu vermitteln. Diese politische Aufladung verschärfte den Kontrast zum Gros der akademischen Psychologie und ihrem Selbstverständnis als wertneutraler empirisch-experimenteller Wissenschaft, das dabei zeitgleich zunehmend in die Kritik geriet. 1965 sah der marxistisch orientierte Philosoph Wolfgang Fritz Haug in der »scheinbaren Desinteressiertheit reiner Theorie« an Ideologie und Sinnfragen eine bloße Verschleierung der Tatsache, dass die Psychologie technisches Herrschaftswissen bereitstelle, um den für das Funktionieren der Individuen im Faschismus wie im Kapitalismus notwendigen Sozialcharakter des »Außengeleiteten« hervorzubringen.[72] Dieser Ansicht

69 Ebd., S. 10f. Zum zeitgenössisch gängigen Verweis auf die Probleme des Straßenverkehrs als Argument für die Ausweitung psychologischer Expertise im Rahmen der Gesellschaftssteuerung siehe auch oben, Kapitel 3.3.

70 Freimüller, Alexander Mitscherlich, S. 309f. Freimüller führt die überwiegend positive Rezeption des Buches darauf zurück, dass die Mitscherlichs »bereits gesichertes gesellschaftliches Wissen« ansprachen; diese Aussage müsste vielleicht auf die meinungsbildenden bürgerlich-liberalen Schichten eingegrenzt werden, die, wie argumentiert worden ist, mit vergleichbaren Gesellschaftsdiagnosen seit Ende der fünfziger Jahre vermehrt in Berührung kommen konnten.

71 Till van Rahden, Clumsy Democrats: Moral Passions in the Federal Republic, in: German History 29 (2011), S. 485-504.

72 Wolfgang Fritz Haug, Ideologische Komponenten in den Theorien über den Faschismus, in: Das Argument Nr. 33, 1965, S. 1-7, hier S. 1f. Als exemplarischen Exponenten dieser Form der Psychologie nannte Haug nicht zufällig ihren prominentesten Vertreter Peter Hofstätter, der es in *Gruppendynamik* als ein Ziel der psychologischen Gruppenforschung bezeichnet hatte, die »Maschine [zu] entstören«, d. h. psychologisch bedingte Probleme und Spannungen in sozialen Organisationen zu verringern (Originalzitat in Hofstätter, Gruppendynamik, S. 42.).

war dann vier Jahre später auch eine Mehrheit auf dem studentischen »Kongreß kritischer und oppositioneller Psychologen« in Hannover, und so wurde konsequenterweise eine Resolution verabschiedet, in der die Zerschlagung der Psychologie als einer unabänderlich positivistisch-bürgerlichen Herrschaftswissenschaft gefordert wurde.[73]

Zur Zerschlagung der Psychologie kam es offensichtlich nicht. Doch sahen sich BDP und DGfPs 1972 in einer öffentlichen Stellungnahme zur Frage einer stärkeren Berücksichtigung der Psychoanalyse im Psychologiestudium immerhin gezwungen, die anscheinend weitverbreitete Vorstellung zurückzuweisen, nach der eine »gute« Psychoanalyse »im Menschen den Partner« sehe und seiner »Emanzipation und Mündigkeit« diene, während eine »böse« Psychologie den »Menschen zum ›entfremdeten‹ und manipulierten Objekt herabwürdige«.[74] Hinzu kam, dass das von der Mehrheit der Psychologiestudenten angestrebte »helfende« Arbeitsfeld der Psychotherapie bis in die siebziger Jahre weitgehend identisch mit psychoanalytisch-tiefenpsychologischer Psychotherapie war. Zumindest in dieser Hinsicht gelang es der Universitätspsychologie jedoch in Form der Etablierung von Gesprächs- und Verhaltenstherapie, das Monopol der Psychoanalyse aufzubrechen.[75]

Es sei hier dahingestellt, inwiefern das Buch der Mitscherlichs ursächlich zu einer vermeintlich intransigenten und kollektiven moralischen Verurteilungshaltung der »68er-Generation« gegenüber der nationalsozialistisch belasteten Elterngeneration beigetragen hat, wie es seit Anfang der neunziger Jahre den Mitscherlichs wie auch der Frankfurter Schule häufiger vorgeworfen wurde.[76] Festhalten lässt sich hingegen eine tiefgreifende Ambivalenz,

73 Die Resolution sowie eine Gegenresolution, die zur Entwicklung einer »kritischen Psychologie« auffordert, sind abgedruckt in Holzkamp, Kritische Psychologie, S. 220-224.

74 Stellungnahme der Ausbildungskommission des BDP und der Ständigen Planungskommission für die Hochschulausbildung in der Psychologie der DGfP zur Einordnung der Psychoanalyse in die Diplom-Ausbildung im Fach Psychologie, in: Psychologische Rundschau 23 (1972), S. 297 f. Zur innerfachlichen Debatte um die Politisierung der Psychologie, die sich von der Frage der konkreten politischen Stellungnahme über die moralische Verantwortung des Wissenschaftlers bis zur historisch-gesellschaftlichen Bedingtheit psychologischer Forschung erstreckte, vgl. Theo Hermann, Zur Lage der Psychologie, in: Psychologische Rundschau 24 (1973), S. 1-19, hier S. 10 f.

75 Siehe oben, Kapitel 3.5.

76 Für eine Zusammenfassung dieser Debatten vgl. Freimüller, Alexander Mitscherlich, S. 314 f. u. S. 318-321. Freimüller übernimmt dort diese Deutung der vergangenheitspolitischen Rezeption der Frankfurter Schule und der Mitscherlichs durch die 68er von Friedrich H. Tenbruck und Clemens Albrecht bzw. von Christian Schneider. Das ist historisch insofern problematisch, als die Ausführungen der betreffenden Autoren in diesem Punkt nicht quellengestützt sind, sondern gleichsam atmosphärisch erinnert werden und im Falle Tenbrucks eher dem Genre der politischen Essayistik zuzuordnen sind; vgl. auch Tenbrucks posthum publizierten

die der Psychologisierung der NS-Vergangenheit zu eigen war: Denn der *Unfähigkeit zu trauern* war auch eine »verborgene Dimension des ersehnten Schlussstrichs« zu eigen, insofern sie eine endgültige therapeutische »Bewältigung« dieser Vergangenheit in Ausblick stellte.[77] Und wenngleich es spekulativ bleiben muss, inwiefern diese interpretatorische Feinheit eine rezeptorische Rolle spielte: Auch die These der Mitscherlichs von der determinierten, unbewussten Qualität des Verdrängungsprozesses enthielt ein exkulpatorisches Moment.

Adorno hingegen war der Ansicht, dass die »Tilgung der Erinnerung [...] eher eine Leistung des allzu wachen Bewußtseins als dessen Schwäche gegenüber der Übermacht unbewußter Prozesse« sei.[78] Für ihn konnte die psychoanalytische »Wendung aufs Subjekt« ohnehin nur eine Art provisorische, individualpädagogische »Schutzimpfung« gegen rassistische Vorurteile und faschistische Propaganda darstellen, ergänzend zur historisch-soziologischen Aufklärung.[79] Der Faschismus selbst hingegen lasse sich »nicht wesentlich aus subjektiven Dimensionen« ableiten, sondern letztlich nur aus der nach wie vor bestehenden ökonomischen Grundstruktur der verwalteten kapitalistischen Gesellschaft, die erst massenhaft jene unmündigen Subjekte hervorbrachte, die anfällig für autoritäre und totalitäre Regierungsformen waren.[80] Es sei noch angemerkt, dass Adorno von der populärkulturellen Verbreitung der Psychoanalyse, wie er sie in den Vereinigten Staaten beobachtet hatte, ohnehin niemals eine hohe Meinung gehabt hatte. In den *Minima Moralia*, überwiegend im kalifornischen Exil verfasst und 1951 publiziert, befand er: »Seitdem mit Hilfe des Films, der Seifenopern und der Horney die Tiefenpsychologie in die letzten Löcher dringt, wird den Menschen auch die letzte Möglichkeit der Erfahrung ihrer selbst von der organi-

tendenziösen Aufsatz über die »verordnete Vergangenheitsbewältigung« in Albrecht u. a., Intellektuelle Gründung, S. 78-96.

77 Freimüller, Alexander Mitscherlich, S. 314.

78 Adorno, Aufarbeitung, S. 14. Hermann Lübbes bekannte These vom »kommunikativen Beschweigen« der NS-Vergangenheit in der frühen Bundesrepublik verquickt dann gewissermaßen die Deutungen Adornos und der Mitscherlichs, um daraus ganz eigene apologetische Schlüsse zu ziehen: Das Schweigen war demnach ein bewusstes und wissendes, aber notwendig, um den gesellschaftlichen Zusammenhalt und damit den Aufbau eines demokratischen Gemeinwesens zu gewährleisten; Hermann Lübbe, Der Nationalsozialismus im deutschen Nachkriegsbewußtsein, in: Historische Zeitschrift 236 (1983), S. 579-599. Vgl. auch Axel Schildt, Zur Durchsetzung einer Apologie. Hermann Lübbes Vortrag zum 50. Jahrestag des 30. Januar 1933, in: Zeithistorische Forschungen / Studies in Contemporary History, Online-Ausgabe, 10 (2013), H. 1, URL: http://www.zeithistorische-forschungen.de/1-2013/id%3D4679 (abgerufen am 28.9.2014).

79 Adorno, Aufarbeitung, S. 27. Ähnlich im Tenor auch ders., Erziehung nach Auschwitz (1966), in: ders., Erziehung zur Mündigkeit, S. 88-104.

80 Adorno, Aufarbeitung, S. 22 f.

sierten Kultur abgeschnitten.«[81] Schmerzhafte individuelle Selbstreflexion werde durch die schematische Anwendung psychoanalytischer Begrifflichkeiten ersetzt. Doch auch an den professionellen, therapeutisch tätigen Psychoanalytikern ließ Adorno kein gutes Haar, seien diese doch inzwischen dafür zuständig, das gesellschaftlich »verordnete Glück« durchzusetzen und das Individuum durch Förderung seiner »Genußfähigkeit« mit den schlechten Verhältnissen oberflächlich auszusöhnen. Eine wahrhaft »kathartische Methode« hingegen müsste die Menschen zum vollen »Bewußtsein des Unglücks, des allgemeinen und des davon unablösbaren eigenen« bringen und ihnen damit »Scheinbefriedigungen« unmöglich machen.[82]

Es wäre polemisch, die offene Auseinandersetzung mit der Vergangenheit und die gegenwartsbezogene politische Besorgnis um ihr Nachwirken gegeneinander auszuspielen. Aber es ließe sich doch fragen, ob nicht sowohl die psychologisch als auch die soziologisch argumentierende These von der gefährlichen aktuellen Präsenz eines »autoritären Potentials« oder eines »latenten Faschismus« – sei es im »Inneren« der individuellen Psyche, sei es im »Außen« des kapitalistischen Systems – mit dazu beitrug, einer tiefergehenden Befassung mit dem historisch manifesten Nationalsozialismus und dem Holocaust eher aus dem Weg zu gehen.[83] Für die sich nach 1967 politisch

81 Theodor W. Adorno, Minima Moralia. Reflexionen aus dem beschädigten Leben, Frankfurt am Main 2003 (zuerst 1951), S. 72 (Aphorismus Nr. 40: »Immer davon reden, nie daran denken«).

82 Ebd., S. 69 (Aphorismus Nr. 38: »Aufforderung zum Tanz«).

83 Es ist bereits häufig festgestellt worden, dass der sich in der 68er-Bewegung etablierende theoretische Dreischritt von der Abstrahierung des Nationalsozialismus zum Faschismus und der universalisierenden Rückführung des Faschismus auf den Kapitalismus, der dann den eigentlichen zu bekämpfenden Feind darstellte, geeignet war, die Verbrechen Nazideutschlands zum sekundären Phänomen herabzustufen. Hinzu kam ein prekärer, antiimperialistisch begründeter Antizionismus mit unübersehbar antisemitischen Zügen; vgl. Wilfried Mausbach, Wende um 360 Grad? Nationalsozialismus und Judenvernichtung in der »zweiten Gründungsphase« der Bundesrepublik, in: Christina von Hodenberg / Detlef Siegfried (Hg.), Wo »1968« liegt. Reform und Revolte in der Geschichte der Bundesrepublik, Göttingen 2006, S. 15-47, sowie Koenen, Das rote Jahrzehnt, S. 112 f. Koenen merkt jedoch zutreffend an, dass die Totalitarismustheorie für die politische Gegenseite dieselbe Funktion erfüllte, nur dass dort der Kommunismus statt des Kapitalismus zum gegenwärtigen Platzhalter des Nationalsozialismus wurde. Der Psychoanalytiker Reimut Reiche, selbst ehemals führender Akteur in der 68er-Bewegung, diagnostizierte rückblickend gar, die nicht verarbeitete Schuld der gerade erst in der Revolte symbolisch ermordeten Eltern sei dann auf den Kapitalismus – und in einzelnen Fällen auf die Juden selbst – projiziert worden, um das Elternkollektiv und damit die Deutschen unbewusst wieder von der Schuld freizusprechen; Reimut Reiche, Sexuelle Revolution – Erinnerung an einen Mythos, in: Wolfgang Kraushaar (Hg.), Frankfurter Schule und Studentenbewegung. Von der Flaschenpost zum Molotowcocktail 1946-1995, Bd. 3: Aufsätze und Kommentare, Register, Hamburg 1998, S. 150-166, hier S. 165.

schnell radikalisierende Studentenbewegung allerdings zählte Mitscherlich ohnehin zum liberalen Reformlager, mit dem man sich nicht näher zu beschäftigen brauchte.[84] Mitscherlichs Gesellschaftsanalyse war für ihre Zwecke aber auch aufgrund ihrer anthropologischen Grundannahmen als theoretische Referenz ungeeignet. Mitscherlich hielt die Existenz aggressiver Triebregungen im Menschen, die mittels vernünftiger Selbstreflexion und gesellschaftlicher Sublimierungsangebote unter Kontrolle zu halten waren, für mehr oder weniger unabänderlich.[85] Diese Überzeugung eröffnete allenfalls eine friedenspädagogische, aber keine gesellschaftsrevolutionäre Perspektive.

Erst ein Jahrzehnt nach dem Trauer-Buch erschien 1977 mit Klaus Theweleits voluminösen zweibändigen *Männerphantasien* der erste systematische Versuch, die psychische Beschaffenheit des »faschistischen Mannes« auf der Grundlage historischer Quellen psychoanalytisch zu rekonstruieren.[86] Theweleit interpretierte die Ordnungs- und Gewaltphantasien, die er in der rechtsradikalen Freikorps-Literatur der Zwischenkriegszeit vorfand, als Ausdruck eines entwicklungsgehemmten Ichs. Der faschistische Mann dressierte sich demnach aus Angst vor den eigenen, als »weiblich« denunzierten unbewussten (sexuellen) Wünschen und Emotionen einen Körper- und Charakterpanzer männlich-soldatischer Härte und Gefühlskälte an, während in seinem Frauenbild nur die zwei entgegengesetzten Stereotype der kommunistischen Hure und der heroisch-keuschen Mutterfigur vorkamen. *Männerphantasien* wurde akademisch eher reserviert aufgenommen, avancierte aber schnell zum Kultbuch im linksalternativen Milieu und wurde auch in liberalen Leitmedien wie dem *Spiegel* und der *Zeit* ausführlich und wohlwollend gewürdigt.[87]

84 Reiche, Sexuelle Revolution, S. 151, Anm. 2.

85 »Aggression ist eine Grundmacht des Lebens«. Rede von Professor Alexander Mitscherlich zur Verleihung des Friedenspreises des Deutschen Buchhandels, in: Der Spiegel, 13.10.1969, S. 206-212.

86 Klaus Theweleit, Männerphantasien, 2 Bde., Reinbek bei Hamburg 1980 (zuerst Frankfurt am Main 1977/1978). Nicht berücksichtigt werden hier die psychohistorischen Versuche einer psychoanalytischen Ergründung der Persönlichkeit Hitlers, die in den siebziger und achtziger Jahren besonders in den Vereinigten Staaten eine gewisse Popularität erlebten. Dass die psychobiographische Methode in der Bundesrepublik auch zu Zeiten des Psychobooms zumindest akademisch keine relevante Anhängerschaft fand, lässt sich auch aus der Dominanz der Sozialgeschichte als gesellschaftskritischem historiographischem Ansatz erklären; vgl. hier nur Hubertus Büschel, »Shrinking Psychohistory« – Psychoanalyse und Geschichtswissenschaft: Die USA und (West-)Deutschland, in: Rebekka Habermas/Rebekka von Mallinckrodt (Hg.), Interkultureller Transfer und nationaler Eigensinn. Europäische und anglo-amerikanische Positionen der Kulturwissenschaften, Göttingen 2004, S. 123-140, sowie zeitgenössisch die durchaus differenzierte Auseinandersetzung in Hans-Ulrich Wehler (Hg.), Geschichte und Psychoanalyse, Köln 1971.

87 Sven Reichardt, Klaus Theweleits »Männerphantasien« – ein Erfolgsbuch der 1970er-Jahre, in: Zeithistorische Forschungen/Studies in Contemporary History,

Ähnlich wie bei den Mitscherlichs zehn Jahre zuvor, beruhte auch der Erfolg von Theweleits Buch darauf, dass es auf zwar eher konfuse, aber ›zeitgeistig‹ kongeniale Weise eine ganze Reihe von zumindest milieuspezifisch virulenten gesellschaftspolitischen Themen bündelte und unter eine vereinheitlichende, in diesem Fall postmodern aktualisierte psychoanalytische Begrifflichkeit brachte. Themen wie Faschismus, sexuelle Unterdrückung und Geschlechterverhältnisse zählten in der linken Szene fest zum identitätsbildenden Diskursbestand. Die Bemühungen um eine diesbezügliche, auf Selbstveränderung abzielende »Politik in der ersten Person« standen immer schon in engem Zusammenhang mit der weitverbreiteten Neigung zur Psychologisierung eigener und fremder Verhaltensweisen. Theweleits Buch stellte hierfür nun eine »gelehrte Bestätigung und einen theoretischen Anker« bereit.[88] Seine Thesen lassen sich dabei auch als theoretische Beglaubigung dafür lesen, dass die therapeutischen Praktiken, die sich zu dieser Zeit im linksalternativen Milieu schon seit längerem ausgebreitet hatten, eine »antifaschistische« Praxis darstellten.[89] Der Verkaufserfolg von Theweleits Buch beruhte jedenfalls auch darauf, dass die Verknüpfung von Politik und Subjektivität mittels Psychoanalyse zum Zeitpunkt seiner Veröffentlichung bereits seit mindestens einem Jahrzehnt zum festen Repertoire linker Gesellschaftskritik in der Bundesrepublik zählte, wie im weiteren Verlauf der Arbeit gezeigt werden soll.

Fazit

Seit Ende der fünfziger Jahre verabschiedeten sich zahlreiche Vertreter des westdeutschen akademisch-intellektuellen Milieus von der Massenpsychologie Le Bon'scher Prägung. Diese hatte bis dahin als eine Dämonologie der Massen fungiert, mit der sich eine abstrakte Ablehnung sowohl des Nationalsozialismus als auch des Kommunismus begründen und gleichzeitig der gesellschaftliche Führungsanspruch der alten bürgerlichen Eliten erneuern ließ.[90] Dieser intellektuellen Wende lagen dabei ganz unterschiedliche wissenschaftliche und politische Motive zugrunde. Ironischerweise waren die

Online-Ausgabe 3 (2006), Nr. 3, URL: http://www.zeithistorische-forschungen.de/16126041-Reichardt-3-2006 (abgerufen am 1.8.2013); Dagmar Herzog, Die Politisierung der Lust. Sexualität in der deutschen Geschichte des zwanzigsten Jahrhunderts, München 2005, S. 293-299.

88 Reichardt, Theweleits »Männerphantasien«, Zitat Abs. 4. Zugleich war das Buch, so Dagmar Herzog, ein letzter aufrichtiger, aber verzweifelter Versuch, die These, »unterdrückte Sexualität sei die Wurzel allen Übels«, zu retten und zu aktualisieren; Herzog, Politisierung der Lust, S. 299.

89 Siehe Kapitel 7-9 der vorliegenden Arbeit.

90 Vgl. auch oben, Kapitel 3.1.

Bezugnahmen auf die Massenpsychologie noch am stärksten bei denjenigen der hier betrachteten Intellektuellen ausgeprägt, die am deutlichsten auf den Gefahren des Fortwirkens demokratiefeindlicher, autoritärer Mentalitäten insistierten. Mitscherlich – und gelegentlich auch Adorno – interpretierten die von Le Bon beschriebene Masse jedoch als historisch hervorgebrachtes Produkt der gesellschaftlichen Umstände. Damit wurde ein Programm der psychoanalytischen Aufklärung über die Mechanismen der totalitären oder faschistischen Massenmanipulation denkbar, das der Festigkeit demokratischer Einstellungen zugute kommen sollte.

Der allgemeine Abschied von der tradierten Massenpsychologie zugunsten stärker empirisch orientierter Sozialdiagnosen spiegelte sich auch in der gesellschaftspolitisch lagerübergreifend positiven Rezeption der *einsamen Masse* von David Riesman wider. Doch während der Verweis auf die vermeintliche Dominanz der »außengeleiteten« Persönlichkeit von Mitscherlich zur Untermauerung seiner kritischen Einschätzung der Demokratiefestigkeit der Deutschen herangezogen wurde, konnte etwa Helmut Schelsky hieraus den affirmativen Schluss einer weitgehenden Normalität der westdeutschen Verhältnisse ziehen. Eine ähnliche Überzeugung brachte noch viel deutlicher der Psychologe Peter Hofstätter zum Ausdruck, der aufgrund seiner wissenschaftlich-methodischen Orientierung wiederum zugleich ein dezidierter Kritiker der Massenpsychologie war. Insofern zeitigten die sechziger Jahre – aber auch die siebziger Jahre, wie noch zu zeigen sein wird – etliche komplexe und ambivalente politische Umcodierungen psychologischen Wissens.

Von nachhaltiger Wirksamkeit war jedoch die psychoanalytische Interpretation des mentalen Übergangs von der nationalsozialistischen zur bundesrepublikanischen deutschen Gesellschaft, die Alexander und Margarete Mitscherlich 1967 mit der *Unfähigkeit zu trauern* vorlegten. Trotz der Ambivalenzen und theoretischen Probleme, die eine genauere Lektüre offenbart, traf das Buch der Mitscherlichs offenbar den Nerv einer liberalen, reformorientierten Leserschaft. Es erschien zu einem Zeitpunkt, zu dem sich zumindest punktuell bereits eine kritische öffentliche Auseinandersetzung mit der nationalsozialistischen Vergangenheit etabliert hatte. Die großen Widerstände, auf die diese gleichzeitig weiterhin stieß, schienen nun einer wissenschaftlichen Analyse und Behandlung zugänglich, die zudem Abhilfe für eine ganze Reihe von politischen und kulturellen Gegenwartsproblemen versprach.

6 Die Neue Linke, der Freudomarxismus und die Politisierung der Subjektivität

Anlässlich der Debatte um Jonathan Littells Erfolgsroman *Die Wohlgesinnten*, der aus der Ich-Perspektive die Biographie eines fiktiven SS-Offiziers erzählt, erklärte Klaus Theweleit den Lesern der *Frankfurter Allgemeinen Zeitung* noch einmal, aus welchem Grund er seine *Männerphantasien* geschrieben habe, deren Thesen er bei Littell überzeugend bestätigt fand. Er habe die »Psychophysis« seiner Eltern ergründen wollen, die, obgleich weder überzeugte Nazis noch Mittäter, den jüdischen Opfern des Nationalsozialismus gleichgültig und mitleidlos gegenüberstanden: »Und was davon steckte, bitte schön, in einem selbst? Mir ist bis heute unverständlich, warum nicht alle Kinder meiner Generation mehr oder weniger Psychoanalytiker wurden.«[91] Tatsächlich sind nicht alle »68er« Psychoanalytiker geworden. Die (Wieder-) Entdeckung des gesellschaftskritischen Potentials der Psychoanalyse stellte jedoch neben der Renaissance des Marxismus ein wesentliches Element der buntscheckigen »Denkmodelle der 68er-Bewegung« dar.[92]

Der Sozialpsychologe und ehemalige Hannoveraner SDSler Alfred Krovoza ist rückblickend gar der Meinung, dass die intensive Rezeption psychologischer und psychoanalytischer Theorien mehr über die Beweggründe »des antiautoritären Protests und der politischen Mobilisierung der 68er-Zeit« aussage als marxistische Gesellschaftstheorie und sozialrevolutionäres Pathos.[93] Allerdings standen diese Beweggründe, wie zu zeigen sein wird, häufig nur noch in einem vagen und abstrakten Zusammenhang mit der Besorgnis um einen fortwirkenden Antisemitismus und dem Verlangen nach offener Auseinandersetzung mit der nationalsozialistischen Vergangenheit. Diese Motive waren, wie argumentiert worden ist, grundlegend für die seit etwa 1960 verstärkten Bemühungen, eine demokratiepädagogisch wirksame politische Psychologie zu entwickeln, und sie hatten auch entscheidend zum Aufschwung psychoanalytischer Gesellschaftskritik beigetragen. In der sich formierenden studentischen Protestbewegung der späten sechziger Jahre wurden sie jedoch von subjektiv drängenderen, gegenwartsbezogenen politischen Ansprüchen überlagert, die gleichfalls nahelegten, psychoanalytische bzw. psychoanalytisch beeinflusste Gesellschaftsanalysen zu rezipieren. Diese

91 Klaus Theweleit, Der belgische Hitler-Sohn und der deutsche Überleib, in: Frankfurter Allgemeine Zeitung, 25.4.2008, S. 40.

92 Wolfgang Kraushaar, Denkmodelle der 68er-Bewegung, in: Aus Politik und Zeitgeschichte, B 22-23/2001, S. 14-27.

93 Krovoza, Psychologie und Psychoanalyse, S. 160.

sollen zunächst in ihren theoretischen Inhalten und in ihrer zeitgenössischen Plausibilität untersucht werden.

6.1 Repression, Neue Sensibilität und das psychologische Problem der Autorität: Die Frankfurter Schule als Stichwortgeber des studentischen Protests

Bereits seit den frühen sechziger Jahren spielte in den Debatten der Neuen Linken, die den intellektuellen Wegbereiter der 68er-Bewegung darstellte, die Verbindung von marxistischer Gesellschafts- und psychoanalytischer Subjekttheorie eine wichtige Rolle.[94] Sie sollte es ermöglichen, eine explanatorische Brücke zwischen den objektiven sozialen und ökonomischen Verhältnissen einerseits und der im orthodoxen Marxismus vernachlässigten subjektiven Prägung der durch sie beherrschten Individuen andererseits zu schlagen. In der Bundesrepublik versammelten sich die Vertreter der Neuen Linken vor allem im Sozialistischen Deutschen Studentenbund (SDS), der 1946 als der SPD nahestehender Studentenverband gegründet worden war, aufgrund wachsender politischer Differenzen aber 1961 aus der Mutterpartei ausgeschlossen wurde. Von Bedeutung war auch die aus der situationistischen Künstlergruppe SPUR hervorgegangene Subversiven Aktion, die seit Mitte der sechziger Jahre größeren Einfluss im SDS gewinnen konnte.[95]

In der von dem Philosophen Wolfang Fritz Haug herausgegebenen Zeitschrift *Das Argument* wurden frühzeitig zahlreiche für die spätere Studentenbewegung zentrale Themen wie Sexualität, Faschismus, Erziehung und die »Dritte Welt« diskutiert. *Das Argument* war 1959 als Protestorgan gegen die

94 Zur »Neuen Linken«, einem Sammelbegriff für verschiedene politische Bewegungen, die seit Ende der fünfziger Jahre in Westeuropa und Nordamerika in Abgrenzung und als Alternative zur »Alten Linken« der sozialdemokratischen, sozialistischen und kommunistischen Parteien entstand, vgl. hier nur als Überblick Ingrid Gilcher-Holtey, Die 68er Bewegung. Deutschland – Westeuropa – USA, 3. Aufl., München 2005, Kap. I, sowie Michael Schmidtke, Der Aufbruch der jungen Intelligenz. Die 68er-Jahre in der Bundesrepublik und den USA, Frankfurt am Main 2003.

95 Zum SDS in den sechziger Jahren vgl. Siegward Lönnendonker / Bernd Rabehl / Jochen Staadt, Die antiautoritäre Revolte. Der Sozialistische Deutsche Studentenbund nach der Trennung von der SPD, Band 1: 1960-1967, Wiesbaden 2002; zur Subversiven Aktion siehe die zeitgenössischen Textsammlungen von Albrecht Goeschel (Hg.), Richtlinien und Anschläge. Materialien zur Kritik der repressiven Gesellschaft, München 1968; Frank Böckelmann / Herbert Nagel (Hg.), Subversive Aktion. Der Sinn der Organisation ist ihr Scheitern, Frankfurt am Main 1976, sowie die Biographie von Dieter Kunzelmann, einem ihrer wichtigsten Protagonisten: Aribert Reimann, Dieter Kunzelmann. Avantgardist, Protestler, Radikaler, Göttingen 2009.

atomare Aufrüstung gegründet worden und später redaktionell eng mit dem West-Berliner SDS verbunden. Bereits 1962/63 widmeten sich gleich mehrere Ausgaben dem Thema »Emanzipation der Frau«, und in diesem Zusammenhang wurden Fragen nach dem Zusammenhang zwischen Sexualität und Herrschaft auch psychoanalytisch durchleuchtet.[96] »Unsere Säulenheiligen«, so Jürgen Werth, der als Soziologiestudent an der FU Berlin 1963 zur Argument-Redaktion stieß, »hießen Freud, Horkheimer, Marcuse – und der junge Marx. Kaum Engels, kaum Lenin.«[97] Reimut Reiche, Mitglied im Argument-Club, in dem die Themen der gleichnamigen Zeitschrift erarbeitet wurden, und späterer Bundesvorsitzender des SDS, erinnert sich an das »identitätsstiftende Hochgefühl«, das sich in der ersten Hälfte der sechziger Jahre bei der Neuaneignung der während des Nationalsozialismus abgebrochenen marxistischen und psychoanalytischen Denktraditionen einstellte.[98]

Die Bezugnahme auf die frühen Schriften Marx' weist darauf hin, dass die Neue Linke in der Kritik der kapitalistischen Produktionsverhältnisse einen stärkeren Akzent auf den Begriff der Entfremdung setzte als auf den der Ausbeutung. Letzterer schien angesichts eines expandierenden Wohlfahrtsstaats und der breiten gesellschaftlichen Teilhabe an der Konsum- und »Überflussgesellschaft« (John Kenneth Galbraith) in der Nachkriegszeit immer weniger geeignet, einen Ansatz für politische Mobilisierung zu bieten. Hatte die »Masse« in der bürgerlichen Sozialdiagnose ihren Schrecken verloren, da sie ökonomisch domestiziert worden zu sein schien, so schwanden auf Seiten der marxistischen Linken aus demselben Grund die Hoffnungen, aus ihr könnten noch revolutionäre Impulse hervorgehen. Das Proletariat schien zu sehr in das kapitalistische System integriert zu sein, sodass die Aufgabe, als »revolutionäres Subjekt« zu wirken, von der Neuen Linken nun in erster Linie einer kritischen jungen Intelligenz angetragen wurde. Damit einher gingen eine theoretische Öffnung des Marxismus zur Psychoanalyse und zum Existentialismus sowie die Auffassung, dass die sozialistische Transformation der Gesellschaft auch oder gar zuvörderst im kulturellen Bereich und an den Entfremdungserscheinungen der konkreten privaten und sozialen Lebens-

96 Das Argument Nr. 22, 1962: Emanzipation der Frau (I). Zur Problematik von Sexualität und Herrschaft; Das Argument Nr. 23, 1962: Emanzipation der Frau (II). Zur Problematik von Sexualität und Herrschaft; Das Argument Nr. 24, 1963: Sexualität und Herrschaft (III). Für einen thematischen Überblick vgl. Das Argument Nr. 55, 1969, Register I-XI (1959-1969), dort zum Themenbereich »Psychoanalyse, Sexualität und Herrschaft« S. 63-66. Zum Verhältnis zwischen *Argument*-Redaktion und SDS siehe Lönnendonker u. a., Revolte, S. 97-99 u. S. 225 f.

97 Mosler, Was wir wollten, S. 223.

98 Reiche, Sexuelle Revolution, S. 150 f. Auch Peter Schneider verweist auf die theoretische Pionierarbeit, die im Argument-Club geleistet wurde, was ihm jedoch erst rückblickend deutlich geworden sei. Als er selbst Mitte der sechziger Jahre im Argument-Club vorbeischaute, habe ihn der »Ernst einer Sekte« frösteln lassen, der dort verbreitet wurde und ihn fernbleiben ließ; Schneider, Rebellion, S. 74.

welt der Menschen anzusetzen habe. Daraus ergaben sich unter anderem Versuche, »neue Kommunikations- und Lebensformen antizipatorisch und experimentell« zu erproben, um auf diese Weise subkulturelle Keimzellen einer gesellschaftsverändernden »Gegenmacht« zu bilden.[99]

Besonders in Deutschland orientierten sich Neue Linke und Studentenbewegung auch an der Kritischen Theorie, dem Ideenbestand der Frankfurter Schule.[100] Mit Horkheimer und Adorno wirkten zwei ihrer prominentesten, aus der Emigration zurückgekehrten Vertreter in Deutschland, und ihre Lehrveranstaltungen übten bereits in den fünfziger Jahren eine bis zur Ehrfurcht reichende Faszination auf die teilnehmenden Studenten aus. Hinzu kam, dass sich die Vertreter der Frankfurter Schule bereits seit etwa 1930, als Horkheimer die Leitung des IfS übernahm, darum bemüht hatten, den Marxismus zu aktualisieren und weiterzuentwickeln. Dazu gehörte unter anderem, den marxistischen Primat der Ökonomie – der »Basis« – für die Erklärung gesellschaftlicher Entwicklungen zu relativieren, um dafür die Eigendynamik des staatlich-institutionellen wie auch des kulturellen »Überbaus« hervorzuheben und Letzteren unter anderem mithilfe psychoanalytischer Kategorien zu analysieren.[101]

Zu den wichtigsten intellektuellen, Marx und Freud gesellschaftstheoretisch amalgamierenden Stichwortgebern der studentischen Protestbewegung zählte Herbert Marcuse. Marcuse, ehemaliger Heidegger-Schüler und 1933 in der Emigration zum IfS gestoßen, war im Gegensatz zu Horkheimer und Adorno nicht dauerhaft nach Deutschland zurückgekehrt. Er wurde dennoch von den Studenten der Freien Universität wie der »Messias eines neuen Zeitalters« begrüßt, als er dort 1967 eine Vortragsreihe abhielt.[102] Der von Marcuse entwickelte Begriff der »Repression«, so Reimut Reiche, avancierte zur »Einheit stiftenden Zentralkategorie der Studentenbewegung«, da er versprach, die ökonomische Kategorie der Ausbeutung mit psychoanalytischen

99 Gilcher-Holtey, Die 68er Bewegung, S. 15 f.

100 Hierzu und zum Folgenden Ingrid Gilcher-Holtey, Kritische Theorie und Neue Linke, in: dies. (Hg.), 1968 – Vom Ereignis zum Gegenstand der Geschichtswissenschaft, Göttingen 1998, S. 168-187; Kraushaar, Frankfurter Schule und Studentenbewegung; Wiggershaus, Frankfurter Schule, S. 676-705; Albrecht u. a., Intellektuelle Gründung, Kap. 11.

101 Zusammenfassend: Gilcher-Holtey, Kritische Theorie. Für eine theoretische Diskussion aus psychoanalytischer Sicht vgl. Rath, Begehren und Aufbegehren. Ausführlich zur Geschichte der Frankfurter Schule Wiggershaus, Frankfurter Schule; Jay, Dialektische Phantasie; Demirovic, Der nonkonformistische Intellektuelle. Zu den bereits in den Jahren vor dem Ersten Weltkrieg einsetzenden Bemühungen um eine politische Nutzbarmachung der Psychoanalyse, die insbesondere in anarchistisch-avantgardistischen sowie jugendbewegt-sozialistischen Kreisen verfolgt wurde, vgl. hier nur Jensen, Utopie der Authentizität.

102 Kraushaar, Achtundsechzig, S. 70. Zu Marcuses intellektueller Biographie vgl. Wiggershaus, Frankfurter Schule, S. 113-122.

Konzepten wie den Triebansprüchen, der Bedürfnisentwicklung und der Triebunterdrückung in Verbindung zu bringen.[103]

Marcuses Hauptwerk *Eros und Kultur*, in dem er seine psychoanalytische Kulturtheorie entfaltet, war bereits 1957 bei Klett veröffentlicht worden. Es wurde jedoch erst in der 1965 bei Suhrkamp erschienenen Neuauflage unter dem an den soziologisierten zeitgenössischen Sprachgebrauch angepassten Titel *Triebstruktur und Gesellschaft* zum Verkaufserfolg.[104] Marcuse argumentierte darin auf psychoanalytischer Grundlage gegen Freud, dass die Erhaltung von Kultur und Zivilisation nicht notwendig auf der Unterdrückung der menschlichen Triebe beruhe, sondern dass es auch eine nicht-repressive Sublimierung gebe, d. h. nicht-destruktive, kulturell und sozial positiv wirksame Formen einer befreiten Libido. Der technisch-ökonomische Fortschritt mache es möglich, das weitgehend überflüssig gewordene, nur noch durch Herrschaftsinteressen aufrechterhaltene gegenwärtige Maß an entfremdeter Arbeitsleistung und die dadurch erzwungene Triebunterdrückung auf ein Minimum zu reduzieren. Dadurch könnte sich ein gesellschaftliches Feld für das »freie Spiel individueller Bedürfnisse und Fähigkeiten« eröffnen, in dem eine von der Reduktion auf die fortpflanzungsfixierte genitale Sexualität befreite Libido zu einer »Reaktivierung aller erogenen Zonen« und einem »Wiederaufleben der prägenitalen polymorphen Sexualität«, kurz: zu einer »Erotisierung der Gesamtpersönlichkeit« führen würde.[105]

In seinem rund zehn Jahre später erschienenen zweiten Buch *Der eindimensionale Mensch* stellte Marcuse seine triebtheoretisch begründete Befreiungstheorie dann in den Zusammenhang der Analyse der »totalitären Züge« der fortgeschrittenen Industriegesellschaften, die durch eine allgegenwärtige »Manipulation der Bedürfnisse« eine »nicht-terroristische ökonomisch-technische Gleichschaltung« betrieben.[106] Da die breite »Volksbasis« inzwischen

103 Reiche, Sexuelle Revolution, S. 155. Reiche begann 1973 am Sigmund-Freud-Institut eine professionelle Ausbildung zum Psychoanalytiker, hatte jedoch bereits 1968 mit *Sexualität und Klassenkampf. Zur Kritik repressiver Entsublimierung* einen wichtigen theoretischen Beitrag zur psychoanalytischen Kapitalismuskritik vorgelegt, auf die im weiteren Verlauf der Arbeit noch an verschiedener Stelle Bezug genommen wird.

104 Herbert Marcuse, Triebstruktur und Gesellschaft. Ein philosophischer Beitrag zu Sigmund Freud, Frankfurt am Main 1965. Der amerikanische Originaltitel von 1955 lautete *Eros and Civilisation.*

105 Ebd., S. 197-199. Als zentraler Bezugspunkt für Marcuses Entfremdungsbegriff und seine Utopie der Versöhnung von Vernunft und Sinnlichkeit dienten dabei weniger Marx als vielmehr Schillers Briefe *Über die ästhetische Erziehung des Menschen*, die gewissermaßen mit Freud neu gelesen wurden; vgl. ebd., S. 178-194.

106 Herbert Marcuse, Der eindimensionale Mensch. Studien zur Ideologie der fortgeschrittenen Industriegesellschaft, Neuwied/Berlin 1970 (zuerst 1967), Zitate S. 18 u. S. 23. Das amerikanische Original *The One-Dimensional Man* war 1964 erschienen.

vollständig in dieses System integriert und von ihr daher kein Widerstand zu erwarten sei, könne eine revolutionäre Opposition der »Großen Weigerung« allenfalls noch von den Geächteten und Außenseitern der sozialen Randgruppen ausgehen.[107] Neben der »Repression« und der »Großen Weigerung« prägte Marcuse dann noch das Schlagwort von der »Neuen Sensibilität«, das wiederum für Peter Mosler das Wesen der Studentenrevolte auf den Begriff brachte. Denn diese sei als ein Aufstand gegen die »technokratische Gesellschaft der Leistung und des Überflusses« zu verstehen, deren internalisierte Autorität im »psychischen Haushalt der Bürger« zu entdecken gewesen sei.[108]

Welcher Slogan der politischen Philosophie Marcuses auch immer der wirkungsvollste gewesen sein mag: Es sei, so der Psychotherapeut Herbert Will rückblickend 1985 im *Kursbuch*, ironischerweise Marcuses Kritik an der »technologischen Aufhebung des Individuums« in den technokratisch-rationalen Gegenwartsgesellschaften gewesen, die seit Mitte der sechziger Jahre die »Sehnsucht nach einer therapeutischen Rettung des Subjekts« begrifflich einfing und »viele von uns zur Teilhabe an [der] Therapiegesellschaft veranlaßte«. Ironischerweise deshalb, weil aus Wills Sicht Mitte der achtziger Jahre deutlich geworden war, dass das ubiquitäre therapeutische Hilfsversprechen und die therapeutische Betreuung jener, die zu den »unordentlichen Gestalten der nicht Leistungsfähigen« zählten, eine ähnliche systemstabilisierende Funktion erfüllten, wie Marcuse sie der Scheinbefreiung einer »repressiv entsublimierten Sexualität« zugeschrieben hatte.[109]

Marcuse hegte auch eine relativ ungebrochene Sympathie für die studentische Protestbewegung sowohl in den Vereinigten Staaten als auch in Deutschland, während Horkheimer und Adorno den politischen Hoffnungen der Studenten skeptisch, der Radikalisierung ihrer Protestformen und der in ihren Reihen wachsenden Akzeptanz politisch begründeter Gewalt strikt ablehnend gegenüberstanden.[110] Das änderte jedoch nichts daran, dass die Schriften des IfS großen Einfluss auf die Theoriedebatten der Neuen und studentischen Linken der sechziger Jahre hatten. Besonders folgenreich auch hinsichtlich der Politisierung therapeutischer Praktiken sollte der Autoritäts-

107 Ebd., S. 267f. Den Ausdruck »Große Weigerung« hatte Marcuse ursprünglich von dem britischen Mathematiker und Philosophen Alfred North Whitehead im Zusammenhang einer Theorie des Wahrheitsgehalts von Phantasie und Kunst übernommen; ders., Triebstruktur und Gesellschaft, S. 149.

108 Mosler, Was wir wollten, S. 233; Herbert Marcuse, Die neue Sensibilität, in: 1968 – Eine Enzyklopädie. Zusammengestellt von Rudolf Sievers, Frankfurt am Main 2004, S. 344-356 (Auszug aus *Versuch über die Befreiung*, 1969).

109 Herbert Will, Selige Gesundheit. Systeme der Therapiegesellschaft, in: Kursbuch 82, November 1985, S. 9-33, hier S. 12f. Diese Art der Therapie-Kritik wurde allerdings, wie gezeigt werden wird, von Beginn an in den Diskussionen der Neuen Linken formuliert.

110 Ausführlich: Wiggershaus, Frankfurter Schule, S. 676-705.

begriff werden, der in den dreißiger Jahren unter Horkheimers Ägide verstärkt Einzug in die Gesellschaftstheorie des IfS gehalten hatte. Mit ihm habe man, so beklagte sich Adorno kurz vor seinem Tod 1969 in einem Radiogespräch mit Hellmut Becker, in der Folge doch einen »gewissen Unfug« angestiftet.[111]

Der bekannteste Titel ist in diesem Zusammenhang sicherlich *The Authoritarian Personality*.[112] Dabei handelte es sich um eine von Adorno und seinen Mitarbeitern Else Frenkel-Brunswik, Daniel J. Levinson und R. Nevitt Sanford verfasste, an der Universität Berkeley in Kalifornien entstandene Untersuchung. Sie wurde 1950 als umfangreichster und bedeutendster Band in der vom *American Jewish Committee* finanzierten Forschungsreihe *Studies in Prejudice* veröffentlicht.[113] Die aufwendige Untersuchung – an ihr nahmen über 2.000 Personen teil, zumeist Studenten und Mittelschichtsangehörige aus Kalifornien – war während des Krieges gegen das nationalsozialistische Deutschland begonnen worden. Sie beschäftige sich mit der Frage, inwieweit auch die Bevölkerung der Vereinigten Staaten für faschistische Propaganda anfällig war. Im Rückgriff auf ein breites methodisch-begriffliches Arsenal aus empirischer Sozialpsychologie, Psychoanalyse und Soziologie entwickelten die Autoren zu diesem Zweck die sogenannte F-Skala, mit der das »potentiell faschistische Individuum« identifiziert werden sollte. Dieses zeichnete sich vor allem durch antisemitische und allgemein abwertende Vorurteile gegenüber gesellschaftlichen Minderheiten sowie antidemokratische Einstellungen aus.[114]

Eine wesentliche psychische Eigenschaft des potentiellen Faschisten war der »Autoritarismus«, d.h. die »allgemeine Disposition zur Glorifizierung, zu unterwürfiger und unkritischer Haltung gegenüber Autoritäten der Eigengruppe und zu Strafsucht gegenüber Angehörigen anderer Gruppen im Namen irgendeiner moralischen Autorität«.[115] Damit zusammen hing der »Konventionalismus«, die unreflektierte Unterwerfung unter die herrschenden gesellschaftlichen Verhaltensnormen, die sich mit dem aggressiven

111 Theodor W. Adorno, Erziehung zur Mündigkeit (1969), in: ders., Erziehung zur Mündigkeit, S. 133-147, hier S. 139.

112 Die Ausdrücke »Persönlichkeit« und »Charakter« ließen sich zwar begriffsgeschichtlich und semantisch differenzieren, werden im Folgenden aber austauschbar verwendet, da dies auch dem Gebrauch in den Quellen entspricht.

113 Theodor W. Adorno / Else Frenkel-Brunswik / Daniel J. Levinson / R. Nevitt Sanford, The Authoritarian Personality, New York 1950; im Folgenden zitiert nach der deutschen Übersetzung: Theodor W. Adorno, Studien zum autoritären Charakter. Übersetzt von Milli Weinbrenner, Frankfurt am Main 1973 (Adornos Co-Autoren werden hier im Haupttitel nicht genannt, der übersetzte Text beschränkt sich auch auf die von Adorno (mit-)verfassten Teile der Untersuchung). Zur Entstehung der *Studies in Prejudice* vgl. Wiggershaus, Die Frankfurter Schule, S. 454-478.

114 Adorno, Studien zum autoritären Charakter, S. 2, zur F-Skala Kap. II.

115 Ebd., S. 45.

Wunsch nach harter Bestrafung jener verband, die von diesen Normen abwichen.[116] Adornos These wird allerdings nur unvollständig wiedergeben, wenn etwa Rolf Wiggershaus anmerkt, dass es sich bei diesen Normen um »konventionelle Mittelschichten-Werte wie äußerlich korrektes und unauffälliges Benehmen und Aussehen, Tüchtigkeit, Sauberkeit, Erfolg« handelte.[117] Die Verbreitung verkürzter Deutungen ähnlicher Art waren vermutlich auch eine Ursache für den von Adorno festgestellten Unfug, der mit dem Autoritätsbegriff betrieben worden sei. Der Konventionalismus sei nämlich, so Adorno, zu unterscheiden »von der bloßen Anerkennung herkömmlicher Werte«. Sei diese »Ausdruck eines voll ausgebildeten Gewissens«, so bestehe keine zwangsläufige Verbindung zu antidemokratischen Einstellungen, sie könne im Gegenteil sogar »Widerstand gegen Gewalt und Verbrechen hervorrufen, die den Faschismus im fortgeschrittenen Stadium kennzeichnen«. Das potentiell faschistische »konventionalistische Individuum« hingegen vertrat konventionelle Werte nur deshalb, weil sie die Normen der »Kollektivmacht« darstellten. Da es jedoch »guten Gewissens dem Diktat äußerer Mächte« folge, »wo immer sie es hinführen«, könne es problemlos »seinen moralischen Kodex gegen einen ganz anderen austauschen«.[118]

Von größerem Einfluss auf die Studentenbewegung waren allerdings die Schriften des Instituts für Sozialforschung, die in der Vorkriegszeit entstanden waren und eine sehr viel deutlichere Kapitalismuskritik formulierten als die *Studien zum autoritären Charakter*. Der Begriff der »Autorität« oder des »Autoritären« diente hier dazu, die Stabilität der kapitalistischen Klassenherrschaft trotz massenhaftem Elend und Ausbeutung zu erklären. Gebündelten theoretischen Ausdruck fanden diese Überlegungen in den 1936 vom exilierten IfS in einem Pariser Verlag herausgegebenen *Studien über Autorität und Familie*, insbesondere in den Beiträgen von Horkheimer und von Erich Fromm, der als Psychoanalytiker 1930 die Leitung der sozialpsychologischen Abteilung des IfS übernommen hatte.[119] Horkheimer definierte in seinem Aufsatz Autoritätsverhältnisse als »bejahte Abhängigkeit«, die sich bis hin zur »Unterordnung des alltäglichen Lebens bis in das geheimste Fühlen« auswir-

116 Ebd., S. 47f.

117 Wiggershaus, Die Frankfurter Schule, S. 461.

118 Adorno, Studien zum autoritären Charakter, S. 47f. Hier zeigen sich wiederum die Ähnlichkeiten zu Riesmans Unterscheidung von »Innenleitung« und »Außenleitung« wie auch die unterschiedliche politisch-soziologische Interpretation dieser Kategorien.

119 Zur theoretischen Integration der Psychoanalyse in das IfS und Fromms diesbezügliche Bedeutung siehe Jay, Dialektische Phantasie, S. 113-126; Wiggershaus, Frankfurter Schule, S. 69-75. Marcuses Beitrag zu den *Studien über Autorität und Familie* bestand in einer ideengeschichtlichen Darstellung philosophischer Autoritätstheorien; er zeigte zu dieser Zeit noch kein psychologisches Interesse und hatte sich noch nicht eingehend mit Freud auseinandergesetzt (Jay, Dialektische Phantasie, S. 161).

ke. Autorität in diesem Sinne war jedoch nicht als solche abzulehnen, ihre Beurteilung hing vielmehr von ihrer Funktion im gesamtgesellschaftlichen Gefüge ab. Die – instinktive oder bewusste – allgemeine Unterordnung unter eine Autorität konnte je nach den herrschenden historisch-gesellschaftlichen Umständen »fortschrittliche, den Interessen der Beteiligten entsprechende, der Entfaltung menschlicher Kräfte günstiger Verhältnisse bedeuten« und war dann »objektiv angemessen«. Umgekehrt konnte sie irrational und rückwärtsgewandt sein, wenn sie der künstlichen Aufrechterhaltung von gesellschaftlichen Verhältnissen diente, die den »wirklichen Interessen der Allgemeinheit« zuwiderliefen und unter denen die Menschen um das »ihnen erreichbare Maß an Kräfteentfaltung und Glück« betrogen wurden.[120]

Für Horkheimer stand außer Frage, dass auf die bürgerlich-kapitalistische Gesellschaft der Gegenwart Letzteres zutraf. Der ökonomische Prozess, die »Herstellung und Verteilung aller Lebensgüter«, werde nicht durch »gemeinschaftliche Erwägungen und Beschlüsse« im Interesse aller planvoll und rational gesteuert. Stattdessen betrachteten die Menschen das unkoordinierte Chaos miteinander konkurrierender Privatinteressen und die daraus resultierende, äußerst ungleiche und ungerechtfertigte Verteilung von sozialen Hierarchien, Arbeit und »Glücksgütern des Lebens« als ein unabänderliches Naturschicksal. Diese Unterwerfung habe in früheren Stadien der kapitalistischen Entwicklung der historischen Vernunft entsprochen, insofern sie unter den gegebenen gesellschaftlichen Bedingungen notwendig zur Entfaltung der menschlichen Produktivkräfte gewesen sei. Die vermeintlich unabänderliche Autorität der ökonomischen Ordnung und ihrer Repräsentanten halte sich jedoch weiter in der Gegenwart, in der sie längst zum Hindernis für den Fortschritt geworden sei.[121]

Die psychischen Grundlagen für die irrationale, den eigenen Interessen objektiv widersprechende Unterordnungsbereitschaft wurden nach Horkheimer in der Familie gelegt, die als eine der wichtigsten Erziehungsinstanzen zuständig war für »die Reproduktion der menschlichen Charaktere, wie sie das gesellschaftliche Leben erfordert«.[122] Den Mechanismus dieser Reproduktion zu entschlüsseln, setzte sich Erich Fromm in seinem für die Prägung des Begriffs »autoritärer Charakter« zentralen sozialpsychologischen Beitrag zum IfS-Band zum Ziel.[123] Anders als Horkheimer, Adorno und Marcuse findet Fromm, zu dem insbesondere Adorno immer ein angespann-

120 Max Horkheimer, Allgemeiner Teil, in: Studien über Autorität und Familie. Forschungsberichte aus dem Institut für Sozialforschung, Paris 1936, S. 3-76, Zitate S. 24f. Vgl. zu Entstehung, Inhalt und systematischer Bedeutung der Studien auch Wiggershaus, Frankfurter Schule, S. 171-178.

121 Horkheimer, Allgemeiner Teil, S. 34f. u. S. 40f.

122 Ebd., S. 49f.

123 Erich Fromm, Sozialpsychologischer Teil, in: Studien über Autorität und Familie, S. 77-135.

tes Verhältnis hatte und der sich Ende der dreißiger Jahre im amerikanischen Exil endgültig vom IfS trennte, eher selten als Vordenker der 68er-Bewegung Beachtung.[124] In den politischen Texten Rudi Dutschkes beispielsweise, einem der herausragenden Wortführer der antiautoritären Bewegung, wird sein Name jedoch gleichberechtigt neben dem der anderen genannt.[125] Die Gründer der Kommune 2, auf die noch näher einzugehen sein wird, führten ihn neben Wilhelm Reich und Reimut Reiche als einen der wenigen Psychoanalytiker an, die brauchbare Ansätze für eine »revolutionäre Sozialpsychologie« geliefert hätten.[126]

Ein Autoritätsverhältnis, so Fromm, sei niemals auf bloßen Zwang zurückzuführen, sondern werde immer durch »gefühlsmäßige Beziehungen ergänzt oder verstärkt«, die nur mittels der dynamischen psychologischen Kategorien der freudschen Psychoanalyse zu entschlüsseln seien. Diese »gefühlsmäßige Bindung einer untergeordneten zu einer übergeordneten Person oder Instanz«, in der »immer etwas von Furcht, Ehrfurcht, Respekt, Bewunderung, Liebe und häufig auch Hass« in den unterschiedlichsten Mischungen angelegt sei, erkläre dabei das Moment der Freiwilligkeit und Beständigkeit in der autoritären Fügsamkeit.[127] Die emotional ambivalente, subjektiv als mehr oder weniger freiwillig empfundene Unterwerfungsbereitschaft war aus dieser Sicht das Ergebnis einer Verinnerlichung äußerer Autoritäten in Form des Über-Ichs. Sie begann mit der frühen Kindheit, vollzog sich innerhalb der patriarchalischen Kleinfamilie in erster Linie in der Beziehung zum Vater als dem Repräsentanten der äußeren Autorität und war letztlich entscheidend für die »Produktion der gesellschaftlich erwünschten seelischen Struktur«.[128]

Im Folgenden identifizierte Fromm den autoritären mit dem »sado-masochistischen« Charakter, der sich durch Unterwerfung unter den Stärkeren und aggressive Verachtung des Schwächeren auszeichnete.[129] Aufgrund seiner Ich-Schwäche, d h. seiner aus Passivität und Angst resultierenden Unfä-

124 Zur Biographie Fromms sowie zu seinem Zerwürfnis mit dem IfS vgl. Wiggershaus, Frankfurter Schule, S. 67-75 u. S. 298-307, sowie Jay, Dialektische Phantasie, S. 126-132.

125 Vgl. etwa Rudi Dutschke, Vom Antisemitismus zum Antikommunismus, in: Uwe Bergmann / Rudi Dutschke / Wolfgang Lefèvre / Bernd Rabehl, Rebellion der Studenten oder Die neue Opposition, Reinbek bei Hamburg 1968, S. 58-85, hier S. 58 u. S. 75. Dieser Titel erreichte im Erscheinungsjahr 1968 eine Druckauflage von 170.000 Exemplaren.

126 Kommune 2, Versuch der Revolutionierung des bürgerlichen Individuums. Kollektives Leben mit politischer Arbeit verbinden!, Köln 1971, S. 33.

127 Fromm, Sozialpsychologischer Teil, S. 79 f. u. S. 84.

128 Ebd., S. 84 u. S. 87.

129 Ebd., bes. S. 110-122. Im Grunde stellte Fromm Diederich Heßling, die Hauptfigur aus Heinrich Manns Roman *Der Untertan*, auf eine verallgemeinernde sozialpsychologische Basis. Siehe hierzu auch Jochen Vogt, Diederich Heßlings autori-

higkeit, die eigenen Interessen und Bedürfnisse aktiv und selbstständig durchzusetzen, bedürfe er der Anlehnung an und Unterwerfung unter eine machtvolle Autorität. Die durch den damit einhergehenden Triebverzicht verstärkten Aggressionen hingegen würden verdrängt und auf andere, schwächere oder hierarchisch unterlegene Objekte gerichtet. Die weite Verbreitung dieses Charaktertypus des nach oben Buckelnden, nach unten Tretenden war auf die gesellschaftlichen Verhältnisse zurückzuführen, da – wie auch Horkheimer ausgeführt hatte – die ökonomischen Strukturen des Kapitalismus eine »Undurchschaubarkeit des gesellschaftlichen und damit des individuellen Lebens« und damit eine massenhafte biographische »Zufälligkeit und Hilflosigkeit« hervorbrachten.[130] Die Entstehung der sado-masochistischen, autoritären Charakterstruktur stelle eine psychische Anpassung an diese Hilflosigkeit dar. Letztere werde dabei zuerst innerhalb der patriarchalischen Kleinfamilie reproduziert, insofern die Erwachsenen den Kindern von klein auf als strenge und einschüchternde Instanz gegenübertraten.[131]

Ebenso wie Horkheimer lehnte Fromm nicht Autorität als solche ab, sondern nur die irrationale Autorität einer auf »Interessengegensätzen aufgebauten« Gesellschaft. Ihr stellte er das Ideal der rationalen Autorität in einer auf »Interessensolidarität ihrer Mitglieder« beruhenden Gesellschaft entgegen, die jedem Individuum die »optimale Entfaltung seiner Fähigkeiten« ermöglichte.[132] Wie solche rationalen Autoritätsverhältnisse herbeizuführen seien, blieb freilich eine unbeantwortete Frage.[133] Dennoch war es auch diese zumindest angedeutete, Subjekt und Gesellschaft in direkte Beziehung setzende utopische Perspektive, welche die theoretischen Arbeiten der Frankfurter Schule aus der Vorkriegszeit für die revoltierenden Studenten der späten sechziger Jahre so attraktiv machte. Die soziopsychologische Diagnose einer fremdbestimmten, hilflosen Subjektivität unter den Lebensbedingungen technokratisch-bürokratischer Industriegesellschaften war dabei derjenigen in Mitscherlichs »vaterloser Gesellschaft« nicht unähnlich. Mitscherlich jedoch, der zwar enge Beziehungen zu Horkheimer und Adorno unterhielt, aber einen ganz anderen intellektuellen Hintergrund hatte, eröffnete keine kollektiven politischen Aussichten, sondern konnte als Gegenmittel gegen Entfremdung und Aggressionen letztlich nur an die rationale Selbstreflexion des Individuums appellieren.[134]

tärer Charakter. Marginalien zum *Untertan*, in: Heinz Ludwig Arnold (Hg.), Heinrich Mann. Text+Kritik Sonderband, München 1971, S. 58-69.

130 Fromm, Sozialpsychologischer Teil, S. 117f. u. S. 121f.

131 Ebd., S. 100.

132 Ebd., S. 134f.

133 Wiggershaus, Frankfurter Schule, S. 177.

134 Krovoza/Schneider, Politische Philosophie, S. 641-649. Weitergehende gesellschaftliche Utopien hätten auch, wie bereits angemerkt wurde, im Widerspruch zu Mitscherlichs im Grunde pessimistischer Anthropologie gestanden, die mit

6.2 Der »Prophet des Orgasmus«: Wilhelm Reich und die theoretischen Schwierigkeiten mit der sexuellen Revolution

Neben älteren Arbeiten der Frankfurter Schule entdeckte die Neue Linke in der Bundesrepublik seit etwa 1965 auch die Texte des österreichischen, 1957 im US-amerikanischen Exil verstorbenen Psychoanalytikers Wilhelm Reich wieder, einem der wichtigsten und politisch engagiertesten, inzwischen allerdings weitgehend vergessenen Freudomarxisten der Zwischenkriegszeit.[135] »Lest Wilhelm Reich und handelt danach« lautete 1968 eine leuchtend rote Wandinschrift auf dem Campus der Frankfurter Universität. Die Basisgruppe Psychologie an der Universität Tübingen besetzte als Protest gegen die Notstandsgesetze und die Raumnot der Psychologen ein Gebäude des Luftschutzhilfsdienstes, über dessen Eingang sie ein Schild mit der Aufschrift »Wilhelm-Reich-Institut« aufhängte.[136] Reichs Schriften aus den späten zwanziger und frühen dreißiger Jahren wie *Die Funktion des Orgasmus*, *Charakteranalyse*, *Die Massenpsychologie des Faschismus* oder *Die sexuelle Revolution* waren Bestseller auf dem linken Raubdruckmarkt; er avancierte zum »Propheten des Orgasmus«, auf den sich, so die linke Zeitschrift *Konkret* 1968, »alle Neo-Marxisten, alle Antiautoritären« in Deutschland und Westeuropa beriefen.[137] Er stieß aber auch in bürgerlich-liberalen Kreisen auf Interesse, wie ein ausführlicher und sehr wohlwollender Artikel in der *Zeit*

dem späten Freud einen natürlichen Aggressionstrieb des Menschen annahm. In *Auf dem Weg zur vaterlosen Gesellschaft* bezieht sich Mitscherlich auch nur in zwei kurzen Anmerkungen auf Adorno und Horkheimer (S. 472 u. S. 482) und gar nicht auf Fromm.

135 Zur Reich-Rezeption um 1968 vgl. Kristina Schulz, Lesarten der ›sexuellen Revolution‹, in: Frese u. a., Demokratisierung, S. 121-133; Reiche, Sexuelle Revolution. Für einen biographischen Überblick vgl. den Eintrag zu Wilhelm Reich in Volkmar Sigusch / Günter Grau (Hg.), Personenlexikon der Sexualforschung, Frankfurt am Main / New York 2009.

136 Mosler, Was wir wollten, S. 159 u. S. 60. Vgl. zur Reich-Rezeption in der Studentenbewegung auch Herzog, Politisierung der Lust, S. 195 f.; Reiche, Sexuelle Revolution, S. 158.

137 Claude Valin, Der Prophet des Orgasmus, in: Konkret, Nr. 17, 16. Dezember 1968, S. 12-17; siehe auch Hubert Bacia / Jürgen Werth, Wilhelm Reich – Der Funktionär des Orgasmus, in: Konkret, Nr. 8, 8. April 1969, S. 20-24. Es ist allerdings nicht ganz richtig, wenn ebd., S. 20, behauptet wird, Reichs Werk sei bis dahin »nur in Raubdrucken kleiner Underground-Verlage« verfügbar gewesen. Bereits 1966 hatte die politisch links stehende Europäische Verlagsanstalt *Die sexuelle Revolution* herausgegeben, die allerdings erst 1969 eine zweite Auflage erlebte, 1971 dann aber bereits die achte: Wilhelm Reich, Die sexuelle Revolution. Zur charakterlichen Selbststeuerung des Menschen, 2. Aufl., Frankfurt am Main 1969. In der ursprünglichen Version 1936 unter dem Titel *Die Sexualität im Kulturkampf* erschienen, trug die amerikanische Ausgabe von 1945 dann den Titel *The Sexual*

bezeugt, der 1969 anlässlich der Neuausgaben von *Die Funktion des Orgasmus* und *Die sexuelle Revolution* im Verlag Kiepenheuer & Witsch erschien.[138]

Reich hatte 1931 in Berlin als sexualreformerische Unterorganisation der KPD den Deutschen Reichsverband für Proletarische Sexualpolitik – kurz »Sexpol« – gegründet, wurde jedoch 1933 wegen seines innerparteilich umstrittenen sexualpolitischen Programms aus der KPD ausgeschlossen. Ein Jahr später folgte sein Ausschluss aus der Deutschen Psychoanalytischen Gesellschaft. Reich hatte mit seinen dissidenten wissenschaftlichen und politischen Ansichten schon seit längerem für Unmut unter den orthodoxen Analytikern – allen voran bei Freud selbst – gesorgt. Es erschien den Funktionären der DPG, die sich um die Bewahrung der Psychoanalyse in Deutschland durch ein Arrangement mit den Nationalsozialisten bemühten, nun zudem politisch inopportun, den von den Nazis verfolgten und bereits emigrierten Reich weiter als Mitglied zu führen.[139]

Früher und radikaler als Fromm und Horkheimer hatte Reich die Unterdrückung des sexuellen Trieblebens in der autoritären, patriarchalischen (Klein-)Familie zum grundlegenden psychischen Zurichtungsmechanismus erklärt, durch den massenhaft ängstliche und autoritätshörige, duldend kapitalistisch ausbeutbare Untertanen hervorgebracht würden.[140] Von früher Kindheit an werde »jede lebendig-freiheitliche Regung mit schwerer Angst besetzt«, und aus diesem »sexuellen Denkverbot« resultiere eine »allgemeine Denkhemmung und Kritikunfähigkeit«. Politisch äußere sich dies insbesondere im Kleinbürgertum, aber abgeschwächt auch in der Arbeiterschaft in Form konservativer bis reaktionärer Ansichten. Die unbewusste Unterdrückung der natürlichen sexuellen Regungen führe zum einen zur sadistisch-aggressiven Ersatzbefriedigung des Militarismus. Zum anderen gehe die Sexualverneinung mit einer unlösbaren, sozial abgeschotteten emotionalen Fixierung auf die Familie und besonders die Mutter einher, die im Erwachsenenalter auf größere soziale Einheiten übertragen werde und zu einem aggressiven Nationalismus führe. Zusammengenommen ergab sich

Revolution, der daraufhin auch für die deutsche Neuauflage (oder Rückübersetzung) übernommen wurde.

138 Hans Krieger, Der Mann, der an unsere tiefsten Ängste rührte. Bekämpft, verdammt und nun langsam wiederentdeckt: der abtrünnige Schüler Freuds, Wilhelm Reich, in: Die Zeit, 10.10.1969, S. 15 f.

139 Ausführlich: Karl Fallend / Bernd Nitzschke, Der »Fall« Wilhelm Reich. Beiträge zum Verhältnis von Psychoanalyse und Politik, Gießen 2002.

140 Fromm, Sozialpsychologischer Teil, S. 113, verweist am Rande auf Reichs Überlegungen zum Zusammenhang von Masochismus und autoritärem Charakter, deren »Fruchtbarkeit« jedoch aufgrund der für Reich charakteristischen »physiologistische[n] Überbewertung des sexuellen Faktors [...] recht enge Grenzen gesetzt« seien. Siehe hierzu Wilhelm Reich, Charakteranalyse. Technik und Grundlagen für studierende und praktizierende Analytiker, o. O. 1933 (Selbstverlag des Verfassers).

hieraus für Reich die massenpsychologische Basis für den Aufstieg des Faschismus.[141]

Die sexualfeindliche, repressive Erziehung und die mangelhafte psychische Ablösung der Kinder von den Eltern in der patriarchalischen Kleinfamilie war nach Reich jedoch nicht allein für einen aggressiv-autoritären Sozialcharakter verantwortlich. Sie brachte auch massenhaft psychische Störungen mit sich und war im Grunde verantwortlich für jede Form neurotischer Erkrankung.[142] Im Mittelpunkt der »sexuellen Revolution« musste dementsprechend die Auflösung der repressiven Institution der »Zwangsehe« stehen. Der Zwang zur lebenslangen Monogamie führe zur physiologischen Abstumpfung, zur pathogenen Unterdrückung natürlicher sexueller Wünsche und als deren Folge zum unbewussten Hass der Ehepartner aufeinander. Zudem stellte sie den Kern der autoritären Familie mit den beschriebenen psychischen Auswirkungen dar.[143] Es war wohl diese Verknüpfung anscheinend disparater sozialer, politischer und individualpsychologischer Elemente, von der die Faszination ausging, die Reich auf die Studentenbewegung ausübte. Sie verlieh dem Slogan, dass das Private politisch sei, eine revolutionäre Dimension. Das Aufbegehren gegen eine konservative Sexualmoral, die Flucht aus familiärer Enge und dem als spießig empfundenen (klein-)bürgerlichen Herkunftsmilieu stellten unter dieser theoretischen Perspektive nicht nur individuelle Befreiungsakte dar, sondern konnten als politische Tat gedeutet werden, die an den Grundfesten der kapitalistischen und damit potentiell faschistischen Gesellschaftsordnung rüttelte. Die Beschäftigung mit den eigenen psychischen Problemen konnte zudem ganz allgemein als praktische Gesellschaftskritik verstanden werden.

Ein weiterer Grund für die Attraktivität Reichs könnte gewesen sein, dass seine Kritik der bürgerlichen Ehe und Kleinfamilie im Unterschied zur Frankfurter Schule radikaler und frei von Ambivalenzen war. Für Horkheimer beispielsweise stellte die Familie zwar einerseits auch eine Instanz unmittelbarer autoritärer Sozialisation dar. Andererseits war sie für ihn aber einer der wenigen, wenn nicht der einzige soziale Ort der bürgerlichen Gesellschaft, an dem der Mensch seiner ökonomischen Verdinglichung zeitweilig

141 Wilhelm Reich, Die Massenpsychologie des Faschismus, Wiesbaden 2005, Zitate S. 49 f. u. S. 70 f. Hierbei handelt es sich um eine Neuauflage der 1971 bei Kiepenheuer & Witsch erschienenen Rückübersetzung der überarbeiteten englischsprachigen Version. Das Original war 1933 publiziert worden, um 1965 erschien die *Massenpsychologie* als vermutlich erster Raubdruck der Studentenbewegung überhaupt (vgl. Reiche, Sexuelle Revolution, S. 151). Dies wirft ein Licht auf die komplizierte Überlieferungsgeschichte des Reich'schen Werkes, die hier jedoch vernachlässigt werden kann.

142 Wilhelm Reich, Die Funktion des Orgasmus. Zur Psychopathologie und zur Soziologie des Geschlechtslebens, Leipzig 1927; ders., Charakteranalyse.

143 Reich, Sexuelle Revolution.

entgehen und bedingungslose, nicht durch den Markt vermittelte menschliche Beziehungen und Zuneigung erfahren konnte, insbesondere in Form der Geschlechtsliebe und der mütterlichen Sorge.[144] Und während in der antiautoritären Erziehungsdiskussion um 1968 ein notwendiger Zusammenhang zwischen Kapitalismus und bürgerlicher Familie angenommen wurde, sodass Letztere für das »kapitalistische System« unbedingt »schutzwürdig« sei,[145] sah Horkheimer in den dreißiger Jahren zwischen beiden eine historisch kontingente Verbindung, die sich bereits aufzulösen begann. Da die einst für die Entwicklung des Kapitalismus notwendigen bürgerlichen Werte und Institutionen im gegenwärtigen kapitalistischen Entwicklungsstadium ökonomisch hinderlich wurden, beginne der Staat, die Zeit, die »der Familie wie auch der Kirche zu Verfügung« stand, zu beschneiden, um immer mehr »die Erziehung zur Autorität selbst« zu besorgen.[146]

Mitte der sechziger Jahre herrschte allerdings auch unter den zu dieser Zeit bereits politisch aktiven linken Studenten keineswegs einhellig die Meinung vor, dass der autoritäre Charakter, dessen Theorie in der Zwischenkriegszeit entworfen worden war, nach wie vor den dominierenden Sozialcharakter darstellte. Frank Böckelmann etwa, Mitglied der Subversiven Aktion und Vertreter des antiautoritären Flügels im Münchener SDS, sah ihn Anfang 1966 schon längst in der Auflösung begriffen.[147] Die Aufhebung des autoritären Charakters war in seinen Augen jedoch eine schlechte, da sie keineswegs befreiend wirkte, sondern im Gegenteil die fortschreitende Integration des individuellen Bewusstseins in die kapitalistische Konsumgesellschaft bedeutete. Die durch erzwungene Wunsch- und Triebverdrängung ausgelösten psychischen Konflikte des autoritären Charakters, sein verzweifeltes Festhalten an traditionellen Werten und Prestigemaßstäben, selbst sein

144 Horkheimer, Allgemeiner Teil, S. 63 f.

145 Flugblatt der »Aktion Kindergarten«, München. Zum Konzept der antiautoritären Erziehung (1969), in: Hans-Werner Saß (Hg.), Antiautoritäre Erziehung oder die Erziehung der Erzieher. Soziales Lernen in Erwachsenengruppen, Stuttgart 1972, S. 193 f. Siehe auch weiter unten, Kapitel 9.3.

146 Horkheimer, Allgemeiner Teil, S. 75. Christopher Lasch hat es später als größten Irrtum der freudomarxistischen Neuen Linken bezeichnet, den Kampf gegen die in ihrer psychologischen Herrschaftsfunktion kaum noch bedeutende autoritäre patriarchalische Kleinfamilie in den Mittelpunkt ihrer politischen Anstrengungen gestellt zu haben. Damit habe sie das eigentliche sozialpsychologische Problem der fortgeschrittenen Industriegesellschaften übersehen, nämlich die Reduktion des (Staats-)Bürgers auf den Konsumenten, dem es allein um unmittelbare Bedürfnisbefriedigung gehe: Christopher Lasch, The Freudian Left and the Theory of Cultural Revolution, London 1981.

147 Frank Böckelmann, Die schlechte Aufhebung der autoritären Persönlichkeit, in: Anschlag 2 (1966), Heft 1, S. 34-66, hier zitiert nach dem eigenständigen Wiederabdruck unter gleichem Titel, München 1971. Der *Anschlag* war die Theorie-Zeitschrift der Subversiven Aktion.

verkrampfter Anspruch auf ungebrochene Machtausübung als männliches Familienoberhaupt bezeugten immerhin, dass er seine reale gesellschaftliche Ohnmacht innerlich noch nicht völlig akzeptiert habe. Beim neuen dominanten Typus des außengeleiteten Charakters, so Böckelmann mit Verweis auf Riesman, sei jedoch genau dies der Fall. Da er sich mit seiner individuellen Machtlosigkeit endgültig abgefunden habe, könne er das Streben nach Machtteilhabe und die »feindseligen Neid- und Konkurrenzaffekte« des autoritären Charakters ablegen und bemühe sich stattdessen um die konfliktfreie Sympathie und Anerkennung durch die Peergroup seiner Altersgenossen und Arbeitskollegen.[148]

In der Erziehung weiche die spannungsreiche autoritäre Triebunterdrückung einer emotional verdünnten, konfliktscheuen Verwöhnungshaltung, die statt schwerer emotionaler Krisen und Störungen, wie sie die autoritäre kleinbürgerlich-proletarische Erziehung hervorbringe, eine »immer nur gedämpfte, aber latente Frustration« erzeuge. Diese sei jedoch zu diffus und schwach, um zur kritisch-aggressiven Auflehnung zu führen; bei gelegentlicher Wunschversagung durch die Eltern oder dritte Personen ziehe sich das Kind vielmehr »verständnislos auf eine aufsässig-infantile Forderungshaltung« zurück.[149] Auch gesamtgesellschaftlich sei die Triebunterdrückung im Abbau begriffen. Die Anstachelung zu unmittelbarer hedonistischer Wunscherfüllung sei längst zur Programmatik der Werbeindustrie geworden. Vor allem werde auch Sexualität keineswegs mehr tabuiert und unterdrückt, sondern entwickle sich im Gegenteil zu einer konsumförmigen Freizeitpraxis, die keine Schuldgefühle mehr nach sich ziehe, sondern deren technische Optimierung etwa mithilfe von Sexualratgebern anzustreben sei.[150] Die Ichschwache autoritäre Persönlichkeit werde ersetzt durch den Ich-schwachen infantilen Narzissten, von dem kein politischer Widerstand zu erwarten sei: »Die Psyche des Autoritären war in einem bestimmten Sinne noch potentiell revolutionär. Im modernen Narziß, der weder von Schuldangst noch von heftiger Wunschvereitelung gequält wird, lehnt sich nichts mehr auf.«[151]

Böckelmanns Ausführungen sind in mehrerer Hinsicht bemerkenswert. Die resignative Einschätzung des gesellschaftlichen Potentials an politischer Widerständigkeit ist dabei näher betrachtet vielleicht am wenigsten erstaunlich. Sie entsprach einerseits durchaus dem praktischen Pessimismus der Kritischen Theorie, der dann wenig später ein Grund für die Entfremdung

148 Ebd., S. 28-30. Neben der Kritischen Theorie, welche die theoretische Grundlage für seiner Analyse bildete, bezog sich Böckelmann unter anderem auch auf Mitscherlich und Packard.

149 Ebd., S. 41-55, Zitate S. 44 u. S. 53.

150 Ebd., S. 38 f. u. S. 57-65.

151 Ebd., S. 72. Möglicherweise war diese Vorstellung auch mit ein Grund dafür, warum in der antiautoritären Bewegung so intensiv nach autoritären Selbstanteilen gefahndet wurde.

zwischen der auf Praxis erpichten antiautoritären Bewegung und ihren intellektuellen Stichwortgebern Horkheimer und Adorno war. Andererseits war es bis in die mittleren sechziger Jahre sozialwissenschaftlicher Konsens, dass die heranwachsende Jugend weitgehend angepasst und politisch desinteressiert war.[152] Auch die These von der fortschreitenden, jedoch keinesfalls emanzipatorischen Enttabuisierung der Sexualität war kein Novum im linksintellektuellen Diskurs. Adorno sprach schon 1963 davon, dass die bürgerliche Gesellschaft sich zur Bändigung des der Arbeitsmoral abträglichen Lustprinzips längst immer weniger des »patriarchalischen Gebots von Enthaltsamkeit, Jungfräulichkeit, Keuschheit« bediene, sondern stattdessen einen allgegenwärtigen, »kontrollierten und standardisierten Sexualbetrieb« errichtet habe. Der auf genitalen Kontakt reduzierte und gezügelte *sex* werde als vergnügliche und gesunde Betätigung offen gefördert und massenmedial angeheizt, während abweichende, nicht integrierbare Formen der Lusterfahrung unter der Oberfläche dieser Scheinbefreiung des *healthy sex life* umso strikter tabuisiert würden.[153] Dieter Kunzelmann erklärte ein Jahr später in der für ihn charakteristischen fragwürdigen Diktion jegliche Sexualität in der Konsumgesellschaft für »entartet«. Der Wegfall gesellschaftlich erzwungener Tabus zeige nur, dass diese längst internalisiert worden seien.[154]

Marcuse interpretierte das gleiche Phänomen als »repressive Entsublimierung«, d.h. als eine auf die technologisch kontrollierbare genitale Sexualität reduzierte, systemstabilisierende Kanalisierung überschüssiger Libido.[155] Adorno erkannte hinter der kulturindustriellen Ausbeutung der Sexualität und der Fassade der »Badestrand- und Campinglibertinage« den alten, nur oberflächlich demokratisierten autoritären Charakter,[156] während Marcuse gegen die repressive Entsublimierung eine wahrhaft befreite Sexualität in

152 Vgl. hier nur Norbert Frei, 1968. Jugendrevolte und globaler Protest, München 2008, S. 105f., sowie die zeitgenössische Untersuchung von Jürgen Habermas/Ludwig von Friedeburg/Christoph Oehler/Friedrich Weltz, Student und Politik. Eine soziologische Untersuchung zum politischen Bewußtsein Frankfurter Studenten, Neuwied 1961.

153 Theodor W. Adorno, Sexualtabus und Recht heute, in: ders., Eingriffe. Neun kritische Modelle, Fankfurt/Main 1963, S. 99-124, Zitate S. 100f. Dieser Beitrag erschien im selben Jahr auch in dem bei Fischer als Taschenbuch erschienenen Sammelband *Sexualität und Verbrechen*, der großen Einfluss auf die westdeutschen Debatten um das Sexualstrafrecht und Sexualität im Allgemeinen hatte: Fritz Bauer/Hans Bürger-Prinz/Hans Giese/Herbert Jäger (Hg.), Sexualität und Verbrechen. Beiträge zur Strafrechtsreform, Frankfurt am Main 1963. Vgl. hierzu auch Herzog, Politisierung der Lust, S. 161-163.

154 Dieter Kunzelmann, Busenfrei als Symptom der Unfreiheit, in: Goeschel, Richtlinien und Anschläge, S. 69-72, Zitat S. 69 (zuerst abgedruckt in Anschlag Nr. 1, August 1964).

155 Marcuse, Der eindimensionale Mensch, S. 91-98.

156 Adorno, Sexualtabus, S. 103.

Gestalt einer »Erotisierung der Gesamtpersönlichkeit« einforderte.[157] Böckelmann hingegen vermutete, dass mit der autoritären Persönlichkeit auch dessen spezifische, verdrängungsbasierte Trieborganisation verschwand, auf dessen Existenz die linken Sexualbefreiungstheorien beruhten – eine Analyse der Historizität der Libido, die große Ähnlichkeiten mit der poststrukturalistischen Dekonstruktion der sexuellen Befreiungsrhetorik aufweist, die Foucault zehn Jahre später veröffentlichte.[158] Böckelmanns Ausführungen haben aber auch erstaunliche Ähnlichkeit mit der Gesellschaftskritik, die Christopher Lasch Ende der siebziger Jahre in seinem bekannten Buch über das *Zeitalter des Narzissmus* ausbreitete.[159] Dies wirft die weiter unten zu klärende Frage auf, weshalb die psychoanalytischen Theorien von der autoritären Persönlichkeit dem seit den sechziger Jahren angestimmten Abgesang zum Trotz zur Grundlage der psychopolitischen Praxis der antiautoritären Bewegung werden konnten.

Dass, wie die jüngere Zeitgeschichtsschreibung herausgearbeitet hat, in Westdeutschland schon vor 1968 allenthalben gesellschaftliche Liberalisierungsprozesse im Gange waren, wurde zeitgenössisch jedenfalls auch im Theoriediskurs der Neuen Linken registriert – nur galt ihr diese Form der Liberalisierung eben nicht als eine emanzipatorische. Bereiteten ihren Vordenkern schon die jugend- und gegenkulturellen »Fusionen von Konsum und Politik« um 1968 Kopfzerbrechen,[160] da das politische Aufbegehren der Jugend in dieser Form immer schon in das kapitalistische Verwertungssystem integriert zu sein schien, so galt dies umso mehr hinsichtlich der »sexuellen Revolution«. Den »Achtundsechzigern«, die meinten, mit dem sexualmoralischen Konservatismus der frühen Bundesrepublik gleichzeitig den Kapitalismus und den Faschismus zu bekämpfen, war, so Dagmar Herzog, »schmerzlich bewusst«, dass die sexuellen Lockerungen der späten sechziger Jahre keineswegs gegen den Konsumkapitalismus durchgesetzt wurden, sondern im Gegenteil gerade von diesem befördert wurden. Hinzu kam die Unterstützung durch linksliberale Ärzte und Psychologen und liberale Massenmedien wie den *Spiegel*, die gegen die verstaubte westdeutsche Sexualmoral wetterten. So mussten die ›68er‹ ständig darum ringen, »das, was sie anstrebten, von dem abzugrenzen, was um sie herum geschah«.[161] Ähnliches galt, wie sich zeigen wird, auch für den Therapeutisierungsprozess.

157 Marcuse, Triebstruktur und Gesellschaft, S. 199.

158 Böckelmann, Aufhebung, S. 62f.; Foucault, Der Wille zum Wissen; vgl. auch Pascal Eitler, Die ›sexuelle Revolution‹ – Körperpolitik um 1968, in: Martin Klimke / Joachim Scharloth (Hg.), 1968. Handbuch zur Kultur- und Mediengeschichte der Studentenbewegung, Stuttgart 2007, S. 235-246.

159 Lasch, Zeitalter des Narzißmus.

160 Siegfried, Time Is on My Side, Kap. IV.

161 Herzog, Politisierung der Lust, S. 187-190. Vgl. zum Sexualitätsdiskurs der radikalen Linken zwischen 1969-1972 auch Massimo Perinelli, Lust, Gewalt, Befreiung.

Die Neue Linke konnte sich niemals sicher sein, ob die beobachtbaren gesellschaftlichen Veränderungen und die großen und kleinen Revolten der Schüler und Studenten nun emanzipatorisch waren oder – ein Drittes schien es nicht zu geben – im Gegenteil systemstabilisierend. Charakteristisch für diese theoretische Dauerverunsicherung ist Reimut Reiches Buch *Sexualität und Klassenkampf* von 1968, einer der wichtigsten theoretischen Beiträge zur Debatte um die sexuelle Befreiung, aber alles andere als ein Aufruf zur sexuellen Freizügigkeit.[162] Die offene Sexualunterdrückung, wie sie Wilhelm Reich zu seiner Zeit noch habe beobachten können, sei in den fortgeschrittenen kapitalistischen Ländern – allen voran den Vereinigten Staaten und Schweden – längst zahlreichen partiellen Lockerungen sexueller Triebbefriedigung gewichen. Die »Verknüpfung quantitativ größerer sexueller Freiheit mit radikal systemoppositionellen (klassenkämpferischen) Forderungen« sei deshalb in der Gegenwart »vielfach historisch nicht mehr möglich«.[163]

Ähnlich argumentierte einige Jahre später der Psychologe und linke Aktivist Dieter Duhm in seiner vielgelesenen (Psycho-)Analyse der »Angst im Kapitalismus«. Der öffentliche »Sexrummel« stelle eine bloße »Scheinbefreiung« der Sexualität dar, durch die der Kapitalismus unter tätiger Mithilfe von Oswald Kolle und Beate Uhse Sexualität manipuliere und zur Ware mache.[164] Ein anderer Autor sprach von der »Freilassung von Sexualität zu Zwe-

Sexualitätsdiskurse, in: Rotaprint 25, Agit 883, S. 85-99. Insbesondere der Umgang mit Pornographie erwies sich dabei als sehr widersprüchlich.

162 Reimut Reiche, Sexualität und Klassenkampf. Zur Abwehr repressiver Entsublimierung, Frankfurt am Main 1968.

163 Ebd., S. 11. Wilhelm Reich selbst hatte hingegen 1949 im Vorwort zur 4. Auflage der *Sexuellen Revolution* beinahe überschwänglich die sexualaufklärerischen Fortschritte in den Vereinigten Staaten gelobt, wo die »sexuelle Massenhygiene« endlich »in Angriff genommen« und »die grundsätzliche Bejahung des *natürlichen* Liebeslebens in unaufhaltbarem Vormarsch« sei; Reich, Sexuelle Revolution, S. 9f., Hervorhebung im Original. Die von Reich propagierte Entfaltung der »orgastischen Potenz« mittels heterosexuellem Geschlechtsverkehr (vgl. *Die Funktion des Orgasmus*) als Ziel der sexuellen Befreiung stand ohnehin im Widerspruch zu der von Marcuse geforderten »Erotisierung der Gesamtpersönlichkeit«, die sich gerade gegen die repressive Reduktion sexueller Lusterfahrung auf genitale Betätigung richtete. Marcuse kritisierte entsprechend Reichs sexuellen »Primitivismus«, der nicht zwischen repressiver und nicht-repressiver Sublimierung zu unterscheiden wisse: Marcuse, Triebstruktur und Gesellschaft, S. 235; vgl. auch Eckhard Siepmann, Genital versus Prägenital. Die Großväter der sexuellen Revolution, in: Heiß und Kalt. Die Jahre 1945-69, 2. Aufl., Berlin (West) 1986, S. 555, sowie zur zeitgenössischen Reich-Kritik von links Ekkehard Ruebsam, Der heilige Wilhelm Reich und sein Fetisch Genitalität, in: Das Argument Nr. 60, 1970, S. 178-191.

164 Dieter Duhm, Angst im Kapitalismus. Zweiter Versuch der gesellschaftlichen Begründung zwischenmenschlicher Angst in der kapitalistischen Warengesellschaft, 9. Aufl., Lampertheim 1974 (zuerst 1972), S. 130f. Allerdings hatte der *Spiegel* schon 1966 in einer Titelgeschichte über die verkrampfte, konsumförmige sexuelle

cken kapitalistischer Herrschaftsstabilisierung«.[165] Unklar blieb jedoch, wie mit den unbezweifelbar erweiterten sexuellen Handlungsfreiheiten emanzipatorisch umzugehen sei. Laut Reiche durften sie einerseits nicht unkritisch als Fortschritt begrüßt werden, da sie die Gefahr der repressiven Entsublimierung mit sich brachten. Sie konnten andererseits jedoch auch nicht im Sinne der Askese bekämpft werden, da dies reaktionär wäre. Was blieb, war die vage Aufforderung, »in jedem einzelnen Moment« über den gesellschaftlichen Charakter der sexuellen Befriedigung zu reflektieren und ein zur Sublimierung fähiges »flexibles Ich-Ideal« auszubilden.[166]

6.3 Die Wiederkehr des autoritären Charakters und die Angst vor einem neuen Faschismus

Als Böckelmanns im resignativen Geiste der Kritischen Theorie verfasster Aufsatz im Frühjahr 1966 erschien, hatten die linken Studenten in der Protestpraxis allerdings bereits erste Erfahrungen gesammelt, die der Theorie vom autoritären Charakter eine eindrückliche Aktualität zu verleihen schienen. Anfang Februar war es in Berlin auf einer vom SDS und verschiedenen anderen linken und liberalen Hochschulgruppen organisierten Demonstration gegen den Vietnam-Krieg – zu dieser Zeit eines der zentralen politischen Themen der noch überschaubaren Studentenbewegung – zu Eierwürfen auf das Amerikahaus gekommen, außerdem war die amerikanische Nationalflagge auf halbmast gesetzt worden. In der Folge setzte eine mediale Entrüstungskampagne insbesondere der Springer-Presse gegen die »kommunistischen« Studenten ein, die der Protestaktion überhaupt erst größere Wirkung verlieh. Einige Tage darauf gingen Teilnehmer einer Solidaritätskundgebung der Berliner CDU für die Vereinigten Staaten gewaltsam gegen langhaarige Jugendliche vor und zwangen sie unter Rufen wie »Gammler raus!« oder »Geht doch nach drüben!«, die S-Bahn in Richtung Ost-Berliner Friedrichstraße zu besteigen: »Die linken Berliner Studenten waren überrascht, daß in West-Berlin noch ein derartiges faschistisches Potential kurzfristig mobilisierbar war.«[167]

Scheinbefreiung der Deutschen gespottet: Sex: Die gefallene Natur, in: Der Spiegel, 2.5.1966, S. 50-69. Der Artikel wurde mit einem Zitat Wilhelm Reichs eingeleitet, nach dem die Langeweile eines Volkes ein »enormes Maß an lüsterner Neugier« hervorbringe.

165 Hans-Peter Gente, Vorbemerkung, in: ders. (Hg.), Marxismus, Psychoanalyse, Sexpol. Band 2: Aktuelle Diskussionen, Frankfurt am Main 1972, S. 7-9.

166 Reiche, Sexualität und Klassenkampf, S. 144.

167 So die Erinnerung von Lönnendonker u. a., Revolte, S. 231-233; hierzu wie zum Folgenden auch Frei, 1968, S. 107 ff.

Eine Reihe verschiedener Ereignisse erhärtete in der Folgezeit den Verdacht der linken Studenten, in einem autoritären, potentiell faschistischen Staat zu leben: die Bildung der Großen Koalition, die das ehemalige NSDAP-Mitglied Kiesinger zum Kanzler wählte, mit ihrer verfassungsändernden Mehrheit die lange kontrovers diskutierten Notstandsgesetze verabschiedete und der mit der FDP-Fraktion nur noch eine winzige innerparlamentarische Opposition gegenüberstand; der Einzug der 1964 gegründeten rechtsradikalen NPD in mehrere Landesparlamente; die aggressiven Reaktionen, die der Studentenbewegung aus Teilen der Bevölkerung, der Politik und den Zeilen der Springer-Presse entgegenschlugen; das harte Durchgreifen der Polizei bei Demonstrationen; und schließlich der für die breite Mobilisierung der Studentenbewegung entscheidende Schockmoment der Erschießung von Benno Ohnesorg durch einen Polizeibeamten auf einer Demonstration gegen den Staatsbesuch des Schahs von Persien am 2. Juni 1967.[168] Am 11. April 1968 folgte der Mordanschlag eines jungen Rechtsradikalen auf Rudi Dutschke. Dieser war erst wenige Wochen zuvor nur knapp einem gewalttätigen Übergriff Berliner Taxifahrer entkommen und auf einer Anti-APO-Demonstration vor dem Schöneberger Rathaus im Februar auf Transparenten unter anderem als »Volksfeind Nummer eins« beschimpft worden.[169] Dutschke überlebte schwerverletzt, und einige Tage später radikalisierten sich die Demonstrationen gegen die Springer-Presse, die von den linken Studenten für eine Pogromstimmung gegen die APO und damit für das Attentat auf

168 Frei, 1968, S. 96f. u. S. 112-119. Das aggressive Vorgehen der westdeutschen Schutzpolizei gegen Demonstranten beruhte zum Teil darauf, dass in der Polizeiausbildung bis Ende der sechziger Jahre größere Menschenansammlungen unter der Maßgabe der Massenpsychologie Gustave Le Bons grundsätzlich als Bedrohung der öffentlichen Ordnung angesehen wurden, der mit einer massiven polizeilichen Demonstration staatlicher Autorität zu begegnen war. Zur gleichen Zeit hatte jedoch bereits ein innerpolizeilicher Reformprozess begonnen, der zwar regional unterschiedlich ausgeprägt war und bis in die achtziger Jahre immer wieder zurückgeworfen wurde, grundsätzlich aber zu einer Anerkennung von öffentlichen Demonstrationen als staatsbürgerlichem Recht führte. Ein einsatztaktischer Ausdruck dieses Wandels war die Erprobung sozialpsychologischer Methoden der kommunikativen Gewaltprävention: Thomas Kleinknecht/Michael Sturm, ›Demonstrationen sind punktuelle Plebiszite‹. Polizeireform und gesellschaftliche Demokratisierung von den Sechziger- zu den Achtzigerjahren, in: Archiv für Sozialgeschichte 44 (2004), S. 181-218, zum Einfluss Le Bons bes. S. 188. Zur konfliktreichen Modernisierung der westdeutschen Polizei vgl. allgemein auch Klaus Weinhauer, Schutzpolizei in der Bundesrepublik. Zwischen Bürgerkrieg und Innerer Sicherheit: Die turbulenten sechziger Jahre, Paderborn 2003.

169 Lönnendonker u.a., Revolte, S. 507 u. S. 510f.; die aufgeheizte, konfrontative Stimmung lässt sich auch auf den Status West-Berlins als »Frontstadt« im Kalten Krieg und den damit zusammenhängend besonders ausgeprägten Antikommunismus zurückführen; vgl. Koenen, Das rote Jahrzehnt, S. 38f.

Dutschke verantwortlich gemacht wurde. Es kam zu den sogenannten Osterunruhen mit schweren Krawallen und Straßenschlachten.[170]

Es schien wieder greifbare Gewissheit zu sein, dass der autoritäre Charakter, wie Dutschke vor dem Attentat geschrieben hatte, als »Persönlichkeitsgrundlage des Faschismus in Deutschland nicht überwunden«, sondern vielmehr »im wesentlichen in Antikommunismus transformiert« worden sei.[171] In dieser Bemerkung ist die durchaus zutreffende Diagnose zu erkennen, dass der Antikommunismus bis in die sechziger Jahre hinein eine wichtige identitätsstiftende Konsensformel der jungen Bundesrepublik darstellte. Sie ermöglichte es, die von der Regierung Adenauer vorangetriebene Westbindung mit dem Verzicht auf eine tiefergehende Auseinandersetzung mit dem Nationalsozialismus bzw. mit dessen Relativierung zu verbinden.[172] Eine freilich nicht repräsentative sozialpsychologische Studie, die ursprünglich eruieren sollte, inwiefern die Kohlenkrise der späten fünfziger Jahre die Empfänglichkeit für kommunistische Propaganda im Rhein-Ruhr-Gebiet erhöhte, kam zu dem Ergebnis, dass es unter den befragten Personen so gut wie keine Kommunisten gab. Eine große, partei- und schichtübergreifende Mehrheit war jedoch davon überzeugt, dass die Kommunisten eine wirkungsvolle und gefährliche, mit harten Maßnahmen zu unterbindende Infiltration der Bundesrepublik betrieben. Dabei hatte im Grunde niemand, der diese Ansicht vertrat, eine realistische Vorstellung von den ideologischen Inhalten des Kommunismus. Als »Kommunist« wurde vielmehr häufig jeder angesehen, der, seine demokratische Meinungsfreiheit ausübend, Kritik an der Bundesregierung und Kanzler Adenauer, dem Wirtschaftswunder oder den Kirchen übte und dadurch den gesellschaftlichen Zusammenhalt gefährdete. Nicht selten wurden solche Personen als »Asoziale«, »Intellektuelle« oder »Juden« identifiziert, die etwa beim *Spiegel* ihr »zersetzendes« Unwesen trieben.[173]

170 Für eine detaillierte autobiographische Schilderung dieser Ereignisse siehe Ulrich Enzensberger, Die Jahre der Kommune I. Berlin 1967-1969, München 2006, S. 271-284.

171 Dutschke, Vom Antisemitismus zum Antikommunismus, S. 58. Für eine differenzierte Beschreibung der öffentlichen Reaktionen auf die Studentenbewegung, der von Seiten liberaler Medien, Politiker und Professoren durchaus auch ein großes Maß an Verständnis und Verständigungsbereitschaft entgegengebracht wurde, vgl. Frei, 1968, S. 115-118 u. S. 127-130.

172 Eric D. Weitz, The Ever-Present Other. Communism in the Making of West Germany, in: Hanna Schissler (Hg.), The Miracle Years. A Cultural History of West Germany, 1949-1968, Princeton / Oxford 2001, S. 219-232; Stefan Creuzberger / Dierk Hoffmann (Hg.), »Geistige Gefahr« und »Immunisierung der Gesellschaft«. Antikommunismus und politische Kultur in der frühen Bundesrepublik, München 2014.

173 Heinz E. Wolf, Vorstellungen über den Kommunismus, in: Politische Psychologie Band I, S. 63-93.

Allerdings reichte Dutschke der zitierte lapidare Satz, um den nur im Titel seines Aufsatzes angeführten Antisemitismus implizit für gegenwärtig irrelevant zu erklären und die linksradikalen Studenten zu den neuen eigentlichen Opfern des »Systems« zu stilisieren. Schon 1964 hatte Dieter Kunzelmann verlautbart, dass »der Antikommunismus des Westens, besonders der Bundesrepublik, den Antisemitismus des Nationalsozialismus abgelöst« habe.[174] Etwas vorsichtiger äußerte sich diesbezüglich Reimut Reiche im Mai 1968 in der Frankfurter Studentenzeitung *Diskus*. Es sei zwar »noch eine Differenzierung angebracht, wenn wir sagen: Die Studenten sind zu den Juden der Gesellschaft geworden«. Gleichwohl lasse es sich sozialpsychologisch nicht ausschließen, dass das autoritäre Potential in der Bevölkerung, die bisher in der Bundesrepublik zur Herrschaftssicherung in politischer »Atomisierung« und Apathie gehalten worden sei, eines Tages wieder von oben aktiviert werden könnte, um der antiautoritären Bewegung mithilfe einer kollektiv gesteuerten »faschistischen Masse« den Garaus zu machen.[175]

Dass die *Bild*-Zeitung mittels »Lenkung des kollektiven Unterbewußtseins von 10 Millionen Lesern« zu solch einer Mobilisierung in der Lage sei, legte im Oktober 1968 ein Artikel in der *Konkret* über »Springers Machtergreifung« dar.[176] Die Glaubwürdigkeit dieser These rührte auch daher, dass die Beherrschung der psychologischen Mechanismen, auf denen eine solche Lenkung beruhen sollte, vom Axel Springer Verlag selbst behauptet wurde. Der *Konkret*-Artikel stützte sich nämlich auf eine großangelegte, zwischen 1963 und 1965 von verschiedenen Marktforschungsinstituten im Auftrag von Springer durchgeführte »Leseranalyse«, deren Ergebnisse in Form einer Prospektreihe an Anzeigen-Kunden der *Bild*-Zeitung verschickt wurden, um dabei zu helfen, den »Werbeträger BILD erfolgreicher zu nutzen«.[177] Von

174 Kunzelmann, Busenfrei, S. 71. Mit seiner späteren Radikalisierung hin zum Terrorismus, die Kunzelmann für einige Wochen in ein militärisches Ausbildungs-Camp der Fatah in Jordanien führte, konnte er dann 1969 die israelischen Juden zu den neuen Faschisten erklären und die deutsche Linke auffordern, endlich ihren »Judenknax« und die »Vorherrschaft des Judenkomplexes« zu überwinden und sich mit dem antizionistischen Befreiungskampf der Palästinenser zu solidarisieren; Koenen, Das rote Jahrzehnt, S. 176-180. Kunzelmanns »Brief aus Amman«, dem die Zitate entnommen sind, wurde am 27.11.1969 in der linksradikalen Zeitschrift *Agit 883* veröffentlicht (online einsehbar unter http://plakat.nadir.org/883/ausgaben/agit883_42_27_11_1969.pdf, abgerufen am 2.8.2014). Vgl. in diesem Zusammenhang auch Martin W. Kloke, Israel und die deutsche Linke. Zur Geschichte eines schwierigen Verhältnisses, Frankfurt am Main 1990.

175 Reimut Reiche, Hat der autoritäre Staat eine Massenbasis?, in: Diskus Nr. 4, Mai 1968, S. 3.

176 Peter Gruwe, Springers Machtergreifung. Psychoanalyse der Bild-Zeitung, in: Konkret, 7.10.1968, S. 12-24.

177 Axel Springer Verlag, Qualitative Analyse der BILD-Zeitung, Hamburg 1966, Zitat S. 14 (Kopie entliehen aus dem Bestand der Staats- und Universitätsbibliothek

den verschiedenen Kapiteln der Untersuchung, die sich beispielsweise mit der öffentlichen Wahrnehmung und dem Marken-Image der *Bild* oder dem Leseverhalten der *Bild*-Leser beschäftigen, ist hier besonders das achte und letzte Kapitel von Interesse: »Die Psychoanalyse der BILD-Zeitung«.

Die Beziehung zwischen Leser und *Bild* spiele sich, so heißt es dort, »weitgehend im emotionalen Bereich« ab. Die *Bild* befriedige das Bedürfnis nach einer »geordneten, durchschaubaren und begreifbaren Welt« und fange dadurch die »Ängste der Leser« vor der »ohne Hilfe zumeist nicht verstehbaren Welt« auf. Sie helfe »beim Sichten und Einordnen des komplizierten Weltgeschehens«, und als »richtende und urteilende Instanz« setze sie »Maßstäbe und Verhaltensnormen [...], an denen sich der einzelne orientieren kann«.[178] Als »Mittel gegen Langeweile« helfe *Bild* zudem »über das Unvermögen hinweg, mit der Welt[,] die einen umgibt, etwas Vernünftiges anzufangen«.[179] Gleichzeitig spüre der Leser, dass sich die *Bild* um »menschliche Schicksale, um menschliche Probleme« kümmere, um »Menschen wie du und ich«, und dafür sorge, dass »alles mit rechten Dingen zugeht und der einzelne gegenüber der gesellschaftlichen Apparatur nicht den kürzeren« ziehe.[180] So erweise sich *Bild* als »ein guter Kamerad, der immer hilft, wo Not am Mann ist – allerdings ein Kamerad mit Macht und Autorität«.[181] Gerade diese Eigenschaften des guten Kameraden *Bild* ermöglichten die Verarbeitung von Ängsten und Aggressionen, die der *Bild*-Leser angesichts der komplizierten Welt und persönlicher Probleme entwickle:

> »Einfluß und Macht der Zeitung, Mut und Entschlossenheit, die teilweise als rücksichtslos und brutal erlebte Härte und Durchschlagskraft, geben dem Leser die Möglichkeit, sich mit diesem überlegenen Angreifer zu identifizieren, in BILD die Realisierung dessen zu erleben, was ihm selbst immer unmöglich sein wird zu verwirklichen.«[182]

Die *Bild*-Zeitung übernehme, so das Fazit, als »externe Institution« bei ihren Lesern die psychische Funktion des Über-Ich, das »elterliche Autorität und die Ansprüche der Gesellschaft im Individuum repräsentiert«, indem sie sowohl »männliche Autorität und Durchsetzungskraft« wie auch »mütterliche Fürsorge und mütterliches Verständnis« in sich vereine. Außerdem helfe ein »gewisses Maß an Sensationen und Sex, an Berichten von Unglücksfällen

Bremen). Für die Untersuchung wurden insgesamt über 6.000 Interviews mit Personen zwischen 14 und 70 Jahren in der Bundesrepublik und West-Berlin geführt. Das bekannteste und einzige heute noch existierende beteiligte Marktforschungsinstitut war Infratest in München.

178 Ebd., S. 181, S. 185 u. S. 191.
179 Ebd., S. 188.
180 Ebd., S. 182f.
181 Ebd., S. 183.
182 Ebd., S. 186.

und Verbrechen« dem Leser dabei, seine Triebansprüche »ersatzweise zu befriedigen, ohne daß er damit den eigenen Bestand und das gesellschaftliche Gefüge gefährdet«:[183]

> »BILD schafft damit durch das Wechselspiel und die Regulierung der Ansprüche von Ich und Es-Bereichen eine Anpassung und Konditionierung ihrer Leser an die sie umgebende Realität und leistet so eine wichtige seelische und praktische Hilfe.«[184]

Der Springer-Verlag sah im typischen *Bild*-Leser also offenbar selbst genau jenen außengeleiteten, ängstlichen und aggressiven autoritären Charakter, den die Neue Linke zur sozialpsychologischen Basis des Faschismus erklärt hatte. Helmut Lethen und etliche seiner Genossen aus dem SDS empfanden die Entdeckung der Leseranalyse als schockartig. Sie führte bei ihnen dazu, das Vertrauen in den politischen Wert der über Jahre mühsam im Argument-Club angeeigneten Kritischen Theorie zu verlieren, da sich der Feind deren sozialpsychologische Analyse in affirmativer Wendung offensichtlich bereits selbst längst zu eigen gemacht hatte.[185] Für Lethen und andere wurde dies zu einem von mehreren Anlässen, sich den aus der zerfallenden Studentenbewegung hervorgehenden marxistisch-leninistischen K-Gruppen anzuschließen. Viele andere hingegen unternahmen den Versuch, die autoritären Selbstanteile, die sie in sich selbst zu entdecken glaubten, therapeutisch abzubauen. Der Überwindung der kapitalistischen Gesellschaft sollte eine Überwindung der eigenen bürgerlich-autoritären Persönlichkeit korrespondieren, der »subjektive Faktor« sollte in die gesellschaftliche Revolution eingebracht werden.

6.4 Der »subjektive Faktor« und die Utopie vom neuen Menschen

Dutschke formulierte mit Bezug auf Che Guevara als entscheidende politische Frage der antiautoritären Studentenbewegung: »Wie und unter welchen Bedingungen kann sich der subjektive Faktor als objektiver Faktor in den geschichtlichen Prozeß eintragen?«[186] Damit war zunächst einmal die Frage gemeint, inwiefern die »subjektive Tätigkeit« dazu beitragen könne, die »objektiven Bedingungen für die Revolution« herzustellen, anstatt nur auf sie zu warten. War es in Lateinamerika nach Guevara die »bewaffnete Avantgarde

183 Ebd., S. 192.
184 Ebd., S. 193.
185 Lethen, Suche nach dem Handorakel, S. 21-24. Vgl. auch SDS-Autorenkollektiv/Springer-Arbeitskreis der KU [Kritische Universität], Der Untergang der Bild-Zeitung, Berlin [ca. 1969].
186 Dutschke, Vom Antisemitismus zum Antikommunismus, S. 69.

des Volkes«, die dazu in der Lage sei, so besannen sich die Antiautoritären in den »Metropolen der hochkapitalistischen Staaten« – hier West-Berlin – zunächst darauf, in Form von Plakatklebe- und Flugblattaktionen sowie durch das Bewerfen des Amerikahauses mit Eiern und Tomaten gegen den Vietnamkrieg zu protestieren.[187] Dieser Aspekt des »subjektiven Faktors« entsprach seiner ursprünglichen Konzeption, wie sie von den Mitgliedern der Subversiven Aktion wie Kunzelmann, Böckelmann, Dutschke und Rabehl Anfang 1965 mit Eintritt in den Berliner SDS in dessen Theoriedebatten eingebracht worden war. Die marxistische Analyse der sozioökonomischen Verhältnisse sollte mit dem Aktionismus der anarchistischen Revolutionstheorie zusammengeführt werden, mit deren Hilfe »dem subjektiven Faktor, dem Willen zum Umsturz, der Spontaneität, Phantasie und Leidenschaft wieder zur Geltung« verholfen werden sollte.[188]

Für die Antiautoritären wurde die in den Protestaktionen handfest erfahrene Konfrontation mit den gesellschaftlichen Autoritäten dann selbst zur wesentlichen Legitimationsquelle für den Protest. In ihr entlarve sich »die latente und manifeste Irrationalität des Systems, de[r] Terror in den Institutionen und die Brutalität der Polizei«, zugleich weise man durch die hervorgerufenen Reaktionen – »ähnlich wie der Vietcong« in Vietnam – die »Verwundbarkeit des Systems« nach.[189] Auch eine Protestaktion der Bremer Schülerbewegung gegen die Fahrpreiserhöhungen im öffentlichen Nahverkehr habe auf diese Weise »subversive Sprengkraft entfaltet« und damit »wirkliche revolutionäre Solidarität mit der vietnamesischen Revolution« bewiesen.[190]

Der »subjektive Faktor« hatte aber noch einige weitere Facetten als das Phantasma, mit dem Protest gegen Fahrpreiserhöhungen zum Akteur des internationalen antiimperialistischen Befreiungskampfes zu werden und einen Beitrag zur Herstellung revolutionärer gesellschaftlicher Verhältnisse zu leisten. Zum einen, so Dutschke, liege die Stärke der antiautoritären Bewegung darin, den realen »Bedürfnissen und Interessen der Individuen« spontanen und schöpferischen Ausdruck zu verleihen. Sie werde nicht durch eine »abstrakte Theorie der Geschichte« zusammengehalten, sondern sei durch

187 Ebd., S. 69ff.

188 Lönnendonker u.a., Revolte, S. 225.

189 Dutschke, Vom Antisemitismus zum Antikommunismus, S. 75f. Diese von Dutschke verteidigte antiautoritäre Strategie, die latente Gewalt des Systems durch provokative »direkte Aktionen« gezielt zum Vorschein zu bringen, um sie sinnlich erfahrbar zu machen und den revolutionären Widerstandswillen zu stärken, hatte Jürgen Habermas auf dem Hannoveraner Kongress »Hochschule und Demokratie«, der im Sommer 1967 im Anschluss an die Beerdigung von Benno Ohnesorg stattfand, als gefährlichen politischen Voluntarismus kritisiert, der – so die daraufhin heftig kritisierte Formulierung – einem »linken Faschismus« gleichkomme; Lönnendonker u.a., Revolte, S. 352; Frei, 1968, S. 119f.

190 Rudi Dutschke, Die geschichtlichen Bedingungen für den internationalen Emanzipationskampf, in: Bergmann u.a., Rebellion der Studenten, S. 85-93, hier S. 92f.

den »existentiellen Ekel« vor einer repressiven und manipulativen Gesellschaft verbunden; ihr Antrieb sei die »sentimental-emotionale Verweigerung«, die im Kampf gegen die »Gewaltorganisationen des Systems« zum »revolutionären Willen« geformt werde.[191] Dieser nicht nur intellektuell, sondern emotional bewegte Kampf wiederum sollte zum anderen auf die Subjekte selbst zurückwirken. Er sollte sie gleichsam auch innerlich revolutionieren und zu »neuen Menschen« machen, indem die konkrete, sinnliche Erfahrung erfolgreichen Widerstands dazu beitrug, die »autoritäre Struktur des bürgerlichen Charakters in uns tendenziell zu zerstören«.[192]

Der Topos vom »neuen Menschen« war ursprünglich in den Heilslehren des frühen Christentums entfaltet worden und wurde später in säkularer Form in die innerweltlichen Eschatologien moderner sozialrevolutionärer Bewegungen übernommen.[193] Am bekanntesten ist wohl die bedeutende ideologische Rolle, die er in der utopischen Anthropologie der russischen Oktoberrevolution und der anschließenden sowjetischen Herrschaftspraxis spielte.[194]

191 Ebd. S. 90f.

192 Dutschke, Vom Antisemitismus zum Antikommunismus, S. 76f. Für einen Teil der Studentenbewegung gehörte hierzu allerdings nicht nur die Provokation staatlicher Gewalt, sondern auch die revolutionäre »Selbsterziehung« in Form der Ausübung von Gegengewalt. Diese Legitimation von Gewalt als Mittel mentaler (Selbst-)Transformation findet sich dann auch in den Erklärungen der frühen RAF zu ihren ersten Brandanschlägen; vgl. Schmidtke, Aufbruch, S. 277-279. Zur ersten Generation der RAF gehörte auch Jan-Carl Raspe, der 1967 als Soziologiestudent die Kommune 2 mitbegründet hatte, die ein frühes Laboratorium kollektiver psychischer Selbstbefreiung darstellte (siehe Kapitel 7 der vorliegenden Arbeit). Die Frage nach dem ideologischen und individualbiographischen Zusammenhang beider Lebensabschnitte muss hier freilich offenbleiben; zu Raspe vgl. hier nur Stefan Aust, Der Baader-Meinhof-Komplex. Erweiterte und aktualisierte Ausgabe, Hamburg 2005, S. 150f. Zur Frage nach der Akzeptanz politischer Gewalt in der Studentenbewegung sei allerdings noch angemerkt, dass etwa Dutschke 1967/68 darauf insistierte, dass es »in den Metropolen keinen revolutionären Terror mit Waffen gegen Menschen geben« könne. Diese bei den Studenten einhellig verbreitete Einsicht hindere sie jedoch auch daran, die berechtigten gewaltsamen Befreiungskämpfe in der Dritten Welt etwa in Form von Spenden für Waffenkäufe für die südvietnamesische Befreiungsfront aktiv zu unterstützen; Dutschke, Vom Antisemitismus zum Antikommunismus, S. 72.

193 Gottfried Küenzlen, Der Neue Mensch. Eine Untersuchung zur säkularen Religionsgeschichte der Moderne, Frankfurt am Main 1997; dort zu Studentenbewegung und Psychoanalyse S. 174-200 bzw. S. 200-225.

194 Hierzu knapp: ebd., S. 139-152; ausführlich und das genuin christlich-religiöse Moment noch stärker betonend: Thomas Tetzner, Der kollektive Gott. Zur Ideengeschichte des ›Neuen Menschen‹ in Russland, Göttingen 2013; Gerd Koenen, Utopie der Säuberung. Was war der Kommunismus?, Frankfurt am Main 2000, S. 125-145, sieht das sowjetische Projekt des »neuen Menschen« eher im Zusammenhang mit der sich um die Jahrhundertwende allgemein ausbreitenden eugenisch-sozialdarwinistischen Utopien einer »Höherzüchtung« des Menschen und

Dutschke bezog sich bei seinen Vorstellungen von der (Selbst-)Erziehung zum neuen Menschen auf die kubanische und die chinesische Revolution.[195] Marcuse spielte ganz offen mit dem Gedanken, dass dieser neue Mensch, der aus seiner Sicht notwendig war, um die modernen Industriegesellschaften vor dem Rückfall in die Barbarei zu bewahren, übergangsweise mittels einer revolutionären »Erziehungsdiktatur« hervorgebracht werden musste.[196]

Überhaupt waren dem utopischen Denken Marcuses gewisse technizistische Züge nicht fremd. Einerseits waren für ihn die technischen, wissenschaftlichen und psychologischen Möglichkeiten der fortgeschrittenen Industriegesellschaft wichtige Instrumente der Manipulation und der Stützung repressiver Herrschaft durch Herstellung falscher Bedürfnisse. Andererseits stellten sie zugleich die notwendige Voraussetzungen dar, um, endlich in den Dienst des menschlichen Fortschritts gestellt, eine Gesellschaft »ohne Krieg, ohne Grausamkeit, ohne Brutalität, ohne Unterdrückung, ohne Dummheit, ohne Häßlichkeit« herzustellen. Dabei befürwortete er auch unumwunden eine psychologische »Umprogrammierung« des Menschen, die aus seiner Sicht aber als letztlich befreiende Gegenmaßnahme gegen die ohnehin stattfindende Programmierung durch das herrschende System zu betrachten war.[197] Marcuses Vorstellung einer durch Anleitung einer technisch-intellektuellen Elite befreiten und befriedeten Gesellschaft kann freilich nicht als idiosynkratischer linksradikaler Flirt mit einer tendenziell totalitären Expertenherrschaft abgetan werden. Sie muss historisch vielmehr im Zusammenhang technokratisch-intellektueller Utopien der rationalen gesamtgesellschaftlichen Planung und Steuerung ganz verschiedener ideologischer Couleur gesehen werden, deren Blütezeit nicht zufällig mit der subjektkulturellen Hegemoniephase der organisierten Moderne ungefähr von den zwanziger Jahren bis in die sechziger Jahre zusammenfällt.[198]

deutet es als ein wesentliches totalitäres Element des Bolschewismus. Vgl. aus diskursgeschichtlicher Perspektive auch Torsten Rüting, Pavlov und der Neue Mensch. Diskurse über Disziplinierung in Sowjetrussland, München 2002. Zur Debatte um die ideologische und praktische Bedeutung des »neuen Menschen« im Faschismus vgl. Emilio Gentile, Der »neue Mensch« des Faschismus. Reflexionen über ein totalitäres Experiment, in: Thomas Schlemmer / Hans Woller (Hg.), Der Faschismus in Europa. Wege der Forschung, München 2014, S. 89-106.

195 Dutschke, Vom Antisemitismus zum Antikommunismus, S. 77.

196 Professoren als Staats-Regenten? SPIEGEL-Gespräch mit dem Philosophen Herbert Marcuse, in: Der Spiegel, 21.8.1967, S. 112-118, hier S. 115 f.

197 Ebd., S. 112 u. S. 116. Vgl. ausführlicher auch Marcuse, Der eindimensionale Mensch, etwa S. 243-252. Zur Kritik solcher Vorstellungen vgl. zeitgenössisch etwa Rolf Hochhuth, Der alte Mythos vom »neuen« Menschen. Eine Kritik an Herbert Marcuse, in: Gerhard Szczesny (Hg.), Club Voltaire. Jahrbuch für kritische Aufklärung IV, Reinbek bei Hamburg 1970, S. 112-144.

198 Reckwitz, Das hybride Subjekt, Kap. 3.2.

Eine prägnante Ausprägung dieses Denkstils war nach dem Zweiten Weltkrieg die Kybernetik, deren Verfechter eine universale Steuerbarkeit komplexer gesellschaftlicher und psychischer Prozesse durch die Übertragung des technik- und kommunikationswissenschaftlichen Prinzips des *feedback* – der Selbststeuerung durch kommunikative Rückkopplung – auf diese Bereiche versprachen.[199] Auch das Ehepaar Alva und Gunnar Myrdal wäre als prominentes Beispiel zu nennen. Deren gesellschaftlicher Ordnungsanspruch steht exemplarisch für eine demokratische Version des Social Engineering, die Menschen nicht durch Zwang regieren, sondern durch planvolle Gestaltung der sozialen Verhältnisse dazu bringen will, sich freiwillig auf eine Weise zu verhalten, die von wissenschaftlichen Experten als »richtig« oder »vernünftig« definiert wurde.[200] Hinsichtlich psychologischer Experten besonders interessant und zugleich besonders radikal ist die Zukunftsvision einer bis in kleinste Alltagshandlungen »verhaltenstechnologisch« gesteuerten idealen Gesellschaft, die der amerikanische Psychologe B. F. Skinner 1948 in seinem Buch *Walden Two* entfaltete, 1970 in deutscher Übersetzung unter dem Titel *Futurum Zwei* erschienen.[201] Skinner war einer der bekanntesten und einflussreichsten Vertreter des Behaviorismus, dessen radikalen Empirismus Marcuse als kongenialen Ausdruck einer Sozialwissenschaft geißelte, die jedes »transzendente«, also die herrschenden Verhältnisse kritisch infrage stellende Denken im Keim ersticke.[202] Doch das utopische Gemeinwesen, das Skinner beschrieb, war den Vorstellungen Marcuses nicht unähnlich: Seine Mitglieder waren gewalt- und aggressionsfrei, glücklich, produktiv, emotional ungezwungen, künstlerisch kreativ und von unwürdigen Arbeitsbedingungen befreit.[203]

199 Michael Hagner / Erich Hörl (Hg.), Die Transformation des Humanen. Beiträge zur Kulturgeschichte der Kybernetik, Frankfurt am Main 2008; Philipp Aumann, Mode und Methode. Die Kybernetik in der Bundesrepublik Deutschland, Göttingen 2009. Das »Feedback« als sozialpsychologischer Steuerungsmechanismus wird in Teil III der vorliegenden Arbeit noch eine wichtige Rolle spielen. Ansonsten lassen sich in den für die vorliegende Arbeit gesichteten Quellen jedoch nur sehr selten explizite Bezugnahmen auf die Kybernetik finden.

200 Thomas Etzemüller, Die Romantik der Rationalität. Alva & Gunnar Myrdal – Social Engineering in Schweden, Bielefeld 2010.

201 B.[urrhus] F.[rederic] Skinner, Futurum Zwei. »Walden Two«. Die Vision einer aggressionsfreien Gesellschaft, Reinbek bei Hamburg 1972 (zuerst Hamburg 1970). Der Titel war eine Anspielung auf den Klassiker der US-amerikanischen Zivilisationskritik, Henry David Thoreaus *Walden or, Life in the Woods* von 1854.

202 Marcuse, Der eindimensionale Mensch, S. 32 f.

203 Diese utopische Zielsetzung machte Skinners Vorstellungen auch für gegenkulturelle Projekte wie die Ende der sechziger Jahre gegründete, von *Walden Two* inspirierte Großkommune Twin Oaks in den Vereinigten Staaten attraktiv; vgl. den Artikel über Skinner im *Spiegel*, in dem seine Methoden als »subtile Dressur« bezeichnet werden: Verhalten: Sanfter Zwang, in: Der Spiegel, 27.9.1971, S. 171 f.

Die »Vision einer aggressionsfreien Gesellschaft« – so der Untertitel von Skinners Buch – war nach der hochtechnisierten Barbarei des Zweiten Weltkriegs und des Holocaust jenseits politischer Grenzziehungen offenbar eine konvergierende psychopolitische Hoffnung zahlreicher Wissenschaftler und Intellektueller. Die Frage, wie diese herzustellen sei, wurde freilich auf ganz unterschiedliche Weise beantwortet. Mitscherlich appellierte individualethisch an die rationale, psychoanalytisch aufgeklärte Selbstreflexion, um die teils natürlichen, teils gesellschaftlich hervorgebrachten aggressiven Triebneigungen unter die Kontrolle des autonomen Bewusstseins zu bringen. Für Skinner hingegen war Willensfreiheit nicht nur ein illusorisches Konzept, der Glaube an das autonome Individuum habe unter den Bedingungen der hochtechnisierten Industriegesellschaft vielmehr katastrophale Folgen, führe er doch zu Kriegen, Überbevölkerung, Umweltzerstörung und Ausbeutung. Abhilfe schaffen konnte nur die verhaltenstechnologische Kontrolle der Menschen durch verantwortungsbewusste Wissenschaftler bzw. – so die spätere Revision seiner Vorstellungen – durch die Verbreitung einer kulturellen Praxis, in der die Gesellschaft selbst mittels all- und wechselseitiger »positiver Verstärkung« anstatt mittels Bestrafung wünschenswerte Verhaltensweisen hervorbringe. Dann bedürfe es »keines Verhaltenstechnologen, der ständig die Kontrolle« ausübe, die »Kontrolle geht vielmehr auf die Menschen über«.[204]

Marcuse teilte in gewisser Hinsicht Skinners Auffassung von der Notwendigkeit einer »Befreiung des Menschen« mittels Umprogrammierung zu seinem eigenen Wohl. Beide nahmen an, dass die Gesellschaft – in Form von Eltern, Lehrern, Polizisten, Werbung, Medien etc. – ohnehin manipulativ und kontrollierend auf das Individuum wirkte.[205] Für Skinner war diese

204 B. F. Skinner, Diesseits von Freiheit und Menschenwürde, in: Psychologie heute, Februar 1978, S. 55-58, alle Zitate ebd. Vgl. auch B. F. Skinner, Jenseits von Freiheit und Würde, Reinbek bei Hamburg 1973 (amerik. Orig.: Beyond Freedom and Dignity, New York 1971). Während die *Psychologie heute* Skinners Konzept als »Gedanken über eine funktionierende Demokratie aus der Sicht eines Behavioristen« präsentierte, verglich der Journalist François Bondy Skinners Kritik der Ideen der individuellen Autonomie und der »Innerlichkeit« mit Ernst Jüngers *Der Arbeiter*: François Bondy, Mensch, werde technologisch. B. F. Skinners Pamphlet »Jenseits von Freiheit und Würde«, in: Die Zeit, 13.4.1973, S. 68. Als rezente, rhetorisch entschärfte Version der skinnerschen Vorstellungen ließe sich das populäre verhaltensökonomische Sachbuch von Richard H. Thaler / Cass R. Sunstein, Nudge. Improving Decisions about Health, Wealth, and Happiness, New Haven / London 2008 ansehen, in dem die Autoren für einen »sanften« oder »libertären« Paternalismus plädieren, in dem unter Wahrung der Entscheidungsfreiheit das Verhalten der Menschen mittels Verbesserung der *choice architecture* in eine erwünschte Richtung ›geschubst‹ werden soll.

205 Zitat in B. F. Skinner, Diesseits von Freiheit und Menschenwürde, in: Psychologie heute, Februar 1978, S. 55-58, hier S. 55.

Kontrolle unzureichend und dilettantisch und musste nicht abgeschafft, sondern vielmehr wissenschaftlich perfektioniert und dauerhaft installiert werden. Marcuse hingegen hielt sie bereits für all zu vollkommen und ubiquitär. Gerade deshalb mussten ihm zufolge die Individuen übergangsweise gegen die herrschende Manipulation psychisch umstrukturiert werden, um schließlich als neue Menschen in einer befreiten Welt leben zu können. Die Herstellung dieser Welt war freilich weder ein Problem »der Psychologie noch der Ästhetik«, sondern der »materielle[n] Basis der Herrschaft«, sie bedurfte der Aufhebung des Kapitalismus.[206]

Hier zeichnete sich ein grundlegendes praktisches Dilemma ab, das auch in den Texten Horkheimers und Fromms zum autoritären Charakter mit Händen greifbar ist: Da dieser das Ergebnis einer psychischen Anpassung an die gesellschaftlichen Verhältnisse darstellte, konnte er letztlich nur zum Verschwinden gebracht werden, wenn die sozialen Strukturen sich grundlegend veränderten; doch grundlegend verändert werden konnten diese wiederum nur von Menschen, die ihre autoritären Charakterstrukturen bereits überwunden hatten. Hinzu kam, dass sowohl Horkheimer als auch Fromm nicht viel übrig hatten für »Anarchisten« und »Rebellen«, die sich gegen Autorität als solche auflehnten. Die »grundsätzlich anti-autoritäre Haltung des Anarchisten«, der glaube, er könne unabhängig von den materiellen Bedingungen »jetzt und überall« seine Freiheit verwirklichen, sei, so Horkheimer, letztlich nur eine naive »Übertreibung des bürgerlichen Selbstbewusstseins«. Theoretisch stelle sie eine Konsequenz dar aus dem fehlgeleiteten »Formalismus, Vernunft und Autorität einander entgegenzusetzen«, anstatt sich dafür einzusetzen, dass die Autorität vernünftig werde.[207] Fromm unterschied den »revolutionären Typ«, der sein Autoritätsbedürfnis überwunden hatte, seine Ablehnung von Autorität aber an deren Irrationalität und Schädlichkeit band, vom bloß »rebellischen Typ«, der ebenso unreflektiert und »automatisch auflehnend« auf Autoritäten reagiere wie der autoritäre Typ unterwürfig. Eine solche Auflehnung sei jedoch nur oberflächlich und letztlich auf enttäuschte und verdrängte Sehnsucht nach Liebe und Anerkennung durch die Mächtigen zurückzuführen, weshalb sich der rebellische Typ leicht einer neuen Autorität unterwerfe.[208]

Es muss offenbleiben, inwiefern das Aufbegehren von »1968« unter dieser psychologischen Perspektive als Versuch der »Revolution« oder als bloße »Rebellion« zu bewerten wäre – nicht zuletzt auch deshalb, weil die Heterogenität der betreffenden Akteure und ihrer Intentionen diese ohnehin kaum auf eine einheitliche Formel bringen lässt. Nicht wenige Protagonisten folg-

206 Marcuse, Der eindimensionale Mensch, S. 257.
207 Horkheimer, Allgemeiner Teil, S. 47-49.
208 Fromm, Sozialpsychologischer Teil, S. 131 f. Ähnlich urteilte Adorno in den Studien zum autoritären Charakter über den »Rebellen«.

ten jedoch dem Appell Marcuses, dass ein »therapeutischer Prozeß« einzuleiten sei, um ein psychisch revolutioniertes, emanzipiertes Subjekt zu werden. Doch wenn Marcuse meinte, in diesem therapeutischen Prozess sei gegebenenfalls die »heilende, verbessernde Gewalt« des Arztes gegen die »zerstörende Gewalt der Krankheit« anzuwenden,[209] so sollten die Akteure des politischen Psychobooms diese therapeutische Gewalt in erster Linie gegen sich selbst richten.

Fazit

Seit den frühen sechziger Jahren fand in der sich formierenden, in kleinen Zirkeln organisierten Neuen Linken eine intensive Rezeption der Psychoanalyse und insbesondere freudomarxistischer Theorien statt. Die Erweiterung der marxistischen Kapitalismuskritik durch eine psychoanalytische Perspektive versprach neue Einsichten in den Zusammenhang zwischen sozialen Strukturen und der (Selbst-)Unterwerfung der Subjekte unter ihre Herrschaftsmechanismen. Einer der wichtigsten Bezugspunkte war hierbei die Kritische Theorie, insbesondere die Arbeiten von Horkheimer und Fromm aus den dreißiger Jahren, die den Begriff der »Autorität« in den Mittelpunkt der Gesellschaftsanalyse gerückt hatten. Die Texte von Herbert Marcuse, der sich erst später mit der Psychoanalyse auseinandergesetzt hatte als seine ehemaligen Kollegen vom IfS, steuerten weitere zentrale Schlagworte bei. Freudomarxistische Theorien betonten generell die Unterdrückung oder Deformierung natürlicher sexueller Triebe durch die Zwänge des kapitalistischen Systems. Am radikalsten in ihrem Programm, die Befreiung der Triebe mit der Befreiung von kapitalistischer Unterdrückung zu identifizieren, waren die Schriften Wilhelm Reichs aus der Vorkriegszeit, die seit Mitte der sechziger Jahre wiederentdeckt wurden und weite Verbreitung in der Studentenbewegung finden sollten. Reich rückte auch entschiedener und unmissverständlicher als die Frankfurter Schule die Bekämpfung der patriarchalisch-autoritären Kleinfamilie als zentrale Instanz psychosexueller Unterdrückung in den Mittelpunkt seiner politischen Vorstellungen.

Doch nicht nur die Aussichten auf die von Reich propagierte sexuelle Revolution erschienen angesichts der wachsenden und alles andere als systemgefährdenden gesellschaftlichen Freizügigkeit in sexuellen Fragen als fragwürdig. Noch um 1966 war in der Neuen Linken auch keineswegs ausgemacht, ob die Theorie von der autoritären Persönlichkeit geeignet war, die sozialpsychologischen Herrschaftsmechanismen der Gegenwart angemessen zu analysieren. Doch neben verschiedenen politischen Ereignissen der Jahre

209 Professoren als Staats-Regenten? SPIEGEL-Gespräch mit dem Philosophen Herbert Marcuse, in: Der Spiegel, 21.8.1967, S. 112-118, hier S. 118.

1966-1968, die als Versuch eines autoritären Umbaus der Gesellschaft gedeutet werden konnten, waren es die zunehmend gewaltsame Konfrontation zwischen protestierenden Studenten und staatlichen Organen sowie die aggressiven Reaktionen aus Teilen der Bevölkerung und der Medien, die in dieser Hinsicht neue »sinnliche« Gewissheit brachten. Der »subjektive Faktor« wurde dabei zum entscheidenden Ansatzpunkt der Selbsterschaffung eines »neuen Menschen« in den Theorien der antiautoritären Bewegung. Es ist allerdings nicht unwahrscheinlich, dass die daraus resultierenden psychopolitischen Lebensstilexperimente wie die Kommunen und Kinderläden, die im folgenden Kapitel untersucht werden, einem vortheoretischen lebensweltlichen Bedürfnis entsprangen. In dieser Hinsicht wäre die Restituierung der Autoritarismus-Diagnose auch als eine im politischen Diskurszusammenhang erforderliche Legitimierungsstrategie anzusehen.

7 Psychopolitische Laboratorien: Kommunen, Kinderläden und die therapeutische Befreiung des Selbst um 1968

Die praktischen Vorstellungen, die sich aus der Verbreitung psychologischer und psychoanalytischer Deutungsmuster in den gesellschaftskritischen Debatten der Bundesrepublik seit etwa 1960 ergaben, waren vornehmlich solche der politischen Bildung und Aufklärung. Mit der Rezeption freudomarxistischer Texte in der Neuen Linken seit etwa Mitte der sechziger Jahre eröffnete sich dann eine weiterreichende Perspektive auf die (De-)Formierung des bürgerlich-autoritären Bewusstseins durch die gesellschaftlichen Herrschaftsverhältnisse, die den Schluss nahelegen konnte, neben der sozialen auch eine psychische Revolution anzustreben. Mit der Verschärfung der politischen Konflikte und dem Anwachsen der antiautoritären Studentenbewegung in den Jahren 1966-1968 verstärkte sich dann der Wunsch, die Theorie in eine subjektpolitische Praxis umzusetzen. Wahrscheinlich spielte dabei auch die Ausstrahlung einer neuartigen, hedonistisch-expressiven und nonkonformistischen jugendlichen Konsumkultur eine Rolle, die sich in den sechziger Jahren ausbreitete und die um 1968 für einige Jahre ideell eng mit der politischen Protestbewegung verwoben war.[210] Zu den ersten und zugleich radikalsten Versuchen, dem »subjektiven Faktor« in Form psychischer Selbsttransformation politische Geltung zu verschaffen, zählten die antiautoritären Kommunen der späten sechziger Jahre. Sie waren aus Diskussionen hervorgegangen, die seit 1966 intensiv in den Reihen des SDS geführt wurden. Unter den gleichen politisch-theoretischen Maßgaben entstanden zu dieser Zeit auch die ersten antiautoritären Kinderläden. Sie können als Erziehungsexperiment angesehen werden, das auch darauf abzielte, den eigenen Kindern jene psychischen Folgen einer bürgerlich-autoritären Sozialisation zu ersparen, die man als Emanzipationshemmnisse an sich selbst zu entdecken meinte.

7.1 Sich selbst ändern, um die Gesellschaft zu ändern: Praxissehnsucht und Kommune-Debatte im SDS

»Wegen der Eltern, Repräsentanten der bürgerlichen Autorität, die man bekämpfen wollte, durfte niemand zu einem so wichtigen politischen Treffen

210 Siegfried, Time Is on My Side, bes. Kap. IV.

zu spät kommen.«[211] Es war Rudi Dutschke, der im Juni 1966 für den in diesem Zitat aus dem Erfahrungsbericht der Kommune 2 zum Ausdruck kommenden Unmut gesorgt hatte. Er hatte seine Teilnahme an einem einwöchigen Diskussionstreffen über die Bedingungen einer sozialrevolutionären Bewegung in Westeuropa um einige Tage verschoben, weil seine Eltern zu Besuch kamen. Zu dem Treffen hatten sich neun Männer und fünf Frauen aus dem Umfeld des antiautoritären Flügels im Berliner und Münchener SDS im bayerischen Landhaus eines Textilfabrikanten, Vater einer der Teilnehmer, zusammengefunden. Dutschkes Verhalten schien nun »dem großartigen revolutionärem Anspruch, den die Gruppe an sich stellen wollte, ins Gesicht zu schlagen«. Besonders die Münchener, die bereits erste Versuche mit der Anwendung psychoanalytischer Kategorien auf ihre Gruppenprobleme unternommen hatten, drängten deshalb darauf, dass jeder sich erst einmal über seine privaten Probleme ausspreche. Dadurch sollte die »irrationale Abhängigkeit« von der eigenen bürgerlichen Existenz aufgedeckt werden, die eine konsequente politisch Praxis vereitle.[212]

Schon auf diesem Treffen, so stellte der 1970 publizierte Erfahrungsbericht der Kommune 2 weiter fest, habe die »Verwendung von psychoanalytischen Versatzstücken« in der Diskussion eine »inquisitorische Atmosphäre« erzeugt, und auch in den gegenwärtigen Schüler- und Studentengruppen sei die »repressive« Anwendung psychoanalytischen Wissens zu beobachten.[213] Unter diesen Bedingungen weigerten sich mehrere Teilnehmer, Privates preiszugeben. Auch die Diskussion über eine »neue politische Praxis«, die zur Überwindung der bürgerlichen Existenz beitragen sollte, blieb ergebnislos. Als das Thema im Herbst 1966 im SDS erneut aufgegriffen wurde, stand die Idee der Kommune im Mittelpunkt der Diskussion.[214] Als kollektive Wohn- und Lebensgemeinschaft sollte sie die Möglichkeit eröffnen, die Trennung von bürgerlichem Privatleben und politischer Praxis aufzuheben und die individuelle, emanzipatorische Selbstveränderung als konstitutives Element revolutionärer Gesellschaftsveränderung zu erproben. Das Leben in der Kommune sollte, so Dieter Kunzelmann, die »experimentelle Vorwegnahme« des Menschseins in einer emanzipierten Gesellschaft ermöglichen, denn nur so könne sie wiederum eine »systemsprengende Praxis nach außen« initiieren.[215] Oder, wie Fritz Teufel es formulierte: »Man muss die Gesell-

211 Kommune 2, Versuch, S. 17.

212 Ebd., S. 13, S. 17f.

213 Ebd., S. 18.

214 Lönnendonker u.a., Antiautoritäre Revolte, S. 306f. Auch zu diesem Diskussionstreffen erschien Dutschke verspätet – dieses Mal, weil er geheiratet hatte.

215 Dieter Kunzelmann, Notizen zur Gründung revolutionärer Kommunen in den Metropolen (November 1966), in: Goeschel, Richtlinien und Anschläge, S. 100-105, Zitate S. 100.

schaft ändern, um sich selbst ändern zu können. Man muss sich selbst ändern, um die Gesellschaft ändern zu können.«[216]

Wenngleich Dutschke die Stärke der antiautoritären Bewegung darin sah, dass ihre »praktisch-kritische Tätigkeit« der »reale Ausdruck der eigenen Bedürfnisse und Interessen der Individuen« sei,[217] so stand er in der Kommunedebatte des SDS mit Bernd Rabehl doch auf der Seite derjenigen, die eine allzu intensive Befassung mit persönlichen Problemen und Bedürfnissen für politisch kontraproduktiv hielten.[218] Zwar hatten beide noch 1965 erklärt, dass die Psychoanalyse dabei helfen werde, »persönliche Hemmungen« bei der solidarischen Teilnahme an politischen Aktionen »auszuschalten«.[219] Doch zwei Jahre später – vermutlich, weil die Protestbewegung nun stark an Zulauf und Dynamik gewonnen hatte – waren sie von dieser Vorstellung wieder abgerückt, wie einem Gespräch mit Dutschke und Rabehl im *Kursbuch* zu entnehmen war. Nun konnten sie sich für die Psychoanalyse allenfalls eine therapeutische Rolle nach der ihnen offenbar realistisch erscheinenden Errichtung einer Berliner Räterepublik vorstellen. Sie könnte dann helfen, »Probleme mit bestimmten Menschen«, die sich dem revolutionären Umbau der Gesellschaft widersetzten, nicht mit den repressiven Mitteln von Justiz und Gefängnis, sondern durch »Umerziehung« zu lösen, ohne wiederum eine »Erziehungsdiktatur à la Marcuse« einzurichten.[220]

Dieter Kunzelmann vertrat mit Hans-Joachim Hameister in der Kommune-Debatte im SDS die Gegenposition und rückte die persönlichen Bedürfnisse ganz in den Vordergrund. Er gerierte sich, so Wolfgang Lefèvre, zu jener Zeit führendes Mitglied im Berliner SDS, als »Mentor einer gruppenpsychologischen Sitzung«.[221] Für viele SDSler war vor allem die befürchtete Außenwirkung ein wichtiger Grund, die Politisierung des Privaten, wie sie den Kommune-Vordenkern um Kunzelmann vorschwebte, abzulehnen. Klaus Hartung, ebenfalls ehemaliges SDS-Mitglied und späterer *Zeit*-Redakteur, erinnerte sich, dass er bereits 1964 in einer Wohngemeinschaft gewohnt habe, einschließlich Diskussionen um den Abwasch und »Psychoanalyse der

216 Zitiert nach Siegfried, Time, S. 507.

217 Dutschke, Geschichtliche Bedingungen, S. 90.

218 Lönnendonker u. a., Antiautoritäre Revolte, S. 306 f.

219 So Herbert Nagel in einem Brief an Frank Böckelmann vom Mai 1965, hier zitiert nach Ulrich Enzensberger, Die Jahre der Kommune 1. Berlin 1967-1969, München 2006, S. 49 f.

220 Ein Gespräch über die Zukunft mit Rudi Dutschke, Bernd Rabehl und Christian Semler, in: Kursbuch 14, August 1968, S. 146-174, hier S. 171 f. Das Gespräch fand im Oktober 1967 unter der Moderation von Hans Magnus Enzensberger statt. Auf Dutschkes Frage an Rabehl, ob die Psychoanalyse vielleicht »im Transformationsprozeß systematisch eingesetzt« werden könne, um »kollektive Neurosen« zu beseitigen, meinte dieser, dass mit dem »Umbau der Gesellschaft« auch »die Neurose« verschwinde (ebd.).

221 Lönnendonker u. a., Antiautoritäre Revolte, S. 306.

Küchenarbeit«. Als die Kommunarden jedoch anfingen, ihre psychischen Probleme und »Neurosen« öffentlich auszubreiten, sahen er und viele seiner SDS-Genossen darin die Gefahr, dass ihr politischer Protest durch persönliche Motive diskreditiert werden und der Verdacht aufkommen könnte, dass »wir möglicherweise für Vietnam auf die Straße gingen, weil wir auch sonst frustriert waren«.[222]

Neben der Konfrontation innerhalb der ideologischen Führungsriege der Antiautoritären bestand zudem eine kalendarisch eher marginale, politisch-intellektuell jedoch entscheidende generationelle Kluft in der Diskussionsgruppe. Besonders die jüngeren Genossen verbanden mit der Kommune-Idee die therapeutische »Verheißung, sich von persönlichen Schwierigkeiten befreien zu können, ohne den mühseligen Weg durch die Bände des Marxschen ›Kapitals‹ gegangen zu sein«.[223] Den etwas älteren SDS-Mitgliedern hingegen war solcher Aktionismus ohne theoretische Einbettung in eine umfassende Gesellschaftsanalyse ein Graus – weil er ihnen politisch orientierungslos und potentiell schädlich erschien, doch vielleicht auch, weil er den politischen Wert des eigenen, mühsam erworbenen theoretischen Wissens infrage stellte. »Wir hatten studiert«, so Lefèvre, »d.h. wir hatten ziemlich hart gearbeitet von 1962 bis 1965, wir hatten Marx, Lenin, Trotzki gelesen, hatten Korsch, Fanon, Rosa Luxemburg gelesen«, und man stand kurz vor dem Abschluss des Studiums:

> »Die Genossen, die hinzukamen, die hatten nichts. Die waren im zweiten und dritten Semester und haben mit der Rebellion begonnen, waren unfähig, überhaupt systematisch zu denken und irgendwie sich selbst in Zusammenhang zu bringen mit den politischen Ereignissen; da war also nur psychische Emotion gegen das Elternhaus, gegen die autoritäre Universität, die sie unterdrückte, und das permanent schlechte Bewußtsein, daß sie ja nicht weitergearbeitet hatten, die Schuldgefühle, nicht gelesen zu haben, dann die Arbeitsschwierigkeiten, die auftauchten, so daß auch innerhalb der Gruppe antiautoritäre Revolte gegen die Autoritäten stattfand, die wir zwangsläufig sein mußten, weil wir permanent die Interpreten waren.«[224]

222 Klaus Hartung, Die Psychoanalyse der Küchenarbeit. Selbstbefreiung, Wohngemeinschaft und Kommune, in: Heiß und Kalt. Die Jahre 1945-69, 2. Aufl., Berlin (West) 1986, S. 556-560. Rückblickend sah Hartung jedoch in der Politisierung des Privaten und der Subjektivität durch die Antiautoritären den wichtigsten Impuls für die breite gesellschaftliche Wirkung der Studentenbewegung.

223 Kommune 2, Versuch, S. 22.

224 Zitiert nach Lönnendonker u.a., Antiautoritäre Revolte, S. 307. Auch der Erziehungswissenschaftler Thomas Ziehe merkt an, dass die Sammelbezeichnung »68er« die in der Wahrnehmung der Akteure bedeutsamen generationellen Binnendifferenzen innerhalb der Studentenbewegung verwischt; ob man schon 1966 dabei gewesen war oder erst 1969 hinzukam, habe dabei nicht allein einen theore-

»Theorie, Theorie, Theorie, kritische Selbstverständigung« – so lautete die Devise der Argument-Redaktion, als Jürgen Werth 1963 mit Beginn seines Soziologiestudiums zu ihr stieß.[225] Mit dem aus jahrelanger disziplinierter Theoriearbeit resultierenden intellektuellen Leistungsstolz, der in Lefèvres Erinnerungen zum Ausdruck kommt, konnten die Kommunarden in spe Ende 1966 hingegen nicht mehr viel anfangen.[226] Für sie wurde, so Ulrich Enzensberger, Bruder von Hans Magnus Enzensberger und jüngstes Gründungsmitglied der Kommune 1, »Praxis« zum Schlüsselwort. Sie hatten »das ewige Gejammer über Notstandspläne, Vietnam, alte Nazis usw. gründlich satt« und »wollten etwas tun«:[227]

> »Wir wollten mit der Revolution bei uns selbst beginnen. Wir wollten uns selbst, das bürgerliche Individuum, revolutionieren, wir wollten nicht Apparatschiks werden, vertrottelte Seminarmarxisten im Ohrenbackensessel mit Professorenbäuchlein, Ehefrau, Enkeln und Pantoffeln, Tote auf Urlaub, Hosentaschenstrategen, ausgelaugte Politkader oder uns als vertrocknete Verbands- oder Parteifunktionäre im ewigen Karussell der Lohn- und Diskussionsrunden im Kreise drehen. [...] Das war der tiefere Sinn unseres Mottos: ›Was geht mich Vietnam an, ich habe Orgasmusprobleme‹. Wir wollten die große, die phantastische Extase, wir wollten uns nicht opfern für etwas Abstraktes, für ein Phantom, für die Literatur oder die Weltrevolution. Mehr Ehrlichkeit! Wir wollten nichts verstecken! Unsere Eltern hatten soviel versteckt. So funktionierte die Integration, durch Triebverzicht, durch Verinnerlichung irgendwelcher angeblich objektiv notwendiger Verhaltensmuster.«[228]

tischen Wissensunterschied, sondern »ganz elementare Erfahrungsunterschiede« begründet. Vgl. Thomas Ziehe, Politik als Kulturschock. Zwiespältige Nachgedanken zur Studentenbewegung, in: Johannes Bastian (Hg.), 1968 – 1988. Eine Pädagogen-Generation zieht Bilanz, Hamburg 1988, S. 19-27, hier S. 21.

225 Mosler, Was wir wollten, S. 222.

226 Insofern ist die Unterscheidung zwischen sachlich-nüchternen »45ern« und emotional-expressiven »68ern«, die Nolte, Gesellschaftsstruktur«, S. 83 f. trifft, zu grob gefasst. Die entsprechende habituelle Kluft zog sich vielmehr durch die 68er-Bewegung selbst.

227 Enzensberger, Kommune 1, S. 85. Die in den Quellen gängige, auf die Selbstbezeichnung zurückgehende unterschiedliche Schreibweise von »I« und »2« wird hier beibehalten.

228 Enzensberger, Die Jahre der Kommune 1, S. 296. Auch im Erfahrungsbericht der Kommune 2 wird die »Verachtung für den bloß kontemplativen Seminarmarxisten, der mit dem in SDS-Arbeitskreisen erworbenen kritischen Rüstzeug sein Philosophie- oder Soziologiestudium besser absolvierte«, als verbindendes Motiv genannt; Kommune 2, Versuch, S. 13.

7.2 Den Charakterpanzer durchbrechen: Die Ur-Kommunen als psychopolitische Gemeinschaften

Aus den SDS-Debatten gingen letztlich zwei politische Wohnkollektive in West-Berlin hervor:[229] Im Januar 1967 wurde die Kommune 1 um Dieter Kunzelmann, Fritz Teufel und (den allerdings erst etwas später einziehenden) Rainer Langhans ins Leben gerufen. Im August desselben Jahres zogen drei Frauen und vier Männer mit zwei kleinen Kindern in eine Wohnung in Charlottenburg und gründeten die Kommune 2. Bei dem einen Kind handelte es sich um den Sohn von Eike Hemmer, der in der Kommune ideologisch den Ton angab, das andere Kind war die dreijährige Tochter der Kommunardin Marion Stergar und ihrem ehemaligen Partner Dieter Kunzelmann. Ein weiteres Gründungsmitglied der Kommune 2 war der Soziologiestudent und spätere RAF-Kader Jan-Carl Raspe. Der zuerst 1970 erschienene und dann 1971 bei Kiepenheuer & Witsch neu aufgelegte Erfahrungsbericht der Kommune 2 über ihren »Versuch der Revolutionierung des bürgerlichen Individuums« wurde schnell zu einem Szenebestseller.[230]

In der Kommune 1 sollten alle bürgerlichen Besitzansprüche, Beziehungsformen und Privatheitsvorstellungen aufgehoben und durch kollektive Praktiken ersetzt werden: Es gab eine gemeinsame Haushalts- und Kassenführung, intime Zweierbeziehungen sollten aufgelöst werden, da sie als Ausdruck sexueller Besitzansprüche und Kristallisationskeim der repressiven bürgerlichen Kleinfamilie gedeutet wurden. Doch während die Aufhebung des Privateigentums in der Kommune – »freilich auch mangels Masse« – keine größeren Probleme bereitete, wollte ihre Verwandlung in eine kollektiv erotisierte »zärtliche Kohorte« nicht so recht glücken.[231] Zwar lösten sich die bestehenden Paarbeziehungen teilweise auf, doch glücklicher fühlte sich da-

229 Nach den definitorisch und empirisch allerdings sehr unsicheren Schätzungen in der soziologischen und historischen Forschungsliteratur gab es 1966 etwa 100 und 1968/69 rund 1.000 Wohngemeinschaften in der Bundesrepublik; Reichardt, Authentizität und Gemeinschaft, S. 361. Als dezidiert politisches Projekt spielten allerdings die West-Berliner Kommunen unzweifelhaft die Vorreiterrolle; vgl. zeitgenössisch etwa den Bericht von Wolfgang Röhl/Detlef Schneider, Kommunen in Deutschland, in: Konkret, 7. Oktober 1968, S. 20-25, sowie aus der Binnenperspektive der West-Berliner Kommune-Szene über ihre ideologischen Gemeinsamkeiten und wechselseitigen Anfeindungen den (selbst-)ironisch-sarkastischen Bericht der Kommune Linkeck in ihrer gleichnamigen Zeitung: o. V., Die ökonomische Lage der jungen Linken unter den Bedingungen des Kapitalismus, in: Linkeck Nr. 4 [1968], o. Pag.

230 Kommune 2, Versuch; Koenen, Das rote Jahrzehnt, S. 161-167.

231 Vgl. hierzu wie zum Folgenden Enzensberger, Die Jahre der Kommune 1, S. 109 f. Für einen knappen Überblick siehe auch Alexander Holmig, Die aktionistischen Wurzeln der Studentenbewegung. Subversive Aktion, Kommune 1 und die Neudefinition des Politischen, in: Klimke/Scharloth, 1968, S. 107-118.

durch niemand so recht. Hinzu kam, dass die intensive Beschäftigung mit den persönlichen Problemen und Lebensgeschichten weniger befreiend als viel mehr belastend wirkte und innerhalb der Kommune neue Autoritäten »in Gestalt von Therapeuten« hervorbrachte.[232] Michael »Bommi« Baumann, kurze Zeit Mitbewohner der Kommune, erinnerte sich an den »sadomasochistischen Charakter« der »Psychodiskussionen«, die jedoch »im Endeffekt auch nichts gebracht« hätten.[233] Nach einigen Wochen kam man überein, dass man wieder nach außen politisch handeln musste, um die festgefahrene Selbstbeschäftigung und die daraus resultierende Abschottung der Kommune zu durchbrechen.

Nun begann die Phase der schillernden Happenings und provokativen Protestaktionen, mit denen die Kommune 1 enorme Aufmerksamkeit und nachhaltige Berühmtheit erlangte.[234] Sie wurde vielen Jugendlichen zum nonkonformistischen Sehnsuchtsort eines ausgelebten »kulturrevolutionären« Alltags, da sie zu beweisen schien, dass Spaß und Politik, Hedonismus und Konsumkritik, Individualismus und kollektives Leben vereinbar waren. Insbesondere um Rainer Langhans und Fritz Teufel entwickelte sich dabei ein regelrechter Starkult.[235] Und obgleich es mit der befreiten Sexualität – wie auch immer diese hätte aussehen mögen – im Kommunealltag nicht weit her war, diente ihre öffentliche Inszenierung als erfolgreiches Mittel, um als Bürgerschreck nachhaltige mediale Aufmerksamkeit zu erzeugen.[236] Auch der *Spiegel* stellte es in einem Interview mit Rudi Dutschke als Tatsache hin,

232 Ebd. Dieter Kunzelmann freilich meinte im Rückblick, bei den berüchtigten »Psychodiskussionen« in der Kommune habe es sich schlicht und einfach um Kennenlerngespräche gehandelt, in denen es um die individuellen Biographien, Probleme und Vorstellungen vom Kommuneleben gegangen sei; alles habe »auf solidarische Weise, auf keinen Fall in diffamierender Form« stattgefunden: Dieter Kunzelmann, Leisten Sie keinen Widerstand! Bilder aus meinem Leben, Berlin 1998, S. 62.

233 Bommi Baumann, Von der K I zur Wielandkommune, in: Johann August Schülein (Hg.), Kommunen und Wohngemeinschaften: Der Familie entkommen? Eine Textsammlung, 2. Aufl., Gießen 1979, S. 55-65, Zitat S. 59 (gekürzter Auszug aus: Bommi Baumann, Wie alles anfing, München 1975).

234 Wie Holmig, Wurzeln, S. 110, überzeugend argumentiert, ist der Aktionismus der Kommunarden jedoch nicht einfach als Kompensation dafür anzusehen, dass die Lösung ihrer persönlichen Probleme gescheitert war, sondern vielmehr als Fortsetzung des Versuchs der Überwindung bürgerlicher Konditionierung mit den Mitteln der Aktion.

235 Zu diesem Aspekt der medialen Inszenierung und gesellschaftlichen Wahrnehmung der Kommune 1 vgl. Siegfried, Time Is on My Side, S. 506-520; ders., Stars der Revolte: Die Kommune 1, in: Daniela Münkel / Lu Seegers (Hg.), Medien und Imagepolitik im 20. Jahrhundert. Deutschland, Europa, USA, Frankfurt am Main / New York 2008, S. 229-246.

236 Koenen, Das rote Jahrzehnt, S. 157 f. Kunzelmann wünschte sich im Nachhinein, die Kommunarden hätten mit den Beziehungen innerhalb der Kommune »so gut […] umgehen können wie mit den Medien«; Kunzelmann, Widerstand, S. 70.

dass die Kommune »häufig wechselnden Geschlechtsverkehr institutionalisiert« habe. Dutschke dementierte diese Aussage nicht, sondern entgegnete, er halte nichts von solchen Praktiken. Der Austausch von Geschlechtspartnern sei »nichts anderes als die Anwendung des bürgerlichen Tauschprinzips unter pseudorevolutionärem Vorzeichen«.[237]

Neben jugendlicher Begeisterung schlug der Kommune 1 auch große Feindseligkeit entgegen, wie zahlreiche an sie gerichtete anonyme Hassbriefe belegen. Diese bis zur Morddrohung reichenden Invektiven bezogen sich jedoch weniger auf die vermeintliche sexuelle Zügellosigkeit, sondern vielmehr in erster Linie auf das sozialistische Engagement der Kommunarden.[238] Doch auch den Genossen vom SDS war die Kommune, die sich weigerte, sich den Entscheidungsverfahren und Beschlüssen des Verbandes unterzuordnen, ein Ärgernis. Als die Kommunarden Anfang Mai 1967 eigenmächtig mit »SDS« unterzeichnete Flugblätter an der FU Berlin verteilten, nahm die Landesvollversammlung des Berliner SDS dies zum Anlass, sie endgültig auszuschließen.[239] Auch die politisch-therapeutische Praxis der Kommune 1 stieß in der linken Diskussionsöffentlichkeit auf harsche Kritik. Reimut Reiche befand 1968, sie habe gerade hinsichtlich der Sexualität die »gesellschaftsüblichen Repressionen« nicht abgebaut, sondern nur durch noch »viel grausamere Zwangssysteme ersetzt«.[240] Ein Bericht anlässlich ihrer Auflösung Ende 1969 in der linken Zeitschrift *Konkret* stellte dann noch einmal fest, ihr »unrealistischer« und »unmarxistischer« therapeutischer Ansatz habe mit linker Politik »wenig zu tun« gehabt, dafür jedoch »viel mit Arbeitsunlust, Selbstdarstellung und Orgasmusschwierigkeiten«.[241]

Die Kommune 2, deren Geschichte Gerd Koenen generationspsychologisch für sehr viel aufschlussreicher hält als die der Kommune 1, musste sich schon kurz nach ihrer Gründung ebenfalls harsche Kritik vom SDS gefallen lassen.[242] Der Rechenschaftsbericht seines Bundesvorstands zur 22. Delegiertenkonferenz vom September 1967 stellte fest, sie sei »noch schneller in die

237 »Wir fordern die Enteignung Axel Springers«. Spiegel-Gespräch mit dem Berliner FU-Studenten Rudi Dutschke (SDS), in: Der Spiegel, 10.7.1967, S. 29-33, Zitate S. 32; ähnlich auch Kommune 2, Versuch, S. 316. Vgl. hingegen die Vorstellung, »Ehepartnertausch« und gemeinsame »Sexpartys« in Mehrfamilien-Kommunen seien als konkrete Vorwegnahme einer Utopie der sexuellen Befreiung anzusehen, in dem von der Kursbuch-Redaktion prämierten Aufsatz von Géza Kirchknopf, Vom elatischen Familienverband zur Kommune, in: Kursbuch 14, August 1968, S. 110-115, hier S. 113.

238 Reichardt, Authentizität und Gemeinschaft, S. 378 f.

239 Lönnendonker u.a., Antiautoritäre Revolte, S. 324-328; Enzensberger, Die Jahre der Kommune 1, S. 129.

240 Reiche, Sexualität und Klassenkampf, S. 156.

241 Werner Borsbach / Kai Ehlers, Das Ende einer Kommune, in: Konkret, 30. Dezember 1969, S. 16-21, Zitate S. 16 u. S. 20.

242 Koenen, Das rote Jahrzehnt, S. 161 f.

politische Apathie abgesunken« als die Kommune 1 zu »Springers Hofnarren aufgestiegen«. Darüber hinaus habe sie »vielleicht ein noch schlimmeres terroristisches Netz [...] über ihre Mitglieder gezogen«, jedoch weder ein persönliches noch ein politisches Problem gelöst.[243] Dabei galt die auch als »Polit-Kommune« bezeichnete Kommune 2, deren Mitglieder überwiegend aus dem Berliner Landesvorstand des SDS kamen, zunächst als politisch ernstzunehmender und theoretisch reflektierter Gegenentwurf zur Kommune 1, die als »Psycho-Kommune« und »Horror-Kommune« verschrien war.[244] Sie war anfänglich als Arbeitskollektiv gedacht, in dem die Trennung von politischem Engagement und Privatleben überwunden und mittels »permanenter Diskussion« die »Genossen aus ihrer traditionellen Konsumentenhaltung« herauskommen sollten; die »Bedürfnisse und Wünsche« der Mitglieder sollten dabei »ständig« mit reflektiert werden, um ihnen die Angst vor der Diskussionsteilnahme zu nehmen und »die heute sich psychisch vermittelnden Herrschaftsstrukturen transparenter zu machen«.[245]

Hieraus sollte schließlich eine »revolutionäre Sozialpsychologie« entwickelt werden, die im Unterschied zur abstrakten marxistischen Gesellschaftstheorie auch die gesellschaftlich verursachten »subjektiven Erfahrungen und Gefühle (Leid, Angst, Aggression, Einsamkeit)« berücksichtigte. Im Gegensatz zur »bürgerlichen Psychologie und Psychoanalyse« wiederum sollte sie diese nicht als rein individuelle Schwierigkeiten analysieren, deren Behandlung der bloßen Anpassung an die »vorgegebene Realität (in Arbeitsplatz und Familie)« diene.[246] Dass die subjektiven Faktoren eine so große Rolle in der antiautoritären Rebellion spielten, erklärten die Kommunarden aus der »klassenspezifische[n] Form der Unterdrückung, der die bürgerlichen Studenten« unterlagen; diese sei im Gegensatz zu den Arbeitern weniger durch wirtschaftliche Not bestimmt, sondern wirke in erster Linie »als verinnerlichte gesellschaftliche Norm, als psychischer Zwang«.[247] Was den Kommunarden subjektiv vor allem zu schaffen machte und ihnen die Notwendigkeit intensiver psychologischer Selbstbeschäftigung vor Augen führte, war die »sinnliche Erfahrung«, immer wieder an dem Anspruch zu scheitern, bei politischen Aktionen wie Demonstrationen, »Go-Ins« oder dem Entwurf von Broschüren und Flugblättern als eine kollektive Einheit zu handeln:

243 Zitiert nach Kommune 2, Versuch, S. 44.

244 Lönnendonker u. a., Antiautoritäre Revolte, S. 317; Siegfried, Time Is on My Side, S. 647 f. Die etwas später gegründete, eher anarchistisch ausgerichtete Linkeck-Kommune verspottete die Kommune 2 hingegen als elitären Verein selbsternannter »Reich-Monopolisten«: o. V., Die ökonomische Lage der jungen Linken unter den Bedingungen des Kapitalismus, in: Linkeck Nr. 4 [1968], o. Pag.

245 SDS-Korrespondenz Nr. 6, Mai 1967, S. VI, hier zitiert nach Lönnendonker u. a., Antiautoritäre Revolte, S. 317.

246 Kommune 2, Versuch, S. 33.

247 Ebd., S. 307.

> »[I]mmer wieder wurden wir auf uns selbst zurückgeworfen: auf uns als Individuen, die Angst hatten, die nicht kollektiv, sondern nur als individualistische Konkurrenten arbeiten konnten, die Schwierigkeiten hatten, sich frei und ungezwungen zu bewegen, die Angst vor der Autorität hatten, sei es der Polizei, der Justiz, dem Professor, einer SDS-Größe oder auch einer Person in der Gruppe, die den einzelnen in diese Rolle gedrängt hatte.«[248]

Belinda Davis hat hervorgehoben, wie bedeutsam die Emotionalisierung des politischen Protests um 1968 als mobilisierendes Moment gewesen ist, das subjektiv auf viele mitreißender wirkte als abstrakte Theoriedebatten. Die provokativen, gängige Verhaltensnormen überschreitenden neuen Protestformen erzeugten – jedenfalls dem zeitgenössisch vermittelten Ideal und der Erinnerung etlicher Akteure nach – die verbindende und aufregende Erfahrung, dass politische Kommunikation lust- und phantasievoll sein konnte.[249]

Die deutliche Unterscheidung, die Davis aus normativer Perspektive zwischen der demokratisierenden Entwicklung neuer politischer Partizipationsformen einerseits und ihrem »Missbrauch« in Form destruktiver, gewalttätiger Aktionen andererseits trifft, lässt sich hinsichtlich der zeitgenössischen Wahrnehmung der Akteure jedoch kaum aufrechterhalten. Die passive und aktive, »sinnliche« Erfahrung der Gewalt des »Systems« war vielmehr ein bedeutsames subjektives Moment der Protestpraxis, eine Form von Bewährungsprobe, in der die psychische Eignung zum politischen Widerstand unter Beweis gestellt werden konnte. Die »Mutfrage«, so Peter Schneider, stellte sich früher oder später jedem, der sich auf einer Demonstration mit auf ihn einknüppelnden Polizisten konfrontiert sah. Er selbst bevorzugte es lange wegzulaufen, und er konnte sich auch nicht dazu durchringen, Gewalt mit Gegengewalt zu beantworten und mit Pflastersteinen auf die zu dieser Zeit ohne besondere Schutzkleidung auftretenden Polizisten zu werfen, wie es ihm einmal eine Mitdemonstrantin vormachte. Die Frage, ob mit ihm »etwas nicht stimmte«, weil er noch keinen Polizeiknüppel abbekommen hatte, und ob er seine Angst vielleicht »durch Schulung« würde überwinden können, löste sich erst auf, als er sich auf einer Demonstration traute, eine Polizeikette zu durchbrechen und dafür massive Prügel einzustecken: »Meine blauen Flecken konnte mir niemand mehr nehmen.«[250]

Auch im Bericht der Kommune 2 wird die emotionale Ambivalenz der sozialen Grenzüberschreitung deutlich, die der theoretischen Überzeugung von den autoritären Verhältnissen – in der Gesellschaft und in einem selbst – unmittelbare subjektive Evidenz zu verleihen schienen. Das »Moment sub-

248 Ebd., S. 157.

249 Belinda Davis, Provokation als Emanzipaion. 1968 und die Emotionen, in: vorgänge, 4/2003, Nr. 164, S. 41-49; das folgende Zitat auf S. 47.

250 Schneider, Rebellion, S. 128-131.

jektiver Selbstbefreiung«, das sie sich von der Teilnahme an politischen »Happenings« wie der Spaziergangsdemonstration auf dem Kurfürstendamm versprochen hatten, so stellten die Kommunarden im Unterschied zu Dutschke fest, habe sich kaum eingestellt, und auch der »antiautoritäre Spaß« in der Konfrontation mit der Polizei wollte »keinem recht glücken«.[251] Der SDS, so Bernd Rabehl 1967, habe das Problem, dass seine Mitglieder aus der bürgerlichen Mittelschicht kamen und deshalb »bis zur Radikalität, bis zum Extrem nicht gehen können«. Es gebe »einfach psychische Schranken«, die er auch an sich selbst erlebe, und deshalb müsse man »an Randgruppen der Arbeiterklasse herankommen«, die dazu fähig seien, »extrem vorzugehen«.[252] Die These, dass die Verzagtheit der Studenten auf ihre bürgerliche Sozialisation zurückzuführen sei, übernahm auch Bommi Baumann, zeitweiliger Kommune-1-Bewohner, 1972 Mitbegründer der terroristischen Gruppierung »Bewegung 2. Juni« und als gelernter Betonbauer eine Art Vorzeigeproletarier der studentisch dominierten antiautoritären Bewegung:[253] »Die Studenten hatten damals ziemliche Schwierigkeiten, sich gegen Bullen zu wehren, einfach von ihren Erziehungsgeschichten her. Die habe ich nicht gehabt, ich habe immer bei Demonstrationen zurückgehauen, wenn sie mich angefaßt haben [...].«[254]

In der Kommune ließ sich nun endlich frei über die Ängste, das Herzklopfen und die Lähmungsgefühle sprechen, die sich einstellten, wenn man einem Polizisten gegenüberstand oder vor großem Publikum sprechen sollten.[255] Schon dieses Leidensbekenntnis, notwendiges Eröffnungsritual jeder therapeutischen Interaktion, wurde als befreiendes Erlebnis wahrgenommen.[256] Die Vorstellung, kollektive politische Aktivitäten und persönliche Emanzipation fließend ineinander übergehen zu lassen, erwies sich jedoch schnell als illusorisch. Schon in der sogenannten SDS-Kommune, dem Vorläufer der Kommune 2, hatte »der gruppendynamische Prozeß bereits derart viel an persönlichen Schwierigkeiten zutage gefördert, daß niemand mehr auf die Idee kam, man könne jetzt endlich politisch arbeiten«.[257] Fasziniert von der Möglichkeit, endlich »unsere sexuellen und autoritätsgebundenen

251 Kommune 2, Versuch, S. 30 f.

252 Ein Gespräch über die Zukunft mit Rudi Dutschke, Bernd Rabehl und Christian Semler, in: Kursbuch 14, August 1968, S. 146-174, hier S. 156 f.

253 Zur Gründungsgeschichte der Bewegung 2. Juni siehe hier nur Koenen, Das rote Jahrzehnt, S. 366 f.

254 Baumann, Von der K I zur Wielandkommune, S. 57.

255 Kommune 2, Versuch, S. 40.

256 Zur Ähnlichkeit zwischen traditionellen religiösen und modernen therapeutischen Bekenntnisformen vgl. Alois Hahn, Zur Soziologie der Beichte und anderen Formen institutionalisierter Bekenntnisse: Selbstthematisierung und Zivilisationsprozess, in: Kölner Zeitschrift für Soziologie und Sozialpsychologie 34 (1982), S. 407-434.

257 Kommune 2, Versuch, S. 41.

Konflikte [...] aufdecken zu können«, wurde in der Kommune 2 dann gemeinsam Wilhelm Reichs *Sexuelle Revolution* gelesen und entschieden, auf dieser Grundlage »noch einmal die Lebensgeschichte eines jeden« zu durchleuchten.[258]

Dabei machten die Kommunemitglieder die verbindende Erfahrung, dass sich hinter ihren »Charakterpanzern« – eine von Reich geprägte Metapher für die psychischen, der Analyse Widerstand leistenden Schutz- und Abwehrmechanismen des neurotischen Charakters – ähnliche Probleme verbargen, sodass die individuelle Angst, nicht normal zu sein, überwunden werden konnte.[259] Diese Probleme bestanden in der »Isolation« der Privatexistenz und dem »unerträglichen« Druck der »persönlichen Situation«, insbesondere in Ehe und Partnerschaft sowie im Studium.[260] Die Kommunardinnen und Kommunarden diagnostizierten bei sich selbst »Arbeits- und Liebeshemmungen«, »Berührungsangst und Affektsperre«, ein »infantiles Anlehnungsbedürfnis« und einen »übersteigerte[n] Wunsch nach Bestätigung durch die aktuellen Repräsentanten der verinnerlichten Autorität der Eltern«.[261] Als Ursache wurden die »Unterdrückung der frühkindlichen Sexualität und Motorik« im Besonderen und die »Erziehung und Unterdrückung der infantilen Emotionalität« im Allgemeinen ausgemacht, die zu einem von der Gesellschaft erzwungenen »Affektstau« führte.[262]

Ob diese psychogenetische Herleitung zutraf, entzieht sich der historischen Analyse. Entscheidend ist hier jedoch ohnehin weniger die Frage nach der Korrektheit der biographischen Selbstanalyse als vielmehr ihre situativ sinnstiftende Funktion, wie sie sich aus den Quellen rekonstruieren lässt. In den im Kommunebericht wiedergegebenen Protokollen der gruppentherapeutischen Sitzungen werden Erinnerungen an die frühe Kindheit, an die eigene Erziehung oder Konflikte mit den Eltern nur gelegentlich und anekdotisch vage wiedergegeben. Sie dienten eher als punktuelle Evidenzen oder narrative Ankerpunkte, die der als zutreffend vorausgesetzten Theorie lebensgeschichtliche Plausibilität verliehen. Was in den Gesprächen dominierte, war die Auseinandersetzung mit ganz gegenwärtigen Gefühlen und psychischen Problemen, die häufig in Zusammenhang mit sozialen Konflikten außerhalb wie auch zunehmend innerhalb der Kommunegruppe erfahren wurden. Die psychoanalytische Interpretationsperspektive erlaubte es, in

258 Ebd., S. 41 u S. 45.

259 Ebd., S. 276; zum »Charakterpanzer« vgl. etwa Reich, Charakteranalyse, S. 62. Hinsichtlich des psychisch entlastenden Effekts des Erfahrungsaustauschs »Betroffener« funktionierte die Kommune also im Grunde wie eine Selbsthilfegruppe.

260 Kommune 2, Versuch, S. 44.

261 Ebd., S. 276.

262 Ebd., S. 276 u. S. 280. Hier deutet sich bereits die Verschiebung der therapeutischen Selbstproblematisierung von der Sexualität zu den Emotionen an, die in Kapitel 9 untersucht wird.

dieser Ansammlung heterogener psychischer Leidenserscheinungen biographische und kausale Kohärenz zu erkennen.[263] Endlich, so das Fazit der Kommunardin Marion, »hatte ich Begriffe für das Unbehagen, das mich schon lange quälte«.[264] Die freudomarxistische Perspektive ermöglichte es darüber hinaus, als Ursache für individuelle psychische Probleme die kapitalistisch-autoritäre Gesellschaftsordnung zu identifizieren. Damit wurde die antikapitalistische Gesellschaftskritik subjektiv beglaubigt und umgekehrt konnte die Befassung mit der eigenen Subjektivität unmittelbar als gesellschaftskritische, wenn nicht revolutionäre Praxis verstanden werden.

Neben der psychopolitischen Sinnstiftung war es die Intensität der mit dem kollektiven Leidensbekenntnis einsetzenden emotional-kommunikativen Gemeinschaftsstiftung, die einen nachhaltigen Eindruck bei den Kommunarden hinterließ. Es wurde als wohltuend empfunden, den anderen gegenüber sowohl negative und aggressive als auch positive und zärtliche Emotionen frei äußern zu können. Hieraus habe sich zeitweise eine »allgemeine Zärtlichkeit untereinander«, eine sich bis auf die Körperbewegungen erstreckende »Sensibilisierung der Alltagsbeziehungen« entwickelt, die »von uns allen als ungeheure Alternativerfahrung gewertet« wurde:

> »Wir lebten in dem Bewußtsein, etwas von der Utopie einer menschlichen sozialen Kommunikation zu erfahren und wollten diese Erfahrung möglichst schnell durch den Abschluß der Analyse sichern und dann an andere weitergeben. Denn die Starrheit und Bewegungslosigkeit der ›Umgangsformen‹ fiel uns jetzt bei allen Menschen, mit denen wir zu tun hatten als besonders störend auf, und wir sahen eine unmittelbare Beziehung zur Verkrampfung in ihrer politischen Arbeit.«[265]

Die mit der »Sensibilisierung« einhergehende Einübung minutiöser Selbst- und Fremdbeobachtung brachte jedoch auch negative Konsequenzen in Form der Dauerpsychologisierung von Verhaltensweisen im Alltagsleben mit sich:

> »Beschäftigung während einer Diskussion, Kritzeleien, Versprechen und andere Fehlleistungen wurden sofort in Zusammenhang mit der Problematik der jeweiligen Analyse gestellt und gedeutet; keiner konnte vorzeitig vom Tisch aufstehen, etwas lauter die Tür zumachen oder ein Kind ungeduldig ansprechen, ohne daß die anderen dahinter tieferliegende Erwartungen, Abwehrhaltungen, Widerstände oder ähnliches gesehen hätten.«[266]

263 Zu dieser generellen Struktur und Funktion der »therapeutischen Erzählung des Selbst« vgl. Illouz, Errettung der modernen Seele, S. 288-296.

264 Kommune 2, Versuch, S. 299.

265 Ebd., S. 273-275.

266 Ebd., S. 279.

Zudem gelang es nicht, die als rauschhaft beschriebene soziale Verschmelzungs- oder Harmonisierungserfahrung, die sich in den stundenlangen Analysesitzungen einstellen konnte, in ein dauerhaftes soziales Verhaltensmodell zu übersetzen. Man habe zwar den Charakterpanzer immer weiter »durchlöchern« können, jedoch keinen Weg gefunden, die »zusammengebrochenen affektgesperrten, autoritätshörigen und isolierten Verhaltensweisen durch neue kollektive und erotische Strukturen zu ersetzen«.[267] Gerade auf dem Gebiet der Sexualität sei dabei die Kluft zwischen der Erwartung auf »größtmögliche subjektive Befriedigung« und der tatsächlichen Erfahrung in der Kommune am größten gewesen. Ein »länger dauerndes Liebesverhältnis zwischen zwei Menschen« entspreche offenbar am ehesten »unserer Bedürfnisstruktur«, wenngleich irrationale Konflikte in einer Paarbeziehung besser gelöst werden könnten, wenn sie kollektiv in der Gruppe behandelt werden.[268]

7.3 Eskalationen im kollektiven Alltag zwischen Politisierung, Psychologisierung und Zwang zur Zwanglosigkeit

Mit schonungsloser Offenheit, die den Prinzipien des politisierten Privatlebens und des kollektiven politischen Lernens durch öffentlichen Erfahrungsaustausch entsprach, thematisierte auch die anarchistisch orientierte Kreuzberger Linkeck-Kommune die Verkrampfungen und sozialen Verwerfungen, die aus ihren Versuchen sexueller Befreiung und kollektiver Persönlichkeitsveränderung resultierten.[269] Wenn es nicht zwischendurch immer Phasen gegeben hätte, in denen er erlebt hätte, wie man »ganz anders miteinander sprechen« könne – »auf dem Trip z. B.« –, hätte er die Kommune schon längst verlassen, erklärte Linkeck-Bewohner »Butcher«. Meistens seien die stundenlangen Gespräche, in denen Konflikte geklärt werden sollten, jedoch nur »wahnsinnig bürokratisch« und ermüdend gewesen, während sich die theoretischen »Sex-Geschichten« praktisch als bloßes »Kasperle-The-

267 Ebd., S. 283 f.

268 Ebd., S. 318 f., sowie ausführlich zum Thema Sexualität S. 132-139. Die Sexualitätsdiskussionen in der Kommune waren dabei besonders von einer geschlechterspezifischen Trennlinie geprägt: Während bei den männlichen Bewohnern der »zärtliche« Umgang mit den Frauen meist den Wunsch nach einer »genitalen Beziehung« einschloss, betonten die Frauen umgekehrt überwiegend ihr Bedürfnis nach zwischengeschlechtlicher Zärtlichkeit ohne Geschlechtsverkehr. Zur Dominanz des männlich-heterosexuellen Anspruchs auf häufigeren Koitus im linksradikalen Sexualitätsdiskurs der unmittelbaren Nach-68er-Zeit, der mitunter in homophobes Potenzgehabe abgleiten konnte, vgl. Perinelli, Lust, S. 87 f. u. S. 92 f.

269 Ereignisse bei Linkeck, in: Linkeck Nr. 5 [1968], o. Pag.

ater« herausgestellt hätten, wobei sich niemand wirklich verändert habe.[270] Mit-Kommunardin Karin stellte fest, sie habe in ihrem »ganzen Leben noch nie so viel Auseinandersetzungen und Aggressionen erlebt wie hier in der Kommune«, und der Kommune-Aussteiger Klaus teilte mit, dass sich »die Linken mehr streiten als kleinbürgerliche Ehe-Menschen, zumal sie Anlässe fanden, die überhaupt keine waren«.[271] Andere Berliner Kommunen hatten sich bereits nach kurzer Zeit »über Küchenprobleme so irrsinnig zerstritten«, dass sie »im gegenseitigen Terror« auseinanderfielen.[272]

Die aggressive, streitlustige Stimmung, die offenbar in vielen Kommunen herrschte, lässt sich aus verschiedenen Faktoren erklären. Bei der Zusammensetzung der Kommunen spielten längere Bekanntschaft oder persönliche Sympathie kaum eine Rolle. Entscheidend war das geteilte Bekenntnis zu einem radikalen politischen Projekt und das Ideal kollektiver politischer Arbeit, aus der mehr oder weniger von selbst erotisch-solidarische Sozialverhältnisse erwachsen sollten.[273] Der sozialrevolutionäre Anspruch konnte jedoch jede konfliktträchtige Alltagshandlung – vom Abwasch über den Umgang mit »Haare[n] in der Badewanne« bis zur Frage, »wie der Käse von den verschiedenen Genossen einer WG geschnitten wird« –, mit politischer Bedeutsamkeit und so mit zusätzlichem Konfliktpotential aufladen.[274] Jede

270 Linkeck. Gespräch Butcher – Hartmut – Ulrich, in: Hartmut Sander / Ulrich Christians (Hg.), Subkultur Berlin. Selbstdarstellung, Text-, Ton-Bilddokumente. Kommunen, Rocker, subversive Gruppen, Darmstadt 1969, S. 9-12, Zitate S. 11 f.

271 Wolfgang Röhl, Anatomie einer Kommune, in: Konkret, 21. Oktober 1968, S. 16-18, Zitat Karin S. 17; Klaus S., Warum ich von Linkeck die Schnauze voll habe!, in: Linkeck Nr. 5 [1968], o. Pag.

272 Kommune 2, Versuch, S. 63.

273 Das häufige Misslingen gemeinsamer Arbeit führte allerdings schnell zur Frage, ob der sach- und produktionsorientierten Vergemeinschaftung trotz des politischen Anspruchs nicht ähnliche »verdinglichte Kommunikationsvorstellungen« zugrunde lagen wie in der kapitalistischen Wirtschaft. Umgekehrt gefährdete die Vorstellung, dass man besser nur mit denjenigen zusammenarbeitete, mit denen man in Sympathie oder Freundschaft verbunden war, das Ideal allgemeiner solidarischer Kollektivität. Vgl. etwa das Gespräch zwischen Horst Tomayer, Buchloh, Christians, Peter Homann-Meinhof, Heike Proll, Ellinor, Butscher [sic], Sander und Ulrich, Nicht angetörnt. Über Potskommune, Linkeck und ihre Zeitungen, in: Sander / Christians, Subkultur Berlin, S. 66-73, bes. S. 67-69.

274 Die zitierten Beispiele werden als ernste, da potentiell aggressionsfördernde Probleme in Wohngemeinschaften angeführt in Harald Harrer, Anmerkungen zum Bericht der Arbeitsgruppe 7 – Alternative Lebensform / Wohngemeinschaften / Liebe, Ehe, Sexualität, in: ders. / Heinz Funke / Dieter Duhm (Hg.), Frankfurter Seminar April 1973: Politische Arbeit & Emanzipation. Aufsätze und Protokolle einer Tagungsreihe, Köln 1974, S. 46 f. Das Seminar stand im Zusammenhang einer Wiederbelebung der linken Debatte um subjektive Emanzipation, die in Kapitel 8.4 näher behandelt wird. Vgl. zur Kritik der Dauerüberforderung durch »Überpolitisierung« privater Angelegenheiten nach 1967 auch Oskar Negt, Inter-

konventionelle Verhaltensnorm und Intimitätsgrenze konnte grundsätzlich hinterfragt und unter der Maßgabe größtmöglicher »Bedürfnisbefriedigung« neu ausgehandelt werden. Dazu zählte auch die mehr oder – häufig – weniger konsequent betriebene Aufhebung von »isolierten« Paarbeziehungen, die unter dem Verdacht standen, Ausdruck eines bürgerlichen Besitzanspruchs zu sein, zugunsten der Ausweitung libidinöser Verhältnisse auf die gesamte Gruppe. Das Zusammenleben sollte, so die Kommune 2, spontan »ohne Gruppenzwang und autoritär festgelegtes Konzept« funktionieren, denn das starre Festhalten an »Gewohnheiten, feste[n] Regeln, immer wiederkehrende[n] Tätigkeiten« galt als Merkmal des autoritären und entfremdeten »Ichschwachen Menschen«.[275]

Der antiautoritäre Hedonismus, der die psychischen Fesseln bürgerlich-autoritärer Lustfeindlichkeit und Regelhörigkeit abstreifen sollte, stand jedoch in einem starken Spannungsverhältnis zum Prinzip des politischen Kollektivismus, durch den wiederum der bürgerliche Individualismus überwunden werden sollte. Die individuellen Bedürfnisse sollten einerseits frei zur Entfaltung kommen, andererseits aber letztlich völlig in der solidarischen kollektiven Praxis aufgehen. Sie mussten mithin so zum Ausdruck gebracht und gerechtfertigt werden, dass sie mit den politischen Idealen und Normen der Gruppe übereinstimmten, sei es bei politischen Aktionen, beim Sexualverhalten oder bei der Nutzung der kollektivierten materiellen Ressourcen. Theoretisch bestand in dieser Hinsicht kein Widerspruch, wurde doch angenommen, dass in einer idealen sozialistischen Gesellschaft der psychische Haushalt der Individuen harmonisch mit den Interessen aller anderen übereinstimmte. Praktisch sah sich die Kommune 2 gezwungen, mittels verbindlicher Regelungen doch einen »gewisse[n] Zwang auf die aktuellen Bedürfnisse des einzelnen« auszuüben, um die Gefahren der Verwahrlosung und der Eskalation in Haushaltsfragen abzuwenden. Den entscheidenden legitimierenden Unterschied zu einer strikten, von »außen« vorgegebenen Hausordnung sah man jedoch darin, dass diese Regelungen auf »kollektiver Einsicht« beruhten und von den Betroffenen entsprechend ihrer Interessen selbst eingeführt wurden.[276]

Die ubiquitären psychoanalytischen Deutungsmuster sollten zwischen politischer Theorie und individuellem Bewusstsein und Bedürfnissen vermitteln und damit zur rationalen Aufklärung und Lösung von Gruppenkonflikten beitragen, scheinen diese aber häufig eher verschärft zu haben. Hierfür lassen sich zwei wesentliche Gründe ausmachen: Erstens der Imperativ psychopolitischer Entgrenzung, der dazu aufrief, grundsätzlich die gesamte

esse gegen Partei. Über Identitätsprobleme der deutschen Linken, in: Kursbuch 48, Juni 1977, S. 175-188, hier S. 180.

275 Kommune 2, Versuch, S. 56 u. S. 65.

276 Ebd., S. 57.

Persönlichkeit mit all ihren Eigenschaften zur politisch-therapeutischen Disposition zu stellen. Zweitens öffneten die Unklarheit und die widersprüchlichen individuellen Ansichten darüber, wie emanzipatorisches Verhalten in konkreten Fällen auszusehen habe, sowie die regelmäßig an sich selbst und anderen beobachtete Unfähigkeit, eine als emanzipatorisch deklarierte Verhaltensweise umzusetzen, ein weites Feld für Selbst- und Fremdpathologisierungen. Da die Möglichkeit umfassender konfliktfreier Solidarität als identitätsstiftende Utopie niemals angezweifelt werden durfte, musste das regelmäßige Scheitern an diesem Anspruch, wie sich der Bewohner einer um 1970 gegründeten Gießener Wohngemeinschaft erinnerte, immer auf noch zu behebende Schwierigkeiten der eigenen Persönlichkeit bzw. derjenigen der anderen zurückgeführt werden.[277]

Im psychopolitischen Diskurs der antiautoritären Bewegung wurde dabei von Anfang an beobachtet, wie leicht psychoanalytisches Wissen als Machtmittel genutzt werden konnte, um bei widerstreitenden Interessen und Bedürfnissen den jeweils anderen als »unemanzipiert« oder »repressiv« zu diskreditieren.[278] In besagter Gießener Wohngemeinschaft war es gängig, dass die Verhaltensweisen der anderen »je nach Laune begutachtet, psychoanalysiert, in einen gesellschaftlichen Kontext gebracht, gelobt oder getadelt« wurden, zumeist »ohne Rücksicht auf den, den es betraf«. Das sei »hin und wieder auch ganz lustig, kreativ oder sogar nützlich« gewesen, rückblickend aber doch insgesamt eher ein »Horrortrip«.[279] Danach zog der Verfasser für drei Jahre in eine Zwei-Paare-Wohngemeinschaft, in der die beiden Männer und die beiden Frauen jeweils zusammen eine eigene Therapiegruppe besuchten. Die festen Paarbeziehungen und eine stärkere Abkapselung nach außen brachten dabei zwar eine größere soziale Stabilität, andererseits »nervte« man sich gegenseitig mit den aufgrund der Therapien »nun voll erblühenden Neurosen«.[280] Der Autor des Berichts zog schließlich für sich selbst den Schluss, erst einmal wieder alleine zu wohnen. Die Erfahrungen in den Wohngemeinschaften hatten bei ihm zu einer Wiederentdeckung der Privatheit geführt, die er nun als »wichtig, verletzlich, schützenswert und kostbar« zu schätzen wusste.[281] Ein solcher Fall war jedoch allem Anschein nach zunächst eher die Ausnahme.

Dass am Prinzip der therapeutischen Gruppenselbstheilung in verschiedenen Variationen im linksalternativen Milieu trotz aller Schwierigkeiten

277 Manfred Blau, Reiner Horror, aber ganz interessant!, in: Johann August Schülein (Hg.), Vor uns die Mühen der Ebenen. Alltagsprobleme und Perspektiven von Wohngemeinschaften, Gießen 1980, S. 79-88, hier S. 79 f.

278 Zu diesem im weiteren Verlauf der Arbeit an verschiedener Stelle angesprochenen Aspekt siehe hier nur Kommune 2, Versuch, S. 18; Reiche, Sexualität und Klassenkampf, S. 144.

279 Blau, Reiner Horror, S. 82.

280 Ebd., S. 83.

281 Ebd.

festgehalten wurde, verweist auf ein allgemeines selbststabilisierendes Charakteristikum des therapeutischen Dispositivs: Therapie bietet sich immer auch als Lösung jener psychischen Schwierigkeiten an, die sie selbst hervorbringt.[282] Ein eindrückliches Beispiel für diese Art der sich selbst verstärkenden therapeutischen Rückkopplung liefern die ausführlichen Tagebücher einer jungen Frau namens Bärbel aus dem Frankfurter linken Milieu.[283] Seit Anfang der siebziger Jahre hatte sie eine an Wilhelm Reich orientierte intensive Selbst- und Beziehungsanalyse mit verschiedenen Partnern betrieben. Im Sommer 1973 etwa stand sie vor der Frage, ob sie eher mit U. oder mit B. eine tiefergehende Beziehung eingehen sollte. Bei U. war das Problem, dass er zwar einerseits »mit viel Praxis vertraut«, andererseits jedoch »noch so tief in Bürgerlichkeit verwurzelt« war, dass Bärbel Zweifel hatte, ob es ihr möglich sei, »ihn in wichtigen Sachen, Selbstverständnis, Sexualität umzukrempeln«: »Mit Politik anzufangen wäre nicht so schwer, aber wahrscheinlich langwierig, und ich müßte als Analytiker + Therapeut vorgehen.«[284] B. hingegen war politisch erfahrener und arbeitete bereits daran, die »psych. Prozesse bei sich selbst zu durchblicken«.[285] Allerdings befürchtete sie, dass in dieser Beziehung ihre »Familienstruktur« eine zu große Rolle spielte und sie sich aufgrund seiner sexuellen »Minderwertigkeitskomplexe« zu sehr in einer helfenden Mutterrolle wiederfand. Dieses Rollenverhalten könne nur gemeinsam »in einer Gruppe abgebaut werden«.[286]

Ein knappes Jahr später entschied sich Bärbel, neben ihrer Selbstanalyse einen professionellen Psychotherapeuten aufzusuchen. Einerseits, so stellte sie fest, bezog sie großes Selbstbewusstsein daraus, »in meiner Selbstanalyse weiter als die Partner zu sein«, und dies sei »der einzige Bereich, wo ich was kann, die anderen oder Männer übertrumpfen«.[287] Andererseits hatte sich das Dauerpsychologisieren als in der Regel eher konflikterzeugendes oder konfliktverschärfendes denn konfliktlösendes Verhalten erwiesen, und es stellte sich die Frage, ob sich die dabei entscheidenden unbewussten »Widerstände« eher bei den Partnern entdecken ließen, die sich gegen das Analysiertwerden sträubten, oder im eigenen Beharren auf dem Analysieren. So

282 Wenngleich diese Formulierung an Karl Kraus' bekanntes Diktum erinnern mag, nach dem die Psychoanalyse jene Krankheit sei, für deren Heilung sie sich halte, geht es hier doch nicht um die inhaltliche Diskreditierung psychotherapeutischer Theorien, sondern um die Eigendynamik der therapeutischen Verheißungen, die durch Politisierung noch einmal forciert wurde.

283 DTA Signatur 1495. »Bärbel« ist ein für die Archivierung ausgewähltes Pseudonym.

284 Tagebuch Bärbel H. (1969-1975), Eintrag vom 27.6.1973, DTA 1495 / I,1.

285 Tagebuch Bärbel H. (1969-1975), Eintrag vom 27.6.1973, DTA 1495 / I,1.

286 Tagebuch Bärbel H. (1969-1975), Einträge vom 27.6.1973, 2.7.1973 u. 11.7.1973, DTA 1495 / I,1.

287 Tagebuch Bärbel H. (1969-1975), Eintrag vom 5.9.1974, DTA 1495 / I,1.

finden sich in der Auflistung der zwölf Symptome, die sie mit dem Therapeuten besprechen wollte, auch folgende: »4) Nach anfänglicher Akzeptierung meines Freundes = späteres Suchen nach seinen Fehlern + Schwächen (psychoanalytische Deutungen meinerseits). 5) Dann nach Auffinden seiner Schwächen, Verachtung od. Nichtakzeptierung.«[288]

Ein weiteres praktisches Problem war die Tatsache, dass – jedenfalls aus den Quellen zu schließen – das Ausleben von Aggressionslust im utopischen Dampfkessel der Kommunen anscheinend sehr viel einfacher war als die Herstellung zwanglos-erotischer Solidarität, die als subjektpolitische Hoffnung die Kommunegründungen bestimmte. Man brauchte »ein unerhörtes Selbstvertrauen«, um das Kommuneleben zu überstehen,[289] und manch einer brach psychisch zusammen, wenn seine Lebensgeschichte »erbarmungslos rausgequetscht« und alltägliche Verhaltensweisen scharf kritisiert wurden.[290] In einer Gießener Wohngemeinschaft gab es »massenweise chaotischste Konkurrenzsituationen und schäbigste Austricksereien und alles steckte in dem liebenswerten Kittel ›Spontaneität‹«.[291] Eine Mitgründerin der Berliner Kommune 99, die Ende 1968 anscheinend wegen »bourgeoisen« Verhaltens von den anderen Mitbewohnern hinausgeworfen wurde, beklagte sich in ihrem Abschiedsbrief darüber, dass es bei der dauernd betonten »freien Entfaltung seiner Persönlichkeit« in erster Linie um die jeweils eigene Persönlichkeit gegangen sei. Man habe sich »am laufenden Bande befeindet« und »nie miteinander[,] sondern gegeneinander gelebt«. Auch in den politischen Diskussionen sei es letztlich immer nur darum gegangen, einander Gemeinheiten und Unterstellungen an den Kopf zu werfen, um »ein persönliches Programm durchzusetzen«:[292] »Halleluja, es lebe die Kommune, die es so wunderbar versteht, Existenzen wie die meine kaputt zu machen […].«[293]

Die politisch begründete Offenheit, mit der gerade auch die problematischen Aspekte des Kommunelebens in der Öffentlichkeit ausgebreitet wurden, mag zu einer gewissen Dramatisierung des Gesamtbilds beitragen. Angesichts solcher Schilderungen erscheint dennoch Reimut Reiches zeitgenössische Diagnose nicht abwegig, dass sich in den frühen Kommunen und

288 Tagebuch Bärbel H. (1969-1975), Eintrag vom 10.9.1974, DTA 1495/I,1. Die weiteren Symptome kreisten etwa um das Problem der sexuellen »Untererregbarkeit« beim aktuellen Freund, mit dem sie sich gut verstand, im Unterschied zur sexuellen »Übererregbarkeit« bei »dem Typ, mit dem ich ausbrechen will«, obwohl sie sicher sei, dass sie mit ihm »nicht lange leben könnte«.

289 Klaus S., Warum ich von Linkeck die Schnauze voll habe!, in: Linkeck Nr. 5 [1968], o. Pag.

290 Wolfgang Röhl/Detlef Schneider, Kommunen in Deutschland, in: Konkret, 7. Oktober 1968, S. 20-25, Zitat S. 24.

291 Blau, Reiner Horror, S. 82.

292 Heike Brandt an Ute Erb, 21.11.1968, Original abgedruckt in: Sander/Christians, Subkultur Berlin, S. 31-34, Zitate S. 32.

293 Ebd., S. 34.

Wohngemeinschaften die »psychisch stabilere (gesündere) Hälfte der Gruppe [...] auf Kosten der psychisch labileren« therapeutisch saniert habe.[294]

Als die Kommune 2 von den Osterunruhen 1968 im Anschluss an das Attentat auf Rudi Dutschke aus ihrer Selbstbeschäftigung gerissen wurde, zerfiel erst das Kollektivitätsgefühl und einige Wochen später dann auch die Kommune.[295] Letztlich, so das Fazit der Kommune 2, könne es »im Kapitalismus nicht gelingen, das persönliche Leid abzuschaffen«. Die »Beseitigung der schlimmsten Arbeits- und Liebeshemmungen« und die Einübung von »Sensibilität und größerer Kommunikationsfähigkeit« durch psychologische Methoden bleibe jedoch eine notwendige Bedingung, um den Einzelnen »zu einer kontinuierlichen Arbeit an der Abschaffung der gesellschaftlichen Unterdrückung« und zur kollektiven politischen Praxis zu befähigen.[296] Doch wenngleich die ersten, zahlenmäßig recht überschaubaren politischen Kommunen der späten sechziger Jahre vor allem aufgrund ihrer internen Konflikte von eher kurzer Lebensdauer waren, sollten sie mehr oder weniger Modellcharakter für eine stark wachsende Anzahl ähnlicher Wohnformen im linksalternativen Milieu des folgenden Jahrzehnts haben.[297] Trotz der »unendlichen Schwierigkeiten«, die in Gruppen auftraten, gebe es zur Gruppe als kollektiver Lebensform »keine Alternative«, wie ein Autor im *Kursbuch* 1974 insistierte. Nur sei das »Bedürfnis nach Kollektivität« nicht gleichbedeutend mit der Fähigkeit, diese auch zu verwirklichen; ähnlich dem Klavierspielen müsse man sich langwierigen Lernprozessen unterwerfen, um »das isolierte narzißtische Individuum erst gruppenfähig« zu machen.[298]

Der »quasi therapeutische Anspruch, hier und jetzt Veränderungen der Psyche des einzelnen zu erzwingen, das war sicher falsch«, so im selben Heft auch das Fazit der Autorin des Erfahrungsberichts einer 1971 in Frankfurt gegründeten studentischen Sponti-Wohngemeinschaft.[299] Bei deren Grün-

294 Reiche, Sexualität und Klassenkampf, S. 154. Als hochrangiger psychoanalytischer Theoretiker des SDS betonte Reiche freilich, dass es sich dabei um eine laienhafte und unreflektierte Anwendung der Psychoanalyse gehandelt habe.

295 Kommune 2, Versuch, S. 284-286.

296 Ebd., S. 320.

297 Reichardt, Authentizität und Gemeinschaft, S. 392 f., betont jedoch eher den Abschreckungscharakter der »zerknirschten Selbstberichte der ersten Kommunarden«. Siehe ebd., S. 361-365, für eine allerdings nur im Groben mögliche Einschätzung der quantitativen Entwicklung der Wohngemeinschaften. Demnach gab es um 1968/69 bundesweit um die 1.000, 1971 ungefähr 2.000 Wohngemeinschaften in der Bundesrepublik. Um die Mitte der siebziger Jahre kam es dann offenbar zu einem rasanten Anstieg, sodass gegen Ende des Jahrzehnts etwa eine halbe Million größtenteils jüngere Personen in Wohngemeinschaften wohnten.

298 Lothar Binger, Kritisches Plädoyer für die Gruppe, in: Kursbuch 37, Oktober 1974, S. 1-25, hier S. 1.

299 Franziska Graf, Lernziel: Wohnen. Bericht über eine Wohngemeinschaft, in: Kursbuch 37, Oktober 1974, S. 145-167, hier S. 154.

dung sei der »Kommunegedanke« ausschlaggebend gewesen, man wollte also »neue Erfahrungen machen«, »Zwänge abbauen«, »Schwierigkeiten der eigenen Sozialisation korrigieren« und »solidarische Verkehrsformen entwickeln«. Aus den »schlechten Erfahrungen anderer Kommunen« hatte man dabei bereits den Schluss gezogen, »keine expliziten Psycho-Diskussionen führen« zu wollen.[300] Dennoch kam es auch in dieser Wohngemeinschaft in der ersten Zeit zu vehementen Auseinandersetzungen, in denen man sich bei konfligierenden Interessen wechselseitig »falsche Bedürfnisse« oder einen »bourgeoisen Lebensstil« vorwarf, und bald habe jeder »sehr terroristisch seine Macken ausagiert gegen die anderen«.[301] Schließlich kam es jedoch zu einer das soziale Klima entspannenden pragmatischen Eindampfung der radikalen sozialrevolutionären Ansprüche, die ganz allgemein die Entwicklung linksalternativer Wohngemeinschaften in den siebziger Jahren kennzeichnete.[302] Man suchte nun beispielsweise neue Mitbewohner nach Sympathie aus und machte die Mithilfe im Haushalt verpflichtend.[303]

Der Bericht bezeugt dabei zugleich, dass die psychoanalytisch-psychotherapeutische Selbst- und Fremdbeobachtung keinesfalls aufgegeben wurde, sondern vielmehr zu einem selbstverständlichen, allerdings nun wieder individualisierten Deutungsmodus geworden war. So wurden die früheren Konflikte als unbewusste »Abwehrrituale« und »Bewältigungsmechanismen«

300 Ebd., S. 146.

301 Ebd., S. 148-150. Falsche bourgeoise Bedürfnisse wurden beispielsweise unterstellt, wenn jemand in Ruhe Proust lesen wollte, während ein anderer in großer Lautstärke und bei offenen Türen die Rolling Stones hörte. Ansonsten waren wie so häufig die Haushaltsführung und die divergierenden »Drecktoleranzen« ein ständiger Konfliktherd.

302 Siehe hierzu ausführlich Reichardt, Authentizität und Gemeinschaft, S. 351-459. Im Verlauf dieser Entwicklung konnten die chaotischen Verhältnisse in den frühen Kommunen wie auch in zahlreichen späteren Neugründungen dann als »Kinderkrankheiten« analysiert werden, die in einem langfristigen sozialen Lernprozeß zu bewältigen waren; Johann August Schülein, Einige Bemerkungen zur Entwicklung der Wohngemeinschaftsbewegung, in: ders., Vor uns die Mühen der Ebenen, S. 13-30, hier bes. S. 23 ff.

303 Graf, Lernziel: Wohnen, S. 154-156. Auch die Tatsache, dass alle Mitbewohner inzwischen berufstätig waren, habe stabilisierend gewirkt. Zur allgemeinen Tendenz der sozialen Stabilisierung durch Einführung fest geregelter Arbeitsteilung in Wohngemeinschaftshaushalten vgl. Gudrun Cyprian, Sozialisation in Wohngemeinschaften. Eine empirische Untersuchung ihrer strukturellen Bedingungen, Stuttgart 1978, S. 112 f. Dort werden auch die in einem angebbaren Sinne kontraemanzipatorischen Effekte deutlich, die das Fehlen solcher Regelungen mit sich brachte: Während in 80 % aller untersuchten Wohngemeinschaften, in denen die Hausarbeitspflichten fest geregelt waren, diese auch gleichmäßig zwischen den Geschlechtern aufgeteilt waren, hatte sich in über der Hälfte der Wohngemeinschaften, die darauf verzichteten, eine traditionelle geschlechtsspezifische Arbeitsteilung zuungunsten der Frauen etabliert.

interpretiert, die auf individuellen Kindheitserfahrungen beruhten.[304] Im gemeinsamen Bücherregal standen zudem neben der Marx'schen auch die Freud'sche Gesamtausgabe sowie als »Bücher, die man mal so liest«, die psychoanalytischen Gesellschaftsdeutungen von Dieter Duhm und Horst-Eberhard Richter.[305] Ein anderer Szeneprotagonist erinnerte sich 1977 ebenfalls an die »endlosen psychoschnacks«, die zu Beginn des Jahrzehnts »die ganze wohngemeinschaftsszene überschwemmten«.[306] Aus deren Ergebnislosigkeit zogen einige seiner Freunde und schließlich auch er selbst jedoch die Konsequenz, sich der sogenannten Aktions-Analytischen Organisation anzuschließen und sich damit einer noch radikaleren therapeutischen Selbsttransformation zu unterziehen.[307] In den geschilderten Fallbeispielen spiegelte sich bereits die den Therapieboom der siebziger Jahre allgemein kennzeichnende Oszillation zwischen Normalisierung und Überbietung.

7.4 »Selbstregulierung«: Die antiautoritären Kinderläden und die generationelle Delegation der psychischen Selbstbefreiung

Im Erfahrungsbericht der Kommune 2 findet sich das Protokoll einer Szene, die, wie Gerd Koenen bemerkt hat, heutzutage »sämtliche Instanzen zur Bekämpfung der Pädophilie« auf den Plan rufen würde.[308] Konkret ging es darum, dass eines der beiden Kommune-Kinder, die zu diesem Zeitpunkt ungefähr drei- oder vierjährige Grischa, im Spiel mit dem Kommunarden Eberhard dessen Penis zur Erektion brachte, dann aber enttäuscht feststellen musste, dass dieser zu groß war, um ihn in ihre Vagina einzuführen.[309] Die Schilderung dieser Szene diente allerdings nicht der Rechtfertigung pädosexueller Handlungen, wie sie von einem Teil des linksalternativen Milieus – aber auch von linksliberaler und sexualwissenschaftlicher Seite – in den siebziger und frühen achtziger Jahren im Kampf gegen die »repressive« gesellschaftliche Sexualmoral betrieben wurde.[310] Die Einsicht Grischas in die Unmöglichkeit des Geschlechtsverkehrs mit einem Erwachsenen wurde viel-

304 Graf, Lernziel: Wohnen, S. 147 ff.

305 Ebd., S. 164. Duhm und Richter werden im weiteren Verlauf der Arbeit noch näher behandelt werden.

306 Patrick Schneider, Freie Sexualität als Lebensform, in: AAO Pro & Contra. Kritische Stellungnahmen zur AAO, Nürnberg 1977, S. 26-41, hier S. 27.

307 Vgl. Kapitel 9.1 der vorliegenden Arbeit.

308 Koenen, Das rote Jahrzehnt, S. 166.

309 Kommune 2, Revolutionierung, S. 92.

310 Siehe zu diesem jüngst im Zusammenhang mit der Wiederentdeckung diesbezüglicher Forderungen aus der Frühzeit der Grünen medial vieldiskutierten Aspekt Reichardt, Authentizität, S. 762-777, sowie Franz Walter / Stephan Klecha / Alexander Hensel (Hg.), Die Grünen und die Pädosexualität. Eine bundesdeutsche Geschichte, Göttingen 2015.

mehr als kleiner Erfolg einer sexualbejahenden antiautoritären Erziehung gedeutet. Unter ihr sollten die Kinder nicht durch Verbote, sondern durch »bewußt gemachte eigene Erfahrung« dazu gebracht werden, ihre »genitale Sexualität realitätsgerechter mit Gleichaltrigen« im »Kinderkollektiv« anstatt mit Erwachsenen zu befriedigen.[311]

In dieser kurzen Bemerkung ist bereits das wesentliche pädagogische Prinzip der antiautoritären Erziehung benannt, die in der sich um 1967 aus der Studentenbewegung heraus formierenden Kinderladenbewegung praktisch erprobt wurde.[312] Damit ist nicht nur die psychoanalytische Vorstellung von der zentralen Bedeutung der Sexualität in der psychischen Entwicklung des Kindes gemeint, sondern vor allem das Erziehungsziel, das daraus abgeleitet wurde und das mit den Schlagworten der »Selbstregulierung« und »Selbststeuerung« belegt wurde.[313] Die »charakterliche Selbststeuerung des Menschen«, die sich im Untertitel von Wilhelm Reichs *Die sexuelle Revolution* findet, stellte das Gegenideal zum autoritären Charakter dar. Dieser hatte niemals aus der infantilen Abhängigkeit von Autoritäten herausgefunden, deren Grundlage in den Erziehungsmethoden der autoritären Kleinfamilie gelegt wurde. Sie unterdrücke, so die These, die kindlichen Triebansprüche und gleichzeitig auch die daraus resultierenden, gegen die Eltern gerichteten Aggressionen. Diese Aggressionen führten wiederum zu unbewussten Schuldgefühlen, die eine noch stärkere Unterwerfung zunächst unter die elterliche, später unter gesellschaftliche Autoritäten bedinge. Die aufgestauten Aggressionen hingegen richte der autoritäre Charakter dann – hier kommt Fromms Theorie des Sadomasochismus zum Ausdruck – gegen sich

311 Kommune 2, Revolutionierung, S. 93.

312 Siehe zu den Kinderläden Reichardt, Authentizität und Gemeinschaft, S. 721-762, zu den zentralen Erziehungstheorien Meike Sophia Baader, 1968 und die Erziehung, in: Tobias Schaffrik / Sebastian Wienges (Hg.), 68er-Spätlese – Was bleibt von 68? Münster 2008, S. 58-77. Zum größeren wissenschafts- und gesellschaftsgeschichtlichen Zusammenhang vgl. Meike Sophia Baader (Hg.), »Seid realistisch, verlangt das Unmögliche!« Wie 1968 die Pädagogik bewegte, Weinheim / Basel 2008, sowie dies. / Ulrich Hermann (Hg.), 68 – engagierte Jugend und Kritische Pädagogik. Impulse und Folgen eines kulturellen Umbruchs in der Geschichte der Bundesrepublik, Weinheim / München 2011; Reinhard Uhle, Pädagogik der siebziger Jahre – zwischen wissenschaftsorientierter Bildung und repressionsarmer Erziehung, in: Faulstich, Kultur, S. 49-63; Miriam Gebhardt, Ein Kind als Krönung der Therapie. Der Wandel der frühkindlichen Sozialisation in der Familie nach ’68, in: Tändler / Jensen, Das Selbst zwischen Anpassung und Befreiung, S. 115-137; Tändler, Erziehung der Erzieher.

313 So hat etwa Oskar Negt die Erziehungsprojekte der 68er-Bewegung allgemein als »pädagogische Experimente der Selbstregulierung« bezeichnet; Oskar Negt, Achtundsechzig. Politische Intellektuelle und die Macht, 4. Aufl., Göttingen 2004, S. 17.

selbst oder gegen Sündenböcke wie gesellschaftliche Außenseiter und Minderheiten.[314]

Die Gründung der ersten antiautoritären Kindergärten in West-Berlin, die in leerstehenden Einzelhandelsgeschäften eingerichtet und daher bald als »Kinderläden« bezeichnet wurden, ging dabei zunächst auf das konkrete praktische Problem fehlender Betreuungsmöglichkeiten für die Kinder von Eltern zurück, die in der Studentenbewegung aktiv waren.[315] Insbesondere die Frauen hatten damit zu kämpfen, Studium, zeitaufwendige politische Arbeit und Kinderbetreuung unter einen Hut zu bekommen, da sie von ihren männlichen Genossen in dieser Hinsicht keine Unterstützung zu erwarten hatten, während staatliche oder kirchliche Kindergärten, so überhaupt verfügbar, als autoritäre Zurichtungsanstalten angesehen und deshalb abgelehnt wurden.[316] Ende 1968 gab es in Berlin 12 Kinderläden, in den folgenden Jahren pendelte sich die Gesamtzahl der Kinderläden, die in erster Linie in den Universitätsstädten gegründet und in denen in der Regel etwa 10-20 Kinder betreut wurden, bundesweit schätzungsweise im niedrigen dreistelligen Bereich ein. Die Kinderladenaktivisten waren fast ausnahmslos politisch links orientierte Studenten und Angehörige akademischer Berufe wie Ärzte, Lehrer, Architekten oder Journalisten.[317] Mit der Institutionalisierung der Kinderläden setzte dann auch eine intensive Theoretisierung ein, um das Erziehungsexperiment in den Gesamtzusammenhang des politischen Kampfes zu stellen. Weitere freudomarxistische Referenzen neben Wilhelm Reich, der auch hier die zentrale theoretische Autorität darstellte, waren beispielsweise die Schriften des sozialistisch-jugendbewegten Psychoanalytikers und Reformpädagogen Siegfried Bernfeld aus der Zwischenkriegszeit, die ab 1969 in mehreren Bänden von den Kinderladenaktivisten Lutz von Werder und Reinhart Wolff neu herausgegeben wurden, oder der sowjetischen Psycho-

314 Kommune 2 (Christel Bookhagen / Eike Hemmer / Jan Raspe / Eberhard Schulz), Kindererziehung in der Kommune, in: Kursbuch 17, Juni 1969, S. 147-178, bes. S. 178; Regine Dermitzel, Thesen zur antiautoritären Erziehung, in: ebd., S. 179-187, bes. S. 185 f.

315 Elke Predehl, Apo-Kinder – was nun? Antiautoritäre Kindergärten in Deutschland, in: Konkret, 27.1.1969, S. 38-41.

316 Ebd. Aus diesem Zusammenhang entstanden auch die ersten Ansätze für eine eigenständige Frauenbewegung; vgl. hier nur Lutz von Werder, Kinderläden. Versuch der Umwälzung der inneren Natur, in: Heiß und Kalt, S. 561-564; Helke Sander (Aktionsrat zur Befreiung der Frauen, Berlin), Auszüge aus der Rede vor der SDS-Delegiertenkonferenz (Herbst 1968), in: Saß, Antiautoritäre Erziehung, S. 179-182. Während zu Beginn, so Sander, das Anliegen der Frauen von den männlichen SDS-Genossen verspottet und mit dem Argument, man werde als Mann genauso unterdrückt, zurückgewiesen worden sei, hätten sich die Männer angesichts des Zulaufs der Kinderläden in kürzester Zeit umentschieden und drängten nun in die Kinderladenprojekte, um auch dort die Deutungshoheit zu übernehmen.

317 Reichardt, Authentizität und Gemeinschaft, S. 732-734.

analytikerin Wera Schmidt, die in den zwanziger Jahren in Moskau ein psychoanalytisches »Kinderheim-Laboratorium« leitete.[318]

Von großem Einfluss, der weit über die Kinderladenbewegung hinausging, waren auch die psychoanalytisch grundierten Erziehungskonzepte des schottischen Pädagogen Alexander Sutherland (häufig zu »A. S.« abgekürzt) Neill, die dieser in dem von ihm in den zwanziger Jahren gegründeten Landerziehungsheim Summerhill im Süden Englands praktizierte.[319] Die deutsche Übersetzung von Neills bekanntem, im englischen Original 1960 erschienenen Buch über Summerhill war in ihrer Erstausgabe von 1965 unter dem Titel *Erziehung in Summerhill* noch auf wenig öffentliche Resonanz gestoßen. Die Neuauflage, die Ende 1969 unter dem zeitgeistig angepassten neuen Titel *Theorie und Praxis der antiautoritären Erziehung* bei Rowohlt erschien, wurde jedoch sofort zu einem Bestseller, dessen Druckauflage 1972 fast an die Millionenmarke herankam.[320] Neill setzte sich gegen eine von ihm selbst erlittene, auf Zwang und Gewalt beruhende Erziehung ein, durch die, so die rousseauistische Grundannahme, das Gute in der Natur jedes Kindes verschüttet werde. Stattdessen wollte er Kinder zu glücklichen Menschen erziehen, wodurch auch »Verbrechen, Haß, Krieg« verhindert würden, da all dies »auf Unglücklichkeit zurückgeführt werden« könne.[321] Eine wichtige Rolle spielte dabei die Abschaffung der rigiden, zu Angst und Selbsthass führenden Unterdrückung sexueller Regungen beim Kind.[322] Hierin stimmte er mit Wilhelm Reich überein, bei dem er in den späten dreißiger Jahren einige Analysesitzungen absolvierte hatte und mit dem er persönlich befreundet war.[323] Dass Neill, wie der Klappentext seines Buches anmerkte, nicht auf den »Umsturz der bestehenden Zwangsgesellschaft«

318 Siegfried Bernfeld, Antiautoritäre Erziehung und Psychoanalyse. Ausgewählte Schriften, 3 Bde., Darmstadt 1969-1970; Wera Schmidt, Psychoanalytische Erziehung in Sowjetrußland. Bericht über das Kinderheim-Laboratorium in Moskau, Leipzig 1924; dies., Drei Aufsätze, Berlin 1969 [Raubdruck des Zentralrats der Sozialistischen Kinderläden Westberlin, in dem der Kommune 2-Mitbegründer Eike Hemmer eine führende Rolle spielte], dies. / Melanie Klein / Anna Freud / Nelly Wolfheim / Alice Balint, Antiautoritäre Erziehung und Kinderanalyse, Hamburg u. a. [Raubdruck o. J., ca. 1970].

319 Zu Neills Biographie siehe Axel D. Kühn, Alexander S. Neill, Reinbek bei Hamburg 1995, zur Geschichte seines Schulprojekts im Kontext zeitgenössischer Reformpädagogik Johannes-Martin Kamp, Kinderrepubliken. Geschichte, Praxis und Theorie radikaler in Kinder- und Jugendheimen, Opladen 1995, dort zu Neill Kap. 16-18.

320 A. S. Neill, Theorie und Praxis der antiautoritären Erziehung. Das Beispiel Summerhill, Reinbek bei Hamburg 1972 (901.-950. Tausend). Vgl. zur westdeutschen Neill-Rezeption auch Uhle, Pädagogik, S. 51, sowie Baader, 1968 und die Erziehung, S. 72-74.

321 Neill, Theorie und Praxis, S. 20.

322 Ebd., S. 197-225.

323 Kamp, Kinderrepubliken, S. 398 ff.

setzte, sondern »Freiheit und Menschlichkeit« mit den Mitteln einer »neuen Erziehung« verwirklichen wollte, machte ihn dabei einerseits auch für eine größere, bürgerlich-liberale Leserschaft attraktiv, brachte ihm aber andererseits die scharfe Kritik der politisch radikaleren Fraktion der Kinderladenaktivisten ein.[324]

Am Ende der repressionsfreien antiautoritären Erziehung sollten, so ein programmatisch einflussreicher Text von Regine Dermitzel im *Kursbuch* vom Juni 1969, autonome, Ich-starke Menschen stehen, die auf realitätsgerechte Weise in der Lage waren, einer »lustversagenden Umwelt Widerstand entgegenzusetzen, sie zu verändern und zu revolutionieren«.[325] Oder, wie es ein Kinderladenvater weniger theoretisch zusammenfasste: die Kinder sollten einmal »keine Duckmäuser und Arschkriecher« werden, sondern »sich trauen, den Mund aufzumachen, kritisch, selbstbewußt und frei«.[326] Hieraus folgten jedoch weder ein Aufruf zu regelloser Permissivität oder zur Förderung einer ungehemmten kindlichen Triebbefriedigung, noch sollte eine »Indoktrinationserziehung« erfolgen, da in diesem Fall das Kind »in der Pubertät vielleicht aus bloßer Opposition gegen den Vater den Lenin von der Wand reißen« werde.[327] Vielmehr sollte das Kind seine Triebansprüche nicht einfach aufgrund eines bloßen Befehls der elterlichen Autoritätsperson unterdrücken, sondern in der hierarchiefreien Interaktion im Kinderkollektiv lernen, sie durch rationale Einsicht in die Interessen und Ansprüche der anderen Kinder – und auch der Eltern – eigenständig zu regulieren. Antiautoritäre Erziehung bedeute nicht, so betonte ein Flugblatt der Münchener »Aktion Kindergarten«, dass »die Kinder tun und lassen dürfen, was sie wollen«. Sie sei vielmehr eine »Kritik an der irrationalen, unausgewiesenen Autorität, am drohend erhobenen Zeigefinger« und damit »Erziehung zu rationalem Verhalten«, zur selbstständigen Austragung von Konflikten und zu »Kooperation und Solidarität«.[328] Man könne auch »mit Zwei- oder Dreijährigen schon argumentieren«, meinte der Berliner Erziehungswissenschaftlier Jürgen Zimmer, wenn es darum gehe, die »berechtigten Bedürfnisse von Kindern und Erwachsenen« partnerschaftlich aufeinander abzustimmen. Dabei könne es vorkommen, dass die Kinder »über die besseren Argumente verfügen«.[329]

324 Baader, 1968 und die Erziehung, S. 75.

325 Dermitzel, Thesen, S. 185.

326 Zitat in Elke Predehl, Apo-Kinder – was nun? Antiautoritäre Kindergärten in Deutschland, in: Konkret, 27.1.1969, S. 38-41, hier S. 40.

327 Dermitzel, Thesen, S. 187.

328 Flugblatt der »Aktion Kindergarten«, München: Zum Konzept der antiautoritären Erziehung (1969), in: Saß, Antiautoritäre Erziehung, S. 193 f.

329 Jürgen Zimmer, Antiautoritäre Erziehung (Februar 1969), in: Saß, Antiautoritäre Erziehung, S. 191 f. (zuerst herausgegeben vom Sozialreferat des AStA der FU Berlin).

Einerseits lässt sich in den antiautoritären Erziehungsprojekten mit Anthony Kauders der Versuch erkennen, auf »rationalistische Weise romantische Ziele« zu verfolgen, also die freie Entfaltung der Bedürfnisse und ihre kollektive Harmonisierung mit den Mitteln wissenschaftlicher Planung zu erreichen.[330] Andererseits lief die Erziehungspraxis unter der Annahme einer weitgehenden Selbstregulierungsfähigkeit der Kinder – die letztlich zugleich als Voraussetzung und als Ziel antiautoritärer Erziehung aufgefasst wurde – darauf hinaus, als Eltern möglichst wenig in das Verhalten der Kinder und ihre soziale Interaktion einzugreifen. Hierin spiegelte sich auch die von einigen Akteuren zumindest im Nachhinein offen eingestandene Hoffnung, dass die eigenen, gesellschaftlich noch »unbelasteten« Kinder besser in der Lage seien, jenes Projekt sexueller Befreiung und zwangloser Solidarität zu verwirklichen, an dem man selbst im Alltag immer wieder zu scheitern schien – und dabei auch von ihnen lernen zu können.[331]

Allerdings ergaben sich in der Praxis zahlreiche Konflikte, die denen in den Erwachsenenkommunen nicht unähnlich waren.[332] Die internen ideologischen Auseinandersetzungen verschärften sich dabei seit etwa Mitte 1969, als sich in der Kinderladenbewegung unter dem Eindruck der allgemeinen Entwicklung in der Studentenbewegung eine Spaltung zwischen linksalternativ-antiautoritären und »sozialistisch-proletarischen« Ansätzen abzuzeichnen begann. Letztere strebten eine strikte Erziehung zum Klassenkampf an, setzten dabei pädagogisch auch auf »proletarische Disziplin« und lehnten die Erziehungsmethoden der Antiautoritären oder A. S. Neills als unpolitischen, bürgerlich-liberalen Individualismus einer »heilen Welt« oder als »sozialdemokratische Handwerkelei« ab.[333] Antiautoritäre Kinderläden seien Einrichtungen von privilegierten Eltern für ihre privilegierten Kinder, hieß es aus den dogmatischen marxistisch-leninistischen Gruppen; die Arbeiterklasse

330 Kauders, Der Freud-Komplex, S. 221.

331 Reichardt, Authentizität und Gemeinschaft, S. 744.

332 Zu den Streitpunkten in den frühen Berliner Kinderläden zählten nach Predehl, Apo-Kinder, neben grundsätzlichen politischen Fragen etwa die Struktur des Tagesablaufs und das jeweilige Engagement der einzelnen Eltern, bestimmte Verhaltensweisen gegenüber den Kindern, die Frage, ob Spielzeug aus kapitalistischer Herstellung gekauft werden dürfe, ob man die vom Berliner Senat gewährten finanziellen Zuschüsse annehmen dürfe und ob die Praxis aus der Theorie hervorgehen sollte oder doch eher umgekehrt. Vgl. zu den als kräftezehrend empfundenen Dauerdiskussionen um die Regelung kleinster Alltagsdinge auch Reichardt, Authentizität und Gemeinschaft, S. 739.

333 Ebd., S. 728 u. S. 736-739. Für eine vermittelnde Position vgl. Dermitzel, Thesen, S. 181, die das Prinzip der antiautoritären Erziehung verteidigte, aber forderte, diese von den »liberalen« und »bürgerlich-individualistischen« Elementen zu bereinigen, damit die Kinder dereinst die »Klassenschranke« durchbrechen und den »Kampf gegen die kapitalistischen Herrschaftsverhältnisse« aufnehmen könnten.

hingegen, mit der man sich revolutionär identifizierte, erziehe ihre Kinder autoritär.[334]

Von eigentlichem Interesse sind hier jedoch die therapeutischen Impulse, die sich aus der antiautoritären Erziehungspraxis für die Erziehenden selbst ergaben, d.h. insbesondere aus der Aufforderung zu beständiger kritischer Selbstbeobachtung, die in der psychoanalytischen Erziehungstheorie grundsätzlich angelegt war und die aufgrund ihrer Politisierung zusätzlichen Nachdruck verliehen bekam. »Um zur richtigen Einstellung gegenüber den infantilen Triebregungen zu gelangen«, so war bei Wera Schmidt zu lesen, musste »die Erzieherin sich erst durch analytische Arbeit an sich selbst von den Vorurteilen befreien, die ihre eigene Erziehung in ihr hinterlassen hat«.[335] In einer Bestandsaufnahme über die Erfahrungen in antiautoritären Erziehungsprojekten wurde dann 1972 der noch weiter reichende Schluss gezogen, dass der Lernprozess, der in der antiautoritären Erziehung stattfinde, nicht nur auch, sondern »in erster Linie den erwachsenen Erzieher erfaßt und ihn zu seiner eigenen Umerziehung zwingt«.[336] Auch der Psychoanalytiker Horst-Eberhard Richter bestätigte im selben Jahr den Lesern der *Konkret*, dass die Kinderladenprojekte und die in ihnen auftretenden Schwierigkeiten als besondere Chance für die Eltern verstanden werden müssten, sich der eigenen psychischen Probleme und Konflikte bewusst zu werden, um diese bearbeiten zu können – wobei sie jedoch nicht erwarten dürften, dass die Kinder diese Probleme stellvertretend für sie lösen würden.[337]

Ein Ausdruck des Aufrufs zu beständiger psychologischer Selbstbeobachtung und Selbsterziehung war das in vielen Kinderläden praktizierte minutiöse tägliche Protokollieren der sozialen Prozesse, die sich zwischen den Kindern sowie zwischen Kindern und erwachsenen Aufsichtspersonen abspielten.

334 Mosler, Was wir wollten, S. 49. Auch Lutz von Werder zählte zu jenen Kinderladenaktivisten, die sich in dieser Zeit vom »subjektiven Faktor« und der Psychoanalyse ab- und der »proletarischen« Erziehung zuwandten. Eine Konsequenz daraus war der Umzug seines Kinderladens in das proletarische Kreuzberg und die Gründung des Arbeiterkinderclubs »Rote Panther«. Allerdings waren die bürgerlichen Kinderladeneltern mit dem Verhalten der Arbeiterkinder ziemlich überfordert: »Sie leerten den Eisschrank, verkloppten unsere Kinder, machten das Spielzeug kaputt« (von Werder, Kinderläden, S. 564). Die Eltern schätzten zwar »proletarische Märchen« für ihre Kinder, waren aber mehrheitlich für den Auszug des Arbeiterkinderclubs.

335 Schmidt u.a., Antiautoritäre Erziehung, S. 12.

336 Hans-Werner Saß, Links von sich selbst – Probleme mit der Emanzipation. Ein selbstkritisches Vorwort, in: ders., Antiautoritäre Erziehung, S. 1-32, Zitat S. 18.

337 Vgl. Richters dreiteiligen Bericht über seine Erfahrungen als wissenschaftlicher Begleiter verschiedener Kinderladenprojekte: Horst-Eberhard Richter, Sextraining für Kinder?, in: Konkret, 10.2.1972, S. 33-36; ders., Das Experiment Kinderladen II: Die Wut der jungen Wilden, in: Konkret, 24.2.1972, S. 42-45; ders., Das Experiment Kinderladen III: Terror oder Therapie?, in: Konkret, 9.3.1972, S. 33-36.

Diese Protokolle dienten dann in den gemeinsamen regelmäßigen Diskussionsabenden der Elterngruppe als Grundlage, um über die Entwicklung der Kinder, den Erfolg oder Misserfolg bestimmter Erziehungsmethoden und ihre gesellschaftspolitische Bedeutung sowie über die eigenen Schwierigkeiten im Umgang mit den Kindern und untereinander zu diskutieren.[338] Die aus den extrem hohen pädagogischen Ansprüchen resultierende Angst, in psychologischer und politischer Hinsicht etwas Falsches zu tun, zeigte sich etwa am Beispiel einer jungen Mutter. Sie verzweifelte daran, dass ihre vierjährige Tochter kein größeres Interesse an den Genitalien der Jungen zeigte, und meinte deshalb, sie und ihr Mann hätten offenbar »schlimme Erziehungsfehler begangen«. Im Gruppengespräch stellte sich dann heraus, dass die betreffende Frau bei sich selbst eine ausgeprägte Diskrepanz zwischen ihren enthusiastisch vertretenen Idealen sexueller Freizügigkeit und ihrer tatsächlichen sexuellen Schüchternheit verspürte. Der allgemeine psychoanalytische Ratschlag, den Richter aufgrund dieses Beispiels erteilte, war bezeichnenderweise nicht, den offenbar belastenden, selbstauferlegten sexuellen Befreiungsanspruch zu überdenken, sondern die Forderung, dass die Eltern erst einmal ihren eigenen »Rückstand« in der »psychosexuellen Entwicklung« einsehen und beheben müssten.[339]

Ein weiterer Punkt, der zu dauernder Verunsicherung führte, war der Umgang mit kindlichen Aggressionen. Zum Teil wurde im Kinderladendiskurs die Auffassung vertreten, aggressives Verhalten auch zwischen Kindern gewähren zu lassen, da es einen therapeutischen Effekt habe und von den Kindern qua Selbstregulierung schnell von allein überwunden würde.[340] In der Praxis jedoch war es nicht so einfach, diese doch recht leichtfertigen theoretischen Postulate umzusetzen. In den von Richter beobachteten Kinderläden beispielsweise kam es häufig vor, dass die größeren Kinder die kleineren körperlich drangsalierten. Die Eltern von Letzteren meinten, da man sich einig sei, dass die »Schwierigkeiten der Kinder meist von den Eltern herrührten«, müssten die größeren Kinder wohl »irgendwie zu Hause unterdrückt« werden, wenn sie solches gewalttätiges Verhalten zeigten. Die Ansicht der der Unterdrückung verdächtigten Eltern, dass man den Kindern anscheinend doch von außen helfen müsse, ihre Aggressionen in den Griff zu bekommen, wurde von den anderen Eltern wiederum als »dirigistisch« kritisiert. Hierin äußerte sich, so Richter, die in vielen Kinderläden verbrei-

338 Horst-Eberhard Richter, Das Experiment Kinderladen III: Terror oder Therapie?, in: Konkret, 9.3.1972, S. 33-36.

339 Horst-Eberhard Richter, Sextraining für Kinder?, in: Konkret, 10.2.1972, S. 33-36, hier S. 33 f.

340 Reichardt, Authentizität und Gemeinschaft, S. 750 f.

tete »panische Angst mancher junger Eltern«, mit »jedem Eingriff in die Kindergruppe nur unterdrückend« zu wirken.[341]

Die Verunsicherung und Verängstigung von Eltern in Erziehungsfragen war freilich kein Spezifikum der 68er-Bewegung, sondern ist vielmehr ein konstitutives Element der Verwissenschaftlichung und der damit einhergehenden wissenschaftlichen Normierung von Erziehung, die sich seit etwa 1900 durchzusetzen begann.[342] Ein von den frühen dreißiger Jahren bis in die späten sechziger Jahre weitverbreiteter Erziehungsratgeber der Entwicklungspsychologin Hildegard Hetzer etwa ermahnte seine Leser, dass unter den Bedingungen der modernen Zivilisation »weder Instinkt noch Einfühlungsvermögen« vor »schweren Erziehungsfehlern« mit entsprechend schwerwiegenden Konsequenzen behüten könnten.[343] Die Kehrseite dieser katastrophischen, auf die Untermauerung der gesellschaftlichen Bedeutsamkeit des jeweiligen Expertenwissens abzielenden Rhetorik war das Versprechen, die Entwicklung des Kindes bei richtiger Anwendung dieses Wissens gezielt steuern zu können. Züge solcher »technizistischen Machbarkeitsphantasien« lassen sich ebenfalls in den antiautoritären Erziehungsexperimenten entdecken, wo sie sich aus der Rezeption der utopischen Erziehungstheorien der Zwischenkriegszeit speisten.[344] Der entscheidende Unterschied lag in der Umkehrung der bis dahin dominierenden Erziehungsziele: An die Stelle von

341 Horst-Eberhard Richter, Das Experiment Kinderladen II: Die Wut der jungen Wilden, in: Konkret, 24.2.1972, S. 42-45, Zitate S. 43 u. S. 44f.

342 Gebhardt, Die Angst vor dem kindlichen Tyrannen. Mit »konstitutiv« ist Folgendes gemeint: Die Verwissenschaftlichung der Erziehung – wie allgemein des Sozialen – bezieht ihre wesentliche Legitimation aus der Überzeugung, dass das entsprechende Laien-Wissen in irgendeiner Hinsicht defizitär oder schädlich ist und deshalb der wissenschaftlichen Korrektur bedarf. Insoweit die wissenschaftlichen Experten keinen institutionell etablierten direkten Zugriff auf das betreffende Handlungsfeld – hier die private Kindeserziehung – haben, sind sie bei der Verbreitung ihres Wissens auf die freiwillige Rezeption durch die Laien angewiesen. Diese wiederum haben dazu nur einen Grund, wenn sie selbst die entsprechende Überzeugung der Fehleranfälligkeit ihrer eigenen ›unwissenschaftlichen‹ Methoden erwerben, wozu zum einen die Erfahrung des Misslingens selbstgesetzter bzw. gesellschaftlich erwarteter Erziehungsziele, zum anderen aber auch die Verunsicherung qua populärer wissenschaftlicher Aufklärung beitragen kann. Mit der beschleunigten Diffusion von Expertenwissen in die alltägliche Lebensführung nach dem Zweiten Weltkrieg mussten die Experten die Bedeutsamkeit ihres Wissens dann zunehmend mit den Defiziten konkurrierender Formen von Expertenwissen begründen bzw. konnten nun auch die Rolle des Mahners vor einer schädlichen Überbewertung von Expertenwissen einnehmen.

343 Hildegard Hetzer, Erziehungsfehler, Lindau 1971, S. 12f., hier zitiert nach Gebhardt, Ein Kind als Krönung der Therapie, S. 121. Hetzers Buch war zuerst 1931 erschienen und wurde bis 1971 regelmäßig überarbeitet und neu aufgelegt.

344 Gebhardt, Die Angst vor dem kindlichen Tyrannen, S. 175.

rigider Triebkontrolle oder Triebverzicht wurde in der antiautoritären Erziehung das Gegenteil der Triebbefreiung gesetzt.

Ähnlich wie Kommunen und Wohngemeinschaften zogen auch die Kinderläden seit den frühen siebziger Jahren vermehrt wissenschaftliches Interesse auf sich und wirkten so als Impuls für eine weitergehende »Versozialwissenschaftlichung« der Pädagogik im Besonderen und der gesellschaftlichen Selbstverständigungsdiskurse im Allgemeinen.[345] Sie standen aber – wiederum wie die Kommunen – ebenso im Zeichen einer zunehmenden Therapeutisierung von Selbst- und Sozialverhältnissen, deren Anzeichen bereits seit den sechziger Jahren sichtbar waren, die jedoch erst nach 1968 auf breitere gesellschaftliche Akzeptanz stieß und größere Wirksamkeit entfalten konnte. Kennzeichnend hierfür ist erneut die öffentliche Wirkung von Horst-Eberhard Richter, der nicht nur zu den einflussreichsten Vertretern der Psychosomatik, sondern – neben den Psychiatern und Psychotherapeuten Eckhard Sperling und Helm Stierlin – auch zu den Pionieren der Familientherapie in der Bundesrepublik zählte.[346] Bereits 1963 hatte Richter sein Buch *Eltern, Kind und Neurose* veröffentlicht, das sich mit der Rolle des Elternverhaltens bei der Entstehung neurotischer Erkrankungen bei Kindern befasste. Ähnlich wie Neills Summerhill-Buch wurde Richters Titel erst – erstaunlich genug für ein wissenschaftliches Fachbuch – in der Neuauflage von 1969 zu einem Verkaufserfolg, dessen Druckauflage 1971 bereits bei 100.000, drei Jahre später dann bei rund 200.000 Exemplaren lag.[347]

345 Baader, 1968 und die Erziehung, S. 69. Zum sozialwissenschaftlichen Interesse an den Wohngemeinschaften vgl. hier nur die von 1972 bis 1976 durchgeführte Untersuchung von Cyprian, Sozialisation in Wohngemeinschaften; Cyprian bedankte sich dabei im Vorwort, S. VIII, für das große Teilnahmeinteresse und die Auskunftsfreude der untersuchten Wohngemeinschaften. Diese Offenheit für eine Verwissenschaftlichung ihres Lebensstils stand im Kontrast zum Rückzug aus der medialen Öffentlichkeit, der in den »zahlreichen negativen Erfahrungen mit der Presse« begründet war (ebd., S. 18). Reichardt, Authentizität und Gemeinschaft, S. 392, führt den medialen Rückzug alternativer Wohngemeinschaften hingegen auf die Enttäuschung des Utopieverlusts zurück.

346 Vgl. Jens Elberfeld, »Patient Familie«. Zu Diskurs und Praxis der Familientherapie (BRD 1960-1990), in: Maasen u. a., Das beratene Selbst, S. 97-136. Familientherapeutische Ansätze, welche die pathogene Rolle innerfamiliärer Strukturen betonen und diese entsprechend zum therapeutischen Objekt machen, konnten sich in den Vereinigten Staaten bereits in den fünfziger Jahren etablieren. Hier war es jedoch nicht die Kritik an, sondern die Idealisierung der (weißen Mittelschichts-) Kleinfamilie als Kern der demokratischen Zivilgesellschaft, die ihre Therapeutisierung begünstigte; vgl. Deborah Weinstein, The Pathological Family. Postwar America and the Rise of Family Therapy, Ithaca 2013.

347 Horst-Eberhard Richter, Eltern, Kind und Neurose. Psychoanalyse der kindlichen Rolle, Reinbek bei Hamburg 1969. Auch Dermitzel, Thesen, S. 184, bezieht sich auf Richters Buch. Ein weiteres, 1970 erschienenes familientherapeutisches Buch von Richter mit dem Titel *Patient Familie. Entstehung, Struktur und Therapie von*

Hierin spiegelt sich erneut ein allgemeines Charakteristikum des westdeutschen Therapeutisierungsprozesses seit den späten sechziger Jahren: Er wurde vor allem durch die populäre Aneignung und Erprobung therapeutischen Wissens vorangetrieben, dessen wissenschaftliche und praktische Institutionalisierung bis dahin nur sehr schwach ausgeprägt war, als Folge des Psychobooms jedoch in den siebziger Jahren forciert wurde. Die antiautoritäre Bewegung und dann das linksalternative Milieu übernahmen hierbei, wie weiter unten ausgeführt wird, zumindest zeitweilig die Rolle einer Avantgarde, die auf radikale Weise therapeutische Praktiken erprobte, die in abgemilderter Form sehr bald in das Selbstführungsrepertoire breiterer ›fortschrittlicher‹ Mittelschichtskreise einflossen. Horst-Eberhard Richter nahm dabei nicht nur in familientherapeutischer, sondern in allgemeiner Hinsicht eine bedeutende Vermittlerrolle ein. Als wissenschaftlich anerkannte psychoanalytische Autorität mit weiter medialer Ausstrahlung verteidigte er zum einen das gesellschaftskritische Anliegen der 68er-Bewegung, in deren Folge auch seinen eigenen therapeutisch-reformpolitischen Vorstellungen größere Aufmerksamkeit zuteil wurde.

Zum anderen inszenierte er sich in Bezug auf die antiautoritäre Bewegung als eine Art kritisch-wohlwollende, väterliche Stimme der Vernunft, der die »kritisch aufklärerisch arbeitenden Gruppen« trotz aller »laufenden Verunsicherungen« zum Weitermachen im therapeutischen Kampf gegen die »herrschenden gesellschaftlichen Normen« ermutigte, zugleich aber vor dogmatischen Ideologien und unreflektiertem Aktionismus warnte.[348] Rudi Dutschke habe die »revolutionäre Ungeduld« auf den »langen Marsch durch die Institutionen« verwiesen, wie die Zeit 1972 schrieb. Horst-Eberhard Richter helfe nun jenen, die sich »auf das Abenteuer eingelassen haben, gesellschaftliche Strukturen durch neue Formen menschlichen Zusammenlebens« zu verändern, auf ihrem »langen Marsch durch das Unbewußte« und aus den ideologischen Sackgassen, in die sich die antiautoritäre Bewegung verrannt habe.[349]

Fazit

Die antiautoritären Kommunen der 68er-Jahre stellten den radikalsten Versuch dar, die bis dahin nur theoretisch vorbereitete Trennung von Politik

Konflikten in Ehe und Familie wurde bis 1977 immerhin auch in 140.000 Exemplaren aufgelegt.

348 Horst-Eberhard Richter, Das Experiment Kinderladen III: Terror oder Therapie?, in: Konkret, 9.3.1972, S. 33-36, Zitat S. 35. Siehe allgemein auch ders., Die Gruppe, sowie ders., Lernziel Solidarität, Reinbek bei Hamburg 1974.

349 Hans Krieger, Hoffnung auf die Gruppe. Ein Psychoanalytiker plädiert für Versuche mit kollektiven Lebensformen, in: Die Zeit, 31.3.1972, S. 64.

und Privatleben aufzuheben, die als Signum einer verachtenswerten bürgerlichen Existenz galten. Die Politisierung des Selbst bedeutete in den Kommunen dabei vor allem eine Therapeutisierung in Form der schonungslosen psychischen Selbstentblößung. Die Kommune 1 zog schon nach kurzer Zeit die Konsequenz, die festgefahrene Selbstbeschäftigung durch eine Wendung zum öffentlichkeitswirksamen Aktionismus abzulösen. Die an den Konzepten Wilhelm Reichs orientierten therapeutischen Praktiken der Kommune 2 hingegen brachten einige intensive individuelle Befreiungs- und soziale Verschmelzungserlebnisse mit sich, die ihre Fortführung bewirkten, sich letztlich aber nicht dauerhaft reproduzieren ließen.

In vielen Berichten aus linken Kommunen und Wohngemeinschaften wird zudem das eskalatorische Moment deutlich, das aus der engen Verknüpfung von Politisierung und Psychologisierung resultierte. Der Anspruch auf größtmögliche individuelle Bedürfnisbefriedigung traf auf das Ideal zwangloser, solidarischer Kollektivität. Theoretisch sollte beides in einer idealen Gesellschaft, die man experimentell vorwegnehmen wollte, konfliktfrei miteinander harmonieren. Praktisch ergaben sich hieraus zahlreiche, nicht selten aggressive Auseinandersetzungen, die von vielen Protagonisten anscheinend aber als Geburtswehen des emanzipierten neuen Menschen hingenommen wurden. Psychoanalytische Deutungsmuster sollten dabei helfen, die psychischen Hindernisse bürgerlich-autoritärer Provenienz, die der Verwirklichung zwanglos-erotischer Solidarität im Wege standen, zu erkennen und zu beseitigen. Sie dienten aber häufig als rhetorische Waffe im Streit um die politische Legitimität widerstreitender Interessen. Wurde die Situation unerträglich, boten sich drei Handlungsoptionen an: Ausstieg, pragmatische Reduktion psychopolitischer Ansprüche oder therapeutische Radikalisierung.

Die kurz nach den Kommunen ins Leben gerufenen antiautoritären Kinderläden verdankten sich anfangs noch ganz praktischen Motiven, legten sich aber bald ebenfalls einen freudomarxistischen Überbau zu. Das zentrale Erziehungsideal der »Selbstregulierung« transportierte dabei die implizite Hoffnung der Eltern, dass ihre Kinder später psychisch besser in der Lage sein würden, ihre emanzipatorischen Ideale zu verwirklichen. Denn Selbstregulierungsfähigkeit bedeutete, ohne autoritären Zwang die eigenen Bedürfnisse mit den Bedürfnissen der anderen abstimmen und in solidarische Übereinstimmung bringen zu können. Doch auch in den Kinderläden führte die Praxis minutiöser psychologischer Selbst- und Fremdbeobachtung zu Konflikten und Unsicherheiten, zu deren Behebung sich wiederum psychotherapeutische Experten anbieten konnten.

8 Therapeutische Impulse: (Selbst-)Pathologisierungsprozesse in der Studentenbewegung und im linken Milieu der siebziger Jahre

Die bisherigen Ausführung bezogen sich in erster Linie auf den engeren Kreis radikaler politischer Aktivisten. Der Psychoboom lässt sich in seinem Ausmaß jedoch nur dadurch erklären, dass sich Ende der sechziger Jahre auch auf breiterer Ebene eine neue Bereitschaft zur psychischen Selbstpathologisierung herausbildete. Woher also stammte das Unbehagen, dem die Kommunarden stellvertretend für die protestierenden Studenten einen so umfangreichen schriftlichen Ausdruck verliehen und dem nach Ansicht vieler nur psychotherapeutisch zu begegnen war? Welche Selbstbearbeitungsformen wurden erprobt, um die betreffenden Probleme zu lösen? Wie entwickelte sich hieraus ein linkes therapeutisches Praxisfeld, welche Subjektideale wurden dort etabliert, und welche Folgen hatte es? Diesen Fragen soll im Folgenden für die Zeit zwischen 1968 und den mittleren siebziger Jahren nachgegangen werden, in denen die Studentenbewegung und das linke Milieu verschiedene Therapeutisierungskonjunkturen zu verzeichnen hatten.

8.1 Unterdrückte Sexualität, universitäre Lebenswelt und die neue Sagbarkeit psychischen Leids

Es ist bereits angedeutet worden, wie groß in den sechziger Jahren die Unsicherheit über das jeweilige Ausmaß an sexueller Unterdrückung und Liberalisierung und ihrer politischen Interpretation gewesen ist.[350] Auch im historischen Rückblick finden die Akteure – wie in vielerlei anderer Hinsicht – zu keinem Konsens. Der Sozialpsychologe und ehemalige SDS-ler Alfred Krovoza meint, dass die Studenten um 1968 unter einer »noch fast uneingeschränkt herrschenden repressiven Sexualmoral« gelitten hätten. Diese habe in Verbindung mit der Wohnsituation – ein Zimmer zur Untermiete, dem Kuppeleiparagraphen unterliegend, war eine weitverbreitete Wohnform – und der Anonymität der Massenuniversität eine psychische belastende »Vereinzelung« der Studenten gefördert.[351] Auch Wulf Schönbohm, der sich nach

350 Siehe oben, Kapitel 6.2.

351 Krovoza, Zur Rolle von Psychologie und Psychoanalyse, S. 163. Der sogenannte »Kuppeleiparagraph« § 180 StGB stellte es neben der Unterhaltung eines Bordells auch als Beförderung von »Unzucht« unter Strafe, als Verwandter, Bekannter oder Vermieter einem unverheirateten Paar Räumlichkeiten zur Verfügung zu stellen, in denen sexuelle Kontakte vorgenommen wurden. Ab 1974 galt diese Bestim-

seiner Erinnerung 1967/68 als reformorientierter RCDS-Vorsitzender sowohl gegen die konservative Mutterpartei als auch gegen die hochschulpolitisch tonangebenden linksradikalen Kommilitonen behaupten musste, benennt die biedere Sexualmoral und das rigide Sexualstrafrecht der sechziger Jahre als berechtigte Gründe jugendlichen Aufbegehrens.[352] Das »Abschieben der Sexualität in den Untergrund« in der Bundesrepublik seit den fünfziger Jahren habe dabei, so der Sexualforscher Gunter Schmidt, einerseits zu einer allgemeinen sexuellen Ahnungslosigkeit unter jungen Menschen geführt. Andererseits hatte dadurch die ebenso verbreitete heimliche Erkundung des Verbotenen noch etwas sehr »Aufregendes« an sich.[353] Auch hieraus mag ein Teil der Vorstellung gerührt haben, in der Sexualität stecke ein besonderes revolutionäres Potential.

Reimut Reiche wiederum bezweifelt, dass es ein »ausgeprägtes Gefühl von und Leiden unter sexueller Unterdrückung« gegeben habe: »Dieses Gefühl und dieses Leiden haben wir zuallererst politisch hergestellt, also etwas getan, was wir damals ›Bewußtmachung‹ nannten.« Dies sei psychoanalytisch als »Sexualisierung« zu deuten, bei der einem unterträglichen nichtsexuellen Affekt – laut Reiche der emotional belastenden, niemals hinreichend »durchgearbeiteten« Konfrontation mit der NS-Vergangenheit der Eltern – ein sexueller Ausdruck gegeben wurde, um ihn psychisch beherrschbar zu machen.[354] Ein gleichsam spiegelbildliches Argument hat Dagmar Herzog für die fünfziger Jahre vorgetragen. Nach ihrer Auffassung stellte die Wiedererrichtung christlich-konservativer Sittlichkeitsnormen in diesem Jahrzehnt eine Art selektive Vergangenheitsbewältigung dar, bei der die Auseinandersetzung mit der faschistischen Vergangenheit und ihren Nachwirkungen auf das Feld der Sexualität verschoben wurde. Auf diese Weise konnten die nationalsozialistischen Verbrechen als Folge eines am gelockerten Sexualverhalten ablesbaren Verfalls christlicher Werte interpretiert werden. Seit Mitte der sechziger Jahre wurde dieser Zusammenhang, so Herzog, von liberalen und linken Kritikern umgedeutet und dann von den 68ern radikalisiert: Nun war es nicht mehr die sexuelle Freizügigkeit, sondern im Gegenteil die sexuelle Unterdrückung, die als psychologisch maßgeblich für die NS-Herrschaft angesehen wurde. Auf diese Weise konnte die Auflehnung gegen das strenge Sexualregime der fünfziger Jahre – das Herzog als tatsächlich repres-

mung nur noch für unter 16-Jährige. Vgl. zur zeitgenössischen liberalen Kritik auch: Ohne Ehe alles Unzucht. Oberlandesgerichtsrat Dr. Horst Woesner über Kuppelei in Recht und Gesellschaft, in: Der Spiegel, 15.4.1968, S. 67-69.

352 Wulf Schönbohm, Die 68er: politische Verirrungen und gesellschaftliche Veränderungen, in: Aus Politik und Zeitgeschichte 14-15/2008, S. 16-21, hier S. 16f.

353 Gunter Schmidt, Sexualität, in: Schaffrik/Wienges, 68er Spätlese, S. 46-57, hier S. 48.

354 Reiche, Sexuelle Revolution, S. 158-160.

siv und angsterzeugend, aber nicht als faschistische, sondern als postfaschistische Erscheinung wertet – als antifaschistischer Akt verstanden werden.[355]

Wie auch immer man die Verbreitung und subjektive Leidensintensität sozial erzwungener sexueller Entsagung bewerten mag, so lässt sich doch für die sechziger Jahre eine wachsende Kluft zwischen offizieller konservativer Sexualmoral einerseits und kulturell, wissenschaftlich, politisch und ökonomisch vorangetriebenen Liberalisierungstendenzen andererseits feststellen. Dies führte vermutlich zu einer größeren Diskrepanz zwischen der als legitim und erstrebenswert erachteten und der gesellschaftlich tatsächlich gewährten bzw. der individuell umsetzbaren sexuellen Wunscherfüllung und zu entsprechenden psychischen Dissonanzerfahrungen. Die Politisierung der Sexualität in den Begriffen des Freudomarxismus verschärfte diesen Konflikt zusätzlich, indem er ihm die Tragweite des antifaschistischen und antikapitalistischen Kampfes verlieh, zugleich jedoch die bereits neu gewonnenen sexuellen Betätigungsspielräume politisch entwertete. Das oben angeführte Beispiel der verunsicherten Kinderladen-Mutter, die ihren eigenen sexuellen Befreiungsidealen nicht gerecht werden konnte, illustriert den enormen normativen Druck, den die sexuellen Erlösungshoffnungen erzeugten. Aus dem Zwang, seine sexuellen Regungen möglichst zu leugnen oder streng zu kontrollieren, wurde nun der Zwang, sie zu entdecken und zu befreien. In beiden Fällen konnten sich psychotherapeutische Techniken als Mittel der Selbstführung wie auch der Bearbeitung seelischer Folgewirkungen anbieten.

Ein theoretischer Vorzug des Freudomarxismus bestand darin, dass er es einer überwiegend studentischen Protestbewegung erlaubte, ihrem privilegierten sozialen Status eine vermeintlich größere psychosexuelle Unterdrückung durch die autoritäre Gesellschaft entgegenzusetzen. Unter Berufung auf die sexualwissenschaftlichen Erhebungen von Alfred Kinsey[356] und des bekannten deutschen Sexualwissenschaftlers Hans Giese legte der Medizin-

355 Herzog, Politisierung der Lust, Kap. 3 u. 4. Herzog argumentiert dabei, dass beide Seiten sich selektiv und einseitig auf bestimmte Aspekte der widersprüchlichen Sexualpolitik des Nationalsozialismus berufen konnten. Hinsichtlich der Wahrnehmungsgeschichte der fünfziger und sechziger Jahre kann die Frage nach dem tatsächlichen Charakter der NS-Sexualpolitik hier jedoch ausgeklammert werden.

356 Die deutschen Übersetzungen der beiden Teile des Kinsey-Reports, *Das sexuelle Verhalten der Frau* und *Das sexuelle Verhalten des Mannes*, waren bereits 1954 bzw. 1955 im Fischer Verlag erschienen. Zu einem größeren Verkaufserfolg wurden sie aber anscheinend erst mit ihrer Neuauflage von 1963. Bis 1967 wurden 80.000 Exemplare vom Männer-Titel und mit 155.000 fast doppelt so viele Exemplare des Frauen-Titels gedruckt. Helmut Lethen erwarb den Kinsey-Report 1963 an einem U-Bahn-Kiosk. Während das Thema Sexualität für ihn ansonsten anscheinend von geringem politischen Interesse war, zog er aus der Kinsey-Lektüre doch immerhin, wie er ironisch bemerkt, den Nutzen, dass er sich anhand des Vergleichs der Sexualpraktiken in verschiedenen sozialen Schichten in die Kategorie »Intellektueller« einordnen konnte; Lethen, Handorakel, S. 94f.

student Hubert Bacia den Lesern der überregional verbreiteten Frankfurter Studentenzeitung *Diskus* im Oktober 1968 dar, dass der männliche Hochschüler – auf die weiblichen wird bezeichnenderweise nur am Rande Bezug genommen – stärker unter der Unterdrückung seines Sexualtriebs und daraus resultierenden neurotischen Erkrankungen leide als die Durchschnittsbevölkerung.[357] Während junge, ledige Männer aus den unteren Bildungsschichten ihre sexuelle Befriedigung hauptsächlich aus vorehelichem heterosexuellen Geschlechtsverkehr bezögen, so überwiege bei unverheirateten männlichen Akademikern die Onanie und die nächtliche Pollution. Dies sei auf eine verinnerlichte bürgerlich-autoritäre Sexualmoral und die sexual- wie allgemein kontaktfeindlichen Umstände des studentischen Daseins zurückzuführen. Zudem dupliziere die patriarchalisch-autoritäre Struktur der Universitäten mit den Ordinarien als unantastbaren Patriarchen und den Studenten als ohnmächtigen, kindlichen Objekten die Zwänge der bürgerlich-autoritären Familie und fördere so den Ausbruch latenter neurotischer Erkrankungen.

Dieser Hinweis lenkt den Blick auf die Hochschulen, die nicht nur die geistigen und personellen Zentren der 68er-Bewegung und selbst wichtige politische Aktionsorte waren, sondern auch den alltäglichen Lebensmittelpunkt studentischen Daseins darstellten. Spätestens seit Mitte der sechziger Jahre wurde von Psychotherapeuten behauptet, dass Studenten zunehmend unter leistungseinschränkenden, prämorbiden Verhaltensstörungen litten.[358] Zeitgleich wurden vermehrt psychologische und psychotherapeutische Beratungsstellen für Studenten an den westdeutschen Hochschulen eingerichtet, die – vermutlich auch aufgrund der vergleichsweise schwach ausgeprägten allgemeinen psychotherapeutischen Versorgungsstrukturen – kontinuierlich

357 Hubert Bacia, Fleißiger sublimieren. Sexualität und Neurosen der Studierenden und die Struktur der Universität, in: Diskus, Oktober 1968, S. 8-10. Bacia war 1964 Mitinitiator der Einrichtung einer gut besuchten psychotherapeutischen Beratungsstelle beim AStA der Freien Universität, 1966-1968 Mitveranstalter von sexualaufklärerischen Kolloquien und einem sexualpolitischen Arbeitskreis für Schüler und Lehrlinge im Berliner Jugendclub »Prisma«, aus dem Ende 1968 die Gruppe »Sexpol-Nord« hervorging. Vgl. Hubert Bacia, Die psychotherapeutische Beratungsstelle – Beratungsstelle für Intimfragen an der Freien Universität Berlin, Berlin 1968; Gruppe Sexpol-Nord (Westberlin), Sexpol-Protokolle, in: Gente, Marxismus, Psychoanalyse, Sexpol (Band 2), S. 10-49, hier S. 10 f.; Anselm, Zwischen Existentialismus und Marxismus, S. 12.

358 Manfred Franke, Sozialhygienische Anmerkungen zur Gesundheit der Studenten (Referat beim 1. Gesundheitsseminar des Verbandes Deutscher Studentenschaften am 29. März 1965 in Heidelberg zum Thema: Ein Versuch über die möglichen Ursachen des problematischen Gesundheitsbildes der Studenten), in: Psyche 19 (1965), S. 386-397.

wachsenden Zulauf fanden.[359] Die Symptome der Studenten, die sich in den Beratungsstellen einfanden, waren dabei selten den klassischen klinisch-psychiatrischen Kategorien zuzuordnen. Sie stellten überwiegend jene »subpathologischen« psychischen Leidensformen dar,[360] über die auch die Mitglieder der Kommune 2 klagten, nämlich »Arbeitsschwierigkeiten, allgemeine Kontaktprobleme, sexuelle Probleme und Partnerschwierigkeiten«. Das Hauptanliegen der meisten Studenten bestand darin, »über ihre Probleme zu sprechen« und »mehr Klarheit über sich« zu gewinnen.[361] Die klinische Deutung hing dabei allerdings vom jeweiligen Betreuer und dessen Diagnoseverfahren ab. Der psychoanalytisch ausgebildete ärztliche Leiter der 1968 gegründeten Psychotherapeutischen Beratungsstelle der Universität Freiburg etwa betonte, dass hinter Symptomen wie Lernstörungen zumeist doch dringend therapeutisch zu behandelnde neurotische Erkrankungen stünden.[362]

Den psychischen Problemen von Studenten war 1967 eine eigene Sektion auf dem 7. Internationalen Kongress für Psychotherapie in Wiesbaden gewidmet, im März 1968 wurden sie dann zum Thema einer eigenen psychotherapeutischen Konferenz an der FU Berlin.[363] Es bestand kaum Einigkeit

359 Michael L. Moeller / Jörn W. Scheer, Psychotherapeutische Studentenberatung. Probleme der Klienten – Problematik der Institution, Stuttgart 1974. Die Zahl der beratenen Studenten an der Beratungsstelle der Psychosomatischen Klinik der Universität Gießen, an der diese Studie durchgeführt wurde, stieg von 1966 bis 1970 von 48 auf 256 und betrug zum Zeitpunkt der Abfassung etwa 2% der Gesamtstudentenschaft, wobei die Autoren von einem weit größeren faktischen Bedarf ausgingen (ebd., S. 6 u S. 16). Die Zahl der Studenten, welche die Psychotherapeutische Beratungsstelle der Universität Freiburg aufsuchten, stieg zwischen dem Gründungsjahr 1968 und 1974 von 274 auf 403; Raimar Schilling, Die Psychotherapeutische Beratungsstelle des Studentenwerks Freiburg in den Jahren 1968 bis 1975, in: Studentenwerk Freiburg (Hg.), 40 Jahre Psychotherapeutische Beratungsstelle für Studierende 1968-2008, Freiburg 2008, S. 6-16, hier S. 14.

360 J.-E. Meyer, Podiumsdiskussion, in: Th. Spoerri / W. Th. Winkler (Hg.), Proceedings of the VIIth International Congress of Psychotherapy / Verhandlungen des VII. Internationalen Kongresses für Psychotherapie, Wiesbaden, 21.-26. August 1967, Part / Teil VI: The Student and Neurosis / Student und Neurose, Basel 1969, S. 1-3, Zitat S. 1.

361 Moeller / Scheer, Psychotherapeutische Studentenberatung, S. 19-21.

362 Raimar Schilling, Die Psychotherapeutische Beratungsstelle für Studierende der Albert-Ludwigs-Universität und Musikhochschule Freiburg i. Br. im ersten Jahre ihres Bestehens (1968). Ein vorläufiger Erfahrungsbericht, Freiburg 1969, S. 24. Schilling führte an der Beratungsstelle dabei selbst auch psychoanalytische Gruppen- und Einzel-Kurztherapien durch. Dass er öfter die dringende Behandlungsbedürftigkeit der meisten die Beratungsstelle aufsuchenden Studenten betonte, mag auch daran gelegen haben, dass die erst kurz bestehende Beratungsstelle ihre eigene Notwendigkeit begründen musste, um die weitere Finanzierung zu sichern.

363 Spoerri / Winkler, Student und Neurose; Horst-Ulfert Ziolko (Hg.), Psychische Störungen bei Studenten. Symposion vom 22.-24. März 1968 in Berlin, Stuttgart

über das Ausmaß, die klinische und gesellschaftspolitische Bewertung oder die relevanten kausalen Faktoren psychischer Störungen bei Studenten. Zumindest aber war der professionspolitische Konsens zu erkennen, dass die »fachgerechte Beratung« – so Helmut Selbach, Direktor der Psychiatrischen und Neurologischen Klinik der FU Berlin in seinem Geleitwort zum Tagungsband – wichtig sei, um den Studenten in einer »Zeit des Massen-Studiums« zu helfen, »ihr Studium erfolgreicher und mit mehr innerer Befriedigung« zu absolvieren.[364] Ob nicht nur die Zahl der Studenten, sondern auch das psychische Leid unter ihnen anwuchs, ob es weiter verbreitet war als unter gleichaltrigen Nicht-Akademikern oder in der Gesamtbevölkerung, und inwiefern sich bei ihnen neben Adoleszenzkrisen spezifische pathogene Faktoren der universitären Lebenswelt, der frühkindlichen Prägung oder aktueller sozialer und generationeller Konflikte bemerkbar machten, vermag eine historische Untersuchung allerdings ebenso wenig aufzuklären wie zeitgenössisch die wissenschaftlichen Beobachter.[365]

Unbezweifelbare empirische Belege für eine größere Belastung von Studenten und daraus resultierenden häufigeren psychischen Störungen im Vergleich zu nicht-studentischen Altersgenossen, so konstatierte der reformorientierte Psychiater Klaus Dörner 1967 in einem umfassenden Forschungsüberblick, gebe es weder für die Vereinigten Staaten noch für die Bundesrepublik. Es gebe jedoch Hinweise darauf, dass zum einen die für Studenten infrage kommenden klinischen Diagnosen mit jenen übereinstimmten, die in der Regel den als besser therapierbar geltenden Angehörigen höherer sozi-

1969. Es sei hier nur angemerkt, dass dieses Symposion vom Berliner Pharma-Büro der Bayer-Werke Leverkusen finanziert wurde. Für einen differenzierten zeitgenössischen Forschungsüberblick, der vor allem die umfangreiche US-amerikanische Forschungsliteratur auswertet, da es diesbezüglich noch kaum deutsche Forschung gab, siehe Klaus Dörner, Die Hochschulpsychiatrie. Sozialpsychiatrischer Beitrag zur Hochschulforschung: Stand und Kritik, Stuttgart 1967.

364 Helmut Selbach, Geleitwort, in: Ziolko, Psychische Störungen bei Studenten, S. III f. Vgl. aber zeitgenössisch auch Dörner, Hochschulpsychiatrie, S. 133-135. Dörner warnte ausdrücklich vor einer unkritischen Übernahme der in den Hochschulen der Vereinigten Staaten verbreiteten Mental-Health-Ideologie, die im Begriff sei, mittels Ausweitung des psychologisch-psychotherapeutischen Betreuungsanspruchs über den Bereich des im engeren Sinne »Pathologischen« in den Bereich des »Normalen« hinein einen umfassenden sozialen Kontrollanspruch zu etablieren (Anführungszeichen im Original).

365 Mitte der siebziger Jahre schien es jedoch wissenschaftlicher Konsens geworden zu sein, dass ungefähr 15-20 % der Studenten unter psychischen Störungen litten; vgl. Dieter Spazier / Jörg Bopp, Grenzübergänge. Psychotherapie als kollektive Praxis, Frankfurt am Main 1975, S. 27. Der Psychiater und Psychotherapeut Spazier und der studierte Theologe und Psychologe Bopp waren Leiter bzw. Mitarbeiter der Psychotherapeutischen Beratungsstelle des Studentenwerks an der Universität Heidelberg, die 1971 unter Mitwirkung von Studenten im Zeichen einer »emanzipativen Psychotherapie« gegründet worden war (ebd., S. 2 u. S. 7-21).

aler Schichten gestellt würden, und dass zum anderen besonders die Studenten der Geisteswissenschaften selbst dazu neigten, ihre Belastungen als psychisches Problem zu interpretieren. Des Weiteren sei es plausibel, dass ein unter dem Aspekt der Arbeitsleistung betrachtetes Studium »durch psychisch definierte Beschwerden eher als andere Arbeit ineffizient« werde.[366]

Möglicherweise brachten auch eine durch die Bildungsexpansion bedingte zunehmende Anonymisierung des universitären Betriebs und die größere soziale Öffnung für Studienanfänger aus den nicht-akademischen Mittelschichten, denen der kulturelle und intellektuelle Habitus des alten, humanistisch gebildeten akademischen Milieus fremd war, ein wachsendes Maß an leidensrelevanter Verhaltensunsicherheit hervor.[367] Dabei zeigten sich ausländische Beobachter bis in die späten siebziger Jahre irritiert vom Habitus besonders der älteren deutschen Hochschulordinarien. Dieser »Teutonic intellectual style« äußerte sich demnach in der Neigung zur esoterischen, auf Abgrenzung und nicht auf Vermittlung abzielenden Theorie- und Schulenbildung sowie in der Unfähigkeit zu einem freundlichen und entgegenkommenden sozialen Umgang.[368] Wenngleich es sich um Einzelbeobachtungen handelte, mag hierin eine weitere Ursache gelegen haben, dass viele Studenten den akademischen Betrieb als autoritär und einschüchternd empfanden.

Wenn Dutschke die Hervorbringung von »Hilflosigkeit«, die daraus resultierte, sich »in einer fremden Stadt oder in einer neuen Klasse« zurechtfinden zu müssen, ohne konkreten historischen Bezug als eine soziale Strategie interpretierte, die »das Individuum den herrschenden Mächten« des Kapitals auslieferte, so spielte er damit vielleicht nicht nur auf den Industrialisierungsprozess im 19. Jahrhundert, sondern auch auf lebensweltliche Erfahrungen seiner studentischen Leserschaft an – die so beide Phänomene in ei-

366 Dörner, Die Hochschulpsychiatrie, S. 143. Während Dörner besonders Letzteres als Motiv für die Ausweitung des Angebots psychologisch-psychotherapeutischer Angebote in den angelsächsischen Ländern betrachtete, könnte man es auch als leidensrelevanten Faktor in der Selbstwahrnehmung von Studenten annehmen.

367 Krovoza, Zur Rolle von Psychologie und Psychoanalyse, S. 162 f. Das Bemühen um Abbau dieser selbst erfahrenen habituellen Kluft zu den Studenten und den Versuch von Angstreduktion durch Beratung und didaktische Reformen seitens junger linker Dozenten in den siebziger Jahren belegt etwa Wolf Wagner, Uni-Angst und Uni-Bluff. Wie studieren und sich nicht verlieren, Berlin 1977 (erschienen im linken Rotbuch Verlag, in dem zu dieser Zeit auch das *Kursbuch* verlegt wurde). Wagner, seinerzeit Assistent am Otto-Suhr-Institut für Politikwissenschaft, berichtet dort im Vorwort, S. 7 f., er habe sein Studium »als CDU-Mitglied und in deprimierender Einsamkeit« begonnen, sei 1967 im Zuge der Studentenbewegung links geworden und habe dabei in der Auseinandersetzung mit »autoritären Profs« und dem frustrierenden Wissenschaftsbetrieb »viele Verkrampfungen verloren«. Nun bemühe er sich in einer Gruppe linker Dozentinnen und Dozenten, die Studienbedingungen zu verbessern.

368 Van Rahden, Clumsy Democrats, S. 503.

nen theoretischen Zusammenhang bringen konnte.[369] Im Zusammenhang der studentischen Lebenswelt avancierte beispielsweise auch die Prüfungsangst zum psychopolitischen Phänomen ersten Ranges. Prüfungen, so erklärte der Arzt und Psychoanalytiker Michael Lukas Moeller 1969 den Lesern der *Konkret,* seien zur Überprüfung der intellektuellen Leistungsfähigkeit untauglich, da sie atavistische, häufig sadistisch gefärbte Riten der Angsterzeugung darstellten. Sie dienten – so die Ergänzung der Redaktion – »der Aufrechterhaltung eines Herrschaftssystems«, das »mit Hilfe von Angst funktioniert«.[370] Bereits kurz zuvor hatte auch der *Spiegel* über die Kritik Moellers und anderer reformorientierter Hochschullehrer am akademischen Prüfungssystem berichtet. Neben der Zurückdrängung oder gar langfristigen Abschaffung der klassischen, insbesondere der mündlichen Prüfungsformen, die als besonders stark von irrationalen subjektiven Momenten beeinflusst angesehen wurden, forderten sie den Ausbau psychotherapeutischer Beratungsstellen für Prüflinge und Prüfer.[371]

Ganz allgemein vergrößerte sich besonders an den Hochschulen seit den späten sechziger Jahren das Ausmaß an psychologischer und psychotherapeutischer Fremd- und Selbstbeobachtung, wie auch die sozialen Sagbarkeits- und therapeutischen Anerkennungsschwellen für psychisches Leid herabgesetzt wurden. Es ist nicht verwunderlich, dass in diesem Zusammenhang auch die sich verschärfenden politischen Konflikte an den Hochschulen in den therapeutischen Blick gerieten. Die psychotherapeutischen Experten auf dem Berliner Symposium lehnten zwar die von studentischer Seite geforderte Politisierung der individuellen Behandlungstätigkeit mehrheitlich ab und waren uneins darüber, ob und in welchem Maße institutionelle Faktoren des universitären Milieus krankheitsauslösend waren. Dennoch sahen viele nicht nur die Ausweitung des Beratungsangebots, sondern auch strukturelle, von Therapeuten und Psychologen kompetent zu begleitende Hochschulreformen als notwendig an.[372] Mit psychiatrisch-psychotherapeutischer

369 Dutschke, Vom Antisemitismus zum Antikommunismus, S. 75.

370 Michael Lukas Moeller, Prüfungsangst, in: Konkret, 14. Juli 1969, S. 22-25; ders., Angst vor der Prüfung, in: Konkret, 28. Juli 1969, S. 28-32, Zitat ebd. Moeller war Mitarbeiter von Horst-Eberhard Richter und wurde in den siebziger Jahren zur Galionsfigur der Selbsthilfebewegung; vgl. Kapitel 4.3.

371 Prüfungen: Lohn der Angst, in: Der Spiegel, 17.3.1969, S. 174-177. Zu der sich im Verlauf der 1970er Jahre intensivierenden psychotherapeutischen Befassung mit studentischer Angst, die sich in eine umfassende Konjunktur des Angst-Diskurses einordnen lässt, vgl. etwa Heinz W. Krohne (Hg.), Angst bei Schülern und Studenten. Entstehungsbedingungen, Konsequenzen, präventive und therapeutische Maßnahmen, Hamburg 1977; Zum Angst-Diskurs siehe auch Biess, Sensibilisierung des Subjekts.

372 P.[eter] Fürstenau, Diskussionsbericht. Bericht über die Diskussion mit Studierenden der Berliner Hochschulen, in: Ziolko, Psychische Störungen bei Studenten, S. 337-340; ablehnend hingegen H.[orst]-U.[lfert] Ziolko, Schlußbemerkung, in:

Hilfe könnten, so Helmut Selbach, die »aktivierte Evolution« des Hochschulwesens fortgesetzt, dabei aber »[m]ancherlei Ressentiments und fehlgerichtete Emotionalität« zukünftig vermieden werden.[373]

Der psychowissenschaftliche Anspruch auf individuelle Entstörungs- wie soziale Harmonisierungskompetenz kommt hier ebenso zum Ausdruck wie andeutungsweise eine Pathologisierung der studentischen Proteste, vor der sich die an einem traditionellen Politikverständnis festhaltenden Mitglieder des SDS gefürchtet hatten.[374] 1969 veranstaltete das von Alexander Mitscherlich geleitete Sigmund-Freud-Institut eine Diskussion über die »sozialpsychologischen Ursachen der Studentenproteste«. Die teilnehmenden Psychoanalytiker billigten den Studenten zwar zu, löbliche »humanitäre« Ziele zu verfolgen. In ihren Protestformen sahen sie jedoch vor allem den Ausdruck einer nicht überwundenen infantilen und narzisstischen Abhängigkeit, wobei sie allerdings uneins waren, ob der Staat, gegen den die Studenten rebellierten, nun deren Mutter oder Vater symbolisierte.[375] Zugespitzt wurde diese Art der Interpretation der 68er-Revolte einige Jahre später in einer sozialwissenschaftlichen Dissertation mit dem provokanten Titel *Revolution der Gestörten?*, die schon vor ihrer Publikation aufgrund eines längeren Berichts im *Spiegel* kontroverse Reaktionen hervorgerufen hatte.[376] Ihr Autor Grossarth-Maticek hatte zwischen 1967-1970 nach eigenen Angaben mit fast 400 politisch engagierten Heidelberger Studenten verschiedenster politischer Ausrichtung Interviews geführt, ihre Antworten psychoanalytisch

ebd., S. 341. Vgl. als Plädoyer für eine die gesamtgesellschaftlichen Zusammenhänge einbeziehende emanzipatorische Psychotherapie von psychotherapeutischer Seite aber einige Jahre später Spazier / Bopp, Grenzübergänge.

373 Selbach, Geleitwort, S. IV. Zur Vorstellung, Psychotherapeuten und Psychiater an den Universitäten sollten ihre aufgrund ihrer Kenntnis der adoleszenten Psyche privilegierte Position nutzen, um festgefahrene Konflikte zwischen Studenten und Universitätsleitung in vernünftige und friedliche Bahnen zu lenken, vgl. auch in Bezug auf die Vereinigten Staaten C. P. McAree, The Ecology of Colleges and Universities and the Psychotherapy of Students, in: Spoerri / Winkler, The Student and Neurosis, S. 8-17.

374 Vgl. zur Kritik der verbreiteten Diffamierung linker Studenten mittels Psychopathologisierung auch Spazier / Bopp, Grenzübergänge, S. 30.

375 Anthony D. Kauders, Wie viel Politik verträgt die Psychoanalyse? Eine bundesrepublikanische Debatte, 1968-1990, in: Tändler / Jensen, Das Selbst zwischen Anpassung und Befreiung, S. 189-211, hier S. 193.

376 Ronald Grossarth-Maticek, Revolution der Gestörten? Motivationsstrukturen, Ideologien und Konflikte bei politisch engagierten Studenten, Heidelberg 1975, zur Kontroverse um die Arbeit siehe dort auch das Nachwort von Rolf Schwendter, S. 354-359; »Stalin – geliebter Vater, erotischer Freund«. Sozialwissenschaftliche Studie über Motive radikaler Heidelberger Studenten, in: Der Spiegel, 22.4.1974, S. 80-89. Vgl. auch die kritische Rezension von Hans Krieger, Die kranken Rebellen. Ronald Grossarth-Maticeks »Revolution der Gestörten«, in: Die Zeit, 14.3.1975, S. 27.

typologisiert und statistisch ausgewertet. Er kam zu dem Schluss, dass antiautoritär-linksradikale Studenten überdurchschnittlich häufig unter neurotischen Störungen litten und ihr politisches Engagement weniger auf politisch-inhaltliche Motive als vielmehr auf affektive, gruppentherapeutische Bedürfnisse zurückzuführen sei.[377]

Psychologische Erklärungen für die Entstehung einer Überzeugung oder die Ausführung einer Handlung erlauben logisch gesehen keinen zwingenden Schluss darauf, ob die jeweilige Überzeugung oder Praxis rational, moralisch oder politisch gerechtfertigt ist. Die Psychopathologisierung einer politischen Gruppe kann deshalb – abseits der faktischen Funktion, sie zu diskreditieren – nur als Erklärung dafür dienen, warum ihre Mitglieder Überzeugungen anhängen oder Dinge tun, die aus Sicht des Urteilenden falsch, irrational oder moralisch verfehlt sind. Die Falschheit, Irrationalität oder moralische Verfehltheit ist dabei jedoch als unabhängig zu begründende Prämisse vorausgesetzt und kann nicht mit der Annahme einer psychischen Störung begründet werden.[378]

Abgesehen davon ist es nicht verwunderlich, dass sich in der Selbstbeschreibung der antiautoritären Studenten psychopathologisch interpretierbare Narrative häuften. Zum einen waren sie im Befragungszeitraum wahrscheinlich größtenteils mit psychoanalytischen und freudomarxistischen Theoremen vertraut, sodass diese die biographische Selbstdeutung prägen konnten. Zum anderen stellte die Beobachtung eigenen »Gestörtseins« gerade eine wesentliche subjektive Bestätigung ihrer Gesellschaftskritik dar. Es wurde als eigentlich »normale«, von den vermeintlich Ungestörten verdrängte oder aus Angst verleugnete psychische Reaktion auf die entfremdeten und autoritären gesellschaftlichen Verhältnisse, die verschwiegene NS-Vergangenheit und den Krieg in Vietnam gedeutet. »Fast alle leute, die ich mag, sind in irgendeinem sinne krank, kaputt, neurotisch«, notierte Peter Schneider am 8. Juli 1967 in protestbewegungstypischer Kleinschreibung in sein

377 Für eine ausführliche inhaltliche und methodische Kritik der Arbeit siehe das Vorwort von Hermann Vetter, dem Doktorvater, in Grossarth-Maticek, Revolution der Gestörten, S. 11-18, das sich größtenteils wie eine wissenschaftliche Distanzierung liest. Es sei noch angemerkt, dass nach Grossarth-Maticek, der sich selbst politisch vage sozialistisch positionierte, auch der »die Ordnungsnormen voll Bejahende«, kulturpessimistische konservative Student – auf andere Weise – neurotisch motiviert war, im Gegensatz zu den »ungestörten« klassisch-sozialistischen, technokratisch-liberalen und technokratisch-konservativen Typen, bei denen die politische Urteilsbildung realitätsbezogen und relativ unabhängig von der eigenen neurotischen Affektstruktur stattfinde (ebd., S. 226).

378 Salopp formuliert: paranoid zu sein bedeutet nicht, nicht verfolgt zu werden. Die gleiche logische Unabhängigkeit von Entstehungs- und Rechtfertigungskontext gilt im Übrigen auch für ideologiekritische und historisch-genealogische Erklärungen. Vgl. dazu hier nur Ernst Tugendhat, Vorlesungen über Ethik, 4. Aufl., Frankfurt am Main 1997, S. 16-18.

Tagebuch. Habe er diese Leute früher für »zu ungeschickt« gehalten, »mit dem leben fertig zu werden«, so war er nun der Meinung, »daß sie zu menschlich sind, um mit den verbrechen der gesellschaft fertig zu werden«.[379]

Auch der Wunsch nach therapeutischer Wirkung politischen Engagements lag im Grunde offen zutage. So sollte in der vielbeschworenen kollektiven und solidarischen Praxis – sei es im SDS oder anderen politischen Gruppierungen, sei es in Kommunen und Wohngemeinschaften – gerade jene Angst und »Isolation« überwunden werden, die auf die neurotische Deformation der eigenen bürgerlichen Psyche zurückgeführt wurde.[380] Trotz einer gewissen Liberalisierung der Erziehungstechniken seien die gesellschaftlichen Verhältnisse weiterhin objektiv neurotisierend, sodass die antiautoritäre Bewegung »auch gewisse Funktionen der psychischen Selbstheilung übernehmen *muß*«, wie Reimut Reiche gegen Jürgen Habermas argumentierte.[381] Dieser hatte im Juni 1968 dem radikalisierten, sich als revolutionär verstehenden Teil der Studentenbewegung infantilen Realitätsverlust und klinisch relevante Wahnvorstellungen attestiert.[382] Aus Reiches Perspektive konnten die zahlreichen zwischenmenschlichen Probleme und Konflikte in den frühen Kommunen und ihr häufiges Scheitern gerade als Bestätigung dafür gedeutet werden, wie schwer die psychischen Verheerungen der bürgerlichen Sozialisation und wie illusorisch entsprechend die Vorstellung ihrer schlagartigen Überwindung war.[383]

379 Schneider, Rebellion, S. 173.

380 Über einen »Lothar« heißt es in Mosler, Was wir wollten, S. 145, dass er im Kölner SDS einen Ort gefunden hatte, an dem er seine Verzweiflung und Leere nicht mehr verstecken musste: »Von Marcuse, Adorno, Horkheimer wußte er nichts, aber er war mit seiner Wut nicht mehr allein.«

381 Reimut Reiche, Antwort an Habermas. Zur Verteidigung der »neuen Sensibilität«, in: Konkret, 7. Oktober 1968, S. 39-42, Zitat S. 40, Hervorhebung im Original.

382 Jürgen Habermas, Die Scheinrevolution und ihre Kinder. Sechs Thesen über Taktik, Ziele und Situationsanalysen der oppositionellen Jugend, in: Horst Baier (Hg.), Studenten in Opposition. Beiträge zur Soziologie der deutschen Hochschule, Bielefeld 1968, S. 151-159, bes. S. 157 (von Habermas vorgetragen auf dem Frankfurter Studenten- und Schülerkongress am 1. Juni 1968, zuerst veröffentlicht in der *Frankfurter Rundschau* vom 5.6.1968). Habermas bezog sich freilich in erster Linie auf die Vorstellung, in der Bundesrepublik als Revolutionär in einer revolutionären Situation zu agieren.

383 Heide Berndt, Kommune und Familie, in: Kursbuch 17, Juni 1969, S. 129-146, bes. S. 132-134; Reiche, Sexualität und Klassenkampf, S. 154f. Dutschke bejahte die Frage des *Spiegels*, ob es sich bei der Kommune 1 nicht um einen »Klub von hochgradigen Neurotikern« handle, betonte aber, dass es die Schuld der Gesellschaft sei, »die es zu solchen menschlichen Verkrüppelungen hat kommen lassen«; »Wir fordern die Enteignung Axel Springers«. Spiegel-Gespräch mit dem Berliner FU-Studenten Rudi Dutschke (SDS), in: Der Spiegel, 10.7.1967, S. 29-33, Zitate S. 32.

Allerdings wiederholte sich, wenngleich weniger drastisch, auch die Erfahrung der frühen Kommunen, dass die therapeutische Selbstbeschäftigung schnell eine vereinnahmende, mit politischer Praxis und Sachdiskussion kollidierende Eigendynamik entwickelte. Von Dezember 1968 bis Mai 1969 organisierten linke Studenten an der Universität Frankfurt einen Streik, um ihren hochschulpolitischen Forderungen, in deren Mittelpunkt die studentische Mitbestimmung und die »praxisrelevante« emanzipatorische Ausrichtung von Lehre und Forschung stand, Nachdruck zu verleihen.[384] Während sie versuchten, den regulären Lehrbetrieb lahmzulegen, bildeten sie parallel selbstorganisierte Arbeitsgruppen, in denen »vom Leistungs- und Konkurrenzdruck befreite Lernformen« entwickelt und eine »Erfahrungsbasis solidarischer, politisch-vermittelter wissenschaftlicher Arbeit« hergestellt werden sollten.[385] Ein Problem dieser Arbeitsgruppen war jedoch, dass in ihnen die »infantile Abhängigkeit« von und Angst vor der Autorität des Professors, die man überwinden wollte, zumeist auf Kommilitonen übertragen wurde, die aufgrund ihres Wissensvorsprungs oder ihrer Position in einer politischen Gruppierung die Leitung übernahmen. Fehlte eine solche Autorität hingegen, führte dies häufig zur Arbeitsunfähigkeit der Gruppe. Die Redebeteiligung blieb ebenfalls weiterhin sehr ungleich verteilt. Dies war deshalb ein großes Problem, weil es eine emanzipatorische Forderung war, dass jeder seine individuellen »Bedürfnisse« einbringen und seine passive »Konsumentenhaltung« überwinden sollte.[386]

Von dem in der Studentenbewegung ausbrechenden »Diskussionsfieber«, an das sich einige Protagonisten als befreiende, geradezu berauschende Erfahrung erinnern, konnte sich offenbar nicht jeder anstecken lassen, und es brachte seine ganz eigenen Zwänge mit sich.[387] Schweigen – oder schweigen-

384 Zoller [Pseud. o. Vorn.] (Hg.), Aktiver Streik. Dokumentation zu einem Jahr Hochschulpolitik am Beispiel der Universität Frankfurt/Main, Darmstadt 1969. Zu den Forderungen der Studenten vgl. dort vor allem den »Entwurf einer verbindlichen Interpretation der Ziele unseres Streiks, des sogenannten Negativkatalogs als einer Antwort auf die Ordinarien«, S. 102-110.

385 R. de Clerck/R. Dombois/E. M./R. Roth/L. Voegelin, Arbeitsgruppen im aktiven Streik. Emanzipation unter politischem und wissenschaftlichem Leistungsdruck, in: Diskus, Nr. 4, Mai 1969, S. 4f. Den Artikel schmückt ein groß gedrucktes Zitat von Wilhelm Reich, dem zufolge die »Struktur der Menschen« und die Gesellschaft nur gemeinsam zu verändern seien.

386 Ebd.; siehe zum »Autoritätsproblem« und den »Kommunikationsschwierigkeiten« auch den Bericht zu den Arbeitsgruppen Romanistik in Zoller, Aktiver Streik, S. 184-187.

387 Nina Verheyen, Diskussionsfieber. Diskutieren als kommunikative Praxis in der westdeutschen Studentenbewegung, in: Klimke/Scharloth, 1968, S. 209-221; dies., Diskussionlust. Eine Kulturgeschichte des »besseren Arguments« in Westdeutschland, Göttingen 2010, Kap. 4.

des Mitdenken – war unter dieser Prämisse keine legitime Option.[388] Sich nicht an der Diskussion zu beteiligen wurde zum einen, wenn es um Sachthemen ging, auf die Angst zurückgeführt, weniger zu wissen und gelesen zu haben als die anderen, was wiederum als Fortwirken des intellektuellen Konkurrenz- und Leistungsdrucks angesehen wurde. Ging es zum anderen um die Thematisierung persönlicher Bedürfnisse und Probleme, konnten sich jene, die eine Auskunft verweigerten, leicht dem Vorwurf der »Unemanzipiertheit« aussetzen. Unter diesem Druck verließen mehrere Studenten ihre Arbeitsgruppen; einer hatte sich geweigert, in der Gruppe zum Thema Sexualität und Gesellschaft über seine Aggressionen beim Geschlechtsverkehr zu sprechen, ein anderer wollte während der Diskussion eines Gruppenkonflikts nicht über seine persönlichen Probleme sprechen und beharrte auf seinem »Recht auf Verdrängungen«.[389]

Unter der sich zum (Selbst-)Zwang verstärkenden Forderung, dass alle sich redend beteiligen sollten, löste sich auch die Unterscheidung zwischen legitimer Sachautorität und illegitimer, rein machtbasierter Autorität auf, die von der Frankfurter Schule und ihren Rezipienten in der Neuen Linken stets betont worden war,[390] jedoch unter dem Aspekt emanzipatorischer kommunikativer Teilhabe hinfällig wurde. Kommune-2-Mitglied Eberhard [Schultz] hatte mit Verweis auf die auch in linken Gruppen bestehenden autoritären Strukturen seine eigene neu erworbene Rolle als Autorität gleichsam gestanden und den Lesern des Kommuneberichts versichert, er wolle sie zukünftig »im Kollektiv gemeinsam abbauen«.[391] Gleiches versuchten auch manche der »Sachautoritäten« in den Frankfurter Arbeitsgruppen, in denen sich wie schon in der Kommune die Auseinandersetzung mit den sozialen Beziehungen innerhalb der Gruppe häufig verselbstständigte. Als wichtigstes Instrument zur Einleitung einer emanzipatorischen »Verhaltensänderung« sahen die Verfasser des Streikberichts dabei die wechselseitige Rückmeldung über die Wirkung des eigenen Verhaltens auf die anderen an – das »feed back«.[392]

388 Vgl. zur »Pathologisierung der Schweigsamkeit« in der 68er-Bewegung auch Verheyen, Diskussionslust, S. 281ff.

389 R. de Clerck / R. Dombois / E. M. / R. Roth / L. Voegelin, Arbeitsgruppen im aktiven Streik. Emanzipation unter politischem und wissenschaftlichem Leistungsdruck, in: Diskus, Nr. 4, Mai 1969, S. 4f., hier S. 5.

390 Siehe oben, Kapitel 6.1.

391 Kommune 2, Versuch, S. 292.

392 R. de Clerck / R. Dombois / E. M. / R. Roth / L. Voegelin, Arbeitsgruppen im aktiven Streik. Emanzipation unter politischem und wissenschaftlichem Leistungsdruck, in: Diskus, Nr. 4, Mai 1969, S. 4f., hier S. 5. Damit griffen die Autoren, bewusst oder nicht, auf ein zentrales Prinzip der Gruppendynamik zurück, die in Teil III der Arbeit ausführlich behandelt wird.

Als »autoritär« identifizierte Teilnehmer, die sich dieser Prozedur nicht unterwerfen wollten, wurden ebenfalls aus den Gruppen gedrängt.[393]

8.2 Angst und Autorität in der antiautoritären Bewegung

»Das ganze Fluidum in diesem Verein ist Scheiße«, so fasste 1968 ein Bewohner der Kreuzberger Linkeck-Kommune die Erfahrungen der Kommunarden mit dem SDS zusammen. Habe man sich »als kleiner Prolet mit Mühe und Not irgend etwas angelesen«, sei es von »den mittelmäßigen ›Autoritäten‹ gleich unbarmherzig zerpflückt« worden.[394] Es schien eine verbreitete Erfahrung gewesen zu sein, dass die antiautoritäre Bewegung etwa in Form der von der Kommune 2 als angstauslösend beschriebenen »SDS-Größen« selbst stark von autoritären Strukturen geprägt war. Im *Kursbuch* meinte 1974 ein Autor rückblickend gar, dass es sich bei der »heute wieder beschworene[n] angebliche[n] Diskussionsöffentlichkeit jener Zeit der antiautoritären Revolte« um einen bloßen Mythos handle. Vielmehr seien die politischen Massenaktionen von »wenigen Autoritäten« gelenkt worden, deren »Theorie- und Diskussionsmonopol schon gar nicht von den Massen infrage gestellt werden konnte«. Aus diesen »unbearbeiteten eigenen autoritären Strukturen« erkläre sich auch, weshalb gerade aus den Reihen der Antiautoritären so viele in die hierarchisch-autoritäre ML-Bewegung gewechselt seien.[395]

Damit waren die auch »K-Gruppen« genannten, überwiegend maoistisch orientierten marxistisch-leninistisch Klein- und Kleinstparteien gemeint, die sich als Kaderparteien zur Vorbereitung einer kommunistischen Revolution verstanden. Sie waren eine Erscheinungsform der politisch-ideologischen und organisatorischen »Entmischung« der außerparlamentarischen Bewegung, die mit ihrem sich seit Ende 1968 abzeichnenden Zerfall einherging.[396] Gründe hierfür waren zum einen das weitgehende Scheitern ihrer politi-

393 Umgekehrt trat in zahlreichen politischen Arbeitsgruppen von München bis Berlin um 1968 das Phänomen auf, dass die »Sachautoritäten« irgendwann die Gruppe verließen, damit sich die übrigen Mitglieder von ihnen »emanzipieren« konnten – woraufhin die Gruppe in der Regel auseinanderfiel; Horst Przytulla, Die Überwindung der antiautoritären Phase. Zum Verhalten Erwachsener in Gruppen, in: Saß, Antiautoritäre Erziehung, S. 146-163, hier S. 153.

394 Wolfgang Röhl, Anatomie einer Kommune, in: Konkret, 21. Oktober 1968, S. 16-18. Zitat S. 17.

395 Lothar Binger, Kritisches Plädoyer für die Gruppe, in: Kursbuch 37, Oktober 1974, S. 1-25, hier S. 1 f. Ähnlich auch Przytulla, Überwindung der antiautoritären Phase. Wolfgang Kraushaar sieht in der Sozialform der um eine autoritäre Führungsfigur versammelten Gruppe ein strukturelles Charakteristikum sowohl der K-Gruppen als auch der »Psychogruppen« als Zerfallsprodukten der gescheiterten Protestbewegung; Kraushaar, Achtundsechzig, S. 205 f.

396 Ebd., S. 183-188.

schen Anliegen. Am 30. Mai 1968 hatte der Bundestag die Notstandsgesetze verabschiedet; der Vietnamkrieg ging weiter, der Springer-Verlag wurde nicht zerschlagen und auch die sozialistische Revolution blieb aus. Zum anderen wurde jenseits radikaler politischer Forderungen die verbreitete politisch-kulturelle Reformstimmung, die in der Studentenbewegung auf vehemente Weise zum Ausdruck kam, in Form der im Oktober 1969 gebildeten sozialliberalen Koalition unter Bundeskanzler Willy Brand in innerparlamentarische Bahnen gelenkt.[397]

Gemeinsame Charakteristika der ansonsten untereinander äußerst zerstrittenen K-Gruppen waren die radikale Abkehr von antiautoritären Prinzipien, die – zumindest theoretische – Rückbesinnung auf das Proletariat als revolutionäre Klasse, die bedingungslose Unterwerfung unter die Anforderungen der Parteiorganisation und ein äußerlich angepasster asketisch-disziplinierter, vermeintlich proletarischer Lebenswandel.[398] Von einem »leicht gezügelten ML-Stil« ist auch der Schlussteil des Kommune-2-Berichts geprägt.[399] Die Beseitigung der schlimmsten psychischen Störungen, heißt es dort, sei zwar zur Herstellung politischer Handlungsfähigkeit notwendig. Die antiautoritäre Rebellion der Studenten sei jedoch – hier argumentierten die Kommunarden exakt wie die Psychoanalytiker in der SFI-Diskussion – nicht wesentlich über ein unorganisiertes und zielloses Stadium der »infantilen Auflehnung gegen die Eltern« und ihre gesellschaftlichen Repräsentanten hinausgekommen. Das eigentliche Ziel müsse jetzt in der »Rekonstruktion einer revolutionären Arbeiterklasse« bestehen, und nur in einer darauf gerichteten politischen Praxis könne der eigene bürgerliche »Individualismus« psychisch überwunden werden.[400]

Anzeichen der Wende von Reich zu Mao finden sich seit Anfang 1969 ebenso in den Selbstzeugnissen des Frankfurter Studentenstreiks. Dort heißt es etwa in einem Text, dass es sich bei der Vorstellung, die »unmittelbaren individuellen Bedürfnisse des einzelnen Studenten« seien mit den »fundamental revolutionären Bedürfnissen« des Proletariats gleichzusetzen, um eine »kleinbürgerliche ideologische Fiktion« von Privilegierten handle. Es müsse jedoch darum gehen zu fragen, wie sich wissenschaftliche Qualifikation in eine »revolutionäre Berufspraxis« als Beitrag zum Klassenkampf des Proletariats übersetzen lasse.[401] Zu diesem Zweck rief ein Flugblatt zur Teilnahme

397 Ebd., sowie Frei, 1968, S. 141-151.

398 Koenen, Das rote Jahrzehnt, S. 257-315; Kraushaar, Achtundsechzig, S. 190-194; Andreas Kühn, Stalins Enkel, Maos Söhne. Die Lebenswelt der K-Gruppen in der Bundesrepublik der 70er Jahre, Frankfurt/Main 2005.

399 Koenen, Das rote Jahrzehnt, S. 164.

400 Kommune 2, Versuch, S. 309 u. S. 314.

401 O.A., Zur Strategie an den Berliner Hochschulen. Bereitet im Studium revolutionäre Berufspraxis vor!, in: Zoller, Aktiver Streik, S. 194-202, Zitat S. 197f. Vgl. auch das mit Mao-Zitaten gespickte Flugblatt vom Lehrlings- und Jungarbeiter-

an einer Marxismus-Leninismus-Lektüregruppe auf, in der überwiegend die Schriften von Mao Tse-Tung gelesen werden sollten. Mit der Radikalisierung des Protests verband sich die kompromisslose Verachtung aller reformorientierten linken Parteien, Organisationen und Bewegungen, die geradezu zum Hauptfeind avancierten. Marx, Engels, Lenin, Stalin und Mao zu studieren sei die »Vorraussetzung [sic] dafür, Gewerkschaften, SPD und ›S‹DAJ richtig zu kritisieren und zu bekämpfen«, im Gegensatz zu den »Schreibtischprodukte[n] ›linker‹ Professoren«.[402] Damit waren in erster Linie die Vertreter der Frankfurter Schule Adorno, Habermas und Ludwig von Friedeburg gemeint, die sich aufgrund der Radikalisierung und der rabiaten Protestaktionen der Studentenbewegung zusehends von dieser entfremdeten.[403] Höhepunkt dieses Entfremdungsprozesses war die Besetzung des Instituts für Sozialforschung im Januar 1969 durch studentische Aktivisten, unter ihnen Hans-Jürgen Krahl, Adorno-Schüler und führender Kopf im Frankfurter SDS; auf Veranlassung Adornos und von Friedeburgs wurde das Institut von der Polizei geräumt.[404]

Der Verdammung des »subjektiven Faktors« durch die ML-Gruppen zum Trotz wurden die psychotherapeutischen Emanzipationsversuche im bunten Milieu der undogmatischen oder »hedonistischen« Linken als Bestandteil einer alternativen Gegenkultur weitergeführt, in der die »Befreiung des Alltags« angestrebt wurde.[405] Die sich um 1970 ausweitende psychologisch-psy-

schulungskollektiv 87, Die Arbeiterklasse muss bei allem die Führung innehaben!, in: ebd., S. 305f. Im Klappentext desselben Bandes wird der Antiautoritarismus als kurzlebiges, kleinbürgerliches Hochschulphänomen abgewertet, während der Herausgeber als Vertreter eines neuen »›kraftstrotzenden‹ anarcho-maoismus« bezeichnet wird. Am Ende findet sich ein Mao-Zitat, in dem die »Massen« zum »wahren Helden« erklärt werden.

402 Flugblatt o.A., o.T., 22.5.69, in: Zoller, Aktiver Streik, S. 307; siehe auch Basisgruppe Niederrad, Wer hat uns verraten? – Gewerkschaftsbürokraten!, in: ebd., S. 298-301. Beim SDAJ (Sozialistische Deutsche Arbeitsjugend) – das »S« ist in der Quelle ironisierend in Anführungszeichen gesetzt – handelt(e) es sich um eine 1968 gegründete, DKP-nahe Jugendorganisation.

403 Die spöttisch-aggressiven Reaktionen, die aus dieser Zurückweisung resultierten, äußerten sich in etlichen Comics und Collagen, in denen die Mitglieder des IfS beispielsweise als »Marx Brothers« verspottet wurden, die die bürgerliche Wissenschaft vor den radikalen Studenten retteten (Zoller, Aktiver Streik, S. 87f.), oder auf denen ein bärtiger Student als »Antwort auf Habermas« diesem den nackten Hintern entgegenstreckt (ebd., S. 65).

404 Vgl. hierzu und allgemein zum komplizierten Verhältnis zwischen Frankfurter Schule und Studentenbewegung Wiggershaus, Frankfurter Schule, S. 676-705.

405 Frank Böckelmann (Hg.), Befreiung des Alltags. Modelle eines Zusammenlebens ohne Leistungsdruck, Frustration und Angst, München 1970. Möglicherweise als Zugeständnis an den zeitgenössischen Mao-Kult findet sich in diesem Band neben Beiträgen über emanzipatorischen Konsum, alternative Wohnformen und befreite Arbeits- und Liebesbeziehungen auch eine Lobpreisung der chinesischen

choanalytische Beschäftigung mit individuellen Problemen fand allerdings überwiegend außerhalb der im engeren Sinne politischen Gruppen und Organisationen statt, in Gruppentherapien und Selbsterfahrungsgruppen, aber auch in den psychotherapeutischen Beratungsstellen der Universitäten, die weiter wachsenden Zulauf fanden.[406] Die Jahre 1969 und 1970 sind insofern nicht einfach als Zeit der Radikalisierung der APO hin zu K-Gruppen und linksradikalem Terrorismus anzusehen, sondern vielmehr als eine Zeit der »Suchbewegung« und der Herausbildung vielgestaltiger, sich häufig widersprechender politischer Gruppen, Projekte und Lebensstile in der radikalen Linken.[407] Hieraus entwickelte sich im Laufe der siebziger Jahre unter anderem ein neues linksalternatives Ideal einer emotionalisierten »Vergemeinschaftung der Wärme«, die als Gegenentwurf zu der als kalt und rationalistisch empfundenen modernen Industriegesellschaft gedacht war und sich zugleich innerhalb der radikalen Linken gegen die entemotionalisierte Theorie- und Organisationsfixierung der K-Gruppen richtete.[408] Ein neuer »Erfahrungshunger«, eine unabschließbare Suchbewegung nach dem Sinnlichen, Konkreten, Authentischen, löste die abstrakte »Utopie der Allgemeinbegriffe« ab, die seit den späten sechziger Jahren eine so große Faszination ausgeübt hatte.[409]

Im post-antiautoritären, marxistisch-leninistischen Selbstverständigungsdiskurs der westdeutschen radikalen Linken spielten die Themen Subjektivität, Psychoanalyse und Psychotherapie zwischen 1969 und 1972 zunächst allerdings eine eher untergeordnete Rolle. Das mag auch daran gelegen haben, dass diejenigen, die sich der Therapie zuwandten, im Großen und Ganzen nicht zur textproduzierenden linken Theoriebildungselite zählten. Eine Sonderstellung nahm in diesem Zusammenhang Dieter Duhms 1968 ent-

Kulturrevolution aus der Feder von Jan Myrdal, dem Sohn von Gunnar und Alva Myrdal (Neue Erfahrungn im China Mao Tse-tungs, S. 120-134).

406 Redaktionskollektiv, Werdet wie die Kinder, blühet auf dem Felde und seid unverantwortlich. Zur Ideologie der Erfahrung, in: Politikon Nr. 45, November 1974, S. 24-30, hier S. 24; Eckhard Sperling / Jürgen Jahnke, Zwischen Apathie und Protest, Bd. 1: Studentenprobleme und Behandlungskonzepte einer ärztlich-psychologischen Beratungsstelle, Bern u. a. 1974.

407 Rotaprint 25 [Knud Andresen / Markus Mohr / Hartmut Rübner], Einleitung, in: dies., Agit 883, S. 9-14, Zitat S. 9.

408 Ausführlich zur dualistischen Wärme- / Kälte-Metaphorik im linksalternativen Milieu: Reichardt, Authentizität und Gemeinschaft, S. 186-203, Zitat S. 194. Helmut Lethen deutet am Ende seiner Untersuchung der neusachlich-intellektuellen »Verhaltenslehren der Kälte« der Zwischenkriegszeit deren kurzzeitige Wiederkehr in den »paramilitärischen Formationen der Politik« in den siebziger Jahren an – wenngleich »paramilitärisch« eher auf die terroristischen Gruppierungen zuträfe, könnten damit auch die K-Gruppen gemeint sein; Lethen, Verhaltenslehren der Kälte, S. 269.

409 Rutschky, Erfahrungshunger, Zitat S. 36.

standene psychologische Diplomarbeit *Angst im Kapitalismus* ein.[410] Ihr Nachdruck kursierte in den folgenden Jahren als »Schulungstext« in der linken Szene, da er, wie seine Herausgeber vom »kollektiv des ZENTRAL-VERLAG« in ihrem Vorwort erklärten, einer der wenigen Texte sei, der auf konkrete Weise »die verbingung [sic] von der ökonomie des spätkapitalismus (BRD heute) zur psychologie zeigt«, ohne dabei »trocken von einem ›über-ich‹ oder ›über-es‹« zu sprechen.[411] Dem Bedürfnis nach Konkretisierung und lebensweltlicher Veranschaulichung kam Duhm mit einer Liste von Beispielen entgegen, die zeigen sollten, auf welche Weise sich Angst, insbesondere Sozialangst, als zentraler psychologischer Herrschaftsmechanismus des Kapitalismus in den Alltagserfahrungen der Leser – die offenbar überwiegend als männliche Studenten vorgestellt wurden – äußerte:

> »angst, von jedem verdächtigt oder erkannt zu werden, nachdem man etwas geringfügiges angestellt hat; hemmungen, durch einen vollbesetzten saal zu gehen; angst, das begehrte mädchen anzusprechen; angst, sich in der gruppe zu wort zu melden; angst, mit dem chef zu sprechen; angst vor und beim geschlechtsverkehr; angst vor einem wettkampf; lampenfieber vor dem auftreten; angst, auch für ein gut ausgearbeitetes referat kritisiert zu werden; angst, durchschaut zu werden: angst, die eigene angst und unsicherheit könnte erkannt werden; angst, unter die leute zu gehen; angst, die arbeitsstelle zu betreten; angst, mit ungewöhnlichen kleidern auf die straße zu gehen; angst, irgendwie schlecht aufzufallen; hemmungen, verhütungsmittel einzukaufen; angst, vor der gruppe zeigen zu müssen, was man kann; prüfungsangst.«[412]

1972 erschien unter gleichem Obertitel eine Neufassung von Duhms Buch, die 1975 ihre elfte und 1977 ihre 14. Auflage erlebte.[413] Inhaltlich bestanden

410 Vgl. zum großen Einfluss Duhms auf die linke Emanzipationsdebatte der frühen siebziger Jahre auch Kraushaar, Achtundsechzig, S. 202f. Kraushaar übersieht allerdings die gleichsam subkutane Rezeption Duhms vor 1972/73.

411 Dieter Duhm, Angst im Kapitalismus, 2. Aufl., Bremerhaven 1971, Zitat o. S. in der Verlagsanmerkung nach Duhms Vorwort vor dem paginierten Haupttext. Dass zur Lektüre dennoch die Verwendung eines Fremdwörterlexikons empfohlen wurde, deutet ebenso wie die phantasievolle Neuschöpfung eines »Über-Es« darauf hin, wie überfordert viele Leser mit der Lektüre von ausufernd komplexen und abstrakten psychoanalytischen Subjekt- und Gesellschaftstheorien gewesen sein dürften.

412 Duhm, Angst im Kapitalismus, S. 63. Duhms Text lässt sich als ein diskursiver Wegbereiter für die Konjunktur des Angst-Diskurses in den siebziger Jahren ansehen; vgl. Biess, Sensibilisierung des Subjekts.

413 Dieter Duhm, Angst im Kapitalismus. Zweiter Versuch der gesellschaftlichen Begründung zwischenmenschlicher Angst in der kapitalistischen Warengesellschaft, Lampertheim 1972 (im Folgenden zur Unterscheidung vom Vorgängertitel als »Zweiter Versuch« zititert).

die größten Änderungen in der ausführlicheren theoretischen Herleitung seiner Thesen aus der psychoanalytischen Neurose-Theorie einerseits und dem marxistischen Entfremdungsbegriff andererseits. Interessant ist an dieser Stelle jedoch vor allem eine Bemerkung Duhms über den Anstoß, das Buch zu schreiben, nämlich »die Tatsache, daß immer mehr Genossen aus der politischen Arbeit ausfielen, weil sie mit ihren psychischen Konflikten nicht fertig werden konnten«.[414]

Duhm führte dies auf eine gesamtgesellschaftliche Zunahme psychischer und psychosomatischer Erkrankungen unter den Bedingungen des Kapitalismus zurück. Vieles deutet jedoch darauf hin, dass die Erfahrungen in der politischen Arbeit selbst einen nicht unerheblichen Anteil an dieser Entwicklung hatte. Das psychische Unbehagen, das man auf die gesellschaftlichen Verhältnisse zurückführte, wurde durch sie nicht unbedingt gemildert, sondern, wie folgende Beobachtungen nahelegen, bei vielen eher noch verstärkt – oder vielleicht überhaupt erst hervorgebracht. Ein junger Literaturwissenschaftler entschied sich Mitte der siebziger Jahre zur Aufnahme einer auch als Urschrei-Therapie bekannten Primärtherapie nach Arthur Janov in Sydney, die das therapeutische Wiedererleben eines fötalen und frühkindlichen, traumatischen »Urschmerzes« anstrebt,[415] um seine »verborgene, massive Angst« zu bearbeiten. Diese Angst habe schon die Studentenbewegung bestimmt und zu kleinlichen Querelen, Misstrauen und gegenseitigen Anfeindungen, schließlich zu sinnloser Aggressivität oder Resignation geführt.[416] »Die Linke, ihre Demonstrationen, ihre Straßenschlachten, ihre teach-ins«, meinte eine Autorin 1974 im *Kursbuch*, seien keine Heilung, sondern selbst »eines der Krankheitssymptome dieser Gesellschaft«. Es gehe zu

414 Duhm, Zweiter Versuch, S. 8.

415 Janovs Bücher erschienen seit 1973 auf Deutsch im Fischer Verlag: Arthur Janov, Der Urschrei. Ein neuer Weg zur Psychotherapie, Frankfurt am Main 1973; ders., Das befreite Kind. Grundsätze einer primärtherapeutischen Erziehung, Frankfurt am Main 1973. *Der Urschrei* wurde bis 1980 70.0000-mal gedruckt. Eine vierwöchige Therapie in Janovs Institut in Los Angeles kostete Mitte der siebziger Jahre 6.000 Dollar. In den Vereinigten Staaten wurden zu dieser Zeit offenbar auch Selbsthilfegruppen gegründet, um die Folgen der Primärtherapie zu bearbeiten; Castel u. a., Psychiatrisierung des Alltags, S. 294 f. Zur Verbreitung der Primärtherapie als »Modetherapie« im Alternativmilieu der siebziger Jahre vgl. auch Reichardt, Authentizität und Gemeinschaft, S. 801-803, sowie zeitgenössisch M., Primärtherapie: neuer Weg ins Heil? oder: Wie der befreiende Anstoß der Gefühlstherapien zur Fessel der Befreiung wird, in: Carlo Sponti, Nr. 26/27 [1976], S. 11-13.

416 Rainer Taëni, Fühlen als Therapie, in: Kurt Kreiler / Claudia Reinhardt / Peter Sloterdijk (Hg.), In irrer Gesellschaft. Verständigungstexte über Psychotherapie und Psychiatrie, Frankfurt am Main 1980, S. 193-226, Zitat S. 194. Taëni hatte wie Duhm eine Buch über Angst verfasst, später folgte ein Buch über seine Therapie-Erfahrungen: ders., Latente Angst: das Tabu der Abwehrgesellschaft. Versuch einer ganzheitlichen Theorie des Menschen, Hamburg 1976; ders., Fühlen als Therapie. 2 Jahre in der Primärtherapie, Hamburg 1979.

wenig »um uns selbst, um unsere Befriedigung, um unser Wachsen, um unsre Entwicklung«.[417]

Der Heidelberger Student J. berichtete 1976 in der linksalternativen Heidelberger Szene-Zeitung *Carlo Sponti* von seinem Weg aus der politischen Basisgruppenarbeit in die Gruppentherapie:

> »Wenn ich an die Gruppe denke, in der ich war, werde ich heute noch nervös. Ich hab's nämlich noch nicht verdaut, ich knaps noch an den Enttäuschungen rum. Wir haben die Befreiung, von der wir dauernd redeten, nie gesehen. Einige von uns sind schließlich in Therapie abgewandert, auch ich. Und wir waren nicht die einzige Gruppe, bei der's so ging.«[418]

Dabei war die Gruppe gerade als Alternative zu den dogmatischen kommunistischen Hochschulgruppen entstanden, um eine »ganzheitliche« Politik zu betreiben. Man habe sich auch die eigenen »Sehnsüchte und Träume erzählt« und viel darüber geredet, was man am »persönlichen Leben ändern« und wie man die »privaten Bedürfnisse in den Kampf einfließen lassen« wollte. Doch letztlich sei auch in dieser Gruppe vor allem die Angst tabuiert worden, die Angst zu reden oder nicht zu reden, die Angst vor Ablehnung durch die Gruppe, die Angst vor der Demo oder illegalen Aktionen, die Angst, nicht genug geleistet und gelesen zu haben. J.s Freundin sei schon zuvor »auf Therapie abgefahren«, er habe das jedoch für einen »bürgerlichen Individualismustrip« gehalten und ihr vorgeworfen, sie wolle als Therapeutin »Patienten ausbeuten«. Erst in der gestalttherapeutischen Gruppentherapie jedoch habe er gelernt, ohne Ablehnungsangst und politischen Leistungsdruck nur über seine Bedürfnisse und Gefühle zu reden. Dort habe er auch »Bankbeamte heulen« und eine »adrette Stewardess mal so richtig brüllen« gesehen, und ein »Chefarzt hat auf der Matte seinen Vater gekillt, daß es nur so krachte« – dies seien »existentielle Erfahrungen« gewesen.[419]

8.3 Linke Gruppentherapien: Günter Ammon, Josef Rattner und die Pathologisierung des Normalen

Bereits um 1969 zeichnete sich eine neue Funktion psychotherapeutischer Praxis im Zusammenhang mit der zerfallenden Studentenbewegung ab. Die Kommune 2 hatte in ihrem Erfahrungsbericht das Fazit gezogen, psycholo-

417 Lissi Steffen, Meine Schwierigkeiten mit Genossen. Auszüge aus dem Tagebuch 1972/73, in: Kursbuch 37, Oktober 1974, S. 27-48, hier S. 47 (Tagebucheintrag vom 10.7.1973).

418 J., Neuer Wein aus alten Bäuchen. Erfahrungen in linken Basisgruppen, in: Carlo Sponti, Nr. 26/27 [1976], S. 9f.

419 Ebd.

gisch-psychotherapeutische Methoden komme allein eine instrumentelle politische Funktion zu, insofern sie geeignet seien, psychische Beeinträchtigungen so weit zu beheben, dass die betroffenen Personen zu revolutionärer politischer Arbeit fähig würden. Tatsächlich aber spezialisierten sich einige Psychotherapeuten nun darauf, jene zu ihrer Klientel zu machen, die in ihren revolutionären Anstrengungen gescheitert waren und sich auf die Bearbeitung ihrer persönlichen Probleme zurückgeworfen sahen. Einer der bekanntesten von ihnen war der Berliner Psychiater und Psychoanalytiker Günter Ammon.[420] »Die APO ist endgültig gescheitert. Unsere Aufgabe ist es, die menschlichen Ruinen, die sie hinterlassen hat, wieder aufzubauen.« Mit diesen Worten, so erinnert sich Peter Schneider, sei er zu seiner ersten gruppentherapeutischen Sitzung von Ammon begrüßt worden. In Ammons Praxis traf er etliche seiner Berliner Genossen wieder, nachdem er 1969 einige Monate lang vergeblich versucht hatte, als Hilfsarbeiter in einer Berliner Bosch-Niederlassung die Arbeiterinnen für Mao und die Revolution zu gewinnen, um daraufhin in eine tiefe Sinnkrise zu stürzen.[421] Psychotherapie diente den ehemaligen Protagonisten der 68er-Bewegung insofern auch als Verarbeitungsform der in kurzen Abständen erfahrenen politisch-biographischen Brüche.

Entscheidend für den Zulauf, den Ammon aus dem linken Milieu hatte, war seine therapeutische und politische Ausrichtung, die ihn einerseits in Konflikt mit dem von der Deutschen Psychoanalytischen Vereinigung repräsentierten psychoanalytischen Establishment brachte, andererseits seinen Ruf als Vertreter einer »emanzipatorischen« Psychoanalyse begründete. Ammon, Jahrgang 1918, hatte in den fünfziger Jahren eine Lehranalyse bei Carl Müller-Braunschweig begonnen, aber nicht beendet, und war 1965 nach mehrjähriger Weiterbildung und Berufstätigkeit an der Menninger-Klinik in Topeka, Kansas, aus den Vereinigten Staaten in seine Geburtsstadt Berlin zurückgekehrt. Dort kam er zunächst für zwei Jahre als Leiter der psychotherapeutischen Beratungsstelle beim AStA der Freien Universität unter, sodass er unter den dortigen Studenten bereits bekannt war, als er seine eigene psychotherapeutische Praxis eröffnete.[422] Seine Frau und Mitarbeiterin Gisela Ammon leitete einen psychoanalytischen Kindergarten, in dem sowohl die Kinder von Patienten in Ammons Praxis als auch der Mitarbeiter und Ausbildungskandidaten in Ammons Lehr- und Forschungsinstitut für Dynami-

420 Für den Soziologen Herbert Nagel, Mitbegründer der Subversiven Aktion und ehemaliges West-Berliner SDS-Mitglied, standen Ammon und der Zulauf, den er aus der Studentenbewegung bekam, exemplarisch für eine Entwicklung, in der die emanzipatorisch gedachte Behandlung gesellschaftlich erzeugten Leids einer expertengelenkten »Zurichtung« im Sinne der therapeutischen Verengung unterworfen wurde; Nagel, Therapie, S. 20.

421 Schneider, Rebellion, S. 347-351, Zitat S. 350.

422 Anselm, Zwischen Existentialismus und Marxismus, S. 12 u. S. 34.

sche Psychiatrie und Gruppendynamik betreut wurden.[423] Neben diesem Institut gründete Ammon zwecks Institutionalisierung seiner psychotherapeutischen Konzepte des Weiteren die Deutsche Gruppenpsychotherapeutische Gesellschaft (DGG) und schließlich im Dezember 1969 die Deutsche Akademie für Psychoanalyse (DAP).[424] Letztere war explizit als Gegeninstitution zur Deutschen Psychoanalytischen Vereinigung konzipiert, die Ammon als theoretisch rückständig, autoritär und bürokratisch kritisierte; dem daraufhin drohenden Ausschluss aus der DPV kam Ammon durch eigenen Austritt zuvor.[425]

Dass Ammon sich als wissenschaftlicher Dissident mit dem westdeutschen psychoanalytischen Establishment anlegte, dürfte seinem Ansehen in der Studentenbewegung dabei eher genützt als geschadet haben. Ammons Anhängerschaft ließ sich dabei auch nicht vom Verdikt der Kommune 2 abschrecken, dass Ammon trotz – oder gerade wegen – seiner progressiven Theorie die »autoritär-kapitalistische Gesellschaftsordnung« stabilisiere, da er Linke therapeutisch von revolutionärer Betätigung abhalte.[426] Allerdings hatten sich die Kommunarden selbst wenige Jahre zuvor ebenso wenig durch die Kritik des SDS von ihren eigenen gruppentherapeutischen Experimenten abhalten lassen. Eine Studentin, die bereits Mitte 1968 eine Therapie bei Ammon begann, da sie Eheprobleme hatte und Schwierigkeiten, ihre Diplomarbeit in Soziologie fertigzustellen, hatte die Psychoanalyse zuvor auch für »individuellen Luxus« gehalten, der ihrer politischen Einstellung widersprach. Sie ließ sich jedoch umstimmen, da viele ihrer Freunde aus linken Gruppen ebenfalls bei Ammon in Behandlung waren und sie gehört hatte, dass er »in seiner Arbeit Psychoanalyse und Politik miteinander zu verbinden« versuche.[427]

423 Gisela Ammon, Beobachtungen über einen psychoanalytischen Kindergarten. Zum Problem der Frustrationsregulation, Berlin 1970.

424 Siehe die Werbebroschüre zur DGG in Günter Ammon, Psychoanalytische Gruppentherapie. Indikation und Prozeß, Berlin 1969, S. 8, sowie die Vorstellung der DAP und weiterer Einrichtungen in ders., Von der spätbürgerlichen Psychoanalyse zur Emanzipation in der Gruppe, Berlin 1970, S. 20-26.

425 Eine besondere Zielscheibe von Ammons Kritik war dabei Alexander Mitscherlich, dem er vorwarf, mit der Propagierung eines natürlichen, die menschlichen Aggressionen bedingenden Todestriebs einen Irrtum des späten Freud zu reaktivieren, der die bestehenden Herrschaftsstrukturen als psychologlisch notwendig rechtfertige. Eine Reaktion hierauf war, dass die von Mitscherlich herausgegebene und der DPV nahestehende *Psyche* einen Anzeigenboykott gegen Ammon verhängte; vgl. den Bericht in der *Zeit*, der diese Reaktion als irrational und dogmatisch kritisierte: B.N., Verfeindete Psychoanalytiker. Bannstrahl gegen die Abweichler vom Dogma, in: Die Zeit, 6.11.1970, S. 66.

426 Kommune 2, Versuch, S. 161 f.

427 Gislinde Bass, Therapiebeginn: Mai 1968, in: Kurt Kreiler / Claudia Reinhardt / Peter Sloterdijk (Hg.), In irrer Gesellschaft. Verständigungstexte über Psychotherapie und Psychiatrie, Frankfurt am Main 1980, S. 182-192, Zitate S. 182 f. Ammon wird nicht namentlich benannt, lässt sich aber leicht aus dem Zusammenhang

Zu einem Vortrag über das emanzipatorische Potential der psychoanalytischen Gruppentherapie, den Ammon im Juli 1969 im Audimax der Freien Universität Berlin hielt, versammelten sich über tausend Zuhörer im überfüllten Hörsaal, was seinen Vortrag zur bestbesuchten Veranstaltung des Semesters machte.[428] Zeitweise betreute Ammon bis zu 20 Therapiegruppen mit jeweils etwa 15 Teilnehmern, die sich zum Großteil aus dem Umfeld der ehemaligen Studentenbewegung rekrutierten.[429] Nach dem Zerwürfnis mit der DPV warb Ammon noch offensiver um die Gunst der linken studentischen Klientel. So stellte er in einem Vortrag Ende Januar 1970 im Auditorium Maximum der Universität München die Trennung von der DPV als bewusste Auflehnung gegen die »irrationalen Herrschaftsansprüche« eines dogmatisch erstarrten psychoanalytischen Establishments dar, um in Zukunft das »emanzipatorische Programm der Psychoanalyse« verwirklichen zu können.[430] Dass Ammon so gekonnt den Jargon der antiautoritären Bewegung bediente, könnte auch daran gelegen haben, dass seine Texte in dieser Zeit nicht von ihm selbst, sondern von Hans-Joachim Hameister verfasst wurden, wie dieser zumindest später behauptet hat. Hameister war Mitbegründer der Kommune 1, kam 1969 zu Ammon und war einige Jahre lang einer seiner engsten Mitarbeiter.[431]

Neben der inflationären Verwendung der Emanzipationsrhetorik brachte Ammon – oder wer auch immer unter seinem Namen schrieb – seine Arbeit in verschiedener Hinsicht mit den subjektpolitischen Vorstellungen der Studentenbewegung in Verbindung. Er kritisierte die biologistische Ausrichtung der deutschen Psychiatrie und plädierte mit Blick auf die Entwicklung in den Vereinigten Staaten für eine psychoanalytisch-psychotherapeutisch orientierte, interpersonelle Faktoren berücksichtigende »dynamische Psychiatrie«, womit er sich in den virulenten psychiatriekritischen Debatten als

identifizieren. Bass war jahrelang Patientin und zugleich Ausbildungskandidatin an Ammons Institut, bevor sie zur »abtrünnigen« Ammon-Kritikerin wurde; vgl. den Bericht im *Spiegel*: Welt der Feinde. Gegen den Berliner Psychoanalytiker Günter Ammon, einem seit langem umstrittenen Außenseiter der Branche, machen nun auch entlaufene Schüler mobil, in: Der Spiegel, 21.4.1980, S. 86-90.

428 Günter Ammon, Psychoanalyse und Gruppenpsychotherapie: Anpassung oder Emanzipation? Vortrag gehalten am 10.7.1969 im Audi Max der FU Berlin, Berlin 1969; zum Hörerandrang vgl. Kommune 2, Versuch, S. 160. Dort ist allerdings von einem Vortrag an der Technischen Universität die Rede; möglicherweise liegt eine Verwechslung vor, oder Ammon hat in dieser Zeit mehrere Vorträge an Berliner Universitäten gehalten, um Werbung für seine gerade gegründete Deutsche Gruppenpsychotherapeutische Gesellschaft zu machen.

429 Anselm, Zwischen Existentialismus und Marxismus, S. 35.

430 Ammon, Emanzipation in der Gruppe, S. 18f.

431 Schneider, Rebellion, S. 355.

Reformer positionierte.[432] Eine solche Psychiatrie ersetze zum einen die gängigen psychiatrischen Klassifizierungen zugunsten eines »gleitenden Spektrums« psychischer Erkrankungen, sodass an die Stelle der Verwahrung eine »Haltung des Verständnisses und des therapeutischen Optimismus« gegenüber »den Geisteskranken« trete.[433] Da sie dabei anerkenne, welche seelischen Wunden die bürgerliche Gesellschaft schlage, könne zum anderen auf ihrer Grundlage endlich auch eine emanzipatorische Vorstellung von »Selbstverwirklichung« jenseits einer bloß trotzigen Protesthaltung entwickelt werden.[434]

Zu Ammons theoretischen Kernthemen zählten Aggression und Kreativität. Die These, dass Aggression einen natürlichen Trieb darstelle, der gesellschaftlich im Zaum gehalten werden musste, lehnte er ab, da sie nur der Legitimation autoritärer Herrschaft diene.[435] Aggression sei vielmehr eine Funktion des Ichs, d. h. jener psychischen Instanz, die zwischen Es, Über-Ich und Realität vermittelt.[436] Die destruktive Aggression war dabei eine pathologische, aus Überanpassung resultierende Entwicklungsform des Ich, die durch repressiv-autoritäre familiäre und gesellschaftliche Strukturen verursacht wurde. Ein Ziel des therapeutischen Prozesses war entsprechend die Umwandlung der pathologischen destruktiven Aggression in die konstruktive Aggression des gesunden Ich. Das gesunde Ich war eines, das sich unter anderem in schöpferischer Leistung selbst verwirklichte, die von Ammon mit dem sich seit Ende der sechziger Jahre im psychologischen und pädagogischen Diskurs verbreitenden Ausdruck »Kreativität« belegt wurde. In diesem Zusammenhang verfocht Ammon gegen Freud die These, dass Kreativität nicht als Sublimierung und damit als Unterdrückung sexueller oder

432 Günter Ammon, Auf dem Weg zu einer Psychotherapie der Schizophrenie I, in: Dynamische Psychiatrie 4 (1971), S. 9-28. Zur Etablierung der Psychoanalyse in der US-amerikanischen Psychiatrie nach dem Zweiten Weltkrieg siehe oben, Kapitel 3.1.

433 Ammon, Psychoanalyse und Gruppenpsychotherapie, S. 6.

434 Ebd., S. 15f.; ders., Von der spätbürgerlichen Psychoanalyse zur Emanzipation in der Gruppe, S. 24.

435 Hierzu wie zum Folgenden: Günter Ammon, Gruppendynamik der Aggression. Beiträge zur psychoanalytischen Theorie, München 1973, eine Sammlung von Vorträgen aus den Jahren 1968-1970. Ammons Kritik der Aggressionstrieb-These, die von Freud 1920 in *Jenseits des Lustprinzips* im Zusammenhang mit der Theorie eines eigenständigen (selbst-)destruktiven Todestriebs eingeführt worden war, zielte zeitgenössisch in erster Linie auf Alexander Mitscherlich und Konrad Lorenz. Vgl. auch Wolfgang Schmidbauer, Zur Anthropologie der Aggression, in: Dynamische Psychiatrie 4 (1971), S. 36-50.

436 Zum komplexen und wandelbaren psychoanalytischen Ich-Begriff vgl. J. Laplanche/J.-B. Pontalis, Das Vokabular der Psychoanalyse, Frankfurt am Main 1973, S. 184-202.

aggressiver Triebe zustande komme, sondern im Gegenteil als dessen Entfaltung im Rahmen einer gesunden Ich-Entwicklung anzusehen sei.[437]

Aus der These, dass die pathologische Ich-Entwicklung primär von den sozialen und kommunikativen Beziehungen des Individuums abhing, zog Ammon den Schluss, dass auch die psychotherapeutische Behandlung am wirksamsten im sozialen Modus der Gruppe war.[438] Damit war Ammon einer der frühesten westdeutschen Verfechter gruppentherapeutischer Verfahren, die in den siebziger Jahren einen kurzen, aber rasanten Aufstieg erlebten, und deren Paradigma sich leicht mit den gruppenbasierten emanzipatorischen Experimenten der Studentenbewegung in Verbindung bringen ließ.[439] Aus psychoanalytischer Sicht erklärte sich der spezifische therapeutische Effekt der Gruppe aus der Möglichkeit, die unbewussten, meist aus der Kindheit stammenden psychischen Konflikten nicht allein auf einen einzelnen Therapeuten zu übertragen, sondern auch auf alle anderen Gruppenmitglieder, wodurch die Bewusstmachung dieser Konflikte als Grundlage des therapeutischen Prozesses gefördert werden konnte. Von psychoanalytischer Theoriebildung unabhängig waren hingegen weitere der Gruppe zugeschriebenen Heilfaktoren wie soziale Akzeptanz, Geborgenheits- und »Wir-Gefühl« oder wechselseitige Selbstwahrnehmungskorrektur.[440]

»Morgens verklemmt, abends enthemmt!« – mit dieser Titelseitenschlagzeile bewarb die *Konkret* Ende 1970 einen Bericht über die in der Bundesrepublik noch neuartige Gruppenpsychotherapie.[441] Der ironische Tonfall der

437 Günter Ammon, Kreativität und Ich-Entwicklung in der Gruppe, in: Dynamische Psychiatrie 4 (1971), S. 269-295; ders. (Hg.), Gruppendynamik der Kreativität, Berlin 1972.

438 Vgl. die zitierten Titel von Ammon, die immer auch ein Plädoyer für die Gruppentherapie enthielten.

439 Siehe zur »Gruppe« als emanzipationsverheißender therapeutischer Sozialform Teil III dieser Arbeit sowie Tändler, Therapeutische Vergemeinschaftung; zur verstärkten Rezeption gruppentherapeutischer Verfahren insbesondere durch die reformorientierte Sozialpsychiatrie seit den sechziger Jahren vgl. Alexander Veltin, Praktische Reformansätze in den 60er Jahren: Therapeutische Gruppenarbeit im psychiatrischen Krankenhaus, in: Kersting, Psychiatriereform als Gesellschaftsreform, S. 101-112. Der Aufstieg gruppenbezogener Therapieverfahren in den siebziger Jahren lässt sich auch statistisch auf dem Büchermarkt nachweisen, wo sie im Zeitraum 1974-1977 thematisch die (nicht-gruppenbezogenen) psychoanalytischen Titel bei den Neuerscheinungen vom Spitzenplatz verdrängten; vgl. Raapke / Schindler, Psychoboom, S. 57.

440 Vgl. neben Ammon, Psychoanalytische Gruppentherapie, hier nur einige zeitgenössische Titel: Annelise Heigl-Evers, Analytische Gruppenpsychotherapie. Entwicklung und Konzepte, Göttingen 1971; dies. (Hg.), Psychoanalyse und Gruppe, Göttingen 1971; Josef Rattner, Gruppentherapie. Die Psychotherapie der Zukunft, Bergisch-Gladbach 1972; Irvin D. Yalom, Gruppenpsychotherapie: Grundlagen und Methoden. Ein Handbuch, München 1974.

441 Konkret, 30.12.1970, Titelblatt.

Titelankündigung fand sich im betreffenden Artikel jedoch nicht wieder. Ihm war eine Auflistung von gruppentherapeutischen Anlaufstellen in 13 größeren Universitätsstädten angehängt, und er empfahl allen »Gesellschaftsgeschädigten«, die unter »repressiven Verhaltensnormen« litten, die Gruppentherapie als ein Mittel, um

> »[...] eigenes verkrampftes Verhalten gegenüber der Umwelt zu erkennen, individualistisches Verhalten abzulernen [sic], entkrampftes soziales Verhalten neu zu erwerben, unsoziale Mechanismen der Gesellschaft aufzuspüren und zusammen mit mehreren zu unterlaufen.«[442]

Als eine »sozial wirksame Gegenmaßnahme« gegen das Problem, dass die Gruppentherapie wie auch die Individualtherapie nur als kurzzeitige Reparaturmaßnahme zur Wiederanpassung an das »bürgerlich unsoziale Gefüge« dienen konnte, betrachteten die Autoren dabei nicht den Umsturz des Kapitalismus, sondern die gesamtgesellschaftliche Ausweitung der Gruppentherapie und ihre Etablierung etwa in Schulen und Betrieben.

Günter Ammon versprach seinem linken Publikum im Grunde das Gleiche, was sich schon die Kommunen erhofft hatten. Durch Gruppentherapie werde der Einzelne seine pathologische Überanpassung überwinden und sowohl von seinen verdrängten frühkindlichen als auch von den aktuellen irrationalen Ängsten »vor den Fetischen unserer Gesellschaft wie Autorität und Eigentum« geheilt. Er könne eine nicht-entfremdete »angstfreie Identität« entwickeln, die ihm wiederum »gesellschaftsverändernde Arbeit« ermögliche: »Allein in und durch die dynamische Gruppe ist emanzipatorische Arbeit mit Aussicht auf Erfolg möglich.«[443] Zudem sei die Gruppentherapie die einzige Therapieform, in der »der Patient dem Therapeuten nicht untergeordnet ist, sondern in der der Therapeut auch von anderen Gruppenmitgliedern kontrolliert und korrigiert wird«.[444]

Die linksradikalen Kritiker Ammons erzürnte vor allem dessen therapeutisches Ziel, die destruktiven Aggressionen der protestierenden Studenten abzubauen, da es sich hierbei aus ihrer Sicht um eine emanzipatorische Reaktion auf die Gewalt des Systems handelte.[445] Der in diesem Zusammenhang im Bericht der Kommune 2 zitierte Ausspruch Ammons, wo einst Steine geworfen wurden, werde jetzt mit Steinen gebaut, war dabei ganz buchstäblich gemeint: Als Bestandteil einer »Milieutherapie« deklariert, in der die »therapeutische Situation« ganz mit der »Lebenssituation« zusam-

442 Helga Klaus/Bernd Michels, Frei durch Gruppentherapie, in: Konkret, 30.12.1970, S. 37-39.

443 Ammon, Emanzipation in der Gruppe, S. 16.

444 Ammon, Psychoanalytische Gruppentherapie, S. 2.

445 Kommune 2, Versuch, S. 161 f.; dieser »Verrat«, so drohten die Kommunarden, müsse mit »geeigneten direkten Aktionen beantwortet« werden.

menfalle, ließ sich Ammon unter anderem von seinen Patienten in Paestum südlich von Neapel unentgeltlich eine Klinik erbauen.[446] Der emanzipatorische Anspruch, den Ammon so vehement vertrat, stand grundsätzlich in starkem Kontrast zu seinem tatsächlichen Gebaren, das von vielen seiner ehemaligen Patienten und Mitarbeiter – viele waren beides in einer Person – als selbstherrlich, einschüchternd, autoritär und manipulativ beschrieben wurde.[447] Die Kritik ehemaliger Ammon-Anhänger an den sektenartigen Verhältnissen in Ammons therapeutischen Gruppen und Vereinigungen und dem Personenkult, den Ammon um sich heranzüchtete, artikulierte sich seit Mitte der siebziger Jahre vermehrt auch öffentlich. Dennoch konnte die DAP bis in die achtziger Jahre hinein weiter in mehrere deutsche Großstädte expandieren.[448]

Ein weiterer wichtiger Protagonist der linken therapeutischen Szene West-Berlins war der an der Individualpsychologie Alfred Adlers orientierte Psychotherapeut Josef Rattner. Wenngleich ebenfalls von unantastbarer Autorität, neigte er im Unterschied zu Ammon offenbar nicht dazu, seine Patienten in persönliche Abhängigkeit zu bringen. Einerseits von radikalen Studenten stark angefeindet und mit Farbbeuteln beworfen, gelang es ihm andererseits, zeitweise bis zu 500 Personen (gleichzeitig) in den Sitzungen seiner Großgruppentherapie zu versammeln, die seit etwa 1968 einige Jahre lang in einem Hörsaal der Freien Universität stattfanden.[449] Rattner, 1928 in Wien geboren und 1938 nach dem »Anschluss« Österreichs mit seiner Familie in die Schweiz emigriert, hatte unter anderem Philosophie, Psychologie und Medizin studiert und war 1967 über ein Forschungsstipendium des Soziologischen Instituts aus Zürich an die Freie Universität gekommen.[450]

446 Ammon, Psychoanalyse und Gruppenpsychotherapie, S. 12; Schneider, Rebellion, S. 354f.

447 Bass, Therapiebeginn: Mai 1968; Marga Löwer / Friedrich Diergarten, Zwei Briefe an Dr. Günter Ammon, in: Kreiler u.a., In irrer Geselschaft, S. 53-58; Mathias Hirsch, Vom Problem der Selbsterfahrung in der psychoanalytischen Ausbildung – 10 Jahre Teil einer psychoanalytischen »Bewegung«, in: ebd., S. 172-181; Schneider, Rebellion, S. 351 u. S. 354f.; Clarissa Herdeis / Sieglinde Eva Tömmel, Psychoanalyse unter den Bedingungen der Nachkriegsverhältnisse: die Gründungsgeschichte der Münchner Arbeitsgemeinschaft für Psychoanalyse, M.A.P. e.V., in: Luzifer-Armor 4 (1991), Heft 7, S. 83-117, hier S. 110f.

448 Zur Kritik siehe hier nur Hansjörg Hemminger, Das therapeutische Reich des Dr. Ammon. Eine Untersuchung zur Psychologie totalitärer Kulte, Stuttgart 1989. Für eine tendenziell sympathisierende zeitgenössische Darstellung der DAP als progressivem Ableger der Psychoanalyse vgl. Rainer Kakuska, »Die Psychotherapie kommt hinter der Couch hervor«. Die »Deutsche Akademie für Psychoanalyse« in Berlin, in: Psychologie heute, Januar 1975, S. 42f.

449 Anselm, Zwischen Existentialismus und Marxismus, S. 34.

450 Vgl. neben den Angaben zum Autor in Rattners Büchern auch das Buch seines langjährigen Mitarbeiters Gerhard Danzer, Josef Rattner. Ein Porträt, Würzburg 1998. Besonders die dort in Kapitel 12 ausgebreitete schwärmerische Beschreibung

Dort verfasste er eine Einführung in die politische Psychologie, die sich zum einen am Konzept der autoritären Persönlichkeit der Frankfurter Schule orientierte, zum anderen an den Vertretern der »Neopsychoanalyse« wie Erich Fromm, Karen Horney und Harry Stack Sullivan. Deren Theorien relativierten die Freud'sche Triebtheorie und seinen anthropologischen Pessimismus zugunsten veränderbarer sozialer und kultureller Faktoren sowie eines größeren Selbstgestaltungsspielraums.[451]

Ein *Konkret*-Bericht über eine Großgruppentherapie bei Rattner, an der über 200 Personen teilnahmen, vergaß zwar nicht zu erwähnen, dass Rattner sich gerade eine »Villa im Reichenviertel Neuwestend« gekauft habe, in der er auch einzeltherapeutische Sitzungen abhalte, für die er pro halber Stunde 50 D-Mark bzw. von Studenten 30 D-Mark nehme.[452] Die Teilnahme an der Großgruppentherapie hingegen war für zwei bis drei Mark pro Person und Sitzung zu haben – was angesichts der dreistelligen Größe der Therapiegruppen dennoch einen guten Verdienst sicherte.[453] Ein Vorzug von Gruppentherapien lag also ganz pragmatisch darin, eine für die Teilnehmer kostengünstige Alternative zur Einzeltherapie zu sein und zugleich eine viel größere Nachfrage befriedigen zu können. Der Autor des Berichts zeigte sich aber vor allem beeindruckt vom therapeutischen Effekt: Sein introvertiertes Einzelgängertum habe er schnell als »anerzogenes neurotisches Fehlverhalten« erkannt, das er nun in der offenen und unterstützenden Atmosphäre der Gruppe, die auch außerhalb der Therapie intensiven Kontakt pflegte, überwinden wollte. Das sei allerdings ein »äußerst schmerzhafter Prozeß der ständigen Selbstkontrolle und der Gegenkontrolle durch den Therapeuten und die Gruppe«, dem nicht jeder standhalte.[454]

von Rattners einnehmendem Wesen vermittelt einen Eindruck von dessen persönlicher Anziehungskraft.

451 Josef Rattner, Tiefenpsychologie und Politik. Einführung in die politische Psychologie, Freiburg 1970. Auch Harald Schultz-Henke, dessen Neoanalyse einen ganz anderen intellektuellen Hintergrund hat, wird dort (S. 7) als Neopsychoanalytiker aufgezählt. Zum neopsychoanalytischen Trio Fromm, Horney und Sullivan vgl. auch Wiggershaus, Frankfurter Schule, S. 301-304. Fromms Relativierung der psychoanalytischen Triebtheorie und die damit zusammenhängende, vorsichtig optimistische »humanistische« Neupositionierung, die Fromm Ende der dreißiger Jahre endgültig von Adorno und Horkheimer entfremdete, lässt sich in seinen populären Büchern ablesen, die in der Bundesrepublik ebenfalls seit den siebziger Jahren große Verbreitung fanden: Erich Fromm, Die Furcht vor der Freiheit, 10. Aufl., Frankfurt am Main 1978; ders., Die Kunst des Liebens, 1043.-1343. Tsd., Frankfurt am Main 1980; ders., Haben oder Sein. Die seelischen Grundlagen einer neuen Gesellschaft, 12. Aufl., Stuttgart 1979.

452 Jochen Ziem, Sauna für die Seele, in: Konkret, 30.11.1972, S. 20-23.

453 Anselm, Zwischen Existentialismus und Marxismus, S. 34, spricht hingegen von 5-10 Mark Eintritt; möglicherweise gab es mit der Zeit eine Preiserhöhung.

454 Jochen Ziem, Sauna für die Seele, in: Konkret, 30.11.1972, S. 20-23.

Zweierlei zeichnet sich in dieser Bemerkung noch einmal deutlich ab: zum einen die Paradoxie, dass die therapeutische Selbstbefreiung die Unterwerfung unter ein Regime stetiger Selbst- und Fremdkontrolle erforderte, zum anderen die Verfestigung eines Narrativs, in dem die schonungslose kollektive Selbstpreisgabe gleichsam als gemeinschaftsstiftendes Fronterlebnis fungierte, als eine Art therapeutisches Stahlbad, das freilich kein Subjekt der Kälte und Härte, sondern im Gegenteil eines der emotionalen Öffnung und Wärme hervorbringen sollte. Wo zu Beginn ein »harter, eingefrorener, verfestigter Ichkern empfunden« werde, erlebte der Analysand im Verlauf der Gruppentherapie laut Rattner »ein inneres ›Flüssigwerden‹, ein ›warming up‹«, aus dem »neue Spontaneität« ströme, die eine »Haltungs- und Verhaltensänderung« ermögliche.[455]

In Rattners gruppentherapeutischem Konzept kommen darüber hinaus verschiedene weitere Aspekte zum Ausdruck, die für den Therapieboom der nachfolgenden Jahre charakteristisch waren. Erstens die Universalisierung gesellschaftlich bedingter psychischer Pathologien: Während im Fachdiskurs der therapeutischen Professionen seit den sechziger Jahren die Ansicht etabliert war, dass jeder dritte Bundesbürger unter einer behandlungsbedürftigen psychischen Störung leide, gab Rattner in einem Interview zu Protokoll, dass in Abstufungen wahrscheinlich »jeder Mensch in dieser Epoche neurotisch erkrankt« sei.[456] Auf Nachfrage fügte er hinzu, dass dies ohne Zweifel auch für die sozialistischen Länder gelte. Hier deutet sich zweitens an, dass sich die psychotherapeutische Gesellschaftskritik nach 1968 tendenziell wieder von der Fokussierung auf den Kapitalismus verabschiedete und die neurotisierenden Bedingungen der kapitalistischen Industriegesellschaften als nur eine Erscheinungsform der pathogenen modernen Zivilisation betrachtete.

Für eine weite Verbreitung dieser Art klinischer Gesellschaftsdiagnose sorgte in den siebziger Jahren dann unter anderem Horst-Eberhard Richter mit seinen hunderttausendfach verkauften Büchern.[457] 1979 pries der Rowohlt Verlag Richters neuestes Buch *Der Gotteskomplex* mit dem Versprechen an – und das war im Grunde das immer wieder variierte und perspektivisch ausgedehnte Grundmotiv all seiner Bücher –, dass in ihm »die moderne westliche Zivilisation als psychosoziale Störung« beschrieben wer-

455 Rattner, Gruppentherapie, S. 85.

456 Jochen Ziem, Sauna für die Seele, Teil II: Eine Macke haben wir alle, in: Konkret, 7.12.1972, S. 39-41.

457 Zählt man die Druckauflagen von Richters Büchern mit Titeln wie *Patient Familie*, *Die Gruppe*, *Lernziel Solidarität*, *Flüchten oder Standhalten*, *Engagierte Analysen* oder *Der Gotteskomplex* für die Zeit von 1969-1980, also noch vor seinem Aufstieg zur Leitfigur der neuen Friedensbewegung, zusammen, kommt man auf rund eine Million.

de, deren Heilung eine »Überlebensfrage der Gesellschaft« sei.[458] Schon 1972 meinte Richter eine »allgemeine Krise des Individuums« zu erkennen: Die »Sinnentleerung vieler Strukturen menschlichen Zusammenlebens« und die »Vereinsamung des einzelnen« in der bürokratisierten und technisierten Gegenwartsgesellschaft hätten zur einer ubiquitären Verbreitung »diffusen psychogenen Leidens« geführt, welche die »Grenzen zwischen Neurose als Krankheit und Normalität zunehmend verschwimmen« lasse.[459]

Diese Überzeugung lief darauf hinaus, dass im Grunde die gesamte Bevölkerung psychisch leide. Da die gesellschaftliche Mehrheit jedoch zwanghaft am Anschein von Normalität und Gesundheit festhalte, könne sie sich ihr Leid nicht eingestehen. Die Psychoanalyse habe dabei in ihrer medizinischen Verengung Freuds Einsicht von der »ubiquitären Bedeutung« neurotisierender gesellschaftlicher Strukturen lange vernachlässigt. So habe sie dazu beigetragen, dass »das krisenhaft verunsicherte Individuum sich über das Ausmaß seiner allgemeinen Betroffenheit zu täuschen« vermochte und sein eigenes Leid auf eine »künstlich abgegrenzte« Minderheit von »kranken Neurotikern« projizieren konnte. Es herrsche die »Krankheit, nicht krank sein zu können«.[460] Rattner hatte schon zwei Jahre zuvor mit Bezug auf C. G. Jung und vor allem auf Erich Fromms *Furcht vor der Freiheit* die allgemeine Verbreitung des »Persönlichkeitsdefekts« der äußerlich angepassten Normalität behauptet. Diese psychische »Defizienzform«, die vom Zwang zur »Angleichung an kollektive Normen und Verhaltensmuster« hervorgebracht werde und das »echte Selbst des Menschen« auszulöschen drohe, sei »ebenso gravierend wie die bekannteren Neurosen«, betraf aber ungleich mehr Menschen, ohne jedoch behandelt zu werden.[461] »Glücklich der, der ein Symptom hat«, wie Fromm selbst es in einem Interview mit der *Zeit* kurz vor seinem Tod 1980 noch einmal zugespitzt formulierte, denn es zeige, dass bei ihm »gewisse menschliche Dinge noch nicht so unterdrückt« seien, wie es die bürgerlich-kapitalistische Kultur erzwinge.[462]

Diese Umdeutung der »Normalität [...] zum behandlungsbedürftigen Symptom« war eine der wirkungsvollsten diskursiven Strategien der Popula-

458 Horst-Eberhard Richter, Der Gotteskomplex. Die Geburt und die Krise des Glaubens an die Allmacht des Menschen, Reinbek bei Hamburg 1979, Klappentext.

459 Richter, Die Gruppe, S. 25.

460 Ebd., S. 14f. u. S. 25; Anführungszeichen um »kranken Neurotikern« im Original. Auf die Leidensunfähigkeit führte Richter dann letztlich jegliches politisches und soziales Problem von gesellschaftlicher Diskriminierung über den Kalten Krieg bis zum Rechtsextremismus zurück; vgl. 20 Jahre später auch noch einmal den programmatischen Titel: ders., Wer nicht leiden will, muß hassen. Zur Epidemie der Gewalt, Hamburg 1993.

461 Rattner, Tiefenpsychologie und Politik, S. 132f.

462 Micaela Lämmle / Jürgen Lodemann, Erich Fromm, geboren am 23. März 1900, gestorben am 18. März 1980: Die Kranken sind die Gesündesten. Ein Interview, geführt kurz vor seinem Tode, in: Die Zeit, 21.3.1980, S. 52.

risierung therapeutischer Selbstführungstechniken, da durch sie die Eingrenzung der klassischen Therapie auf die bloße Wiederherstellung von Gesundheit aufgehoben werden konnte. An die Stelle einer »Anpassung schaffenden Normalität« trat eine neue Art »normerzeugender Normalität« der unablässigen, selbstoptimierenden »Arbeit am Selbst«.[463] Diese Generalisierung der Psychotherapeutik qua Pathologisierung des Normalen spielte in den psychopolitischen Projekten der antiautoritären Bewegung, wie gezeigt wurde, von Beginn an eine herausragende Rolle. Hieraus ergab sich wiederum die Anschlussfähigkeit an die psychiatriekritischen und antipsychiatrischen Bewegungen, die in den folgenden Jahren wachsende öffentliche Aufmerksamkeit gewannen. Auch hier war die Aufhebung oder zumindest Aufweichung des begrifflichen Dualismus zwischen »gesund« und »krank« oder »normal« und »gestört« eine wichtige diskurspolitische Zielsetzung.[464] Sie wurde dann seit etwa Mitte der siebziger Jahre besonders durch die Popularisierung der Humanistischen Psychologie vorangetrieben.[465] In *Furcht vor der Freiheit* – 1941 erschienen und seit Ende der sechziger Jahre ein Bestseller in der Bundesrepublik – stellte Erich Fromm fest, dass die offene, befehlende Autorität zusehends durch eine unsichtbare, »sanft« überredende »anonyme Autorität« ersetzt werde, die sich »als gesunder Menschenverstand, als Wissenschaft, als psychische Gesundheit, als Normalität oder als öffentliche Meinung« tarne.[466] Ironischerweise war die Popularisierung der Fromm'schen Gesellschaftskritik Teil einer soziokulturellen Entwicklung, in deren Verlauf psychologisches Wissen auch vermittels Normalitätskritik selbst zu einer der bedeutsamsten Formen der »sanften Autorität« wurde.

Die subjektkulturell produktive Kehrseite der Pathologisierung der Normalität bestand in den immensen Verheißungen, die an ihre therapeutische Überwindung geknüpft wurden und die sich ebenfalls bereits eindrücklich an Rattners Therapiekonzept ablesen lassen. Psychotherapie sollte nicht allein seelische Schäden heilen und erst recht nicht ein »normales« unauffälliges Leben ermöglichen, sondern die Persönlichkeit grundlegend und umfassend zum Besseren umgestalten. Gruppentherapie sei »Einübung in echtes

463 Castel u. a., Psychiatrisierung des Alltags, S. 304 f. Vgl. auch den Klappentext von Richter, Die Gruppe, in dem betont wird, dass der Erfolg der von Richter beobachteten psychosozialen Initiativgruppen davon abhänge, dass »sie sich selbst und jedes ihrer Mitglieder permanent verändern«.

464 Vgl. oben, Kapitel, 2.3. Zu dieser diskursiven Überschneidung siehe etwa Ronald D. Laing, Phänomenologie der Erfahrung, 9. Aufl., Frankfurt am Main 1977 (dt. zuerst 1969). Der Psychiater Laing, einer der führenden Protagonisten der Antipsychiatrie, interpretierte psychische Störungen und angepasste, unauffällige Normalität als zwei verschiedene Ausdrucksformen gesellschaftlich bedingter, radikaler Entfremdung von der »Struktur des Seins«, der »inneren Welt« und dem »Transzendenten« (ebd., S. 21, S. 130 u. S. 133.).

465 Siehe unten, Kapitel 9.2.

466 Fromm, Furcht vor der Freiheit, S. 125 (zitiert nach der Neuauflage von 1990).

Menschsein«, und ein Patient könne erst dann als gesund betrachtet werden, wenn »ihm seine Beziehungspersonen merkliche Reife und Verantwortung bescheinigen können«.[467] Das »autonome, gefestigte Ich« eines solchen gesunden, verständnisvollen, hilfsbereiten, sozialen und zugleich ichstarken Menschen zeichnete sich dabei durch einen ganzen Katalog an weiteren positiven Eigenschaften aus: »Angstfreiheit«, »gute menschliche Beziehungen«, »normale Sexualität«, »ausgeglichenes Temperament«, »Menschenkenntnis«, »Selbsterkenntnis«, »Flexibilität«, »Arbeitsfähigkeit«, »Mußefähigkeit«, »produktiver, genitaler Charakter«, »Liebesfähigkeit«, »Dialogfähigkeit«, »antiautoritäre Gesinnung (Vorurteilsfreiheit)«, »Nonkonformismus (homme révolté)«, »Mut«, »Solidarität usw.«.[468]

Auf die konkreten, sehr heterogenen individuellen Auswirkungen von Rattners Gruppentherapie gibt es zumindest einige Hinweise. Allgemein schien von ihr ein Impuls zu beruflicher Flexibilisierung und Bildungsaufstieg auszugehen, was sich darin äußerte, dass diejenigen Teilnehmer, die noch keine Studenten waren, häufig ein Studium aufnahmen, meistens der Psychologie.[469] Claus, 1972 28 Jahre alt, aufgrund von (selbstdiagnostizierten) Depressionen in Rattners Gruppentherapie, hatte seinen Beruf als Schauspieler aufgegeben und ein Psychologiestudium begonnen, da er meinte, »als Psychologe auf Veränderungen in der Gesellschaft eher einwirken« zu können. Wolfgang, 28 Jahre alt, hatte »den Mut gefunden, aus dem Beamtendasein auszubrechen« und ein Studium zu beginnen; Margrit, 29 Jahre alt und ehemalige Zahnarzthelferin, konnte ihr Verhältnis zu ihrem Mann und zu ihren Mitmenschen verbessern und studierte nun auf Lehramt. Die 32-jährige geschiedene Roswitha, früher Hausfrau, jetzt Studentin, hatte aufgehört, ihre Kinder zu prügeln, und arbeitete nun in einem Jugendfreizeitheim. Durch ihre therapeutische Erfahrung könne sie, so meinte sie, besser auf die Jugendlichen eingehen und so auch »politisches Interesse wecken«. Allerdings habe sie sich aufgrund der Therapie ebenso von ihren doktrinären marxistisch-leninistischen Anschauungen verabschiedet. Grundsätzlich entpolitisierend hatte sich die Therapie auf die Kindergärtnerin Monika ausgewirkt: Sie sei früher politisch sehr aktiv gewesen, habe dann aber gemerkt, dass sie mit politischer Arbeit nur ihre persönlichen Probleme verdränge, insbesondere ihre »Partnerschaftsschwierigkeiten«: »Ich muß erst mal richtig gesund werden, bevor ich wieder politisch arbeite.«[470]

467 Rattner, Gruppentherapie, S. 86.

468 Ebd., S. 78f. Anführungszeichen um »normale Sexualität« im Original.

469 Anselm, Zwischen Existentialismus und Marxismus, S. 34. Umgekehrt kam es in Berlin vor, dass in ML-orientierten psychotherapeutischen Basisgruppen Lehrlinge wegen »Evasionismus« behandelt wurden, d.h. dem als Klassenverrat interpretierten Wunsch, Abitur zu machen; siehe Nagel, Therapie, S. 25.

470 Alle Selbstauskünfte und Zitate in Jochen Ziem, Sauna für die Seele, Teil II: Eine Macke haben wir alle, in: Konkret, 7.12.1972, S. 39-41.

8.4 Rückbesinnung aufs Subjekt: Die Frankfurter Emanzipationstagung von 1973

Abseits der leninistisch-maoistischen Klassenkampfsimulation hatte sich in der Alltagspraxis der undogmatischen Linken – oder allgemeiner: in einem linken oder progressiven, großstädtisch-akademischen Lebenszusammenhang – bereits eine therapeutische Subkultur herausgebildet, als um 1973 die Themen Emanzipation und Subjektivität beinahe schlagartig wieder in den Mittelpunkt linker Diskussion rückte. Bereits seit 1972 erschienen noch einmal vermehrt Publikationen zum Thema der politischen Psychoanalyse. Neben Duhms Bestseller zur »Angst im Kapitalismus« erschien etwa bei Fischer eine Anthologie mit aktuellen Beiträgen zum Verhältnis von Marxismus, Psychoanalyse und Sexualität mit Beiträgen unter anderem von Helmut Dahmer, Klaus Horn, Herbert Marcuse, Peter Brückner, dem italienischen Psychiatriekritiker Giovanni Jervis und dem Sozialistischen Patientenkollektiv Heidelberg.[471] Im September desselben Jahres befasste sich das *Kursbuch* unter dem Titel *Das Elend mit der Psyche* mit der Rolle der Psychoanalyse im politischen Kampf gegen den Kapitalismus.[472]

Als direkte Reaktion hierauf brachten ein Jahr später linke Psychoanalytiker eine geharnischte Replik unter dem Titel *Das Elend der Psychoanalyse-Kritik* heraus.[473] Insbesondere die kritischen *Kursbuch*-Artikel des linken Psychiaters Erich Wulff und des *Kursbuch*-Mitherausgebers Karl Markus Michel riefen erboste Reaktionen hervor. Für Wulff fungierte ein Großteil psychoanalytischer Theorie und Praxis, da er die soziale Wirklichkeit nicht systematisch in Diagnose und Therapie berücksichtigte, als »wirklichkeitsvertreibende Ideologie« im »Dienst kapitalistischer Herrschaft«. Dabei seien die »linken Spielarten möglicherweise noch effektiver als die rechten«, da ihre Adressaten gerade politisch bewusste Liberale und Linke seien.[474] Michel hatte der Psychoanalyse attestiert, einen »emanzipatorischen Zweck« mit den »repressiven Mitteln« einer esoterisch-autoritären Psychotherapie zu verfolgen, die als Anpassungspraxis jenen »gesellschaftlichen Verkehrsformen« verhaftet bleibe, die das zu behandelnde Leid erst hervorgebracht hätten.[475] Für den Soziologen und *Psyche*-Redakteur Helmut Dahmer waren dies unverhohlene Versuche, die Reste der Faszination, die von der Psycho-

471 Duhm, Zweiter Versuch; Gente, Marxismus, Psychoanalyse, Sexpol (Band 2).

472 Kursbuch 29, September 1972: Das Elend mit der Psyche II: Psychoanalyse.

473 Helmut Dahmer / Thomas Leithäuser / Alfred Lorenzer / Klaus Horn / Ulrich Sonnemann, Das Elend der Psychoanalyse-Kritik (Beispiel Kursbuch 29). Subjektverleugnung als politische Magie, Frankfurt am Main 1973.

474 Erich Wulff, Psychoanalyse als Herrschaftswissenschaft?, in: Kursbuch 29, September 1972, S. 1-22, Zitate S. 20.

475 Karl Markus Michel, Dossier: Auf der Couch (und dahinter), in: Kursbuch 29, September 1972, S. 23-100, Zitate S. 24 u. S. 58.

analyse als einer »anti-illusionären psychologischen Aufklärung« auf die APO ausgegangen war, endgültig »zu liquidieren«.[476] Der Sozialpsychologe und Psychoanalytiker Alfred Lorenzer erklärte Wulffs und Michels »Denunziation« der Psychoanalyse damit, dass diese den »wunden Punkt« der »an bürgerlichen Strukturen fixierten Intellektuellen« treffe: »Die Bereitschaft, sich selbst zu problematisieren, die in der Studentenbewegung die ›hedonistische Linke‹ ausgezeichnet hat, soll im Nebenbei berechtigter Kritik an ihr wieder zum Verstummen gebracht werden.«[477]

Die Selbstproblematisierungsbereitschaft der »hedonistischen Linken«, die unter hedonischen Gesichtspunkten freilich eher kontraproduktiv war, verstummte jedoch keineswegs, sondern brach sich schon kurze Zeit später mit neuer Vehemenz die Bahn. Die Göttinger Studentenzeitung *Politikon* beispielsweise brachte im November 1974 eine Ausgabe, deren Titelseite Beiträge zu den Themen »Bedürfnisse«, »Emanzipation«, »Frauenbewegung«, »Unmittelbarkeit«, »Sexualität«, »Erfahrung« und »Subjektivität« ankündigte, nachdem sie in den Jahren zuvor in erster Linie über den internationalen Klassenkampf und antiimperialistische Befreiungsbewegungen berichtet hatte. Die Redaktion des *Kursbuch* widmete zwei Jahre nach ihrem Angriff auf die Psychoanalyse der Frage nach der persönlichen und kollektiven Emanzipation unter dem Schlagwort »Verkehrsformen« 1974 zwei Bände.[478] Mit einer gewissen Genugtuung stellte der Autor eines der dort abgedruckten Aufsätze fest, dass auch zahlreiche Mitglieder der ML-Bewegung sich wieder oder neu den undogmatischen Gruppen angeschlossen hatten, da sie die Verdrängung der Subjektivität, den »Leistungsterror und die unpersönliche politische Arbeit« nicht mehr hätten ertragen können.[479]

Ein wichtiges Plenum für die Wiederbelebung der Emanzipationsdebatte war eine von verschiedenen undogmatischen sozialistischen Hochschulgruppen organisierte überregionale Tagung zum Thema »Politische Arbeit und Emanzipation«, die Ende April 1973 mit rund 500 Teilnehmern in Frankfurt stattfand.[480] Auch hier bildete die Kritik an den K-Gruppen – an der »Phantasielosigkeit«, dem »Organisationswahn« und dem »Krampf« der »MLer«,[481]

476 Helmut Dahmer, Wer hat Angst vor der Psychoanalyse?, in: ders. u.a, Das Elend, S. 7-22, Zitat S. 8.

477 Alfred Lorenzer, »Psychoanalyse als Herrschaftswissenschaft?« oder Psychoanalysekritik als Anpassungsgeste, in: Dahmer u.a., Das Elend, S. 43-75, Zitat S. 74.

478 Kursbuch 35, April 1974: Verkehrsformen 1: Frauen Männer Linke. Über die Schwierigkeiten ihrer Emanzipation; Kursbuch 37, Oktober 1974: Verkehrsformen II: Emanzipation in der Gruppe und die »Kosten« der Solidarität.

479 Lothar Binger, Kritisches Plädoyer für die Gruppe, in: Kursbuch 37, Oktober 1974, S. 1-25, hier S. 3f. Binger war unter anderem Aktivist in der Berliner Kinderladenbewegung; vgl. von Werder, Kinderläden, S. 562f.

480 Tagungsberichte und -protokolle in Harrer u.a., Frankfurter Seminar.

481 Zitate in ihrer Reihenfolge in: SHB/SF Heidelberg, Einige Bemerkungen zur Situation der Linken in der BRD, vor allem an der Hochschule, in: Harrer u.a.,

welche die »persönlichen Emanzipationsbedürfnisse der Einzelnen« einer kleinbürgerlichen »Pflicht zur Revolution« geopfert hätten – den Ausgangspunkt der Selbstverständigung.[482] Allerdings wurde bisweilen kritisch angemerkt, dass man mit der Fixierung auf die ML-Gruppen als Feindbild häufig den gemeinsamen »Hauptfeind, das Kapital, aus den Augen« verliere.[483] Es wurde auch weiterhin ein großer theoretischer Aufwand betrieben, um darzulegen, dass und wie der Anspruch auf subjektive Emanzipation in der Gegenwart mit dem Fernziel der sozialistischen Revolution notwendig zusammenhing. Die »Exkommunikation alles Subjektiven«, die nach 1968 in der dogmatischen »revolutionären Linken« stattgefunden habe, habe sich »stellenweise offen konterrevolutionär und konteremanzipatorisch« ausgewirkt, wie Dieter Duhm meinte, einer der Mitorganisatoren der Tagung. Spaltung, Sektierertum und wechselseitige Feindseligkeiten seien das Ergebnis dieser Verdrängung der »kleinbürgerlichen Psyche« und ihrer unbearbeiteten Neurosen.[484]

Psychotherapie und Selbsterfahrung wurden in den verschiedenen Arbeitsgruppen der Tagung in unterschiedlichen Zusammenhängen immer wieder thematisiert, wobei auch hier mitunter der sprachliche Stil der sonst so verachteten ML-Bewegung durchschlug. Eine Berliner Arbeitsgruppe stellte Ideen zu einer »Roten Hilfe Psychotherapie« vor, die einerseits als Beratungs-

Frankfurter Seminar, S. 60-70, hier S. 60f.; SHB/SF Heidelberg, Vorschlag für ein Seminar zu Problemen von Hochschulpolitik, Wissenschaftskritik und sozialistischer Strategie, in: ebd., S. 70-74, hier S. 71. [SHB/SF = Sozialistischer Hochschulbund/Sozialistische Fraktion]

482 Arbeitsgruppe 2, Allgemeines zum Verhältnis von persönlicher Emanzipation und politischer Praxis, in: Harrer u.a., Frankfurter Seminar, S. 20-22. Allerdings beklagten die Herausgeber der Tagungsprotokolle umgekehrt die »falsche und allzu bequeme Vorstellung von Spontaneität und antiautoritärer Arbeitsweise« unter den Teilnehmern, die sich darin äußerte, dass Zusagen für eine Mitarbeit an der Planung zukünftiger Veranstaltungen häufig nicht eingehalten wurden, sodass die Arbeit an einigen wenigen engagierten Personen hängenblieb: Harald Harrer/Heinz Funke/Dieter Duhm, Vorwort, in: dies., Frankfurter Seminar, S. 5f.

483 Gruppe 10 (Stadtteilarbeit), Protokoll vom Sonntag, 29. April 73 von Christiane, in: Harrer u.a., Frankfurter Seminar, S. 54-57, Zitat S. 56. Vgl. zur Etablierung des Gesprächsthemas »Wie blöd sind die K-Gruppen« als beliebtes und durchaus lustiges »Gesellschaftsspiel« in der undogmatischen und Sponti-Szene auch Redaktionskollektiv, Die Angst, die aus der Ware kam. Persönliche Emanzipation und politische Arbeit, in: Politikon, November 1974, S. 3-9, hier S. 3. Die Autoren kritisierten jedoch, dass sich die Sponti-Gruppen dabei trotzdem die Formulierung ihrer Probleme von den K-Gruppen diktieren ließen, etwa den rein politischen Revolutionsbegriff, in dessen Zusammenhang Subjektivität nur ein »Faktor« war.

484 Dieter Duhm, Verbindung von politischer Praxis und persönlicher Emanzipation. Vorbemerkung zum Seminar am 28./29. April in Frankfurt, in: Harrer u.a., Frankfurter Seminar, S. 7-11, Zitate S. 8 (Wiederabdruck der Tagungsankündigung in der Zeitschrift *links*). Siehe auch ders., Revolution ohne Emanzipation ist Konterrevolution. Zwei Aufsätze, 3. erw. Aufl., Köln 1973.

stelle dienen sollte, um Menschen in einer »extrem kaputten psychischen Lage« Alternativen zur therapeutischen Anerziehung eines »bürgerlichen Bewusstseins« und zur »Entrechtungs- und Unterdrückungssituation in einer psychiatrischen Klinik« aufzuzeigen, und die andererseits antikapitalistische »Agitationsarbeit unter Ärzten, Pflegern, Schwestern etc.« betreiben sollte.[485] Die »Initiativgruppe Sozialistisches Patientenkollektiv Köln« stellte Überlegungen an, wie gemäß dem Kampfruf des antipsychiatrischen Heidelberger Namenspatrons aus der »Krankheit eine Waffe« zu machen sei. Ein revolutionärer Prozess könne nur dann in Gang gesetzt werden, wenn es der Linken gelinge, die im kapitalistischen Verwertungszusammenhang entstandenen »Widersprüche, Bedürfnisse, Krankheit[en] des Einzelnen kollektiv aufzuarbeiten, bewußt zu machen und in eine politische Identität (Einheit von Bedürfnissen und politischen Kampf) zu transformieren«. Zu diesem Zweck wurde eine intensive theoretische und therapeutische Schulung von »Kadergruppen« vorgeschlagen, die als »ärztliche Funktionsträger« in der Lage sein sollten, den »bisher noch bewußtlos Leidenden ein Bewußtsein ihres Leidens in der Dialektik von Kapital – Krankheit=Bedürfnissen zu vermitteln«.[486]

Eine gängige Klage war, dass in der Aneignung marxistischer und sozialistischer Theorie in linken Gruppen häufig kein Bezug zu den persönlichen Interessen und Bedürfnissen erkennbar, vielmehr oft das bloße »Mitreden-Können« und die damit verbundene soziale Anerkennung das einzige Ziel sei.[487] Um hier Abhilfe zu schaffen, schlug etwa Duhm ein »Organisationsmodell« vor, in dem mittels »Selbsterfahrungsarbeit« und »Erörterung persönlicher Probleme« zumindest »ein Ansatz eines sozialistischen Bewußtseins« hergestellt werden könne. Die theoretische Arbeit würde dann zu einem »echten« Bedürfnis werden, und als Ergebnis dieser »Veränderung der Bedürfnisstruktur« könne sich »ein harter Kern von gezielt und erfolgreich arbeitenden Sozialisten« herausbilden.[488] Ein »Therapeutischer Club« aus München präsentierte ausgefeilte philosophische Überlegungen darüber, wie in einer Selbsterfahrungsgruppe das subjektive Bewusstsein mit den »objek-

485 Berliner Gruppe: Rote Hilfe im psychotherapeutischen Bereich, in: Harrer u.a., Frankfurter Seminar, S. 53-54.

486 Thesen zum Sozialistischen Patientenkollektiv Köln – Initiativgruppe. Aus der Krankheit eine Waffe machen! Für eine neue sozialistische Bewegung!, in: Harrer u.a., Frankfurter Seminar, S. 48-50. Zum Heidelberger SPK siehe oben, Kap. 2.3, S. 83. Vgl. zur Vorstellung, den Klassenkampf durch die Aufklärung der Arbeiterschaft über den Zusammenhang zwischen ausbeuterischer kapitalistischer Arbeitsorganisation und psychischem Leid herbeizuführen, auch Giovanni Jervis / Gianni Mastrangeli / Renato Rozzi, Psychotherapie als Klassenkampf. Internationale Marxistische Diskussion 50, Berlin 1974.

487 SHB / SF Heidelberg, Vorschlag, S. 72.

488 Arbeitsgruppe 5, Hochschulpolitik, in: Harrer u.a., Frankfurter Seminar, S. 57-59.

tiven Gegenständen« in Verbindung zu bringen sei, woraus wiederum ein Interesse an Theorie und Schulung erwachsen werde:

> »Das Individuum, das in der SEG [Selbsterfahrungsgruppe] das Denken als Mittel seiner Empfindung hatte, macht sich jetzt zum Mittel des Denkens, indem es seine Empfindung als mit der Objektivität identische begreift. Es verliert somit erst tatsächlich seine Einzelheit und erweist sich als subjektive Form des objektiven Inhalts.«[489]

Ob derartige kryptische Abstraktionen dabei halfen, mittels therapeutischer Praxis ein sozialistisches Bewusstsein herzustellen, mag bezweifelt werden. Die Heidelberger Gruppe »Hydra« stellte jedenfalls fest, dass es sich in ihren seit 1971 betriebenen, an Wilhelm Reichs Charakteranalyse orientierten Gruppentherapien als »sehr großes Problem« herausgestellt habe, die biographischen Individualanalysen in den gesellschaftlichen Zusammenhang zu übertragen und »für politische Arbeit zu motivieren«.[490] Es lässt sich dabei vermutlich als eine Konsequenz der fortwährenden Enttäuschung weitreichender therapeutischer Politisierungsversuche wie auch der großen Konflikthaftigkeit heterogener subjektiver Emanzipationsansprüche ansehen, dass relativ banale soziale Erfahrungen als bedeutsamer emanzipatorischer Fortschritt interpretiert werden konnten. So herrschte auf dem Abendplenum des ersten Tagungstages, auf dem die Ergebnisse der einzelnen Arbeitsgruppen vorgestellt werden sollten, aufgrund des chaotischen Tagungsablaufs eine gereizte Stimmung. Es kam zu zahlreichen Störungen und Zwischenrufen, doch nach einer Diskussion über das gemeinsame politische Anliegen kehrte schließlich Ruhe ein. Die Erfahrung, dass die Gruppensprecher nun »ohne die Gewalt des Mikrophons« vor mehreren Hundert Menschen reden konnten, ohne gestört zu werden, wurde als »wichtiges Erlebnis« solidarischer Unterstützung gedeutet. Das anschließende gemeinsame Essen und Tanzen wurde wiederum als »wichtiger Schritt zur emotionalen Kollektivität« angesehen.[491]

Eine große Kluft zwischen radikalem politischen Anspruch und konkreter therapeutischer Praxis tat sich auch in einem Therapieprojekt auf, das um 1970 in Berlin um die Leiterin der neu gegründeten Beratungsstelle der Technischen Universität entstand, der Psychotherapeutin Mathilde Trappe, und deren Teilnehmer sich überwiegend aus DKP- und SEW-nahen Studenten aus den Basisgruppen der Roten Zellen an den Berliner Universitäten rekrutierten.[492] Bestand der Anspruch darin, eine neue, auch gegen das Insti-

489 Therapeutischer Club München, Arbeitspapier zur Grundlagendiskussion im Therapeutischen Club (TC), in: Harrer u. a., Frankfurter Seminar, S. 87-102, hier S. 101.

490 SPK-Gruppe Köln, Protokollnotizen zu dem Seminar: Politische Arbeit und persönliche Emanzipation, in: Harrer u. a., Frankfurter Seminar, S. 50-53, hier S. 52.

491 Heinz Funke, Seminar »Emanzipation«, in: Harrer u. a., Frankfurter Seminar, S. 11-16 (Wiederabdruck eines Artikels aus *Diskus*).

492 Anselm, Zwischen Existentialismus und Marxismus, S. 36 f.; Nagel, Therapie, S. 26.

tut von Günter Ammon gerichtete marxistisch-antipsychiatrische Psychotherapie zu entwickeln, so griff man in der Praxis doch hauptsächlich auf bereits bestehende Therapieverfahren wie das Psychodrama zurück. Dieses gruppentherapeutische Verfahren hatte der in Wien aufgewachsene und 1925 in die Vereinigten Staaten emigrierte Psychiater Jakob L. Moreno bereits in den dreißiger Jahren entwickelt, und in den siebziger Jahren erfreute es sich in der Bundesrepublik unter Therapeuten und Pädagogen wachsender Beliebtheit. Im Psychodrama, das vom Wiener Stegreiftheater inspiriert war und gewissermaßen dessen therapeutische Anwendung darstellte, ging es darum, psychische und zwischenmenschliche Konflikte nicht durch beschreibende Verbalisierung, sondern in Form spontaner szenischer Darstellungen sichtbar, (wieder-)erlebbar und dadurch therapeutisch bearbeitbar zu machen.[493]

War die Frankfurter Emanzipations-Tagung einerseits ein sichtbarer Auftakt zur Wiederbelegung der »Neuen Sensibilität«, die später wahlweise auch als »Neue Subjektivität«, »Neue Innerlichkeit« oder »Neue Sinnlichkeit« bezeichnet wurde, so sollten andererseits die dort noch häufig angestrengten Versuche, das Projekt der individuellen Selbstbefreiung mit dem selbstauferlegten Auftrag zur sozialistischen Revolution in Einklang zu bringen, schnell an Attraktivität verlieren. Der Publizist und Dramaturg Michael Schneider, Bruder des Schriftstellers Peter Schneider, kommentierte 1977 im *Kursbuch* einigermaßen verzweifelt diese Entwicklung.[494] Schneider hatte selbst nach kurzer Mitgliedschaft in einer maoistischen K-Gruppe 1971 eine Abrechnung mit deren »linkem Dogmatismus« veröffentlicht und zwei Jahre später bei Rowohlt mit seiner Dissertation einen rund 350-seitigen Entwurf einer freudomarxistischen Sozialpsychologie vorgelegt, der eine allgemeine gesellschaftliche Neurotisierung als unbewusste – und für den sozialistischen Kampf therapeutisch bewusst zu machende – Auflehnung gegen die Verdinglichung und Entfremdung des Menschen im Kapitalismus behauptete.[495] Die »neue psychologische bzw. Sensibilitäts-Flutwelle« sagte ihm jedoch ebensowenig zu wie der alte theoretische Dogmatismus. Habe man

493 Kriz, Grundkonzepte der Psychotherapie, S. 165 u. S. 211-215; Jakob L. Moreno, Gruppenpsychotherapie und Psychodrama. Einleitung in die Theorie und Praxis, Stuttgart 1959; Hilarion Petzold (Hg.), Angewandtes Psychodrama in Therapie, Pädagogik und Theater, 2. überarb. u. erw. Aufl., Paderborn 1978 (zuerst 1972).

494 Michael Schneider, Von der alten Radikalität zur neuen Sensibilität, in: Kursbuch 49, Oktober 1977, S. 174-187. Schneider bezog sich hier vor allem auf die Autoren der biographisch orientierten literarischen »Neuen Innerlichkeit« oder »Neuen Subjektivität«. Zu ihnen zählte auch sein Bruder Peter, der mit der Erzählung »Lenz« 1973 eine biographisch gefärbte melancholische Abrechnung mit den Illusionen der Studentenbewegung veröffentlich hatte. Vgl. dazu hier nur Reich-Ranicki, Anmerkungen; Plowman, The Radical Subject; McGowan, »Neue Subjektivität«.

495 Michael Schneider, Gegen den linken Dogmatismus, eine »Alterskrankheit« des Kommunismus, in: Kursbuch 25, Oktober 1971, S. 73-121; ders., Neurose und Klassenkampf. Materialistische Kritik und Versuch einer emanzipativen Neube-

früher alle »persönlichen Ängste, Schmerzen, Sehnsüchte als ›unpolitischen Ballast‹ verdrängt«, so führe die altgewordene Neue Linke nun die »Modenschau ihrer sensiblen Seele« vor und erhebe »ihren persönlichen Zahnschmerz gleich auf die Stufe eines Weltereignisses«.[496]

Zwei Jahre später beklagte ebenfalls im *Kursbuch* Jörg Bopp, der sich als Psychotherapeut an der Studentischen Beratungsstelle der Universität Heidelberg selbst um die Entwicklung einer emanzipatorischen Psychotherapie bemüht hatte,[497] die Popularisierung von Psychologie und Psychotherapie im linken Milieu, die zur Entstehung eines »linken Psychodroms« geführt habe. Auf diesem »überdimensional großen Problem-Markt« bestimme sich der persönliche Marktwert nach der Inszenierung psychischer Probleme, deren Ausmaß wiederum als Indikator für das eigene kritische und damit emanzipierte Bewusstsein gedeutet wurde.[498] In einem solchen »Problem-Narzißmus« drücke sich zwar noch eine »Sensibilität für das eigene und fremde seelische Leiden« wie auch eine Sehnsucht nach »offener Kommunikation, ungepanzerter Begegnung und Ausbruch aus den Konventionen des bürgerlichen Umgangs und mancher linker Gruppen« aus. Doch faktisch führe diese Form der Psychologisierung, so das altbekannte Argument, zu einer entpolitisierten, die Forderung nach wirklicher subjektiver Befreiung abwehrenden Dauer-Selbstbeschäftigung, die als ein »libido-ökonomisches Komplement zu den Unterdrückungsmaßnahmen der politischen Restauration« fungiere.[499]

Letztlich reihten sich Schneider und Bopp mit ihren Urteilen in die lange Schlange der psychopolitischen Theoretiker und Praktiker seit den späten sechziger Jahren ein, die angesichts der unbeherrschbaren Eigendynamik therapeutischer Selbstbefassung verzweifelten, die sie selbst mit angestoßen hatten.[500] Dabei sollte jedoch nicht übersehen werden, dass der politische Anspruch zumindest als legitimatorische Bekundung im Psychoboom auch

gründung der Psychoanalyse, Reinbek bei Hamburg 1973. Das Buch wurde bis 1974 immerhin in 21.000 Exemplaren gedruckt, eine letzte Neuauflage erfolgte 1977.

496 Michael Schneider, Von der alten Radikalität zur neuen Sensibilität, in: Kursbuch 49, Oktober 1977, S. 174-187, hier S. 183.

497 Spazier / Bopp, Grenzübergänge.

498 Jörg Bopp, Der linke Psychodrom, in: Kursbuch 55, März 1979, S. 73-94, hier S. 82 f. Für eine Illustration dieser Art von Selbstinszenierung vgl. einige der Kontaktanzeigen in der 1973 gegründeten Münchener alternativen Szenezeitung *Blatt* in: Franz-Maria Sonner, Werktätiger sucht üppige Partnerin. Die Szene der 70er Jahre in ihren Kleinanzeigen, München 2005, hier S. 8 f. u. S. 24. Dort suchten etwa ein »Student mit neurotischer Fehlhaltung«, ein »Nonkonformist mit Angstneurose« oder ein »psychisch und sozial isolierter Paranoiker« eine Partnerin, Letzterer dabei idealerweise eine Psychologiestudentin mit »Verständnis der Primärtheorie von Janov«.

499 Bopp, Der linke Psychodrom, S. 85 f.

500 Hierzu zählte auch Horst-Eberhard Richter; vgl. das achte Kapitel mit dem aussagekräftigen Titel »Leidensverleugnung durch hysterisches Überspielen. Party-Kul-

nach 1973 weitergetragen wurde. Wenngleich der Umsturz des Kapitalismus erst einmal vertagt wurde, so wurde doch immer wieder die Überzeugung artikuliert, dass aus der individuellen und kollektiven therapeutischen Selbstbefreiung letztlich eine positive gesellschaftsverändernde, wenn nicht revolutionäre Wirkung hervorgehen werde.

Fazit

Seit Mitte der sechziger Jahre richteten die psychotherapeutischen Professionen ein verstärktes Augenmerk auf die Studenten und diagnostizierten einen wachsenden psychologischen Hilfsbedarf. Es kam gleichzeitig zu einem Ausbau von psychosozialen und psychotherapeutischen Beratungsstellen an den Universitäten, wobei dies auch mit einer größeren Nachfrage nach entsprechenden Angeboten korrespondierte. Der Beratungsbedarf beruhte dabei offenbar auf ähnlichen »Arbeits-«, »Kontakt-« und »Partnerschwierigkeiten«, wie sie auch die Bewohner der Kommune 2 bei sich diagnostiziert hatten. Unter den Bedingungen der psychologisierten Gesellschaftskritik von »1968« konnten diese Probleme als Ausdruck des eigenen Leidens an den autoritären und repressiven Verhältnissen gedeutet werden, was sich im linken Milieu der siebziger Jahre mitunter zu einem Selbstpathologisierungswettbewerb auswuchs.

Doch in den Augen vieler, die nicht zur ersten Reihe der politischen Vordenker und Wortführer zählten, wurden auch in der antiautoritären Bewegung jene autoritären Strukturen reproduziert, unter denen man schon in der »Normalgesellschaft« zu leiden meinte. Die hieraus resultierenden therapeutischen Impulse wurden auch während der Phase der ideologischen Radikalisierung seit 1969 weitergetragen, als sich zahlreiche Antiautoritäre der dogmatischen ML-Bewegung anschlossen. Hiervon zeugt etwa der große Zulauf, den die gruppentherapeutischen Veranstaltungen von Günter Ammon und Josef Rattner in West-Berlin hatten, wobei sich hier auch einige enttäuschte Aussteiger aus der ML-Bewegung wiederfanden. Seit etwa 1972/73 bekam der »subjektive Faktor« erneut Aufwind, löste sich aber zusehends von den revolutionären Hoffnungen, mit denen er einige Jahre zuvor aufgeladen worden war. Dabei wurden auch in den undogmatischen und alternativen Gruppen der Folgejahre die therapeutischen Befreiungsverheißungen kontinuierlich enttäuscht, woraus erneut Therapeutisierungsimpulse hervorgingen, die auf die Erprobung neuer, unbekannter Therapieformen drängten.

tur. Kompensationsfunktion von Therapie und Selbsthilfe-Zirkeln«, in: Richter, Der Gotteskomplex.

9 Somatisierung, Emotionalisierung, Orientalisierung: Facetten des post-psychoanalytischen Psychobooms

Im vorangegangenen Kapitel wurde versucht, die diskursiven und lebensweltlichen Bedingungen zu analysieren, unter denen in der Studentenbewegung und dem linken Milieu zwischen den späten sechziger und mittleren siebziger Jahren kontinuierlich Therapeutisierungsprozesse angestoßen wurden. Dabei wurde eine spezifische, aus überschießenden Verheißungen und sich anschließenden Enttäuschungserfahrungen gespeiste Dynamik identifiziert, die einen Teil der Akteure in immer neue therapeutische Experimente hineintrieb. Im Folgenden soll mit der Aktions-Analytischen Organisation zunächst eines der radikalsten dieser Experimente beschrieben werden, das die kollektive therapeutische Selbsttransformation zur umfassenden Lebensform machte. Gleichzeitig setzte seit den frühen siebziger Jahren in der Bundesrepublik eine verstärkte Rezeption der sogenannten Humanistischen Psychologie ein, die den neuen therapeutischen Bedürfnissen offenbar besser entgegenkam als die Psychoanalyse und die entsprechend den grauen Markt der Therapie- und Selbsterfahrungsangebote beherrschte. Sie soll auf ihre Inhalte und auf ihre spezifische Anziehungskraft hin untersucht werden. Abschließend wird mit der Orientalisierung der Therapie in Form der Bhagwan-Bewegung eine der letzten Wendungen des Psychobooms beschrieben.

9.1 Therapie als Lebensform: Die Aktions-Analytische Organisation (AAO)

Ein besonders konsequentes Beispiel für die Fortsetzung revolutionärer Politik mit therapeutischen Mitteln ist der weitere Werdegang des umtriebigen Dieter Duhm. 1975 zeigte er sich in seiner neuesten Publikation enttäuscht darüber, dass es nicht gelungen sei, aus dem Frankfurter Emanzipations-Kongress und der sich daran anschließenden Debatte eine koordinierte, überregionale Bewegung zu erschaffen. Dies habe nicht am Fehlen überzeugender Konzepte gelegen, die erst noch zu entwickeln seien, sondern an der geistigen Erstarrung der Linken und der stereotypen Kritik, der »nonkonforme Gedanken« wie die seinen nicht nur von Seiten der marxistisch-leninistischen Dogmatiker, sondern auch der antiautoritären Spontis ausgeliefert seien.[501] Der Marxismus sei einseitig auf die notwendigen ökonomischen

501 Dieter Duhm, Der Mensch ist anders. Besinnung auf verspottete, aber notwendige Inhalte einer ganzheitlichen Theorie der Befreiung; Kritik am Marxismus; Bei-

Veränderungen bezogen, eine »revolutionäre Theorie« müsse jedoch auf die »Bewußtwerdung des *ganzen* Menschen und auf die Veränderung des *ganzen* Lebens« zielen. Sie müsse die Beseitigung von Angst und Feindseligkeit, die »Befreiung des Menschen von allen geistigen, seelischen und körperlichen Fesseln«, die »Bewußtseinserweiterung und innere Sensibilisierung durch gruppendynamische, künstlerische, psychedelische und andere Methoden« und die »Entwicklung neuer Arbeits-, Lebens, [sic] und Kommunikationsformen« anstreben.[502] In sein psychoanalytisches Repertoire hatte Duhm inzwischen auch die Theorie des durch symbolisch-mythische »Archetypen« strukturierten »kollektiven Unbewussten« von C. G. Jung aufgenommen.[503] Sein besonderes Interesse galt nun aber vor allem ostasiatischen ›spirituellen‹ Praktiken wie Zen, Yoga, Karate oder der Samurai-Schwertkunst, »bewusstseinserweiternden« Drogen wie Haschisch und LSD, der Parapsychologie und der modernen Physik.[504]

Duhm schloss sich zunächst der auch als AA-Kommune bekannten »Aktions-Analytischen Organisation bewusster Lebenspraxis« (AAO) des Wiener Aktionskünstlers Otto Mühl (auch: Muehl) an, den er neben Rudolf Steiner und Wilhelm Reich als »wichtigsten Vorläufer der neuen Epoche« einer wahrhaft befreiten Gesellschaft ansah. Er verließ die AAO jedoch 1978, um zunächst sein eigenes Kommune-Projekt »Bauhütte« und in der Folge-

träge zur Korrektur, Lampertheim 1975, hier S. 10 f. Vgl. auch die Rezension in der linksalternativen Zeitung *Carlo Sponti*, in der Duhm vorgeworfen wurde, durch seine undifferenzierte Kritik am Marxismus, die allenfalls auf die DKP und den »kreischenden Teil« der marxistischen Linken »im universitären Tollhaus« zutreffe, die Rezeption seiner wichtigen Ideen zur Behebung der »linken Misere« zu behindern, die den meisten Linken durchaus bewusst sei: Aike B.[lechschmidt], Dieter Duhm: Der Mensch ist anders – Duhm auch?, in: Carlo Sponti, Nr. 16/17 [1976], S. 12 f.

502 Duhm, Der Mensch ist anders, S. 9 f.

503 Der Schweizer Jung war zunächst Anhänger Freuds, distanzierte sich nach 1910 jedoch mit seiner Analytischen Psychologie zusehends von diesem und zählte dann mit Ludwig Klages in den frühen Jahren des »Dritten Reichs« zu den prominentesten Gegnern von Freuds »jüdischem Materialismus«; siehe hier nur Kauders, Freud-Komplex, S. 150-158.

504 Hier deutet sich bereits die Überschneidung des Psychobooms mit Esoterik und New Age an, deren Take-off in der Bundesrepublik in den 1980er Jahren stattfand; siehe weiter unten sowie Pascal Eitler, Körper – Kosmos – Kybernetik. Transformationen der Religion im »New Age« (Westdeutschland 1970-1990), in: Zeithistorische Forschungen/Studies in Contemporary History, Online-Ausgabe 4 (2007), Nr. 1+2, URL: http://www.zeithistorische-forschungen.de/1-2-2007/id%3D4460 (abgerufen am 14.2.2012); ders., »Selbstheilung«. Zur Somatisierung und Sakralisierung von Selbstverhältnissen im New Age (Westdeutschland 1970-1990), in: Maasen u.a., Das beratene Selbst, S. 161-181. Auch das »New Age« verstand sich immer als eine politische, auf die Veränderung der Gesamtgesellschaft abzielende Bewegung, die sich an neuesten wissenschaftlichen Erkenntnissen orientierte.

zeit weitere Organisationen wie das »Zentrum für experimentelle Gesellschaftsgestaltung« zu gründen.[505] Die AAO, die in den späten siebziger und frühen achtziger Jahren ihre Hochphase erlebte und bis 1991 bestand, als Otto Mühl unter anderem wegen sexuellen Missbrauchs Minderjähriger zu sieben Jahren Gefängnis verurteilt wurde, stellte eines der radikalsten und aus diesem Grund auch prominentesten therapeutischen Vergemeinschaftungsexperimente dar. Sie war Gegenstand unzähliger Berichte in Massen- und Alternativmedien, stand unter der Beobachtung staatlicher und kirchlicher Sektenbeauftragter und brachte später eine Reihe von Erfahrungsberichten ehemaliger Mitglieder sowie soziologische und historische Untersuchungen hervor.[506]

Im Folgenden soll es nicht um eine Neuschreibung der Geschichte der Mühl-Kommune gehen. Sie dient vielmehr als narrativer Fixpunkt, von dem ausgehend die allgemeine Faszination, die Psychotherapie im linksalternativen Milieu und darüber hinaus ausgeübt hat, unter subjektivierungsgeschichtlicher Hinsicht beleuchtet werden soll. In ihrer sektenartigen, auf totale Regulierung des Lebens ihrer Mitglieder abzielenden Geschlossenheit war sie eine soziale Extremerscheinung; ideologisch jedoch lassen sich zahlreiche Elemente identifizieren, die, gleichsam hoch komprimiert, als charakteristisch für den Psychoboom seit den mittleren siebziger Jahren gelten können.

1977 berichtete der *Spiegel* entsetzt über den »Psycho-Terror« der AA-Kommune, die zu dieser Zeit bereits in zahlreichen Großstädten in Deutschland und anderen europäischen Ländern Ableger unterhielt, geschätzt rund 400 Mitglieder zählte und ihre Weltanschauung in Form von Vorträgen,

505 Dieter Duhm, Die AAO – ein schockierendes und schönes Lebensexperiment, in: AAO Pro & Contra, S. 16-25; Kraushaar, Achtundsechzig, S. 203-205, Zitat ebd. Auch der Wirtschaftswissenschaftler und Mitarbeiter im Offenbacher Sozialistischen Büro Aike Blechschmidt, der 1976 die kritische Duhm-Rezension in der *Carlo Sponti* verfasst hatte, bekam 1976 über Duhm Kontakt zur AAO und schloss sich ihr 1977 an; vgl. seine biographische Selbstauskunft in: AAO Pro & Contra, S. 4. In den 2000er-Jahren war Blechschmidt als Professor im Fachbereich Wirtschaft und Recht der Fachhochschule Frankfurt / Main tätig und veranstaltete dort unter anderem Management-Planspiele für Schüler; vgl. die Pressemitteilung vom 21.2.2005 im Informationsdienst Wissenschaft: www.idw-online.de/de/news101436 (abgerufen am 2.7.2014).

506 Siehe die umfangreiche Belegsammlung und den historischen Abriss in Reichardt, Authentizität und Gemeinschaft, S. 686-698; vgl. des Weiteren hier nur Robert Fleck, Die Mühl-Kommune: Freie Sexualität und Aktionismus. Geschichte eines Experiments, Köln 2003; Toni Elisabeth Altenberg, Mein Leben in der Mühlkommune. Freie Sexualität und kollektiver Gehorsam, Wien 1998; Peter Stoeckl, Kommune und Ritual. Das Scheitern einer utopischen Gemeinschaft, Frankfurt am Main / New York 1994; Andreas Schlothauer, Die Diktatur der freien Sexualität. AAO, Mühl-Kommune, Friedrichshof, Wien 1992.

Workshops und der Kommune-Zeitung »AA-Nachrichten« verbreitete.[507] Aus dem linken Milieu, aus dem sich ein Großteil der Anhängerschaft Mühls rekrutierte, schlug der AAO wie zuvor Günter Ammon eine Mischung aus Faszination und vehementer Ablehnung entgegen.[508] Die seit Mitte der siebziger Jahre von AAO-Mitgliedern an deutschsprachigen Universitäten durchgeführten Veranstaltungen lösten in der Regel einen großen Andrang linker Studenten aus, wurden zugleich aber immer wieder von linken Gruppen gestört. Diese kritisierten Mühls Ablehnung des marxistischen Primats der Ökonomie und des Kommunismus, verurteilten die Schwulenfeindlichkeit der AAO, die Homosexualität als Krankheit ansah,[509] ihre sektenartigen »Gehirnwäschemethoden«, ihren »Faschismus« wie auch ihr Bekenntnis zur westlichen Demokratie und zur NATO.[510]

Duhm hingegen verteidigte die AAO als »radikal antifaschistischen« Versuch: Aus der dort betriebenen »harten arbeit an sich selbst« gehe gerade »kein harter und kein gewalttätiger mensch« hervor, sondern »ein schöpferischer und kommunikativer«, dem eine »weiche, bioenergetische lockere kraft« innewohne.[511] Der Verfasser oder die Verfasserin einer Darstellung der therapeutischen Konzepte der AAO im *Carlo Sponti* nahm die Aktionsanalyse ebenfalls vor dem Vorwurf des Faschismus in Schutz. Sie habe »wirklich mehr Beziehung zu Wilhelm Reich als zu Alfred Rosenberg«, zudem habe die AAO »eine gesellschaftlich relevante Gegenposition, einen befreiten Bereich« geschaffen, im Unterschied zum »Rückzug in die Spalten und Ritzen der kaputtmachenden Gesellschaft«, den andere therapeutische Projekte angetreten hätten.[512] Ansonsten wiederholten sich auf Seiten der AAO-Befür-

507 Die Kinder des Väterchen Frust. Spiegel-Reporter Fritz Rumler über die »AA«-Kommune des Otto Mühl, in: Der Spiegel, 9.5.1977, S. 225-229.

508 Klaus Horn, Otto Muehl und die Linken, in: Psychologie heute, Dezember 1977, S. 28-36.

509 Homosexualität galt in der AAO als eines der Symptome der »Schädigung« durch die Kleinfamilie, und sie galt deshalb als »krank«, weil der Schwule »die hälfte der menschheit aus seiner genitalen kommunikation« ausschließe; Karl Iro, Homosexualität (1976), in: AAO, Das AA Modell, Band 1, Neusiedl / See 1976, S. 240-246, Zitate S. 241. Der Verfasser berichtete dabei nachfolgend von den eigenen therapeutischen Fortschritten bei der »Auflösung« seiner Homosexualität durch das Leben in der AA-Kommune.

510 Fleck, Mühl-Kommune, S. 109 f. u. S. 127-129. Letzteres bezog sich vermutlich auf Mühls »Wehrkonzept«, in dem er darlegte, dass die AAO an der »verteidigungsbereitschaft der konsumgesellschaft ein großes interesse habe«, da nur diese die materiellen und politischen Voraussetzungen für die von der AAO vorangetriebene Befreiung der Menschheit schaffen könne. Daher bekenne sich die AAO »restlos zur westlichen demokratie und ihrer militärischen verteidigung«; Otto Mühl, AA Wehrkonzept (1976), in: AAO, Das AA Modell, S. 291-294, Zitate S. 291.

511 Duhm, Die AAO, S. 17 f.

512 O.A., Die Aktionsanalyse, in: Carlo Sponti, Nr. 26 / 27 [1976], S. 14 f. Vgl. zur Verteidigung der AAO gegen den linken Faschismus-Vorwurf, der sich in erster

worter die Argumente, die schon zehn Jahre zuvor bei den Berliner Kommune-Gründungen im Mittelpunkt gestanden hatten: Persönliche Probleme fänden in der Linken nicht genug Beachtung, und anstatt immer nur zu diskutieren und zu kritisieren wollte man lustvoll und schöpferisch die Revolution praktisch an der eigenen Person erproben.[513] Gesteigert hatte sich jedoch die Intensität der therapeutischen Selbstdurchdringung in Form ihrer Emotionalisierung und Somatisierung.

Die AAO war aus einer »experimentellen Wohngemeinschaft« hervorgegangen, die Mühl 1970 in Wien gegründet hatte, wo zu dieser Zeit wie auch in Deutschland unter dem Eindruck der Studentenbewegung zahlreiche Wohngemeinschaften und Kommunen entstanden. In den Jahren zuvor hatte er mit einer Reihe skandalträchtiger Kunstaktionen, in denen der freigiebige Umgang mit Körperausscheidungen oder die Schlachtung eines Schweins im Mittelpunkt standen, großes öffentliches Aufsehen erregt. Mit der Gründung der Kommune kehrte er dem Kunstbetrieb den Rücken, um stattdessen als künstlerische Aktion »das Leben direkt« zu verändern.[514] Zur theoretischen Grundlage wurden Wilhelm Reichs *Charakteranalyse* und die von Reich seit Ende der dreißiger Jahre entwickelte Theorie von der biologischen Lebensenergie des »Orgon«. Hieraus entwickelte Mühl seine »Aktionsanalyse«, die zur Befreiung der Sexualität und der »gestauten lebensenergie« durch den Abbau der »körperlichen abpanzerung« des »Kleinfamilienmenschen« führen sollte. Mühl verarbeitete auch therapeutische Elemente aus Primärtherapie, Gestalttherapie und der ebenfalls auf Reichs Energietheorien beruhenden Bioenergetik, wobei er deren Vertretern vorwarf, ebenso wie die Psychoanalytiker die Notwendigkeit gesellschaflicher Veränderungen zu missachten.[515] Die AAO berief sich zudem auf die antipsychiatrischen Theorien von Ronald D. Laing, David Cooper und Franco Basaglia. Auch Freud und Lacan wurden gelesen, von Mühl jedoch für zu intellektuell und sprachfixiert befunden.[516] Der psychoanalytischen Redekur setzte Mühl die Überwindung des »bürgerlichen Berührungsverbots« durch »körperliche Aktion« entgegen, »Kindheitstraumata« sollten nicht durch rationale Verarbeitung im Gespräch, sondern durch regressives Neuerleben im »expressionistischen Triebtheater« überwunden werden.[517]

Linie auf die hierarchisch-autoritäre Gleichschaltung der Lebensführung in der AAO bezog, auch Aike Blechschmidt, Organisationsprobleme und AA-Organisation, in: AAO Pro & Contra, S. 11-15, hier S. 13; Duhm, Die AAO, S. 17-20.

513 Vgl. etwa Steve, Immer wieder AAO, in: Carlo Sponti, Nr. 36/37 [1977], S. 13.

514 Fleck, Mühl-Kommune, S. 13.

515 Otto Mühl, Theorie und Praxis der Aktionsanalyse, 1. Teil (AA Nachrichten 1/74), in: AAO, Das AA Modell, S. 23-27 (Zitate S. 25 f.); ders., Wilhelm Reich und AA Lebenspraxis (1976), in: ebd., S. 155-158.

516 Fleck, Mühl-Kommune, S. 22 f., S. 31, S. 47 u. S. 110.

517 Ebd., S. 50 f.

1974 zogen die drei Mühl-Gruppen, die bis dahin entstanden waren, aus Wien auf das Landgut Friedrichshof im Burgenland.[518] Äußerlich waren die AA-Kommunarden an ihren Latzhosen und den in Abgrenzung zu der von Mühl als Ausdruck der »romantischen hippy-welle« verspotteten linksalternativen Langhaarigkeit, die als modische Erscheinung auch schon in der Mehrheitsgesellschaft auftrat, geschlechtsübergreifend kurzgeschorenen Haaren zu erkennen.[519] Wie auch die Kommune 1 in Berlin umgab die Mühl-Kommune seit ihrer Gründung der von den Medien in voyeuristischer Empörung skandalisierte Ruch von Gruppensex und freier Liebe. Der offene Wechsel der Sexualpartner, der als Überwindung der besitzfixierten, auf infantiler Verlustangst beruhenden Zweierbeziehung des Kleinfamilienmenschen angestrebt wurde, scheiterte jedoch in den ersten Jahren an den zu großen Hemmschwellen der Kommunarden. Er konnte dann 1973 von Mühl aber tatsächlich als Kommune-Prinzip durchgesetzt werden.[520]

Zwar gab es keine explizite Verpflichtung zum Sex, aber doch einen Zwang zur »Geilheit«, da zeitweilige sexuelle Unlust pathologisiert und zum gruppentherapeutisch zu behebenden Symptom der Kleinfamilienerziehung erklärt wurde.[521] Die »freie Sexualität« unterlag zudem einer strengen Reglementierung: Wer mit wem in welcher Nacht schlafen sollte, wurde einige Tage im Voraus festgelegt und in einen Kalender eingetragen. Um die Entstehung von festen Zweierbeziehungen zu verhindern, gab es die Vorgabe, nicht öfter als einmal pro Woche mit derselben Person zu schlafen, wobei der Sexualakt nicht länger als eine halbe Stunde dauern und nicht von überflüssigen Zärtlichkeiten begleitet werden sollte.[522] Sexuelle Attraktivität wurde auch bald zum Inklusionskriterium der Kommune. Man nehme, so Mühl 1975 in den AA-Nachrichten, nur dann »einen mann in die gruppe auf, wenn unsere frauen auf ihn geil sind«. Auf diese Weise sollte die Kommune vor der Ansteckung mit der »emotionellen pest« des »kleinfamiliengeschädigten menschen« geschützt werden, denn »der pestkranke hat keine sexuelle aus-

518 Für einen chronologischen Überblick siehe Altenberg, Mühlkommune, S. 194-199.

519 Otto Mühl, Die AA Glatze (1975), in: AAO, Das AA Modell, S. 267-273, Zitat S. 268. Die »hippywelle«, so Mühl, sei ein »mißlungener gesundungsversuch«, und unter der imposanten Haar- und Barttracht würden sich weiterhin die »infantilen« Gesichter und die »eitelkeit des minderwertigen KFM [Kleinfamilienmenschen, Anm.]« verbergen. Vgl. zur politischen Symbolik langer Haare bei Männern, die allerdings bereits in den frühen siebziger Jahren an Wirkungskraft verlor, auch Siegfried, Time Is on My Side, S. 388-398. Wie die AAO übten auch die K-Gruppen Druck auf ihre Mitglieder aus, sich die Haare wieder kurz schneiden zu lassen (ebd., S. 397 f.).

520 Fleck, Mühl-Kommune, S. 43-45.

521 Zur Kritik an der Zwangsgeilheit aus grundsätzlich sympathisierender zeitgenössischer Perspektive vgl. Schneider, Freie Sexualität, S. 30 f.

522 Altenberg, Mühlkommune, S. 76 f.

strahlung«.[523] Der Ausdruck »emotionelle Pest« stammte vom späten Wilhelm Reich und tauchte als Bezeichnung für die therapeutisch zu bekämpfende Erkrankung der Gesellschaft Anfang der siebziger Jahre vereinzelt auch im alternativpädagogischen Diskurs auf.[524]

Einen Eindruck von der sehr körperbezogenen therapeutischen Praxis in der AA-Kommune vermittelt der Brief eines Kommunemitglieds vom Dezember 1973, in dem er seiner Schwester in Deutschland eine aktionsanalytische Sitzung schilderte:

> »Der Charakterpanzer wird in der Analyse durch Massieren, Walken, Kneten, Drücken, Schlagen und auch durch Streicheln, Liebkosen, Busseln angegriffen, der Analytiker spielt dabei die Rolle des bösen, autoritären, unterdrückenden Vaters und die des liebevollen, zärtlichen, verstehenden. Bei dieser Behandlung zerbricht der Panzer des Analysanden, und er wird zum Kleinkind, dabei erlebt er die Wut, Angst, Verzweiflung und Liebessehnsucht seiner Kindheit noch einmal, diesmal bewusst und stellt sie durch Schreien, Toben, Brüllen, Heulen, Lachen und Plappern dar.«[525]

Zu einer Art therapeutischem Erweckungserlebnis hatte in der Kommune die Reaktion eines Architekten geführt, der vor der Gruppe zum Säugling wurde, an den Brüsten der Frauen saugte und bis zu einem spontanen Geburtserlebnis regredierte: »Diese Erfahrung bildete seither einen Horizont und eine Erwartungshaltung an die spontanen Reaktionen auf die Analyse.«[526] Schwierigkeiten, sich in den beschriebenen Zustand zu versetzen, konnten dann als unzureichende emotionale Öffnung gedeutet werden. Als sich ein bereits in Bhagwan-Meditation[527] erfahrener Teilnehmer in seiner ersten

523 Zitiert nach Fleck, Mühl-Kommune, S. 96f.

524 Reich, Massenpsychologie des Faschismus, S. 318ff. Ein Vergleich mit den ersten beiden Auflagen der *Massenpsychologie* von 1933 bzw. 1934 zeigt, dass die Rede von der »emotionellen Pest« erst mit der hier zitierten dritten, von Reich Anfang der vierziger Jahre unter dem Einfluss seiner neu entwickelten Theorie von der kosmischen Lebensenergie des »Orgon« überarbeiteten und erweiterten Auflage Einzug hielt, die 1971 bei Kiepenheuer & Witsch erschienen ist. In gewisser Weise bediente sich Reich nun einer ähnlichen Metaphorik der Verseuchung und Verpestung, die er im selben Buch in Kapitel III. als festen sprachlichen Bestandteil der nationalsozialistischen Ideologie der Rasse- und Blutsreinheit analysiert. Vgl. des Weiteren den zuerst in der reformpädagogischen Zeitschrift *betrifft:erziehung* abgedruckten Artikel der britischen Psychologin Ann Faraday, Befreiung von der emotionalen Pest – Zur Aufhebung der entfremdeten Normalität, in: Saß, Antiautoritäre Erziehung, S. 33-41, ein Plädoyer für die von dem Reich-Schüler Alexander Lowen entwickelte »Bioenergetische Analyse«. Auf die Geschichte und die Implikationen der Ansteckungs- und Seuchenmetaphorik kann hier leider nicht weiter eingegangen werden.

525 Zitiert nach Fleck, Mühl-Kommune, S. 45f.

526 Ebd., S. 47.

527 Siehe unten, Kapitel 9.3.

aktionsanalytischen Sitzung nicht überwinden konnte, die ihm dargebotene Brust zu lutschen und zu beißen, und er wegen Rückenschmerzen auch nicht lange in der Embryonalhaltung verharren konnte, interpretierte er dies als überraschende Erfahrung seiner »Körperpanzerung«, welche die Fortsetzung der Therapie um so dringlicher erscheinen ließ.[528] Ein Anfänger, so erklärte Mühl, habe oft Schwierigkeiten, seine Emotionen »darzustellen«, da er nur gelernt habe, diese zu »verdrängen« und »seine wahren bedürfnisse zu verleugnen«.[529]

Die Paradoxie feststehender Erwartungen hinsichtlich »spontaner Reaktionen« zeigte sich wie auch der Wunsch nach Wiederholung als kathartisch empfundener emotionaler und sozialer Ausnahmeerfahrungen im Gruppenzusammenhang in variierender Intensität von der Kommune 2 bis zu den im nächsten Hauptteil dieser Arbeit untersuchten gruppendynamischen Seminaren als fixes Motiv des Psychobooms. »Spontaneität« und »Authentizität« als vielbeschworene Ideale können dabei als Artefakte des gruppentherapeutischen Dispositivs gedeutet werden, dessen Regeln nur die körperlich-emotionale Enthemmung, den psychischen Zusammenbruch oder das mitunter rauschhafte kollektive Harmonisierungs- und Verschmelzungserlebnis als »befreiend«, »spontan« oder »authentisch« anerkannte. Aus diesen Subjektivierungsnormen folgte in der Praxis häufig ein emotionaler Ausdrucks- und Überbietungswettbewerb. In Günter Ammons gruppentherapeutischen Sitzungen war, so Peter Schneider, derjenige der »Star der Veranstaltung«, der »jeden Schutz abwarf und sich hemmungslos seinen Gefühlen überließ«.[530] Von den 1978 für eine Untersuchung befragten Teilnehmern von Therapie- und Selbsterfahrungsgruppen in Hamburg, die in der Regel zuvor bereits andere Gruppen besucht hatten, wurde Unzufriedenheit hauptsächlich darüber geäußert, dass es ihnen selbst nicht gelungen sei, sich ausreichend zu »öffnen« und ihre Gefühle auszudrücken.[531]

In der AAO wurde hieraus ein bestimmendes soziales Selektions- und Ordnungsprinzip: Wer in der allabendlich stattfindenden sogenannten »Selbstdarstellung«, der theatralisch-künstlerischen Darstellung von Gefühlen, Neurosen und Kindheitserlebnissen vor der Gruppe, als besonders »spontan und locker« zu überzeugen vermochte, erwarb sich die Anerkennung seiner Mit-Kommunarden und, besonders wichtig, den Zuspruch Mühls und sicherte sich so den Aufstieg in der strikten »Bewusstseinshierarchie« der Kommune.[532] Die Selbstdarstellungsabende stellten dabei ein Konkurrenz-

528 O.A., Therapie-Protokolle einer Aktionsanalyse, in: Carlo Sponti, Nr. 26/27 [1976], S. 15f.

529 Mühl, Theorie und Praxis der Aktionsanalyse, S. 25.

530 Schneider, Rebellion, S. 351.

531 Fichter/Wittchen, »Nicht-ärztliche« Psychotherapie, S. 104f.

532 Altenberg, Mühlkommune, S. 84-86; Fleck, Mühl-Kommune, S. 78f. Eine Inspirationsquelle für die Selbstdarstellung war ein Film über das Heilungsritual eines afrikanischen Stammes.

und Leistungssystem dar, das zugleich als gemeinschaftsstiftend und emotional befreiend erfahren wurde, was neben dem ausgeprägten Wunsch, die Anerkennung der charismatischen Vater- und Führungsfigur Mühl zu erlangen, eine hohe Unterwerfungsbereitschaft hervorbrachte. Dieter Duhm rechtfertigte die »Leistungshierarchie« der AAO mit dem Argument, dass dadurch Konkurrenz- und Autoritätsverhältnisse offen dargestellt würden, anstatt sich in Form des »üblichen Terrors« heimlicher Machtkämpfe auszudrücken. Mühl stehe dabei nur deshalb unangefochten an der Spitze der Hierarchie, weil er zurecht von allen geliebt werde.[533]

Zusätzlich mobilisierend wirkte die Tatsache, dass die Kommune-Hierarchie zwar strikt, aber abgesehen von der unangefochtenen Führungsposition Mühls sehr durchlässig war. Der einmal erreichte Status war niemals sicher, sondern abhängig von der regelmäßigen positiven Evaluation der Selbstdarstellungsperformance, über die aber umgekehrt auch ein schneller Aufstieg möglich war. Dabei wurden die Selbstdarstellungsabende jedoch, wie eine ehemalige Kommunardin im Rückblick beklagte, mit den Jahren »immer oberflächlicher und langweiliger«. Dies habe daran gelegen, dass sie zur Routine geworden waren und sich ein festes Bewertungsschema für gute und schlechte Selbstdarstellung etabliert hatte, das zur Vorausschaubarkeit der Darbietungen führten.[534] Dauerhaft erfolgreich waren die Subjektivierungstechniken der AAO hingegen im ökonomischen Bereich. Das kommuneeigene Umzugs- und Entrümpelungsunternehmen »Ruck Zuck« erfreute sich lokal sehr früh großer Beliebtheit, da es schneller, günstiger und flexibler arbeitete als die alteingesessenen Betriebe. 1974 stellte sich ein größerer unternehmerischer Erfolg ein, als es einer amerikanischen Kommunardin gelungen war, mehrere Tausend Jeans und Armeewäsche aus Restbeständen der US-Army zu erwerben, die mit großem Gewinn im studentischen Milieu abgesetzt werden konnten.[535] Seit den frühen achtziger Jahren waren die AAO-Kommunarden dann sehr erfolgreich im Immobilien- und Versicherungsgewerbe tätig.[536] Der unternehmerische Erfolg beruhte dabei nicht zuletzt auf dem mobilisierenden Effekt des Versprechens, nicht nur im emotionalen, sondern auch im ökonomischen Bereich durch permanente Kreativität, Eigeninitiative und Erfindung neuer Praktiken jederzeit in der offenen Hierarchie der Kommune aufsteigen zu können.[537]

Als »Sex-Sekte« oder »Psychosekte« war die AAO zwar immer wieder Gegenstand kritischer Medienberichterstattung, doch waren nicht nur ihre unternehmerischen Angebote, sondern auch ihre therapeutischen Praktiken

533 Duhm, Die AAO, S. 24.
534 Altenberg, Mühlkommune, S. 88.
535 Fleck, Mühl-Kommune, S. 70-75.
536 Altenberg, Mühlkommune, S. 185.
537 Fleck, Mühl-Kommune, S. 156.

durchaus einem allgemeineren Publikum vermittelbar. Der CDU-Politiker und Major der Reserve Rainer Ute Harms, Abgeordneter im Landtag von Schleswig-Holstein und Bürgermeister der Gemeinde Bilsen im Kreis Pinneberg, wo sich eine AA-Kommune niedergelassen hatte, äußerte 1977 großes Verständnis für die Motive junger Menschen, die sich der AAO anschlossen. In vielen Familien werde tatsächlich gar nicht oder nur »mit größter Verklemmtheit« über Sexualität gesprochen, und in der Kommune werde sexuell ausgelebt, wovon »viele Menschen träumen, aber wegen ihrer moralischen Verklemmtheit sich nicht trauen, dies zuzugeben«. Was in Aktionsanalyse und Selbstdarstellung gemacht werde, sei im Grunde das Gleiche, was auch auf der »Couch des Psychiaters« geschehe. Störend empfand er allerdings den absoluten Wahrheitsanspruch und die Intoleranz der AAO gegenüber anderen Lebensweisen. Es gebe viele glückliche Kleinfamilien, und auch er und seine Frau und Kinder hätten »Spaß« am Familienleben, was ihm Kommune-Mitglieder bestätigt hätten, die er zu einem Privatbesuch eingeladen hatte.[538]

Um 1979 begannen führende AAO-Mitglieder – die sich nun wieder die Haare wachsen lassen durften – aufgrund der medialen und politischen Anfeindungen, Kunst- und Selbsterfahrungsworkshops für Erwachsene, Jugendliche und Kinder in verschiedenen deutschen Städten unter Verheimlichung ihrer AAO-Mitgliedschaft zu veranstalten. Vom Ruch der Sektenzugehörigkeit befreit, stießen diese verdeckten Einführungen in die Selbstdarstellung auf regen Zuspruch und riefen häufig in der Lokalpresse positive Resonanz hervor.[539] Das lag auch daran, dass Aktionsanalyse und Selbstdarstellung zwar in Anspruch nahmen, die beste und wirksamste aller Therapien zu sein, sich in der Praxis aber nicht wesentlich von all den anderen gefühls- und körperbezogenen Psychotherapien mit demselben Anspruch unterschieden, die auf dem sich rasant diversifizierenden populären Therapiemarkt seit etwa Mitte der siebziger Jahre zusehends die als zu kompliziert und rationalistisch empfundene Psychoanalyse verdrängten.[540]

9.2 Vom »unterdrückten Trieb« zum »unterdrückten Selbst«: Die Gefühlstherapien der Humanistischen Psychologie

Bereits in der um 1972/73 neu auflebenden Emanzipationsdebatte hatte sich ein Überdruss nicht nur an der Verdammung alles Psychoanalytischen und Psychologischen als bourgeoise »Psychoscheiße« durch die dogmatisch-marxistische Linke bemerkbar gemacht, sondern auch allgemein an endloser und

538 Rainer Ute Harms, AAO – Der falsche Weg?, in: AAO Pro & Contra, S. 108 f.
539 Fleck, Mühl-Kommune, S. 149 f.
540 Vgl. als publikationsstatistischen Beleg auch Raapke/Schindler, Psychoboom, S. 52-74.

komplexer Theoriebildung, die kaum praktische Orientierung bieten konnte.[541] Diese Kritik traf wiederum auch und gerade die Psychoanalyse. Wie ein Protagonist der Kinderladenbewegung 1972 bemerkte, stellten die langen Listen mit komplizierter psychoanalytischer Literatur, die den Kinderladen-Eltern von Theoriekadern »zwecks theoretischer Erarbeitung und Diskussion in die Hand gedrückt« wurden, keine praktische Hilfe dar, sondern sorgten eher für »Unsicherheit und Verwirrung«.[542] Ohnehin verfolge auch die psychoanalytische Reformpädagogik nur mit sanfteren Mitteln das gleiche Erziehungsziel wie die orthodoxe Psychoanalyse, nämlich die Zähmung der menschlichen Natur, anstatt ihr »zur optimalen Entfaltung zu verhelfen«. Der »am weitesten gediehene« emanzipatorische Erziehungsversuch war nach Ansicht des Autors A. S. Neills Summerhill-Schule, doch sei diese schnell dem »Verdammungsurteil der Linken« anheimgefallen, die sie als ideales Erziehungssystem für eine kapitalistische Gesellschaft ansah.[543] Hinzu kam die – allerdings keineswegs neue – Beobachtung, dass sich in vielen linken Gruppen eine »bescheidwisserische, besserwisserische Haltung des ›Analysierens‹ *der anderen*« verbreitet habe, wodurch »angelesenes psychoanalytisches Wissen« zum autoritären Herrschaftsmittel werde, anstatt zu helfen, sich gegenseitig besser zu verstehen.[544]

In diesem Zusammenhang konnte sich Kritik an der AAO gerade daran entzünden, dass sie noch zu sehr dem ›kalten‹ psychoanalytischen Jargon und damit dem »asinnlichen« kleinbürgerlichen Verhältnis zur Sexualität verhaftet sei.[545] Im Therapie-Sonderheft des *Carlo Sponti* von 1976 fand die (klassische) Psychoanalyse mit Ausnahme gelegentlicher Verweise auf Wilhelm Reich bezeichnenderweise kaum noch explizit Erwähnung. Die Therapie von »Siggi Freud«, so viel wurde im Vorwort ausgeführt, die 1968 das Bedürfnis nach persönlicher Emanzipation befriedigen sollte, habe sich als untauglich für die »Dynamik von Massenbewegungen« und als in weiten Teilen »konservativ und frauenfeindlich« entpuppt.[546] Übrig geblieben seien nur noch Schlagwörter wie »Ich bin fruschtriert« (*Carlo Sponti* kam aus Heidelberg) oder »analfixiertes Arschloch«.[547] Die Psychoanalyse hatte ihre emanzipatorische Verheißungskraft also nicht allein wegen ihrer theoreti-

541 Saß, Links von sich selbst, S. 22.

542 Ebd., S. 2. Psychoanalytiker schrieben im Vergleich zu anderen psychologischen und psychotherapeutischen Schulen im Durchschnitt auch die dicksten Bücher; Raapke / Schindler, Psychoboom, S. 73 f.

543 Saß, Links von sich selbst, S. 2.

544 Ebd., S. 28 f. Hervorhebung im Original.

545 Schneider, Freie Sexualität, S. 30.

546 Zur feministischen Kritik an der Psychoanalyse siehe oben, S. 140, Anm. 312.

547 Hans (Carlo-Redaktion), Vor Wort, in: Carlo Sponti, Nr. 26 / 27 [1976], S. 1-4, Zitate S. 2.

schen Komplexität eingebüßt, sondern auch aufgrund der Veralltäglichung und Normalisierung ihrer Begriffe und Deutungsmuster.

Während das Vorwort Arroganz und Vorurteile der undogmatischen Linken den neuen therapeutischen Praktiken gegenüber beklagte, stellte ein anderer Beitrag hingegen fest, dass die neuen »Gefühlstherapien« wie Gestalttherapie, Primärtherapie, Transaktionsanalyse, Bioenergetik, Aktionsanalyse oder Co-Counselling in der Heidelberger linken Szene mit großer Begeisterung aufgenommen würden. Hunderte hätten sich nach einiger Therapieerfahrung dafür entschieden, aufs Land zu ziehen oder selbst Therapeut zu werden, »was bedeutet: ständig tiefen Gefühlsaustausch mit Patienten und zwischendurch viel Ferien«. Eine solche Berufswahl war nach Ansicht des Autors allerdings per se kapitalistisch korrumpiert, da das Therapeut-Patient-Verhältnis ein »Warenverhältnis« sei. Auch der sich als sozialistisch verstehende professionelle Therapeut vermarkte seine menschliche Zuwendung, »enteigne« qua professioneller Theorieautorität die Krankheit des Patienten und passe ihn durch Leidenslinderung wieder an das herrschende System an: »Therapie ist Klassenkampf von oben.« Doch auch hier führte wie so oft die Kritik an den bekannten Therapieformen dazu, eine andere, neue, nun wahrhaft befreiende Therapie – die allerdings nicht mehr als solche bezeichnet werden sollte – zu fordern. Man müsse »fühlend Kontakt« mit den psychischen Symptomen der gesellschaftlichen Unterdrückung, insbesondere mit der Unterdrückung in der Familie, aufnehmen, um daraus eigene Formen der »fühlenden Erfahrung der eigenen Geschichte« jenseits der von therapeutischen Experten vorgegebenen Ideologien zu entwickeln.[548]

Bei dieser Absage an die neuen Gefühlstherapien, deren Verbreitung wiederum eine Reaktion auf die verbrauchten emanzipatorischen Verheißungen der Psychoanalyse darstellte, spielte möglicherweise auch eine Rolle, dass die betreffenden therapeutischen Techniken längst auch außerhalb des alternativen Milieus ihre Anwendung fanden. Ein Beispiel hierfür ist die Transaktionsanalyse (nicht zu verwechseln mit Otto Mühls Aktionsanalyse), die zu den Methoden zählte, die Mitte der siebziger Jahre »die Psychoscene in Heidelberg beherrschen«.[549] Die vom amerikanischen Psychiater Eric Berne entwickelte und besonders von dessen Schüler Thomas A. Harris popularisierte Transaktionsanalyse basierte auf einer vereinfachten Version des psychoana-

548 M., Primärtherapie: neuer Weg ins Heil? oder: Wie der befreiende Anstoß der Gefühlstherapien zur Fessel der Befreiung wird, in: Carlo Sponti, Nr. 26/27 [1976], S. 11-13, alle Zitate ebd. Zu der von Konsum- und Stadtkritik, Natur- und Selbstversorgerromantik, Natürlichkeits- und Ganzheitlichkeitssehnsucht gekennzeichneten linksalternativen Landflucht vgl. Reichardt, Authentizität und Gemeinschaft, S. 459-487.

549 K., Transaktionsanalyse – solidarisches Handeln, in: Carlo Sponti, Nr. 26/27 [1976], S. 7f.

lytischen Modells vom psychischen Apparat.[550] Demnach beruhten psychische Schwierigkeiten und Krankheiten auf einem vor allem aufgrund frühkindlicher Prägungen gestörten Verhältnis zwischen dem emotionalen »Kind-Ich«, dem rational-bewussten »Erwachsenen-Ich« und dem »Eltern-Ich«, das die internalisierten sozialen Normen, Werte und Vorurteile repräsentierte. Zwischenmenschliche Probleme resultierten wiederum aus der Inkongruenz der jeweils in der kommunikativen Begegnung dominierenden Persönlichkeitsebenen.

Ein Artikel im *Carlo Sponti* kritisierte zwar, dass das Versprechen der Transaktionsanalyse, jeden Menschen glücklich machen zu können, die gesellschaftlichen Bedingungen des Unglücks ignoriere. Sie könne deshalb den »politischen Kampf nicht ersetzen«, aber doch dazu beitragen, »Machtstrukturen« in der »alltäglichen Kommunikation« zu durchschauen und so »beim kämpfen helfen«.[551] Zu diesem Zeitpunkt waren allerdings nicht nur Bernes und Harris' Bücher bereits dabei, sich zu Bestsellern zu entwickeln. Die 1968 gegründete Evangelische Telefonseelsorge München schulte ihre Mitarbeiter schon seit Jahren unter anderem in Transaktionsanalyse,[552] und die Lufthansa hatte Anfang 1976 ihren 11.000 Mitarbeiterinnen und Mitarbeitern mit Kundenkontakt ein transaktionsanalytisches Training verordnet, um, wie es die *Zeit* formulierte, etwa bei den Stewardessen »Kratzbürstigkeit durch Sanftmut zu ersetzen«.[553]

Viele der erwähnten »Gefühlstherapien« lassen sich dem engeren oder weiteren Umkreis der sogenannten Humanistischen Psychologie und dem aus ihr in den sechziger Jahren in den Vereinigten Staaten erwachsenen *Hu-*

550 Eric Berne, Spiele der Erwachsenen. Psychologie der menschlichen Beziehungen, Reinbek bei Hamburg 1970. Die 1967 publizierte erste deutsche Ausgabe von Bernes Buch, das im Original 1964 erschien, wurde innerhalb eines Jahre 70.000-mal gedruckt. Die Neuauflage von 1970 kam bis 1975 auf rund 100.000, bis 1979 auf 160.000 Druckexemplare. Noch erfolgreicher war der ebenfalls bei Rowohlt erschienene Titel von Thomas A. Harris, Ich bin o.k., du bist o.k. Wie man über seinen Schatten springen lernt, Reinbek bei Hamburg 1973 (amerik. Orig. zuerst 1969). Die Taschenbuchausgabe, die 1975 unter dem veränderten Untertitel »Wie wir uns selbst besser verstehen und unsere Einstellung zu anderen verändern können. Eine Einführung in die Transaktionsanalyse« herauskam, hatte 1979 eine Druckauflage von 280.000 Exemplaren erreicht, zehn Jahre später dann von über 600.000. Die jüngste 47. Auflage erschien 2013. Für einen Überblick über die Transaktionsanalyse vgl. auch Kriz, Grundkonzepte, S. 93-103.

551 K., Transaktionsanalyse – solidarisches Handeln, in: Carlo Sponti, Nr. 26/27 [1976], S. 7f.

552 Helmut Harsch, Theorie und Praxis des beratenden Gesprächs. Ausbildungskurs der Evangelischen Telefonseelsorge München, München 1973.

553 Frank Otte, Nachhilfestunden beim Seelenforscher. Wie die Deutsche Lufthansa das Verhältnis zu ihren Passagieren verbessert, in: Die Zeit, 23.1.1976, S. 26.

man Potential Movement zurechnen.[554] Die meisten grundlegenden Bücher Humanistischer Psychologen und Therapeuten wie Abraham Maslow, Carl Rogers, Charlotte Bühler, Fritz [Frederick S.] Perls oder Ruth Cohn erschienen zwischen 1972 und 1977 in deutscher Übersetzung in der Bundesrepublik. Der sich zur gleichen Zeit jenseits des staatlichen Gesundheitssystems entfaltende Markt unzähliger Therapie- und Selbsterfahrungsgruppen war ebenfalls von Verfahren dominiert, die sich der Humanistischen Richtung zuordnen lassen.[555] »Humanistische Psychologie« ist eine eher unscharfe Sammelkategorie, unter der eine Reihe heterogener psychologischer Theorien und psychotherapeutischer Ansätze subsumiert werden, die seit den vierziger Jahren ein gewisses eigenständiges Profil zu entwickeln begannen. Die Bezeichnung selbst etablierte sich mit dem 1961 von Abraham Maslow und Anthony Sutich ins Leben gerufenen *Journal of Humanistic Psychology*, in dessen Herausgebergremium neben Bühler und Rogers unter anderem auch Erich Fromm, David Riesman und Aldous Huxley saßen, und ein Jahr später wurde die *American Association for Humanistic Psychology* als organisatorischer Zusammenschluss gegründet.[556]

Aus den beiden psychologischen Hauptströmungen des Behaviorismus und der Psychoanalyse flossen viele Elemente in die Humanistische Psychologie ein, und insbesondere mit den Neopsychoanalytikern wie Karen Hor-

554 Zur Kulturgeschichte der Humanistischen Psychologie in den Vereinigten Staaten siehe Jessica Grogan, Encountering America. Humanistic Psychology, Sixties Culture & the Shaping of the Modern Self, New York 2013; zur historischen Entwicklung mit Betonung der europäisch-psychoanalytischen Wurzeln vgl. Helmut Johach, Von Freud zur Humanistischen Psychologie. Therapeutisch-biographische Profile, Bielefeld 2009. Für eine differenzierte Zusammenfassung der Geschichte der Humanistischen Psychologie als wissenschaftlicher und weltanschaulicher Bewegung siehe Jürgen Straub, Wissenschaftliche Psychologie als Humanismus? Rekonstruktion eines hybriden Programms zur Errettung der modernen Seele, in: ders. (Hg.), Der sich selbst verwirklichende Mensch. Über den Humanismus der Humanistischen Psychologie, Bielefeld 2012, S. 15-67, für einen systematischen Überblick vgl. Helmut Quitmann, Humanistische Psychologie. Psychologie, Philosophie, Organisationsentwicklung, 3., überarb. und erw. Aufl., Göttingen u. a. 1996.

555 Barbara Winkler, Humanistische Psychologie und Gruppenbewegung in der Psychoszene, in: Keupp/Zaumseil, Organisierung psychischen Leidens, S. 438-466; Küenzlen, Psychoboom und Weltanschauung. Obgleich ästhetisch fragwürdig, wird »Humanistisch« auch als alleinstehendes Adjektiv im Folgenden großgeschrieben, um seinen Bezug auf die betreffende psychologische Strömung hervorzuheben.

556 Grogan, Encountering America, S. 86-89. Der Zeitschriftentitel ging dabei auf einen Vorschlag von Maslows Schwiegersohn zurück, nachdem Maslow und Sutich Ideen wie *Journal of Orthopsychology*, *Psychological Growth*, *Being and Becoming*, *Personality Development*, *Existence*, *Third Force* und *Self-Psychology* verworfen hatten.

ney oder Erich Fromm gab es etliche Berührungspunkte.[557] Die Humanistischen Psychologen vereinte jedoch der Anspruch, als neue »dritte Kraft« der wissenschaftlichen Psychologie »im Gegensatz zu einer mechanistischen und reduktionistischen Auffassung des Menschen« und dem »analytisch-sezierend-atomistisch-Newtonianischen Verfahren des Behaviorismus und der Freudschen Psychoanalyse« das »zutiefst ganzheitliche Wesen der menschlichen Natur« zu erforschen.[558] Den Menschen sollte damit zur Entwicklung der ihnen »innewohnenden Kräfte und Fähigkeiten« und zu »Kreativität, Wertsetzung und Selbstverwirklichung«, zu »persönlichem Wachstum«, Gesundheit, »Identität und Autonomie« verholfen werden.[559]

Die psychoanalytische Fokussierung auf die »kranke Hälfte« des psychologischen Geschehens sollte dabei, so Maslow, durch eine umfassende »Psychologie der Gesundheit« ergänzt oder überwunden werden, die danach fragte, »wie man *nicht-krank* wird«, um »unser Leben zu kontrollieren, zu verbessern und aus uns bessere Menschen zu machen«.[560] Therapie sei, so hieß es in einem Handbuch zur Gestalttherapie, »zu wertvoll, um nur den Kranken vorbehalten zu sein«.[561] Dabei erhoben die Humanistischen Psychologen auch den Anspruch positiver gesellschaftlicher Wirksamkeit, denn eine »Verbesserung der individuellen Gesundheit« sei zugleich auch »ein Weg zur Schaffung einer besseren Welt«.[562] Eine humanistisch orientierte Psychotherapie, so erläuterte der Psychotherapeut James Bugental diesbezüglich, ermögliche es dem Patienten »to emerge from his therapeutic experience with heightened concern about his society and with increased potential to express that concern in effective ways«. Da die Humanistische Psychologie

557 Grogan, Encountering America, S. 47-52; zum Einfluss insbesondere der von der Freud'schen Urlehre abweichenden ›abtrünnigen‹ Psychoanalytiker vgl. ausführlich Johach, Von Freud zur Humanistischen Psychologie.

558 Charlotte Bühler/Melanie Allen, Einführung in die humanistische Psychologie, Stuttgart 1974, S. 7 (erstes Zitat); Abraham Maslow, Motivation und Persönlichkeit, Olten 1977, S. 7 (weitere Zitate). Vgl. auch den programmatischen Aufsatz von J.[ames] F. T. Bugental, The Third Force in Psychology, in: Journal of Humanistic Psychology 4 (1964), S. 19-26, in dem die Entwicklung der Humanistischen Psychologie in ihrer historischen Tragweite mit dem Ende des Feudalismus, der Nutzbarmachung der Elektrizität und der Entdeckung des amerikanischen Kontinents verglichen wird.

559 Bühler/Allen, Einführung, S. 7 (die ersten beiden Zitate); Maslow, Motivation und Persönlichkeit, S. 11 (weitere Zitate).

560 Abraham Maslow, Psychologie des Seins. Ein Entwurf, München 1973, S. 23, Hervorhebung im Original.

561 Erving Polster/Miriam Polster, Gestalttherapie. Theorie und Praxis der integrativen Gestalttherapie, 2. Aufl., München 1977, S. 35.

562 Maslow, Psychologie des Seins, S. 23, Hervorhebung im Original; ähnlich etwa auch Polster/Polster, Gestalttherapie, S. 37, die es als eine Aufgabe des Psychotherapeuten ansahen, über die Heilung und das persönliche Wachstum hinaus auch zur »Entwicklung eines neuen gesellschaftlichen Klimas« beizutragen.

damit »a threat to the establishment« darstelle, müsse man allerdings mit harten politischen Gegenmaßnahmen, vielleicht sogar mit Verfolgung rechnen.[563] Carl Rogers teilte der deutschen Leserschaft 1975 mit, bei der Humanistischen Psychologie handle es sich um eine »subversive Wissenschaft«, die den Beginn einer »neuen Politik der Konfliktlösung« in einer »materialistischen, gewalttätigen, übertechnisierten Kultur« einleiten könne.[564] Hierfür durfte sich die Humanistische Psychologie jedoch im Unterschied zur Psychoanalyse nicht auf die Behandlung Einzelner beschränken, sondern musste zu einer »Pädagogik für alle« werden, wie das Plädoyer im Untertitel einer Aufsatzsammlung von Ruth Cohn lautete, deren auf Emotionsklärung abzielendes Gruppenverfahren der »themenzentrierten Interaktion« in der Bundesrepublik weite Verbreitung fand.[565]

Der Verbesserungsanspruch der Humanistischen Psychologen ging nicht nur in sozialer Hinsicht, sondern auch individualbiographisch weit über die begrenzte therapeutische Intervention hinaus. Unter der Maßgabe einer lebenslang unabschließbaren »Selbstverwirklichung«, »Selbstaktualisierung« oder »Selbsterfüllung« sollte der gesamte menschliche Lebenslauf in den psychologischen Blick genommen werden.[566] Dieser Anspruch auf lebensumfassende Sinnstiftung trug unübersehbar quasi-religiöse Züge,[567] und mitunter wurde die Humanistische Psychologie explizit als neues Glaubenssystem angepriesen, in dem der »Glaube an die Fähigkeit des Menschen, aus eigener Kraft sein Leben positiv zu gestalten«, das »Bedürfnis nach einem von außen wirkenden religiösen System« ersetze.[568] Der vorbildlich schöpfe-

563 James F. T. Bugental, The Humanistic Ethic – the Individual in Psychotherapy as a Societal Change Agent, in: Journal of Humanistic Psychology 11 (1971), S. 11-25, Zitate S. 12 u. S. 24. Zu den tatsächlich sehr aggressiven zeitgenössischen Reaktionen der politischen Rechten in den Vereinigten Staaten auf die Verbreitung humanistischer Therapie- und Trainingsmethoden, die wahlweise oder gleichzeitig als kommunistische Gehirnwäsche und Nazi-Komplott gedeutet wurden, vgl. hier nur Carl Rogers, Encounter-Gruppen. Das Erlebnis der menschlichen Begegnung, München 1974, S. 18-20. Solcherlei Anfeindungen schienen das Sendungs- und Selbstbewusstsein der Humanistischen Psychologen jedoch nur verstärkt zu haben.

564 Carl Rogers, Psychologie als subversive Wissenschaft, in: Psychologie heute, Juni 1975, S. 49-51.

565 Ruth C. Cohn, Von der Psychoanalyse zur themenzentrierten Interaktion. Von der Behandlung einzelner zu einer Pädagogik für alle, Stuttgart 1975.

566 Charlotte Bühler, Einleitung: Der menschliche Lebenslauf als eine Ganzheit, in: dies./Fred Massarik (Hg.), Lebenslauf und Lebensziele. Studien in humanistisch-psychologischer Sicht, Stuttgart 1969, S. 1-8.

567 Vgl. auch Straub, Wissenschaftliche Psychologie, S. 35f., Anm. 19. Als rezente Version verwandter psychologischer Heils- und Selbstoptimierungslehren mit religionsartigem Einschlag nennt Straub die populäre »Positive Psychologie« von Martin Seligman.

568 Bühler/Allen, Einführung, S. 80.

rische, leistungsfähige und »zielgerichtet lebende Mensch« sei, wie Bühler mit Bezug auf David Riesman meinte, allgemein viel weniger »von außen« bestimmt und übernehme die Verantwortung für sein eigenes Leben.[569]

Die Humanistischen Psychologen legitimierten ihr weitreichendes Psychologisierungs- und Therapeutisierungsprogramm mittels eines Pathologisierungsdiskurses, der demjenigen der psychoanalytischen Gesellschaftskritik in Westdeutschland seit den späten sechziger Jahren sehr ähnlich war. Denn da Gesundheit mit Selbstverwirklichung gleichgesetzt wurde, der »normale« Mensch aber grundsätzlich als (noch) nicht »selbstverwirklicht« galt, konnte er damit auch als »krank« angesehen werden.[570] Oder wie Maslow es formulierte: »Offensichtlich ist das, was wir in der Psychologie ›normal‹ nennen, nur eine Psychopathologie des Durchschnittlichen, die so undramatisch und so weit verbreitet ist, daß wir sie gewöhnlich nicht einmal bemerken.«[571]

Die Psychoanalyse war dabei aus Sicht der Humanistischen Psychologen aufgrund ihres theoretischen Reduktionismus nicht in der Lage, den sich verbreitenden diffusen Ängsten und Zwängen, die nicht mehr der klassischen Neurosenlehre entsprachen, therapeutisch adäquat zu begegnen. Diese seien nämlich nicht mehr ausschließlich auf die »frühen Kindheits-Traumen« zurückzuführen, sondern Ausdruck der Einsicht, dass man sein »innerstes Selbst nicht entwickelt« habe und die »besten Kräfte der Selbstverwirklichung ungenutzt« lasse.[572] Hinsichtlich der Psychotherapie folgte hieraus das bei aller theoretischen Verschiedenheit die meisten Humanistischen Therapieverfahren verbindende Grundprinzip, dem Patienten nicht – wie es an der Psychoanalyse kritisiert wurde – als überlegene Autorität mit einem festgefügten ätiologischen Schema entgegenzutreten, das der Patient in seine Selbsterzählung zu integrieren hatte. Stattdessen sollte ihm geholfen

569 Bühler, Lebenslauf, S. 1f.

570 Illouz, Errettung, S. 270f.; vgl. auch Castel u.a., Psychiatrisierung des Alltags, S. 305.

571 Maslow, Psychologie des Seins, S. 34. Allerdings hatte Maslow ähnlich wie Horkheimer oder Fromm wenig übrig für den »durchschnittlichen Bohemien und Rebellen gegen die Autorität, der aus Trivialitäten große Probleme macht und gegen irgendeine unwichtige Regelung kämpft, als wäre sie weltweit bedeutend«. Der selbstverwirklichende Mensch halte sich im Gegenteil aus Rücksicht auf seine Mitmenschen die meiste Zeit an gesellschaftliche Konventionen und Rituale, könne sich aber jederzeit von ihnen frei machen, wenn es um aus seiner Sicht bedeutende Dinge gehe oder er sich in einer Gesellschaft befinde, die kein konventionelles Verhalten erwarte (ders., Motivation und Persönlichkeit, S. 227).

572 Bühler/Allen, Einführung, S. 67. Da das Selbstverwirklichungskonzept der Humanistischen Psychologie geschlechtsneutral formuliert war, war sie im Vergleich zur Psychoanalyse leichter für den Feminismus anschlussfähig; vgl. die ausführliche Bezugnahme auf Abraham Maslow im feministischen Klassiker von Betty Friedan, Der Weiblichkeitswahn oder Die Mystifizierung der Frau, Reinbek bei Hamburg 1966, S. 209-216 (amerik. Orig. *The Feminine Mystique* zuerst 1963).

werden, im »Hier und Jetzt« gegenwartsbezogen und selbstständig Zugang zu seinen Gefühlen, Bedürfnissen und psychischen Konflikten zu finden und sie verbal oder körperlich auszudrücken.[573]

Zum weit ausstrahlenden Leuchtturm der Symbiose zwischen Humanistischer Psychologie und der neuen Selbstführungskultur einer progressiven bzw. gegenkulturellen weißen Mittelschicht in den Vereinigten Staaten, die auf gemeinsamen Subjektivierungsnormen wie »Selbstverwirklichung«, »Authentizität« und »innerem Wachstum« sowie einem weitreichenden sozialen und kulturellen Veränderungswillen beruhte, wurde in den sechziger Jahren das Esalen-Institut in Big Sur an der kalifornischen Pazifikküste. Das Esalen-Institut war 1962 als experimentelles Seminarzentrum und alternative Forschungseinrichtung für akademisch marginalisierte oder ignorierte Wissensformen gegründet worden, die zur Entfaltung des *human potential* beitragen sollten. Seminarthemen der Anfangszeit waren in erster Linie Philosophie, westliche und besonders östliche Religionen, Psychologie, Evolutionstheorie und »bewusstseinserweiternde« Drogen wie LSD. Die Veranstaltungen in Esalen fanden zunächst noch überwiegend in akademischer Vortragsform statt, doch schon nach kurzer Zeit dominierten therapeutisch und »spirituell« ausgerichtete Seminare, die der emotionalen und körperlichen Selbsterfahrung dienen sollten und die zum Vorbild für Hunderte von sogenannten *growth centers* in den Vereinigten Staaten wurden.[574]

In den Encounter-Gruppen, die in Esalen und anderen *growth centers* praktiziert wurden, sollten mittels emotional intensiver Gruppenerfahrungen zwischenmenschliche Beziehungen vertieft, die »wahren« Gefühle hinter der sozialen »Fassade« entdeckt und persönliches »Wachstum« gefördert werden.[575] In ihnen wurde seit Mitte der sechziger Jahre in den Vereinigten Staaten der Überbietungswettbewerb emotionaler Selbst- und Fremdentblößung vorweggenommen, der dann etwa ein halbes Jahrzehnt später auch die Kommune- und Therapieszene Westdeutschlands erfasste. Die zunehmend aggressive emotionale und auch physische Enthemmung in den Encounter-Gruppen, die einer der Esalen-Gründer rückblickend selbstkritisch als »sledgehammer approach to human growth« bezeichnete, führte dabei unter den psychisch labileren Teilnehmern Ende der sechziger Jahren zu mehreren Suiziden.[576] Das tat der Faszination der zur »Selbstbefreiung« erhobenen Suspendierung zivilisierter Verhaltensstandards und der damit verbundenen,

573 Quitmann, Humanistische Psychologie, Kap. III; Kriz, Grundkonzpete der Psychotherapie, Kap. IV.

574 Grogan, Encountering America, Kap. 8 u. Kap. 9; Jeffrey J. Kripal, Esalen. America and the Religion of No Religion, Chicago / London 2007.

575 Rogers, Encounter-Gruppen.

576 Grogan, Enountering America, S. 200-203.

als kathartisch empfundenen emotionalen Erfahrungen jedoch keinen Abbruch.

Die auf lange Sicht größte Anziehungskraft übte aber eher die in der »großen humanistischen Familie« vermittelte »Nähe, Wärme und Geborgenheit« aus, die zwei deutsche Besucherinnen des 15. Jahreskongresses der *Association for Humanistic Psychology* erlebten, der 1977 im kalifornischen Berkeley mit rund 2.000 Teilnehmern stattfand. Die zwei Frauen zeigten sich in ihrem Bericht in der *Psychologie heute* beeindruckt von der halbtägigen Eröffnungsfeier, in der durch »Gesang, Tanz und Bewegungen [...] der humanistische Geist beschworen« wurde und jeder »zu seiner Lebensenergie und der der anderen Zugang finden« sollte. In den Tagungspausen wurde »konstenlose Kopf- und Schultermassage von professionellen Kräften« angeboten, und beim Anstehen an der Essensausgabe »wurde man des öfteren vom Hintermann an Schultern und Nacken sanft massiert, was sich dominoartig fortsetzte«. Es gab auch zahlreiche gesellschaftspolitische Vorträge etwa zur Frauen- und Homosexuellenbewegung oder über die Lebensbedingungen in den Slums der Großstädte. Allerdings monierten die Autorinnen, dass eine »kritische *Analyse* der Ursachen und Bedingungen der Mißstände«, wie man sie in Europa gewohnt sei, »fast völlig« gefehlt habe, »von marxistischer Gesellschaftskritik ganz zu schweigen«.[577]

Dieses Beharren auf der gesellschaftspolitischen Perspektive von Psychologie und Psychotherapie war in Deutschland offenbar besonders ausgeprägt, was sich aus der engen Verflechtung des Psychobooms mit der Gesellschaftskritik der 68er-Jahre sowie der daraus resultierenden politischen Rechtfertigungsroutine erklärt.[578] Der Chefredakteur der *Psychologie heute*, Heiko Ernst, betonte etwa, dass Maslows Modell der Selbstverwirklichung auf das Gegenteil von »Ego-Trip« und »flachem Hedonismus« hinauslaufe, die sich im »Ich-Jahrzehnt« – so Ernst mit Bezug auf den vom Schriftsteller Tom Wolfe geprägten Ausdruck *Me Decade* – allenthalben ausbreiteten. Er kritisierte jedoch, dass Maslows Selbstverwirklichungsidee die sozialen Voraussetzungen ihrer Verwirklichung ausblende, die für viele Menschen nicht erfüllt seien, und deshalb Gefahr laufe, zu einer elitären Ideologie der ökonomisch unabhängigen Mittel- und Oberschicht zu werden. In ihrer individualistischen Lesart, in der die Bedeutung von »Solidarität und Kooperation« ausgeblendet und Selbstverwirklichung auf den »Feierabend« verlegt werde, lasse sie zudem den »Ellenbogen-Egoismus«, der in der »Produktions-

577 Corinna Brandl / Dorit Lang-Jerausky, Der Kongress tanzt. Ein Beitrag zur Humanisierung von wissenschaftlichen Großveranstaltungen, in: Psychologie heute, Februar 1978, S. 53 f., Hervorhebung im Original.

578 In längerer historischer Perspektive wäre zudem nach den Überhängen einer in Deutschland besonders ausgeprägten Politisierung romantischer Gemeinschaftsideen zu fragen; vgl. hier nur Helmuth Plessner, Grenzen der Gemeinschaft. Eine Kritik des sozialen Radikalismus, Frankfurt am Main 2002 (zuerst Bonn 1924).

sphäre« der »bürgerlich-kapitalistischen Gesellschaft« herrsche, unangetastet. Wohlverstandene »Selbstverwirklichung« sei deshalb die »permanente Auseinandersetzung« nicht nur mit sich selbst, sondern auch mit den sozialen Bedingungen ihrer Verhinderung.[579]

Die Humanistische Psychologie dürfe kein »weltabgewandter Ego-Trip für Leute, die sichs leisten können«, werden, hieß es auch im Bericht zur Zweiten Europäischen Konferenz für Humanistische Psychologie, die im Juli 1978 in Genf stattfand und auf der unter anderem Ruth Cohn, die Psychiaterin und Begründerin der »Sterbeforschung« Elisabeth Kübler-Ross und der antipsychiatrische Psychiater Ronald D. Laing auftraten. Sie müsse sich vielmehr »aktiv« mit der »Wirklichkeit außerhalb der Gruppenräume und Growth-Centers« auseinandersetzen und den »Kampf gegen die persönliche *und* soziale Entfremdung« aufnehmen. Dieses Problem schien »deutsche Vertreter freilich mehr zu bewegen als andere«.[580]

In den therapeutischen Angeboten der Konferenz zeigte sich wie schon in der kollektiven Massagepraxis auf dem Kongress in Berkeley ein Jahr zuvor die ausgeprägte Körperbezogenheit, die mit der Humanistischen Betonung der Emotionen wie auch dem Imperativ intimer Grenzüberschreitung als vermeintlicher Aufhebung der »Entfremdung« einherging: »Die therapeutische Arbeit an den Gefühlsprozessen ist immer auch Arbeit mit den Reaktionen des Körpers.« Mittels Tanztherapie sollte die »Konzentration auf den Körper« eingeübt, mittels Meditation (die auf dem betreffenden Foto allerdings eher wie eine Gymnastikübung aussieht) das »Gleichgewicht […] zu mir und über mich hinaus zur Natur, zur Welt« hergestellt werden. Vor allem aber ging es darum, sich in einer Gruppe fremder Menschen anzufassen und zu umarmen: »Tasten nach Wärme und Geborgenheit«; sich an verschiedenen Körperstellen fest zu drücken: »Reflexzonenmassage: Der Fuß als Spiegel des Körpers und der Gefühle«; oder sich auch einmal gegenseitig körperlich anzugehen: »Die Erfahrung, nicht immer nur der ›Liebe‹ zu sein, sondern auch Aggressionen zu erleben«.[581]

Seit den mittleren siebziger Jahren lösten in der Bundesrepublik die gefühlsorientierten Therapien der Humanistischen Psychologie die Psychoana-

579 H.[eiko] E.[rnst], Selbstverwirklichung – in Abrahams Schoß, in: Psychologie heute, März 1979, S. 28 f. Vgl. auch das vorangegangene Interview mit Ruth Cohn, in dem diese die Tendenzen zur rein egoistischen Selbstverwirklichung geißelte, die sich in der Humanistischen Therapiebewegung zeigten, jedoch nicht im Sinne der Humanistischen Psychologie seien: Ich bin Ich. Ein Aberglaube, in: Psychologie heute, März 1979, S. 22-28. Zur Kritik der Ausblendung sozialer Faktoren im Konzept »inneren« Wachstums siehe auch Carl F. Graumann, Psychologie – humanistisch oder human?, in: Psychologie heute, August 1977, S. 40-45.

580 R. R., Der lange Weg zum anderen Leben, in: Psychologie heute, November 1978, S. 32-37, Zitate S. 34.

581 Ebd., passim.

lyse als Leitwissenschaft therapeutischer »Emanzipation« ab. Dies bedeutete zugleich die Ablösung triebtheoretischer sexueller Befreiungsutopien durch die Hoffnung einer Restituierung des »ganzen Menschen«, was gleichbedeutend mit einer therapeutisch angeleiteten Emotionalisierung und, damit zusammenhängend, Somatisierung von Selbst- und Sozialverhältnissen war. Bereits 1972 nannte ein Protagonist der antiautoritären Kinderladenbewegung neben Günter Ammons gruppentherapeutischem Ansatz das Konzept der Encounter-Gruppen nach Carl Rogers als eine Möglichkeit, dem Sadismus der linken Hobby-Psychoanalytiker, dem »Denk- und Grübelzwang« der linken Intellektuellen und der Kälte der ML-Dogmatiker zu entkommen, um stattdessen »wirkliche Solidarität« und »menschliches Verständnis« einzuüben.[582] Ein Jahr später diagnostizierte der Psychologe Ingo Mummert in der *Konkret* eine Wiederentdeckung der »Zärtlichkeit«, gar einen neuen »Zärtlichkeitsfetischismus« in der Neuen Linken, der alle zwischenmenschlichen Probleme auf einen Mangel an zärtlicher Zuwendung zurückführe.[583] In gewisser Hinsicht hinkte das linke Milieu bei seiner therapeutischen Emotionalisierung allerdings der professionellen Psychotherapie etwas hinterher. Denn in der Gesprächspsychotherapie nach Reinhard Tausch, die auf dem personzentrierten Ansatz von Carl Rogers beruhte und unter psychologischen Psychotherapeuten weit verbreitet war, standen »Wärme«, »Echtheit« und »Einfühlung« schon seit etwa 1968 weit oben auf der therapeutischen Werteskala.[584]

Auch Horst-Eberhard Richter zollte als Psychoanalytiker 1978 der Emotionalisierung der therapeutischen Selbstbefreiungsprojekte insofern Tribut, als er diese nun als »kollektiven Aufstand der unterdrückten Emotionalität« deutete.[585] Er musste dabei eingestehen, dass die orthodoxe Psychoanalyse kaum in der Lage war, diesem Wandel der Problemwahrnehmung vom »unterdrückten Trieb zum unterdrückten Selbst«, die sich in einer verbreiteten therapeutischen Sehnsucht nach emotional intensiven sozialen Beziehungen und »kommunikativer Selbstbestimmung« ausdrücke, theoretisch und praktisch gerecht zu werden.[586] Es waren allgemein besonders psychoanalytisch orientierte Autoren, die sich nicht mit der aufblühenden, von der Humanis-

582 Saß, Links von sich selbst, S. 28-30. Rogers' *On Encounter Groups* von 1970 erschien 1974 in deutscher Übersetzung und erlebte im selben Jahr 5 Auflagen; Rogers, Encounter-Gruppen.

583 Ingo Mummert, Gelobt sei was zart macht, in: Konkret, 15.3.1973, S. 24-27.

584 Tausch, Gesprächspsychotherapie, 2. Aufl.

585 Horst-Eberhard Richter, Vorwort: Worum geht es?, in: ders., Engagierte Analysen. Über den Umgang des Menschen mit dem Menschen, Reinbek bei Hamburg 1978, S. 9-24, Zitat S. 11.

586 Horst-Eberhard Richter, Vom unterdrückten Trieb zum unterdrückten Selbst. Die Schwierigkeit der Psychoanalyse, der sich wandelnden Problemlage der Menschen zu folgen, in: ders., Engagierte Analysen, S. 112-132, zweites Zitat S. 121.

tischen Psychologie dominierten Therapie- und Selbsterfahrungskultur anfreunden konnten. Richter sah hierin nur eine neue Facette der leidverleugnenden »Fassadenkultur«, welche die Artikulation emotionaler Bedürfnisse in den sozialen Randbereich der Psychotherapie abschob, und auch die Encounter-Gruppen erlaubten nur ein eruptives, punktuelles und oberflächliches Ausleben dieser Bedürfnisse.[587] Aus dieser Sicht war der Psychoboom individuell zu wenig tiefgreifend und gesellschaftlich zu wenig ausgreifend.

Für Jörg Bopp hingegen bestand das Problem im irrationalistischen Imperativ, bedingungslos zu seinen je aktuellen Wünschen und Gefühlen »zu stehen«. So werde die kritische Analyse ihrer gesellschaftlichen Bedingtheit unmöglich, und man gestehe »entfremdeten Bedürfnissen und Befriedigungsformen [...] den illusorischen Charakter persönlicher Emanzipation« zu.[588] Allerdings stellte die neue Ideologie bedingungsloser Anerkennung jeglicher Emotionen und Bedürfnisse im linksalternativen Milieu gerade eine Reaktion auf die verbreitete, inquisitorische psychoanalytische Entlarvung »entfremdeter« Bedürfnisse dar, die von immer mehr Akteuren als unerträglich empfunden wurde. Daran änderte auch die Tatsache nichts, dass die psychoanalytisch gebildeten Vertreter der linken intellektuellen Elite diese Praxis immer schon als theoretisch verkürzt und dilettantisch zurückgewiesen hatten; eine halbwegs konkrete praktische Alternative zur Verwirklichung des psychoanalytischen Emanzipationsversprechens hatten sie selbst jedenfalls nicht anzubieten.

Auch die an Wilhelm Reich orientierten antiautoritären Sexualbefreiungsexperimente waren fortlaufend in dem Versuch enttäuscht worden, eine sexuelle Praxis zu entdecken, die sich in einem erkennbar emanzipatorischen Sinne von den Erscheinungen der »repressiven Entsublimierung« der gesellschaftlichen Außenwelt unterschieden. Diese Erfahrung hatten bereits die frühen Kommunen Ende der sechziger Jahre gemacht. Rund zehn Jahre später kam die Frankfurter Reich-Anhängerin Bärbel zu dem Schluss, dass sie doch nicht, wie sie jahrelang gemeint hatte, »Frust abvögeln« musste, sondern vielmehr »in Kommunikation zum anderen Partner« stehen wollte: »Ich hab so gemerkt, daß ich wohl der ›repressiven Entsublimierung‹ aufgesessen bin.«[589] Sie fand nun auch die »regressive Haltung« der Spontis »gefährlich, weil unpolitisch«; die politische Situation – die Konfrontation zwischen RAF und Staat hatte gerade im Deutschen Herbst ihren Höhepunkt erreicht – zeige jedoch, dass »Denken wichtig ist«.[590]

587 Richter, Der Gotteskomplex, S. 158-161.
588 Bopp, Der linke Psychodrom, S. 91. Für eine ähnliche, auf die populäre Pragmatische Kommunikationstheorie von Paul Watzlawick bezogene Kritik vgl. auch Schülein, Das neue Interesse an der Subjektivität, S. 61-75.
589 Tagebuch Bärbel H. (1975-1977), Eintrag vom 20.10.1977, DTA 1495 / I,2.
590 Tagebuch Bärbel H. (1975-1977), Eintrag vom 22.10.1977, DTA 1495 / I,2.

Auf ihrer Suche nach »Identität« wollte sich Bärbel wieder stärker mit den »objektiven« politischen Fragen auseinandersetzen, sah sich jedoch mit gegenläufigen Tendenzen im linken Milieu konfrontiert, wo sich der therapeutische Rückzug zu verstärken schien: Das »blöde ist aber, daß viele jetzt anfangen sich auf den subjektiven Faktor zu konzentrieren«.[591] Die in den späten siebziger Jahren verstärkt wahrgenommene »linke Melancholie«, die sich aus dem Gefühl politischer Macht- und Orientierungslosigkeit und forcierter staatlicher Repression wie auch als Effekt der einsetzenden biographischen Selbstdeutung einer alternden Protestgeneration speiste,[592] begünstigte also eine weitere Therapeutisierung im linken Milieu. Als Ausweg aus dem »melancholisch verschatteten Gespräch« bot sich allerdings nicht mehr nur, wie Michael Rutschky bemerkt hat, eine Psychoanalyse an,[593] sondern nun vor allem auch die neuen humanistischen Therapieverfahren.

Was von den von Wilhelm Reich inspirierten Selbstbefreiungsversuchen letztlich als bedeutsam erscheinendes Ergebnis verbucht werden konnte, waren weniger die sexuellen als vielmehr die intensiven sozial-emotionalen Erlebnisse. Im September 1974 überlegte Bärbel, ob sie einen professionellen Analytiker aufsuchen sollte, da sie mit ihrer Selbstanalyse nicht weiterkam und sich das Daueranalysieren äußerst belastend auf ihre Partnerschaften auswirkte. Gegen die Analyse durch einen professionellen Therapeuten oder auch durch Bekannte, die »etwas therapeutische Ahnung« hatten, sprach aus ihrer Sicht jedoch, dass dort »die ganze Sache nur theoretisch behandelt« werden würde. In der direkten Konfrontation mit der Person, mit der man analytische Beziehungsklärung betrieb, erfahre man hingegen die »schönen Gefühlsausbrüche«, die sich »die Analyse wohl wünschen würde«.[594] Die Anziehungskraft der Gefühlstherapien, so die These, beruhte darauf, dass sie solchen emotionalen Ausbruchswünschen im Unterschied zur Psychoanalyse einen Eigenwert zuschreiben und unmittelbar befriedigen konnte. Zudem ließen sie sich mithilfe der Humanistischen Psychologie in ein umfassendes, sinnstiftendes Selbstdeutungsmuster der Nonkonformität und Selbstverwirklichung integrieren, deren (sub-)kulturelle Etablierung emotionale Expressivität jedoch selbst zu einer neuen und durchaus ›harten‹ Norm werden ließ.[595] Der Erfolg dieser therapeutischen Kultur wurde zudem dadurch begünstigt, dass viele ihrer Leitbegriffe und Praktiken etwa in Form der Ber-

591 Tagebuch Bärbel H. (1975-1977), Eintrag vom 25.10.1977, DTA 1495/I,2.

592 Aribert Reimann, Abschiedsbriefe der Bewegung. Linke Selbstreflexionen der siebziger Jahre, in: Daniel Fulda/Dagmar Herzog/Stefan-Ludwig Hoffmann/Till van Rahden (Hg.), Demokratie im Schatten der Gewalt. Geschichten des Privaten im deutschen Nachkrieg, Göttingen 2010, S. 262-285.

593 Rutschky, Erfahrungshunger, S. 80f.

594 Tagebuch Bärbel H. (1969-1975), Eintrag vom 5.9.1974, DTA 1495 / I,1.

595 Siehe allgemein hierzu Reichardt, Authentizität und Gemeinschaft.

liner Gruppentherapien Ammons und Rattners bereits seit etwa 1970 Verbreitung gefunden hatten.[596]

Die allgemeine Ablösung der sexuellen durch die emotionale Befreiung als therapeutischer Verheißung[597] zeigte sich auch in den rund 100 über das Bundesgebiet verteilten Wohngemeinschaften, die Mitte der siebziger Jahre für eine soziologische Untersuchung befragt worden waren. Hier waren die Ansichten über Sexualität und Partnerschaft zwar freizügiger als im Bevölkerungsdurchschnitt, doch dominierte deutlich das Modell »relativer Monogamie, also ausschließlicher Zweierbeziehung mit einigen wenigen, zeitlich wechselnden Partnern«. Über Sexualität wurde meistens relativ offen gesprochen, sie stellte jedoch kein besonders herausragendes Diskussionsthema dar. Eine Mehrheit gab an, keine Hemmungen zu haben, sich einander nackt zu zeigen, doch das Interesse an einer Ausweitung sexueller Kontakte innerhalb der Wohngemeinschaft war sehr gering.[598] Entsprechend spielte die Idee der sexuellen Befreiung in den Erwartungen, die man an das Leben in einer Wohngemeinschaft stellte, so gut wie keine Rolle. Von mehr als der Hälfte der Bewohner und damit am häufigsten wurde die Erwartung formuliert, in der Wohngruppe »intensive Kommunikationsbeziehungen« und »emotionale Sicherheit« zu erfahren, und rund die Hälfte versprach sich positive Auswirkungen auf die »persönliche Entwicklung«, wozu unter anderem zählte: »Kontrolle und Korrektur des eigenen Verhaltens«, »sich selbst mit Hilfe anderer zu erkennen«, »Lösung von persönlichen Problemen«, »Heilen von

596 Dass sich Ammons Theorie viel flexibler der neuartigen therapeutischen Nachfrage anzupassen wusste als die orthodoxe Psychoanalyse, zeigt auch noch mal das Interview mit einigen seiner Mitarbeiter in der *Psychologie heute*: Das Ich in der Gruppe. Mitglieder der »Deutschen Akademie für Psychoanalyse« im Gespräch mit Rainer Kakuska, in: Psychologie heute, Januar 1975, S. 34-42. Auch dort wurde betont, dass es die »gute alte sexuelle Repression« zwar noch gebe, sie aber »nicht mehr das Hauptproblem« sei (S. 36).

597 Das bedeutet natürlich nicht, dass Sexualität als therapeutischer Gegenstand verschwand. Sie wurde im Gegenteil nun zum Objekt der sich etablierenden professionellen Sexualtherapien, wobei auch hier die Einübung »zärtlicher«, kommunikativer Sexualbeziehungen gegenüber der technischen Verbesserung der Orgasmusfähigkeit an Bedeutung gewann; Annika Wellmann, Instruktionen für ein sensitives Selbst. Sexualtherapie und Zärtlichkeitsregime um 1980, in: Maasen u. a., Das beratene Selbst, S. 185-204.

598 Cyprian, Sozialisation in Wohngemeinschaften, S. 76ff. Bereits 1970 hatte eine »Projektgruppe« aus der Kommune-Bewegung festgestellt, dass sich in Kommunen und Wohngemeinschaften »feste Zweierbeziehungen, ja sogar Ehen« als reguläre Form intimer Partnerschaften durchgesetzt hatten. Der wesentliche Unterschied bestehe »weniger im Sexualverhalten als vielmehr in einem Lebensstil, der die Wohnungstüre nicht mehr kennt«; Projektgruppe Kooperativer Familienverband (Gerlach Bommersheim / Carl Nissen / Doris Schittenhelm / Julius Schittenhelm), Beiträge zur Kommunediskussion, in: Böckelmann, Befreiung des Alltags, S. 9-27, Zitate S. 10.

psychischen und somatischen Krankheiten«, »gestärktes Selbstbewußtsein«, »Freisetzung tiefliegender Bedürfnisse«, »Intensivierung meiner Erlebnisfähigkeit«, das Zusammenleben mit Menschen, »mit denen ich aufgrund eines ähnlichen solidarischen Problembewußtseins meine Ängste und Schwierigkeiten angehen kann«.[599]

Eine 1976 gegründete, aus drei Frauen und drei Männern bestehende alternative Wohngemeinschaft in Gießen sah es als das größte, gemeinsam zu behebende persönliche Problem an, dass ihre Sozialisation als »Mittelstandskinder« sie »ziemlich kopflastik [sic]« gemacht habe. Entsprechend wurde großer Wert darauf gelegt, »Berührungsängste« abzubauen, kollektiv zu »kuscheln« und sich zu streicheln. Es kam dabei zwar unter den Mitbewohnern neben zwei festen Paarbeziehungen auch gelegentlich zu kürzeren »erotischen Beziehungen«. Ihnen wurde jedoch letztlich keine größere Bedeutung beigemessen, und man habe das »Bäumchen-wechsel-dich-Spiel, was sich mißtrauisch-lüsterne Außenstehende gerne vorstellen, [...] nie gespielt«.[600] Einige ihrer Bewohner gingen bereits in Frauen- bzw. Männergruppen, in denen man das Unbehagen an der jeweiligen Geschlechterrolle diskutierte, wobei es den Frauen eher um das Erlernen von »Selbstbehauptung«, den Männern um den Abbau ihrer »Antiemotionalität« und »Rationalitätsanbetung« ging.[601] Dabei hatte man von Beginn an auch mit der Idee gespielt, gemeinsam eine Therapie zu machen. Verwirklicht wurde sie Anfang 1978, nachdem eine Mitbewohnerin ausgezogen war, weil eine andere Mitbewohnerin mit ihrem Freund angebandelt hatte. Dieser Auszug und der vorangegangene Konflikt hatten nun so »beträchtliche Unsicherheiten«, »Angst« und »Verwirrung« hervorgerufen, dass der Rest der Wohngemeinschaft gemeinsam in

599 Cyprian, Sozialisation in Wohngemeinschaften, S. 31 ff. Im subkulturellen Zusammenhang einer alternativen Kommune-Szene überlebte die Vorstellung der kollektiven therapeutischen Selbstheilung und Selbstbefreiung auch in den folgenden Jahrzehnten und im Grunde mit den gleichen Inhalten und Ergebnissen; vgl. Uwe Kurzbein, Die Plackerei. Nachdenken über Heilung in der Gemeinschaft, in: Kollektiv KommuneBuch, Das KommuneBuch. Alltag zwischen Widerstand, Anpassung und gelebter Utopie, Göttingen 1996, S. 256-274; Thomas Hillar / Daniela Frick, Von Groll-, Schmuse- und Gespinsterunde. Einführung in das Konzept der »Radikalen Therapie« in der Kommune Feuerland, in: ebd., S. 276-289.

600 Bericht der Wohngemeinschaft aus Posemuckel, in: Schülein, Vor uns die Mühen der Ebenen, S. 31-58, hier S. 45-48. Die Selbstbeschreibung als »Mittelstandskinder« war durchaus repräsentativ. Die große Mehrheit der Wohngemeinschaftsbewohner in den siebziger Jahren bestand aus jungen Erwachsenen aus Mittelschichtfamilien mit tendenziell linken politischen Einstellungen. Studenten bildeten – mit im Verlauf des Jahrzehnts leicht sinkender Tendenz – eine knappe Mehrheit, die berufstätigen WG-Bewohner waren meist in pädagogisch-sozialen Berufen oder freiberuflich tätig. Mit Beginn der achtziger Jahre zeichnete sich dann eine gewisse Aufweichung der sozialen Homogenität ab. Vgl. Reichardt, Authentizität und Gemeinschaft, S. 365-370.

601 Bericht der Wohngemeinschaft, S. 42.

gruppentherapeutische Behandlung ging. Zunächst versuchte man es mit einer »Therapie in der Psychosomatik«, fand daran aber keinen Gefallen, und schließlich entschied man sich für eine Gestalttherapie.[602]

Die Gestalttherapie war von Fritz [Frederick] Perls entwickelt worden. Perls, geboren 1893 als Kind einer jüdischen Familie in Berlin, wo er in den zwanziger Jahren als Neurologe und Psychiater praktizierte, hatte vor seiner Flucht aus Nazi-Deutschland eine Lehranalyse bei Wilhelm Reich absolviert. Nachdem er zunächst über die Niederlande nach Südafrika emigriert war, ließ er sich 1946 in den Vereinigten Staaten nieder.[603] Dort verfasste er zusammen mit dem psychoanalytisch interessierten Schriftsteller Paul Goodman, der in den sechziger Jahren zu einem bedeutenden Wortführer der US-amerikanischen *counter culture* werden sollte, und dem behavioristisch orientierten Psychologen Ralph E. Hefferline das Gründungsdokument der Gestalttherapie, das 1951 unter dem Titel *Gestalt Therapy. Excitement and Growth in the Human Personality* erschien.[604] Größere Bekanntheit erlangte die Gestalttherapie jedoch erst Anfang der sechziger Jahre, als Perls zum Star des Esalen-Instituts aufstieg.

1975 erfuhren die Leser der *Psycholgie heute* von einer Perls-Schülerin, die Gestalttherapie wolle »dem einzelnen helfen, a) seiner selbst bewußter und b) selbstverantwortlicher zu werden«. Sie strebe dabei selbstverständlich »nicht nach Anpassung«, sondern wende sich gegen die »Wertvorstellungen in unserer westlichen Welt«, die dazu anhielten, »Gefühle zu unterdrücken und nur ›im Kopf‹ zu leben«:

> »Die Gestalt-Therapie hilft als Philosophie, als Lebensweise, als eine Psychologie menschlichen Verhaltens und eine Psychotherapie bei der Entwicklung eines neuen Bewußtseins mit. Sie legt die Betonung auf *Bewußtheit, Ausgleich, organismische Selbstregulation, in Harmonie sein mit dem Körper[,] darauf, Gefühle auszudrücken und Verantwortung für das eigene Leben und Erleben zu übernehmen.* […] Dadurch kann es den Menschen

602 Ebd., S. 49 f. Da sich die Wohngemeinschaft in Gießen befand, war mit »Psychosomatik« vermutlich die dortige, von Horst-Eberhard Richter geleitete Psychosomatische Klinik gemeint.

603 Zu Perls' Biographie siehe Johach, Von Freud zur Humanistischen Psychologie, S. 230-245.

604 Frederick S. Perls / Ralph E. Hefferline / Paul Goodman, Gestalt Therapy. Growth and Excitement in the Human Personality, New York 1951. Zur Entstehung des Buchs, dem großen Einfluss Goodmans sowie auch Laura Perls, deren Beitrag von ihrem Mann stets unterschlagen wurde, vgl. Johach, Von Freud zur Humanistischen Psychologie, S. 247-251. Die deutsche Übersetzung erschien zuerst 1973 bei Klett-Cotta unter dem Titel *Gestalt-Therapie. Wiederbelebung des Selbst*; ein Jahr später folgte im selben Verlag Perls' *Gestalt-Therapie in Aktion*, das Protokoll eines seiner Seminare im Esalen-Institut.

gelingen, großzügig, gewährend mit sich und verständnisvoll und liebevoll mit den anderen zu sein.«[605]

Die Gießener Wohngemeinschaft wollte in der Gestalttherapie ihre »Kontakte untereinander intensivieren« sowie »Verhaltensschwierigkeiten einzelner« besser verstehen und bearbeiten können. Die gestalttherapeutische Methode sollte dabei besonders helfen, Probleme nicht nur verbal zu bereden, sondern auch »mehr Zugang zu unseren körperlichen Ausdrucksmöglichkeiten zu finden« und »Entspannungstechniken kennenzulernen«. Tatsächlich habe man in der Therapie gelernt, Gespräche in »Konfliktsituationen effektiver zu gestalten«, sodass »nicht mehr so ein total emotionales Chaos [...] wie früher« herrschte. Allerdings habe sich auch die »Tendenz zum Herausschälen von Eigenständigkeit und Individualität« verstärkt, wodurch wiederum »neue Ängste und Konfliktpunkte im Spannungsfeld Gruppe« entstanden seien. Der ursprüngliche Anspruch, die Therapie mittels Therapie letztlich überflüssig zu machen, bestehe weiterhin, so das Fazit; doch seien »die Konflikte unter uns, die mit der Persönlichkeitsstruktur einzelner zusammenhängen, noch zu tiefliegend und schwierig, als daß wir ohne den Beobachter von außen auskämen«.[606]

Es soll noch darauf hingewiesen werden, dass zwar im gefühlstherapeutischen Diskurs die Entdeckung von Emotionen als Akt der Befreiung vom kalten Rationalismus einer technokratischen Industriegesellschaft gedeutet wurde, dass der dadurch angestoßene Prozess der Emotionalisierung von Selbst- und Sozialverhältnissen deshalb aber keinesfalls auch als Prozess der Ent-Rationalisierung betrachtet werden darf. Emotionalisierung und Rationalisierung sind im Gegenteil in verschiedener Hinsicht zwei Seiten derselben Medaille. Erstens war der Anspruch auf Wissenschaftlichkeit – wie umstritten auch immer – und damit auf die Anwendung rational begründbarer Verfahrensweisen eine wesentliche Legitimationsgrundlage für eine durch therapeutische Experten bzw. therapeutisches Expertenwissen angeleitete Einübung emotionaler »Spontaneität« und »Authentizität«.[607] Zweitens ging es immer darum, die eigenen Gefühle der bewussten Erfahrung und Reflexion zugänglich zu machen, also nicht trotz, sondern mittels zeitweilig hervorgerufenem emotionalen Kontrollverlust einen erweiterten und zweckgerichteten kognitiven Zugriff auf sie zu ermöglichen. Dies liegt insbesondere bei den auf Verbalisierung emotionaler Zustände abzielenden Therapieformen wie der Gesprächspsychotherapie auf der Hand, doch auch die non-verbalen kathartischen oder körperorientierten Therapieformen dien-

605 Stella Resnick, Neue Formen der Psycho-Therapie: Gestalt-Therapie, in: Psychologie heute, Februar 1975, S. 67-73, Zitate S. 68 u. S. 73, Hervorhebungen im Original.

606 Bericht der Wohngemeinschaft, S. 50f.

607 Vgl. zu diesem Punkt auch Castel u.a., Psychiatrisierung des Alltags, S. 300.

ten letzten Endes der Herstellung eines rational definierten, verbesserten psycho-emotionalen Zustands.

Einer differenzierten Antwort bedarf auch die Frage, ob das im therapeutischen Milieu herrschende Emotionsregime, also die Regeln für den Umgang mit und den Ausdruck von Gefühlen, im Sinne William Reddys als »strict« oder als »loose« anzusehen sind.[608] Die therapeutische Aufforderung zur emotionalen Selbsterkundung und Selbstoffenbarung scheint auf den ersten Blick für ein lockeres Emotionsregime zu sprechen, das einen größeren Spielraum für emotionale Selbstgestaltung zuließ. Allerdings bedeutete die therapeutische Authentizitätssuche die Unterwerfung unter ein strenges emotionales Regelwerk, dessen Nichtbefolgung zur Exklusion führte. Insofern spricht einiges dafür, das therapeutische Emotionsregime für sich genommen durchaus als *strict* zu bezeichnen. Gleichzeitig jedoch führte es zu einer subkulturellen Pluralisierung der emotionalen Erfahrungs- und Ausdrucksmöglichkeiten innerhalb der Gesamtgesellschaft, dessen Emotionsregime dadurch als Ganzes »gelockert« wurde.

9.3 Auf der Suche nach »östlicher Spiritualität«: Bhagwan und die Orientalisierung der Therapie

Im Zusammenhang mit der Selbsthilfebewegung ist bereits ausgeführt worden, dass die dort verbreitete Kritik an der Expertenautorität in der Regel nicht zur Verabschiedung von Expertenwissen führte, sondern vielmehr eine Selbstermächtigung zur eklektischen Aneignung sowohl von akademisch anerkanntem als auch von massenmedial zirkulierendem »alternativem« Expertenwissen begründete.[609] Das Gleiche galt für die ungezählten Therapie- und Selbsterfahrungsprojekte der siebziger Jahre. Der Imperativ der »Selbstbefreiung« setzte dabei eine Diversifizierungs- und Überbietungsdynamik zwischen intensiven neuen »Selbsterfahrungen«, Enttäuschungs-, Normalisierungs- und Gewöhnungseffekten einerseits und stets neuen therapeutischen Befreiungsverheißungen andererseits in Gang.

Als weitere, bereits gelegentlich angedeutete Folge der gegenkulturellen therapeutischen Überbietungslogik lässt sich neben der Emotionalisierung die »Orientalisierung« (Pascal Eitler) ausmachen, die Anverwandlung von »östlichen« oder »asiatischen« Selbst- und Körpertechniken wie Meditation, Tai Chi oder Yoga, deren Anziehungskraft sich aus der Imagination der »spirituellen« und »ganzheitlichen« Überlegenheit des »Orients« oder »Ostens«

608 Reddy, Navigation of Feeling, S. 124-126.
609 Siehe oben, Kapitel 5.3.

gegenüber dem Rationalismus des »Westens« speiste.[610] Im Esalen-Institut hatten bereits seit seiner Gründung 1962 hinduistische, buddhistische und taoistische Wissens- und Praxisformen neben der Humanistischen Psychologie eine große Rolle gespielt.[611] In diesem Zusammenhang konnte der Psychotherapeut ironiefrei zum »neuzeitlichen Guru« erklärt werden und Psychotherapie zur »Pilgerfahrt« auf der »Suche nach sich selbst«, bei der Buddha, Laotse und das I Ging ebenso helfen sollten wie das Gilgamesch-Epos, C. G. Jung, Albert Camus, Martin Buber, Carlos Castaneda oder Abraham Maslow.[612]

Eine besondere Faszination übte in der Bundesrepublik die Bhagwan-Bewegung aus, deren in Orange gekleidete Anhänger, so Wolfgang Kraushaar, »in der zweiten Hälfte der siebziger Jahre unübersehbare Erscheinun-

610 Eitler, Körper – Kosmos – Kybernetik. Die Begeisterung für den »Orient« als das bessere andere des »Westens« war dabei kein neues, postkoloniales oder »multikulturelles« Phänomen, sondern stand selbst in der langen Tradition kolonialer Fremdbildkonstruktionen. Praktiken wie Meditation, Yoga oder Zen hielten in den siebziger Jahren beispielsweise auch Einzug in den aufblühenden Markt der Stress-Ratgeber; Patrick Kury, Selbsttechniken zwischen Tradition und Innovation. Die ersten deutschsprachigen Stressratgeber der 1970er Jahre, in: Maasen u. a., Das beratene Selbst, S. 139-158, hier S. 147.

611 Vgl. ausführlich Kripal, Esalen.

612 Sheldon B. Kopp, Triffst du Buddha unterwegs ... Psychotherapie und Selbsterfahrung, Frankfurt am Main 1978 (zuerst Düsseldorf/Köln 1976), Zitate S. 8. Diese bei Fischer erschienene Taschenbuchausgabe wurde bis 1983 über 100.000-mal gedruckt, bis 1997 kamen noch einmal ebenso viele Exemplare hinzu. 1999 erschien die 22. Auflage, einige Jahre später eine Neuausgabe. Zur positiven Deutung des Guru-Begriffs siehe auch: Interview mit Rüdiger und Helena. Eine Therapie in Rütte-Todtmoos (Existentialpsychologische Begegnungsstätte), in: Kreiler u. a., In irrer Gesellschaft, S. 308-316, hier S. 309. Leiter der im Titel bezeichneten »Begegnungsstätte« war Karlfried Graf Dürckheim, Begründer der sogenannten Initiatischen Therapie. Obgleich Dürckheim, Jahrgang 1896, nach nationalsozialistischer Definition als »Vierteljude« galt, machte er als Protegé von Joachim von Ribbentrop und Rudolf Heß eine nur kurzweilig unterbrochene Karriere im NS-Staat und wurde 1938 als wissenschafts- und kulturpolitischer Abgesandter vom Auswärtigen Amt nach Japan geschickt. Dort fungierte er als engagierter Nazi-Propagandist und wurde zugleich zum Anhänger eines soldatischen Zen-Buddhismus, der wiederum Einfluss auf seine therapeutischen Ideen hatte. Das Konzept der existentiellen »initiatischen Erfahrungen«, von dem sich Rüdiger im oben zitierten Interview beeindruckt zeigt, hatte er jedoch von dem italienischen faschistischen Mystiker Julius Evola übernommen, da er es leicht auf seine Lusterfahrungen als junger Soldat im Ersten Weltkrieg übertragen konnte. Vgl. die trotz der insgesamt sehr einseitigen Interpretationsperspektive gut belegten Ausführungen in Victor Trimondi/Victoria Trimondi, Hitler, Buddha, Krishna. Eine unheilige Allianz vom Dritten Reich bis heute, Wien 2002, S. 203-213, sowie zu Dürckheims Tätigkeit im Nationalsozialismus auch Peter Longerich, Propagandisten im Krieg. Die Presseabteilung des Auswärtigen Amtes unter Ribbentrop, München 1987, S. 154.

gen in Groß- und Universitätsstädten« waren.[613] »Bhagwan« bedeutet im Sanskrit so viel wie »Gesegneter« oder »Erhabener« und wurde zur geläufigen Bezeichnung für die von Bhagwan Shree Rajneesh, einem ehemaligen Philosophieprofessor, 1970 in Indien ins Leben gerufene und seit 1989 unter dem Namen »Osho« firmierende Neo-Sannyas-Bewegung.[614] 1974 gründete Bhagwan in Poona (heute Pune) im Westen Indiens einen Aschram, also ein Meditationszentrum, das in der Folgezeit Tausende von häufig akademisch gebildeten westlichen und besonders auch deutschen Besuchern anzog. Ideologisch lehrte Bhagwan eine bunte Mischung aus indischer religöser Tradition, europäischer Philosophie von Sokrates bis Nietzsche und Humanistischer Psychotherapie.[615]

Bereits dieser bunte Eklektizismus dementiert die Phantasie einer ursprünglichen, von westlichen Einflüssen reinen »Spiritualität«, die westliche Besucher mit dem Bhagwan-Aschram verbunden haben mochten. Insbesondere das individualistische Spiritualitätsverständnis und das Motiv der Befreiung eines gesellschaftlich unterdrückten Selbst, das den im Aschram praktizierten Humanistischen Therapieformen zugrunde lag, waren auf spezifisch westlich-moderne Subjektivitätsvorstellungen zurückzuführen, die sich kaum in Einklang mit der tradierten indischen Religiosität und Subjektkultur bringen ließen.[616] Bhagwan selbst, der wegen der von den indischen Behörden unterbundenen Expansion seines Aschrams 1981 in die Vereinigten Staaten übersiedelte (und dort wiederum 1985 ausgewiesen wurde), be-

613 Kraushaar, Achtundsechzig, S. 195.

614 »Sannyas« bezeichnet im Sanskrit eine der spirituellen Suche gewidmete Lebensweise.

615 Vgl. zur Bhagwan-Bewegung und ihrer Verbreitung in der Bundesrepublik bis kurz nach Bhagwans Tod 1990 die religionswissenschafltiche Untersuchung von Joachim Süss, Zur Erleuchtung unterwegs. Neo-Sannyasin in Deutschland und ihre Religion, Berlin 1994; zur weiteren Entwicklung im Zusammenhang einer sich globalisierenden, »hypermobilen« Gegenkultur bis zu Beginn des 21. Jahrhunderts siehe die anthropologische Studie von Anthony D'Andrea, Global Nomads. Techno and New Age as Transnational Countercultures in Ibiza and Goa, London / New York 2007, Kap. 4.

616 Süss, Zur Erleuchtung unterwegs, S. 288; D'Andrea, Global Nomads, S. 173; vgl. ausführlich auch Jeremy Carrette / Richard King, Selling Spirituality. The Silent Takeover of Religion, London / New York 2005. Carrette und King interpretieren die westliche Aneignung und Kommodifizierung »asiatischer Spiritualität« in erster Linie als Anpassung an den hedonistischen Individualismus eines neoliberalen Kapitalismus. Während sie aus poststrukturalistischer Perspektive die Frage einer »authentischen« Spiritualität suspendieren, plädieren sie zugleich für eine widerständige Wiederentdeckung spiritueller Quellen, die als ethische Basis für eine kapitalismuskritische Aufwertung von Gemeinschaftssinn und sozialer Gerechtigkeit dienen können. Es ließe sich fragen, ob diese Wendung nicht einfach eine andere Form der von den Autoren kritisierten instrumentellen Plünderung außereuropäischer kultureller Ressourcen darstellt.

zeichnete Indien zudem als »one of the most irreligious and immoral countries in the world«. Die »unending row of preachers, ascetics, monks and gurus«, zu denen er sich selbst offenbar nicht zählen wollte, sei gerade ein Zeichen für diese »widespread disease«.[617] Umgekehrt stieß der Aschram auch bei den Bewohnern Poonas nicht unbedingt auf Gegenliebe. So kam es nach der Rückkehr Bhagwans in den achtziger Jahren immer wieder zu Protesten der Bevölkerung gegen anstößiges Verhalten wie öffentliches Händchenhalten, das Mitglieder und Besucher des Aschrams zeigten.[618]

Bhagwans Verdikt zum Trotz konnte seinen wohlstandsmüden deutschen Anhängern Indien leicht zum therapeutisch-spirituellen Sehnsuchtssort werden, wobei diese Phantasie bisweilen in eine zynische Armutsromantik abglitt. Die Inder »lachen und weinen, sie lieben und hassen, sie leiden und genießen, wenn es an der Zeit ist«, und sie lebten im »Hier und Jetzt, jeden Augenblick«, notierte die deutsche Psychotherapeutin Inge Heinrichs zu Neujahr 1978 in ihr Tagebuch, nachdem sie rund vier Wochen in Poona verbracht hatte. Europa hingegen habe zwar »Reichtum und Überfluß«, doch »dafür sind wir tot, gefühllos«, »vereinzelt und einsam«, alles sei »überwältigt, vergewaltigt, verwaltet, versteinert und zementiert«. Die Inder hätten »vielleicht oft nicht genug zu essen«, seien aber dennoch »nicht ärmer dran als wir«, da sie das, was sie zu essen hatten, »mit Freude und Genuß« zu essen wüssten: »Die Segnungen der Zivilisation sind schädlicher als Hunger. Es ist besser zu hungern und dabei zu sein bei seinem Erleben und bei seinem Ersterben – als in Wohlstand dahinzuvegetieren, in Stumpfheit, Sinnlosigkeit und Betäubung.«[619] Diese Ansicht hinderte Heinrichs freilich nicht daran, nach ihrer spirituellen Erleuchtung ihre psychotherapeutische Praxis in der verwalteten Bundesrepublik fortzuführen und das Erlebnis des Hungerns weiterhin den Indern zu überlassen.

Ähnlich wie im Fall der AAO berichteten die deutschen Medien seit Ende der siebziger Jahre häufig und in der Regel kritisch bis ablehnend über die Bhagwan-Bewegung, der die religiöse Verbrämung wirtschaftlicher Interes-

617 Bhagwan Shree Rajneesh, From Sex to Superconsciousness, New Delhi 1976, S. 147f. Die pathologisierende Gesellschaftsdeutung stand auch in der Neo-Sannyas-Bewegung im Zusammenhang mit Ansteckungsängsten, die sich ganz konkret darin äußerten, dass mit dem Auftauchen von AIDS in den achtziger Jahren alle Teilnehmer an ihren Veranstaltungen einen negativen HIV-Test vorweisen mussten. Sie sei damit die »einzige größere AIDS-bewußte Gemeinschaft der Welt«, wie die nun Osho heißende Bewegung 1990 ihre diskriminierende Exklusionspraxis spirituell begründete; Süss, Erleuchtung, S. 152. Sie wurde auch in den folgenden Jahrzehnten weltweit in allen Osho-Einrichtungen aufrechterhalten; D'Andrea, Global Nomads, S. 164.

618 D'Andrea, Global Nomads, S. 168.

619 Inge Heinrichs (Ma. Prem Salama), Sterben in Indien. Tagebuch aus Poona, in dem beschrieben wird, wie aus einem normalen Menschen ein Sanjasin geworden ist, in: Kreiler u. a., In irrer Gesellschaft, S. 317-347, Zitate S. 342f.

sen, sexuelle Ausschweifungen und autoritäre Guru-Verehrung vorgeworfen wurde.[620] Dem *Spiegel* war der Bhagwan-Aschram 1981 gar eine zweiteilige, über 30-seitige Titelgeschichte wert. Und während sich der Artikel darüber mokierte, dass Sex im Bhagwan-Aschram tatsächlich eine eher untergeordnete Rolle spiele, zugleich aber als »publicityträchtige Zugnummer« verkauft werde, zeigte das Titelbild unter der Überschrift »Poona: Orgie oder Offenbarung?« eine Gruppe ekstatischer nackter Menschen.[621] Wie immer profitierten die Medien von der Skandalisierungsfähigkeit einer »Psychosekte« und trugen dabei zugleich zu deren Faszinosum bei. Dass Bhagwan »ein Skandalon« sei, schien auch dem Rowohlt Verlag ein werbewirksames Argument zu sein, sodass es im Klappentext des 1979 erschienenen populären Poona-Erfahrungsberichts *Ganz entspannt im Hier und Jetzt* von Swami Satyananda angeführt wurde. Swami Satyananda hieß vor seiner Konversion zum Bhagwan-Jünger Jörg Andrees Elten, war 1977 als Auslands-Reporter des *Stern* auf einer Indien-Reise der Anziehungskraft Bhagwans erlegen und wurde mit seinem Buch zum »Kronzeugen für eine rasch wachsende Zahl vor allem junger Menschen, die sich verzweifelt von dem lebensfeindlichen Materialismus der Industriegesellschaft abwenden und die Rettung durch Selbstveränderung suchen«.[622]

Für Wolfgang Kraushaar stellte sich die Bhagwan-Bewegung in Deutschland in den späten siebziger Jahren als »Auffangbecken für frustrierte oder gescheiterte K-Gruppen-Mitglieder« dar.[623] Peter Sloterdijk hingegen, der Ende der siebziger Jahre einige Zeit in Poona verbrachte, erlebte seinen Aufenthalt in Bhagwans Aschram als nachhaltige »Umstimmungserfahrung«, die für ihn Ausdruck einer habituellen Neujustierung jener hedonistischen Nach-68er-Linken war, die sich vom »Wettbewerb, wer der Unglücklichste ist«, verabschieden wollten. Nach dem »Indienabenteuer« lebte Sloterdijk »unter einem helleren Himmel« und wurde »unempfänglich für Theorien, in denen die Depression immer Recht hat« – womit in erster Linie der Pessi-

620 Vgl. den Überblick in Süss, Zur Erleuchtung unterwegs, S. 11-13.

621 »Die liebende Gabe, die mich durchdringt«. Spiegel-Reporter Wilhelm Bittorf über den Aschram in Poona und die Suche nach östlicher Weisheit (I), in: Der Spiegel, 2.3.1981, S. 188-213 (Zitat S. 213); »Die liebende Gabe, die mich durchdringt«. Spiegel-Reporter Wilhelm Bittorf über den Aschram in Poona und die Suche nach östlicher Weisheit (II), in: Der Spiegel, 9.3.1981, S. 212-227. Sex als Energie zu verstehen und zu befreien war nach Bhagwan kein hedonistischer Selbstzweck, sondern sollte letztlich dazu führen, ihn zu transzendieren und zur »Seele« zu führen: »from lust to light is the goal«; Rajneesh, From Sex to Superconsciousness, S. 75.

622 Swami Satyananda (Jörg Andrees Elten), Ganz entspannt im Hier und Jetzt. Tagebuch über mein Leben mit Bhagwan in Poona, Reinbek bei Hamburg 1979, alle Zitate sind dem Klappentext entnommen. Elten war zum Zeitpunkt seiner Indienreise allerdings bereits 50 Jahre alt.

623 Kraushaar, Achtundsechzig, S. 195.

mismus der Kritischen Theorie gemeint war, der er sich zuvor verbunden gefühlt hatte.[624] Bhagwan wusste seine überwiegend »aus der linken politischen Ecke« kommenden Anhänger politisch freilich sehr zu irritieren, wenn er etwa die atomare Abschreckung als friedenssichernd begrüßte oder den Kapitalismus als zwar fehlerhaftes, aber dennoch bestes aller Systeme lobte, da er im Unterschied zum Sozialismus und Kommunismus »*nicht* mit Gewalt durchgesetzt« werden müsse und die »Idee von der Gleichheit der Menschen falsch, unmenschlich und unwissenschaftlich« sei.[625]

Elten wiederum, Jahrgang 1927 und ehemaliger Napola-Schüler, führte seinen Entschluss zur Sinnsuche in Poona auf die generationelle Enttäuschung über das Versagen der Studentenbewegung zurück. Sie hätte »Schluß mit der sterilen Routine« machen sollen, für die seine eigene fleißige, ängstliche, phantasielose, lebensfeindliche und provinzielle Generation verantwortlich gewesen sei. Stattdessen jedoch seien die Jungen »genauso lebensfeindlich wie ihre Alten Herren« gewesen, sie hätten sich in das »endlose Gelaber steriler und sinnloser Strategie- und Ideologiedebatten« verstrickt, die von intellektueller »Eitelkeit und Intoleranz« bestimmt gewesen und schließlich in die »mörderische Arroganz des Terrorismus« gemündet seien. Daraufhin sei ihm klar geworden, dass Marx unrecht hatte und nicht das Sein das Bewusstsein, sondern umgekehrt das Bewusstsein das Sein bestimme. Folglich seien die epochalen Menschheitsprobleme wie »Kernkraft, Ausplünderung der Bodenschätze, Umweltzerstörung, Nord-Süd-Konflikt, Inflation, Dauerarbeitslosigkeit« nicht durch herkömmliche politische Mittel, sondern nur durch »Bewußtseinsveränderung« zu lösen, mit der er bei sich selbst beginnen wollte.[626] Hier schlug die Politisierung des Privaten endgültig in eine Privatisierung der Politik um, die sich die Lösung der Menschheitsprobleme – oder zumindest der Probleme der westlichen Industriegesellschaften – von der Einübung des richtigen »Bewusstseins« versprach.

Der Weg zu diesem Bewusstsein und zum entspannten Dasein im »Hier und Jetzt« war wie so oft ein schmerzhafter, und im Bhagwan-Aschram konnte dieser Schmerz ganz handfester körperlicher Natur sein. In den einwöchigen Encounter-Gruppen, die der Aschram neben einer Reihe anderer Meditations- und Therapieangebote veranstaltete, wurden die zehn bis fünfzehn für rund zehn Stunden täglich in einen fensterlosen Raum gesperrten

624 »Unter einem helleren Himmel«. Gespräch mit Peter Sloterdijk, in: die tageszeitung, 13.6.2006, hier zitiert nach der Online-Version: http://www.taz.de/1/archiv/?dig=2006/06/13/a0226 (zuletzt abgerufen am 20.7.2014). Unter dem Aspekt der Bhagwan-Umstimmung wären auch einmal Sloterdijks philosophische Texte zu lesen, jüngst und naheliegenderweise sein Manifest des in stetiger Übung über sich hinausgehenden und damit weltverändernden Menschen: Peter Sloterdijk, Du mußt dein Leben ändern. Über Anthropotechnik, Frankfurt am Main 2009.

625 Satyananda, Ganz entspannt, S. 162 f.

626 Ebd., S. 10 f.

Gruppenteilnehmer nämlich gezielt zu gewalttätigen Auseinandersetzungen angetrieben, um unterdrückte Aggressionen zu entdecken und »auszuagieren«:[627] »Die gingen aufeinander los wie die Wahnsinnigen, mit Fäusten, Boxhandschuhen, Krallen, Füßen, Köpfen, alles was dar war«, wie Heinrichs in ihr Tagebuch notierte.[628] Auch nach Eltens Schilderung waren in dem von ihm »Folterkeller« getauften Encounter-Therapieraum »Schlägereien« an der Tagesordnung und zeitigten als Ergebnis nicht selten blaue Flecken sowie gebrochene Nasen, Rippen, Arme und Beine.[629] Während sich dabei einerseits nach Eltens Beobachtung die weiblichen Teilnehmer durch besondere Brutalität einander und den Männern gegenüber auszeichneten, musste andererseits eine junge, schüchterne Japanerin eine Beinahe-Vergewaltigung durch einen Engländer und einen Australier über sich ergehen lassen, um die »kleine japanische Maschine« – wie der Gruppenleiter, ein englischer Psychotherapeut, sie nannte – aus der sexuellen Reserve zu locken.[630]

Hielt man jedoch im Unterschied zur Schauspielerin Eva Renzi, die entsetzt die Flucht aus Poona ergriffen hatte, nachdem sie in ihrer ersten Encounter-Sitzung geschlagen und gewürgt worden war,[631] bis zum Ende durch, lockte nicht nur der in Eltens Fall erste Gruppensex des Lebens,[632] sondern auch die Einsicht in den tieferen Sinn der Gewalterfahrung: »Inzwischen habe ich begriffen, daß Schlägereien kein Selbstzweck sind, sondern ein Mittel, um dich ins Hier und Jetzt, zur Totalität, zu voller Awareness zu bringen.«[633] Am Ende des Encounters stehe dann das »Erlebnis der Zusammengehörigkeit, der Hilfsbereitschaft, der Liebe«.[634] Auch Inge Heinrichs war ergriffen von der Erfahrung des »Totalen« im »Hier und Jetzt«, zu der für sie auch das Durchstehen von Todesangst zählte:

> »Durch die totale Intensität, die totale Bereitschaft im Vertrauen auf Bhagwans Weisheit, durch die jeder seine ganze Aggression rauslassen

627 Vgl. zum Encounter und den verschiedenen anderen Therapieformen, die in Poona und anderen Sannyas-Zentren praktiziert wurden, auch Süss, Erleuchtung, S. 145-151.
628 Heinrichs, Sterben in Indien, S. 329.
629 Vgl. die detaillierten Schilderungen in Satyananda, Ganz entspannt, S. 52-56, S. 75 f., 183 f., sowie auch Heinrichs, Sterben in Indien, S. 330 f. u. S. 341.
630 Satyananda, Ganz entspannt, S. 64 f.
631 Sekten: Zehn Minuten lautes Hu, in: Der Spiegel, 21.8.1978, S. 88 f.
632 Satyananda, Ganz entspannt, S. 187-189. Als »exotisch« und »ohne Spur von Pornographie« empfand Elten diese Erfahrung, bei der es jedoch letztlich darum gehe, »die Bedeutung des Sex zu relativieren«. Entsprechend schildert Elten das gemischtgeschlechtliche Duschen in der Gemeinschaftsdusche als entsexualisierte Nacktheit, in der »Natürlichkeit« zum Ausdruck komme. Hier wäre nach ideologischen Verbindungen zur langen deutschen Tradition der »Freikörperkultur« zu fragen.
633 Satyananda, Ganz entspannt, S. 184.
634 Ebd., S. 189.

> kann, sich total reinwirft, entsteht auch eine innere und körperliche Flexibilität, die Körper gehen zum Äußersten in jeder Richtung, sie reagieren auf Schläge und Gewalt wie besoffen, sie fallen weich, und es passiert verhältnismäßig wenig. Bei uns würde es Tote geben.«[635]

Wie Bhagwan sage, sei es besser, die Gewalt, die in einem sei, in der »Gruppe auszuleben als draußen«: »Wenn sie hier erledigt wird, so ist ein gebrochener Arm kein Unglück.«[636] Die »Scheiße und Wut« müsse raus, ermahnte der Gruppenleiter einen Kölner Management-Berater, sonst werde er bei nächster Gelegenheit »ein typischer Nazi-Killer«, der auf Befehl »Tausende mit dem Maschinengewehr« niedermache, woraufhin sich der junge Mann »bis zur Bewußtlosigkeit« mit einem schwarzen Teilnehmer schlug.[637] Die Frage, ob man ein friedfertiger Mensch werden konnte, ohne seine Mitmenschen zuvor verprügelt zu haben und von ihnen verprügelt worden zu sein, stellte sich offenbar nicht. Damit erwiesen sich die Gewaltpraktiken im Poona-Encounter als psychologische Antithese zu den Überlegungen, die Adorno 1966 in seinem Radiovortrag über *Erziehung nach Auschwitz* angestellt hatte. Adorno betrachtete dort die gesellschaftlich verbreiteten, von den Nationalsozialisten als völkisches »Brauchtum« verherrlichten Initiationsriten jener Art, die »einem Menschen physischen Schmerz – oft bis zum Unerträglichen – antun als Preis dafür, daß er sich als Dazugehöriger, als einer des Kollektivs fühlen darf«, als »eine unmittelbare Vorform der nationalsozialistischen Gewalttat«.[638]

Die in der kritischen Auseinandersetzung mit therapeutischen Gemeinschaften wie der AAO oder Bhagwan häufig aufgeworfene Frage, in welchem Ausmaß sich in ihren Lehren und Praktiken »faschistische« Elemente wie die bedingungslose Unterwerfung unter autoritäre Strukturen und eine charismatische Führungsfigur finden lassen, kann hier nicht im Detail diskutiert werden. Doch wenngleich man in Poona dem eigenen Anspruch nach verhindern wollte, dass Menschen zu Nazis werden, liegen entsprechende Assoziationen bei der Beschwörung des »Totalen« als eine Art Superlativ des »Ganzheitlichen« schlicht auf der Hand. »Total« war, wie Victor Klemperer in seinen bekannten Notizen zur Sprache des »Dritten Reichs« angemerkt hat, ein »Schlüsselwort des Nazismus«. Es begegnete einem nicht nur in Form des von Goebbels 1943 in seiner berüchtigten Sportpalastrede ausgerufenen »totalen Kriegs«, sondern als alltägliche Formel zur Kennzeichnung der uneingeschränkten, bedingungslosen Hingabe an den Führer und die Ide-

635 Heinrichs, Sterben in Indien, S. 341.
636 Ebd., S. 341.
637 Satyananda, Ganz entspannt, S. 191.
638 Adorno, Erziehung nach Auschwitz (1967), in: ders., Erziehung zur Mündigkeit, S. 88-104, hier S. 96.

ale des Nationalsozialismus.[639] Der Verdacht, dass sich Totalitätsenthusiasmus, Gewaltunterwerfungsbereitschaft und Führersehnsucht bei Elten und Heinrichs – geboren 1922 – als Nachwirkungen der NS-Sozialisation verstehen lassen, muss psychologische Spekulation bleiben. Elten selbst sah jedoch einen Zusammenhang ganz eigener Art. Er führte gegen Mitte seines Aschram-Aufenthalts seine Schwierigkeiten, »total« zu sein und aus sich »herauszugehen«, nämlich neben dem Verhältnis zu seiner Mutter auf seine unaufgearbeitete Napola-Zeit zurück. Auch wenn er wüsste, dass Bhagwan nicht Hitler sei, hindere diese Erfahrung ihn daran, »absolutes Vertrauen in den Meister« zu haben, ohne das »Transformation, inneres Wachstum« nicht möglich sei.[640]

Als die größten psychologischen Probleme, die der Nationalsozialismus in ihm hinterlassen hatte, betrachtete Elten also seine skeptische Distanz gegenüber einer unhinterfragbaren Autorität und seine ihn am »Wachstum« hindernden Schwierigkeiten, seine emotionale Selbstkontrolle restlos aufzugeben. Dieser Fall mag nicht unbedingt repräsentativ sein, er ist aber symptomatisch für die historische Unbedarftheit westdeutscher Spiritualitätssucher der ausgehenden siebziger Jahre, die ganz unbefangen mit einem Vokabular hantierten, das unabweisbar nationalsozialistische Anklänge hatte, während sie zugleich subjektiv vermutlich ganz aufrichtig meinten, damit ihre nationalsozialistische Erblast psychisch ›bewältigen‹ zu können. Eine weitere Art vergangenheitspolitischer Naivität, die aus der Reduktion des Nationalsozialismus auf ein System emotionaler Unterdrückung resultierte, lässt sich in der als Lehrbuch in den siebziger Jahren weitverbreiteten *Erziehungspsychologie* des Ehepaars Tausch entdecken, in der die Konzepte der personzentrierten Psychotherapie auf die Pädagogik übertragen wurden: »Wir meinen: Hätten Hunderttausende von Nationalsozialisten in engerem Kontakt zu ihrem Fühlen gelebt, so hätten sie andere Menschen nicht in Lagern gequält, gefoltert und ›kaltblütig‹ vergast.«[641] In dieser Aussage lässt sich nur noch eine von allen Differenzierungen und dialektischen Kautelen bereinigte Karikatur von Adornos Plädoyer gegen die Erziehung zu Härte und Gefühllosigkeit erkennen.[642] Ein langfristiges, seit den neunziger Jahren vermehrt zu beobachtendes Ergebnis dieser Art der psychologisierten Auseinandersetzung mit dem Nationalsozialismus ist die Tendenz zur Verkitschung der Holocaust-Gedenkkultur, auf die Constantin Goschler hingewiesen hat.[643]

639 Victor Klemperer, LTI. Notizbuch eines Philologen, 19. Aufl., Leipzig 2001, S. 279 f.

640 Satyananda, Ganz entspannt, S. 192.

641 Reinhard Tausch / Anne-Marie Tausch, Erziehungspsychologie. Begegnung von Person zu Person, 9. Aufl., Göttingen 1979, S. 96.

642 Vgl. Adorno, Erziehung nach Auschwitz, bes. S. 96 u. S. 100-103.

643 Constantin Goschler, Schuld und Schulden. Die Politik der Wiedergutmachung für NS-Verfolgte seit 1945, Göttingen 2005, S. 491.

Verstärkt nach dem Tod Bhagwans bzw. Oshos im Jahre 1990 betrachteten dann auch viele Sannyasin die autoritären, auf bedingungslosem Gehorsam beruhenden sozialen Strukturen, die auch in den deutschen Bhagwan-Aschrams herrschten, als durchaus »faschistisch«. Die Verehrung für den Meister blieb davon jedoch unberührt, vielmehr wurde ihm nun das Verdienst zugeschrieben, seinen Anhängern eine Lektion darüber erteilt zu haben, wie anfällig sie selbst für Manipulation und Machtmissbrauch waren.[644] Seit etwa Mitte der achtziger Jahre wurden die kathartisch-expressiven und gewalttätigen Therapieformen zusehends durch ›sanfte‹, esoterisch ausgerichtete Praktiken der spirituellen »Transformation« wie Traumdeutung, Astrologie, Hypnose, schamanistische Heilungsrituale, Tarot oder Energiearbeit mit Kristallen ersetzt.[645] Seit den neunziger Jahren entwickelte sich das *Osho International Meditation Resort*, wie der Aschram nun hieß, zu einem der größten Therapie- und Meditationszentren der Welt mit professionellem Tourismusmanagement, das im Zuge einer Gentrifizierung bald überwiegend von »wealthier mainstream urbanites« besucht wurde.[646]

Ausblick

Die Psychotherapeuten George R. Bach und Haja Molter kritisierten 1976 die »Abwege« des Therapiebooms, die unseriösen Heils- und Erlösungsversprechen, die Erwartung schneller psychischer Problemlösung und die narzisstische Ich-Bezogenheit bei Ausblendung sozialer Probleme, zu der die Selbstverwirklichungsideologie führen könne. Zugleich begrüßten sie das neue Streben nach Individualität, »Selbstverantwortung« und emotionaler und kommunikativer Weiterentwicklung, das nur in angemessene psychotherapeutische Bahnen zu lenken sei.[647] Zehn Jahre später kam Eva Jaeggi, Professorin für Psychologie an der TU Berlin, in der *Psychologie heute* noch einmal zum gleichen Urteil. Auch sie warnte vor den Gefahren und »Albernheiten« der populären »Psychokultur«, forderte die Spötter aber dazu auf, »die Spreu vom Weizen zu sondern und diesen unters Volk zu bringen«. Die »Sensibilisierungshilfen der Psychoszene« seien ernst zu nehmen, solange sie nicht »im Sinne rascher Glückssuche, flacher Echtheitsideologie oder als Gesellschaftsspiel« missbraucht würden, sondern zur gemeinsamen Selbsthilfe, zum »Innehalten« und zur aufmerksamen Auseinandersetzung mit den »inneren Abgründen« führten. Dies könne die »Sinne schärfen für das tödlich

644 Süss, Zur Erleuchtung unterwegs, S. 209-211.
645 Ebd., S. 151 f.
646 D'Andrea, Global Nomads, S. 172.
647 Bach / Molter, Psychoboom, S. 18-21, S. 32-35, S. 137-143, S. 190-199.

bedrohende Böse und Unechte, das wir in der Welt finden«, und dadurch wiederum politisch wirken.[648]

Hält man Jaeggis Artikel gegen die achtseitige Kleinanzeigenbeilage derselben Ausgabe der *Psychologie heute*, mutet ihr Appell allerdings ziemlich verloren an. Es sei hier nur eine kleine, charakteristische Auswahl jener über 70 Anzeigen angeführt, die für Kurse, Seminare und Fortbildungen verschiedenster Art warben: ein einwöchiger »Intensivkurs in Hypnotherapie nach Milton Erickson« für 950,- Schweizer Franken; das Angebot, eine »sichere Methode zur zuverlässigen Beurteilung Ihrer Mitmenschen im Fernlehrgang Graphologie« zu erlernen; »Gehirnfrequenzen durch Psychoakustik positiv modulieren!«; ein »Focusing-Einführungskurs« beim »Arbeitskreis für Focusing und erlebnisorientierte Psychotherapie«, fünf Tage für 520,- D-Mark; der »ZEUS TANK Isolationstank nach J. G. Lilly« zum Preis von 4.777,77 D-Mark; »Durch Kosmologie den Lebenssinn erkennen, sich wieder in seinen kosmischen Plan eingliedern und dadurch Gesundheit und Erfüllung finden« beim »Institut für Angewandte Kosmologie« in Augsburg; eine zweijährige Ausbildung in »Rebirthing – Bewußtes Atmen«; ein Wochenend-Einführungsseminar in »Psychosynthese nach Robert Assagioli« in Minden; Weiterbildungsangebote für Gestalttherapie, klientenzentrierte Psychotherapie, »ganzheitliche Therapie«, Rolfing, Familien- und Systemtherapie, Tanztherapie und Ausdruckstanz, Bioenergetische Analyse; »1jähr. Lehrgang Ausbildung zum Geistheiler sowie Ausbildung zum psycholog. Berater«; Ausbildung zum Yogalehrer; »Persönlichkeit nach Maß! – Interessiert?«; zehn Tage »Selbsterfahrung und Skilaufen« in Casaccia bei St. Moritz, veranstaltet vom Frankfurter »Institut für Selbsterfahrung und Körperbewußtsein«; eine Woche Schulung in Individualpsychologie für »Berufsgefährdete, Umsteiger, IP-Berater, Führungskräfte, Personalberater«; durch Autosuggestion »Ziele erreichen, Schwächen abbauen«: »Programmieren Sie sich auf Erfolg!«; die »Energiequelle Unterbewußtsein« in Wochenend-Seminaren des »Instituts für Persönlichkeitsbildung« in Paderborn anzapfen; oder sich ebenfalls in zwei Tagen in »Fußreflexzonenmassage«, »Tarot«, »Tanz und Improvisation«, »Tai Chi für den Neuen Menschen«, »Primärtherapie, der Weg des Fühlens und Christus-Bewußtsein« oder »Esoterische Astrologie« einführen lassen.[649]

Neben zahlreichen Therapieformen vorwiegend aus dem Spektrum der Humanistischen Psychologie versammelte dieses bunte und kostspielige Potpourri mit der Graphologie Relikte der deutschen charakterologischen Tradition, die sich anscheinend leicht mit der alternativen Ganzheitsideologie

648 Eva Jaeggi, Pop-Psychologie: Abkürzungen zum Ich?, in: Psychologie heute, Oktober 1986, S. 62-67.

649 Alle zitierten Angebote aus der Beilage »Leserservice«, Psychologie heute, Oktober 1986.

vereinbaren ließ, Psychotechniken erfolgsorientierter Selbstoptimierung und Persönlichkeitsformung, deren Versprechen auf Aktivierung brachliegender psychischer Potentiale bereits im frühen 20. Jahrhundert eine aufstiegswillige Mittelschichtsklientel anlockte,[650] sowie eine breite Palette an alten und neuen esoterisch-spirituellen Wissensformen und therapeutisch-religiösen Körperpraktiken vermeintlich »östlicher« Herkunft. Es erscheint dabei nicht unwahrscheinlich, dass sich die Inserenten und Konsumenten der betreffenden Angebote mit dem Plädoyer Jaeggis, die therapeutische Selbsterkundung in politisches Engagement zu überführen, durchaus hätten identifizieren können. Zumindest wurde der Anspruch, durch Selbstveränderung auch zur gesellschaftlichen Veränderung beizutragen und dadurch politisch zu wirken, nicht nur in den Kommunen und der Selbsthilfebewegung, sondern auch im »New-Age«-Diskurs der späten siebziger und achtziger Jahre durchgängig erhoben.[651]

Der langfristige Erfolg der im »ganzheitlichen Milieu« erprobten Selbsttechnologien ist in erster Linie in der Etablierung einer »Wellness«-Industrie zu sehen, welche »die Instandhaltung des Produzenten- und Konsumenten-Ichs als Vergnügen verkauft«.[652] Die Politisierung der Subjektivität und der Emotionen hingegen entfaltete um 1980 in Form der neuen Friedensbewegung noch einmal größere Breitenwirkung. War es im psychopolitischen Diskurs der Post-68er-Linken die »Angst im Kapitalismus« (Dieter Duhm), die es gruppentherapeutisch zu erkennen und zu heilen galt, so wurde in der Friedensbewegung das Bekenntnis der Angst vor der atomaren Vernichtung zu einer zentralen Selbstthematisierungsformel. Angst und »Betroffenheit« zu verspüren und zu artikulieren sollte hier nicht nur erlaubt sein, sondern wurde geradezu eingefordert, da das Angstgeständnis als notwendige Voraussetzung kollektiven Widerstands gegen die atomare Aufrüstung angesehen wurde. Es ist wenig überraschend, dass Horst-Eberhard Richter einer der prominentesten Wortführer dieser friedenstherapeutischen Emotionspolitik war und zur Ikone der westdeutschen Friedensbewegung aufstieg.[653]

650 Thomson, Psychological Subjects.

651 Pascal Eitler, »Alternative« Religion. Subjektivierungspraktiken und Politisierungsstrategien im »New Age« (Westdeutschland 1970-1990), in: Reichardt / Siegfried, Das Alternative Milieu, S. 335-352.

652 Monica Greco, Wellness, in: Ulrich Bröckling / Susanne Krasmann / Thomas Lemke (Hg.), Glossar der Gegenwart, Frankfurt am Main 2004, S. 293-299, Zitat S. 298; Franz Höllinger / Thomas Tripold, Ganzheitliches Leben. Das holistische Milieu zwischen neuer Spiritualität und postmoderner Wellness-Kultur, Bielefeld 2012.

653 Susanne Schregel, Konjunktur der Angst. »Politik der Subjektivität« und »neue Friedensbewegung«, 1979-1983, in: Bernd Greiner / Christian Th. Müller / Dierk Walter (Hg.), Angst im Kalten Krieg, Hamburg 2009, S. 495-520; Claudia Kemper, Psychologische Abrüstung. Psychotherapeuten in der westdeutschen Friedensbewegung der frühen 1980er Jahre, in: Tändler / Jensen, Selbst, S. 168-185.

TEIL III:
DEMOKRATISIERUNG DES SELBST

10 Selbst-Demokratisierung: die Gruppendynamik in der Bundesrepublik

Die Sozialtechnologie der Gruppendynamik erlebte wie auch andere psychologische Praktiken Ende der sechziger Jahre im Rahmen des Psychobooms einen ungeahnten, auf hochfliegenden Demokratisierungs- und Emanzipationsverheißungen beruhenden Aufschwung. Das Versprechen, dass die Gruppendynamik als demokratisierendes Verhaltens-, Wahrnehmungs- und Kommunikationstraining fungieren könne, war dabei seit Beginn ihrer Erprobung in der Bundesrepublik in den frühen sechziger Jahren der ausschlaggebende Grund für ihre Anwendung. Sie stellte damit – zumindest in ihrer ursprünglichen Form – die psychologisierte Version der Einübung von Diskussionsfähigkeit dar, die nach dem Zweiten Weltkrieg in Westdeutschland zur Alltagsdemokratisierung beitragen sollte.[1] Die Anfänge waren jedoch recht holprig und sehr überschaubar, und zunächst sollte es nicht so aussehen, als könnte die Gruppendynamik größeres politisches Interesse erregen.

10.1 Friedrich Minssen, Kurt Lewin und die »Self-re-education«

Im Juni 1963 wurde im Hessischen Kultusministerium eine Anfrage des Instituts für Sozialforschung weitergeleitet. Dieses hatte darum gebeten, insgesamt 32 Pädagogen an Volks- und Realschulen, Gymnasien, berufsbildenden Schulen, Studienseminaren und pädagogischen Hochschulen namhaft zu machen, die zu einer »Arbeitskonferenz zur Einführung in die Gruppendynamik« eingeladen werden sollten. Als geeignete Teilnehmer erschienen Lehrer, die »nicht eng fachlich eingestellt, psychologisch interessiert, pädagogisch aufgeschlossen und nicht über 55 Jahre alt sind. Etwa 1/3 sollten Frauen sein.«[2] Ziel der Veranstaltung war es, die Eignung gruppendynamischer Methoden für die Lehrerbildung in der Bundesrepublik zu erproben. Wohl um den Reiz ein wenig zu erhöhen, wurden die ausgewählten Kandidaten im Einladungsschreiben nicht nur auf die Mitwirkung erfahrener Ex-

1 Verheyen, Diskussionslust.

2 Mitteilung an die Referate III/10 und III/20, 14.6.1963, HHStaW Abt. 504 Nr. 3419. Die frühen sechziger Jahre markierten allgemein den Beginn einer schulpädagogischen Reformphase, wobei auch dem Konzept der Gruppenarbeit als demokratisch-kooperativer Arbeitsform größere Aufmerksamkeit zuteil wurde; vgl. Brian M. Puaca, Learning Democracy. Education Reform in West Germany, 1945-1965, New York/Oxford 2009, S. 187f.

perten aus Europa und den Vereinigten Staaten hingewiesen, sondern auch auf die Vorzüge des Veranstaltungsorts, dem Europa-Haus in Schliersee in Oberbayern, »zugleich Tagungsstätte und ein gepflegter Hotelbetrieb, unmittelbar am Ufer des Schliersees« gelegen.[3]

Der Verfasser dieser Einladung war Friedrich Minssen. Minssen war 1931 bei Ernst Robert Curtius in Literaturwissenschaft promoviert worden und arbeitete danach als Lehrer in Danzig, wurde jedoch 1937 nach einigen Monaten Haft aus politischen Gründen aus dem Schuldienst entlassen.[4] Nach Kriegsdienst und Kriegsgefangenschaft war er kurze Zeit Redakteur bei der kulturpolitischen Zeitschrift *Der Ruf* und dann auch mit deren entlassenen Herausgebern Alfred Andersch und Hans Werner Richter im Gründungszirkel der Gruppe 47 zugegen.[5] Er kehrte 1949 in den Schuldienst zurück, wurde 1953 Referent im Hessischen Kultusministerium und war Mitgründer und Mitherausgeber der Zeitschrift *Gesellschaft – Staat – Erziehung*, die sich mit Themen der politischen Bildung befasste. Sein rastloses Engagement setzte er seit 1962 im neugegründeten Studienbüro für politische Bildung (zunächst: Studienbüro zur Soziologie der politischen Bildung) am Institut für Sozialforschung fort, als dessen Leiter er von Max Horkheimer eingesetzt worden war.[6] Eines der zentralen und wirkungsvollsten Tätigkeitsfelder des Studienbüros war die Organisation von Bildungsreisen in die Vereinigten Staaten, wo vorrangig deutsche Pädagogen und Politologen – ausgewählt nach ihrer institutionellen Stellung, die sie zu potentiellen sozialen Multiplikatoren machte – eigene Erfahrungen mit einem demokratischen Bildungssystem sammeln sollten, um diese dann für die deutsche Schulpraxis fruchtbar machen zu können. Das Ziel bestand darin, eine »Erziehung zu demokratischer Gesinnung« und die alltagskulturelle Etablierung eines in Deutschland nur schwach ausgeprägten »demokratischen Lebensstils« zu

3 Friedrich Minssen, Studienbüro zur Soziologie der politischen Bildung / Institut für Sozialforschung, Einladung zur pädagogischen Arbeitskonferenz zur Einführung in die Verfahrensweise der Gruppendynamik vom 1.-18. September 1963 im Europa-Haus Schliersee, Entwurf, HHStaW Abt. 504 Nr. 3419.

4 Vgl. die biographischen Angaben in der Zeitschrift *Gruppendynamik* 0 (1969), S. 25, als deren Mitherausgeber Minssen fungierte. Ich danke Prof. Dr. Helmut Lück, der mir die nur schwer zu beschaffende Nullnummer der *Gruppendynamik* aus seinem Privatbesitz zur Verfügung gestellt hat.

5 Vgl. Wilfried Barner (Hg.), Geschichte der deutschen Literatur von 1945 bis zur Gegenwart, 2. erweiterte Aufl., München 2006, S. 17.

6 Minssen war Horkheimer von Kultusminister Ernst Schütte empfohlen worden, vgl. hierzu wie allgemein zur Arbeit des Studienbüros Albrecht u. a., Intellektuelle Gründung, S. 413-442, sowie Thomas Koinzer, Auf der Suche nach der demokratischen Schule. Amerikafahrer, Kulturtransfer und Schulreform in der Bildungsreformära der Bundesrepublik Deutschland, Bad Heilbrunn 2011, Kap. 2.2.

fördern, der über die Errichtung eines demokratischen Regierungssystems hinausging.[7]

Insbesondere Minssen setzte sich dafür ein, in diesem Zusammenhang auch die Gruppendynamik in der Lehrerbildung zur erproben. Er war mit ihr 1961 während eines eigenen Aufenthalts in den Vereinigten Staaten in Berührung gekommen, wo er zufällig Gelegenheit bekam, einem gruppendynamischen T-Gruppen-Laboratorium – »T« für »Training« – für Wirtschaftsmanager beizuwohnen.[8] Leiter dieses Laboratoriums war Leland Bradford von den National Training Laboratories (NTL) in Bethel / Maine, die er 1947 zusammen mit Ronald Lippitt und Kenneth Benne gegründet hatte und die in den fünfziger Jahren zur institutionellen und wissenschaftlichen Speerspitze der Human-Relations-Bewegung in der Organisationsentwicklung geworden waren.[9] Spiritus Rector der NTL war der kurz nach ihrer Gründung verstorbene Psychologe Kurt Lewin, der einige Jahre zuvor das Research Center for Group Dynamics am Massachusetts Institute of Technology ins Leben gerufen hatte.[10]

Lewin gilt als einer der Gründerväter der modernen experimentellen Sozialpsychologie und war ein entscheidender Wegbereiter der Gruppendynamik. In den zwanziger Jahren hatte er als junger Wissenschaftler im Umfeld der »Berliner Schule« der Gestaltpsychologie um Max Wertheimer, Wolfgang Köhler und Kurt Koffka gearbeitet.[11] Er zeigte schon früh Interesse an der praktischen Anwendung psychologischen Wissens, das sich während der

7 So Minssen in einem Memorandum von 1961 zur Zielsetzung des geplanten Studienbüros, zitiert nach Albrecht u. a., Intellektuelle Gründung, S. 415 f. Zu den seit Ende der vierziger Jahre einsetzenden transatlantischen Austauschprogrammen vgl. neben Koinzer, Auf der Suche, auch Brian M. Puaca, Missionaries of Goodwill. Deutsche Austauschlehrer und -schüler und die Lehren der amerikanischen Demokratie in den frühen fünfziger Jahren, in: Arnd Bauerkämper / Konrad H. Jarausch / Marcus M. Payk (Hg.), Demokratiewunder. Transatlantische Mittler und die kulturelle Öffnung Westdeutschlands 1945-1970, Göttingen 2005, S. 305-331.

8 Friedrich Minssen, Gruppendynamik: »Bewegung« oder »Instrument«? 25 Jahre Gruppendynamik im deutschsprachigen Raum, in: Gruppendynamik 12 (1981), S. 13-18, hier S. 16.

9 Zur Geschichte der National Training Laboratories siehe Jerrold I. Hirsch, The History of the National Training Laboratories 1947-1986. Social Equality Through Education and Training, New York u. a. 1987. Zur Human-Relations-Bewegung, die sich seit den vierziger Jahren als psychologisch und soziologisch orientierte arbeitswissenschaftliche Alternative zum ingenieurwissenschaftlich geprägten Taylorismus etablieren konnte, siehe auch knapp Peter van Drunen / Pieter J. van Strien / Eric Haas, Work and Organization, in: Jansz / van Drunen, Social History of Psychology, S. 129-164, hier S. 153-155.

10 Zu Lewin vgl. Alfred J. Marrow, Kurt Lewin. Leben und Werk, Stuttgart 1977 (Neuausgabe Weinheim 2002; amerik. Orig.: The Practical Theorist. The Life and Work of Kurt Lewin, New York 1969).

11 Zur Gestaltpsychologie vgl. Ash, Gestalt Psychology, dort zu Lewin S. 263-275.

Weimarer Zeit vor allem in einigen Arbeiten zur Verbesserung der Arbeitsbedingungen der Industriearbeiterschaft äußerte, die Lewin vor dem Hintergrund seiner damaligen sozialistischen Überzeugungen verfasste.[12] Nachdem er 1933 vor den antisemitischen Repressionen der Nationalsozialisten in die Vereinigten Staaten emigriert war, entwickelte er dort mit seinen Mitarbeitern ein Programm experimenteller sozialpsychologischer Kleingruppenforschung, das unter der Bezeichnung »Gruppendynamik« nachhaltige Wirkung entfaltete.[13]

Es gibt weitere, hier allerdings nicht ausführlich diskutierbare Hinweise darauf, dass auch die amerikanischen Gruppendynamiker von ähnlichen intellektuellen Strömungen europäischer Provenienz beeinflusst waren und die Rezeption der Gruppendynamik in Deutschland insofern – wie die Psychologisierung allgemein – nicht einfach als »Amerikanisierung« gedeutet werden kann. So war Kenneth Benne, Mitgründer und intellektueller »Chefideologe« der NTL, nicht nur von John Dewey und dem amerikanischen Progressive Education Movement, sondern auch von Marx beeinflusst. Seine wichtigste theoretische Referenz war aber die Wissenssoziologie Karl Mannheims, aus der er die Notwendigkeit der rationalen sozialwissenschaftlichen Lösung ideologisch begründeter gesellschaftlicher Konflikte ableitete.[14]

Der Begriff der Gruppendynamik bezieht sich sowohl auf den Forschungsgegenstand, nämlich die relationalen psychischen Prozesse und Verhaltensmuster in sozialen Gruppen, auf die darauf bezogene wissenschaftliche For-

12 1920 veröffentlichte er beispielsweise in der von Karl Korsch edierten Reihe *Praktischer Sozialismus* den Aufsatz *Die Sozialisierung des Taylorsystems*; vgl. Matthias John / Georg Eckardt / Hans Hiebsch, Kurt Lewin's Early Intentions, in: European Journal of Social Psychology 19 (1989), S. 163-169.

13 Darauf, dass die Rezeption der Lewin'schen Gruppendynamik wie auch verwandter psychologischer und psychotherapeutischer Gruppenkonzepte in den siebziger Jahren jedenfalls im deutschsprachigen Raum einen Höhepunkt erlebte, verweist auch der über tausendseitige achte Band der insgesamt 15-bändigen, zwischen 1976 und 1981 bei Kindler verlegten Enzyklopädie zur Psychologie im 20. Jahrhundert, der sich allein diesem Thema widmet: Annelise Heigl-Evers / Ulrich Streeck (Hg.), Die Psychologie des 20. Jahrhunderts, Bd. VIII: Lewin und die Folgen. Sozialpsychologie, Gruppendynamik, Gruppentherapie, Zürich 1979.

14 Hirsch, National Training Laboratories, S. 15. u. S. 25-27. Es zeigen sich auch deutliche Parallelen zwischen dem frühen gesellschaftspolitischen Selbstverständnis der NTL und Mannheims posthum veröffentlichten Überlegungen zu einer sozialtechnologischen »demokratischen Planung« als »drittem Weg« der Demokratisierung zwischen Laissez-faire-Liberalismus und Totalitarismus; Karl Mannheim, Freedom, Power and Democratic Planning, New York 1950 (eine deutsche Übersetzung erschien erst 1970 unter dem Titel *Freiheit und geplante Demokratie*). Mannheims Konzept wurde in den fünfziger Jahren auch von niederländischen Soziologen und »Psychohygienikern« intensiv rezipiert und zur Grundlage ihres sozialen Gestaltungsanspruchs gemacht; vgl. Oosterhuis, Self-Development and Civic Virtue, S. 229.

schung als auch auf die Methoden, diese Gruppenprozesse zu beeinflussen und zu verändern. Letzteres war von Beginn an ein wesentliches Anliegen Lewins, denn Verhaltensforschung zielte für ihn immer auf Verhaltensänderung. Gruppendynamik sollte helfen, soziale Konflikte friedlich zu lösen, rassen- und religionsbezogene Vorurteile abzubauen und ganz allgemein die gesellschaftlichen Umgangsformen zu demokratisieren, kurz: Sie sollte zum »human betterment« beitragen.[15] »In Lewin's studies«, so fasst Nikolas Rose diese enge Verflechtung von moralischem, politischem und wissenschaftlichem Ethos pointiert zusammen, »democracy was a project to be achieved, an ethical value, a scientific truth, and a psychological possibility«.[16]

Diese Haltung verband dabei in unterschiedlicher Ausprägung nicht allein viele jüdische Sozialwissenschaftler, die aus Nazi-Deutschland geflüchtet waren. Sie entsprach einer in den mittleren Jahrzehnten des 20. Jahrhunderts verbreiteten Stimmung unter angelsächsischen Soziologen und Sozialpsychologen, die es als ihre Aufgabe verstanden, angesichts zahlreicher sozialer Konflikte und Verwerfungen, des Aufstiegs totalitärer Ideologien und Regime, des Kriegs und der atomaren Bedrohung wissenschaftliche Konzepte zur Bewahrung und Förderung demokratischer Gesellschafts- und Regierungsformen zu entwickeln.[17] Der Historiker William Graebner hat dieses durchaus paradoxe Unterfangen einer gesellschaftlichen Demokratisierung unter der Kontrolle einer Expertenelite auf die bewusst provokante Formel des *democratic social engineering* gebracht.[18] Dabei handelte es sich jedoch keineswegs, wie Graebners Untersuchung nahelegt, um ein rein US-amerikanisches Phänomen. Eine verwandte ideologische Gemengelage fand sich zur selben Zeit etwa auch in der schwedischen Version des demokratischen Social Engineering, wie sie eminent und wirkmächtig von Alva und Gunnar Myrdal vertreten wurde.[19]

Im Mittelpunkt der Forschungstätigkeit Lewins und der NTL stand die Frage nach den Auswirkungen verschiedener Erziehungs- und Führungsstile,

15 Kurt Lewin, Experiments in Social Space (1939), in: ders., Resolving Social Conflicts. Selected Papers on Group Dynamics, ed. Gertrud Weiss Lewin, New York 1948, S. 71-83, hier S. 83.

16 Nikolas Rose, Social Psychology as a Science of Democracy, in: ders., Inventing Our Selves, S. 116-149, hier S. 141.

17 Ebd., passim. »Regierung« ist hier im weiteren Sinne als »Menschenführung« zu verstehen. Zur Bedeutung dieser gesellschaftspolitischen Zielsetzungen für die NTL-Gründer vgl. auch Hirsch, National Training Laboratories, Kap. 1 u. 2.

18 William Graebner, The Engineering of Consent. Democracy and Authority in Twentieth-Century America, Madison (Wisconsin) / London 1987, dort zu Lewin und NTL bes. S. 75-78. Zu den ideologischen Quellen der verschiedenen von ihm untersuchten Formen demokratischer Sozialtechnologie zählt Graebner die Sozialpsychologie des frühen 20. Jahrhunderts, den philosophischen Pragmatismus John Deweys und die progressive Erziehungsbewegung.

19 Etzemüller, Romantik der Rationalität.

die in die drei Kategorien »autoritär« oder »autokratisch«, »laissez faire« und »demokratisch« unterteilt wurden, auf das Verhalten sozialer Gruppen. Der demokratische Führungsstil – *democratic leadership* – zeichnete sich durch Kooperations- und Kommunikationsfähigkeit aus und setzte auf die größtmögliche eigenverantwortliche Partizipation der Gruppenmitglieder. Er war, so argumentierten die Gruppendynamiker, nicht nur einer Demokratie politisch und moralisch angemessen. Er verbesserte auch das soziale Klima und erhöhte die individuelle Zufriedenheit in der Gruppe, wodurch wiederum Arbeitsmotivation, Effizienz und Flexibilität gesteigert würden. Der demokratische Führungsstil war jedoch nicht einfach in Form bestimmter formaler Methoden zu erlernen, sondern erforderte tiefer gehende Verhaltens- und Einstellungsänderungen. Erstarrte Interaktions- und Kommunikationsmuster mussten aufgebrochen, unbemerkte autoritäre und aggressive Verhaltensweisen aufgedeckt und persönliche wie kollektive Vorurteile abgebaut werden; und all dies bedurfte der Einübung einer ausgeprägten Selbst- und Fremdwahrnehmungsfähigkeit, da die entsprechende Selbstveränderung aus eigener Einsicht eingeleitet werden musste.

Diesem Zweck dienten die T-Gruppen-Laboratorien, mehrtägige bis mehrwöchige Übungsseminare für Gruppen von regulär etwa acht bis zwölf Personen, in denen die NTL in den Vereinigten Staaten seit ihrer Gründung zahlreiche Führungskräfte aus der Wirtschaft, dem Erziehungssystem und der öffentlichen Verwaltung einer demokratisierenden *re-education* unterzogen. Der Ausdruck *re-education* findet sich im amerikanischen Originaltitel des gruppendynamischen Standardwerks der NTL-Mitarbeiter Bradford, Gibb und Benne und meint im Grunde nicht mehr als das Umlernen von Verhaltensweisen im Erwachsenenalter. Er wurde im Titel der deutschen Übersetzung von 1972 jedoch getilgt, möglicherweise, um Assoziationen mit der amerikanischen Besatzungspolitik zu vermeiden.[20] Aus der Praxis der Laboratorien entwickelte sich das sogenannte Sensitivity-Training als »eine Methode, das zu lernen, was im privaten und beruflichen Leben in der Regel nicht oder nur schwer gelernt werden kann, nämlich eigene und fremde Verhaltensweisen subtil aufeinander abzustimmen«.[21] Diese Fähigkeit zur subtilen Abstimmung sollte in erster Linie mittels »Feedback« erworben werden, der kontinuierlichen wechselseitigen Rückmeldung über die Wahrnehmung

20 Leland P. Bradford / Jack R. Gibb / Kenneth D. Benne (Hg.), T-Group Theory and Laboratory Method. Innovation in Re-Education, New York u. a. 1964; deutsche Übersetzung: Gruppentraining. T-Gruppentheorie und Laboratoriumsmethode, Stuttgart 1972. Das Wort »Umerziehung« als deutsche Übersetzung von »re-education« klang freilich noch unfreundlicher (vgl. S. 13 der deutschen Übersetzung, wo der »Umerziehung« in Klammern die »re-education« als originaler Ausdruck beigefügt ist).

21 Adolf Martin Däumling, Sensitivity Training, in: Gruppenpsychotherapie und Gruppendynamik 2 (1968), S. 113-123, hier S. 113.

eigener Verhaltensweisen durch die anderen Gruppenmitglieder. Im Idealfall führte dies zu überraschenden und verunsichernden Einsichten über die Außenwirkung der eigenen Person und damit zum »unfreezing«, d.h. zum »›Auftauen‹ starrer Attitüden, die aus Angstabwehr und Selbstschutz entstanden« waren, und zur »Bereitschaft zu lernen«.[22]

Die Gruppendynamik in ihrer frühen Form, wie sie in den vierziger und fünfziger Jahren von Lewin und seinen wissenschaftlichen Erben in den National Training Laboratories entwickelt und praktiziert wurde, lässt sich wie die gesamte Human-Relations-Bewegung problemlos in die Subjektkultur des nach-bürgerlichen, extrovertierten Angestelltensubjekts der organisierten Moderne einordnen, deren Hegemonie Andreas Reckwitz – allerdings in erster Linie auf seinen Entstehungsort, die Vereinigten Staaten bezogen – für die Jahrzehnte zwischen 1920 und 1970 annimmt. Die Selbst- und Verhaltensführung des Angestelltensubjekts orientierte sich am kulturellen Modell einer egalitären *social ethics*, deren zentraler Anwendungsbereich die *face-to-face*-Beziehungen in der *peer society* von Arbeitskollegen, Familie, Nachbarn etc. darstellten und der es um Einübung einer »gruppenförmig-informellen Sozialität« ging:

> »Soziale Orientierung bedeutet in diesem Modell nicht, dass der Einzelne sich bestimmten *Personen* unterordnet, sondern dass er sich in ein Geflecht von Interaktionen und ihren reziproken, von konkreten Personen gelösten *Erwartungen* einfügt und daraus den Gewinn der ›togetherness‹ zieht. Hier wirkt ein Code des Informellen, Lockeren, Sportlichen, der sich egalitär gegen den vorgeblichen Formalismus der bürgerlichen ›Gesellschaft‹ richtet.«[23]

Die Verwirklichung der extrovertierten Sozialität erforderte dabei Techniken der aufmerksamen Fremd- und Selbstbeobachtung, die ein routiniertes und flexibles *social adjustment* und *impression-management* ermöglichten. Denn zum einen dienten die *peers* als Verhaltensvorbild, zum anderen waren deren zu beobachtende Reaktionen auf die eigene *performance* – Selbstbeobachtung durch Beobachtung der Fremdbeobachtung – das entscheidende Kriterium für das Gelingen der eigenen Selbstführung.[24] Leland Bradford erklärte explizit die Regulierung der erwünschten Verhaltensänderung durch die *peer members* zum wesentlichen Charakteristikum der Trainingsgruppe, und im folgenden Zitat schlägt sich auch die ganze Ambivalenz des demokratischen Social Engineering nieder:

22 Ebd., S. 117f.

23 Reckwitz, Das hybride Subjekt, S. 414, sowie dort insgesamt Kap. 3.2. Hervorhebungen im Original.

24 Ebd., S. 415.

»There are many reasons why peer influence can be effective in learning. Because the individual is seeking a place in the group, peer efforts to influence him may be more clearly heard than efforts from ›outside‹. Because the peer is perceived to be ›in the same boat‹, defensiveness resulting from fear of exposure is reduced. A group of peers has more sources of data, more refractory mirrors for feedback, more possibilities for identification than has the trainer. Peers do not raise the authority problems that frequently distort or inhibit learning in a superior-subordinate relationship. Finally, since behavioral change must be carried out with peers in the outside world, learning through the influence of peers has the advantage of setting in motion processes likely to continue.«[25]

Das Feedback der Gruppendynamik, von Ulrich Bröckling treffend als »demokratisiertes Panopticon« bezeichnet,[26] stellt eine besonders elaborierte Form, vielleicht geradezu den Idealtypus einer solchen multiperspektivischen, wechselseitigen sozialen Beobachtungstechnik dar. Sie zielt darauf ab, das Selbst in seinen konkreten sozialen Beziehungen als das »eigentliche« Selbst allseitig sichtbar zu machen und fordert dazu auf, Selbst- und Fremdwahrnehmung durch fortwährende Modellierung des eigenen Verhaltens in Übereinstimmung zu bringen. Auch die psychopolitischen Kommunen der späten sechziger Jahre lassen sich funktional als verstetigte gruppendynamische Laboratorien verstehen. Intentional freilich zielten sie auf die therapeutische Befreiung eines psychoanalytisch definierten, »authentischen« sexuellen Selbst von autoritärer Zurichtung. Damit standen sie ganz im Zeichen des gegenkulturellen »Subjekts nicht-entfremdeten Begehrens«.[27] Hier deutet sich bereits die subjektkulturelle Unschärfe und Flexibilität gruppenbezogener psychologischer Selbstmodellierung an, die in den Jahren um 1970 eine breite und mitunter widersprüchliche politisch-kulturelle Anschlussfähigkeit der Gruppendynamik begünstigen sollte. In den frühen sechziger Jahren erschien ihre Anwendung jedoch noch als ein exotisches Experiment technokratisch-liberaler Gesellschaftsreformer.

25 Leland P. Bradford, Membership and the Learning Process, in: ders. / Gibb / Benne, T-Group Theory and Laboratory Method, S. 190-215, hier S. 201.

26 Bröckling, Das unternehmerische Selbst, S. 236 ff.

27 Vgl. hierzu wie auch zu dem die gegenkulturelle Subjektkultur kenzeichnenden spannungsreichen Verhältnis zwischen einem romantisch geprägten Authentizitätsstreben einerseits und der Aufforderung zum anarchisch-kreativen Spiel mit unbegrenzten Ausdrucks- und Erfahrungsmöglichkeiten andererseits Reckwitz, Das hybride Subjekt, S. 494-499.

10.2 Experiment in Schliersee: Das erste gruppendynamische Laboratorium Deutschlands

Lewin selbst hatte sich bereits 1943 Gedanken über die Demokratisierung der deutschen Gesellschaft nach dem Krieg gemacht, die jedoch seiner Ansicht nach nur in Form einer kulturellen *self-re-education* erfolgreich sein konnte, die auf der Einsicht in den Wert und die Überlegenheit der Demokratie beruhen musste.[28] Bis die Gruppendynamik in der Bundesrepublik Anwendung fand, sollten allerdings noch 20 Jahre vergehen. Wesentlichen Anteil daran hatte Friedrich Minssen. Dieser erinnerte sich wiederum 20 Jahre später, dass er bei seiner ersten Begegnung mit einem gruppendynamischen Laboratorium sogleich »gefesselt« gewesen sei von der, wie man es später nennen würde, »Atmosphäre eines ›herrschaftsfreien Dialogs‹« und dem nicht erzwungenen, sondern selbstgesteuerten Prozess der »Gruppen-Reflexion und Selbstreflexion«, der dort stattfand:

> »Wenn es ein Instrument gab, das sich dazu eignete, defizientes Verhalten in und von Gruppen nicht von außen her, nicht künstlich aufgesetzt, sondern in eigener Regie durch die Betreffenden selbst zu erkennen und zur Korrektur zu bringen, so schien es in diesem nicht-direktiven Verfahren vorzuliegen.«[29]

Es schien mithin eine sozialpsychologische Methode zu geben, mit deren Hilfe der Unbeholfenheit des öffentlichen Lebens und dem Formalismus des demokratischen Alltags, die auch von Alexander Mitscherlich und vielen anderen Beobachtern der jungen Bundesrepublik registriert wurden, begegnet werden konnte.[30] Auch Minssen sah allgemein in der »humanen Lässigkeit der Angelsachsen« und ihrer »größeren Offenheit zueinander im gesellschaftlichen Umgang« einen starken Kontrast zum deutschen »Übermaß an

28 Kurt Lewin, The Special Case of Germany (1943), in: ders., Resolving Social Conflicts, S. 43-55, hier S. 55.

29 Minssen, Gruppendynamik: »Bewegung« oder »Instrument«?, S. 16 f.

30 Vgl. allgemein van Rahden, Clumsy Democrats, sowie zu Mitscherlichs Gesellschaftsdiagnose oben, Kapitel 5.1 und 5.3. Allerdings zog Mitscherlich die Diagnose einer Dominanz des »außengeleiteten« Charakters unter den Bedingungen der modernen Industrie- und Massengesellschaft zur Erklärung für die Anfälligkeit für autoritäre Regime wie den Nationalsozialismus heran und plädierte für eine psychoanalytisch aufgeklärte Stärkung der »Innenleitung« (siehe etwa Mitscherlich, Auf dem Weg zur vaterlosen Gesellschaft, S. 113 u. S. 430 f.). Minssen hingegen erhoffte sich gerade von einer Sozialtechnologie, die, wie argumentiert worden ist, als paradigmatisch für die Subjektkultur der Außenleitung angesehen werden kann, ähnliche Effekte wie Mitscherlich.

sozialer Distanz«, das sich in »Mißtrauen gegeneinander und als Gehemmtheit – Ungeschick – im Umgang miteinander« äußere.[31]

Für seinen Plan, als Modellversuch ein gruppendynamisches Laboratorium für Lehrer zu veranstalten, um die Eignung dieser Methode für eine im Doppelsinne innere Demokratisierung des westdeutschen Schulsystems zu prüfen, fand Minssen am Institut für Sozialforschung schließlich die Unterstützung von Horkheimer und Friedrich Pollock, nicht allerdings von Adorno.[32] Die Anwesenheit von überwiegend ausländischen gruppendynamischen Trainern, auf die in der eingangs zitierten Einladung werbend hingewiesen wurde, war dabei allerdings eher aus der Not geboren, da es kaum europäische und noch viel weniger deutsche Experten für Gruppendynamik gab. Der einzige Deutsche im Trainerstab war Tobias Brocher, ein gruppendynamisch bewanderter Psychiater und Psychoanalytiker vom Sigmund-Freud-Institut, der Anfang der sechziger Jahre als Gastwissenschaftler am Londoner Tavistock Institute of Human Relations tätig gewesen war und gute Kontakte zu den National Training Laboratories hatte.[33] Daneben war noch der österreichische Psychologe Traugott Lindner zugegen, der bereits

31 Minssen, Gruppendynamik: »Bewegung« oder »Instrument«?, S. 14f. Vgl. zu ähnlichen Erfahrungen von Amerikafahrern in der früheren Bundesrepublik allgemein auch Koinzer, Auf der Suche. In Deutschland selbst übte das Bild hedonistisch-demokratischer Lässigkeit, das die hier stationierten US-Truppen vermittelten, besonders auf jüngere Menschen eine große Faszination aus; Maria Höhn, GIs and Fräuleins. The German-American Encounter in 1950s West Germany, Chapel Hill 2002.

32 Ebd., S. 17. Adorno legte von Beginn an eine Abneigung gegen Minssens zahlreiche praktisch-pädagogische Aktivitäten im Studienbüro im Allgemeinen und gegen die Gruppendynamik im Besonderen an den Tag, vgl. Albrecht u. a., Intellektuelle Gründung, S. 420f., und Koinzer, Auf der Suche, S. 45f. Unklar ist, inwiefern dabei auch eine amerikakritische Grundhaltung Adornos eine Rolle spielte; während diese von Albrecht hervorgehoben wird, betont Koinzer (S. 41f.) Adornos zumindest partiell positive Bewertung der demokratischen Alltagskultur in den Vereinigten Staaten. Ende 1944 waren sich Adorno und Horkheimer noch einig gewesen, dass ihre eigenen Untersuchungen zum Antisemitismus sich als überlegener Konkurrent »gegen das Zeug von Lewin« etablieren müssten (Adorno an Horkheimer, 30.12.1944, zitiert nach Wiggershaus, Die Frankfurter Schule, S. 415); eine Abneigung, die bei Adorno anscheinend nachwirkte, während Horkheimer 1953 das Vorwort zur deutschen Übersetzung einer Aufsatzsammlung von Lewin beisteuerte. Darin lobte er dessen wegweisende Forschung und hob die gemeinsamen Forschungsinteressen hervor: Max Horkheimer, Vorwort, in: Kurt Lewin, Die Lösung sozialer Konflikte. Ausgewählte Abhandlungen über Gruppendynamik, hg. von Gertrud Weiß Lewin, Bad Nauheim 1953, S. 7f. Bei alldem spielen sicherlich auch unterschiedliche politisch-gesellschaftliche, wissenschaftliche und nicht-öffentliche Sprechsituationen eine Rolle.

33 Zum Tavistock Institute vgl. auch Peter Miller / Nikolas Rose, The Tavistock Programme: The Government of Subjectivity and Social Life, in: Sociology 22 (1988), S. 171-192.

1954 zusammen mit Leland Bradford in Wien das erste, von der OECD geförderte gruppendynamische Laboratorium für Führungskräfte aus Wirtschaft und Verwaltung auf dem europäischen Kontinent durchgeführt hatte.[34] Die Bezahlung vor allem der amerikanischen Trainer, deren Honorarvorstellungen sich vermutlich an ihrer Haupttätigkeit für Führungskräfte aus Wirtschaftsunternehmen orientierte und die immerhin 18 Tage durchgehend anwesend waren, machte auch einen bedeutenden Anteil der recht hohen Kosten für das Schliersee-Seminar aus: Sie beliefen sich auf rund 80.000 D-Mark, die jeweils zur Hälfte vom Hessischen Kultusministerium aus Lottomitteln und zur Hälfte von der Volkswagenstiftung bereitgestellt wurden.[35]

Zwei Jahre nach dem Seminar veröffentlichte Minssen 1965 einen Bericht in der von der UNESCO herausgegebenen Zeitschrift *International Review of Education*, der Auskunft über seinen Verlauf und seine Ergebnisse gab. Nach wie vor seien, so heißt es dort, in der deutschen Gesellschaft und nicht zuletzt im pädagogischen Bereich autokratische und autoritäre Umgangsformen und Denkweisen weit verbreitet. Die dadurch ausgelösten Frustrationen und Versagungen könnten, wie die moderne Psychologie bestätigt habe, zu Aggressionsneigungen führen, welche wiederum eine ernsthafte Bedrohung des sozialen Friedens und des demokratischen Gesellschaftssystems darstellten. Um dieser Gefahr entgegenzuwirken, bedürfe es einer grundlegenden Demokratisierung und Humanisierung des sozialen Umgangs, die jedoch nicht rein intellektuell vermittelt werden könne. Deshalb biete sich die Gruppendynamik an, da sie »eine neuartige Kombination von intellektueller Reflexion und einem im Seelischen ansetzenden, systematischen Verhaltenstraining« darstelle.[36] Das wichtigste Ziel dieses Trainings bestand für

34 Vgl. die Herausgeberbiographien von Brocher und Lindner in Gruppendynamik 0 (1969), S. 15 bzw. S. 21. Die insgesamt drei von NTL-Mitarbeitern geleiteten Laboratorien, die 1954 in Österreich stattfanden, wurden dabei auch aus Mitteln des Marshallplans finanziert, nachdem die betreffenden Behörden davon überzeugt werden konnten, dass die Gruppendynamik zur Produktivitätssteigerung beitragen könne; vgl. Hirsch, National Training Laboratories, S. 38 f. Unklar bleibt, warum hierfür gerade Österreich ausgewählt wurde und nicht etwa die Bundesrepublik.

35 Direkte Belege hierzu finden sich in den eingesehenen Unterlagen nicht, die Summe ergibt sich aber aus einem Antrag Horkheimers beim Kultusministerium auf erneute Bereitstellung von Lottomitteln in Höhe von 40.000 D-Mark für einen zweiten gruppendynamischen Versuch; wie beim ersten Seminar sei bei der Volkswagenstiftung ein Antrag auf Mittel in gleicher Höhe gestellt worden: Prof. Dr. Max Horkheimer an den Hessischen Kultusminister Prof. Dr. Ernst Schütte, 12.12.1963, HHStaW Abt. 504 Nr. 3419. Siehe ebd. als Anhang den Bericht zum Schliersee-Seminar von Minssen, in dem die hohen Kosten auf die unumgängliche Verpflichtung der ausländischen Trainer zurückgeführt werden.

36 Friedrich Minssen, Gruppendynamik und Lehrerverhalten, in: International Review of Education 11 (1965), S. 305-325, hier S. 305 f.

Minssen darin, dass eigene und fremde »Aggressionsneigungen als solche analysiert und erkannt« wurden und dass sie dadurch »dem Zugriff des Bewußtseins unterworfen« und »durch Reflexion unter Kontrolle gebracht« werden konnten:

> »Damit könnte die Gruppendynamik im Bereich der Aggression die gleiche Aufklärungs- und Zivilisierungsarbeit leisten, wie sie die Psychoanalyse im Bereich der Libido geleistet hat. Sie würde sich damit als ein wichtiges, fast möchte man sagen: unerläßliches Instrument zur Bändigung, zur Kontrolle unserer Triebhaftigkeit erweisen.«[37]

Diese Ausführungen muten an wie eine ins Praktische gewendete Version von Norbert Elias' These über die Internalisierung der menschlichen Affekt- und Triebkontrolle als wesentlichem Bestandteil des Zivilisationsprozesses, auf die sich Minssen hier allerdings nicht bezog.[38] Sie bringen die auch in den Spätschriften Freuds ausformulierte Überzeugung einer destruktiv-aggressiven Triebhaftigkeit als Teil der natürlichen menschlichen Veranlagung zum Ausdruck, die Minssen, Jahrgang 1909, mit dem ein Jahr älteren Alexander Mitscherlich teilte.[39] Aus diesen anthropologischen Grundannahmen folgten bei beiden jedoch keine autoritären Politik- und Erziehungsvorstellungen, wie es in konservativen bildungsbürgerlichen Denkmustern gängig war, sondern sie waren mit dezidiert demokratischen Überzeugungen verbunden. Das angestrebte friedliche und demokratische gesellschaftliche Zusammenleben konnte vor diesem Hintergrund allerdings immer nur ein prekäres, gefährdetes sein, das fortdauernd durch wissenschaftlich fundierte rationale Selbstkontrolle gesichert werden musste. Für emphatische Befreiungsutopien – und das stellte einen entscheidenden ideologischen Unterschied zu den psychopolitischen Konzepten der 68er-Bewegung dar – war vor diesem Hintergrund kein Raum.

Eine weitere entscheidende Differenz zwischen den ursprünglichen, auch von Minssen vertretenen gruppendynamischen Konzepten und ihrer späteren gegenkulturellen Anverwandlung im Übergang zu den siebziger Jahren zeigte sich hinsichtlich des Stellenwerts von Emotionen. Den Gruppendynamikern um Lewin ging es nämlich bei der Einübung von *sensitivity* nicht um die Emotionalisierung zwischenmenschlicher Beziehungen als einem emanzipatorischen Selbstzweck. Die Steigerung emotionalen Wohlbefindens in der Gruppe war sicherlich auch ein Ziel, doch letztlich ging es in erster Linie darum, das soziale Leben vom Einfluss irrationaler und unreflektierter ag-

37 Minssen, Gruppendynamik und Lehrerverhalten, S. 320.

38 Norbert Elias, Über den Prozeß der Zivilisation. Soziogenetische und psychogenetische Untersuchungen, 2 Bde., Frankfurt am Main 1997.

39 Vgl. etwa Alexander Mitscherlich, Die Idee des Friedens und die menschliche Aggressivität, Frankfurt am Main 1969.

gressiver Emotionen zu befreien, indem wissenschaftliche Experten zur vernunftgeleiteten Selbstreflexion anleiteten. Das Wesen des Faschismus bestehe darin, so Lewin 1939, die »Göttin der Vernunft« zu entthronen »and instead to make emotions and obedience the all-ruling principles in education and life from kindergarten to death«. An die Vernunft und die Vernunftfähigkeit des Menschen zu glauben bedeute hingegen, an die Demokratie zu glauben, und unter den Bedingungen einer vernünftigen und damit demokratischen Gesellschaft könnten die wissenschaftliche Soziologie und Sozialpsychologie sogar noch mehr zum »human betterment« beitragen, als es die Naturwissenschaften bereits getan hätten.[40] Ein Wissenschaftsoptimismus, der auch in der Wahl der Bezeichnung »Laboratorium« zum Ausdruck kam.

Doch was ging nun tatsächlich vor im gruppendynamischen Laboratorium in Schliersee im September 1963? Zunächst einmal nicht viel. Es gehörte zum Grundprinzip des gruppendynamischen Konzepts, dass die Trainer möglichst wenig führende oder arbeitsanleitende Funktionen übernahmen, sondern während der Sitzungen, in denen sich jeweils rund zehnköpfige Teilgruppen zusammenfanden, eher als Beobachter und gelegentliche Kommentatoren des Geschehens fungierten. Eine dezidierte Expertenrolle übernahmen sie nur während der regelmäßigen Zusammenkünfte aller Teilnehmer in einem Plenum, in dem sie theoretische Grundlagen zur Deutung des Gruppengeschehens referierten, etwa zu Themen wie »Rollenfunktionen in der Gruppe«, »Emotionaler Stil« oder »Abwehr und Widerstand in der Gruppe«. Dies war jedoch nur als eine analytische Hilfestellung für die Teilnehmer gedacht, denn letztlich sollten diese die Fähigkeit zur selbstständigen Selbst- und Gruppenanalyse auf der Grundlage von persönlicher Erfahrung und wechselseitigem Feedback erwerben. Es war insofern die Aufgabe der Trainer, sich »allmählich selbst arbeitslos zu machen«.[41] Auch war dabei durchaus einkalkuliert, dass sich die Teilnehmer in der ungewohnten Situation inmitten einer Gruppe fremder Personen, unter Beobachtung der Trainer, aber ohne konkrete Handlungsanweisungen erst einmal gehemmt und unbehaglich fühlten. So auch in Schliersee: Zwei Tage lang herrschte eine unsichere Stimmung, in der die Thematisierung konkreter Verhaltensweisen oder zwischenpersonaler Beziehungen vermieden wurde; stattdessen kam es zu unsystematischen Gesprächsversuchen über verschiedene unpersönliche Themen.

Schließlich brachte aber eine Demonstrationsübung die Wende und führte zum *unfreezing*, also zur Veränderungsbereitschaft der Gruppenmitglieder aufgrund der Einsicht in ihre Verhaltensdefizite. In der betreffenden Übung beobachtete die eine Hälfte einer Gruppe die andere bei einer Diskussion und stellte dabei einen »fast grotesken Mangel an Kooperation« fest,

40 Lewin, Experiments in Social Space, S. 83.
41 Minssen, Gruppendynamik und Lehrerverhalten, S. 315.

ein Ergebnis, das »geradezu bestürzend« auf die Teilnehmer gewirkt habe. Nun war »das Eis gebrochen«, es kam zu einer »entscheidenden Hinwendung zu den Partnern«, zu beobachten »im verständnisvollen Zuhören, im sorgsamen Eingehen auf die Gesprächsbeiträge und in dem Bemühen, Gemeinsamkeiten der Gruppe aufzuspüren«. Nachdem das anfängliche Unbehagen überwunden war, stellte sich schließlich »ein geradezu euphorisches Solidaritätsgefühl« ein, das von den meisten Teilnehmern als »bestimmendes Erlebnis empfunden« wurde.[42]

Die Schlussauswertung zeigte dann eine ganz überwiegend positive Einschätzung des Seminars durch die Teilnehmer. Eine große Mehrheit gab an, nun viel besser als früher sowohl »persönliche Probleme« als auch »die Probleme anderer« wie beispielsweise »Dominanzbestrebungen, Aggressionen, Fluchtreaktionen, Abhängigkeiten« erkennen zu können. Die meisten zeigten sich auch überzeugt, dass die gewonnene Erfahrung positive Auswirkungen auf ihr berufliches und privates Verhalten haben werde: »Ein Teilnehmer hat das Gesamtergebnis in der Schlußsitzung unter allseitiger Zustimmung so formuliert, die Mehrzahl der Teilnehmer sei von ›gedämpftem Kulturpessimismus zu kritischem Optimismus‹ geführt worden.«[43]

Die in der unmittelbaren Schlussauswertung geäußerten positiven Prognosen der Teilnehmer zur Übertragung der gruppendynamischen Erfahrungen auf den Berufsalltag mussten in zwei nachfolgenden Überprüfungsseminaren dann nicht revidiert, aber doch relativiert werden. Gerade hinsichtlich der Arbeit mit Schülern, Kollegen und Vorgesetzten stellten die Teilnehmer einige Monate später zwar Veränderungen fest, allerdings in weit geringerem Ausmaß als erwartet. Am ehesten hatten sich noch die Erwartungen hinsichtlich eines veränderten Umgangs in der Familie erfüllt.[44] Minssen hielt jedenfalls daran fest, dass die Gruppendynamik das Potential besitze, eine verkümmerte »Sensibilität für den Umgang mit anderen neu [zu] beleben«. Ein bestimmtes Ergebnis jedoch, das von den Veranstaltern erwartet worden war, habe sich tatsächlich gar nicht eingestellt: Es sei den Teilnehmern in den Folgeseminaren nämlich kaum gelungen, einen »sachlich orientierten, kooperativen und geordneten, ›demokratischen‹ Konferenzstil« zu entwickeln. Stattdessen habe das nicht sehr erfolgreiche Bemühen dominiert, den »Intimstil der T-Gruppe« wiederherzustellen, der ein so starkes emotionales Erlebnis

42 Ebd., S. 317. Bereits bei den ersten gruppendynamischen Versuchen der NTL Ende der vierziger Jahre hatte sich offenbar eine ähnliche »peak experience« eines »collective high« eingestellt, »a sense of solidarity and unity of purpose seldom experienced in contemporary society«; Hirsch, National Training Laboratories, S. 33. Allerdings wurde dieser Aspekt allem Anschein nach erst einmal theoretisch und konzeptionell nicht weiter integriert.

43 Minssen, Gruppendynamik und Lehrerverhalten, S. 318 f.

44 Ebd., S. 319.

dargestellt hatte.[45] Minssen konnte nicht ahnen, dass der in seinen Augen unbeabsichtigte Nebeneffekt einer emotional überwältigenden, euphorischen Gruppenintimität nicht nur einige Jahre später von der Kommune 2 zur utopischen Epiphanie einer »menschlichen sozialen Kommunikation« umgedeutet wurde,[46] sondern allgemein zu einem bestimmenden Faktor des darauf folgenden Booms gruppendynamischer Praktiken werden sollte.[47]

Zunächst einmal sah es allerdings danach aus, als würde der gruppendynamische Versuch von Schliersee ein einmaliges Experiment ohne größere Folgewirkungen bleiben. Im Dezember 1963 – also noch vor den Überprüfungsseminaren zum ersten Laboratorium – hatte Horkheimer beim Hessischen Kultusministerium und bei der Volkswagenstiftung die finanzielle Förderung eines zweiten gruppendynamischen Seminars beantragt und dabei argumentiert, dass das erste Seminar eine »wissenschaftlich und pädagogisch ermutigende Erfahrung« darstelle hinsichtlich der Zielsetzung, zum »Abbau autoritärer Unterrichtshaltungen« beizutragen.[48] Ein zweites Seminar fand jedoch nie statt, obwohl zumindest von Seiten des Kultusministeriums dafür Mittel freigegeben wurden. Aus dessen Aktenbestand lassen sich die genauen Ursachen hierfür nicht rekonstruieren, sie müssen aber zweifellos beim IfS gesucht werden. Ein Grund mag gewesen sein, dass Horkheimer kurz vor seiner Emeritierung stand und Anfang 1965 die Leitung des IfS an Adorno übergab, der wiederum von Beginn an kritisch gegen die Gruppendynamik wie auch die gesamte Arbeit des Studienbüros eingestellt war. Diese Differenzen hatten bereits seit Ende 1963 zu Überlegungen geführt, das Studienbüro organisatorisch vom IfS abzutrennen, was dann zum 1. Januar 1966 auch geschah. Das Studienbüro wurde zum selbstständigen Verein, hatte aber vermehrt mit finanziellen Problemen zu kämpfen, weshalb möglicherweise auch weitere gruppendynamische Versuche nicht in Betracht kamen.[49]

Nachdem das IfS sich aus der Förderung der Gruppendynamik zurückgezogen hatte, schien auch auf Seiten des Hessischen Kultusministeriums zunächst kein größeres Interesse an ihrer weiteren Erprobung im Rahmen der Lehrerfortbildung zu bestehen. Sie war dort ohnehin nicht auf ungeteilte Zustimmung gestoßen,[50] und der Rückzug von Horkheimer und Minssen schien die Skeptiker im Ministerium in der Ansicht zu bestätigen, dass die hohen finanziellen Aufwendungen für gruppendynamische Seminare in kei-

45 Ebd., S. 321.
46 Kommune 2, Versuch, S. 275.
47 Vgl. Kapitel 10 der vorliegenden Arbeit.
48 Horkheimer an Kultusminister Schütte, 12.12.1963, a.a.O.
49 Albrecht u. a., Intellektuelle Gründung, S. 420-422.
50 Kultusministerium, Referat V 3 an Herrn Abteilungsleiter V, 6.2.1964, Bitte um Mitteilung an den Kultusminister, dass »in unserem Hause kritische Stimmen gegen die gruppendynamische Verfahrensweise laut geworden« sind, HHStaW Abt. 504 Nr. 3419.

nem Verhältnis zum Ertrag standen und hinsichtlich der weiteren Förderung Zurückhaltung zu üben sei.[51] Diese Empfehlung von Ende 1965 nahm dabei konkret Bezug auf eine Anfrage von Inga Kähling, Direktorin der Albert-Schweitzer-Schule in Frankfurt und Sprecherin des »Arbeitskreises für Gruppendynamik in der Schulpraxis«, der sich alle zwei Wochen im Sigmund-Freud-Institut traf und sich für die Weiterführung der in Schliersee begonnenen Versuche einsetzte. Kähling hatte sich vergeblich darum bemüht, einen Teil der für das zweite gruppendynamische Seminar vom Kultusministerium bereitgestellten Mittel in Höhe von 33.000 D-Mark, die nach dem Rückzieher des IfS von diesem zurückgezahlt worden waren, für die Förderung des Arbeitskreises bereitgestellt zu bekommen.[52] Ein weiterer Antrag auf finanzielle Unterstützung für einen Lehrgang über Gruppendynamik vom September 1966 klang dann bereits ein wenig verzweifelt. Der Versuch des Arbeitskreises, die »vielversprechende Arbeit« von Schliersee fortzuführen, sei bisher wenig erfolgreich gewesen, und sollte »diese Möglichkeit wieder ungenutzt bleiben, müssen wir wohl resignieren«.[53]

10.3 »Auf dem Wege in die Zukunft«: Aufschwung und gesellschaftspolitische Programmatik der Gruppendynamik seit Ende der sechziger Jahre

Als der »Arbeitskreis für Gruppendynamik in der Schulpraxis« 1966 noch über mangelnde staatliche Unterstützung klagte, zeigten sich bereits Anzeichen für eine verstärkte Rezeption der Gruppendynamik in der Bundesrepublik, die sich dann im Übergang zu den siebziger Jahren zu einem regelrechten Boom auswachsen sollte. Sicherlich nicht aus Zufall nahm dabei neben Hessen das politisch ebenfalls »progressive«, sozialdemokratisch regierte Nordrhein-Westfalen eine Vorreiterrolle ein. So begann in Bonn 1965 Adolf Martin Däumling, 1956-1961 Vorsitzender des Berufsverbands Deutscher Psychologen und seit 1963 Ordinarius für Klinische und Angewandte Psychologie, die ersten gruppendynamischen Laboratorien an einer deutschen Universität durchzuführen, durch die ein Großteil der später führenden

51 Referat E I 3 an Referatsgruppenleiter E I, E II, E III, Dez. 1965, HHStaW Abt. 504 Nr. 3419.

52 Referat Z II 1 an den Referenten E I 3, 10.12.1965, abschlägiger Bescheid bezüglich der weitergeleiteten Anfrage von Frau Kähling vom Juni 1965, da die vom IfS zurücküberwiesenen Mittel bereits anderweitig verplant worden seien, HHStaW Abt. 504 Nr. 3419.

53 Arbeitskreis für Gruppendynamik in der Schulpraxis Frankfurt/Main, Dr. Joachim Hirsch, an den Hessischen Kultusminister, z. Hd. Oberregierungsschulrat Dr. Sohns, 12.9.1966, HHStaW Abt. 504 Nr. 3419. Eine Antwort des Ministeriums ist am angegebenen Ort nicht überliefert.

deutschen Trainer mit der Gruppendynamik in Berührung kam. Zielgruppe waren zu Beginn ausschließlich »helfende Berufe« ohne im engeren medizinischen Sinne therapeutischen Auftrag wie Psychologen, Ehe- und Erziehungsberater, Pfarrer, Pädagogen, Personalleiter etc.[54] Däumling sah das Sensitivity-Training für diese Berufsgruppen dabei als Pendant zur Lehranalyse von Psychotherapeuten an, da auch hier durch Selbsterfahrung auf berufsspezifische emotionale Belastungen vorbereitet werde.[55]

Ab 1966 wurden in Bad Godesberg Laboratorien für Bewährungshelfer durchgeführt, zu dessen Leitern auch Tobias Brocher zählte, der wiederum 1967 mit *Gruppendynamik und Erwachsenenbildung* das erste deutschsprachige Standardwerk zum Thema veröffentlichte.[56] Im selben Jahr wurde mit der Gründung des Deutschen Arbeitskreises für Gruppenpsychotherapie und Gruppendynamik (DAGG) durch 27 Ärzte und Psychologen eine Standesvertretung organisiert, kurz darauf folgte das Verbandsorgan *Gruppenpsychotherapie und Gruppendynamik*.[57] Gruppentherapeutische und gruppendynamische Methoden wurden zu diesem Zeitpunkt an psychotherapeutischen und psychiatrischen Kliniken etwa in Stuttgart, Freiburg und vor allem durch Annelise Heigl-Evers und Franz Heigl in Göttingen erprobt, und die DFG förderte ein Forschungsprogramm des DAGG-Gründungs- und Vorstandsmitglieds Däumling, in dessen Rahmen eine Reihe von Sensitivity-Trainings für Psychologen, Psychotherapeuten, Theologen und Lehrer veranstaltet wurden.[58] Zum 1. Januar 1974 hatte die DAGG dann bereits 389 Mitglieder.[59]

Während sich bei *Gruppenpsychotherapie und Gruppendynamik* die stärker klinisch-therapeutische Orientierung sowohl im Titel als auch in der Zusammensetzung des Herausgebergremiums äußerte, zielte die seit 1969 herausge-

54 Vgl. hierzu wie allgemein zur institutionellen und konzeptionellen Entwicklung der deutschen Gruppendynamik bis in die späten siebziger Jahre Jörg Fengler, Die Geschichte der Gruppendynamik in Deutschland, in: Heigl-Evers / Streeck, Lewin und die Folgen, S. 625-634, Zitat S. 626.

55 Adolf Martin Däumling, Sensitivity Training, in: Gruppenpsychotherapie und Gruppendynamik 2 (1968), S. 113-123, hier S. 115.

56 Tobias Brocher, Gruppendynamik und Erwachsenenbildung. Zum Problem der Entwicklung von Konformismus oder Autonomie in Arbeitsgruppen, Braunschweig 1967. Der Titel erschien bis 1982 in 16 Auflagen. Als Psychoanalytiker wies Brocher der Gruppendynamik die Aufgabe zu, beim Erwachsenen die Verhaltensdefizite zu kompensieren, die durch die autoritäre Sozialisation in Elternhaus und Schule verursacht worden seien.

57 Vgl. den Bericht der Vorstandsmitglieder Annelise Heigl-Evers / Helmut Enke, Der Deutsche Arbeitskreis für Gruppenpsychotherapie und Gruppendynamik (DAGG), in: Gruppenpsychotherapie und Gruppendynamik 2 (1968), S. 197-201.

58 Ebd., S. 198-200.

59 Vgl. Entwicklung des DAGG, in: Matrix, Sonderheft 2007: 40 Jahre DAGG, S. 12-16, hier S. 13. Die einzige weitere Mitgliederzahl ist dort für das Jahr 2007 angegeben und beträgt 1.152 (S. 15); dies ist zumindest ein Hinweis auf ein verlangsamtes Wachstum nach einem sprunghaften Anstieg in den siebziger Jahren.

gebene Zeitschrift *Gruppendynamik* dem eigenen Anspruch nach auf die Vermittlung psychologischer, soziologischer und pädagogischer Erkenntnisse für die Anwendung in »Erziehung, Verwaltung, Wirtschaft und Verbänden«.[60] Gründungsherausgeber der *Gruppendynamik* waren neben Max Horkheimer, Friedrich Minssen, Tobias Brocher und Traugott Lindner unter anderem auch General a. D. Wolf Graf von Baudissin, der maßgeblichen Anteil am Reformkonzept der »Inneren Führung« zur Demokratisierung der Bundeswehr gehabt hatte, sowie Heinz Häfner, Direktor der Sozialpsychiatrischen Klinik der Universität Heidelberg und wichtiger Vertreter der westdeutschen Reformpsychiatrie. Man könnte hier von einer liberalen Prä-68er-Reformelite sprechen, die ihre Hoffnungen auf eine Modernisierung und Demokratisierung der Bundesrepublik durch die Anwendung sozialwissenschaftlicher Erkenntnisse setzte und deren szientifischer Optimismus im charakteristischen Gegensatz zu jener kulturpessimistischen Technikkritik stand, die in der Nachkriegszeit ein Signum konservativer Intellektueller gewesen war und dann in den siebziger Jahren eine Renaissance im linksalternativen politischen Spektrum erleben sollte.[61]

Diese Wahrnehmungskonjunkturen spiegelten sich auch im Verhältnis zu den Vereinigten Staaten wider. Amerikafahrer der frühen sechziger Jahre wie Friedrich Minssen oder Reinhard Tausch hatten ein durchaus ambivalentes, aber im Wesentlichen positives Bild von Pädagogik und sozialer Alltagskultur in den Vereinigten Staaten mitgebracht.[62] Ein merklicher Kontrast zu den stereotypen und sehr deutschen Allgemeinplätzen, die Horst-Eberhard Richter Ende der siebziger Jahre seinen Lesern als Analyse der US-amerikanischen Gesellschaft präsentierte. Wie angeblich »viele emigrierte Europäer« berichteten, könne man in den Vereinigten Staaten zwar lauter »nette Menschen«, aber kaum einen »Freund« finden. Das sei auf die dort geläufige, sich aber »längst auch hierzulande ausbreitende« Technik der »Leidensverleugnung« zurückzuführen, durch »vielfältige Oberflächenkontakte die Tatsache innerer Isoliertheit zu überdecken«. Hierzu zählte neben der »amerikanischen Party-Kultur«, deren freundliche Geselligkeit bloß ein »Theater« zur »Überspielung des Leidens« darstelle, auch die Gruppendynamik, die nur punktuelle Eruptionen aufgestauter Emotionen erlaube, aber keine »tiefere Kommunikation [...] in dauerhaften Beziehungen«.[63] Man mag hier Adorno zitieren, der zwar lebenslang eine größere innere Distanz zu den Vereinigten

60 Vorwort der Herausgeber in Gruppendynamik 0 (1969), S. 3. Bis 1972 erschien die Zeitschrift als Korrespondenzausgabe des *Journal of Applied Behavioral Science*, das von den NTL herausgegeben wurde.

61 Zur konservativen Technikkritik nach dem Zweiten Weltkrieg vgl. hier nur Daniel Morat, Von der Tat zur Gelassenheit. Konservatives Denken bei Martin Heidegger, Ernst Jünger und Friedrich Georg Jünger, 1920-1960, Göttingen 2007, Kap. 5.

62 Koinzer, Auf der Suche.

63 Richter, Der Gotteskomplex, S. 157 u. S. 160f.

Staaten wahrte als etwa Horkheimer, aber 1961 zu Protokoll gab, dass die amerikanische Verhaltensnorm des »keep smiling«, das von Europäern gerne als »Grinsen« abgetan werde, letztlich doch besser geeignet sei, »to lead people to a certain humanity towards others than [...] that presumptive identity to one's self and that warmth and profundity which much of the time are not there anyway«.[64]

Brocher fasste das Selbstverständnis der Herausgeber von *Gruppendynamik* in einem programmatischen Aufsatz mit dem bezeichnenden Titel »Auf dem Wege in die Zukunft« zusammen, in dem sich die wesentlichen Aspekte des westdeutschen Reformdiskurses der sechziger Jahre wiederfanden. Intellektuell und wissenschaftspolitisch ging es ihm um die Überwindung des spekulativen und gesellschaftsfernen Idealismus der deutschen Geistes- und Sozialwissenschaften.[65] Gesellschaftspolitisch stand der Abbau von Aggressionen, Vorurteilen, autoritären Verhaltensmustern und bürokratisch-hierarchischen Sozialstrukturen im Vordergrund. Die Notwendigkeit hierfür sah Brocher in der zunehmenden weltweiten Vernetzung verschiedener Nationen und Organisationen und dem beschleunigten sozialen und kulturellen Wandel begründet. Sollte sich das deutsche Erziehungs- und Wirtschaftssystem an diese Entwicklung nicht mittels der Erkenntnisse der modernen Humanwissenschaften anpassen, so würde sich dies »schon in 10-20 Jahren auf die nationale Wirtschaftsbilanz verheerend auswirken«.[66] Während diese Warnung vor nationaler ökonomischer Rückständigkeit an das Schlagwort von der »Bildungskatastrophe« gemahnte, das Georg Picht 1964 mit dem gleichen Argument in die bundesdeutsche Bildungsdebatte eingebracht hatte,[67] spielte Brocher abschließend noch auf die Bedrohung der Menschheit durch die nukleare Bedrohung im Kalten Krieg an: Die wissenschaftliche Förderung von Kommunikation und Kooperation stelle nämlich die einzige Hoffnung auf eine »Rettung vor der selbstzerstörerischen Potenz des Menschen« durch »Vernunft und Intelligenz« dar.[68]

64 Adorno-Zitat aus dem Protokoll zur Vorbereitungskonferenz der *German Educators' Mission* (1961), zitiert nach Koinzer, Auf der Suche, S. 42f.

65 Diese Forderung teilte er etwa mit dem einflussreichen Göttinger Pädagogen und Psychologen Heinrich Roth, der 1962 zur »realistischen Wendung« in der deutschen Pädagogik aufgerufen hatte, womit er eine zeitgemäße Weiterentwicklung der in Westdeutschland bis dahin noch dominierenden, eher philosophisch gestimmten geisteswissenschaftlichen Pädagogik zur empirischen Erziehungswissenschaft meinte; vgl. Jürgen Oelkers, Pädagogische Reform und Wandel der Erziehungswissenschaft, in: Handbuch der deutschen Bildungsgeschichte, Bd. VI/1: 1945 bis zur Gegenwart, Erster Teilband: Bundesrepublik Deutschland, hg. von Christoph Führ und Carl-Ludwig Furck, München 1998, S. 217-243, hier S. 223f.

66 Tobias Brocher, Auf dem Wege in die Zukunft, in: Gruppendynamik 0 (1969), S. 4-11, hier S. 8.

67 Picht, Die deutsche Bildungskatastrophe.

68 Brocher, Auf dem Wege in die Zukunft, S. 11.

Es ist kaum zu sagen, welchen Anteil die jeweilige Überzeugungskraft dieser verschiedenen Argumente daran hatte, dass es mit dem gesellschaftlichen Reform- und Aufbruchklima der späten sechziger Jahre auch zu einer beschleunigten Ausbreitung gruppendynamischer und verwandter Verfahren kam. Deren professionelle Vertreter sahen in erster Linie die pädagogischen, sozialen und »helfenden« Berufsgruppen aller Art, aber auch Führungspersonen der mittleren Ebene in Bildungseinrichtungen, Verwaltung und Wirtschaft als Zielgruppe.[69] Auf staatlicher Ebene wurden etwa seit 1972 gruppendynamische Seminare zum kooperativen »Verhaltenstraining« von der Akademie für Führungskräfte der Deutschen Bundespost und der Bundesakademie für öffentliche Verwaltung, der zentralen Fortbildungseinrichtung der Bundesregierung, veranstaltet.[70]

Da die Hochschulen um und nach 1968 einen der wichtigsten Impulsgeber gesellschaftlicher Reformbestrebungen darstellten, erscheint es nicht verwunderlich, dass auch dort besonders von jüngeren Dozenten aus unterschiedlichsten Fachbereichen, von denen viele im »Arbeitskreis für Hochschuldidaktik« zusammengeschlossen waren, gruppendynamische Versuche im Sinne einer »emanzipatorischen« Hochschullehre unternommen wurden.[71] Christoph Kleßmann ist die Durchführung von »gruppendynamischen Crashkursen« im Rahmen einer hochschulpädagogischen Arbeitsgemeinschaft des akademischen Mittelbaus als Ausdruck der enormen hochschulpolitischen Aufbruchstimmung in Erinnerung geblieben, der er mit Antritt seiner Assistentenstelle an der Universität Bochum Anfang der siebziger Jahre begegnete.[72] Damit verband sich die Hoffnung, so der Erziehungswissenschaftler Harm Prior, dass mithilfe der Gruppendynamik eine »sys-

69 Vgl. die von im jeweiligen Feld tätigen Personen verfassten Überblicksartikel in Heigl-Evers / Streeck, Lewin und die Folgen; Klaus Antons / Sylvia Keller, Gruppendynamik im Sozialwesen (S. 682-686); Helmut Methner / Jürgen Cupei / Georg Roth, Gruppendynamik in der Fortbildung von Angehörigen der öffentlichen Verwaltung (S. 687-695); Traugott Lindner, Gruppendynamik in der berufsbegleitenden Fortbildung von Angehörigen der Wirtschaft (S. 696-702); Tobias Brocher, Gruppendynamik in der Erwachsenenbildung (S. 703-709).

70 Methner u. a., Gruppendynamik in der Fortbildung von Angehörigen der öffentlichen Verwaltung.

71 Harm Prior (Hg.), Gruppendynamik in der Seminararbeit. Reflexionen und Materialien aus einem Seminar, Hamburg 1970; Klaus W. Vopel (Hg.), Gruppendynamische Experimente im Hochschulbereich, Hamburg 1972; Brigitte Eckstein / Peter Hrabowski, Gruppendynamische Arbeit an der Hochschule. Ein Report, Heidelberg 1973; Lorenz Böllinger / Eckart Osborg, Psychoanalytische Gruppendynamik im Jurastudium. Gefühlsbezogene Hochschuldidaktik: ein Projektbericht, Hamburg 1977.

72 Debatte: Die 1970er-Jahre in Geschichte und Gegenwart, in: Zeithistorische Forschungen / Studies in Contemporary History, Online-Ausgabe 3 (2006), Nr. 3, Abs. 13, URL: http://www.zeithistorische-forschungen.de/16126041-Debatte-3-2006 (zuletzt abgerufen am 12.8.2012).

temtranszendierende psychosoziale Strukturrevolution« eingeleitet werden könnte, in der »nicht nur der ökonomische Unterbau und der ideologische Überbau, sondern auch der menschliche Mittelbau der unbewußten Identitätsstrukturen, Bewußtseinsstrukturen und Triebstrukturen weitgehend verändert« würde.[73] Erstaunlicher als die Verbreitung der Gruppendynamik an den Hochschulen erscheint aber ihre breite Rezeption in den christlichen Kirchen, die deshalb im Folgenden näher untersucht werden soll.

10.4 Die »Dynamik des Heiligen Geistes«: Gruppendynamik und christliche Kirchen

Die christlichen Kirchen stellten vom Beginn des Gruppendynamik-Booms Ende der sechziger Jahre bis etwa in die Mitte der siebziger Jahre nach dem Erziehungs- und Bildungsbereich den zweitgrößten institutionellen Anwendungsbereich gruppendynamischer Fortbildung dar.[74] Im Verlauf der sechziger Jahre kam es parallel zur »Relevanzkrise« in der Psychologie und der »realistischen Wendung« in der Pädagogik bei beiden Konfessionen zu einer »Krise der theologischen Ausbildung«.[75] Gegen das traditionell in erster Linie theoretisch-geisteswissenschaftlich ausgerichtete Theologiestudium

73 Harm Prior, Gruppendynamik und politisches Lernen, in: Vopel, Gruppendynamische Experimente im Hochschulbereich, S. 92-98, hier S. 96. Hierbei handelte es sich wiederum um ein Zitat aus Hans Kilian, Das enteignete Bewußtsein. Zur dialektischen Sozialpsychologie, Neuwied / Berlin 1971. Der Arzt, Psychoanalytiker und Sozialpsychologe Kilian, Jahrgang 1921, hatte unter anderem 1961 die Humanistische Union mitbegründet.

74 Klaus Doppler / Bert Voigt, Entwicklung und Tendenzen angewandter Gruppendynamik in Deutschland. Ein Befragungsergebnis und einige Vermutungen über die nähere Zukunft, in: Gruppenpsychotherapie und Gruppendynamik 12 (1977), S. 34-48, hier S. 43. Dies spiegelt sich interessanter Weise nicht im ansonsten thematisch ausufernden Handbuch von Heigl-Evers / Streeck, Lewin und die Folgen, das keinen eigenen Eintrag zum kirchlichen Anwendungsfeld hat; möglicherweise handelte es sich um einen blinden Fleck der Herausgeber.

75 Werner Becher, Klinische Seelsorgeausbildung in der Bundesrepublik Deutschland, in: Gruppendynamik 5 (1974), S. 320-328, hier S. 321. Aufschlussreich sind hier die Ergebnisse einer Umfrage der Deutschen Bischofskonferenz von 1971 unter westdeutschen katholischen Priestern: Auf die Frage »Worauf sollte bei der Ausbildung besonderes Gewicht gelegt werden, damit sie den heutigen Verhältnissen entspricht?« gaben die Weihejahrgänge 1960-1970 zu 82 % »zeitgemäße Glaubensbegründung«, zu 78 % » Menschenführung und Gruppenarbeit«, zu 69 % »pastorale Praxis« und zu 67 % »Psychologie und Pädagogik« an, nur 23 % jedoch »systematische Theologie«; zitiert nach Karl Frielingsdorf, Gruppendynamische Arbeit mit Theologiestudenten, in: Karl Wilhelm Dahm / Hermann Stenger (Hg.), Gruppendynamik in der kirchlichen Praxis. Erfahrungsberichte, München 1974, S. 51-67, hier S. 51, Anm. 1.

wurden insbesondere unter Studenten und jüngeren Theologen zunehmend Rufe nach einer zeitgemäßen und praxisnäheren, am Beruf des Pfarrers ausgerichteten Ausbildung laut. Im Mittelpunkt der entsprechenden Reformbemühungen stand eine Aufwertung der Seelsorge gegenüber der systematischen Theologie, wobei die Seelsorgevorstellungen wiederum verstärkt von human- und sozialwissenschaftlichen Theorien beeinflusst wurden.[76] Eine wichtige Rolle spielten dabei pastoralpsychologische Konzepte der klinischen oder therapeutischen Seelsorge, die in den dreißiger Jahren in den Vereinigten Staaten entstanden waren, sich in Europa Anfang der sechziger Jahre zuerst in den Niederlanden etablieren konnten und dann seit den späten sechziger Jahren in der Bundesrepublik rezipiert wurden.[77] 1972 wurde die Deutsche Gesellschaft für Pastoralpsychologie als ökumenischer – wenngleich bis heute evangelisch dominierter – Fachverband für psychologisch-psychotherapeutisch orientierte Seelsorge gegründet.[78]

Auch in diesem Zusammenhang spielte der zeitgenössische politisch-kulturelle Klimawandel eine entscheidende Rolle, war das unter Theologiestudenten und jungen Pfarrern weitverbreitete Interesse an Soziologie, Psychologie und Psychotherapie motiviert von dem Wunsch, eine »emanzipatorische, menschenfreundliche und gesellschaftskritische« Theologie zu verwirklichen.[79] Der Jesuit Karl Frielingsdorf meinte hierzu:

> »Was nützt dem Theologen die beste theoretische Ausbildung, wenn er sich in einer Identitätskrise befindet, wenn er keinen Kontakt zu seiner

76 Vgl. zur Psychologisierung von Theologie und Seelsorge und den sich daran entzündenden Kontroversen in der Katholischen Kirche Ziemann, Katholische Kirche und Sozialwissenschaften, Kap. 5; ders., The Gospel of Psychology: Therapeutic Concepts and the Scientification of Pastoral Care in the West German Catholic Church, 1950-1980, in: Central European History 39 (2006), S. 79-106.

77 Dietrich Stollberg, Therapeutische Seelsorge. Die amerikanische Seelsorgebewegung; Darstellung und Kritik, mit einer Dokumentation, Erlangen-Nürnberg 1968.

78 Ziemann, Katholische Kirche und Sozialwissenschaften, S. 297.

79 Kirchliche Seelsorge oder Psychotherapie. Ein Gespräch mit dem Theologen und Religions-Soziologen Karl-Wilhelm Dahm, in: Psychologie heute, Januar 1975, S. 18-25 u. 58-60, hier S. 21. Religion und Kirche haben als wichtige Felder der Politisierung im Zeichen von »1968« in den letzten Jahren größere geschichtswissenschaftliche Aufmerksamkeit gewonnen: Siegfried Hermle / Claudia Lepp / Harry Oelke (Hg.), Umbrüche. Der deutsche Protestantismus und die sozialen Bewegungen in den 1960er und 70er Jahren, Göttingen 2007; Bernd Hey / Volkmar Wittmütz (Hg.), 1968 und die Kirchen, Bielefeld 2008; Pascal Eitler, »Gott ist tot – Gott ist rot«. Max Horkheimer und die Politisierung der Religion um 1968, Frankfurt am Main 2009; Klaus Fitschen / Siegfried Hermle / Katharina Kunter / Claudia Lepp / Antje Roggenkamp-Kaufmann (Hg.), Die Politisierung des Protestantismus. Entwicklungen in der Bundesrepublik Deutschland während der 1960er und 70er Jahre, Göttingen 2011.

Gemeinde hat, wenn er unsicher und autoritär ist, nicht zuhören kann, wenn seine Selbst- und Fremdwahrnehmung mangelhaft ist, wenn er intolerant und voreingenommen und zu einer echten Zusammenarbeit unfähig ist.«[80]

In diesem Zusammenhang begann auch die Anwendung gruppendynamischer Verfahren im kirchlich-theologischen Bereich:[81] Ab 1966 wurde gruppendynamische Arbeit an der (evangelischen) Theologischen Fakultät der Universität Erlangen-Nürnberg erprobt, zwei Jahre später wurden dort auch analytische Selbsterfahrungsgruppen für Theologiestudenten und Pfarrer durchgeführt.[82] In Hannover trafen 1968 13 Pfarrer zusammen, um die nächsten zwei Jahre unter Leitung eines Psychoanalytikers wöchentlich an einer Selbsterfahrungsgruppe teilzunehmen, in der die eigenen psychischen und emotionalen Probleme erkundet wurden, um hernach eine einfühlsamere Seelsorge betreiben zu können.[83] Die im selben Jahr gegründete Evangelische Telefonseelsorge München schulte ihre Mitarbeiter gruppendynamisch nach dem Modell der themenzentrierten Interaktion von Ruth Cohn und vermittelte als analytisches Rüstzeug die Transaktionsanalyse nach Eric Berne.[84] Seit 1969 veranstaltete das Sigmund-Freud-Institut Balint-Gruppen für Pfarrer,[85] ein Jahr später führte die ebenfalls in Frankfurt ansässige Jesuiten-Hochschule Sankt Georgen gruppendynamische Trainings in

80 Frielingsdorf, Gruppendynamische Arbeit mit Theologiestudenten, S. 51.

81 Zu dem »in den beiden großen christlichen Kirchen der Bundesrepublik schlagartig aufflammende[n] Interesse« an gruppendynamischen Verfahren Ende der sechziger Jahre vgl. auch Ziemann, Katholische Kirche und Sozialwissenschaften, S. 290-300, Zitat S. 290.

82 Dietrich Stollberg, Gruppendynamik im Dienst der Seelsorge, in: Wissenschaft und Praxis in Kirche und Gesellschaft 59 (1970), S. 396-398. Die Pfarrer, die im Rahmen eines Kontaktstudiums an den Selbsterfahrungsgruppen teilnahmen, reisten »ein- bis zweimal wöchentlich zum Teil aus über 100 km Entfernung an« (S. 396).

83 Klaus Winkler, Theologen erleben eine Selbsterfahrungsgruppe, in: Wissenschaft und Praxis in Kirche und Gesellschaft 59 (1970), S. 398-404.

84 Helmut Harsch, Theorie und Praxis des beratenden Gesprächs. Ausbildungskurs der Evangelischen Telefonseelsorge München, München 1973; das Kursmaterial wurde auch für Übungen an der Theologischen Fakultät München und in der Fortbildung von Pfarrern und Gemeindemitarbeitern eingesetzt (ebd., S. 11). Wenig später wurden gesprächstherapeutische Konzepte nach Carl Rogers, die zu dieser Zeit die Pastoralpsychologie insgesamt maßgeblich prägten, zum festen Bestandteil der Mitarbeiterschulung in den katholischen Zentren für Telefonseelsorge: Ziemann, Gospel of Psychology, S. 100.

85 Hermann Argelander (Hg.), Konkrete Seelsorge. Balintgruppen mit Theologen im Sigmund-Freud-Institut Frankfurt/M., Stuttgart 1973. Balint-Gruppen, ursprünglich für die Ausbildung von Ärzten konzipiert, sind Arbeitsgruppen, in denen anhand von realen Fallbeispielen die unbewussten psychischen Prozesse im Arzt-Patienten-Verhältnis bzw. in diesem Fall im Verhältnis von Seelsorger und

die Priesterausbildung ein.[86] Um 1970 kam es wie auch in anderen Bereichen zu einem grundsätzlich konfessionsübergreifenden Take-off der Gruppendynamik im kirchlichen Feld, und allein im Jahr 1974 bot beispielsweise die Evangelische Landeskirche Hessen-Nassau in ihrem Fortbildungsprogramm für kirchliche Mitarbeiter 25 Seminare mit gruppendynamischer Ausrichtung an.[87] Als deutsche Besonderheit fiel ausländischen Beobachtern dabei an den verschiedenen Kursprogrammen vor allem eine starke Fixierung auf die Bearbeitung von »Autoritätsproblemen« auf.[88]

Wie auch im Bildungsbereich ging die Initiative zur Erprobung der Gruppendynamik in der kirchlichen Praxis in der Regel von einzelnen engagierten Personen und Einrichtungen vor allem auf unterer und mittlerer hierarchischer Ebene aus und rief häufig, wie die Psychologisierungs- und Politisierungstendenzen ganz allgemein, polarisierte Kontroversen hervor. Konservative Gegner sahen hierin eine Bedrohung des genuin religiösen Gehalts kirchlicher Praxis, und mitunter wurde die Gruppendynamik wörtlich als »Teufelswerk« verdammt. Ihre Befürworter hingegen konnten in ihr eine zeitgemäße »Einübung von Nächstenliebe im Sinne der Bergpredigt« entdecken, während Teilnehmer an gruppendynamischen Veranstaltungen zu Protokoll gaben, die »Gemeinschaft des Glaubens« und eine »wahrhaft christliche Existenz« in neuer »Tiefe und Intensität« erfahren zu haben.[89] Es war also leicht möglich, das von den Mitgliedern der Kommune 2 als subjektive Vorwegnahme einer sozialistischen Utopie gedeutete Gruppenerlebnis religiös zu interpretieren.[90] »Wertschätzung« und »emotionale Wärme«, wie sie in gruppendynamischen Trainings vermittelt würden, seien auch »Wesensmerkmal der christlichen Liebe«, wie ein evangelisch-freikirchlicher Pastor 1974 schrieb. Gerade deshalb dürfe man die Gruppendynamik nicht den

Gemeindemitglied analysiert werden, um versteckte psychische Probleme erkennbar zu machen.

86 Ziemann, Katholische Kirche und Sozialwissenschaften, S. 291; Frielingsdorf, Gruppendynamische Arbeit mit Theologiestudenten.

87 Karl-Wilhelm Dahm, Gruppendynamik und kirchliche Praxis. Versuch einer Beziehungsklärung, in: ders. / H. Stenger, (Hg.), Gruppendynamik in der kirchlichen Praxis. Erfahrungsberichte, München 1974, S. 11-47, hier S. 23.

88 Heije Faber, Pastorale Lernprozesse in Westeuropa, in: Gruppendynamik 5 (1974), S. 340-344, hier S. 344.

89 Alle Zitate nach Dahm, Gruppendynamik und kirchliche Praxis, S. 11 f. Vgl. zur evangelischen Debatte auch Wilhard Becker / Herbert Gudjons / Dieter Koller, Christen nehmen Stellung: Gruppendynamik. Eine Orientierungshilfe in der aktuellen Auseinandersetzung, Kassel 1974.

90 Eine soziologische Untersuchung von Wohngemeinschaften in den siebziger Jahren kam zu dem Schluss, dass sich in den von vielen ihrer Bewohner artikulierten »Bedürfnissen nach Gemeinsamkeit und einer neuen Qualität zwischenmenschlicher Beziehungen« letztlich »urchristliche Ideale« zum Ausdruck kamen; Cyprian, Sozialisation in Wohngemeinschaften, S. 38.

säkularen Trainingsgruppen überlassen, sondern müsse sie in die »Gemeinden Jesu« tragen, damit sie als »Dynamik des Heiligen Geistes« wirksam werden könne.[91] Allerdings zeigten sich auch Theologen, die der Anwendung psychologischen Wissens in der kirchlichen Praxis grundsätzlich positiv gegenüberstanden, bald irritiert von den nach zeitgenössischer Beobachtung epidemisch auftretenden, euphorisch gestimmten gruppendynamischen Experimenten in Pfarrgemeinden, die meist nur auf der Lektüre einiger gängiger Buchtitel beruhten.[92]

Nur angerissen werden kann an dieser Stelle die religionssoziologisch höchst interessante Frage, inwiefern sich protestantische von katholischen Aneignungen gruppendynamischer und therapeutischer Konzepte unterschieden und ob im gesamtgesellschaftlichen (und transnationalen) Therapeutisierungsprozess möglicherweise auch konfessionell begründete kulturelle Verschiedenheiten zum Ausdruck kamen. Grundsätzlich begünstigte die stärkere Gewichtung der konkreten Seelsorgetätigkeit gegenüber systematischen theologischen Fragen eine ökumenische Annäherung, doch tendenziell zeichnete sich in der Bundesrepublik eine etwas frühere und intensivere Rezeption pastoralpsychologischer Konzepte in den evangelischen Kirchen ab, an der sich dann die katholische Diskussion orientierte.[93] Die protestantische Prägung der therapeutischen Seelsorgebewegung liegt schon aufgrund ihrer US-amerikanischen Herkunft auf der Hand, wobei ihre Ausbreitung in den Vereinigten Staaten auch stark durch die institutionelle Besonderheit begünstigt wurde, dass dort die theologische Ausbildung traditionell weniger an wissenschaftlich ausgerichteten Universitäten als vielmehr

91 Wilhard Becker, Dynamik der Gruppe *und* Dynamik des Heiligen Geistes, in: ders. u.a., Christen nehmen Stellung, S. 70-82, hier S. 80-82.

92 Ziemann, Katholische Kirche und Sozialwissenschaften, S. 296; zu den von Ziemann hervorgehobenen Gruppenkonzepten zählen die Encountergruppe nach Carl Rogers und die themenzentrierte Interaktion nach Ruth Cohn (ebd., S. 297-299).

93 Ziemann, Katholische Kirche und Sozialwissenschaften, S. 296f. Auch in der 1972 gegründeten, grundsätzlich überkonfessionellen Deutschen Gesellschaft für Pastoralpsychologie stellten die Protestanten die große Mehrheit (ebd.). Zur ausgeprägten ökumenischen Grundhaltung der Verfechter der Gruppendynamik vgl. auch den Sammelband von Dahm / Stenger, Gruppendynamik in der kirchlichen Praxis, in dessen Vorwort die beiden Herausgeber – evangelischer Theologe und Soziologe der eine, katholischer Theologe und Psychologe der andere – der Hoffnung Ausdruck verliehen, dass gerade aus »gegenseitiger Bejahung von unterschiedlichem religiösen Ausdruck und unterschiedlichem psychologisch-methodischem Ansatz [...] ökumenische Zusammenarbeit« erwachsen werde. Unter den 19 Beiträgern des Bandes fanden sich allerdings nur vier Katholiken.

in den jeweiligen Kirchengemeinden stattfand und dadurch ohnehin stärker praktisch ausgerichtet war.[94]

Auffällig ist auch, dass die Psychotherapeutenquote in den protestantischen bzw. protestantisch dominierten gemischtkonfessionellen westeuropäischen Ländern im Allgemeinen deutlich höher war als in den katholischen.[95] Nur angedeutet werden können hier allgemeine konfessionsspezifische Gründe, die eine Therapeutisierung des Protestantismus bzw. protestantisch geprägter Gesellschaften und Milieus begünstigt haben könnten, etwa eine ausgeprägte individualistische Innerlichkeit, der geringere Grad an institutioneller Hierarchisierung, eine modernitätsfreundlichere Haltung oder das Fehlen einer institutionalisierten psychohygienischen Praxis wie der Beichte. Von protestantischer Seite selbst wurde häufig auf die Praktiken intensiver religiöser Gemeinschaftserfahrungen in den pietistischen Bewegungen des 17. bis 19. Jahrhunderts als – theologisch legitimierende – historische Vorläufer der Gruppen-Bewegung hingewiesen.[96] Der methodistische Theologe Thomas C. Oden zählte zu der in der Tat beeindruckend langen Liste von Gemeinsamkeiten:

> »[...] intensive small-group encounter, high trust levels in group interaction, honest confession amid a caring community, experimental mysticism, mutual pastoral care, extended conversion marathons, radical accountability to the group, an eclectic amalgam of resources for spiritual formation, intimate personal testimony, gut-level self-disclosure, brutally candid feedback procedures, anti-establishment social attitudes, and the laicization of leadership.«[97]

94 Karl-Wilhelm Dahm, Humanistische Psychologie und gruppendynamische Verfahren in der amerikanischen Pfarrerausbildung, in: Gruppendynamik 5 (1974), S. 333-339. Nach Dahms Schätzung waren zu Beginn der siebziger Jahre 10-20 % der amerikanischen Pfarrer pastoralpsychologisch ausgebildet, während in der Bundesrepublik nur etwa 2 % eine fachpsychologische Ausbildung vorweisen konnten.

95 Fichter/Wittchen, »Nicht-ärztliche« Psychotherapie, S. 10. Für eine Erklärung dieser Unterschiede müssten allerdings auch nicht-religiöse strukturelle Unterschiede beispielsweise in Hinsicht auf das Gesundheitssystem oder die nationalspezifische Entwicklung der Psychoprofessionen berücksichtigt werden.

96 Vgl. etwa Dahm, Gruppendynamik und kirchliche Praxis, S. 25, sowie die folgende Anmerkung.

97 Thomas C. Oden, The Intensive Group Experience. The New Pietism, Philadelphia 1972, hier S. 56f. Als jüdische Version des Pietismus bezog Oden auch den neuzeitlichen Chassidismus in seine Analyse mit ein. Odens strategische theologische Zielsetzung bestand darin, der Religions- und Kirchenferne der gegenkulturellen Encounter-Bewegung entgegenzuwirken, indem er mit dem Verweis auf die religiösen Wurzeln ihrer Praktiken auch deren Vereinbarkeit mit dem christlichen und jüdischen Glauben belegen wollte.

Solche Ähnlichkeiten machten die Gruppendynamik wiederum für viele katholische Theologen suspekt, die darin die Gefahr einer Protestantisierung ihrer Kirche sahen.[98] Andererseits zeigten sich eben auch katholische Theologen und zahlreiche Gläubige der Gruppendynamik gegenüber aufgeschlossen, und bei der frühen Verbreitung pastoralpsychologischer Ansätze beispielsweise in den Niederlanden hatten gerade katholische Orden eine maßgebliche Rolle gespielt.[99] Dem Anschein nach gelang es zumindest in Deutschland katholischen Trainern auch besser als ihren evangelischen Kollegen, die gruppendynamische Selbsterfahrung vor dem Hintergrund ihrer religiösen Überzeugungen zu interpretieren.[100] Insofern wäre es auch nicht abwegig, im Katholizismus Elemente zu vermuten, die in mancher Hinsicht eine religiöse Integration psychologischer Praktiken weniger problematisch erscheinen ließ als für Protestanten. Hier wäre beispielsweise an die sich unter anderem in der Liturgie ausdrückende stärkere Betonung sinnlicher Glaubenserfahrung oder einen als Ausgleich zur strengen äußerlichen Verhaltensregulierung entwickelten lebensweltlichen Pragmatismus zu denken, der zumindest im Einzelfall ein flexibleres Sowohl-als-auch in der Verbindung von Psychologie und Religion erlaubt haben könnte als das Entweder-oder der protestantischen Gewissensentscheidung.

Es wäre jedenfalls hinsichtlich des Untersuchungszeitraums zu vereinfachend, in Psychologie und Psychotherapie allein Verdrängungsfaktoren oder bloße Substitute religiöser Überzeugungen und Praktiken unter den Bedingungen einer fortschreitenden Säkularisierung zu sehen. Die Kirchen bzw. bestimmte innerkirchliche Gruppen und Bewegungen zählten zumindest eine Zeit lang eher zu den Antreibern als zu den Getriebenen des allgemeingesellschaftlichen Psychologisierungsprozesses. Die Kirchen waren in den siebziger Jahren nach dem Staat der größte Arbeitgeber für Psychologen,[101] und Seelsorge, soziale Einrichtungen und Gemeindeleben der christlichen Kirchen stellten zentrale Psychologisierungsräume dar. Benjamin

98 Ziemann, Katholische Kirche und Sozialwissenschaften, S. 305 f.

99 Heije Faber, Pastorale Lernprozesse in Westeuropa, in: Gruppendynamik 5 (1974), S. 340-344, hier S. 343. Auch in der Bundesrepublik waren es innerhalb der katholischen Kirche bestimmte Ordensgemeinschaften wie die Jesuiten, die sich gegenüber der Gruppendynamik besonders aufgeschlossen zeigten; Ziemann, Katholische Kirche und Sozialwissenschaften, S. 291 f.

100 Dies legen die Ergebnisse einer freilich aufgrund der geringen Teilnehmerzahl nicht repräsentativen Umfrage nahe: Liesel-Lotte Herkenrath, Gruppendynamik in der Kirche: eine Befragung, in: Gruppendynamik 5 (1974), S. 345-355; während bei den katholischen Befragten »religiöse Momente der Selbsterfahrung« ganz selbstverständlich in die Anworten einflossen, sei Religion in den Antworten evangelischer Trainer überwiegend »tabuiert« worden (S. 346).

101 Manfred Amelang/Jochen Tiedemann, Psychologen im Beruf: I. Studienverlauf und Berufstätigkeit, in: Psychologische Rundschau 22 (1971), S. 151-186, hier S. 164 u. S. 166.

Ziemann kommt zu dem Schluss, dass die Gruppendynamik vor dem Hintergrund einer »Kirchenkrise« seit den späten sechziger Jahren zeitweilig bei der »Erhaltung der wichtigsten pastoralen Ressource« half, nämlich der Motivation der haupt- und ehrenamtlichen Gemeindemitarbeiter.[102] Letztlich sieht aber auch er im sprunghaften Wachstum des kirchlichen Angebots an psychologisierter Beratung und Lebenshilfe eine mehr oder weniger erzwungene Säkularisierungserscheinung, da die funktionale Verschiebung kirchlicher Aktivitäten in das Feld wissenschaftlich orientierter sozialer Dienstleistungen eine Kompensation für die schwindende Verbindlichkeit des genuin religiösen gesellschaftlichen Deutungsangebots darstelle.[103]

Gegen die Verallgemeinerbarkeit dieses Befunds – mit dem sich Ziemann implizit auf die säkularisierungskritische Seite der von ihm untersuchten innerkirchlichen Debatten schlägt – lassen sich allerdings Zweifel anmelden. Ein Blick auf die Vereinigten Staaten etwa legt nahe, dass ein hoher Psychologisierungsgrad nicht im Widerspruch zu einer im Vergleich zu den westeuropäischen Ländern weiterhin sehr stark ausgeprägten Religiosität stehen muss. Möglicherweise hat hier gerade die sehr frühe Integration psychologischer und psychotherapeutischer Konzepte in die Gemeindearbeit dazu beigetragen, dass das Verhältnis zwischen Religion und Psychologie weniger im Modus der Konkurrenz oder Ausschließlichkeit wahrgenommen wurde und sich deshalb auch weniger stark in dieser Weise entwickelt hat. Religionssoziologisch lässt sich zudem feststellen, dass das Milieu der »Therapie-, Selbstverwirklichungs- und Lebensstilszene« wie auch alternative Religionsformen nicht etwa strikt von der kirchlich organisierten Religiosität getrennt sind, sondern sich eher an deren Rändern in einem fließenden Übergang ausgebildet haben.[104]

Ein letztes Beispiel mag illustrieren, dass Therapeutisierung und religiös begründete Anliegen im Psychoboom durchaus konvergieren konnten. Das Therapeutenehepaar Anita und Karl Herbert Mandel zählte in den siebziger Jahren zu den prominentesten Paartherapeuten in der Bundesrepublik.[105]

102 Ziemann, Katholische Kirche und Sozialwissenschaften, S. 300.

103 Ebd., S. 309 f. Vgl. auch verallgemeinernd sein Schlusswort zur »Verwissenschaftlichung als gefährliche Modernität«, S. 337 ff.

104 Detlef Pollack, Individualisierung statt Säkularisierung? Zur Diskussion eines neueren Paradigmas in der Religionssoziologie, in: Karl Gabriel (Hg.), Religiöse Individualisierung oder Säkularisierung. Biographie und Gruppe als Bezugspunkte moderner Religiosität, Gütersloh 1996, S. 57-85, hier S. 83; vgl. auch Karl Gabriel, Entkirchlichung und (neue) Religion, in: Raithel u. a., Auf dem Weg, S. 99-111.

105 Jens Elberfeld, Subjekt/Beziehung: Patriarchat – Partnerschaft – Projekt. Psychowissen und Normalisierungspraktiken im Diskurs der Paartherapie (BRD 1960-1990), in: Tändler/Jensen, Das Selbst zwischen Anpassung und Befreiung, S. 85-114, zum Ehepaar Mandel S. 91 f.; vgl. auch Pastors Kinder, Müllers Vieh – oder: Wie gedeiht die Ehe von zwei Ehetherapeuten. Ein Gespräch mit Karl Herbert und Anita Mandel, in: Psychologie heute, März 1975, S. 35-41.

Die von ihnen entwickelte Kommunikationstherapie für (Ehe-)Paare sollte, wie ihre vielfach aufgelegten Buchtitel verkündeten, der »Einübung in Partnerschaft« und der »Einübung der Liebesfähigkeit« dienen.[106] Diese Bücher erschienen in der Anfang der siebziger Jahre gegründeten psychologischen Reihe »Leben lernen« im katholischen Verlag J. Pfeiffer in München, in der unter anderem auch ein Buch von Fritz Perls zur Gestalttherapie und ein gruppendynamisches Trainingsbuch veröffentlicht wurden.[107] Die Mandels leiteten darüber hinaus nacheinander neun Jahre lang das 1974 gegründete Institut für Forschung und Ausbildung in Kommunikationstherapie e.V. Dieses Institut wiederum war – und ist bis heute – eine Einrichtung der Erzdiözese München und Freising, und seine Gründung kam maßgeblich durch die Unterstützung des Erzbischöflichen Ordinariats München zustande.[108] Es liegt auf der Hand, dass Therapie und Beratung in diesem Zusammenhang der Erhaltung der sakramentalen Ehe dienten und insofern (auch) als säkulare Mittel gegen Säkularisierungserscheinungen fungierten, wenn man die Zunahme der Ehescheidungen als eine solche interpretiert.[109]

10.5 Wahrnehmung, Kritik und Verbreitung der Gruppendynamik

Nicht nur die gruppendynamischen Laien-Selbsterfahrungsgruppen in katholischen Pfarrgemeinden begegneten einer skeptischen bis ablehnenden Haltung, sondern auch die professionellen Gruppendynamiker. Zur fehlenden akademischen Anerkennung der Gruppendynamik schreibt Jörg Fengler beispielsweise, dass er noch 1969 als Assistent von Adolf Martin Däumling in Bonn eine Einladung zu einem von dessen Laboratorien abgelehnt habe, da

106 Anita Mandel/Karl Herbert Mandel/Ernst Stadter/Dirk Zimmer, Einübung in Partnerschaft durch Kommunikationstherapie und Verhaltenstherapie, München 1971; Karl Herbert Mandel/Anita Mandel/Hans Rosenthal, Einübung der Liebesfähigkeit. Praxis der Kommunikationstherapie für Paare, München 1975; Siegfried Brockert, Neue Formen der Psychotherapie: Kommunikationstherapie, in: Psychologie heute, März 1975, S. 27 f.

107 Frederick S. Perls, Grundlagen der Gestalt-Therapie. Einführung und Sitzungsprotokolle, München 1976; Klaus W. Vopel/Rainer E. Kirsten, Kommunikation und Kooperation. Ein gruppdendynamisches Trainingsprogramm, München 1974. Die Reihe »Leben lernen« erscheint heute bei Klett-Cotta.

108 Siehe die Website des Instituts: https://www.institutkom.de/institut/institut-geschichte.html (abgerufen am 21.10.2015).

109 Vgl. auch Karl Herbert Mandel, Psychologie und Therapie der Ehe im Spannungsfeld von Zeitgeist, Wissenschaft und Glauben, in: Christlicher Glaube in moderner Gesellschaft. Enzyklopädische Bibliothek in 30 Teilbänden, hrsg. von Franz Böckle, Franz-Xaver Kaufmann, Karl Rahner, Bernhard Welte in Verbindung mit Robert Scherer, Teilband 7: Ehe – Familie, Freiburg u. a. 1981, S. 60-75.

er um seine wissenschaftliche Reputation fürchtete.[110] Zwei Artikel in derselben Ausgabe des *Spiegel* vermittelten dann 1970 einer breiteren Öffentlichkeit ein wenig schmeichelhaftes Bild von der Gruppendynamik. Der erste stellte dem deutschen Leser den sich seit einigen Jahren in den Vereinigten Staaten ausbreitenden »befremdlichen Massenkult« der Human-Potential-Bewegung vor; in Gruppentrainings verschiedenster Art werde versucht, Zehntausende »verkrampfte Großstädter aus ihrer Isolation« zu befreien, indem man sie dazu bringe, voreinander ihre »intimsten Probleme« zu enthüllen und »darüber bis zur Erschöpfung« zu diskutieren.[111]

Als Beispiel dafür, dass dieses Phänomen auch auf die Bundesrepublik übergreife, wurden die Sensitivity-Trainings von Däumling genannt, über die einige Seiten weiter ein ausführlicher, durch und durch sarkastischer Erfahrungsbericht des langjährigen *Spiegel*-Journalisten Peter Brügge folgte. Je 950 D-Mark hätten die rund 40 Teilnehmer – darunter Mitarbeiter von VW und IBM, aber in erster Linie Theologen, Ärzte, Therapeuten und Mitarbeiter von Schulverwaltungen und der Sozialfürsorge – dafür bezahlt, um »unter der Obhut des einäugigen Bonner Psychologie-Professors Adolf Martin Däumling« zwei Wochen lang »im kleinen Kreise aufeinander losgelassen zu werden«.[112] Genüsslich schilderte Brügge dann die emotional aufwühlenden, zum Teil aggressiven und verletzenden Feedback-Runden, in denen die Teilnehmer wechselseitig ihr Verhalten und ihre Persönlichkeit deuteten, sowie verschiedene Selbsterfahrungs-Gruppenspiele.

Zweieinhalb Jahre später erschien noch einmal ein ähnlicher Erfahrungsbericht in der *Zeit* über den »Humbug bei einem gruppendynamischen Training«, das ebenfalls von Däumling veranstaltet worden war.[113] In diesem Fall handelte es sich um eine sogenannte Marathon-Gruppe, in der 36 Stunden ohne Unterbrechung Selbsterfahrung und Beziehungsklärung betrieben wurde. Da thematisch zwischenmenschliche Aggressionen im Mittelpunkt standen, gehörten dazu unter anderem ein Rollenspiel »Meister und Sklave« und das wechselseitige Aufeinandereinschlagen mit Schaumgummistöcken. Methodisch ging diese Veranstaltung bereits weit über das gruppendynamische Laboratorium klassischen Formats hinaus, wobei Däumling und seine Mitarbeiter hier die von der Humanistischen Psychologie beeinflussten Methoden des amerikanischen Ehe- und Paartherapeuten George R. Bach erprobten.[114] Die Schaumgummiknüppelei kann dabei als harmlose und nach

110 Fengler, Geschichte der Gruppendynamik in Deutschland, S. 626.

111 Psychologie: Spiele für Normale, in: Der Spiegel, 24.8.1970, S. 49-52.

112 »Ich lasse mich nicht auseinandernehmen«. Peter Brügge beim »Sensitivity Training«, in: Der Spiegel, 24.8.1970, S. 55-60.

113 Angelika Grunenberg, Und Eva sollte ihre Bluse öffnen, in: Die Zeit, 9.2.1973, S. 56.

114 Vgl. auch Axel Svensson, Die Marathon-Methode nach Bach und Stoller, in: Gruppendynamik 3 (1972), S. 407-422: »Eine Marathon-Gruppe nach Bach-Stol-

deutschem Recht unbedenkliche Vorstufe der Praktiken des Bhagwan-Aschram in Poona angesehen werden.[115]

Anhand der skizzierten Konstellation lässt sich zeigen, wie dynamisch und experimentell – oder auch: chaotisch – die psychologisch-psychotherapeutischen Wissens- und Praxisformationen in den siebziger Jahren waren und dass weder Laien noch Experten halbwegs konsensfähige Kriterien zur Verfügung standen, um »seriös« von »unseriös«, »wissenschaftlich« von »unwissenschaftlich« zu unterscheiden. So bestand für die Gruppendynamiker um Däumling das große Verdienst Bachs darin, ein auf langjähriger Berufserfahrung beruhendes Instrumentarium an praktikablen und wirkungsvollen therapeutischen Übungen entwickelt zu haben, anstatt »pseudowissenschaftliche Anleitungen zum glücklichen Leben« zu verfassen.[116] Für Angelika Grunenberg, Autorin des zitierten *Zeit*-Artikels, war Bach hingegen der Hawaii-Hemd tragende »große Psycho-Meister von Beverly Hills«, der von einem seiner »Jünger« vertreten wurde, einer »Mischung aus Dr. Mabuse und alterndem Gigolo«.[117] Der hier umrissene Typus des Selbstdarstellers und Psycho-Gurus mit quasi-religiöser Anhängerschaft wurde wiederum drei Jahre später von Bach selbst in dem mit seinem deutschen Kollegen Haja Molter verfassten Buch zum »Psychoboom« vehement kritisiert. Es handle sich hierbei um »traurige Gestalten«, die »Quacksalberei und Scharlatanerie zur Bestätigung ihres Ego an Klienten und Wachstumsgruppenteilnehmern« ausübten.[118]

ler besteht aus 12-24 Mitgliedern und einem Trainer, die 24 Stunden oder länger bei wenig Schlaf mit Hilfe ritualisierter interaktioneller Übungen intensive Selbst- und Gruppenerfahrungen betreiben und persönliche Entfaltung (growth) sowie Klarheit und engagierte Offenheit, Differenziertheit und Gelassenheit in interpersonellen Beziehungen erreichen oder weiterentwickeln möchten« (S. 407). Unterschiede zur gruppendynamischen Trainingsgruppe bestanden vor allem im planvoll durch Übungen strukturierten Verlauf und der Zulassung therapeutischer Fälle. Bach kam selbst aus der gruppendynamischen Bewegung und war Schüler und Assistent Lewins gewesen, vgl. den biographischen Hinweis in George R. Bach / Haja Molter, Psychoanalytisches Wortgeklingel, in: Psychologie heute, Juli 1976, S. 67-69.

115 Vgl. oben, Kapitel 9.3.

116 Fengler, Geschichte der Gruppendynamik in Deutschland, S. 628 f. Däumling hatte Bach zuerst 1972 nach Bonn eingeladen, wo er seine Methoden »mit etwa vierhundert Fachleuten aus dem deutschsprachigen Raum durchführte«; auch aufgrund einer »beißenden Zeitungskritik« – gemeint ist hier vermutlich der oben zitierte Artikel von Grunenberg – sei das Aggressionstraining nach Bach erst einmal nicht weiterverfolgt worden, inzwischen (1979) sei es aber »weit verbreitet und akzeptiert« (ebd.).

117 Angelika Grunenberg, Und Eva sollte ihre Bluse öffnen, in: Die Zeit, 9.2.1973, S. 56.

118 Bach / Molter, Psychoboom, S. 138 u. 142. Ebd., S. 222, finden sich auch lobende Zitate zu Bachs Büchern (Titel: *Pairing*; *Streiten verbindet. Spielregeln für Liebe*

Publikationen wie die eben zitierte, die den Anspruch erhoben, die – so der Klappentext – psychotherapeutische »Spreu vom Weizen« zu trennen, lassen sich als Vorwärtsverteidigung einer therapeutischen Profession ansehen, die in der Bundesrepublik noch relativ wenig wissenschaftliche und gesellschaftliche Reputation erlangt hatte. Auch in der gruppendynamischen Fachdebatte gehörte die distanzierende Klage über die sich verbreitenden »wilden« Trainingsaktivitäten von »Dilettanten« – verbunden mit Forderungen nach verbindlichen Ausbildungsstandards und der Förderung entsprechender wissenschaftlicher Einrichtungen – zum guten Ton.[119] Die ablehnende Haltung im wissenschaftlichen Mainstream und der medialen Öffentlichkeit, der damit begegnet werden sollte, verhinderte jedoch nicht die rasante Ausbreitung psychologischer und psychotherapeutischer Praxisformen im Psychoboom. Vielleicht verstärkte sie im Gegenteil im betreffenden Trägermilieu noch die Überzeugung, Teil einer avantgardistischen, gesellschaftskritischen Bewegung zu sein. Nach vorsichtigen Schätzungen nahmen bis 1979 in der Bundesrepublik rund 300.000 Personen an gruppendynamischen Veranstaltungen teil, deren Zahl bis dahin auf wiederum geschätzte 4.000 pro Jahr angewachsen war; bis 1983 waren es dann etwa 500.000.[120] Gemessen an der Gesamtbevölkerung machte dies einen Anteil von etwas weniger als 1 % aus. Doch die Teilnehmerschaft rekrutierte sich ganz überwiegend aus Angehörigen der Mittelschicht im Alter zwischen 20 und 50 Jahren mit zumeist höherer Schuldbildung und häufig akademischer Ausbildung, und eine halbe Million Personen bedeutete relativ zu diesem soziographischen Segment einen Anteil von rund 30 %.[121]

Wahrscheinlich noch größer fiele dieser Anteil aus, wenn man hiervon wiederum nur die berufsbezogenen Hauptzielgruppen gruppendynamischer Seminare berücksichtigte, nämlich die sozialen Dienstleistungsberufe jegli-

und Ehe; *Keine Angst vor Aggression*) aus Rezensionen im *Deutschen Ärzteblatt* und der *Welt am Sonntag*; sie wurden allerdings nicht von mir verifiziert.

119 Adolf Martin Däumling, Ausbildung zum Gruppendynamik-Trainer, in: Gruppendynamik 4 (1973), S. 149-156, hier S. 150; ähnlich zuvor schon Tobias Brocher, Methodische Entwicklungsprobleme der Gruppendynamik, in: Gruppendynamik 2 (1971), S. 128-138, hier S. 138, sowie Peter Fürstenau, Institutionsberatung. Ein neuer Zweig angewandter Sozialwissenschaft, in: Gruppendynamik 1 (1970), S. 219-233, hier S. 231.

120 Werner Theis, Angewandte Gruppendynamik: Was kommt nach dem Boom?, in: Psychologie heute, Februar 1979, S. 45-53, hier S. 46. Die Zahl für 1983 beruht auf einer Extrapolation der Schätzung von Theis in Ekkehard Nau, Gruppendynamik in Deutschland – Ein Überblick, in: Friedhelm Neidhardt (Hg.), Gruppensoziologie. Perspektiven und Materialien, Opladen 1983, S. 126-143, hier S. 132. In diesen Schätzungen sind dabei Klinische Therapiegruppen und Selbsthilfegruppen, die im selben Zeitraum gleichfalls einen starken Aufschwung erlebten, nicht mit berücksichtigt.

121 Nau, Gruppendynamik in Deutschland, S. 133.

cher Art. Denn während in den Vereinigten Staaten die mittlere Führungsebene von Wirtschaftsunternehmen unter dem Eindruck der Human-Relations-Bewegung in der Managementtheorie schon sehr früh eine zentrale Zielgruppe gruppendynamischer Schulungen darstellte, machte sie in Westdeutschland nur einen kleinen Anteil aus. Zwar wurden seit den späten fünfziger Jahren auch hier Konzepte der reflexiv-kooperativen Unternehmensführung US-amerikanischer Provenienz rezipiert, und vor allem in den Personalabteilungen größerer Industriebetriebe wie Siemens wurden dann seit Ende der sechziger Jahre die bis dahin zumeist betriebswirtschaftlich oder juristisch ausgebildeten Personalexperten zunehmend durch Betriebspsychologen ersetzt. Siemens holte sich zudem Anfang der siebziger Jahre die Hamburger Unternehmensberatung »Quickborner Team« ins Haus, die nach eigener Auskunft unter dem Eindruck der Protestbewegung um eine Verwirklichung partizipatorischer Ideale bemüht war und in ihren Seminaren zur Verbesserung der Unternehmenskommunikation eine bunte Mischung aus Visualisierungstechniken, Sozialpsychologie, Gruppendynamik und Organisationslehre vermittelte. Aufs Ganze gesehen standen deutsche Unternehmen der Integration humanwissenschaftlicher Expertise zu diesem Zeitpunkt allerdings noch eher reserviert gegenüber.[122] Ende der siebziger Jahre wurden im deutschsprachigen Raum vermutlich jährlich etwa 2.500 bis 3.000 Führungskräfte aus der Wirtschaft gruppendynamisch fortgebildet;[123] ihr Anteil an der Gesamtzahl der betroffenen Personen verblieb gemessen an obiger Schätzung mithin knapp im einstelligen Prozentbereich.[124]

Zugespitzt ließe sich sagen, dass in Deutschland ausgerechnet die Kapitalisten ein recht geringes Interesse an der Einführung einer Sozialtechnologie zeigten, die im gesellschaftskritischen Diskurs um und nach 1968 immer auch im Verdacht stand, eine weiterentwickelte Form kapitalistischer Konformitätstechnik zu sein – »höhere Schule der Anpassung« und »subtilste Gemeinschaftsübung des Spätkapitalismus«, wie Peter Brügge im *Spiegel* (!) schrieb –,[125] während umgekehrt die »progressiven« Rezipienten dieser Kritik zu ihren enthusiastischsten Anwendern gehörten. Jedenfalls setzte mit

122 Rosenberger, Demokratisierung durch Verwissenschaftlichung?, zum Quickborner Team S. 337 f.; ausführlich auch Rosenberger, Experten für Humankapital.

123 Lindner, Gruppendynamik in der berufsbegleitenden Fortbildung von Angehörigen der Wirtschaft, S. 701. Zu den wenigen gruppendynamischen Titeln aus den frühen 1970er Jahren, die sich dezidiert auf betriebliche Führungskräfte bezog, zählte etwa die wirtschaftspsychologische Dissertation von Diether Gebert, Gruppendynamik in der betrieblichen Führungsschulung, Berlin 1972.

124 Allerding liegen keine Zahlen vor, aus denen der Anteil gruppendynamisch geschulter Führungskräfte an der Gesamtheit der betreffenden Berufsgruppe hervorginge.

125 »Ich lasse mich nicht auseinandernehmen«. Peter Brügge beim »Sensitivity Training«, in: Der Spiegel, 24.8.1970, S. 55-60.

der Verbreitung gruppendynamischer Praktiken in der Studentenbewegung auch eine mitunter hitzige Debatte über den emanzipatorischen Wert der Gruppendynamik ein. Exemplarisch hierfür ist ein Streit, der 1969/70 zwischen Tobias Brocher und Klaus Horn im *Argument* ausgefochten wurde. Horn ging es, wie er in seiner 1972 bei Suhrkamp herausgegebenen Materialsammlung zur Gruppendynamik schrieb, um die Frage, ob und wie »ein politisierender Transfer aus dem Gruppenerleben in die allgemeine Lebenspraxis« erreicht werden könne.[126] Diese Frage erschien umso dringlicher, als der Gruppendynamik seit ihrer Erprobung durch Teile der Studentenbewegung eine »›linke‹ Aura« zu eigen sei, wofür jedoch noch immer eine »sachlich ausgeführte Begründung« fehle.[127]

In seinem vielbeachteten Aufsatz im *Argument* hatte Horn drei Jahre zuvor die Möglichkeit eines »politisierenden Transfers« bereits grundsätzlich anerkannt: Gruppendynamischen Verfahren sei durchaus ein von der Veränderung der Produktionsverhältnisse unabhängiges politisches »Eigengewicht« zuzuschreiben, da sie helfen könnten, durch Schulung der kritischen Selbst- und Fremdbeobachtung die deutsche autoritäre »Symptomtradition« aufzubrechen und dadurch die Entstehung einer kritischen Öffentlichkeit zu fördern.[128] Hinsichtlich der bestehenden gruppendynamischen Praxis sah er jedoch zwei Gefahren. Erstens die Vermengung von »Sachthematik« und »Interaktionsdynamik«:

> »So ist es z. B. absurd, den Streit zwischen jemandem, der in einer Gruppe einen formaldemokratischen Standpunkt vertritt, mit einem andern, der Demokratie nicht nur unmittelbar als Problem freier Wahlen ansieht, zugunsten des Formaldemokraten zu entscheiden, weil die Mehrheit der Gruppe sich dessen einfachen, konventionellen Argumenten anschließt und das Beharren des besser Vorgebildeten auf seinem Standpunkt als aggressiv empfunden wird.«[129]

Zweitens sei eine »psychologische Naivität gegenüber der Bedeutung gesellschaftlicher Institutionen« zu beobachten, d.h. eine Tendenz, die entschei-

126 Klaus Horn, Editorisches Vorwort, in: ders. (Hg.), Gruppendynamik und der ›subjektive Faktor‹. Repressive Entsublimierung oder politisierende Praxis, Frankfurt/Main 1972, S. 7-15, hier S. 7.

127 Klaus Horn, Einleitung: Bemerkungen zur Situation des ›subjektiven Faktors‹ in der hochindustrialisierten Gesellschaft kapitalistischer Struktur, in: ders., Gruppendynamik, S. 17-116, hier S. 18.

128 Klaus Horn, Politische und methodologische Aspekte gruppendynamischer Verfahren, in: Das Argument Nr. 50, 1969, S. 261-283, hier S. 262.

129 Ebd., S. 265. Mit »Formaldemokratie« war eine bloß scheinbare Wahlfreiheit zwischen verschiedenen politischen Parteien und ihren Vertretern gemeint, durch die keinerlei Einfluss auf die wirklichen, ökonomisch bedingten und qua extremer Ungleichheit undemokratischen Herrschaftsverhältnisse ausgeübt werden konnte.

dende Rolle sozialer Institutionen bei der Entstehung psychischer Probleme auszublenden. Auf diese Weise wirke Gruppendynamik zwangsläufig konformistisch, sie werde zur »bloßen Sozialtechnik« der gesellschaftlichen Institutionen, »ohne daß diese selbst in die Reflexion mit einbezogen« würden.[130] Der »objektive Wissensvorsprung«, den etwa ein Hochschuldozent habe, der »wilhelminisch Aufgewachsenen psychoanalytisches Denken beibringen« wolle oder »Arbeitern erklären soll, inwiefern sie wesentlich Objekt, aber nicht Subjekt der Politik« seien, dürfe nicht zum Opfer von Konsensgebot und Psychologisierung werden.[131]

In einer Folgeausgabe des *Argument* reagierte Tobias Brocher, der von Horn wiederholt als Vertreter einer konformistisch wirkenden Gruppendynamik genannt worden war, mit einer geharnischten Replik. Horn habe offenbar die bestehende Forschungsliteratur nicht zur Kenntnis genommen, die sich seit langem mit den von ihm aufgezählten Problemen befasse, zudem werfe er die verschiedensten gruppendynamischen und gruppentherapeutischen Ansätze undifferenziert in einen Topf. Er perhorresziere eine »als fortschrittlich sich tarnende Konformismustechnik«, die zur Manipulation eingesetzt werde, während es in Wirklichkeit Horn selbst sei, der unter dem Schlagwort der Politisierung manipulative Zwecke verfolge, da er die Gruppendynamik dafür einsetzen wolle, eine bestimmte, als Wahrheit tabuierte Gesellschaftstheorie zu verbreiten.[132] Im Gegensatz jedoch zu gesellschaftlich radikaleren Ansätzen, die »viel versprachen und nichts hielten«, hätten die gruppendynamischen Methoden der NTL »das gesamte edukative und soziale System« der Vereinigten Staaten beeinflusst und dabei jene »Veränderungen der Herrschaftsverhältnisse (z. B. Civil Rights Movement)« herbeigeführt, »nach denen Horn so begehrlich ruft«. Letztlich gehe es dem Soziologen Horn wohl vor allem darum, Kompetenzen abzustecken, »hie politisierender Soziologe, der sich emanzipiert, und dort methodologisch naiver Psychologe, Psychoanalytiker oder was Horn meint unter dem ›psychologisieren‹ subsumieren zu können«.[133]

130 Ebd., S. 269 f. Mit Bezug auf Horns Kritik wurde in der Folgezeit von linken Verfechtern der Gruppendynamik pflichtschuldig vor der Gefahr gewarnt, dass Gruppendynamik auch als »soziale Manipulationstechnik« einer die kapitalistischen Herrschaftsverhältnisse »verschleiernden Seid-nett-zueinander-Ideologie« benutzt werden könne; Prior, Gruppendynamik und politisches Lernen, S. 96. Vgl. ausführlich auch das an der Kritischen Theorie orientierte Konzept von Jürgen Fritz, Emanzipatorische Gruppendynamik. Erkenntnistheoretische und methodologische Überlegungen, München 1974.

131 Klaus Horn, Politische und methodologische Aspekte gruppendynamischer Verfahren, in: Das Argument Nr. 50, 1969, S. 261-283, hier S. 276 f.

132 Tobias Brocher, Bemerkungen zum Artikel von Klaus Horn »Politische und methodologische Aspekte gruppendynamischer Verfahren«, in: Das Argument Nr. 60, 1970, S. 223-238, hier S. 225 f.

133 Ebd., S. 225 u. 228.

Ein redaktionelles Nachwort machte schließlich deutlich, wie abwegig die ganze Debatte aus der Warte eines traditionellen Verständnisses von politischer Arbeit erschien. Gruppendynamische Verfahren seien in keiner Weise für das geeignet, »was Brocher Horn vorwirft, nämlich unmittelbar unterstützend für politische, antikapitalistische Arbeit eingespannt« zu werden. Man stelle sich vor, nach langwieriger gruppendynamischer Aufarbeitung psychischer Probleme und Strukturen komme man schließlich auf deren gesellschaftliche Ursachen als eigentlich relevantem politischen Thema zu sprechen; dann sei man schlicht dort angelangt, wo man »mit herkömmlicher politischer Arbeit anfangen würde«. Zudem hätten besonders die Erfahrungen verschiedener Studentengruppen der vergangenen Jahre gezeigt, dass die Aufarbeitung psychischer Probleme häufig zur völligen Aufgabe politischer Arbeit führe.[134]

Besonders kritisch ging die Redaktion dabei mit der Ansicht Horns ins Gericht, dass gruppendynamische Methoden dem »Abbau des Leistungsprinzips« dienen könnten: »Ohne intensivste Leistung aber gerät politische Arbeit zu einer Art therapeutischer Freizeitgestaltung, die mit dem Leistungsverzicht auch der Effektivität verlustig geht.« Hier drückte sich zugleich in nuce eine grundlegende Differenz zwischen orthodoxen Marxisten und ›hedonistischen‹ undogmatischen Linken aus. Die »Entkrampfung« von »Verkehrsstilen« sei keine vordringliche politische Aufgabe, denn das »System des Kapitalismus [...] ist von härterem Stoff. Es wird nicht zerredet. Gruppendynamik wird im Prozeß der Umwälzung des Kapitalismus kaum eine Rolle spielen.«[135] Schärfer ging drei Jahre später ein weiterer Artikel mit der nun weiter verbreiteten Gruppendynamik und ihren »scheinprogressiven Argumenten« ins Gericht. Sie verwerfe »kollektive Vernunft und Disziplin gegenüber gemeinsamen Plänen zugunsten der Aufblähung willkürlichster affektiver Regungen«, und ihrem »Boom« sei durch »sozialwissenschaftliche Aufklärung« entgegenzuwirken.[136]

Dass die Gruppendynamik nicht zur Umwälzung des Kapitalismus beitragen werde, war sicherlich eine zutreffende Prognose, insofern damit die auf ungleichem Besitz von Produktionsmitteln beruhenden Machtverhältnisse gemeint waren. Langfristig sollten die Gruppendynamik und verwandte Formen des Persönlichkeitstrainings allerdings weit mehr zum kulturellen Wandel in kapitalistischen Gesellschaften beitragen als die Rezeption marxistischer Gesellschaftstheorien. Mit den elaborierten und weitreichenden

134 Zum Streit um die Gruppendynamik. Redaktionelles Nachwort zu Brochers Kritik an Horn, in: Das Argument Nr. 60, 1970, S. 236-238.

135 Ebd. Die Rede von der Entkrampfung von Verkehrsstilen steht auch im Original in Anführungszeichen.

136 Christof Ohm, Ziellosigkeit als Lernziel der Gruppendynamik, in: Das Argument 15 (1973), S. 94-122, hier S. 121.

theoretischen Vorstellungen über Ziele, Methoden und Wirkung der Gruppendynamik, die bei ihren Verfechtern auf verschiedene und mitunter unversöhnliche Weise zum Ausdruck kamen, kontrastierte dabei eine praktische Wirklichkeit, deren Eigendynamik auch durch eine eindeutig formulierte politische Agenda, wie Horn sie sich wünschte, kaum zu steuern war. Reiches Anschauungsmaterial hierfür bieten die gruppendynamischen Seminare für Lehrer, die seit Beginn der 1970er Jahre von der Hessischen Landeszentrale für politische Bildung veranstaltet wurden und im Folgenden genauer untersucht werden.[137]

Fazit

Mit der Gruppendynamik erreichte in den frühen sechziger Jahren eine Sozialtechnologie die Bundesrepublik, die ihren Anhängern als vielversprechende Methode zur Demokratisierung des Alltagslebens erschien. Institutionalisiert worden war sie in den vierziger Jahren in den Vereinigten Staaten, doch ihre intellektuellen Wurzeln lagen in der deutschen Gestaltpsychologie der zwanziger Jahre, deren linkem Flügel der Begründer der Gruppendynamik Kurt Lewin angehört hatte. Das gruppendynamische Trainingsprogramm, für das auch die Bezeichnung »Sensitivity-Training« geläufig war, zielte auf den Abbau autoritärer und aggressiver Verhaltensweisen mittels wechselseitiger Verhaltensbeobachtung und Feedback. Hauptzielgruppe waren zunächst im Sinne der Multiplikatorentheorie Führungskräfte aus Wirtschaft und Verwaltung sowie pädagogisch Tätige, denen zur Einübung eines demokratischen, d. h. kommunikativen und kooperativen Führungsstils verholfen werden sollte.

Das erste gruppendynamische Seminar in der Bundesrepublik, das 1963 auf Initiative des Instituts für Sozialforschung für Lehrer veranstaltet wurde, blieb zunächst eine singuläre Erscheinung. Um 1967 jedoch setzte der Aufstieg der Gruppendynamik ein, der ganz im Zeichen eines wissenschaftsoptimistischen, liberalen gesellschaftlichen Modernisierungsprogramms stand. Der quantitativ bedeutendste Anwendungsbereich gruppendynamischer Trainings war in den siebziger Jahren das Erziehungs- und Bildungswesen, doch bis zur Mitte des Jahrzehnts rangierte an zweiter Stelle der kirchliche Bereich. Dieser erwies sich somit nicht nur bei der Ausweitung der psychosozialen Beratung,[138] sondern auch hinsichtlich der Verbreitung der Gruppendynamik als eine treibende Kraft in der Frühphase des Psychologi-

137 Lehrern wurde in den Bildungsdebatten der späten sechziger und frühen siebziger Jahre allgemein eine Schlüsselfunktion für allerlei pädagogische Reformvorhaben zugeschrieben; Tändler, »Erziehung der Erzieher«.

138 Vgl. oben, Kapitel 3.5, S. 127.

sierungsprozesses. Nach 1968 vermengte sich dabei der ursprünglich eher technokratisch-liberale Ansatz der Gruppendynamik mit dem antiautoritären Emanzipationspostulat der Studentenbewegung. Diese Politisierung geriet von zwei Seiten in die Kritik: liberal orientierte wissenschaftliche Vertreter sahen darin eine unzulässige Instrumentalisierung zu ideologischen Zwecken, während aus marxistischer Warte gruppendynamische Praktiken politisch irrelevant, wenn nicht schädlich waren, da sie von organisierter politischer Tätigkeit und der Bekämpfung des Kapitalismus ablenkten. Doch weder diese Kritik noch die überwiegend reservierte bis ablehnende Rezeption der Gruppendynamik in Wissenschaft und Presse konnten ihre Verbreitung aufhalten.

II Die gruppendynamischen Seminare der Hessischen Landeszentrale für politische Bildung: eine Fallstudie zur Eigendynamik und den Aporien »emanzipatorischer« Selbsterfahrung

II.1 Die Institutionalisierung der Gruppendynamik im Rahmen der hessischen Bildungsreformen

Nachdem sich 1968 die kulturellen und politischen Bedingungen für die Gruppendynamik verbessert hatten, engagierte sich nun auch Friedrich Minssen erneut in dieser Sache. So fand im Oktober des Jahres auf Anregung des Direktors der Hessischen Landeszentrale für politische Bildung (HLZ), Günther Wollny, im Studienbüro für politische Bildung ein Gespräch über die Möglichkeit der pädagogischen Anwendung gruppendynamischer Methoden »zum Abbau autoritärer Haltungen und zur Verlebendigung der sozialen Beziehungen« statt, zu der Minssen auch Hildegard Hamm-Brücher einlud, die seit April 1967 Staatssekretärin im Kultusministerium war.[139] Die gruppendynamische Methode sei, so Minssen in einem beigefügten Memorandum, als »wesentliches, vielleicht einziges Instrument« anzusehen, mit dem die »Mängel der Kooperation und Kommunikation im pädagogischen Bezirk« zu beheben seien.[140] So weit, so bekannt. Doch erweiterte Minssen sein argumentatives Spektrum diesmal auch um den Picht'schen Aspekt des vermeintlich drohenden Verlusts internationaler wirtschaftlicher Konkurrenzfähigkeit aufgrund eines defizitären Bildungssystems. Die benannten Mängel stellten eine »ernste Belastung für Deutschlands künftige Entwicklung« dar, da Kooperation und Kommunikation grundlegende Voraussetzungen »wissenschaftlicher Leistung wie allgemein der Leistung in den arbeitsteiligen Industriegesellschaften« seien. Ihre Behebung könnte zudem ganz aktuell konfliktmindernd wirken, denn sie lägen »wohl auch zu einem nicht unerheblichen Teil dem verbreiteten Unbehagen zugrunde, das Angehörige der jungen Generation gegenüber Staat und Gesellschaft der Bundesrepublik erfaßt hat«.[141]

139 Friedrich Minssen an den Staatssekretär im Hessischen Kultusministerium, Frau Dr. Hildegard Hamm-Brücher, 6.9.1968, HHStaW Abt. 504 Nr. 12503.

140 Minssen an Hamm-Brücher, 6.9.1968, Anlage 2, HHStaW Abt. 504 Nr. 12503.

141 Minssen an Hamm-Brücher, 6.9.1968, Anlage 2, HHStaW Abt. 504 Nr. 12503. Auf diesen letztgenannten Anwendungsbereich, der in der Bundesrepublik inzwi-

An besagtem Gespräch nahmen neben Minssen, Wollny und Ministerialrat Rommel in Vertretung für Hamm-Brücher noch weitere Vertreter aus dem Kultusministerium, der Kultusministerkonferenz und der Schule der Bundeswehr für innere Führung, der Leiter einer Volkshochschule sowie einige gruppendynamisch ausgebildete Personen teil. Man kam überein, dass gruppendynamisches Training – dessen breite Durchführung in Lehrerkollegien freilich sehr kostspielig wäre – mit gewissen Einschränkungen durchaus dafür geeignet sei, »gesellschaftliche Konflikte sichtbar« zu machen und damit »unter Kontrolle zu bringen«; es könne ein positives »Betriebsklima« fördern und zur »Ich-Stärkung« beitragen.[142] Zugleich warnte Rommel aber vor dem Missbrauch dieses in seinen Augen offenbar sehr machtvollen psychologischen Instruments, denn die Gruppendynamik könne auch wie im »System der chinesischen Gehirnwäsche« dazu benutzt werden, den Versuchspersonen fremdbestimmte »Gedankeninhalte ›einzupflanzen‹, denen der Betroffene willenlos ausgeliefert ist«.[143] Das einzige konkrete Ergebnis dieser Besprechungen scheint zunächst allerdings nur die Bewilligung von Hamm-Brücher gewesen zu sein, Peter Fürstenau von der Psychosomatischen Klinik in Gießen – langjähriger Mitarbeiter und Kollege von Horst-Eberhard Richter – im Rahmen von Bleibeverhandlungen ein Angebot zum gruppendynamisch orientierten Ausbau seiner Abteilung zu unterbreiten.[144]

schen eine ganz neue Plausibilität gewonnen hatte, zielte möglicherweise auch einer der ersten, aus dem *Journal of Applied Behavioral Sciences* von 1965 übernommenen Artikel in der *Gruppendynamik* ab, der von einem Ausbildungskurs des National Institute of Mental Health berichtete. Als Vorbereitung auf den »Marsch auf Washington« der amerikanischen Bürgerrechtsbewegung im August 1963 wurden dort Polizisten einer Spezialeinheit darin geschult, trotz ihrer überwiegend offen rassistischen Überzeugungen und gewaltbereiten Haltung gegenüber den Demonstranten im Einsatz auf deeskalierende, kommunikative Weise zu handeln: Robert Shellow, Gewährleistung neutralen Verhaltens: Vorbereitung von Polizisten auf Bürgerrechtsdemonstrationen, in: Gruppendynamik 0 (1969), S. 43-49. Es ging in diesem Fall mithin um das Gegenteil emotionaler »Authentizität«, sollten die Polizisten doch ihre »wahren« rassistischen Empfindungen zur Erfüllung ihrer rechtsstaatlich definierten Berufsrolle zurückstellen.

142 Dr. Rommel an Frau Staatssekretär [Hamm-Brücher], 23.10.1968, Bericht über das Gespräch zur Entwicklung der Gruppendynamik im Studienbüro für politische Bildung, HHStaW Abt. 504 Nr. 12503.

143 Anlage zum Bericht Rommels an Hamm-Brücher, HHStaW Abt. 504 Nr. 12503.

144 Handschriftliche Notiz auf dem Schreiben Rommels an Hamm-Brücher. Zu Fürstenau und seiner Zusammenarbeit mit Richter vgl. Richer, Chance des Gewissens, S. 156, sowie Peter Fürstenau, Geburtstagsbrief, in: Haland-Wirth u.a., Unbequem und engagiert, S. 116f. Fürstenau, der als Soziologe und Philosoph zur Psychoanalyse kam, war zudem in den sechziger und siebziger Jahren ständiger Mitarbeiter beim *Argument* (vgl. das Impressum). Nach seiner Tätigkeit in Gießen machte er sich – vermutlich in den achtziger oder neunziger Jahren – als Therapeut und Unternehmensberater selbstständig und bietet gegenwärtig eine breite

Etwas mehr Schwung in die Angelegenheit kam mit einigen personellen Veränderungen, die sich Ende 1969 im Kultusministerium ereigneten. An erster Stelle ist Ludwig von Friedeburg zu nennen, der vom neuen hessischen Ministerpräsidenten Albert Osswald zum Kultusminister ernannt wurde. Von Friedeburg, 1960 mit einer industriesoziologischen Arbeit zum »Betriebsklima« bei Adorno habilitiert, war nach einigen Jahren der Lehrtätigkeit an der Freien Universität Berlin 1966 zurück nach Frankfurt gekommen, wo er eine Professur für Soziologie übernahm und neben Adorno Mitglied des Direktoriums des IfS wurde.[145] Seine bis 1974 währende Amtszeit als Kultusminister war vor allem von den heftigen und kontroversen Debatten geprägt, die sich im Klima zunehmender politischer Polarisierung an seinen tiefgreifenden bildungspolitischen Reformversuchen entzündeten. Neben dem Bestreben, das dreigliedrige Schulsystem aus Gründen der sozialen Chancengleichheit flächendeckend durch Gesamtschulen zu ersetzen, waren es besonders die 1972 vorgestellten Rahmenrichtlinien für Gesellschaftslehre, die massiven Widerstand hervorriefen. Als oberstes Lernziel dieses neu einzurichtenden Unterrichtsfachs, in dem die Fächer Sozialkunde, Geschichte und Geographie zusammengeführt werden sollten, wurde die Fähigkeit zur »Selbst- und Mitbestimmung« angeführt, die unter anderem durch die Einsicht in die ungleichen gesellschaftlichen Machtverhältnisse und den Interessenantagonismus von Kapital und Arbeit im Kapitalismus gefördert werden sollte. CDU-Opposition wie auch Lehrer- und Elternverbände witterten hierin den Versuch, die Schüler zu Revolution und Klassenkampf zu erziehen, doch auch gemäßigte sozialdemokratische Wissenschaftler wie Hermann Lübbe oder Thomas Nipperdey kritisierten die theoretische Einseitigkeit und Ideologielastigkeit der Richtlinien.[146]

Auch Friedrich Minssen fand wenig Gefallen an den Rahmenrichtlinien und merkte an, dass sie »in bestrickender Weise die Vorzüge eines Gebetbuches mit denen einer Felddienstordnung« vereinten.[147] Der Amtsantritt

Palette von Therapie, Beratung, Coaching und Supervision auf psychoanalytisch-systemischer Grundlage an (siehe http://www.peter-fuerstenau.de/html/angebotspalette.html, abgerufen am 12.9.2012).

145 Wiggershaus, Frankfurter Schule, S. 543f., S. 702, S. 724f.

146 Vgl. die detailgesättigte Darstellung von Waltraud Schreiber, Schulreform in Hessen zwischen 1967 und 1982. Die curriculare Reform der Sekundarstufe I, Schwerpunkt: Geschichte in der Gesellschaftslehre, Neuried 2005; zum hessischen Richtlinienstreit im Kontext westdeutscher Debatten um politische Bildung vgl. den Überblick von Bernhard Sutor, Politische Bildung im Streit um die »intellektuelle Gründung« der Bundesrepublik Deutschland. Die Kontroversen der siebziger und achtziger Jahre, in: Aus Politik und Zeitgeschichte B 45/2002, S. 17-27, hier S. 22.

147 Friedrich Minssen, Legitimationsprobleme in der Gesellschaftslehre. Zum Streit um die hessischen »Rahmenrichtlinien«, in: Aus Politik und Zeitgeschichte, B 41/1973, S. 31, zitiert nach Sutor, Politische Bildung, S. 22.

von Friedeburgs hatte einige Jahre zuvor bei ihm allerdings die durchaus begründete Hoffnung geweckt, dass es nun endlich zu einer größeren Belebung der Gruppendynamik im Rahmen der politischen Bildung kommen könnte. In einem Brief vom 10. November 1969 gratulierte er von Friedeburg »herzlich«, »aufrichtig« und »in alter Verbundenheit in der gemeinsamen Sorge um die politische Bildungsarbeit« zur Amtsübernahme, um im Anschluss für die Gruppendynamik als Beitrag zur »Verwirklichung der Demokratisierungsforderung« zu werben. Auch Frau Dr. Hamm-Brücher – die inzwischen ins Bundesministerium für Bildung und Wissenschaft gewechselt war – habe mit diesem Vorhaben sympathisiert. Neben dem strukturellen Problem, dass es in Deutschland überhaupt nur sehr wenige sachkundige Experten gebe, wies Minssen auch auf die Gefahr hin, dass die Gruppendynamik »monopolisiert und als Herrschaftswissen mißbraucht« werde – von drohender wirtschaftlicher Rückständigkeit war nun wiederum keine Rede mehr. Aus diesem Grund schlage der »Aktionsausschuss Gruppendynamik« vor, ein eigenständiges, öffentlich-rechtlich getragenes gruppendynamisches Institut für die Lehrerbildung einzurichten.[148]

Zum genannten Aktionsausschuss zählten neben Minssen, Fürstenau, Klaus Horn und dem Frankfurter Arbeitskreis für Gruppendynamik auch Walter Giere von der Landeszentrale für politische Bildung und Volker Nitzschke vom Kultusministerium, die beide zu den engagiertesten Fürsprechern der Gruppendynamik in der hessischen Bildungspolitik zählten.[149] Der Politikwissenschaftler Nitzschke hatte 1966 eine kritische Analyse der in der Bundesrepublik gängigen Schulbücher für Sozialkunde vorgelegt, in der er zu dem Schluss kam, dass diese weniger über demokratische Rechte und Freiheiten aufklärten als vielmehr überwiegend ein konservatives Gesellschaftsbild vermittelten und im moralischen Belehrungston Sittlichkeit und Pflichterfüllung einforderten.[150] Im Kultusministerium war er nun als Referent unter anderem für Angelegenheiten der Lehrerbildung, der Hochschuldidaktik und der Gruppendynamik zuständig.[151]

148 Friedrich Minssen an Staatsminister Prof. Dr. Ludwig von Friedeburg, 10.11.1969 (Durchschlag für Dr. Nitzschke), HHStaW Abt. 504 Nr. 6993.

149 Ebd. sowie Ministerialrat Dr. Kettner an Herrn Staatssekretär, 15.1.1970, Bericht über die Besprechung zur Entwicklung der Gruppendynamik im Sigmund-Freud-Institut am 19.12.1969, HHStaW Abt. 504 Nr. 6993.

150 Volker Nitzschke, Zur Wirksamkeit politischer Bildung, Teil 2: Schulbuchanalyse, Frankfurt / Main 1966. Diese Studie war am IfS im Auftrag der zur GEW gehörenden Max-Traeger-Stiftung entstanden (vgl. Albrecht u. a., Intellektuelle Gründung, S. 419) und wurde auch im *Spiegel* vorgestellt: Politische Bildung: Pinsel du, in: Der Spiegel, 16.1.1967, S. 26 f.

151 Siehe Hessisches Kultusministerium, Geschäftsverteilungsplan 1970, eingesehen im HHStaW.

Walter Giere, geboren 1936 in Königsberg und wie Nitzschke Politikwissenschaftler, hatte sich in seiner von Arnold Bergstraesser und nach dessen Tod 1964 von Dieter Oberndörfer betreuten Freiburger Dissertation kritisch mit dem politischen Denken Hans Freyers in der Zwischenkriegszeit befasst und leitete in der Landeszentrale das Referat V für Medien und Lehrerfortbildung.[152] Im Allgemeinen eher weniger bekannt, wird er in aktuellen Einführungen in die Supervision als Pionier der supervisorischen und gruppendynamischen Weiterbildung von Lehrern gewürdigt, deren Boom zwar in den achtziger Jahren nachgelassen hat, deren Ansätze jedoch seit den neunziger Jahren in Form der schulischen, stärker an der Organisationsberatung ausgerichteten Supervision einen neuen Aufschwung erlebten.[153] Klaus Horn lobte ihn als »Praktiker der politischen Bildung«, der sich konsequent für die Politisierung der Gruppendynamik einsetze.[154] Im Januar 1970 nahm er an einem zweiwöchigen gruppendynamischen Seminar in Rüdesheim am Rhein teil, über dessen Verlauf er im April dem Nachfolger von Hamm-Brücher als Staatssekretär im Kultusministerium, Gerhard Moos, auf 28 Seiten Bericht erstattete.[155] Das Seminar bestand aus 30 Teilnehmern, zu gleichen Teilen »Damen und Herren, vorwiegend aus dem Bereich der sozialen Dienste kirchlicher Prägung«, sowie aus sechs Trainern, darunter neben Frau Kähling und Herrn Heyn vom Frankfurter Arbeitskreis je ein Trainer von der Universität Oslo und der Universität Amsterdam.[156] Diese Zusammensetzung verweist zum einen noch einmal auf die wichtigste Klientel der Gruppendynamik in den siebziger Jahren, zum anderen darauf, dass ihre Professionalisierung und Institutionalisierung in Ländern wie Norwegen und den Niederlanden anscheinend weiter fortgeschritten war als in der Bundesrepublik.

152 Walter Giere, Das politische Denken Hans Freyers in den Jahren der Zwischenkriegszeit (1918-1939), Univ. Diss. Freiburg 1967, dort zu Gieres Lebenslauf S. 236.

153 Nando Belardi, Supervision. Grundlagen, Techniken, Perspektiven, 3. Aufl., München 2009, S. 32f. Es ist dabei naheliegend, dass Belardi, Professor für Sozialpädagogik, in den siebziger Jahren selbst zum Wirkungskreis Gieres gehörte; hierauf deuten etwa Titel und Entstehungsort seiner Dissertation hin: Nando Belardi / Christel Zuschlag, Der Lohnkonflikt im Bewußtsein von Arbeitern und Arbeiterinnen als Ansatzpunkt politischer Bildungsarbeit, Univ. Diss. Gießen 1973.

154 Horn, Editorisches Vorwort, S. 14.

155 Dr. Giere an Staatssekretär Moos, 14.4.1970, Anlage: Bericht über ein Gruppendynamisches Seminar vom 18.-30. Januar 1970 im Haus »Nothgottes« in Rüdesheim / Rhein, März 1970, HHStaW Abt. 504 Nr. 6993. Der Sozialdemokrat Moos, Leiter einer Frankfurter Gesamtschule, hatte pragmatisches Geschick bei der schulpolitischen Integration linker Schüler- und Lehrergruppen gezeigt und verstand es nun als seine Aufgabe, auch im Kultusministerium hierarchische Strukturen abzubauen, was auch dem *Spiegel* eine Meldung wert war: Staatssekretäre: Hierarchie abbauen, in: Der Spiegel, 8.12.1969, S. 60f.

156 Ebd., S. 1.

Interessant ist im gegenwärtigen Zusammenhang zunächst nicht der konkrete Ablauf des Seminars, sondern dessen Bewertung durch Giere. Diese fiel nämlich ziemlich kritisch aus: Der vor allem von amerikanischen Vertretern erhobene Anspruch, die Gruppendynamik sei der »Königsweg einer Demokratisierung der Gesellschaft«, lasse sich in der in Rüdesheim praktizierten, am Konzept des Sensitivity-Trainings angelehnten Form nicht einlösen. Grund dafür sei eine hierin angelegte, auch von deutschen Gruppendynamikern »hart« kritisierte »naiv-unreflektierte Heilserwartung«, der Glaube, man könne unter »Ausblendung des Gesellschaftlich-Politisch-Institutionellen [...] gruppenvermittelte individuell-psychische Lockerungsübungen direkt in eine relevante Form der Gesellschaft transferieren«:

> »Das meint also, daß die in quasi inselhaften Zirkeln eingeübte, neuentdeckte und trainierte ›Menschlichkeit‹ im Umgang mit anderen Menschen, das Sich-Verstehen, das Sich-dem-anderen-Öffnen, qualitative Veränderungen auch im Bereich des Gesellschaftlich-Politischen hervorruft. [...] In dieser Heilserwartung steckt m. E. ein guter Schuß Ideologie von der Art, daß auf der rein menschlichen Ebene der millionenschwere Unternehmer mit dem kleinen Arbeiter sich genauso verständigen kann wie der Kirchenfürst mit dem einfachen Gläubigen, daß auf dieser rein menschlichen Ebene sich alle Probleme als das erweisen, was sie im Grunde genommen sind, nämlich Mißverständnisse, die durch ein behutsameres und aufmerksameres Aufeinander-Zugehen rasch aus der Welt geschafft werden könnten.«[157]

Jedoch hätten auch die Teilnehmer selbst diese Tendenz befördert, da die meisten von ihnen jede Thematisierung beruflicher oder politischer Probleme abgelehnt hätten, um sich ganz mit dem »hier und jetzt« und dem »rein Menschlichen« zu befassen. Ein »Kult der Innerlichkeit« habe sich durchgesetzt, die Frage nach den Gefühlen sei die »Standardformel dieser Trainingssitzungen« gewesen, deren Bedingtheit durch Lebensgeschichte und Sozialisation sei aber nicht diskutiert worden. Zudem habe es, auch seitens einiger Trainer, eine unreflektierte Gegenüberstellung von »Macht« und »Einfluss« als negativ und abzulehnend und »Vertrauen« als unbedingt erstrebenswert gegeben, der eine »unterschwellig bis offen immer vorhandene Erwartung des allgemeinen Duzens« entsprochen habe.[158]

Zum scheinbar trivialen Aspekt des Duzens als Ausdruck des Strebens nach »menschlichen« Beziehungen sei an dieser Stelle ein kleiner Exkurs erlaubt. Obgleich in der gruppendynamischen Literatur niemals explizit erörtert, wurde die Anrede »Du« von den Teilnehmern offenbar als eine Form der kommunikativen Aufhebung von Distanz betrachtet, die ihren Vorstel-

157 Ebd., S. 22.
158 Ebd., S. 23-25.

lungen vom Zweck gruppendynamischer Seminare entsprach. Aus ganz ähnlichen Gründen waren bereits einige Jahrzehnte zuvor Lehrer angehalten worden, sich zu duzen, nämlich in den weltanschaulichen Schulungslagern für Lehrer der Nationalsozialisten. Das Duzen zwischen Personen, die sich im Alltag sonst mit »Sie« begegneten, sollte Kameradschaft befördern und alle sozialen Schranken aufheben, um eine »praktizierte Volksgemeinschaft im Kleinen« herzustellen.[159] Mit dem »vertrauten Du« werde, wie es in einem Propagandabericht hieß, »jede förmliche Steifheit« überwunden, sodass »der Mensch zum Menschen« sprechen könne.[160] Den gleichen, für die meisten Teilnehmer bürgerlicher Herkunft sehr unbehaglichen Zwang zum »kameradschaftlichen Du« in den nationalsozialistischen Schulungslagern für Rechtsreferendare hat Sebastian Haffner beschrieben.[161]

Der Hinweis auf diese Parallele soll keineswegs auf jenes polemische Argumentationsmuster hinauslaufen, das zur Diskreditierung der 68er-Bewegung dieser möglichst viele Übereinstimmungen mit dem nationalsozialistischen Denken unterstellt.[162] Die Idee der Überwindung distanzierender bürgerlicher Umgangsformen durch Lagergemeinschaft und Duz-Zwang war ohnehin durch die deutsche Jugendbewegung popularisiert worden, bevor die Nazis sie adaptierten. Es geht vielmehr darum, auf eine spezifische historische Fehlwahrnehmung der untersuchten Akteure aufmerksam zu machen: Die angestrebte Veränderung der zwischenmenschlichen »Verkehrsformen« mittels Gruppendynamik bezog zumindest anfänglich ihre Legitimität auch aus der Überzeugung, dass die »kalten«, auf soziale Distanz bedachten bürgerlichen Verhaltensnormen ein Ausdruck autoritärer Sozialisation seien, die wiederum als eine zentrale Ermöglichungsbedingung des Nationalsozialismus betrachtet wurde.

Diese Vorstellung übersah jedoch, dass die Nazis zur Herstellung der »Volksgemeinschaft« nicht allein auf Befehl und Gehorsam setzten, sondern – nach dem gewaltsamen Ausschluss »Gemeinschaftsfremder« – eben auch auf Mittel der emotionalen, als »menschlich« deklarierten Gemeinschaftsstiftung, die sich dezidiert gegen die bürgerliche Steifheit und Förmlichkeit richtete. Insofern wäre auch in der gruppendynamisch angestrebten Reform sozialer Verkehrsformen jene Fehlwahrnehmung festzustellen, die Dagmar Herzog in Bezug auf die Sexualmoral rekonstruiert hat:[163] Während die Verfechter der Gruppendynamik dem förmlich-distanzierten Sozialverhalten

159 Andreas Kraas, Lehrerlager 1932-1945. Politische Funktion und pädagogische Gestaltung, Bad Heilbrunn 2004, hier S. 275.

160 Zitiert nach ebd.

161 Sebastian Haffner, Geschichte eines Deutschen. Die Erinnerungen 1914-1933, München 2002, S. 257.

162 Götz Aly, Unser Kampf. 1968 – ein irritierter Blick zurück, Frankfurt am Main 2008.

163 Herzog, Politisierung der Lust.

autoritäre und damit potentiell faschistische Qualitäten zuschrieben, handelte es sich hierbei vermutlich vielmehr um den habituellen Ausdruck einer konservativen Bürgerlichkeit, die bei ihrer Wiederkehr in den fünfziger Jahren gerade als entideologisiertes Gegenmodell zum Vergemeinschaftungsmodus duzender Kameradschaft in der NS-Gesellschaft diente.[164]

Darüber hinaus ließe sich mit Helmuth Plessner die Kontinuität einer nicht spezifisch nationalsozialistischen, aber spezifisch deutschen Sehnsucht nach distanz- und rollenbefreiter Vergemeinschaftung gegen die vermeintliche Atomisierung in einer rationalistischen Gesellschaft diagnostizieren,[165] die nun unter veränderten, antiautoritären politischen Vorzeichen Urständ feiern konnte und sich mit einer allgemeinen liberalisierenden Tendenz zur Informalisierung sozialer Beziehungen eigentümlich vermischte. Es wurde bereits darauf hingewiesen, dass die Gruppendynamik im ursprünglichen Lewin'schen Konzept nicht darauf abzielte, die emotionale Intensität sozialer Interaktion zu steigern, sondern vielmehr darauf, irrationale Emotionen der vernunftgeleiteten Kontrolle zugänglich zu machen. 1971 bemerkte dann Tobias Brocher, dass sich bei der Übersetzung gruppendynamischen Vokabulars aus dem Englischen ins Deutsche diesbezüglich charakteristische und problematische Bedeutungsverschiebungen ergaben: Wenn etwa aus den »Human Relations« »zwischenmenschliche Beziehungen« würden, werde das Konzept mit »emotionalen Komponenten befrachtet«, die im Originalausdruck nicht vorhanden seien. Ebenso habe das Sensitivity-Training keineswegs jene ihm in Deutschland gerne zugeschriebene Bedeutung »gemüthafter und gefühlvoller ›Zwischenmenschlichkeit‹«, vielmehr gehe es »ganz nüchtern« um eine verbesserte Wahrnehmung sozialer Prozesse und der eigenen Person.[166]

Auch Gieres Kritik an dem von ihm beobachteten gruppendynamischen Seminar zielte – unter anderen politischen Vorzeichen – auf diesen Punkt. Er zog allerdings nicht den Schluss, den Einsatz gruppendynamischer Methoden für die politische Bildung gänzlich zu verwerfen. Sie könnten, wie er unter Verweis auf den Aufsatz von Klaus Horn im *Argument* Nr. 50 abschließend ausführte, durchaus für eine »auf Emanzipation abzielende Politik fruchtbar gemacht« werden, wenn es gelinge, den »verhaltensrelevanten Aspekt der gesamt-gesellschaftlichen Bestimmtheit menschlichen Handelns in

164 Besonders auch an die Wehrmachtsozialisation wäre in diesem Zusammenhang noch zu denken.

165 Plessner, Grenzen der Gemeinschaft.

166 Tobias Brocher, Methodische Entwicklungsprobleme der Gruppendynamik, in: Gruppendynamik 2 (1971), S. 128-138, Zitate S. 128 u. 130. Siehe aber ebd., S. 129, auch die Kritik an der Verbreitung von »Erlebnisgruppen« (gemeint sind wahrscheinlich Encounter-Gruppen), die seit einigen Jahren »von Kalifornien ausgehend« die »seriöse Gruppendynamik« in Misskredit brächten. Die Emotionalisierung der Gruppendynamik fand mithin auch in den Vereinigten Staaten statt.

die Konzeption der Gruppendynamik« einzubringen und entsprechend qualifizierte Trainer auszubilden. Um dies zu erreichen und die konformistischen Tendenzen der Gruppendynamik abzuwehren, sei jedoch die »Bereitstellung fest kalkulierbarer Etatmittel« für ihre unabhängige Institutionalisierung zum Zweck der politischen Bildung »dringend erforderlich«.[167]

Ähnlich argumentierte ein 32-seitiges, von Ingrid Haller formuliertes Positionspapier vom April 1970, das im Kultusministerium kursierte.[168] Haller war als Referentin für die Lehrplanrevision, Sozialisationsfragen und Lerntheorie/Lernpsychologie im Sekundarbereich zuständig und eine der verantwortlichen Autoren der zwei Jahre später vorgestellten und massiv kritisierten Rahmenrichtlinien für Gesellschaftslehre. Als Referenz ihrer ideologiekritischen Analyse der Gruppendynamik dienten ihr die Konzepte der psychoanalytischen Gruppentherapie von Günter Ammon und dem Ehepaar Heigl und Heigl-Evers, die von einem wachsenden Bewusstsein des »psychopathologischen Zustands« der Gesellschaft zeugten. Eine »diffuse Anonymität bei gleichzeitigen hohen Leistungsansprüchen« führe bei »sehr vielen, mit schwacher Ich-Identität ausgestatteten« Menschen zu Ängsten, Depressionen und Aggressionen. Die therapeutische Gruppe sei hier kompensatorisch bedeutsam als »ich-stärkendes« Identifikationsangebot, zum »Ausleben der Aggressionen« und für das »Erlebnis des Gesehen- und Gehörtwerdens«.[169] Dem vor allem in der bürgerlichen Mittelschicht verbreiteten therapeutischen Bedürfnis komme auch die Gruppendynamik in der verbreiteten Form des Sensitivity-Trainings entgegen. Diese vermittle jedoch im Gegensatz zur Psychoanalyse keinerlei Einsicht in die gesellschaftlich bedingte »Verdinglichung und Automatisierung des Ich« als veränderbare Ursache des psychischen Leids, sie verharre in der »Verteidigung der irrealen Realität des Menschlichen« und bewirke keine grundlegende Veränderung der »Ich-Struktur des Teilnehmers«.[170]

Auf der anderen Seite diene Gruppendynamik der Wirtschaft als Mittel zum effizienzsteigernden »human engineering«, da es aufgrund der sich immer schneller wandelnden Produktionsbedingungen vermehrt auf schnelles Umlernen, Kommunikationsfähigkeit und die »Auflösung der Bindung an starre Verhaltensmuster« ankomme. Kommunikations- und Kooperationsfähigkeit erhöhten die Produktivität und seien zudem nützlich, um Konflik-

167 Dr. Giere an Staatssekretär Moos, 14.4.1970, Anlage: Bericht über ein Gruppendynamisches Seminar vom 18.-30. Januar 1970 im Haus »Nothgottes« in Rüdesheim/Rhein, März 1970, S. 27f., HHStaW Abt. 504 Nr. 6993.

168 Abteilung G II 4, Referent: Haller, Positionspapier zur Theorie und Anwendung der Gruppendynamik (ohne Titelblatt überliefert), April 1970, HHStaW Abt. 504 Nr. 6993.

169 Ebd., S. 4f.

170 Ebd., S. 12f.

te zu entschärfen und Machtstrukturen zu verdecken.[171] Allerdings entdeckte die dialektisch geschulte Autorin hierin auch ein emanzipatorisches Potential, insofern selbst die auf ökonomische Interessen reduzierte Nachfrage nach der »Fähigkeit des Menschen, sich unter Bezug auf wechselnde Bedingungen selbst neu zu bestimmen«, noch ein »Moment der Selbsttätigkeit« hervorbringe, das die Möglichkeit einer »reflektierten Distanz vom System« als Voraussetzung seiner »humanen Überwindung« eröffne.[172] Gruppendynamik könne als Sozialtechnologie also zu entgegengesetzten Zwecken angewandt werden; um sie schulpolitisch für demokratische »Innovationsprozesse« im Sinne einer »Veränderung des tradierten Rollengefüges« einzusetzen, müssten zielgerichtete methodische Konzepte entwickelt werden, die den Teilnehmern eine Reflexion ihrer jeweiligen institutionellen Rolle und der damit zusammenhängenden Macht- und Herrschaftsstrukturen ermöglichten.[173]

Die 1970 von Nitzschke ausgearbeiteten und von Giere sekundierten Pläne zur Errichtung eines vom Kultusministerium getragenen Instituts für Gruppendynamik verliefen sich noch im selben Jahr, da es offenbar nicht gelang, die dafür auf Dauer notwendigen finanziellen Mittel bereitgestellt zu bekommen.[174] Im Sommer 1971 wurde dann aber beschlossen, dass die HLZ zusammen mit dem Hessischen Institut für Lehrerfortbildung (HILF) ab 1972 jährlich drei bis vier etwa zweiwöchige gruppendynamische Seminare für jeweils 25-30 Lehrer anbieten sollte. Man rechnete pro Seminar mit Kosten von 7.000 D-Mark für Referentenhonorare, die vom HLZ übernommen wurden, und noch einmal mit derselben Summe für Unterkunft, Verpflegung und Fahrt, die das HILF beisteuerte. Insgesamt sagte Giere für das Etatjahr 1972 die Bereitstellung von 40.000 D-Mark aus den Mitteln der Landeszentrale für gruppendynamische Seminare zu.[175] Wahrscheinlich waren dann auch Kostengründe dafür ausschlaggebend, dass die Länge der Seminare spätestens seit 1975 auf regulär eine Woche gekürzt wurde.[176] Ein

171 Ebd., S. 14-16.

172 Ebd., S. 21.

173 Ebd., S. 15, S. 22f.

174 Ein diesbezügliches Planungspapier ging von jährlichen Kosten in Höhe von über 200.000 D-Mark aus; HHStaW Abt. 504 Nr. 6993.

175 Hessische Landeszentrale für politische Bildung, September 1971, Protokoll der Ergebnisse des seit Juni 1971 regelmäßig tagenden Gesprächskreises zum Thema »Gruppendynamik in der Lehrerfortbildung«, Teilnehmer: Dr. Nitzschke, Frau Haller und Herr Wengel vom Kultusministerium, Dr. Giere von der Landeszentrale, Herr Heyn, Frau Kähling, Herr Müller, Herr Krämer, Herr Scherzer, Herr Hüppauf und Frau Wolff als Vertreter der Gruppendynamik, HHStaW Abt. 546 Nr. 42.

176 Schriftstücke, die explizit auf diese Kürzung eingehen, sind im gesichteten Bestand des HHStaW nicht überliefert. Für finanzielle Gründe spricht neben der allgemeinen wirtschaftlichen Entwicklung aber beispielsweise ein Bericht des Teilnehmers Martin S. zu einem gruppendynamischen Seminar vom 12.-17.5.1975 in

anderer Grund mag gewesen sein, dass die Seminare während der Schulzeit stattfanden und die zuständigen Dienststellen den damit verbundenen Unterrichtsausfall zum Zwecke einer solchen Fortbildung nicht unbedingt begrüßten.[177] Giere gehörte selbst regelmäßig zu den meist vier- bis sechsköpfigen, geschlechtlich gemischten Leitungsteams, bei deren Mitgliedern es sich ansonsten – soweit sich dies aus den vorhandenen Unterlagen rekonstruieren lässt – in der Regel um externe, auf Honorarbasis bezahlte Psychologen und Pädagogen handelte, die sich im Falle der meist etwas jüngeren Co-Trainer häufig selbst noch in der Ausbildung befanden. Ein Indiz für die große Nachfrage nach diesen Seminaren ist die Zahl der Anmeldungen, die die jeweils vorhandenen rund 30 freien Plätze meistens weit überstieg.[178]

In den Planungsgesprächen waren noch einmal die Lernziele der gruppendynamischen Fortbildungsseminare festgehalten worden: eine selbstkritische Sensibilisierung der Lehrer für das eigene und das Schülerverhalten, die ein »schülerorientiertes Lernen« begünstigen sollte; die Förderung persönlicher Autonomie durch »Loslösung von Autoritätsfixierungen«; die Überwindung von »privatistischen Einstellungen«, um kooperatives politisches Verhalten und die »engagierte Stellungnahme für die eigenen Überzeugungen« zu ermöglichen; und schließlich die Fähigkeit, das eigene individuelle Verhalten »relativ zu seinen gesellschaftlich-politischen Bestimmungsfaktoren« zu sehen.[179] An anderer Stelle hatte Giere diese Bestim-

Falkenstein (HHStaW Abt. 546 Nr. 42), dessen Zusendung offenbar als Argumentationshilfe von Giere erbeten worden war, da er abschließend für die Erhaltung des Seminarangebots »auch in der jetzigen Haushaltssituation« plädiert. Zu den Kosten eines einwöchigen Seminars vgl. die Abrechnung für ein Seminar vom 5.-10.12.1977 im Burkhardthaus in Gelnhausen, HHStaW Abt. 546 Nr. 15, die Gesamtkosten in Höhe von 8.897,60 D-Mark angibt, die anscheinend vollständig von der HLZ getragen wurden. Hiervon gingen 1.810,80 D-Mark an einen Trainer und je 910,80 D-Mark an zwei Co-Trainer, der Rest verteilte sich auf Unterkunft, Verpflegung und Fahrtkosten.

177 Vgl. etwa das Schreiben des Regierungspräsidenten Darmstadt an den Leiter des Studienseminars für das Lehramt an beruflichen Schulen Lahn-Gießen, 25.8.1977, Ablehnung eines Antrags, den Besuch eines gruppendynamischen Seminars der Landeszentrale als Dienstveranstaltung für Referendare und Ausbilder zu genehmigen, da keine Rechtsgrundlage bestehe, Unterrichtsausfall und Reisekosten entstünden und die angegebene Thematik auch in der regulären Ausbildung vermittelt werde, HHStaW Abt. 546 Nr. 15.

178 Im Veranstaltungsjahr 1976/77 beispielsweise war die Anzahl der Anmeldungen regelmäßig mehr als doppelt so hoch wie die der freien Seminarplätze, vgl. die entsprechenden Anmeldelisten und Vorlagen für Absagebriefe, in denen jeweils eine bevorzugte Berücksichtigung für das Folgeseminar zugesagt wurde, in HHStaW Abt. 546 Nr. 15.

179 HLZ, Protokoll des Gesprächskreises »Gruppendynamik in der Lehrerfortbildung«, September 1971. Eine ausführliche resümierende Diskussion der Konzepte, Durchführung, Schwierigkeiten und Ergebnisse der Seminare der HLZ aus Sicht

mungsfaktoren konkret benannt, nämlich die kapitalistische »Leistungs- und Wettbewerbsideologie« und das »profitorientierte Konkurrenzdenken«, das »demokratische Tugenden wie z. B. solidarisch-engagiertes Handeln« verschütte.[180] In dem betreffenden Manuskript kam allerdings erneut ein grundsätzliches Spannungsverhältnis der politisch gewendeten Gruppendynamik zum Ausdruck, das auch in der Debatte zwischen Horn und Brocher im *Argument* deutlich geworden war. Denn einerseits sollte die Gruppendynamik dazu dienen, Macht- und Abhängigkeitsverhältnisse zu durchschauen und eine »Ichstärkung« zu erwerben, die einen »Schutz vor Manipulation und Indoktrination« darstelle und den »Widerstand gegen Fremdbestimmung, gegen unlegitimierte Autoritäten« ermögliche.[181] Andererseits schien dafür jedoch eine Konzeption von Gruppendynamik notwendig zu sein, die all jenen, die die entsprechenden politischen Überzeugungen nicht teilten, selbst als manipulativ und indoktrinierend erscheinen musste.

Im Unterschied zu der bei der Entstehung einer bundesrepublikanischen Diskussionskultur maßgeblichen Vorstellung, dass die Einübung von Diskussionsfähigkeit an sich schon demokratisierend wirke,[182] vertrat Giere die Auffassung, Diskussion habe »keinen Selbstwert per se, sondern kann in konkreten Situationen geradezu handlungslähmend und veränderungsverhindernd« wirken. Das politische Lernziel stand fest, die im Seminar gemachte Selbsterfahrung sollte mit der »wissenschaftlichen Analyse gesellschaftlicher Realität« – und das hieß: Analyse ihrer »kapitalistischen Grundstruktur« als »Entfremdungs- und Entmenschlichungsursache« – verbunden werden. Dafür war »taktisch richtiges Verhalten« wichtig, um beispielsweise die häufig zu beobachtenden entpolitisierenden Harmonisierungstendenzen zu durchbrechen und um die Teilnehmer zu einer »Einstellungsänderung zu veranlassen«, ohne sie aber »so unter Druck zu setzen, daß die persönlichen Abwehrmechanismen gegen eine Einstellungsänderung« zu stark würden. Um auf diese Weise Gruppendynamik in den Dienst »der Emanzipation, der Fundamentaldemokratisierung einer Gesellschaft« zu stellen, seien Trainer erforderlich, die »Partei ergreifen«, die sich um den notwendigen Erwerb politik- und sozialwissenschaftlichen Wissens bemühten, ohne dabei mit den hohen Honoraren zu rechnen, die sie in der Wirtschaft erzielen könnten.[183]

der beteiligten Trainer findet sich in Karlheinz A. Geißler (Hg.), Gruppendynamik für Lehrer. Was Lehrer verändern können, Reinbek bei Hamburg 1979.

180 Walter Giere, Gruppendynamik und politische Bildung, Manuskript ohne Datierung [vermutlich 1971], S. 1f., HHStaW Abt. 546 Nr. 42.

181 Ebd., S. 2.

182 Verheyen, Diskussionslust.

183 Giere, Gruppendynamik und politische Bildung, S. 7-9.

11.2 Widersprüchliche Normen und widerspenstige Subjekte: Die Realität der gruppendynamischen »Fundamentaldemokratisierung«

In der Wirklichkeit der gruppendynamischen Seminare, von der etliche, meist von den Trainern, teils aber auch von den Teilnehmern verfasste Protokolle und Erfahrungsberichte einen Eindruck vermitteln, war von einer solchen taktisch elaborierten politischen Erweckungsarbeit allerdings nicht viel zu entdecken. Ein wichtiger Grund hierfür lag in einem grundlegenden methodischen Dilemma, dem sich die Trainer ausgesetzt sahen und das dem Problem der antiautoritären Kinderladeneltern sehr ähnlich war. Letztere hatten damit zu kämpfen, dass Selbststeuerung als Erziehungsziel im dauernden Konflikt mit der Selbststeuerung als Erziehungsmethode lag. Das korrigierende Eingreifen als Autoritätsperson bei »unsolidarischen« Verhaltensweisen der Kinder bedeutete immer auch, gegen die Überzeugung zu verstoßen, dass sich wahrhaftes, durch Einsicht und nicht durch Zwang vermitteltes solidarisches Verhalten nur in der Abwesenheit elterlicher Autorität entwickeln könne.[184] Auch die gruppendynamischen Trainer sahen sich mit dem Problem konfrontiert, dass sich ihr methodisches Prinzip und ihre inhaltliche Zielsetzung häufig ins Gehege kamen.

Einerseits ergriffen die Trainer durchaus Partei, sodass ihre politische Einstellung etwa den Teilnehmern eines Seminars in der Heimvolkshochschule Falkenstein im Taunus »aufgrund ihrer einleitenden Stellungnahmen und vereinzelten Äußerungen als im weitesten Sinne progressiv bekannt« war.[185] Andererseits gehörte es zur Zielsetzung des gruppendynamischen Reflexionsprozesses, dass die Teilnehmer sich kritisch mit den eigenen, als Ausdruck autoritärer Sozialisation verstandenen Erwartungen hinsichtlich einer vom »Staff« – wie das Leitungsteam genannt wurde – zu übernehmenden Führungsrolle auseinandersetzen sollten. Dem Grundprinzip der Seminare folgend, dass die Trainer möglichst wenig lenkend in die Gruppenprozesse eingriffen und auch keinen fest strukturierten Lernplan vorgaben, wurde die Gesamtgruppe zu Beginn in drei bis vier Untergruppen eingeteilt, die eigenständig einen Lernplan erarbeiten sollten. Durch dieses »Machtvakuum« sollte zunächst die Erwartung der Teilnehmer frustriert werden, dass die Trainer als helfende und führende Autorität in Erscheinung treten würden. Die für die gruppeninterne Selbstorganisationsphase von vornherein einkalkulierten Konflikte und Konsensfindungsprobleme sollten den Teilnehmern dann konkret erfahrbar machen, wie sehr sie von vorgegebenen Arbeitsanweisungen abhängig waren und wie wenig sie in der Lage waren, »in Grup-

184 Siehe oben, Kapitel 7.4.

185 Bericht zum gruppendynamischen Seminar zum Thema »Organisation von Lernprozessen« in Falkenstein/Taunus, 12.-24.6.1972, ohne Datum und Verfasser, Eingangsvermerk 7.9.1972, HHStaW Abt. 546 Nr. 42.

pen autonom und verantwortlich eine Arbeit zu planen und diese durchzuführen«.[186]

Beides zusammengenommen führte im genannten Seminar zu einer paradoxen Situationen, die man psychologisch gesprochen als *double bind* sich widersprechender Handlungsaufforderungen bezeichnen könnte. Es hatte sich eine Untergruppe aus Teilnehmern gebildet, die sich gegenseitig bereits aus gemeinsamer politischer Arbeit und zum Teil auch die Staffmitglieder kannten. Die offene politische Nähe dieser Gruppe zu den Trainern wurde von Letzteren allerdings nicht positiv bewertet. Vielmehr sah der Bericht darin die Ursache einer

> »[...] spezifischen politischen Handlungsunfähigkeit, welche als Spiegelbild der politischen Schwierigkeiten entsprechender Gruppen in der Institution Schule, zum Beispiel gegenüber ›progressiven‹ Vorgesetzten anzusehen ist. Die Gruppe wagte in letzter Konsequenz nie[,] in aktuellen Konflikten ihr durch persönliche Beziehungen und vordergründig gemeinsame Ziele suggeriertes gutes Verhältnis zum Staff zu gefährden. [...] Sie verblieb damit in Abhängigkeit und letztlich handlungsunfähig in Fällen, wo konsequente Aktionen gegen den Staff möglich und notwendig gewesen wären.«[187]

Zu »Aktionen gegen den Staff« im Sinne kritischer Stellungnahmen kam es gleichwohl. So beklagte ein Teilnehmer nach der ersten Woche die weiterhin unklare Situation sowie die »Pseudopsychologie« der Trainer, die »jeglichen emanzipatorischen Prozeß« verhinderten, und empfahl ihnen als Lektüre die *Pädagogik der Unterdrückten* von Paulo Freire.[188] Seinen Aggressionen etwas freieren Lauf ließ ein anonymer Teilnehmer, der die Trainer zum Gegenstand eines umgedichteten Kinderlieds machte: »Piff, Puff, Paff / wir schießen auf den Staff / wir schießen ihm ein Löchelein / in sein kleines Köpfelein [...]«.[189] Eine Reaktion des Leitungsteams auf diese eher regressive Provokation ist

186 Tagungsbericht: Gruppendynamisches Fortbildungsseminar für Lehrer zum Thema »Die bundesrepublikanische Deutschlandpolitik und die Rolle der Ost-West-Vorurteile«, veranstaltet von der HLZ und dem Ministerium für innerdeutsche Beziehungen, Bonn, Heimvolkshochschule Falkenstein, 11.-23.10.1971, ohne Datum und Verfasser, S. 8-10, HHStaW Abt. 546 Nr. 42.

187 Bericht gruppendynamisches Seminar Falkenstein, 12.-24.6.1972, S. 13.

188 Mitteilung von Michael S. an die Gruppen I-III und die Herren Münch, Brauns und Christoph [Trainer], 18.6.1972, ebd., Anhang 13. Zu Paulo Freires antikapitalistischer und antiimperialistischer Befreiungspädagogik vgl. die schwärmerische Huldigung von Peter McLaren / Noah de Lissovoy, Paulo Freire (1921-1997), in: Heinz-Elmar Tenorth (Hg.), Klassiker der Pädagogik, Bd. 2: Von John Dewey bis Paulo Freire, München 2003, S. 217-226.

189 Handschriftlich notiertes »Kinderlied«, in: ebd., Anhang 13. Es folgen zwei weitere Strophen, in denen unter anderem der Staff durch »Kiff« »ganz high« gemacht wird. Als Alternative zur ersten Strophe wird zudem vorgeschlagen, dem Staff auf

nicht überliefert. Zur Intervention sah es sich jedoch genötigt, als eine der Gruppen am vierten Seminartag noch immer keine eigenen Vorstellungen zum Programmablauf vorgelegt hatte. Es gehe der Gruppe offenbar nur um »Beziehungsklärung«, wodurch die inhaltliche Arbeit völlig vernachlässigt werde. Sollte dieser Zustand anhalten, werde der Staff »unter Beibehaltung des gegenwärtigen Autoritätsverhältnisses« die inhaltliche Planung übernehmen.[190]

Ermahnungen dieser Art schienen allerdings eher die Ausnahme zu sein, widersprachen sie doch dem oben erläuterten Konzept. In einem früheren Seminar zur Rolle von Vorurteilen im Ost-West-Konflikt hatte ein Trainer offen dagegen verstoßen, indem er klare thematische Vorgaben machte und von sich aus immer wieder die Verhaltensweisen der Teilnehmer als vorurteilsgesteuert analysierte.[191] Kritik seitens der Teilnehmer und des übrigen Leitungsteams wies er mit Hinweis auf seine pädagogische Erfahrung und Kompetenz zurück, bis der Konflikt schließlich eskalierte und er von der von ihm betreuten Gruppe hinausgeworfen wurde. Dies wiederum führte dazu, dass eine weitere inhaltliche Planung unmöglich wurde, da die gesamte Seminargruppe nun »voll und ganz mit ihren Erlebnissen und Empfindungen hinsichtlich des hinausgeworfenen Teammitglieds« beschäftigt war.[192]

Der politische Anspruch der Veranstaltung wurde dabei zumindest insofern eingelöst, als einige Teilnehmer eine »sozialrevolutionäre« Deutung des Geschehens entwarfen: Sie hätten einen Diktator gestürzt, der sie unterdrückt und ihre Produktionsmittel im Sinne ihrer intellektuellen und sozialen Kapazitäten zum Zweck seiner Selbstdarstellung ausgebeutet habe. Als andere Teilnehmer einwandten, dadurch habe man die herrschende Person, nicht aber die Herrschaftsverhältnisse beseitigt, wurde ihnen »kleinbürgerliche Revolutionsangst« vorgeworfen. Allerdings sahen die »Revolutionäre« schließlich zur Zufriedenheit des Berichtverfassers ein, dass sie selbst sich als unsolidarische »intellektualisierende Kleinbürger« aufgeführt hatten. Sie hatten nämlich die fortgesetzten provokativen Auftritte des geschassten Trainers – die sie irrtümlich für einen geplanten Teil des Seminars hielten – als Ansporn für die eigene theatralisch-revolutionäre Selbstinszenierung verstanden, anstatt sich mit den verängstigten anderen Teilnehmern zu solidarisieren und den Trainer gemeinsam in die Schranken zu weisen.[193]

Trotz der recht deutlichen politischen Positionierung der Veranstalter kann also nicht die Rede davon sein, dass in den gruppendynamischen Semi-

das Köpfelein zu »scheißen« statt hineinzuschießen. Allem Anschein nach wurde aber keines von beidem in die Tat umgesetzt.

190 Mitteilung des Staff an Gruppe A 4, 16.6.1972, 20:50 Uhr, ebd., Anhang 12.

191 Tagungsbericht gruppendynamisches Fortbildungsseminar Falkenstein, 11.-23.10.1971, S. 10.

192 Ebd., S. 12.

193 Ebd., S. 13-16.

naren der HLZ systematische Versuche unternommen wurde, die Teilnehmer mit bestimmten politischen Ansichten zu indoktrinieren – die vielbeschworene »Gehirnwäsche« erwies sich auch hier als Mythos. Es war eher so, dass die freiwillige Anmeldung für ein derartiges Seminar in der Regel durch eine bereits vorhandene progressive politische Haltung motiviert war. Das Problem bestand nach den ersten Seminarerfahrungen aus Sicht der Trainer vielmehr darin, diese rein intellektuellen Einsichten auf dem Weg der Selbsterfahrung konsequent auf die eigene Person zu übertragen. Die »Verkehrsformen einer ganzen Gesellschaft« könnten schließlich nur verändert werden, wenn das eigene Verhalten durch »emanzipative Aktion« verändert werde.[194] Dazu mussten die sich im Berufsleben und in der Gruppeninteraktion manifestierenden Kommunikationsschwierigkeiten und Beziehungsprobleme offen thematisiert werden, um sie dann wiederum auf ihre gesellschaftlich bedingten Gründe zurückführen zu können.

Bei den Lehrern im betreffenden Seminar zeigten sich hiergegen jedoch aus Sicht der Trainer berufstypische Abwehrmechanismen dergestalt, dass zu Beginn eine rein abstrakte und theoretisch orientierte Kommunikation stattfand, bei der mitschwingende Aggressionen, Ängste und »Verletztheitsgefühle« nicht reflektiert worden seien. Zudem beklagten die Trainer eine verbreitete »antiautoritäre Attitüde«, die sich in der »trotzigen Bitte« der Teilnehmer an das Leitungsteam äußerte, einen Zustand der Repressions- und Herrschaftsfreiheit durch Normsetzung herzustellen, anstatt dass die Teilnehmer die »Abschaffung der Herrschaftsverhältnisse durch solidarische Assoziation und Ausarbeitung einer Organisationsform auf dem Konsens-Wege« selbst herbeiführten.[195]

Letztlich kam es dann aber doch relativ schnell zu einer emotional aufwühlenden Bearbeitung von Beziehungsproblemen. Als wichtiger Katalysator erwiesen sich dabei wie so häufig bestimmte ›Problempersonen‹, an denen sich ein Gruppenkonflikt entzünden konnte. In gewisser Weise waren individuelle Abweichungen von der gruppendynamischen Verhaltensnorm notwendig, um den gruppendynamischen Prozess überhaupt in Gang zu setzen, der letztlich zur Anpassung an diese Norm führen sollte. In einem Fall diente hierfür – eher eine Seltenheit – eine ältere, d. h. über 40-jährige Teilnehmerin, die dazu neigte, aus ihrer Sicht zu hart bedrängte Gruppenmitglieder mit »Koalitionsschwierigkeiten« vorwurfsvoll vor den anderen in Schutz zu nehmen. Die Trainer führten diese »mütterlich protektive Rolle«

194 Gruppendynamisches Seminar für Lehrer zum Thema »Organisation von Lernprozessen«, Burckhardthaus Gelnhausen, 17.-29.1.1972, Veranstalter: HLZ und HILF, Bericht des Leitungsteams Dipl. Psych. Hubertus Hüppauf, Dipl. Psych. Edith Wolff [später Wolff-Hüppauf, Anm.] und Klaus Dieter Krämer, Lehrer und wissenschaftlicher Mitarbeiter am Erziehungswissenschaftlichen Seminar der Uni Marburg, Juni 1972, S. 3-9, Zitate S. 4, HHStaW Abt. 546 Nr. 42.

195 Ebd., S. 12 u. 16.

auf ein altersbedingt fehlendes Zugehörigkeitsgefühl zurück, und leider sei es nicht gelungen, die »mütterliche Attitüde« als »Reflexion eines berufstypischen Abwehrverhaltens so zu thematisieren, daß es durchgearbeitet und aufgelöst werden konnte«.[196]

Hier wird die Normativität psychologischer Beschreibungen gut sichtbar. Im beschriebenen Fall wird das Verhalten einer Person, die auf der Einhaltung bestimmter Umgangsformen beharrt, erst einmal entmoralisiert, d.h. die Frage nach der moralischen Berechtigung dieser Forderung wird ausgeblendet. Stattdessen wird die Motivation des betreffenden Verhaltens auf bestimmte Persönlichkeitsmerkmale zurückgeführt und als psychologisches Problem identifiziert, das »durchgearbeitet« werden muss. Im Zuge dieser scheinbar wertneutralen Psychologisierung wird dann eine neue Verhaltensnorm aufgestellt: Die betroffene Person sieht sich aufgefordert, ihre »Abwehr« zu überwinden, also ihre nach Maßgabe der psychologischen Beschreibung fehlerhafte Selbstwahrnehmung zu korrigieren, damit sie im Folgenden ein in den Augen der Experten unangemessenes Verhaltensmuster ändern kann.

Im Fall der älteren Teilnehmerin blieben die Korrekturbemühungen erfolglos. Besser lief es allerdings mit dem eigentlichen »Hauptproblem der Gruppe«, einem jungen männlichen Teilnehmer, der in »intellektualisierender Abwehrtendenz« laufend sein großes theoretisches Wissen zur Schau stellte, daraus eine Führungsposition in der Gruppe ableitete und sich häufig mit den Trainern anlegte. Versuche kritischen Feedbacks blieben erfolglos, was für die Trainer die »neurotische Qualität« seines Verhaltens belegte – den »objektiven Wissensvorsprung«, den Klaus Horn vor Psychologisierung geschützt wissen wollte, konnte er offenbar nicht für sich beanspruchen. Bei den anderen Teilnehmern habe er einen »depressiven Rückzug« ausgelöst; ihnen sei es zudem nicht mehr möglich gewesen, gegen die Trainer-Autorität zu rebellieren, da sie diese als Schutz gegen das »unkontrollierbare Gruppenmitglied« brauchten. Es kam zu langwierigen Auseinandersetzungen, Gruppenspaltungen, Gefühls- und Beziehungsdiskussionen, bis man endlich während eines Badeausflugs zu einer Lösung kam: Dem »ängstigenden Teilnehmer« wurden nun »immer freundlichere Brücken gebaut«, aber auch »immer wieder kleine Dämpfer versetzt, wenn er wiederum zu viel Platz zu beanspruchen drohte«. Der Betroffene zeigte nun Einsicht und Dankbarkeit, sodass man sich endlich auch anderen offenen Beziehungsfragen wie dem Verhältnis zu den Trainern, Intimitätswünschen und Sexualphantasien widmen konnte. Nachdem auf diese Weise »ein sehr schweres Beziehungsproblem und sehr große, davon ausgelöste Ängste« gemeinsam durchlebt und bearbeitet worden waren, konnten sich die Teilnehmer am vorletzten Seminartag sogar dem Sachthema des Seminars widmen.[197]

196 Ebd., S. 13.
197 Ebd., S. 13-23, Zitate S. 13f., 21 u. 23.

Das Trainerteam sah sich angesichts der eher dürftigen inhaltlichen Arbeit allerdings unter einem gewissen Rechtfertigungsdruck. Es sei, betonten sie, keinesfalls die Absicht gewesen, die in den Arbeitsbesprechungen von HLZ und HILF getroffene Entscheidung zu unterlaufen, gerade kein Sensitivity-Training anzubieten. Es habe sich jedoch gezeigt, dass der »Anspruch auf politisch-aufklärerische Ziele« illusionär bleiben müsse, solange »der Bereich individueller Wünsche und Bedürfnisse, mit all ihren therapeutischen Konnotationen[,] nicht ernsthaft erschlossen« werde. Ein zweiwöchiges Seminar reiche dabei gerade einmal, um die »berufstypische Abwehr« von Pädagogen abzubauen, nicht aber für die »Geburt neuer Lehrer«.[198]

Diese Argumentation bringt ein spezifisches Dilemma der psychologischen und psychotherapeutischen Professionen zum Ausdruck: Einerseits profitierten sie stark von der Politisierung psychologischen Wissens und der damit einhergehenden Nachfrage nach ihren Dienstleistungen. Andererseits brachte das »mitunter etwas einseitig idealisierte und penetrant vorgetragene Ziel der Demokratisierung« – so Adolf Martin Däumling schon 1968 – eine Erwartungshaltung mit großer Fallhöhe hervor.[199] Gleiches galt für den Emanzipationsbegriff, dessen weite Verbreitung im psychowissenschaftlichen Diskurs mit notorischer Unschärfe einherging.[200] Die Rezensentin eines Praxisbuchs über Kommunikations- und Verhaltenstraining etwa monierte 1975 die vage Definition der von den Herausgebern reichlich gebrauchten Vokabel »Emanzipation«, hinter der sich letztlich doch nicht viel mehr verberge als ein biederer »Schulterklopf-Sozialismus«. Die im Buch vorgestellten konkreten Trainingsmethoden hingegen befand sie für »sehr anregend«.[201]

Letztlich ließen sich die Enttäuschungen, die sich aufgrund der Unbestimmtheit der politisierten Begrifflichkeit und der Unberechenbarkeit der praktischen Wirklichkeit einstellten, entweder, wie es die hessischen Gruppendynamiker taten, auf die Mängel des psychologischen Objekts zurückzuführen. Oder aber – und das war, wie zu zeigen sein wird, die sich langfristig durchsetzende Strategie – die politischen Ansprüche wurden zurückgefah-

198 Ebd., S. 6 u. 25, Anführungszeichen um »Geburt neuer Lehrer« im Original.

199 Adolf Martin Däumling, Sensitivity Training, in: Gruppenpsychotherapie und Gruppendynamik 2 (1968), S. 113-123, hier S. 116.

200 Klaus Eyferth, Psychologie und Emanzipation, in: Martin Greiffenhagen (Hg.), Emanzipation, Hamburg 1973, S. 258-276.

201 Judith R. Jacobi, Verhaltenstraining, in: Psychologie heute, Januar 1975, S. 78f. Bei dem rezensierten Buch handelte es sich um Bernd Fittkau / Hans-Martin Müller-Wolf / Friedemann Schulz von Thun (Hg.), Kommunikations- und Verhaltenstraining für Erziehung, Unterricht und Ausbildung, Pullach 1974. Mitherausgeber Schulz von Thun, Assistent von Reinhard Tausch in Hamburg, verfasste später den mehrbändigen kommunikationspsychologischen Dauerbestseller *Miteinander reden*.

ren, um wieder den konkreten persönlichen bzw. institutionellen Nutzen psychologischer Intervention in den Vordergrund zu stellen.

11.3 »Selbsterfahrung« und »Beziehungsarbeit«: Die Therapeutisierungsdynamik der Gruppendynamik

Es sollte sich in den Folgeseminaren der Landeszentrale herausstellen, dass die vermeintlich berufstypische Abwehr gegen die Thematisierung persönlicher und zwischenmenschlicher Aspekte doch nicht so massiv ausgeprägt war wie anfangs angenommen. Im Gegenteil lässt sich schon kurze Zeit später den Seminarberichten entnehmen, dass die Teilnehmer selbst verstärkt mit der Erwartung anreisten, dass in erster Linie »Beziehungsklärung« betrieben werde. Gruppendynamische Konzepte und die darin angelegten normativen Erwartungen und Selbsttechnologien hatten sich inzwischen so weit verbreitet, dass viele Teilnehmer sie bereits zum Bestandteil ihrer Selbstführung gemacht hatten. Damit passten sie sich einerseits dem entsprechenden Subjektivierungsideal an. Andererseits konterkarierten sie damit die bis dahin empirisch meist bestätigte theoretische Vorannahme der Gruppendynamiker, dass ihre Klienten einer unangenehmen Selbstreflexion und emotionalen Öffnung mit berufsrollen- oder anderweitig sozialisationsbedingter Abwehr begegneten, in deren Überwindung sie einen wesentlichen Zweck ihrer professionellen Hilfestellung sahen. Hier zeigte sich deutlich der verhaltensändernde Looping-Effekt (Ian Hacking) human- und sozialwissenschaftlicher Beschreibungen.[202]

Exemplarisch hierfür sind die Schilderungen eines thematisch nicht näher bezeichneten Seminars von Ende 1972, auf dem sich die verschiedenen Gruppen vermutlich entsprechend der Herkunft ihrer Mitglieder nach hessischen Großstädten benannt hatten. Ihre Zusammensetzung lässt sich als repräsentativ für die meisten Seminare ansehen: Die Gruppe »Darmstadt« bestand aus zehn Personen, die durchschnittlich etwa 30 Jahre alt waren, fünf männlich und fünf weiblich, zur Hälfte als Lehrer tätig, zur Hälfte noch im Studium.[203] Die Gruppe »Kassel« bestand aus vier Frauen und fünf Männern, die gleichfalls alle jünger als 40 Jahre alt waren. Die berufliche Zusammensetzung war etwas heterogener, neben Grund-, Haupt- und Realschullehrern sowie Kunstreferendaren am Gymnasium fanden sich hier auch ein Psychologe sowie ein Jurist, der in einer Strafanstalt tätig war.

In letztgenannter Gruppe kamen die Teilnehmer nach einem kurzen Austausch über ihre Berufs- und Lebenssituation überein, erst einmal nicht über

202 Vgl. die Einleitung der vorliegenden Arbeit, S. 32 f.

203 Bericht Gruppe »Darmstadt«, Entwurf ohne Verfasser oder Nennung der Veranstaltung (wahrscheinlich aber wie Gruppe »Kassel, vgl. folgende Anmerkung), HHStaW Abt. 546 Nr. 42.

die inhaltliche Organisation des Seminars zu diskutieren, sondern eine »auf die Hier-und-Jetzt-Situation konzentrierte Selbsterfahrungsphase« zu beginnen. Dies wurde vom Trainer akzeptiert, da eine Intervention seinerseits ein »Kampf- und Fluchtverhalten« im Sinne der »Bionschen Grundannahmen« befördert hätte.[204] In der Gruppe »Darmstadt« spielte sich Ähnliches ab: Hier hatten die bereits gruppendynamisch erfahrenen jüngeren Studenten das Ruder übernommen und die anderen Teilnehmer davon überzeugt, dass man sich ebenfalls zunächst auf das »Hier-und-Jetzt und den Beziehungsbereich« konzentrieren wollte, um »Erfahrungen im Bereich der Selbst- und Fremdwahrnehmung« zu machen. Der zuständige Staff akzeptierte diese Entscheidung ebenfalls, wenngleich er darin »übliche Fluchttendenzen« und eine »Urlaubsmentalität« zu erkennen glaubte.[205]

Zum einen waren es also die als Trainer tätigen Psychologen, zum anderen aber vor allem die Teilnehmer selbst, die das Sensitivity-Training im Sinne der Bearbeitung von »Beziehungsschwierigkeiten« dem ursprünglichen Konzept zum Trotz häufig in den Mittelpunkt der Seminare stellten.[206] Letztere nutzten dabei ironischerweise das als emanzipatorisch deklarierte Prinzip der Selbstorganisation dazu, um die gruppendynamischen Seminare in eine Richtung zu lenken, die von Giere konzeptionell stets als privatistische und wenig emanzipationsförderliche Nabelschau kritisiert worden war. Hinzu kam, dass insbesondere die jüngeren Co-Trainer dazu neigten, die Seminare als Gelegenheit für die eigene Selbsterfahrung wahrzunehmen, die über den regulären Austausch des Leitungsteams bezüglich der eigenen Erfahrungen in der Gruppe hinausging.

204 Bericht Gruppe »Kassel«, gruppendynamisches Seminar in Gelnhausen, 27.11.-9.12.1972 (unvollständiger Entwurf), HHStaW Abt. 546 Nr. 42. Der britische Psychoanalytiker Wilfred Bion, Schüler von Melanie Klein, hatte im Rahmen der psychotherapeutischen Behandlung von Kriegsveteranen an der Londoner Tavistock Clinic nach dem Zweiten Weltkrieg maßgeblich zur Entwicklung von Gruppenanalyse und Gruppentherapie beigetragen: Heim, Welt der Psychotherapie, S. 156; Rose, Governing the Soul, S. 47-49; Wilfred R. Bion, Erfahrungen in Gruppen und andere Schriften, Stuttgart 1971.

205 Bericht Gruppe »Darmstadt«.

206 Diese Tendenz war auch in anderen Trainingsgruppen, die beispielsweise dem Modell der themenzentrierten Interaktion folgten, zu beobachten: Bernd A. Schmid, Schwierigkeiten mit dem Thema. Sachliche Diskussion im themenzentrierten Training, in: Gruppendynamik 4 (1973), S. 261-265. Schmid kritisierte dabei die Trainer dafür, den Wunsch von Gruppenteilnehmern nach Diskussion sachlicher Inhalte stereotyp auf »Abwehr von Angst und latenten Konflikten« zurückzuführen, während es umgekehrt doch sehr wahrscheinlich sei, dass das Beharren auf Beziehungsklärung ein Mittel sei, um sich »anstrengender Sacharbeit« zu entziehen (S. 265). Freilich scheint die Beziehungsklärung nicht unbedingt weniger anstrengend gewesen zu sein.

Im Bericht eines Trainers zu einem Seminar im September 1973 heißt es hierzu, dass er und Walter [Giere] als erfahrene Leiter recht erfolgreich »themenzentriert« hätten arbeiten können, indem sie die Diskussion persönlicher Probleme möglichst vermieden. Die jungen Co-Trainer Marc und Marlies seien jedoch »sehr offen, personenorientiert« und mit wenig Distanz zu den Teilnehmern vorgegangen.[207] Giere bestätigte diesen Eindruck. Marc habe sich »sehr stark in die Gruppenprozesse integrieren« lassen, was zwar grundsätzlich zu begrüßen, aber auch sehr riskant sei, denn es führe dazu, dass die dadurch immer wieder zutage tretenden therapeutischen Bedürfnisse kaum noch in den Griff zu bekommen seien.[208] Marc selbst zog ein geradezu schwärmerisches Fazit: Ein »lebendiger Prozess« habe stattgefunden, »Milliarden von Impulsen gingen zwischen uns hin und her«, die verschiedensten Ebenen »des Mensch-Sein, der zwischenmenschlichen Beziehungen« wurden bearbeitet. Das Seminar könne ein erster Ansatz zur »Überwindung der Schizophrenie unserer Gesellschaft« sein, und er fände es wichtig, »die anderen wieder zu sehen und mit ihnen gemeinsam Prozesse zu vertiefen« –[209] ein Wunsch, der in den Berichten sehr häufig auch den Teilnehmern zugeschrieben wird.

Insgesamt zeigte sich aber auch Giere durchaus zufrieden mit dem Seminar. Beeindruckt war er von der »Freisetzung von kreativen Talenten« etwa in den »großen Malaktionen« und den Rollenspielen, und während eines geselligen Abends sei »beispielhaft« die Überwindung von Kontaktschwierigkeiten gelungen, als die Seminargruppe mit einigen zeitgleich tagenden Gewerkschaftern und dem Hauspersonal ins Gespräch kam. Alles in allem habe das Seminar Sensibilität und Offenheit, die Kooperationsfähigkeit sowie die »Authentizität des persönlichen Ausdrucks« der Teilnehmer gefördert.[210] Diese positive Einschätzung macht freilich deutlich, dass Gieres Erwartungen hinsichtlich des politischen Mobilisierungseffekts der Gruppendynamik in kurzer Zeit sehr viel bescheidener geworden waren. Jedenfalls führte die Freude über die zwanglose Kontaktaufnahme zu den Gewerkschaftern und den Hausangestellten – die hierfür anscheinend nicht auf ein gruppendynamisches Training angewiesen waren – nicht zu weiteren Überlegungen, inwiefern hieraus eine Grundlage für solidarisches politisches Handeln erwachsen könne.

207 Hans-Dieter Brauns, Unsystematische Eindrücke vom Seminar »Soziales Rollenverhalten in der Schule«, Heimvolkshochschule Falkenstein, 24.-29.9.1973, HHStaW Abt. 546 Nr. 43.

208 Walter Giere, Persönliche Eindrücke vom Seminar »Soziales Rollenverhalten in der Schule«, Heimvolkshochschule Falkenstein, 24.-29.9.1973, HHStaW Abt. 546 Nr. 43.

209 Marc Kuhn, Einige Gedanken zum Kurs vom 24.-29. September in Falkenstein, HHStaW Abt. 546 Nr. 43.

210 Giere, Persönliche Eindrücke Falkenstein, 24.-29.9.1973.

Die Tatsache, dass die gesellige Überwindung sozialer Schranken im beschriebenen Fall so hervorgehoben wurde, verweist dabei noch einmal auf den Aspekt der soziokulturellen Milieugebundenheit der Anziehungskraft gruppendynamischer Seminare wie auch des Psychobooms insgesamt. Dies gilt vor allem für die starke Konzentration auf Selbsterfahrung und emotionale Beziehungsklärung, die, insofern sich in den Seminaren einmal soziokulturell bedingte Differenzen abzeichneten, eher zu deren Verhärtung als zu deren Auflösung beitrug. In einem Seminar von 1978, dessen Thema »Liebe, Angst und Aggressionen« auch ein Indiz für eine fortgeschrittene Emotionalisierung darstellt, sah sich ein Trainer in seiner Gruppe mit zwei entgegengesetzten Erwartungen konfrontiert: Auf der einen Seite gab es die »Selbsterfahrungs- und Gruppendynamikfraktion«, die »im Zuge einer personenzentrierten Beziehungsklärung mehr von sich, über sich und für sich« erfahren wollte, auf der anderen Seite dagegen die »pragmatisch-schulpraktisch orientierte Fraktion«, die »handfeste Strukturvorgaben, Aufgabenvorstellungen bis hin zu Stillarbeit, Lektürelesen und darüber sprechen« erwartete.[211] Anscheinend handelte es sich bei der Fraktion, die eher an konkreten Arbeitsvorgaben als an emotionalem Austausch interessiert war, um Teilnehmer, die aus Arbeiterfamilien stammten:

> »Wenn nur einmal ein Ansatz kam – wie fühlst du dich – dieser Jargon, wenn der eingeschlagen wurde, und einige haben den ja drauf, da ist denen von den anderen sofort auf die Finger geklopft worden. Arbeiter reden anders und aufs Bild gebracht hieß es, ihr wollt hier nur auf dem Luxusrasen spielen, wir können nur auf dem Hartplatz spielen.«[212]

Diese Weigerung, sich »offen anderen mitzuteilen« – man könnte auch sagen: sich dem emotionalen Bekenntniszwang zu unterwerfen –, wurde vom betreffenden Trainer dieses Mal auf »Minderwertigkeitskomplexe« zurückgeführt, in denen sich die »lebensgeschichtlichen Sozialisationserfahrungen der Arbeiterkinder« niederschlügen.[213]

Dabei zeigt die durchaus kritische Bemerkung zum Wie-fühlst-du-dich-Jargon, dass die Dominanz der entsprechenden Emotionalitätsnorm in den gruppendynamischen Seminaren auch den Trainern zuweilen unbehaglich werden konnte. Daraus resultierte freilich nicht ihre Zurückweisung, sondern die Frage ihrer bestmöglichen Steuerung. Sie habe das Gefühl, so die Trainerin Ulrike, dass »durch das Verfahren, das wir haben, immer so gleichgeartete Motten ans Licht« geholt würden, die »Angst und Hilflosigkeit«

211 Gruppendynamisches Lehrer-Seminar zum Thema »Liebe, Angst und Aggressionen«, Rothenburg, 20.-25.11.1978, Protokoll der Abschlussbesprechung des Leitungsteams, HHStaW Abt. 546 Nr. 43, S. 6.

212 Ebd., S. 9.

213 Ebd., S. 8.

verspürten und sich »so in eine schaurig-schöne Kuschelhöhle« zurücksehnten.[214] Auch Trainer Christian beklagte sich darüber, wie zäh die ersten drei Tage gewesen seien, »wie die sich immer sagten, was sie eigentlich für eine Angst voreinander hätten«. Zudem hätten die Teilnehmer »alle so leise geredet, mit so belegter Stimme, es war manchmal so richtig bedrängend«. Das »Wiegespiel« habe dann jedoch »echt die Wende gebracht«, denn es habe gezeigt, dass es nicht nur um die Angst vor Aggressionen, sondern auch vor Liebe gegangen sei, und beim »social-evening« wurde dieses »übergroße Nähebedürfnis sozusagen [...] voll erfüllt«. Es wurde von den Gruppenmitgliedern dann auch als »das zentrale Erlebnis« festgehalten, dass »sie sich da so geben konnten«.[215]

Die Abschlussbesprechung des Leitungsteams macht auch noch einmal die sich in der gruppendynamischen Praxis der siebziger Jahre etablierende eklektische, situativ-pragmatische Integration verschiedener psychologischer Wissensformen deutlich.[216] Er habe, so ein Trainer, den Teilnehmern »von Fall zu Fall einige theoretische Exkurse« über die »verschiedenen psychologischen, analytischen Verfahrensweisen, Humanistische Psychologie, Psychoanalyse« angeboten, was auch »ganz gut mit einbezogen werden« konnte, »weil sich das jeweils bezog auf konkret erlebte Situationen«.[217] Dieser Pragmatismus spiegelte sich – unter grundsätzlicher Dominanz der Konzepte der Humanistischen Pychologie – auch in einem der erfolgreichsten gruppendynamischen Praxishandbücher der siebziger (und der nachfolgenden) Jahre wider, der *Anleitung zum sozialen Lernen für Paare, Gruppen und Erzieher* von Lutz Schwäbisch und Martin Siems, die zuerst 1974 erschien und 1982 in über 300.000 Druckexemplaren aufgelegt worden war.[218]

Ein oben bereits häufiger angeklungenes und in der Selbstverständigung der Gruppendynamiker immer wiederkehrendes Problem war die Frage, wie mit den therapeutischen Bedürfnissen umzugehen sei, die bei den Teilnehmern gruppendynamischer Seminare regelmäßig zutage traten. Konzeptionell zog die ›klassische‹ Gruppendynamik, wie etwa Brocher sie vertrat, eine klare Trennungslinie zur Psychotherapie, da es ihr nicht um die Behandlung

214 Ebd., S. 11; alle Trainer werden im betreffenden Bericht nur mit Vornamen genannt.

215 Ebd., S. 1f.

216 Die Gruppendynamik wies ohnehin eine individualpsychologische Leerstelle auf, die mit verschiedenen psychologischen Theorien aufgefüllt werden konnte.

217 Ebd., S. 10. Beim betreffenden Trainer handelte es sich um einen »Walter«, wahrscheinlich Walter Giere.

218 Lutz Schwäbisch / Martin Siems, Anleitung zum sozialen Lernen. Kommunikations- und Verhaltenstraining, Reinbek bei Hamburg 1974. Die Autoren hatten im Erscheinungsjahr ihres Buches das »Zentrum für Selbstentfaltung und Psychotherapie« in Hamburg gegründet (S. 2). Zur Rezeption des »Schwäbisch / Siems«, wie das Handbuch meist kurz genannt wurde, im alternativen Milieu vgl. auch Reichardt, Authentizität und Gemeinschaft, S. 794f.

psychischer Störungen und Erkrankungen gehe, sondern um universale »gesetzmäßige Vorgänge« in sozialen Gruppen.[219] Allerdings hatte bereits Minssen in seinem internen Bericht zum Schliersee-Seminar darauf hingewiesen, dass man bei der Auswahl von Teilnehmern sehr sorgfältig zu sein habe, da es durch die intensive Auseinandersetzung mit der eigenen Persönlichkeit »in ausgeprägten Grenzfällen zu seelischen Störungen und zu neuen Fehlhaltungen« kommen könne.[220]

Auch in den Seminaren der Landeszentrale hatte sich gezeigt, dass die ursprünglich geplante Ausklammerung therapeutisch zu behandelnder Probleme nicht ganz einfach zu bewerkstelligen war. Ein charakteristischer Unterschied zu Minssens Einschätzung bestand jedoch darin, dass diese nicht als Folge der emotional belastenden Gruppensituation betrachtet wurden, sondern als vorgängige, gesellschaftlich bedingte psychische Störungen, die dann nur im gruppendynamischen Prozess sichtbar zutage traten. Hinsichtlich des Umgangs mit diesem Phänomen kam man dann gewissermaßen zu einer arbeitsteiligen Lösung mit den Kollegen aus der Psychotherapie. So stellte ein Seminarbericht zufrieden als Erfolg fest,

> »[…] daß gegen Ende des Seminars eine Reihe Gruppenmitglieder einerseits die Problematik ihrer Person deutlicher sahen, andererseits auch neue Möglichkeiten des Umgangs mit diesen erkannten, was sich u. a. [sic] darin zeigte, daß sie zwar die Notwendigkeit therapeutischer Betreuung bei bestimmten Fragen akzeptierten, aber nicht mehr den Trainer als Therapeuten forderten.«[221]

In einer Darstellung zur Gruppendynamik für Berufe im Sozialwesen hieß es hierzu, dass eine gruppendynamische Fortbildung nicht selten ein »Anstoß für eine nachfolgende Therapie« sei. Dies wurde von den Autoren ausdrücklich begrüßt, da die Fort- und Weiterbildung in einem Berufsfeld, in dem »berufliches Handeln in so enger Beziehung zu personalen Kompetenzen« stehe, immer auch »ein Stück ›Therapie für Normale‹ – oder auch ›Lebenshilfe‹ – sein« müsse.[222] In einer Fachzeitschrift wurde als wichtiger Unterschied zwischen Gruppendynamik und Gruppentherapie hervorgehoben,

219 Tobias Brocher, Warum Gruppendynamik?, in: Gruppendynamik 1 (1970), S. 2-8, hier S. 4.

220 Friedrich Minssen, Bericht zum Schliersee-Seminar, Anhang zu Horkheimer an Kultusminister Schütte, 12.12.1963, HHStaW Abt. 504 Nr. 3419.

221 Bericht zur Gruppe »Darmstadt«, gruppendynamisches Seminar in Gelnhausen, 27.11.-9.12.1972, HHStaW Abt. 546 Nr. 42.

222 Antons / Keller, Gruppendynamik im Sozialwesen, S. 683; Referenz an dieser Stelle ist der bekannte Titel von Wolfgang Schmidbauer, Die hilflosen Helfer. Über die seelische Problematik der helfenden Berufe, Reinbek bei Hamburg 1977, in dem eine Frühform der Burnout-Diagnose entwickelt wird. Bereits Adolf Martin Däumling, Sensitivity Training, in: Gruppenpsychotherapie und Gruppendyna-

dass es Ersterer um eine »Verbesserung der Funktionalität der Gesamtgruppe« gehe. Aus der beruflichen Motivation könne aber beim Einzelnen leicht eine therapeutische Motivation werden, »eigene zwischenmenschliche Schwierigkeiten intensiver zu bearbeiten, insoweit er erst in dieser Teamarbeit ein Gefühl dafür bekommen hat, daß mit ihm selber ›etwas nicht stimmt‹«.[223]

Die hier erkennbare Therapeutisierung und Emotionalisierung der Gruppendynamik, vor der Tobias Brocher gewarnt hatte, war in den Vereinigten Staaten bereits seit Beginn der sechziger Jahre zu beobachten gewesen.[224] Das lag zum einen daran, dass sich dort immer mehr Klinische Psychologen für die therapeutische Anwendung gruppendynamischer Methoden interessierten. Dieser neuen Nachfrage passten sich auch die National Training Laboratories an, die bis dahin vornehmlich Führungspersonal aus Staat und Wirtschaft trainiert hatten.[225] Zum anderen machte sich gleichzeitig der wachsende Einfluss der von Kalifornien ausgehenden Encounter-Bewegung bemerkbar.[226]

In diesem Zusammenhang entwickelte sich seit etwa 1960 eine Spielart des Sensitivity-Trainings, die sich explizit als »therapy for normals« verstand und jenen helfen sollte, die sich hinter einer gesellschaftlich erzwungenen Fassade der Normalität »isolated and alienated« fühlten und sich nach »personal authenticity« sehnten. Das Ziel war nicht mehr nur die Einübung bestimmter sozialer Fähigkeiten oder ein verbessertes Verständnis von Gruppenprozessen, sondern »the total enhancement of the individual« durch »involvement in a régime of authentic personal relations, in which processes of self-discovery through personal confrontation and human encounter are practiced and prized«.[227] Ein Generationswechsel begünstigte Ende der sechziger Jahre auch in den NTL den Aufstieg solcher Ansätze. Viele der jüngeren Mitarbeiter, deren Zahl durch das schnelle Wachstum der NTL seit den fünfziger Jahren stark angestiegen war, waren gegenkulturell politisiert worden; ihnen erschien der liberale Reformismus der alten NTL-Leitungsriege als zu elitär, zu intellektualistisch und zu sehr an den gesellschaftlichen Status

mik 2 (1968), S. 113-123, hier S. 115, hatte angemerkt, dass sich das Sensitivity-Training als »Therapie für Normale« verstehen lasse.

223 Jörg Fengler / Ulrich Rüger, Was ist Gruppenpsychotherapie? Dialog zur Abgrenzung, in: Praxis der Psychotherapie 23 (1978), S. 41-47, hier S. 46.

224 Tobias Brocher, Methodische Entwicklungsprobleme der Gruppendynamik, in: Gruppendynamik 2 (1971), S. 128-138.

225 Hirsch, National Training Laboratories, S. 61-63; die Anpassung der NTL an die therapeutisch orientierte Nachfrage war dabei intern äußerst umstritten.

226 Grogan, Encountering America, sowie oben, Kapitel 9.2, S. 339 f.

227 Kenneth D. Benne, History of the T-Group in the Laboratory Setting, in: Bradford / Gibb / Benne, T-Group Theory, S. 80-135, hier S. 125 f.

quo angepasst, und sie setzten deshalb auf *personal growth* statt auf *human relations*.[228]

Gegen die Therapeutisierungsdynamik des Gruppenbooms wurden in der Bundesrepublik allerdings auch aus der psychotherapeutischen Profession kritische Stimmen laut. Bei den Bewerbern für seine therapeutischen Langzeitgruppen, so ein Stuttgarter Psychotherapeut 1976, handle es sich in der Regel um junge Menschen, die bereits Erfahrungen mit Gruppen wie Kommunen, Wohngemeinschaften oder politischen Arbeitsgruppen gemacht hatten, und aus diesen Erfahrungen ergebe sich häufig auch der Anlass für die Inanspruchnahme einer Therapie. Obwohl sie wahrscheinlich nicht häufiger als ältere Patienten an Kontakt- und Kommunikationsschwierigkeiten litten, stellten diese in ihrer Selbstwahrnehmung das entscheidende Problem dar, auf das sie andere Symptome wie Ängste und Depressionen nur sekundär zurückführten. Es verbreite sich ein »Zwang zur Kommunikation«, und keiner seiner Patienten sei je auf die Idee gekommen, den »Kontakt zu Gruppen einfach zu meiden, der durch so viele Schwierigkeiten belastet« zu sein schien. Stattdessen richteten sich die persönlichen Heilserwartungen wiederum an eine Gruppe, diesmal an die Therapiegruppe.[229]

Es wird deutlich, wie groß der Anpassungsdruck war, den das Subjektideal der emotionalen Kommunikativität ausübte, und wie leicht das Projekt der »Emanzipation« des Subjekts jene in tiefe persönliche Krisen stürzen konnte, die den darin angelegten Leistungsstandards nicht gerecht wurden. Andererseits brachte die Erfahrung, sie zumindest zeitweise zu erfüllen, offenbar ein nicht geringes Maß an ideologischer und emotionaler Gratifikation mit sich, woraus sich zum Teil seine große Anziehungskraft erklären lässt. Neben dem sich häufig einstellenden intensiven Gemeinschaftsgefühl stellte dabei aus Sicht der Teilnehmer gerade das schonungslose Feedback über die eigene persönliche Außenwirkung den wichtigsten Aspekt gruppendynamischer Selbsterfahrung dar. Ein Teilnehmer eines Seminars der HLZ etwa bewertete es als persönlich »wichtig und ergiebig«, »da ich mehr über mich und meine Wirkung auf andere erfahren habe«, auch wenn dies »für mich und auch sicherlich für andere nicht immer angenehm« gewesen sei.[230] Gleichlautend äußerte sich die große Mehrheit der Teilnehmer an verschiedenen Selbsterfahrungsgruppen in Hamburg, die Ende der siebziger Jahre für eine Studie befragt worden waren. Die wenigen negativen Rückmeldungen, die bei dieser Befragung verzeichnet wurden, bezogen sich dabei nicht auf die Veranstaltung, sondern immer auf die Empfindung eigenen Ungenü-

228 Hirsch, National Training Laboratories, S. 80-82 u. S. 85-87.

229 Michael Ermann, Kritische Betrachtungen zum »Trend zur Gruppe«, in: Praxis der Psychotherapie 21 (1976), S. 49-58, Zitate S. 51 f.

230 Erfahrungsbericht von Martin S. aus Büdingen zum gruppendynamischen Seminar in Falkenstein vom 12.-17.5.1975, 25.5.1975, HHStaW Abt. 546 Nr. 42.

gens, da es nicht gelungen sei, »sich ausreichend zu öffnen und seine Gefühle auszudrücken«.[231]

Der Imperativ emotionaler »Öffnung« konnte jedoch nicht nur an soziale Schichtgrenzen, sondern auch an bestimmte Alters- und Hierarchiegrenzen stoßen. Dies zeigt das Beispiel eines Seminars, das 1980 für schulische Funktionsträger (Schulleiter, Fachleiter und Studienseminarleiter) veranstaltet wurde und Anlass für einen kleinen Eklat gab. Fünf Schul- bzw. Studienseminarleiter – angesichts dieser beruflichen Position aller Wahrscheinlichkeit nach etwas älter als der durchschnittliche Seminarteilnehmer und die anwesenden Fachleiter – hatten die Veranstaltung vorzeitig verlassen und ihre Gründe in einem Beschwerdebrief an das Schulamt Kassel dargelegt. Die in der Ausschreibung gemachten Angaben zum Seminarthema (Konfliktlösung, kooperatives Führungsverhalten etc.) seien nicht eingehalten worden. Stattdessen habe von Beginn an ein gereiztes Gesprächsklima geherrscht, man habe stundenlang darüber diskutiert, ob geduzt werden soll, Kollegen seien angegangen worden, weil sie Krawatte trugen, und schließlich seien einige der anwesenden Schulleiter noch als »autoritäre Scheisser« und »Direktorenärsche« beschimpft worden.[232] Vermutlich in der Absicht, sich für bevorstehende Auseinandersetzungen zu wappnen, wurde der Inhalt des Briefes – auf dessen der HLZ zugegangenen Kopie die Unterzeichner handschriftlich als »Verweigerungsfraktion« bezeichnet wurden – den übrigen Teilnehmern des betreffenden Seminars mit der Bitte um Stellungnahme mitgeteilt. Die Mehrheit der Antwortenden wies die Kritik zurück und betonte den persönlichen und beruflichen Gewinn, den sie aus dem Seminar gezogen habe; die Beschwerde wurde auf die mangelnde Kenntnis gruppendynamischer Methoden seitens der betreffenden Teilnehmer zurückgeführt bzw. auf deren Unwillen oder Unfähigkeit, sich auf sie einzulassen.[233]

231 Fichter/Wittchen, »Nicht-ärztliche« Psychotherapie, S. 104.

232 Dr. Wolfgang Hagedann [Direktor einer Gesamtschule in Fuldatal] an den Herrn Landrat des Kreises Kassel, Staatliches Schulamt, 11.10.1980, Beschwerde über ein gruppendynamisches Fortbildungsseminar für schulische Funktionsträger vom 6.-11.10.1980 in Nothgottes bei Rüdesheim, Mitunterzeichner: Peter Aschoff, Rektor a. A. [als Ausbildungsleiter], Fulda; Wolfgang Neuhof, Studiendirektor, Homberg; Herbert Reeh, Rektor a. A., Homberg; Klaus-Peter Wirth, Rektor a. A., Kassel, HHStaW Abt. 546 Nr. 244.

233 Im Bestand HHStaW Abt. 546 Nr. 244 sind insgesamt zwölf schriftliche Stellungnahmen von Teilnehmern des Seminars erhalten, von denen sich drei der Beschwerde nachträglich anschlossen, während neun die Veranstaltung entschieden positiv beurteilten. Letztere führten häufig an, dass gerade in den Tagen nach der Abreise der Beschwerdeführer der entscheidende gruppendynamische Reflexionsprozess stattgefunden habe. Eine Verteidigerin meinte, dass vielmehr die Beschwerdeführer durch ihre Verweigerungshaltung unangenehm aufgefallen seien, einer von ihnen etwa durch häufige »moralisierende Ermahnung mittels Bibelzitat« (Schreiben von Helma B., 27.11.1980). Einer der Kritiker hingegen beklagte

Gleichzeitig wurde die Beschwerde vom Regierungspräsidium in Kassel an das Kultusministerium weitergeleitet mit der Bitte, man möge Maßnahmen gegen die Landeszentrale für politische Bildung prüfen, die sicherstellten, dass »ähnliche Veranstaltungen nicht mehr durchgeführt werden«.[234] Um die Wogen zu glätten, kam es im Februar 1981 zu einer Aussprache zwischen Teilnehmern und Trainern des Seminars sowie Vertretern der HLZ, des Kultusministeriums und des Regierungspräsidiums. Einer der Mitunterzeichner des Beschwerdebriefs brachte noch einmal sein Unbehagen am Seminar zum Ausdruck. Er habe etwas über Führungsverhalten lernen wollen, doch dann sei ihm vorgeworfen worden, er sage nichts und öffne sich nicht: »Aber er habe nicht gewußt, wo er sich öffnen soll. Wozu.«[235] Wolfgang Arnold, Leiter der Landeszentrale, wies auf die ungebrochen große Nachfrage nach den Seminaren hin und betonte, dass diese keine kritiklose Übernahme von »Psychomoden« darstellten. Er versicherte jedoch, dass das gruppendynamische Konzept in Zukunft im Voraus genauer dargelegt werde, um aus Unkenntnis resultierende Konflikte zu vermeiden, und mit dieser Erklärung waren dann auch die Vertreter von Kultusministerium und Regierungspräsidium zufrieden.[236]

Letztlich fanden die gruppendynamischen Seminare der Hessischen Landeszentrale für politische Bildung noch einige Jahre statt und wurden erst eingestellt, nachdem ab 1987 die CDU mit der FDP zum ersten Mal die

vor allem die Untätigkeit des Leitungsteams, die Trainerin Wolff-Hüppauf habe tagelang nur strickend dabeigesessen, der Co-Trainer sei ein »Totalausfall« gewesen, mangelnder Anstand und Fäkalsprache der Teilnehmer seien allerdings nicht von der Seminarleitung zu verantworten (Schreiben von Reinhard R., 26.10.1980). In dieser Hinsicht, so hingegen ein anderer Teilnehmer, habe es den Beschwerdeführern wohl einfach an Toleranz gegenüber einer Ausdrucksweise gemangelt, die sie ansonsten »Kraft Amtes sanktionieren« könnten, die aber keinesfalls als persönliche Beleidigung gemeint gewesen sei; für ihn selbst war die Tagung »eine der ergiebigsten, die ich je mitgemacht habe« (Schreiben von Klaus H., 6.11.1980). Teilnehmer Bernhard K. (Schreiben vom 17.11.1980) bestätigte und missbilligte ausdrücklich die »verbalen Entgleisungen«, entschuldigte sie aber damit, dass diese Ausdruck der »Notsituation einzelner Teilnehmer« gewesen und die betroffenen Schulleiter nicht als Individuen, sondern als Träger der Schulleiterrolle stellvertretend beschimpft worden seien. Er selbst sei »voll akzeptiert« worden, obwohl er zu denjenigen gehört habe, die erst zum Ende des Seminars soweit waren, andere Teilnehmer mit »Du« anzusprechen.

234 Der Regierungspräsident in Kassel an den Hessischen Kultusminister, 31.10.1980, HHStaW Abt. 546 Nr. 244.

235 Protokoll zum Gespräch in der HLZ am 11.2.1981, HHStaW Abt. 546 Nr. 244.

236 Ebd. Herr Wicht als Vertreter des Kultusministers Hans Krollmann betonte im Gespräch die »pragmatische Toleranz« und Aufgeschlossenheit des Ministers, der neuen, experimentellen Konzepten die notwendige Entwicklungszeit zugestehe.

Landesregierung in Hessen stellte.[237] Zu diesem Zeitpunkt waren die gesellschaftspolitischen Verheißungen der Gruppendynamik jedoch ohnehin im Verschwinden begriffen, wie auch allgemein die Gruppenverfahren in Psychologie und Psychotherapie den Höhepunkt ihrer Verbreitung überschritten hatten.[238] Zudem hatte sich die gruppendynamische Trainerschaft zunehmend pragmatisch auf die wachsende Nachfrage nach psychologischen Personalführungstechniken von Seiten der Wirtschaft ausgerichtet. Von dieser Entwicklung ausgehend, soll im folgenden abschließenden Kapitel dieser Arbeit die bis in die Gegenwart nachwirkende Verflechtung von Therapeutisierung und Ökonomisierung des Selbst skizziert werden.

Fazit

Mit dem Amtsantritt des reformfreudigen Ludwig von Friedeburg als Kultusminister öffnete sich die hessische Bildungspolitik auch für die Erprobung der Gruppendynamik in der Lehrerfortbildung. Zwar scheiterte die Einrichtung eines eigenen Instituts für Gruppendynamik an den damit verbundenen Kosten. Doch seit 1971/72 konnte die Landeszentrale für politische Bildung mehrmals jährlich gruppendynamische Seminare für Lehrer und Lehramtsstudenten anbieten, wobei die Nachfrage fortlaufend sehr viel größer war als das Angebot. Die Anhänger der Gruppendynamik in Landeszentrale und Kultusministerium hatten elaborierte theoretische Vorstellungen über die in den Seminaren anzustoßende psychologische »Fundamentaldemokratisierung«. Diese waren angesichts der unkontrollierbaren und widersprüchlichen praktischen Wirklichkeit aber schon bald Makulatur.

Anfänglich wurde in den gruppendynamischen Seminaren zumeist noch die theoretische Prognose bestätigt, dass bei der Thematisierung persönlicher und zwischenmenschlicher Fragen Abwehr und Unbehagen auf Seiten der Teilnehmer überwunden werden mussten. Doch schon nach kurzer Zeit änderte sich das Verhalten der Teilnehmer, die nun häufig selbst bereits in gruppendynamischer Theorie und Praxis bewandert waren und von sich aus darauf drängten, »Selbsterfahrung« und »Beziehungsarbeit« in den Mittelpunkt zu stellen. Das sozio-emotionale Intensitätserlebnis, das die Veranstalter des gruppendynamischen Ur-Seminars in Schliersee noch als irritierenden Nebeneffekt registriert hatten, wurde dabei zur Authentizitätserfahrung umgedeutet und von vielen Teilnehmern, aber auch von den jüngeren Trainern zum eigentlichen Zweck der Seminare erhoben.

237 Die betreffenden Bestände im HHStaW (Abt. 546, Nr. 190, 191, 239) waren zum Zeitpunkt des Archivbesuchs noch nicht entfristet.

238 Vgl. in längerer zeitlicher Perspektive auch Oliver König, Vom allmählichen Verschwinden der Gruppenverfahren, in: Psychotherapeut 56 (2011), S. 287-296.

Hier machte sich in der Gruppendynamik wie allgemein im Psychoboom seit den frühen siebziger Jahren deutlich der wachsende Einfluss von Humanistischer Psychologie und Encounter-Bewegung bemerkbar. Die Emotionalisierung und die Ideologie des »persönlichen Wachstums« zeitigten auch hinsichtlich der gruppendynamischen Praxis einen doppelten Therapeutisierungseffekt: Erstens wurde die angestrebte Selbsterfahrung nun häufiger explizit als »Therapie für Normale« aufgefasst. Zweitens führte der Imperativ der emotionalen »Öffnung« leicht zur persönlichen Überforderung und damit zu der Überzeugung, therapeutisch behandlungsbedürftig zu sein. Dass die Teilnahme an einem gruppendynamischen Seminar den Besuch einer Psychotherapie nach sich zog, galt dabei aus Trainersicht als Erfolg, da es offenbar gelungen war, der betreffenden Person Einsichten in die persönlichen Defizite zu vermitteln.

12 Von der Gruppendynamik zum Coaching: Ein Ausblick auf die langfristigen Entwicklungslinien der therapeutischen Selbstführung ökonomisierter Subjekte

12.1 Vom Sensitivity-Training zur Organisationsentwicklung: Pragmatische Anpassung im Übergang von den siebziger zu den achtziger Jahren

Seit Mitte der siebziger Jahre zeichnete sich eine Entwicklung ab, in der das Konzept »emanzipatorischer« Selbsterfahrung im Angebot der professionellen Gruppendynamiker schrittweise durch pragmatische, auf die Anforderungen der beauftragenden Institutionen ausgerichtete Trainingsformen ersetzt wurde. In den Seminaren für Angehörige der öffentlichen Verwaltung hatte sich gezeigt, dass das in den Anfangsjahren hauptsächlich praktizierte Sensitivity-Training »nicht zu den gewünschten Ergebnissen« führte.[239] Als Grund hierfür wurde die fehlende Übertragbarkeit der Seminarerfahrung auf das konkrete berufliche Umfeld angegeben. Jedenfalls überholten dezidiert berufsfeld- und institutionenbezogene »Skill-Trainings« um 1975 quantitativ die bis dahin dominierenden Sensitivity-Trainings, die seit 1970 einen rasanten Aufschwung erlebt hatten, nun aber ebenso schnell auf das Ursprungsniveau zurückfielen.[240]

Im gleichen Zeitraum zeigte sich eine Verschiebung hinsichtlich der Zielgruppen gruppendynamischer Trainings: Der Bereich Bildung und Pädagogik war nach wie vor der quantitativ bedeutendste, verzeichnete aber ab 1974/75 nach starkem Anstieg einen ebenso starken Abstieg. Ein weniger steiles, dafür aber stetiges Wachstum hatte der Bereich Soziales und Gesundheit zu verzeichnen; er überholte 1974 den kirchlich-pastoralen Bereich, der nach einer kurzen Spitze 1972/73 im leichten Abstieg begriffen war. Kompensiert wurden die Rückgänge in den genannten Bereichen jedoch durch die Angebote im Bereich Verwaltung und Industrie, die seit etwa 1973/74

239 Methner u. a., Gruppendynamik in der Fortbildung von Angehörigen der öffentlichen Verwaltung, S. 688.

240 Klaus Doppler/Bert Voigt, Entwicklung und Tendenzen angewandter Gruppendynamik in Deutschland. Ein Befragungsergebnis und einige Vermutungen über die nähere Zukunft, in: Gruppenpsychotherapie und Gruppendynamik 12 (1977), S. 34-48, hier S. 37. Für diese Untersuchung wurden die rund 100 Mitglieder der Sektion für Gruppendynamik im DAGG über ihre Trainingsangebote zwischen 1969 und 1976 befragt.

stark ausgeweitet wurden. Bis dahin standen sie quantitativ an letzter Stelle und waren auch nur langsam gewachsen; 1976 hatten sie dann fast zu Bildung und Pädagogik aufgeschlossen.[241]

Die Autoren der Untersuchung, der diese Daten entnommen sind, sahen den wichtigsten Grund für diese Entwicklung auf der Angebotsseite der Trainer, die versuchten, persönlich und finanziell attraktivere Märkte zu erschließen. Dies wurde durchaus begrüßt: Durch die bessere Anpassung an die institutionellen und organisatorischen Bedürfnisse der Auftraggeber entwickle die Gruppendynamik einen neuen »Ernstcharakter«; der Abschied von unrealistischen Vorstellungen, Gruppendynamik könne eine »Freiheit von Hierarchie« herbeiführen oder ermögliche »Ferien vom beruflichen Ich«, würde zwar eine bestimmte Klientel abschrecken, dafür aber werde die Gruppendynamik von anderen Auftraggebern umso ernster genommen.[242] Seit den späten siebziger Jahren zeichnete sich also eine auf die Ausweitung von Verdienstmöglichkeiten abzielende Schwerpunktverlagerung der professionellen Gruppendynamik hin zur pragmatischen Organisationsberatung und -entwicklung ab, die beim US-amerikanischen Vorbild immer schon zum Kerngeschäft gehört hatte.

Die wachsende Akzeptanz und Verbreitung der Gruppendynamik um den Preis ihrer (rhetorischen) Entpolitisierung und Ökonomisierung ließ auch jene, die ernsthaft an ihr emanzipatorisches Potential geglaubt hatten, zusehends pessimistisch werden. 1981 etwa zog Karlheinz A. Geißler, Pädagoge an der Hochschule der Bundeswehr [sic] in München und seit 1974 für die Hessische Landeszentrale als Leiter gruppendynamischer Seminare tätig, diesbezüglich ein resigniertes Fazit: Sei die »Rezeption der Gruppendynamik am Ende der sechziger Jahre in der Bundesrepublik immer auch mit einem Protest gegen die Verkehrsformen der bürgerlichen Öffentlichkeit in diesem Lande verbunden« gewesen, so habe die »strukturelle Logik« ebendieser Öffentlichkeit »alles inzwischen zur Mode gemacht, was ehemals als Widerstand gegen sie gedacht war«. Die »repressive Gewalt dieser Gesellschaft bedient sich zunehmend einer psychologischen Sprache«, so Geißler unter Berufung auf Adorno, und gruppendynamische Seminare dienten nur noch der Erhöhung des eigenen sozialen »Tauschwerts« und der Mitmensch als »Anlagemöglichkeit des eigenen ›Affektkapitals‹«.[243] Als Wegbereiter für diese Entwicklung sah Geißler besonders die emotionsbezogenen Gruppen-

241 Ebd., S. 43.

242 Ebd., S. 45. Diese Prognose sollte in den folgenden zehn Jahren bestätigt werden, wobei sich allerdings auch eine gewisse Marktübersättigung abzeichnete, sodass sich die Verdienstmöglichkeiten für viele gruppendynamische Trainer in den achtziger Jahren nicht unbedingt verbesserten; vgl. Lothar Nellessen, Der Preis der Konsolidierung, in: Gruppendynamik 18 (1987), S. 109-119.

243 Karlheinz A. Geißler, Gruppendynamik: Ende einer Hoffnung oder Hoffnung ohne Ende?, in: Gruppendynamik 12 (1981), S. 30-35, Zitate S. 31.

konzepte von Vertretern der Humanistischen Psychologie wie Carl Rogers, Ruth Cohn und Fritz Perls an.[244] Der Aufstieg der Humanistischen Psychologie hatte jedoch auf den gleichen emanzipatorischen Verheißungen wie denen der Gruppendynamik beruht. Geißler nahm mit seiner Kritik zudem letztlich nur den Standpunkt ein, auf dem marxistische Gegner der Gruppendynamik und anderer Psychotechniken bereits ein Jahrzehnt zuvor gestanden hatten.

Wie nachhaltig jedoch die in den siebziger Jahren erworbene Politisierung des professionellen Selbstbilds sein konnte, zeigt ein Buch aus den späten neunziger Jahren über die mit gruppendynamischen und verwandten psychologisch-psychotherapeutischen Techniken operierende »Team-Supervision«. Darin bezeichnet sich der Autor in einem autobiographischen Rückblick selbst als »Alt-68er«, der in den siebziger Jahren als Sozialarbeiter revolutionäre Hoffnungen gehegt habe. Diese Revolutionsvorstellungen erschienen ihm nun überzogen, eine Distanzierung, die auch in der Verwendung von Anführungszeichen um »Alt-68er« im zitierten Original zum Ausdruck kommt. Zugleich hatte er sich aber vom politischen Selbstverständnis jener Zeit offenbar nicht ganz verabschiedet. So formuliert er einige Seiten später hinsichtlich der Zukunft seines Arbeitsfelds eine Befürchtung, die andere schon Jahrzehnte zuvor als erfüllt angesehen haben: Die Supervision nämlich laufe aufgrund ihrer wachsenden Institutionalisierung und »Anerkennung durch die Mächtigen« Gefahr, ihren »emanzipatorisch-subversiven Charakter« zu verlieren.[245]

Jenseits programmatischer Postulate konnten in der emphatisch als emanzipatorisch deklarierten gruppendynamischen Praxis jedoch abgesehen von der hervorzubringenden rationalen Einsicht in politisch-ökonomische Zusammenhänge niemals konkrete Kriterien dafür entwickelt werden, wie eine »befreiende« gruppendynamische Selbstmodellierung von einer »repressiven« Instrumentalisierung durch das Herrschaftssystem oder die bürgerliche Gesellschaft zu unterscheiden gewesen wäre. Die gleiche Unbestimmtheit galt für die Frage nach den gesellschaftlichen Effekten der Verbreitung gruppendynamischer Praktiken. Wenn Geißler der Integration gruppendynamischer und verwandter Methoden in die »bürgerlichen Verkehrsformen« eine Absage erteilte, so war dies im Grunde eine desillusionierte Distanzierung vom eigenen Erfolg. Denn dieser bestand nun einmal nicht in der Umwäl-

244 Siehe oben, Kapitel 9.2; Winkler, Humanistische Psychologie und Gruppenbewegung. Auch die für oben zitierte Untersuchung betrachteten Selbsterfahrungsgruppen in Hamburg wandten größtenteils eklektisch oder, wie es in der Studie heißt, »integrativ« verschiedene therapeutische Verfahren der Humanistischen Psychologie an: Fichter / Wittchen, »Nicht-ärztliche« Psychotherapie im In- und Ausland, S. 102.

245 Harald Pühl, Team-Supervision. Von der Subversion zur Institutionsanalyse, Göttingen 1998, S. 25 u. S. 47.

zung der kapitalistischen Gesellschaftsordnung, sondern in der psychologisch angeleiteten Veränderung der Sozial- und Selbstverhältnisse innerhalb dieser Ordnung. Wie im zweiten Hauptteil der vorliegenden Arbeit gezeigt worden ist, wurden im alternativen Milieu in der zweiten Hälfte der siebziger Jahre immer radikalere neue Therapie- und Selbsterfahrungsmethoden bis hin zu Esoterik und New Age erprobt. Diese Dynamik hatte alle Züge eines beschleunigten konsumindustriellen Produktzyklus, der auf der unentwegten Überholung des Distinktionseffekts von Gütern und Praktiken beruht, mit denen »Individualität« hergestellt werden soll. In diesem Fall resultierte sie zum einen aus der fortwährenden Enttäuschung über die bestenfalls diffusen Ergebnisse therapeutischer Selbstbefreiungsprojekte. Zum anderen war sie aber auch ein Effekt der in Geißlers Text zum Ausdruck kommenden Erfahrung gesellschaftlicher Normalisierung dessen, womit man die gesellschaftliche Normalität hatte bekämpfen wollen.

Das Vokabular der antiautoritären Erziehungsbewegung habe die Management-Seminare erreicht, wie es 1985 im *Kursbuch* hieß. Die stärkste Kritik hieran komme zwar von links, doch seien es gerade auch »die ehemaligen Genossen, die zur gutbezahlten Trainer-Hierarchie aufgestiegen sind«.[246] Wie gut bezahlt das Gros der Trainer tatsächlich war, muss hier offenbleiben. Das Vokabular der gegenkulturellen therapeutischen Gesellschaftskritik jedenfalls konnte problemlos unternehmerisch gewendet werden.[247] Probleme und Konflikte in Organisationen, so hieß es beispielsweise 1982 in einem gruppendynamischen Praxis-Handbuch für die Wirtschaft, könnten nur gelöst werden, wenn man den »Bedürfnissen« und »Gefühlen« der involvierten Personen gerecht werde und »sogenannte Autoritäten« hinterfrage:

> »Mit der Annahme von Gefühlen und Bedürfnissen wird gesunder Umgang mit sich selbst und mit anderen möglich. Die Energien, die zur Verdrängung verwendet wurden, können frei werden zur Selbstbehauptung, zur deutlichen offenen Kommunikation und damit zur Verbesserung von Kooperation und Betriebsklima. Emotionale Feedbackprozesse führen zur Beziehungsabklärung. Sie sind Motor und Motivation für die Fähigkeit, mit Autoritäten umzugehen. Nur wenn die Bereitschaft vorhanden ist, die Verantwortung für eigene Gefühle und Bedürfnisse zu übernehmen und sie auch im Konflikt als Feedback an solche zu formulieren, die Gefühle und Eigenverantwortung durch autoritäres Verhalten beschneiden wollen, dann ist es möglich, ein neues interdependentes, kreativeres, effizientes Verhältnis zur eigenen und fremden Autorität zu finden. Der

246 Peter Sichrovsky, Linke Ideen zu rechten Preisen. Über Management-Training, in: Kursbuch 82, November 1985, S. 105-113, Zitat S. 110.

247 Bröckling, Das unternehmerische Selbst.

Lohn der so erreichten Interdependenz in Gruppen und Organisationen ist die Fähigkeit zur kreativen Problemlösung und zur Innovation.«[248]

Im Verlauf der siebziger Jahre wurde in analoger Begriffsbildung zur Produktentwicklung der »Personalentwicklung« vor allem von »Führungskräften« ein wachsender Stellenwert in der Unternehmensführung beigemessen. Seit der zweiten Hälfte des Jahrzehnts integrierten vorwiegend größere deutsche Unternehmen dabei zusätzlich zur klassischen Schulung und Weiterbildung zunehmend psychologische und psychotherapeutische Selbstführungstechniken wie die Gruppendynamik in das entsprechende Zurichtungsrepertoire.[249] Die weitere Entwicklung der Psychologisierung und Therapeutisierung ökonomisch orientierter Selbstführung kann hier nicht im Detail behandelt werden. Es sollen abschließend jedoch zwei Subjektivierungspraktiken aus dem Bereich der Personal- und Organisationsentwicklung skizziert werden, die einen Eindruck von der längerfristigen Entwicklung vermitteln: Das Assessment-Center und das Coaching.

12.2 Das Assessment-Center: Selbstinszenierung, Selbstoptimierung und die Wiederauferstehung der Charakterologie

Das Assessment-Center ist interessant besonders in der Hinsicht, dass es die klassische testbasierte, mit der Professionalisierung im Rahmen der Personalauswahl für Reichswehr und Wehrmacht etablierte Selektionskompetenz der Psychologen mit der zielgerichteten, semitherapeutischen Verhaltensänderung verknüpfte, wie sie in gruppendynamischen Seminaren und Sensitivity-Trainings erprobt wurde.[250] 1977 gründeten Vertreter von Unternehmen, die Assessment-Center durchführten oder an einer Anwendung interessiert waren, den »Arbeitskreis Assessment-Center« zum Zweck des Erfahrungs-

248 Hans Rosenkranz/Reinhard Breuel, Von der Gruppendynamik zur Organisationsentwicklung. Praxismodelle für Training und Organisationsberatung in der Wirtschaft, Wiesbaden 1982, S. 2-4. Als praktisches Beispiel findet sich dort u. a. der Bericht eines Trainings, das mit Mitarbeitern einer bayerischen Sparkasse durchgeführt wurde.

249 Zur Geschichte des Personalmanagements allgemein: Rosenberger, Experten für Humankapital.

250 Zur erstgenannten Entwicklung siehe oben, Kapitel 1.2. Für eine kritische Analyse des »Eignungstheaters« Assessment-Center als Instrument wettbewerbsorientierter Flexibilisierung und Selbstmobilisierung vgl. Eva Horn, Test und Theater. Zur Anthropologie der Eignung im 20. Jahrhundert, in: Ulrich Bröckling/Eva Horn (Hg.), Anthropologie der Arbeit, Tübingen 2002, S. 109-125. Zum Aufstieg der Assesement-Center-Methode seit den siebziger Jahren im größeren Zusammenhang der Geschichte der Arbeits- und Organisationspsychologie siehe auch van Drunen u.a., Work and Organization, S. 158f.

austauschs und der weiteren Verbreitung der Methode. 1979 fand in Köln der erste Kongress des Arbeitskreises statt, auf dem sich unter anderem Vertreter von Agfa-Gevaert, Henkel, Bayer, Beiersdorf, Karstadt, Kaufhof, der Allianz-Versicherung und der Unternehmensberatungen Kienbaum und Hay einfanden.[251]

Bei einem Assessment-Center handelt es sich um ein ein- bis mehrtägiges, gruppenförmiges Personalauswahlverfahren mit in der Regel 8-12 Teilnehmern, die sich um eine Führungsposition bewerben bzw. deren Potential für eine Führungsaufgabe ermittelt werden soll. Mittels verschiedener Übungen wie Rollenspielen, »Fallstudien« und Gruppendiskussionen sollen weniger die fachlichen Qualifikationen eruiert werden als vielmehr die Befähigung zu »strategischem Denken« und ganz besonders die »sozialen Kompetenzen«, das »sozial-kommunikative Verhalten« und die »Motivationsfähigkeiten«.[252] Die »ständig wachsende Notwendigkeit«, solcherart definiertes »Führungspotential zu erkennen und zu entwickeln«, wurde von den Verfechtern der Assessment-Center-Methode dabei seit Ende der siebziger Jahre mit dem beschleunigten wirtschaftlichen und allgemeinen gesellschaftlichen Wandel begründet. Das wirtschaftliche Geschehen sei, so argumentierte etwa der Arbeitsdirektor des Automobilzulieferers WABCO, in vielerlei Hinsicht komplizierter, unüberschaubarer und risikoreicher geworden. Als einen der außerökonomischen Gründe hierfür führte er an, dass in Zeiten von »Demokratisierung« und vermehrten Arbeitnehmerrechten »Unterordnung schwieriger zu erreichen« sei »als je zuvor«.[253] Dass autoritäres Führungsverhalten von deutschen Managern zunehmend als ökonomisch kontraproduktiv und als unzeitgemäß angesehen werde, zugleich aber in ihren Reihen im internationalen Vergleich immer noch weit verbreitet sei, erfuhren 1977 auch die Leser der *Psychologie heute*.[254]

251 Arbeitskreis Assessment-Center / Deutsche Vereinigung zur Förderung der Weiterbildung von Führungskräften (Wuppertaler Kreis) e.V. (Hg.), Dokumentation zum ersten Kongress Assessment-Center, 1. und 2. Oktober 1979 in Köln, o. O. und o. J. Vgl. des Weiteren zeitgenössisch auch Uwe Schäkel / Jörg D. Thiede (Hg.), Elemente der Personalentwicklung in der Diskussion: Bestandsaufnahme und Trends für die 80er Jahre. Beiträge zur Studientagung 1980 des Instituts für Management-Entwicklung – (IME) in Düsseldorf vom 3.-4.12.1980, Düsseldorf 1981.

252 Christof Obermann, Assessment Center. Entwicklung, Durchführung, Trends, Wiesbaden 1992, hier S. 11 f.

253 Gunther Braun / Armin Fuchs, Bericht der Arbeitsgruppe 1: Die Rolle des Assessment-Center im Rahmen der Personalentwicklung, in: Arbeitskreis Assessment-Center, Dokumentation, S. 79-85, hier S. 81; Anführungszeichen um »Demokratisierung« im Original.

254 Bernhard Wilpert / Marlene Brockmann, Wie deutsch sind deutsche Manager?, in: Psychologie heute, September 1977, S. 66-71. Zum Einzug eines kooperativen, reflexiven Führungsstils in deutsche Unternehmen in den siebziger Jahren, der

Als besonderen Vorzug des Assessment-Centers hoben seine Verfechter die Tatsache hervor, dass am Ende jeder Teilnehmer eine detaillierte Rückmeldung über seine Stärken und Schwächen sowie »Empfehlungen für Optimierungsmöglichkeiten« bekam, die der Proband wiederum mithilfe entsprechender Trainings umzusetzen aufgerufen war. Dadurch sollte verhindert werden, dass es zu einer wahrnehmbaren Unterscheidung zwischen »Gewinnern« und »Verlierern« innerhalb der Unternehmensbelegschaft kam, welche die Mitarbeiter »demotivieren« könnte.[255] Da ein Großteil der Teilnehmer jedoch schon rein rechnerisch zu den Verlierern des Auswahlprozesses zählen musste, galten die »Potentialberurteilung«, die »Analyse des individuellen Weiterbildungsbedarfs« sowie für die »individuelle Karriereplanung« relevante »Selbsterkenntnis-Prozesse« als wichtigste Bestandteile eines Assessment-Centers.[256] Das Prinzip der Transparenz des Auswahlverfahrens lässt sich durchaus als ein Element der Demokratisierung betrieblicher Aufstiegsmöglichkeiten ansehen. Es war jedoch funktional vor allem darauf ausgerichtet, den zunächst angestachelten Konkurrenzkampf zwischen den Mitarbeitern an dem Punkt einzuhegen, an dem er ökonomisch ineffizient zu werden drohte, und ihn stattdessen in ein individuelles – und natürlich auch wettbewerbsorientiertes – Selbstoptimierungsprogramm zu überführen.

Die Veranstalter betonten auch gerne die überwiegend positive Bewertung der Assessment-Center seitens der Teilnehmer. Bei einer Umfrage, die IBM Deutschland als einer der ersten Anwender von Assessment-Centern in den siebziger Jahren bei 180 Teilnehmern durchführte, gaben 95 % an, aus ihrer Teilnahme einen großen Nutzen für ihre »persönliche Weiterentwicklung und Förderung« gezogen zu haben. Für die 20 Teilnehmer eines Assessment-Centers für das »gehobene Mittelmanagement« bei Agfa-Gevaert nannten die Veranstalter einen identischen Wert. Konkret wurde dabei von den Teilnehmern am häufigsten als persönlicher Nutzen angegeben, die »Schwachstellen des eigenen Verhaltens« und »Möglichkeiten zur Verbesserung« aufgezeigt bekommen zu haben und »sensibler gegenüber eigenem und fremdem Verhalten« geworden zu sein.[257] Die hohe Zustimmung der Probanden erscheint insofern plausibel, als die Prinzipien des Assessment-Centers eine große Übereinstimmung mit dem Wertekanon ihrer Hauptzielgruppe zeigten: den leitenden Angestellen.

Diese soziale Gruppe erlebte seit Ende der sechziger Jahre aufgrund verschiedener Faktoren wie Bildungsexpansion und Akademisierung, der wach-

Hand in Hand mit der Etablierung psychologischer Personalexperten ging, vgl. Rosenberger, Experten für Humankapital, Kap. 9.

255 Braun / Fuchs, Bericht, S. 83 (Anführungszeichen um »Gewinner« und »Verlierer« im Original); ebenso Obermann, Assessement Center, S. 22 f.

256 Braun / Fuchs, Bericht, S. 82.

257 W.[olfgang] Jeserich, Stand des Assessment-Center Gedankens in Deutschland, in: Arbeitskreis Assessment-Center, Dokumentation, S. 11-19, hier S. 17 f.

senden Komplexität von Unternehmensstrukturen sowie der wirtschaftlichen Tertiärisierung, also dem Zuwachs des Dienstleistungssektors, eine rasante Vergrößerung und funktionale Aufwertung.[258] Sozioökonomisch und arbeitsrechtlich waren sie durch eine eigentümliche, in den siebziger Jahren kontrovers debattierte Zwitterstellung zwischen Arbeit und Kapital gekennzeichnet: Einerseits zählten sie als Angestellte zu den abhängig Beschäftigten, andererseits war ihre Tätigkeit von der hierarchischen Nähe zur Unternehmensleitung wie auch von der Ausübung unternehmerischer Führungsfunktionen geprägt. Während SPD und Gewerkschaften Ersteres hervorhoben, um die leitenden Angestellten zur solidarischen Identifikation mit der gesamten Arbeitnehmerschaft aufzurufen, etablierten diese im Laufe der siebziger Jahre ein Selbstverständnis, das in Abgrenzung zum einfachen Angestellten den letzteren Aspekt betonte. Der aus der unklaren sozioökonomischen Lage resultierende Selbstverständigungsdiskurs der leitenden Angestellten war dabei in erster Linie ein Wertediskurs, in dem Kreativität, soziale und individuelle Flexibilität, Mitbestimmung und ein kooperativer, post-autoritärer Führungsstil im Mittelpunkt standen.

Alle diese Verheißungen trieben auch den Psychologisierungsprozess voran, und so forderte 1974 ein Artikel in einer Managerzeitschrift folgerichtig, dass Psychologie zum »Pflichfach für Manager« werde.[259] Es ist deshalb auch keine Überraschung, dass die positive Wahrnehmung der Subjektivierungsprozeduren des Assessment-Centers seitens der Teilnehmer derjenigen entsprach, die allgemein von den Teilnehmern an gruppendynamischen und Selbsterfahrungs-Seminaren überliefert ist. Wenn der Wertekatalog der leitenden Angestellten zum einen etliche Elemente der progressiven Psychopolitik seit den späten sechziger Jahren aufnahm, so verband er diese jedoch andererseits mit einem ausgeprägten individualisierten Leistungs- und Aufstiegswillen, der auch das Selbstverwirklichungsideal prägte.[260] Entsprechend bestand ein entscheidender Unterschied zwischen Selbsterfahrungsgruppe und Assessment-Center darin, dass Letzterer die Umsetzung der geforderten Selbstoptimierung zur Bedingung für die Aussicht auf einen

258 Vgl. hierzu wie zum Folgenden: Bernhard Dietz, Wertewandel in der Wirtschaft? Die leitenden Angestellten und die Konflikte um Mitbestimmung und Führungsstil in den siebziger Jahren, in: ders. u.a., Gab es den Wertewandel?, S. 169-197. Genaue quantitative Angaben zur Berufsgruppe sind aufgrund der unklaren und umstrittenen Abgrenzung schwierig. Nach einer weitergefassten zeitgenössischen Definition der Union der leitenden Angestellten lag die Zahl der leitenden Angestellten Anfang der sechziger Jahre bei schätzungsweise 100.000 bis 150.000, Mitte der siebziger dann bereits bei rund 400.000, was etwa 2% der Arbeitnehmerschaft entspräche (ebd., S. 178).

259 Rudolf Affemann, Psychologie: Pflichtfach für Manager, in: Plus. Zeitschrift für Unternehmensführung 3 (1974), S. 26-31, hier zitiert nach Dietz, Wertewandel in der Wirtschaft, S. 189.

260 Ebd., S. 197.

Aufstieg in der Unternehmenshierarchie machte. In dieser Hinsicht hatte die Prozedur des Assessment-Centers aber wiederum große Ähnlichkeit mit dem Ritual der »Selbstdarstellung« der Aktions-Analytischen Organisation Otto Mühls.[261] Dieses war aufgrund seiner hohen Anforderungen hinsichtlich der emotionalen Selbstentgrenzung sicherlich um einiges radikaler. Doch auch in der AAO spielten gruppenförmige Verhaltensbeobachtung und Verhaltensbewertung, »innovative« Dauermobilisierung und sozialer Aufstieg qua Einübung von Selbstinszenierungsfähigkeiten eine entscheidende Rolle, und vielleicht nicht zufällig erwiesen sich ihre Mitglieder auch in unternehmerischer Hinsicht als sehr erfolgreich.[262]

Diese Parallele stellte einen Effekt der dezentral in ganz disparate gesellschaftliche Bereiche ausgreifenden Psychologisierung dar und blieb von den beiden sehr verschiedenen Akteursgruppen sicherlich unbemerkt. Ganz explizit wird in Darstellungen zum Assessment-Center jedoch häufig auf einen oben bereits angedeuteten psychologiegeschichtlichen Traditionszusammenhang verwiesen, der ein gutes Beispiel für die erstaunlichen Ideenkonstellationen darstellt, die mit der im Psychoboom populär werdenden Ganzheitsideologie einhergingen. Im Psychologischen Dienst der staatlichen Arbeitsverwaltung waren die überkommenen charakterologischen Diagnosemethoden gerade erst in den sechziger Jahren durch standardisierte, quantifizierende Testmethoden ersetzt worden.[263] In der Privatwirtschaft feierten Erstere nun in den siebziger Jahren fröhlich Urständ. Als bedeutendste Vordenker der Assessment-Center-Methode galten zumindest in der deutschen Diskussion nämlich neben Kurt Lewin vor allem Johann Baptist Rieffert und Max Simoneit.[264] Rieffert war von 1925 bis 1931 wissenschaftlicher Leiter der Reichswehrpsychologie, wo er Ende der zwanziger Jahre das später in »führerlose Gruppendiskussion« umbenannte »Rundgespräch« zur Prüfung des Sozialverhaltens in die Auswahlpraxis für Offiziersanwärter einführte. Simoneit, wie Rieffert charakterologisch orientiert, wurde 1931 dessen Nachfolger und leitete die Reichswehr- bzw. dann Wehrmachtpsychologie bis zu

261 Siehe oben, Kapitel 9.1.

262 Der Kritik, dass in einem Assessment-Center nur geschauspielert werde, da sich die Teilnehmer an die bekannten Verhaltenserwartungen anpassten, wird in der Literatur auf zweierlei Weise begegnet: Zum einen soll das »Schauspielern« durch die Länge der Veranstaltung und die Komplexität der Aufgaben erschwert werden. Zum anderen wird erklärt, dass bei einem Kandidaten, der unter diesen Bedingungen durchgehend überzeugend agiert, die Unterscheidung zwischen Schauspielerei und »echtem« Verhalten für das Unternehmen irrelevant sei; Obermann, Assessment Center, S. 23f.

263 Meskill, Arbeitersteuerung, S. 222-225.

264 Jeserich, Stand des Assessment-Center Gedankens, S. 13; Obermann, Assessment Center, S. 25-27.

ihrer Auflösung 1942.[265] Im ganzheitlich-charakterologischen Ansatz, den Simoneit in seiner *Wehrpsychologie* von 1933 dargelegt hat, seien bereits alle Grundprinzipen der Assessment-Center-Methode festgehalten, wie eine Darstellung von 1992 ganz unbefangen feststellt.[266]

In den Vereinigten Staaten wurde die »ganzheitlich« und gestaltpsychologisch orientierte Personalauswahlmethode des *assessment* zuerst während des Zweiten Weltkriegs vom Militärgeheimdienst *Office of Strategic Services* (OSS) durchgeführt, der 1942 gegründeten Vorläuferorganisation der CIA.[267] Ende der fünfziger Jahre kam es zu einer Übertragung der Methode aus dem militärischen in den wirtschaftlichen Anwendungsbereich, als der Telekommunikationskonzern AT&T begann, Assessment-Center zu erproben; 1969 wurde das erste Unternehmens-Assessment in der Bundesrepublik bei IBM durchgeführt.[268] Es sei nur am Rande angemerkt, dass offenbar spätestens in den achtziger Jahren umgekehrt auch wirtschaftliche Managementtheorien

265 Vgl. die biographischen Einträge zur Rieffert und Simoneit in Geuter, Professionalisierung, S. 577f. u. S. 580. Zu Rieffert siehe auch Wolfgang Schönpflug, Johan Baptist Rieffert. Gelehrter. Im Nationalsozialismus Gefolgsmann. Selbst ein Opfer?, in: Theo Herrmann / Wlodek Zeidler (Hg.), Psychologen in autoritären Systemen, Frankfurt am Main 2012, S. 65-93. Zum größeren psychologiegeschichtlichen Zusammenhang siehe Kapitel 1.2 der vorliegenden Arbeit.

266 Obermann, Assessment Center, S. 25; vgl. zu diesem historischen Zusammenhang auch Horn, Test und Theater, S. 118; Horn betont zudem die Parallelen zum theatertherapeutischen »Psychodrama« Jakob Morenos, das ebenfalls in den zwanziger und dreißiger Jahren entwickelt wurde (ebd., S. 120f.).

267 Capshew, Psychologists on the March, S. 111-114; Petri, Eignungsprüfung, S. 217-229. Auch im britischen Militär wurden um 1942 ähnliche, an den Theorien Kurt Lewins und Jakob Morenos orientierte Verfahren in die Offiziersauswahl eingeführt. Im Gegensatz zur Wehrmacht standen sie jedoch niemals im Mittelpunkt der Prüfungspraxis, wie auch charakterologische Methoden von den britischen Psychologen allgemein als unwissenschaftlich zurückgewiesen wurden (ebd., S. 195-200). Der Psychologische Dienst der Bundeswehr musste in dieser Hinsicht nicht erst zu seinen Wurzeln zurückkehren, da er von seinen Anfängen Mitte der fünfziger Jahre bis anscheinend weit in die achtziger Jahre die ganzheitlich-charakterologische Grundorientierung in der Personaldiagnostik bewahrt hatte. Jedenfalls verkündete der Wehrpsychologe und ehemalige Leiter des Referats für Wehrpsychologie im Bundesverteidigungsministerium Wilhelm Mitze noch 1989 stolz, dass eine »Vernachlässigung des von der ehemaligen Wehrmachtpsychologie« – in der er selbst schon tätig gewesen war – »favorisierten phänomenologischen Aspektes und des Bemühens um eine ganzheitliche Betrachtung« nicht zu befürchten sei. Die »ganzheitliche Erfassung« des Menschen habe nach wie vor Vorrang vor der quantifizierenden Messung von Fähigkeiten. Deshalb sei eine Entwicklung »zu einer eher behavioristischen Auffassung vom Menschen [...] nicht zuletzt zum Zwecke seiner Manipulierbarkeit« gegenwärtig nicht zu befürchten, obgleich es ihm Sorge bereite, dass viele junge Psychologen sehr stark den »rein mathematischen Diagnostica« anhingen; Wilhelm Mitze, Der Psychologische Dienst der Bundeswehr 1966-1974, Bonn 1989, S. 315.

268 Obermann, Assessment-Center, S. 34f.

Einzug in die Bundeswehr hielten, die nun eine Art unternehmerisches Selbstbild entwickelte. So heißt es in den gegenwartsbezogenen Vorbemerkungen einer historischen Darstellung der Geschichte des Psychologischen Dienstes der Bundeswehr:

> »In einer modernen, demokratisch verfaßten Gesellschaft ist – abgesehen vom heute bevorzugten kooperativen Führungsstil – eher ein im Wirtschaftsleben bewährtes System des Managements gefragt. In unserem Falle ein ›product management‹; denn der Großbetrieb Bundeswehr produziert nach einem zeitgemäßen Werbeslogan ›Sicherheit‹.«[269]

Zum Durchbruch des Assessment-Centers in der Wirtschaftswelt kam es in den westlichen Industrienationen allgemein jedoch erst in den siebziger Jahren. Die Kritik, die Vertreter der wissenschaftlich hegemonialen statistisch-experimentellen Psychologie an der ganzheitlich-charakterologischen Methodik übten, die im Assessment-Center eine Renaissance erlebte, hatte diese Entwicklung dabei verzögern, aber nicht aufhalten können.[270] Zu ihnen zählte beispielsweise Johannes C. Brengelmann, Leiter der Psychologischen Abteilung am Max-Planck-Institut für Psychiatrie in München, der 1979 als Referent zum Kölner Kongress des Arbeitskreises Assessment-Center eingeladen war. Als gemeinsame Überzeugung der Teilnehmer formulierte er mit dem zeittypischen Pathos seiner Zunft, dass es eine psychologisch fundierte »verbesserte Auslese für Führungspositionen und eine verbesserte Förderung von Führungsverhalten« geben müsse, und zwar »zum Wohle des Individuums, des Betriebes und der Gesellschaft«. Charakterologischen Ansätzen wie denen Simoneits erteilte er jedoch eine deutliche Absage. Die enorm hohe »Bewährungskorrektheit«, die der eher intuitiv geprägten »ganzheitlichen Beobachtung« besonders in Deutschland häufig zugeschrieben werde, sei wissenschaftlich gesehen »barer Unsinn«. Die testbasierte Messung klar definierter einzelner Fähigkeiten habe sich empirisch als sehr viel zuverlässiger erwiesen.[271] Doch wie immer hatte die gesellschaftliche Verbreitung psychologischer Techniken weniger mit der Frage zu tun, inwieweit diese den Validitätsansprüchen exakter Wissenschaft genügten. Entscheidend war vielmehr das Passungsverhältnis zwischen jeweiligem psychologischem Konzept einerseits, praktischen Bedürfnissen und subjektkulturellen Ansprüchen andererseits.

269 Mitze, Der Psychologische Dienst, S. 8.

270 Van Drunen u. a., Work and Organization, S. 158; vgl. auch Kapitel 3.1 der vorliegenden Arbeit zum Methodenstreit in der deutschen Psychologie.

271 J.[ohannes] C. Brengelmann, Psychologische Tests zur Messung von Führungsverhalten, in: Arbeitskreis Assessment-Center, Dokumentation, S. 55-76, hier S. 55 u. S. 57 f.

12.3 Coaching: »Therapie für Normale« unter ökonomischen Auspizien

Eine jüngere, seit den neunziger Jahren stetig populärer werdende Selbstoptimierungstechnik stellt das sogenannte Coaching dar, in dem das symbiotische Verhältnis zwischen Therapeutisierung und Ökonomisierung des Selbst besonders deutlich zum Ausdruck kommt.[272] Der Ausdruck »Coaching« unterliegt bisher keiner berufsrechtlichen Definition, sodass mit ihm alle möglichen individuellen Beratungsformen bis hin zum »Astrologie-Coaching« belegt werden können. Hinsichtlich des im engeren Sinne psychologischen Coachings ist außerdem fraglich, ob dieses sich von älteren Konzepten wie der Supervision tatsächlich substantiell unterscheidet. Ökonomisch attraktiver ist es allemal, lassen sich bei kürzerer Ausbildungszeit für Coaching doch beträchtlich höhere Honorare verlangen als für Supervision.[273] In aktuellen Definitionen von Coaching-Vertretern, in denen sich das Bemühen um eine Professionalisierung des Berufsfelds spiegelt, werden jedenfalls besonders die psychotherapeutischen Ursprünge des Coachings betont. Demnach ist Coaching

> »[…] eine Form von Beratung, die von externen Dienstleistern durchgeführt wird, bei dem Modelle, Haltungen und Techniken, die eigentlich ursprünglich für die Behandlung psychisch Kranker entwickelt wurden, auf stabile, leistungsbereite Menschen angewandt werden, die sich weiterentwickeln möchten. Der Fokus liegt beim Coaching daher nicht auf einer psychischen Störung, sondern auf der Flexibilisierung von Verhaltensmustern, der Weiterentwicklung von Persönlichkeit und dem Ausbau von Leistungsfähigkeit und Resilienz.«[274]

Coaching sei zwar, wie es in einem anderen Titel heißt, von einer »Vielzahl von psychotherapeutischen Konzepten, psychologischen Theorien und Techniken beeinflusst«, doch im Unterschied zur Psychotherapie hätten die »Klienten« des Coaching »die volle Handlungskontrolle – die Selbstregulationsfähigkeit ist vorhanden«.[275] Die Abgrenzung zur Psychotherapie mag zum einen darauf beruhen, dass psychische Erkrankungen immer noch als

272 Vgl. auch Boris Traue, Coaching. Die Mobilisierung der Psyche 1775-1975, in: Maasen u. a., Das beratene Selbst, S. 243-262, und Brigitta Bernet, Der Coach, in: Alban Frei / Hannes Mangold (Hg.), Das Personal der Postmoderne. Inventur einer Epoche, Bielefeld 2015, S. 105-120.

273 König, Verschwinden der Gruppenverfahren, S. 289, Anm. 3.

274 Karsten Drath, Coaching und seine Wurzeln. Erfolgreiche Interventionen und ihre Ursprünge, Freiburg / München 2012, S. 16.

275 Michael Stephan / Peter-Paul Gross / Norbert Hildebrandt, Management von Coaching. Organisation und Marketing innovativer Personalentwicklungsdienstleistungen, Stuttgart 2010, S. 37.

stigmatisierend gelten und es deshalb potentielle Kunden abschrecken könnte, wenn das Coaching zu sehr damit assoziiert würde. Zum anderen aber sind gesetzlich nur approbierte Psychotherapeuten befugt, Psychotherapie auszuüben, sodass allein schon rechtliche Gründe eine Abgrenzung erzwingen. Diese wird freilich im gleichen Atemzug wieder relativiert. Psychotherapie und Coaching unterschieden sich zwar hinsichtlich ihrer Zielgruppen und Anwendungsmilieus, doch »de facto ist die Arbeitsweise sehr ähnlich«.[276] Zudem sei die Unterscheidung von privaten und beruflichen Problemen häufig kaum möglich, sodass in einem berufsorientierten »Coaching-Prozess [...] durchaus auch die konkrete physische und psychische Gesundheit des Coachees thematisiert werden«. Damit leiste Coaching einen »Beitrag zu einem höheren Maß an Gesundheit oder Gesundheitsorientierung«.[277] Aufgrund dieser fließenden Grenzen stellt auch die Unterscheidung zwischen privatem »Life Coaching« und berufsbezogenem »Business Coaching« – das mit der entsprechenden Gehaltsklasse zum »Executive Coaching« veredelt wird – eher eine des Anwendungskontexts und weniger der Inhalte und Methoden dar.[278]

Coaching stellt die jüngste, re-individualisierte Variante jener »Therapie für Normale« dar, die in den siebziger Jahren unter dem Banner von »Emanzipation«, »Humanisierung« oder »Selbstverwirklichung« propagiert und vor allem in Form von Gruppen praktiziert wurde, die sich an Konzepten der Gruppendynamik und der Humanistischen Psychologie orientierten. Seine Entwicklung stand auch in direktem Zusammenhang mit dem von Humanistischer Psychologie und *counter culture* bestimmtem *Human Potential Movement*, zu dessen Hauptquartier Mitte der sechziger Jahre das Esalen-Institut im kalifornischen Big Sur geworden war.[279] Einer der Pioniere des Coaching war der ehemalige Autoverkäufer Werner Erhard, der seit 1971 unter der Bezeichnung »est« (für *Erhard Seminars Training*) mehrtägige Großgruppenveranstaltungen zur »Persönlichkeitstransformation« veranstaltete, die persönliches Glück und beruflichen Erfolg versprachen.[280] Erhards Trainingskonzept, dessen Methoden zeitgenössische Beobachter im Vergleich zu den verbreiteten Encounter-Gruppen als besonders aggressiv wahrnahmen, beruhte auf allerhand Versatzstücken aus Humanistischer Psy-

276 Drath, Coaching und seine Wurzeln, S. 25.
277 Stephan u. a., Management von Coaching, S. 48 f.
278 Drath, Coaching und seine Wurzeln, S. 16.
279 Vgl. oben, Kapitel 9.2, sowie ausführlich Grogan, Encountering America.
280 Erhards Trainingskonzept wird seit 1991 unter dem Namen »Forum« vom weltweit operierenden Unternehmen *Landmark Education* angeboten; Illouz, Errettung, S. 315-326; Drath, Coaching und seine Wurzeln, S. 42 f.; besonders scharfe Kritik am est als »Extremfall totaler Identifikation mit den Werten von Effizienz, Rentabilität und Konformismus« üben Castel u. a., Psychiatrisierung des Alltags, S. 310 f.

chologie, Zen-Buddhismus und Scientology.[281] Als Erhard 1975 Trainingsseminare auf der von 2.500 Teilnehmern besuchten Jahresversammlung der *Association of Humanistic Psychology* durchführte, distanzierten sich zwar führende Humanistische Psychologen wie Rollo May explizit von seinen Methoden und bezeichneten sie als »anti-humanistisch«. Das änderte jedoch nichts daran, dass Erhards Veranstaltungen auf besonders großen Zuspruch bei den Konferenzbesuchern stießen.[282]

Die Ansätze der Humanistischen Psychologie wie personzentrierte Gesprächstherapie, themenzentrierte Interaktion, Gestalttherapie und Transaktionsanalyse stellen bis heute noch vor systemischen, analytisch-tiefenpsychologischen und verhaltenstherapeutischen Ansätzen den wichtigsten Fundus dar, aus dem das Coaching sein eklektisches Arsenal an therapeutischen Verfahrensweisen bezieht.[283] Dies mag auch daran liegen, dass die Humanistischen Therapieformen im staatlichen deutschen Gesundheitssystem nicht haben Fuß fassen können, sodass Coaching und ähnliche semitherapeutische Dienstleistungen eine wichtige Berufsalternative für entsprechend orientierte Psychologen darstellen. Das gilt allerdings für Psychologen allgemein, da der Aussicht auf Kassenzulassung und Niederlassung als Psychologischer Psychotherapeut durch die kassenärztliche Bedarfsplanung enge Grenzen gesetzt sind. Von den geschätzt rund 8.000 Personen, die 2008/2009 in Deutschland hauptberuflich Coaching im Rahmen der Personalentwicklung ausübten, hatten 27 % ein Psychologie- und 21 % ein Pädagogikstudium absolviert, während ein Viertel Wirtschaftswissenschaften studiert hatte. Ein Drittel aller Coaches verfügte über eine psychotherapeutische Zusatzausbildung.[284]

Der wichtigste Grund für die Dominanz Humanistischer und verwandter Ansätze im Coaching lässt sich aber in ihren ideologischen Grundsätzen erkennen. Diese hatten immer darin bestanden, den therapeutischen Blick

281 Illouz, Errettung, S. 316; Grogan, Encountering America, S. 297.

282 Ebd., S. 297 f. Ebenso wenig konnte die Führungsriege der AHP verhindern, dass während der Konferenz einige Humanistische Pychologen auf einen nahe gelegenen Berg stiegen, um telepathisch Kontakt mit Kollegen in Kolumbien aufzunehmen (ebd.).

283 Vgl. Drath, Coaching und seine Wurzeln, S. 56, und Stephan u. a., Management von Coaching, S. 38, sowie die Überblicksdarstellungen der relevanten Therapieformen in beiden Bänden. Zu der in der vorliegenden Arbeit nicht näher behandelten Systemischen Therapie, die aus der Familientherapie hervorgegangen ist und ihr Hauptaugenmerk auf soziale Strukuren und Interaktionen richtet, vgl. systematisch Kriz, Grundkonzepte, S. 273-277, sowie historisch Elberfeld, Patient Familie, S. 118-121.

284 Stephan u. a., Management von Coaching, S. 28 f. u. S. 147. Das Geschlechterverhältnis war bei einer knappen Mehrheit weiblicher Coaches relativ ausgewogen (ebd.). Die Zahlen beruhen allerdings nicht auf einer umfassenden Erhebung, sondern auf einer Befragung von rund 1.100 Coaches.

über die Pathologien der Psyche hinaus auf den »ganzen Menschen«, das ihm innewohnende »Potential« und seine »Selbstverwirklichung« auszuweiten. Die wirtschaftlichen Krisenerscheinungen, die sich »nach dem Boom« (Raphael / Doering-Manteuffel) im Übergang von den siebziger zu den achtziger Jahren häuften, dämpften zwar einerseits weitreichende Vorstellungen einer auch von psychologischen Experten angeleiteten »Demokratisierung« des Arbeitslebens. Andererseits lag hierin neben dem allgemeinen kulturellen Wandel gerade ein wichtiger Grund für die Wirtschaft, dem *Human Resource Management* – wie das Personalmanagement seit Mitte der achtziger Jahre in der amerikanischen Managementtheorie genannt wurde – einen größeren Stellenwert beizumessen.[285] Ebenfalls in den achtziger Jahren wurde »Unternehmenskultur« zu einem populären Schlagwort der Managementliteratur. Damit verband sich die ›postmaterialistische‹ Überzeugung, dass materielle Anreize allein nicht mehr hinreichend waren, um Mitarbeiter »zu Spitzenleistungen [zu] motivieren«. Stattdessen sollten »Visionen« entwickelt und in »die Köpfe der Mitarbeiter« getragen werden, um sie im Unternehmen »zu leben«.[286]

Wenngleich die Humanistische Psychologie die Selbstverwirklichung auch als Gegenideal zur instrumentellen Vereinnahmung des Menschen durch gesellschaftliche Mächte wie die Wirtschaft entworfen hatte, war die Rezeption ihrer Konzepte im ökonomischen Zusammenhang keineswegs eine völlig neue Erscheinung. Bevor sie von der Alternativ- und Gegenkultur vereinnahmt und popularisiert wurde, wurde in den frühen sechziger Jahren beispielsweise Maslows Theorie über den Zusammenhang von »Motivation« und »Selbstverwirklichung« das größte Interesse von Managern entgegengebracht, die sich eine Produktivitätssteigerung davon versprachen, dass sie ihre Mitarbeiter glücklicher machten. Umgekehrt sah auch Maslow zu diesem Zeitpunkt die Unternehmenswelt viel eher als die Psychotherapie als jenen gesellschaftlichen Raum an, in dem sich seine Ideen am besten verwirklichen ließen.[287] Im Rahmen des Aktionsprogramms zur »Humanisierung des Arbeitslebens«, das von der Bundesregierung Mitte der siebziger Jahre aufgelegt wurde, war es auch zu einer verstärkten Rezeption der motivationspsychologischen Konzepte von Frederick Herzberg und Douglas McGregor gekommen, die wiederum auf Maslows Theorie beruhten.[288] Das Humanisierungsprogramm büßte im Verlauf der achtziger Jahre seine Demokratisierunsansprüche und seine politische Ausstrahlung ein und wurde

285 Van Drunen u. a., Work and Organization, S. 157-160. Ein weiterer Grund lag im globalen Aufstieg japanischer Unternehmen, deren Erfolg von westlichen Managementtheoretikern unter anderem auf die enge, familienähnliche Bindung der Mitarbeiter zu ihren Unternehmen zurückgeführt wurde (ebd., S. 159).

286 Obermann, Assessment Center, S. 107.

287 Grogan, Encountering America, S. 112f.

288 Siehe oben, Kapitel 4.4, S. 167-170.

zum Ende des Jahrzehnts eingestellt.[289] In den Unternehmen hingegen konnte die Psychologisierung der Selbst- und Fremdführung seit dieser Zeit nachhaltig Fuß fassen.[290]

Das Coaching basiert dabei nicht nur auf den verschiedenen therapeutischen Ansätzen der Humanistischen Psychologie, die in den siebziger Jahren popularisiert wurden. Seine Ideologie ist ganz allgemein in einem Vokabular verfasst, das sich kaum vom therapeutischen Emanzipationsdiskurs jener Zeit unterscheiden lässt, nur dass an die Stelle des umfassenden Gesellschaftssystems nun das Unternehmen bzw. allgemeiner die »Organisation« als soziales Bezugsfeld getreten ist. Die Leitsätze des Coaching wie der Organisationsentwicklung allgemein, so heißt es in der Coachingliteratur, seien »Hilfe zur Selbsthilfe: Nicht von Experten abhängig werden«, »[a]ktive Partizipation der Betroffenen: Selbstorganisation«, sowie »Demokratisierung der Organisation: Abbau von Hierarchien und Machtkonzentration«. Und es klingt frappierend nach dem Slogan der antiautoritären Kommunen, dass man sich selbst verändern müsse, um die Gesellschaft zu verändern, wenn als Grundsatz formuliert wird: »Zunächst müssen sich die Einstellungen, Werte und Verhaltensweisen der Individuen bzw. Mitarbeiter ändern, damit sich eine Organisation (als Institution) ändern kann.«[291]

Die ökonomisch als notwendig erachtete flexible Veränderung von Organisationen soll durch die »Humanisierung der Arbeitsbedingungen« erreicht werden, d.h. durch die »Verbesserung der (erlebten) [sic] Arbeitssituation«, die »Erweiterung der Entfaltungs- und Entwicklungsmöglichkeiten« der Mitarbeiter sowie die »Gewährung eines größeren Handlungs- und Entscheidungsspielraums«:

> »Der Ansatz der Organisationsentwicklung geht davon aus, dass zwischen den beiden Zielsetzungen Steigerung der Effizienz bzw. Leistungsoptimierung und Humanisierung der Arbeit keine Zielkonflikte bestehen. Vielmehr wird unterstellt, dass sich beide Zielsetzungen wechselseitig bedingen.«[292]

Mit anderen Worten: Dass die Interessen der Mitarbeiter mit denen des Unternehmens konfligieren könnten, wird per »Unterstellung« ausgeschlossen. Coaching dieser Ausprägung ist insofern eine Selbsttechnologie, die bestrebt ist, mittels quasitherapeutischer Intervention das permanente Bemühen um ökonomische Effizienzsteigerung und Leistungsoptimierung im Bewusstsein der Subjekte als identisch mit dem Streben nach »Selbstverwirklichung« erscheinen zu lassen. Die Psychologisierung und Therapeutisierung

289 Seibring, Humanisierung des Arbeitslebens, S. 109f.
290 Rosenberger, Experten für Humankapital, S. 417-420.
291 Alle Zitate in Stephan u.a., Management von Coaching, S. 22.
292 Ebd.

der postfordistischen Mitarbeiterführung und die damit verbundene Verabschiedung der Vorstellung vom rein zweckrationalen Homo oeconomicus zugunsten eines »ganzheitlichen« Menschenbildes in den letzten Jahrzehnten lassen sich durchaus als Erfolg der Humanistischen Psychologie ansehen. Doch letztlich führte diese Entwicklung vor allem zu einer immer tiefer greifenden Ökonomisierung des Selbst, da nun nicht mehr nur diese oder jene Fertigkeit, sondern die gesamte Persönlichkeit zum Gegenstand wirtschaftlicher Optimierung werden konnte. Im Coaching, so könnte man zugespitzt sagen, ist das subjektkulturelle Erbe des Psychobooms endgültig im »unternehmerischen Selbst« (Ulrich Bröckling) aufgegangen. Und demjenigen, der in der unternehmerischen Entfaltung seines Selbst keine hinreichende Sinnstiftung zu erkennen vermag oder sich einfach davon erschöpft fühlt, kann nun auch noch mit einem »spirituellen Coaching« weitergeholfen werden.[293]

293 Markus Hänsel (Hg.), Die spirituelle Dimension in Coaching und Beratung, Göttingen 2012.

Schlussbetrachtung: Der Psychoboom und seine Folgen

Der Psychoboom der siebziger Jahre war ein komplexes gesellschaftliches Phänomen. Der rasante Aufstieg der Psychowissenschaften verdankte sich einem doppelten Erbe: Er nahm den ausgeprägten wissenschaftlichen Steuerungs- und Modernisierungsoptimismus der sechziger Jahre ebenso in sich auf wie die Demokratisierungs- und Humanisierungsversprechen der 68er-Zeit. Gleichzeitig schuf er eine selbstverstärkende Rückkopplungsdynamik: Die breite Rezeption des Psychowissens beruhte auf dessen Verheißung, das Individuum von internalisierten gesellschaftlichen Zwängen zu befreien, während es zugleich Orientierungshilfe in den Verhaltensunsicherheiten bot, die durch eben dieses Selbstverwirklichungsversprechen hervorgerufen wurden. Die Bildungsexpansion wirkte dabei als entscheidende sozialgeschichtliche Ermöglichungsbedingung des Psychobooms. Sie ließ sowohl die Anzahl psychowissenschaftlicher Experten als auch der potentiellen Rezipienten ihres Wissens exponentiell anwachsen. Medial getragen wurde der Popularisierungsschub der siebziger Jahre vom rasch expandierenden Angebot an psychologischen und psychotherapeutischen (Taschen-)Büchern und Zeitschriften. Dabei war eine klare Grenze zwischen Fach- und Populärliteratur kaum zu erkennen, was dem experimentellen Charakter der unzähligen neu entstehenden Therapieverfahren entsprach. Auf dieser Grundlage entstand schließlich eine therapeutische Subkultur, in der zumeist gruppenförmige Therapiemethoden erprobt wurden und die sich vornehmlich aus Angehörigen des alternativen Milieus, der akademisch-progressiven Mittelschicht sowie der sozialen Dienstleistungsberufe zusammensetzte.

Dass mit dem Psychoboom die Psychologie im Sinne der wissenschaftlichen Fachdisziplin in den siebziger Jahren zur therapeutischen Leitwissenschaft aufstieg, erscheint auf den ersten Blick eine triviale Erkenntnis zu sein. Doch hatte die akademische Psychologie bis weit in die sechziger Jahre hinein kaum etwas mit Psychotherapie zu tun. Diese war bis dahin eine ärztliche Domäne, Lehrstühle für Klinische Psychologie waren eher spärlich gesät. Doch aufgrund der klinisch-therapeutischen Präferenzen einer großen Mehrheit der Psychologiestudenten, deren Zahl sich zwischen 1960 und 1980 ungefähr verzehnfachte, waren die Psychologischen Institute in den siebziger Jahren gezwungen, entsprechende Kapazitäten zu schaffen. Die von akademischen Fachvertretern häufig beklagte gesellschaftliche Fehlwahrnehmung der Psychologie als einer in erster Linie auf therapeutische Zwecke ausgerichteten Wissenschaft wirkte insofern als selbsterfüllende Prophezeiung. Die Expansion der Klinischen Psychologie entsprach gleichzeitig der Nachfrage auf dem Arbeitsmarkt, die bis zum Ende des Jahrzehnts maßgeblich vom verstärkten Ausbau psychosozialer Beratungsstellen in hauptsächlich staatlicher, aber auch kirchlicher Trägerschaft bestimmt wurde. Die beratende Tätigkeit Klinischer Psychologen wurde dadurch in den siebziger Jahren zum zentralen Professionalisierungsfeld der angewandten Psychologie. Aufgrund der Tatsache, dass Beratung und Therapie hierbei fließend ineinander übergingen, erbrachten faktisch bereits zu dieser Zeit mehr Psychologen als Ärzte psychotherapeutische Dienstleistungen, wohingegen die vollständige gesundheitsrechtliche Gleichstellung von psychologischen Psychotherapeuten mit ihren ärztlichen Kollegen erst 1999 erfolgte.

Die Therapeutisierung der Psychologie ›von unten‹ und der Ausbau der psychosozialen Beratung standen ganz im Zeichen progressiver, auf Humanisierung und Demokratisierung abzielender Reformbestrebungen. Die Politisierung des Subjektiven, der für die Popularisierung des Psychowissens entscheidende Bedeutung zukam, hatte sich bereits in den sechziger Jahren deutlich abgezeichnet, allerdings weniger hinsichtlich der (akademischen) Psychologie als vielmehr in der gesellschaftlichen Rezeption der Psychoanalyse. Im Kontext der sich intensivierenden Auseinandersetzung mit dem Nationalsozialismus und seinen mentalen Folgelasten erwarb sie den Nimbus einer demokratisierend wirkenden Aufklärungswissenschaft, am prominentesten verkörpert durch Alexander Mitscherlich. Eine radikalisierte Version psychoanalytisch grundierter Gesellschaftskritik hielt dann mit der Wiederentdeckung freudomarxistischer Theorien der Zwischenkriegszeit durch Neue Linke und Studentenbewegung Einzug. Der Freudomarxismus erlaubte es, eine explanatorische Verbindung zwischen den zu bekämpfenden kapitalistischen Herrschaftsstrukturen und zahlreichen Formen individuellen psychischen Leids und Unbehagens herzustellen, wodurch die Selbstbefreiung qua therapeutischer Selbstbefassung zur politischen Handlung werden konnte.

Als Erstes von den antiautoritären Kommunen öffentlichkeitswirksam exerziert, wurden als emanzipatorisch deklarierte gruppentherapeutische Praktiken zum festen Bestandteil der linksalternativen Subjektkultur der siebziger Jahre. Sie fungierten nun auch als Verarbeitungsmodus biographischer Brüche und enttäuschter Revolutionserwartungen und überführten diese in ein Projekt langfristiger therapeutischer Selbsttransformation, die – so jedenfalls weiterhin der politisch legitimierende Anspruch – letztlich auch zur gesellschaftlichen Veränderung beitragen sollte. Die therapeutischen Experimente konnten leicht den Charakter eines Zwangsrituals annehmen und hatten mitunter verheerende psychische Folgen für ihre Teilnehmer. Doch sie eröffneten zugleich durchaus neuartige, als befreiend empfundene sozioemotionale Erfahrungsmöglichkeiten, woraus sich nicht zuletzt ihre anhaltende Attraktion erklärt. Doch die aus den hochgesteckten, aber stets diffus bleibenden Emanzipationsverheißungen resultierenden neuerlichen Enttäuschungen speisten zugleich eine Überbietungsdynamik hin zu immer neuen, radikaleren therapeutischen Praktiken. Diese Dynamik beruhte jedoch auch auf einer allgemeinen Eigenschaft des therapeutischen Diskurses. Dessen heterogene Vielgestaltigkeit erlaubte es, jedes Problem, das durch eine bestimmte Therapeutik nicht lösbar schien oder durch sie überhaupt erst hervorgebracht wurde, als geeigneten Gegenstand einer jeweils anderen Form therapeutischer Zuwendung zu definieren. Dabei wurde im Laufe der siebziger Jahre die Psychoanalyse von der Humanistischen Psychologie als neuer Leitwissenschaft des Therapiebooms abgelöst. Darin spiegelte sich zum einen eine Entintellektualisierung und Emotionalisierung des Protestmilieus, zum anderen aber auch eine allgemeine gesellschaftliche Aufwertung von Emotionalität als zentralem Gegenstand des neuen Selbstentfaltungsdiskurses.

Ein weiterer entscheidender Faktor bei der Generalisierung therapeutischer Selbstführung im Psychoboom war die ambivalente diskursive Entgrenzung zwischen psychischer Gesundheit und Krankheit, die in verschiedenen Zusammenhängen zu beobachten war. Im Rahmen von Psychiatriekritik und Psychiatriereform stellte sie ein wichtiges Argument für die Entstigmatisierung und humanere Behandlung psychisch Kranker dar. Wie auch im gesundheitspolitisch verstärkt geförderten Ausbau der psychotherapeutischen und psychosozialen Versorgung spiegelte sich darin eine gesellschaftliche Sensibilisierung gegenüber psychischem Leid wie allgemein eine Aufwertung sozialen Engagements wider, die das Klischee von einer bloß egozentrischen, psychologisch legitimierten neuen Selbsbezüglichkeit korrigiert. Gleichzeitig jedoch führte die damit einhergehende Absenkung der Pathologisierungsschwelle zu einer immer weiteren Ausdehnung des psychowissenschaftlichen Betreuungs- und Kontrollanspruchs. Die Umdeutung psychischer »Normalität« zur pathologischen Erscheinungsform der repressiven gesellschaftlichen Verhältnisse war auch ein wesentliches Element antiautoritärer Subjektpolitik und Selbstpathologisierung um und nach 1968. Die emanzipatorische therapeutische Selbstermächtigung im linken Milieu war zwar dezidiert gegen expertokratische Bevormundung und systemgerechte Zurichtung durch die psychowissenschaftlichen Professionen gerichtet, sie war jedoch zugleich auf das von diesen hervorgebrachte therapeutische Wissen angewiesen und trug wesentlich zu dessen Verbreitung bei. Umgekehrt fanden die psychopolitischen Anliegen der Studentenbewegung in entradikalisierter Form schnell Eingang in Diskurs und Praxis der therapeutisch-pädagogischen Professionen, deren schnelles Wachstum eben auch auf diese Motivlage zurückzuführen war.

Der Aufstieg der Humanistischen Psychologie seit den frühen siebziger Jahren schließlich führte nicht nur zu einer Emotionalisierung der Psychopraktiken, sondern läutete auch die letzte Stufe der therapeutischen Entgrenzung ein. Die Humanistische Psychologie, die in den Vereinigten Staaten bereits ein Jahrzehnt zuvor eine enge ideologische und praktische Koalition mit der *counter culture* eingegangen war, ersetzte die Heilung von psychischen Störungen und Erkrankungen als therapeutischem Ziel durch »Selbstentfaltung«, »persönliches Wachstum« und die Aktivierung brachliegender »innerer Potentiale«. Damit wurde die therapeutische Selbstzuwendung als allgemeingültige Norm und letztlich unabschließbares Lebensprojekt definiert und zugleich der Weg für psychologisch orientierte neoliberale Selbstoptimierungspraktiken wie das Coaching geebnet. Die Geschichte des Psychobooms ist damit Teil der subjektivierungsgeschichtlichen Genealogie des »neuen Geistes des Kapitalismus«;[1] auch in ihr lässt sich eine produktive Anverwandlung gegenkultureller Kapitalismuskritik und der daraus abgeleiteten Praktiken durch die kapitalistischen Institutionen selbst erkennen. Eine solche Entwicklungstendenz war von linken Kritikern des Psychobooms von Beginn an diagnostiziert worden, doch äußerte sich in dieser Kritik immer auch eine theoretische wie praktische Ratlosigkeit angesichts der paradoxen Tatsache, dass gerade die linksalternativen und progressiven Milieus zu den treibenden Kräften des neoliberalen Selbstoptimierungspostulats *avant la lettre* zählten.

Tatsächlich öffnete sich abgesehen von einigen Großunternehmen gerade die Wirtschaft vergleichsweise langsam – verstärkt erst seit den späten siebziger Jahren – für psychologisch ausgebildete Personalexperten und für die neuen psychologischen Selbsttechnologien wie die Gruppendynamik. Komplementär hierzu zeichnete sich auf Seiten der psychowissenschaftlichen Experten eine Wende von hochgesteckten Emanzipations- und Demokratisierungsversprechen hin zum nüchternen professionellen Pragmatismus ab. Das entsprach dem Druck sich verschlechternder Aussichten auf dem Arbeitsmarkt wie auch der Entpolitisierung der therapeutischen Nachfragestruktur im Übergang zu den achtziger Jahren. In dieser Zeit begann zudem die Entmischung von professioneller Psychotherapie, die zunehmend in das öffentliche Gesundheitssystem integriert und dementsprechend regulativ eingehegt wurde, und dem freien Markt einer therapeutisch-esoterischen Subkultur. Letztere wiederum lässt sich als Keimzelle der inzwischen selbst in hohem Maße professionalisierten und zunehmend in das Gesundheitssystem integrierten »Wellness«-Industrie ansehen. Zusammenfassend lässt sich sagen, dass der Therapeutisierungsprozess in den siebziger Jahren entscheidend durch die Politisierung des Psychowissens vorangetrieben wurde, während seit dem Ausgang des Jahrzehnts umgekehrt die Entpolitisierung des therapeutischen Feldes zur Bedingung seiner weiteren Ausdehnung wurde.

Fragt man nach den Schlussfolgerungen, die sich aus der Untersuchung des Psychobooms hinsichtlich der historischen Deutung der siebziger Jahre ergeben, so tritt zunächst einmal der Zäsurcharakter von »1968« als Mobilisierungsmoment entgegen dem jüngeren Forschungstrend, bei dem die öko-

1 Boltanski / Chiapello, Der neue Geist des Kapitalismus.

nomischen Umbrüche »nach dem Boom« (Anselm Doering-Manteuffel/ Lutz Raphael) seit den mittleren siebziger Jahren im Mittelpunkt stehen, wieder deutlicher hervor.[2] Die wesentlichen diskursiven Parameter des therapeutischen Jahrzehnts wurden in den späten sechziger Jahren mit der psychologisierten Gesellschaftskritik der antiautoritären Bewegung festgelegt. Dies gilt nicht nur für die Utopie eines therapeutisch befreiten Selbst, sondern auch für die sich in den Begriffen der Repression und Entfremdung artikulierende krisenhafte Verunsicherung, die das negative Gegenbild subjektiver Emanzipationsbestrebungen darstellte. Die Überwindung ubiquitärer »Angst« und »Isolation« war ein zentraler Topos im therapeutischen Diskurs, und die »Krise des Individuums« (Horst-Eberhard Richter) wurde schon vor 1973/74 ausgerufen, als die erste Ölkrise den Anfang vom Ende des wirtschaftlichen Nachkriegsbooms und damit einen langfristigen sozioökonomischen Strukturwandel einleitete. Die daraus mit Verzögerung resultierende Verlangsamung sozialstaatlicher Expansion wirkte sich gegen Ende des Jahrzehnts aber auch auf die psychotherapeutischen und psychosozialen Professionen aus. Deren sich verschlechternde Berufsaussichten forcierten im Verbund mit ihrer gleichzeitig voranschreitenden Systemintegration und der zunehmenden Erschöpfung gesellschaftspolitischer Ambitionen die Entpolitisierung des psychowissenschaftlichen Feldes. Die kulturellen Veränderungen, die den Psychoboom trugen und deren Ausdruck er war, wurden mithin im Übergang von den siebziger zu den achtziger Jahren unter dem Eindruck wirtschaftlicher und politischer Umbrüche modifiziert und neu kontextualisiert.

Im Allgemeinen bestätigt die Untersuchung des Psychobooms das Bild der siebziger Jahre als unübersichtliche Umbruchzeit. Die gesellschaftliche Reform- und Aufbruchstimmung der ausgehenden sechziger Jahre wirkte weiter, wurde jedoch zusehends von neuen Verunsicherungen und Krisenwahrnehmungen überlagert. Diese widersprüchlichen Tendenzen lassen sich auch für die Subjektivierungsgeschichte aufzeigen. Das linksalternative Milieu etwa hatte mit der fortschreitenden Desillusionierung der hochgesteckten gesellschaftspolitischen Vorstellungen der 68er-Jahre zu kämpfen. Doch möglicherweise verstärkte gerade das Gefühl, sich in der politischen Defensive zu befinden, auch seine Binnenkohäsion und jugendkulturelle Anziehungskraft. Jedenfalls begünstigte es die experimentelle Erprobung neuartiger Lebensstilpraktiken und Subjektivierungsweisen und damit auch den Therapeutisierungsprozess, in dem der psychopolitische Impetus von »1968« fortwirkte. Ein weiteres Beispiel wäre die Politisierung des Subjektiven im Modus der »Betroffenheit«, die im Übergang zu den achtziger Jahren zum Schibboleth der Umwelt- und Friedensbewegung wurde; auch hier zeigte

2 Siehe die Ausführungen zum Forschungsstand in der Einleitung, S. 20f.

sich die eigentümliche Verbindung aus – bis ins Apokalyptische gesteigertem – Krisendiskurs und partizipatorischem Optimismus.

Wie Frank Bösch argumentiert hat, erscheinen die unter den Schlagworten der Pluralisierung und Individualisierung verhandelten gesellschaftlichen Veränderungen der siebziger Jahre differenzierter und weniger dramatisch, wenn sie in die sozialstatistische Langzeitentwicklung des 20. Jahrhunderts eingebettet werden.[3] Der Befund der vorliegenden Arbeit, dass es sich beim Psychoboom um ein durchaus neuartiges und tiefgreifendes Geschehen gehandelt hat, muss insofern konkretisiert werden. Erstens zählte die soziale Trägerschicht des Psychobooms zu einer (wachsenden) Bevölkerungsminderheit, die – bedingt durch die Bildungsexpansion, die Aufbrüche der 68er-Jahre und das rasante Wachstum der sich zugleich verwissenschaftlichenden sozialen Dienstleistungsberufe – tatsächlich von einer gesteigerten sozialen Mobilität und kulturellen Neuorientierungen geprägt war. Zweitens beruht, wie in der Einleitung ausgeführt, die Charakterisierung der siebziger Jahre als therapeutisches Jahrzehnt auf der spezifischen Konstellation aus politischer Verheißung und experimenteller Ausdifferenzierung, die das therapeutische Feld in dieser Zeit kennzeichnete und seine rasante Ausweitung bedingte. Die gesellschaftliche Durchdringung mit Psychowissen nahm in den nachfolgenden Jahrzehnten weiter zu, doch die entscheidenden Weichenstellungen hierfür fanden – wenn auch auf vergleichsweise schmaler sozialer Basis – in den späten sechziger und siebziger Jahren statt.

Im betreffenden Diskurs fanden dabei auch die bereits zeitgenössisch als »Wertewandel« interpretierten, auf »Selbstentfaltung« abzielenden normativen Umorientierungen einen expliziten programmatischen Niederschlag. Der zugleich normative wie analytische Gebrauch der Wertewandelsbegrifflichkeit, der als Effekt einer verallgemeinerten Selbstdeutung des akademischen Milieus erklärbar ist, ist hinsichtlich ihrer weitergehenden Historisierung ebenso zu berücksichtigen wie die Frage nach dem angesprochenen Wandel ihrer sozioökonomischen und kulturellen Kontextualisierung sowie ihrer praktischen Umsetzung. Mit anderen Worten: Das Bestreben, sich selbst zu verwirklichen, konnte in den siebziger Jahren etwas anderes bedeuten als in den achtziger oder neunziger Jahren. Es ist jedoch grundsätzlich festzuhalten, dass der Aufstieg von »Selbstentfaltungswerten« (Helmut Klages) zwar mit einer gewissen Pluralisierung von Lebensstilen einherging, aber keineswegs zum Verschwinden sozialer Schicht- und Milieubindungen oder zum allgemeinen Verlust moralischer Normen geführt hat.[4]

3 Frank Bösch, Grenzen der Individualisierung. Soziale Einpassungen und Pluralisierungen in den 1970/80er Jahren, in: Großbölting u. a., Moderne, S. 123-140.

4 Vgl. neben Bösch, Grenzen der Individualisierung, auch Detlef Siegfried, Ist jeder seines Glückes Schmied? Die Historisierung des Individualisierungsparadigmas, in: Großbölting u. a., Moderne, S. 111-122.

In subjektivierungsgeschichtlicher Perspektive wird deutlich, dass auch die Auswirkungen des Psychobooms nicht als »Entnormativierung« von Selbst- und Sozialverhältnissen verstanden werden können.[5] Vielmehr wurde in ihm ein neues und nicht minder normatives Subjektideal konfiguriert. In seinem Mittelpunkt stand die Aufforderung zur emotionalen Selbstreflexion und kommunikativen Öffnung sowie zur kontinuierlichen Arbeit am Selbst unter dem spannungsreichen Anspruch, ein Höchstmaß sowohl an individueller »Authentizität« und Eigenverantwortung als auch an kreativer Selbstgestaltung und flexibler sozialer Anpassungsfähigkeit auszubilden. Wie erwähnt, sind solche widersprüchlichen Anforderungen charakteristisch für das psychologisch-psychotherapeutische Diskurs- und Praxisfeld, das zur Behebung der hieraus resultierenden Verunsicherungen immer wieder neue oder scheinbar neue Selbsttechnologien hervorgebracht hat. Der Psychoboom lässt sich dabei als ambivalente Form einer liberalisierten Verwissenschaftlichung des Selbst verstehen. Liberalisiert insofern, als die Aufforderung zur Inanspruchnahme von psychologischem Expertenwissen nicht auf direkte expertokratische Kontrolle abzielte, sondern sich gerade durch die Ablehnung autoritärer Disziplinierung auszeichnete und in erster Linie an das Eigeninteresse und die Bedürfnisse des Individuums appellierte.

Diese Norm gilt bis heute: Die Arbeit am Selbst kann zwar durch Therapeuten, Trainer, Berater und Coaches initiiert und begleitet werden. Sie muss jedoch grundsätzlich aus eigenem Antrieb geschehen, motiviert durch die gleichzeitige Einsicht in die Defizite und in die zu aktivierenden Potentiale der eigenen Subjektivität. Die emanzipatorischen Verheißungen der siebziger Jahre klingen dabei durchaus auch gegenwärtig noch nach. Sie sind jedoch weitgehend von den Vorstellungen therapeutisch hervorzubringender gesellschaftlicher Solidarität bereinigt; unter den sich verschärfenden Bedingungen der Marktgesellschaft geht die psychologisch angeleitete »Selbstverwirklichung« stattdessen fließend in die wettbewerbsorientierte Selbstoptimierung über. Und das vom ökonomisierten Selbstverwirklichungsregime erschöpfte Selbst muss dann wiederum therapeutisch aufgerichtet werden.[6]

5 Zur These von der Entnormativierung vgl. Andreas Rödder, Wertewandel und Postmoderne. Gesellschaft und Kultur in der Bundesrepublik Deutschland 1965-1990, Stuttgart 2004, S. 13, hier zitiert nach Bösch, Grenzen der Individualisierung, S. 124.

6 Ehrenberg, Das erschöpfte Selbst.

Dank

Bei vorliegendem Buch handelt es sich um eine leicht überarbeitete Fassung meiner Dissertation, die ich im April 2015 an der Philosophischen Fakultät der Georg-August-Universität Göttingen verteidigt habe. In wissenschaftlicher wie in persönlicher Hinsicht haben zahlreiche Menschen dazu beigetragen, dass ich meine Arbeit erfolgreich abschließen konnte; dass es länger gedauert hat als vorgesehen, liegt hingegen ganz allein in meiner Verantwortung.

Mein Doktorvater Bernd Weisbrod hat die Arbeit von der schwierigen Themenfindung bis zum Abschluss wohlwollend begleitet und immer wieder wertvolle Ratschläge erteilt. Seine Bedeutung als akademischer Lehrer geht jedoch weit über die Betreuung der Dissertation hinaus: Der Besuch der Weisbrod'schen Seminare und Kolloquien während meiner Göttinger Lehrjahre war eine intellektuelle Erfahrung, die mein wissenschaftliches Denken nachhaltig geprägt hat. Dirk Schumann hat als sein Lehrstuhlnachfolger nicht nur bereitwillig die Zweitbetreuung der Dissertation übernommen, sondern mir auch das weitere Auskommen als wissenschaftlicher Mitarbeiter am Zeitgeschichtlichen Arbeitskreis Niedersachsen ermöglicht und großzügigerweise aus dessen Budget einen Druckkostenzuschuss für die vorliegende Publikation gewährt. Margret Kraul, Petra Terhoeven und Tobias Weidner danke ich dafür, dass sie als weitere Mitglieder der Prüfungskommission fungiert und mit dafür gesorgt haben, dass die Disputation meiner anfänglichen Nervosität zum Trotz einen sehr positiven Verlauf genommen hat.

Während der Promotionszeit bekam ich die Gelegenheit, mich an der Herausgabe zweier Sammelbände zum Themenbereich meines Forschungsprojekts zu beteiligen. Dies hat zwar nicht unbedingt zur schnelleren Fertigstellung der Dissertation beigetragen, doch hat sie vor allem in analytischer Hinsicht ungemein von den Diskussionen profitiert, die ich mit meinen Mitherausgebern Sabine Maasen, Pascal Eitler und Jens Elberfeld sowie Uffa Jensen führen durfte. Letzterer hat mich außerdem an seinem umfangreichen Wissen zur Geschichte der Psychoanalyse teilhaben lassen. Darüber hinaus hatte ich das Glück, dass der Umgang unter den Mitarbeiterinnen und Mitarbeitern, Doktorandinnen und Doktoranden am Göttinger Lehrstuhl für Neuere und Neueste Geschichte, denen hiermit kollektiv gedankt sei, ausnahmslos von Freundschaftlichkeit und anregendem fachlichen Austausch bestimmt war. Hannah Ahlheim und mein langjähriger Büromitbewohner (nun auch: Dr.) Sascha Schießl haben zudem Teile meiner Dissertation gelesen und kommentiert. Großer Dank gebührt ebenso Jan Gertken, der mir mit unerschöpflicher geistiger Energie und Neugier in einer mehrtägigen Marathonsitzung bei der Endüberarbeitung der gesamten Arbeit beigestanden hat. Den Mitarbeiterinnen und Mitarbeitern der von mir besuchten Archive danke ich für die durchgehend freundliche und hilfsbereite Aufnahme, Ursula Kömen vom Wallstein Verlag für die kompetente und unkomplizierte verlegerische Betreuung. Mögen diejenigen, die zu nennen ich vergessen haben sollte, es mir nachsehen.

Nicht allein in den Jahren als Doktorand, sondern seitdem ich denken kann, haben mir meine Eltern Soon Bock und Peter Tändler ihr Vertrauen und ihre vorbehaltlose Unterstützung zuteilwerden lassen. Ich kann mich glücklich schätzen, ihr Sohn zu sein. Meine Frau Lara hat mich durch alle Höhen und Tiefen meiner langen Promotionszeit begleitet und mir den Halt gegeben, alles bis zum erfolgreichen Abschluss durchzustehen. Doch das ist nur ein kleiner Teil dessen, wofür ich ihr dankbar bin. Seit bald anderthalb Jahrzehnten teilen wir nun unser Leben; ich kann mir nicht mehr vorstellen, wie es anders sein könnte.

Göttingen / Jena, Juni 2016

Maik Tändler

Abkürzungsverzeichnis

AÄGP	Allgemeine Ärztliche Gesellschaft für Psychotherapie
APA	American Psychiatric Association
APA	American Psychological Association
BDP	Berufsverband Deutscher Psychologen
DAP	Deutsche Akademie für Psychoanalyse
DGG	Deutsche Gruppenpsychotherapeutische Gesellschaft
DPG	Deutsche Psychoanalytische Gesellschaft
DPV	Deutsche Psychoanalytische Vereinigung
DGfPs	Deutsche Gesellschaft für Psychologie
DGPPT	Deutsche Gesellschaft für Psychotherapie, Psychosomatik und Tiefenpsychologie
DGPT	Deutsche Gesellschaft für Psychotherapie und Tiefenpsychologie
DTA	Deutsches Tagebucharchiv Emmendingen
HHStAW	Hessisches Hauptstaatsarchiv Wiesbaden
HLZ	Hessische Landeszentrale für politische Bildung
HILF	Hessisches Institut für Lehrerfortbildung
IfS	Institut für Sozialforschung
NTL	National Training Laboratories
PGFA	Psychologiegeschichtliches Forschungsarchiv Hagen
SDS	Sozialistischer Deutscher Studentenbund
SFI	Sigmund-Freud-Institut
SPK	Sozialistisches Patientenkollektiv

Quellen- und Literaturverzeichnis

Archive

Archiv »APO und soziale Bewegungen«, Universitätsarchiv der FU Berlin (APO-Archiv)
– *Div. Zeitschriften*

Archiv Soziale Bewegungen in Baden, Freiburg (ASB)
– *Div. Zeitschriften, Broschüren, Flugblätter (21.5 Psycho)*

Deutsches Tagebucharchiv, Emmendingen (DTA)
– *Signatur 1495/I,1-I,4 (Tagebücher Bärbel H., 1969-1979)*

Hessisches Hauptstaatsarchiv Wiesbaden (HHStAW)
– *Abt. 504 (Hessisches Kultusministerium)*
– *Abt. 546 (Hessische Landeszentrale für politische Bildung)*

Psychologiegeschichtliches Forschungsarchiv Hagen (PGFA)
– *Schenkung Ulfried Geuter*

Periodika

Analysen. Zeitschrift zur Wissenschafts- und Berufspraxis
Carlo Sponti
Das Argument
Der Spiegel
Die Zeit
Diskus
Dynamische Psychiatrie
Eingriffe. Unbeliebte Nachrichten für Berliner Krankenhäuser
Gruppendynamik
Gruppenpsychotherapie und Gruppendynamik
Konkret
Kursbuch
Linkeck
Politikon
Praxis der Psychotherapie
Psyche
Psychologie heute
Psychologische Rundschau
Wissenschaft und Praxis in Kirche und Gesellschaft

Filme

Psycho Treff – Auf dem Weg zueinander, Autoren: Anne-Marie Tausch/Reinhard Tausch, D: Südwestfunk, Baden-Baden 1977, Fassung: DVD-Video, IWF Göttingen 2008 (zuerst 1979), 170 Min.

Publizierte Quellen und Forschungsliteratur

AAO Pro & Contra. Kritische Stellungnahmen zur AAO, Nürnberg 1977.

Abelshauser, Werner: Deutsche Wirtschaftsgeschichte seit 1945, München 2004.

Adorno, Theodor W. / Frenkel-Brunswik, Else / Levinson, Daniel J. / Sanford, R. Nevitt: The Authoritarian Personality, New York 1950.

Adorno, Theodor W.: Minima Moralia. Reflexionen aus dem beschädigten Leben, Frankfurt am Main 2003 (zuerst 1951).

Adorno, Theodor W.: Was bedeutet: Aufarbeitung der Vergangenheit (1959), in: ders., Erziehung zur Mündigkeit. Vorträge und Gespräche mit Hellmut Becker 1959-1969, Frankfurt am Main 1971, S. 10-28.

Adorno, Theodor W.: Sexualtabus und Recht heute, in: ders., Eingriffe. Neun kritische Modelle, Fankfurt / Main 1963, S. 99-124.

Adorno, Theodor W.: Erziehung nach Auschwitz (1967), in: ders., Erziehung zur Mündigkeit. Vorträge und Gespräche mit Hellmut Becker 1959-1969, Frankfurt am Main 1971, S. 88-104.

Adorno, Theodor W.: Erziehung zur Mündigkeit (1969), in: ders., Erziehung zur Mündigkeit. Vorträge und Gespräche mit Hellmut Becker 1959-1969, Frankfurt am Main 1971, S. 133-147.

Adorno, Theodor W.: Studien zum autoritären Charakter. Übersetzt von Milli Weinbrenner, Frankfurt am Main 1973.

Albrecht, Clemens / Behrmann, Günter C. / Bock, Michael / Homann, Harald / Tenbruck, Friedrich H.: Die intellektuelle Gründung der Bundesrepublik. Eine Wirkungsgeschichte der Frankfurter Schule, Frankfurt am Main / New York 1999.

Albrecht, Clemens: Die Wendung ins Subjekt. Gesellschaftsanalyse und Psychotherapie, in: Acham, Karl / Nörr, Knut W. / Schefold, Bertram (Hg.): Der Geltungsanspruch der Wissenschaft. Aufbruch und Ernüchterung in den Rechts-, Sozial- und Wirtschaftswissenschaften von den 1960er zu den 1980er Jahren, Stuttgart 2006, S. 577-591.

Altenberg, Toni Elisabeth: Mein Leben in der Mühlkommune. Freie Sexualität und kollektiver Gehorsam, Wien 1998.

Aly, Götz: Unser Kampf. 1968 – ein irritierter Blick zurück, Frankfurt am Main 2008.

Ammon, Gisela: Beobachtungen über einen psychoanalytischen Kindergarten. Zum Problem der Frustrationsregulation, Berlin 1970.

Ammon, Günter: Psychoanalytische Gruppentherapie. Indikation und Prozeß, Berlin 1969.

Ammon, Günter: Psychoanalyse und Gruppenpsychotherapie: Anpassung oder Emanzipation? Vortrag gehalten am 10.7.1969 im Audi Max der FU Berlin, Berlin 1969.

Ammon, Günter: Von der spätbürgerlichen Psychoanalyse zur Emanzipation in der Gruppe, Berlin 1970.

Ammon, Günter (Hg.): Gruppendynamik der Kreativität, Berlin 1972.

Ammon, Günter: Gruppendynamik der Aggression. Beiträge zur psychoanalytischen Theorie, München 1973.

Anselm, Sigrun: Zwischen Existentialismus und Marxismus: Psychoanalyse und Studentenbewegung in Berlin, in: Luzifer-Amor 14 (2001), Heft 28, S. 7-49.

Antons, Klaus / Keller, Sylvia: Gruppendynamik im Sozialwesen, in: Heigl-Evers, Annelise / Streeck, Ulrich (Hg.): Die Psychologie des 20. Jahrhunderts, Bd. VIII: Lewin und die Folgen. Sozialpsychologie, Gruppendynamik, Gruppentherapie, Zürich 1979, S. 682-686.

Arbeitsgruppe 2: Allgemeines zum Verhältnis von persönlicher Emanzipation und politischer Praxis, in: Harrer, Harald / Funke, Heinz / Duhm, Dieter (Hg.): Frankfurter Seminar April 1973: Politische Arbeit & Emanzipation. Aufsätze und Protokolle einer Tagungsreihe, Köln 1974, S. 20-22.

Arbeitsgruppe 5: Hochschulpolitik, in: Harrer, Harald / Funke, Heinz / Duhm, Dieter (Hg.): Frankfurter Seminar April 1973: Politische Arbeit & Emanzipation. Aufsätze und Protokolle einer Tagungsreihe, Köln 1974, S. 57-59.

Arbeitskreis Assessment-Center / Deutsche Vereinigung zur Förderung der Weiterbildung von Führungskräften (Wuppertaler Kreis) e.V. (Hg.): Dokumentation zum ersten Kongress Assessment-Center, 1. und 2. Oktober 1979 in Köln, o. O. und o. J.

Argelander, Hermann (Hg.): Konkrete Seelsorge. Balintgruppen mit Theologen im Sigmund-Freud-Institut Frankfurt / M., Stuttgart 1973.

Ash, Mitchell G.: Die experimentelle Psychologie an den deutschsprachigen Universitäten von der Wilhelminischen Zeit bis zum Nationalsozialismus, in: ders. / Geuter, Ulfried (Hg.): Geschichte der deutschen Psychologie im 20. Jahrhundert, Opladen 1985, S. 45-82.

Ash, Mitchell G. / Geuter, Ulfried (Hg.): Geschichte der deutschen Psychologie im 20. Jahrhundert, Opladen 1985.

Ash, Mitchell G. / Woodward, William R. (Hg.): Psychology in Twentieth-Century Thought and Society, Cambridge 1987.

Ash, Mitchell G.: Psychology and Politics in Interwar Vienna: The Vienna Psychological Institute, 1922-1942, in: ders. / Woodward, William R. (Hg.): Psychology in Twentieth-Century Thought and Society, Cambridge 1987, S. 143-164.

Ash, Mitchell G.: Gestalt Psychology in German Culture, 1890-1967. Holism and the Quest for Objectivity, Cambridge 1998.

Ash, Mitchell G.: Psychologie, in: Hausmann, Frank-Rutger (Hg.): Die Rolle der Geisteswissenschaften im Dritten Reich 1933-1945, München 2002, S. 229-264.

Ash, Mitchell G. / Sturm, Thomas (Hg.): Die Psychologie in praktischen Kontexten, Göttingen 2004 (Themenheft der Zeitschrift für Psychologie 212).

Aumann, Philipp: Mode und Methode. Die Kybernetik in der Bundesrepublik Deutschland, Göttingen 2009.

Aust, Stefan: Der Baader-Meinhof-Komplex. Erweiterte und aktualisierte Ausgabe, Hamburg 2005.

Axel Springer Verlag: Qualitative Analyse der BILD-Zeitung, Hamburg 1966.

Baader, Meike Sophia (Hg.): »Seid realistisch, verlangt das Unmögliche!« Wie 1968 die Pädagogik bewegte, Weinheim / Basel 2008.

Baader, Meike Sophia: 1968 und die Erziehung, in: Schaffrik, Tobias / Wienges, Sebastian (Hg.): 68er-Spätlese – Was bleibt von 68? Münster 2008, S. 58-77.

Baader, Meike Sophia / Hermann, Ulrich (Hg.): 68 – engagierte Jugend und Kritische Pädagogik. Impulse und Folgen eines kulturellen Umbruchs in der Geschichte der Bundesrepublik, Weinheim / München 2011.

Bach, George R. / Molter, Haja: Psychoboom. Wege und Abwege moderner Therapie, Reinbek bei Hamburg 1979 [zuerst Düsseldorf u. Köln 1976].

Bacia, Hubert: Die psychotherapeutische Beratungsstelle – Beratungsstelle für Intimfragen an der Freien Universität Berlin, Berlin 1968.

Barner, Wilfried (Hg.): Geschichte der deutschen Literatur von 1945 bis zur Gegenwart, 2. erweiterte Aufl., München 2006.

Bass, Gislinde: Therapiebeginn: Mai 1968, in: Kreiler, Kurt / Reinhardt, Claudia / Sloterdijk, Peter (Hg.): In irrer Gesellschaft. Verständigungstexte über Psychotherapie und Psychiatrie, Frankfurt am Main 1980, S. 182-192.

Bauer, Fritz / Bürger-Prinz, Hans / Giese, Hans / Jäger, Herbert (Hg.): Sexualität und Verbrechen. Beiträge zur Strafrechtsreform, Frankfurt am Main 1963.

Bauer, Manfred: Reform als soziale Bewegung: Der »Mannheimer Kreis« und die Gründung der »Deutschen Gesellschaft für Soziale Psychiatrie«, in: Kersting, Franz-Werner (Hg.): Psychiatriereform als Gesellschaftsreform. Die Hypothek des Nationalsozialismus und der Aufbruch der sechziger Jahre, Paderborn u. a. 2003, S. 155-163.

Baumann, [Michael] Bommi: Von der K I zur Wielandkommune, in: Schülein, Johann August (Hg.): Kommunen und Wohngemeinschaften: Der Familie entkommen? Eine Textsammlung, 2. Aufl., Gießen 1979, S. 55-65.

Baumann, Cordia / Gehrig, Sebastian / Büchse, Nicolas (Hg.): Linksalternative Milieus und Neue Soziale Bewegungen in den 1970er Jahren, Heidelberg 2011.

Becker, Vera: Die Primadonnen der Psychotherapie. Interviews mit berühmten Therapeuten, Paderborn 1989.

Becker, Wilhard / Gudjons, Herbert / Koller, Dieter: Christen nehmen Stellung: Gruppendynamik. Eine Orientierungshilfe in der aktuellen Auseinandersetzung, Kassel 1974.

Becker, Wilhard: Dynamik der Gruppe *und* Dynamik des Heiligen Geistes, in: ders. / Gudjons, Herbert / Koller, Dieter: Christen nehmen Stellung: Gruppendynamik. Eine Orientierungshilfe in der aktuellen Auseinandersetzung, Kassel 1974, S. 70-82.

Belardi, Nando: Supervision. Grundlagen, Techniken, Perspektiven, 3. Aufl., München 2009.

Belardi, Nando / Zuschlag, Christel: Der Lohnkonflikt im Bewußtsein von Arbeitern und Arbeiterinnen als Ansatzpunkt politischer Bildungsarbeit, Univ. Diss. Gießen 1973.

Benne, Kenneth D.: History of the T-Group in the Laboratory Setting, in: Bradford, Leland P. / Gibb, Jack R. / Benne, Kenneth D. (Hg.): T-Group Theory and Laboratory Method. Innovation in Re-Education, New York u. a., S. 80-135.

Berger, Falk: Zur »Biographie« einer Institution. Alexander Mitscherlich gründet das Sigmund-Freud-Institut, in: Plänkers, Tomas / Laier, Michael / Otto, Hans-Heinrich / Rothe, Hans-Joachim / Siefert, Helmut (Hg.): Psychoanalyse in Frankfurt am Main. Zerstörte Anfänge, Wiederannäherung, Entwicklungen, Tübingen 1996, S. 349-372.

Berger, Peter L.: Towards a Sociological Understanding of Psychoanalysis, in: Social Research 32 (1965), S. 26-41.

Berghoff, Hartmut: Zwischen Verdrängung und Aufarbeitung. Die bundesdeutsche Gesellschaft und ihre nationalsozialistische Vergangenheit in den Fünfziger Jahren, in: Geschichte in Wissenschaft und Unterricht 49 (1998), S. 96-114.

Bericht der Wohngemeinschaft aus Posemuckel, in: Schülein, Johann August (Hg.): Vor uns die Mühen der Ebenen. Alltagsprobleme und Perspektiven von Wohngemeinschaften, Gießen 1980, S. 31-58.

Berliner Gruppe: Rote Hilfe im psychotherapeutischen Bereich, in: Harrer, Harald / Funke, Heinz / Duhm, Dieter (Hg.): Frankfurter Seminar April 1973: Politische Arbeit & Emanzipation. Aufsätze und Protokolle einer Tagungsreihe, Köln 1974, S. 53-54.

Berne, Eric: Spiele der Erwachsenen. Psychologie der menschlichen Beziehungen, Reinbek bei Hamburg 1970.
Bernet, Brigitta: Der Coach, in: Frei, Alban / Mangold, Hannes (Hg.): Das Personal der Postmoderne. Inventur einer Epoche, Bielefeld 2015, S. 105-120.
Bernfeld, Siegfried: Antiautoritäre Erziehung und Psychoanalyse. Ausgewählte Schriften, 3 Bde., Darmstadt 1969-1970.
Bieling, Rainer: Die Tränen der Revolution. Die 68er zwanzig Jahre danach, Berlin 1988.
Biess, Frank: Die Sensibilisierung des Subjekts: Angst und »Neue Subjektivität« in den 1970er Jahren, in: WerkstattGeschichte Nr. 49, 2008, S. 51-71.
Biess, Frank: Forum: History of Emotions, in: German History 28 (2010), S. 67-80.
Bilstein, Johannes: Die Wieder-Entdeckung der Psychoanalyse, in: Baader, Meike Sophia (Hg.): »Seid realistisch, verlangt das Unmögliche!« Wie 1968 die Pädagogik bewegte, Weinheim / Basel 2008, S. 212-226.
Bion, Wilfred R.: Erfahrungen in Gruppen und andere Schriften, Stuttgart 1971.
Blasius, Dirk: »Einfache Seelenzerstörung«. Geschichte der deutschen Psychiatrie 1800-1945, Frankfurt am Main 1945.
Blau, Manfred: Reiner Horror, aber ganz interessant!, in: Schülein, Johann August (Hg.): Vor uns die Mühen der Ebenen. Alltagsprobleme und Perspektiven von Wohngemeinschaften, Gießen 1980, S. 79-88.
Blechschmidt, Aike: Organisationsprobleme und AA-Organisation, in: AAO Pro & Contra. Kritische Stellungnahmen zur AAO, Nürnberg 1977, S. 11-15.
Bock, Gisela: Zwangssterilisation im Nationalsozialismus. Studien zur Rassenpolitik und Frauenpolitik, Opladen 1986.
Böckelmann, Frank (Hg): Befreiung des Alltags. Modelle eines Zusammenlebens ohne Leistungsdruck, Frustration und Angst, München 1970.
Böckelmann, Frank: Die schlechte Aufhebung der autoritären Persönlichkeit, München 1971.
Böckelmann, Frank / Nagel, Herbert (Hg.): Subversive Aktion. Der Sinn der Organisation ist ihr Scheitern, Frankfurt am Main 1976.
Böllinger, Lorenz / Osborg, Eckart: Psychoanalytische Gruppendynamik im Jurastudium. Gefühlsbezogene Hochschuldidaktik: ein Projektbericht, Hamburg 1977.
Bösch, Frank: Macht und Machtverlust. Die Geschichte der CDU, München 2002.
Bösch, Frank: Die Krise als Chance. Die Neuformierung der Christdemokraten in den siebziger Jahren, in: Jarausch, Konrad H. (Hg.): Das Ende der Zuversicht? Die siebziger Jahre als Geschichte, Göttingen 2008, S. 296-309.
Boltanski, Luc / Chiapello, Ève: Der neue Geist des Kapitalismus, Konstanz 2006.
Bopp, Jörg: Antipsychiatrie. Theorien, Therapien, Politik, Frankfurt am Main 1980.
Bradford, Leland P. / Gibb, Jack R. / Benne, Kenneth D. (Hg.): T-Group Theory and Laboratory Method. Innovation in Re-Education, New York u. a. 1964.
Bradford, Leland P.: Membership and the Learning Process, in: ders. / Gibb, Jack R. / Benne, Kenneth D. (Hg.): T-Group Theory and Laboratory Method. Innovation in Re-Education, New York u. a. 1964, S. 190-215.
Bradford, Leland P. / Gibb, Jack R. / Benne, Kenneth D. (Hg.): Gruppentraining. T-Gruppentheorie und Laboratoriumsmethode, Stuttgart 1972.
Braun, Gunther / Fuchs, Armin: Bericht der Arbeitsgruppe 1: Die Rolle des Assessment-Center im Rahmen der Personalentwicklung, in: Arbeitskreis Assessment-Center / Deutsche Vereinigung zur Förderung der Weiterbildung von Füh-

rungskräften (Wuppertaler Kreis) e.V. (Hg.), Dokumentation zum ersten Kongress Assessment-Center, 1. und 2. Oktober 1979 in Köln, o. O. und o. J., S. 79-85.

Braun, Hans: Helmut Schelskys Konzept der »nivellierten Mittelstandsgesellschaft« und die Bundesrepublik der 50er Jahre, in: Archiv für Sozialgeschichte 29 (1989), S. 199-223.

Brengelmann, J.[ohannes] C.: Psychologische Tests zur Messung von Führungsverhalten, in: Arbeitskreis Assessment-Center / Deutsche Vereinigung zur Förderung der Weiterbildung von Führungskräften (Wuppertaler Kreis) e.V. (Hg.), Dokumentation zum ersten Kongress Assessment-Center, 1. und 2. Oktober 1979 in Köln, o. O. und o. J., S. 55-76.

Brink, Cornelia: (Anti-)Psychiatrie und Politik. Über das Sozialistische Patientenkollektiv Heidelberg, in: Faber, Richard / Stölting, Erhard (Hg.): Die Phantasie an die Macht? 1968 – Versuch einer Bilanz, Berlin 2002, S. 125-156.

Brink, Cornelia: Zwangseinweisungen in die Psychiatrie, in: Herbert, Ulrich (Hg.): Wandlungsprozesse in Westdeutschland. Belastung, Integration, Liberalisierung 1945-1980, 2. Aufl., Göttingen 2003, S. 467-507.

Brink, Cornelia: Radikale Psychiatriekritik in der Bundesrepublik. Zum Sozialistischen Patientenkollektiv in Heidelberg, in: Kersting, Franz-Werner (Hg.): Psychiatriereform als Gesellschaftsreform. Die Hypothek des Nationalsozialismus und der Aufbruch der sechziger Jahre, Paderborn u. a. 2003, S. 165-179.

Brink, Cornelia: Grenzen der Anstalt. Psychiatrie und Gesellschaft in Deutschland 1860-1980, Göttingen 2010.

Brinkmann, Svend: Changing Psychologies in the Transition from Industrial Society to Consumer Society, in: History of the Human Sciences 21 (2008), Nr. 2, S. 85-110.

Brocher, Tobias: Gruppendynamik und Erwachsenenbildung. Zum Problem der Entwicklung von Konformismus oder Autonomie in Arbeitsgruppen, Braunschweig 1967.

Brocher, Tobias: Gruppendynamik in der Erwachsenenbildung, in: Heigl-Evers, Anneliese / Streeck, Ulrich (Hg.): Die Psychologie des 20. Jahrhunderts, Bd. VIII: Lewin und die Folgen. Sozialpsychologie, Gruppendynamik, Gruppentherapie, Zürich 1979, S. 703-709.

Brochhagen, Ulrich: Nach Nürnberg. Vergangenheitsbewältigung und Westintegration in der Ära Adenauer, Berlin 1999.

Bröckling, Ulrich: Das unternehmerische Selbst. Soziologie einer Subjektivierungsform, Frankfurt am Main 2007.

Bröckling, Ulrich: Regime des Selbst – Ein Forschungsprogramm, in: Bonacker, Thorsten / Reckwitz, Andreas (Hg.): Kulturen der Moderne. Soziologische Perspektiven der Gegenwart, Frankfurt am Main / New York 2007, S. 119-139.

Brückweh, Kerstin / Schumann, Dirk / Wetzell, Richard F. / Ziemann, Benjamin (Hg.): Engineering Society. The Role of the Human and Social Sciences in Modern Societies, 1880-1980, Basingstoke / New York 2012.

Brumlik, Micha: Fremdheit und Konflikt. Programmatische Überlegungen zu einer Kritik der verstehenden Vernunft in der Sozialpädagogik, in: Harmut M. Griese (Hg.), Bilanz und Kritik der Gastarbeiterforschung und Ausländerpädagogik, Opladen 1984, S. 21-31.

Brunner, José: Politik der Traumatisierung. Zur Geschichte des verletzbaren Individuums, in: WestEnd. Neue Zeitschrift für Sozialforschung, 2004, Nr. 1, S. 7-24.

Brunner, José / Zajde, Nathalie (Hg.): Holocaust und Trauma. Kritische Perspektiven zur Entstehung und Wirkung eines Paradigmas, Göttingen 2011.

Brunner, José: Die Politik des Traumas. Gewalterfahrung und psychisches Leid in den USA, in Deutschland und im Israel / Palästina-Konflikt, Frankfurt am Main 2014.

Bude, Heinz / Kohli, Martin (Hg.), Radikalisierte Aufklärung. Studentenbewegung und Soziologie in Berlin 1965 bis 1970, Weinheim / München 1989.

Bude, Heinz: Das Altern einer Generation. Die Jahrgänge 1938 bis 1948, Frankfurt am Main 1995.

Bühler, Charlotte: Einleitung: Der menschliche Lebenslauf als eine Ganzheit, in: dies. / Massarik, Fred (Hg.): Lebenslauf und Lebensziele. Studien in humanistisch-psychologischer Sicht, Stuttgart 1969, S. 1-8.

Bühler, Charlotte / Allen, Melanie: Einführung in die humanistische Psychologie, Stuttgart 1974.

Büschel, Hubertus: »Shrinking Psychohistory« – Psychoanalyse und Geschichtswissenschaft: Die USA und (West-)Deutschland, in: Habermas, Rebekka / von Mallinckrodt, Rebekka (Hg.): Interkultureller Transfer und nationaler Eigensinn. Europäische und anglo-amerikanische Positionen der Kulturwissenschaften, Göttingen 2004, S. 123-140.

Bugental, J.[ames] F. T.: The Third Force in Psychology, in: Journal of Humanistic Psychology 4 (1964), S. 19-26.

Bugental, James F. T.: The Humanistic Ethic – the Individual in Psychotherapy as a Societal Change Agent, in: Journal of Humanistic Psychology 11 (1971), S. 11-25.

Bundesanstalt für Arbeitsvermittlung und Arbeitslosenversicherung Nürnberg (Hg.): Blätter zur Berufskunde, Band 3, Berufe für Abiturienten: Psychologe, 3. Aufl., Bielefeld 1967.

Bundeszentrale für gesundheitliche Aufklärung (Hg.): Beratungsführer: psychosoziale Beratung, Ehe-, Familien- und Lebensberatung, Familienplanungsberatung, Sozialberatung, Schwangerschafts- und Schwangerschaftskonfliktberatung, Sexualberatung, Erziehungsberatung. Die Beratungsstellen in der Bundesrepublik Deutschland, ihre Träger, ihre Anschriften, hg. im Auftrag des Bundesministers für Jugend, Familie und Gesundheit, Bonn 1975.

Burnham, John C. (Hg.): After Freud Left. A Century of Psychoanalysis in America, Chicago 2012.

Capshew, James H.: Psychologists on the March. Science, Practice, and Professional Identity in America, 1929-1969, Cambridge 1999.

Carrette, Jeremy / King, Richard: Selling Spirituality. The Silent Takeover of Religion, London / New York 2005.

Castel, Françoise / Castel, Robert / Lovell, Anne: Psychiatrisierung des Alltags. Produktion und Vermarktung der Psychowaren in den USA, Frankfurt am Main 1982.

Cocks, Geoffrey: Psychotherapy in the Third Reich. The Göring Institute, 2nd ed., rev. and expanded, New Brunswick / London 1997.

Cohn, Ruth C.: Von der Psychoanalyse zur themenzentrierten Interaktion. Von der Behandlung einzelner zu einer Pädagogik für alle, Stuttgart 1975.

Corsini, Raymond J.: Handbuch der Psychotherapie, 2 Bde., Weinheim / Basel 1983.

Cramer, Manfred: Zum Problem der Interessenvertretung im Bereich der Klinischen Psychologie, in: Keupp, Heinrich / Zaumseil, Manfred (Hg.): Die gesellschaftliche Organisierung psychischen Leids. Zum Arbeitsfeld klinischer Psychologen, Frankfurt am Main 1978, S. 269-297.

Creuzberger, Stefan / Hoffmann, Dierk (Hg.): »Geistige Gefahr« und »Immunisierung der Gesellschaft«. Antikommunismus und politische Kultur in der frühen Bundesrepublik, München 2014.

Cyprian, Gudrun: Sozialisation in Wohngemeinschaften. Eine empirische Untersuchung ihrer strukturellen Bedingungen, Stuttgart 1978.

Dahm, Karl-Wilhelm / Stenger, Hermann (Hg.): Gruppendynamik in der kirchlichen Praxis. Erfahrungsberichte, München 1974.

Dahm, Karl-Wilhelm: Gruppendynamik und kirchliche Praxis. Versuch einer Beziehungsklärung, in: ders. / Stenger, H. (Hg.): Gruppendynamik in der kirchlichen Praxis. Erfahrungsberichte, München 1974, S. 11-47.

Dahmer, Helmut / Leithäuser, Thomas / Lorenzer, Alfred / Horn, Klaus / Sonnemann, Ulrich: Das Elend der Psychoanalyse-Kritik (Beispiel Kursbuch 29). Subjektverleugnung als politische Magie, Frankfurt am Main 1973.

Dahmer, Helmut: Wer hat Angst vor der Psychoanalyse?, in: ders. / Leithäuser, Thomas / Lorenzer, Alfred / Horn, Klaus / Sonnemann, Ulrich: Das Elend der Psychoanalyse-Kritik (Beispiel Kursbuch 29). Subjektverleugnung als politische Magie, Frankfurt am Main 1973, S. 7-22.

Dahrendorf, Ralf: Bildung ist Bürgerrecht. Plädoyer für eine aktive Bildungspolitik, Hamburg 1965.

D'Andrea, Anthony: Global Nomads. Techno and New Age as Transnational Countercultures in Ibiza and Goa, London / New York 2007.

Danzer, Gerhard: Josef Rattner. Ein Porträt, Würzburg 1998.

Davis, Belinda: Provokation als Emanzipation. 1968 und die Emotionen, in: vorgänge, 4 / 2003, Nr. 164, S. 41-49.

Davis, Belinda / Mausbach, Wilfried / Klimke, Martin / MacDougall, Carla (Hg.): Changing the World, Changing Oneself. Political Protest and Collective Identities in West Germany and the U.S. in the 1960s and 1970s, New York / Oxford 2010.

Davison, Gerald C. / Neale, John M.: Klinische Psychologie. Ein Lehrbuch, München u. a. 1979.

Debatte: Die 1970er-Jahre in Geschichte und Gegenwart, in: Zeithistorische Forschungen / Studies in Contemporary History, Online-Ausgabe 3 (2006), Nr. 3, URL: http://www.zeithistorische-forschungen.de/16126041-Debatte-3-2006 (zuletzt abgerufen am 12.8.2012).

Dehli, Martin: Leben als Konflikt. Zur Biographie Alexander Mitscherlichs, Göttingen 2007.

Deleuze, Gilles / Guattari, Félix: Anti-Ödipus. Kapitalismus und Schizophrenie I, Frankfurt am Main 1974.

Demirovic, Alex: Der nonkonformistische Intellektuelle. Die Entwicklung der Kritischen Theorie zur Frankfurter Schule, Frankfurt am Main 1999.

Deutscher Bundestag: Drucksache 7 / 4200: Bericht über die Lage der Psychiatrie in der Bundesrepublik Deutschland – zur psychiatrischen und psychotherapeutisch / psychosomatischen Versorgung der Bevölkerung, Bonn, 25. November 1975.

Deutscher Bundestag: Drucksache 7 / 4201: Anhang zum Bericht über die Lage der Psychiatrie in der Bundesrepublik Deutschland – zur psychiatrischen und psychotherapeutisch / psychosomatischen Versorgung der Bevölkerung, Bonn, 25. November 1975.

Die Psychologie des 20. Jahrhunderts, 15 Bände und Registerband, Zürich 1976-1981.

Dietz, Bernhard / Neumaier, Christopher / Rödder, Andreas (Hg.): Gab es den Wertewandel? Neue Forschungen zum gesellschaftlich-kulturellen Wandel seit den 1960er Jahren, München 2014.

Dietz, Bernhard: Wertewandel in der Wirtschaft? Die leitenden Angestellten und die Konflikte um Mitbestimmung und Führungsstil in den siebziger Jahren, in: ders. / Neumaier, Christopher / Rödder, Andreas (Hg.): Gab es den Wertewandel? Neue Forschungen zum gesellschaftlich-kulturellen Wandel seit den 1960er Jahren, München 2014, S. 169-197.

Doering-Manteuffel, Anselm / Raphael, Lutz: Nach dem Boom. Perspektiven auf die Zeitgeschichte seit 1970, Göttingen 2008.

Doering-Manteuffel, Anselm / Raphael, Lutz / Schlemmer, Thomas (Hg.): Vorgeschichte der Gegenwart. Dimensionen des Strukturbruchs nach dem Boom, Göttingen 2016.

Dörner, Klaus: Die Hochschulpsychiatrie. Sozialpsychiatrischer Beitrag zur Hochschulforschung: Stand und Kritik, Stuttgart 1967.

Dörner, Klaus: Bürger und Irre. Zur Sozialgeschichte und Wissenschaftssoziologie der Psychiatrie, Frankfurt am Main 1969.

Dörner, Klaus / Plog, Ursula (Hg.): Sozialpsychiatrie. Psychisches Leiden zwischen Integration und Emanzipation, Neuwied / Berlin 1972.

Drath, Karsten: Coaching und seine Wurzeln. Erfolgreiche Interventionen und ihre Ursprünge, Freiburg / München 2012.

Drescher, Jack: Sexual Conversion (»Reparative«) Therapies: History and Update, in: Jones, Billy E. / Hill, Marjorie J. (Hg.): Mental Health Issues in Gay, Lesbian, Bisexual, and Transgender Communities, Arlington 2002, S. 71-92.

Dührssen, A.[nnemarie] / Jorswieck, E.: Eine empirisch-statistische Untersuchung zur Leistungsfähigkeit psychoanalytischer Behandlung, in: Der Nervenarzt 36 (1965), S. 166-169.

Dührssen, Annemarie: Ein Jahrhundert Psychoanalytische Bewegung in Deutschland. Die Psychotherapie unter dem Einfluß Freuds, Göttingen 1994.

Duhm, Dieter: Angst im Kapitalismus, 2. Aufl., Bremerhaven 1971.

Duhm, Dieter: Revolution ohne Emanzipation ist Konterrevolution. Zwei Aufsätze, 3. erw. Aufl., Köln 1973.

Duhm, Dieter: Angst im Kapitalismus. Zweiter Versuch der gesellschaftlichen Begründung zwischenmenschlicher Angst in der kapitalistischen Warengesellschaft, 9. Aufl., Lampertheim 1974 (zuerst 1972).

Duhm, Dieter: Verbindung von politischer Praxis und persönlicher Emanzipation. Vorbemerkung zum Seminar am 28. / 29. April in Frankfurt, in: Harrer, Harald / Funke, Heinz / Duhm, Dieter (Hg.): Frankfurter Seminar April 1973: Politische Arbeit & Emanzipation. Aufsätze und Protokolle einer Tagungsreihe, Köln 1974, S. 7-11.

Duhm, Dieter: Der Mensch ist anders. Besinnung auf verspottete, aber notwendige Inhalte einer ganzheitlichen Theorie der Befreiung; Kritik am Marxismus; Beiträge zur Korrektur, Lampertheim 1975.

Duhm, Dieter: Die AAO – ein schockierendes und schönes Lebensexperiment, in: AAO Pro & Contra. Kritische Stellungnahmen zur AAO, Nürnberg 1977, S. 16-25.

Dutschke, Rudi: Vom Antisemitismus zum Antikommunismus, in: Bergmann, Uwe / Dutschke, Rudi / Lefèvre, Wolfgang / Rabehl, Bernd: Rebellion der Studenten oder Die neue Opposition, Reinbek bei Hamburg 1968, S. 58-85.

Dutschke, Rudi: Die geschichtlichen Bedingungen für den internationalen Emanzipationskampf, in: Bergmann, Uwe / Dutschke, Rudi / Lefèvre, Wolfgang / Rabehl, Bernd: Rebellion der Studenten oder Die neue Opposition, Reinbek bei Hamburg 1968, S. 85-93.

Duttweiler, Stefanie: Sein Glück machen. Arbeit am Glück als neoliberale Regierungstechnologie, Konstanz 2007.

Eckstein, Brigitte / Hrabowski, Peter: Gruppendynamische Arbeit an der Hochschule. Ein Report, Heidelberg 1973.

Eghigian, Greg / Killen, Andreas / Leuenberger, Christine (Hg.): The Self as Project: Politics and the Human Sciences, Chicago 2007 (Osiris 22).

Ehrenberg, Alain: Das erschöpfte Selbst. Depression und Gesellschaft in der Gegenwart, Frankfurt am Main 2008.

Eitler, Pascal: Die ›sexuelle Revolution‹ – Körperpolitik um 1968, in: Klimke, Martin / Scharloth, Joachim (Hg.): 1968. Handbuch zur Kultur- und Mediengeschichte der Studentenbewegung, Stuttgart 2007, S. 235-246.

Eitler, Pascal: Körper – Kosmos – Kybernetik. Transformationen der Religion im »New Age« (Westdeutschland 1970-1990), in: Zeithistorische Forschungen / Studies in Contemporary History, Online-Ausgabe 4 (2007), Nr. 1+2, URL: http://www.zeithistorische-forschungen.de/1-2-2007/id%3D4460 (abgerufen am 14.2.2012).

Eitler, Pascal: »Gott ist tot – Gott ist rot«. Max Horkheimer und die Politisierung der Religion um 1968, Frankfurt am Main 2009.

Eitler, Pascal: »Alternative« Religion. Subjektivierungspraktiken und Politisierungsstrategien im »New Age« (Westdeutschland 1970-1990), in: Reichardt, Sven / Siegfried, Detlef (Hg.): Das Alternative Milieu. Antibürgerlicher Lebensstil und linke Politik in der Bundesrepublik Deutschland und Europa 1968-1983, Göttingen 2010, S. 335-352.

Eitler, Pascal: »Selbstheilung«. Zur Somatisierung und Sakralisierung von Selbstverhältnissen im New Age (Westdeutschland 1970-1990), in: Maasen, Sabine / Elberfeld, Jens / Eitler, Pascal / Tändler, Maik (Hg.): Das beratene Selbst. Zur Genealogie der Therapeutisierung in den ›langen‹ Siebzigern, Bielefeld 2011, S. 161-181.

Elberfeld, Jens: »Patient Familie«. Zu Diskurs und Praxis der Familientherapie (BRD 1960-1990), in: Maasen, Sabine / Elberfeld, Jens / Eitler, Pascal / Tändler, Maik (Hg.): Das beratene Selbst. Zur Genealogie der Therapeutisierung in den ›langen‹ Siebzigern, Bielefeld 2011, S. 97-136.

Elberfeld, Jens: Subjekt / Beziehung: Patriarchat – Partnerschaft – Projekt. Psychowissen und Normalisierungspraktiken im Diskurs der Paartherapie (BRD 1960-1990), in: Tändler, Maik / Jensen, Uffa (Hg.): Das Selbst zwischen Anpassung und Befreiung. Psychowissen und Politik im 20. Jahrhundert, Göttingen 2012, S. 85-114.

Elias, Norbert: Über den Prozeß der Zivilisation. Soziogenetische und psychogenetische Untersuchungen, 2 Bde., Frankfurt am Main 1997.

Ellenberger, Henry F.: Die Entdeckung des Unbewußten. Geschichte und Entwicklung der dynamischen Psychiatrie von den Anfängen bis zu Janet, Freud, Adler und Jung, 2. durchgesehene und verbesserte Auflage, Zürich 1996.

Entwicklung des DAGG, in: Matrix, Sonderheft 2007: 40 Jahre DAGG, S. 12-16.

Enzensberger, Ulrich: Die Jahre der Kommune 1. Berlin 1967-1969, München 2006.

Etzemüller, Thomas: Imaginäre Feldschlachten? »1968« in Schweden und Westdeutschland, in: Zeithistorische Forschungen / Studies in Contemporary History, Online-Ausgabe 2 (2005), H. 2, URL: http://www.zeithistorische-forschungen.de/16126041-Etzemueller-2-2005 (abgerufen am 5.4.2012).

Etzemüller, Thomas: Die Romantik der Rationalität. Alva & Gunnar Myrdal – Social Engineering in Schweden, Bielefeld 2010.

Eyferth, Klaus: Psychologie und Emanzipation, in: Greiffenhagen, Martin (Hg.): Emanzipation, Hamburg 1973, S. 258-276.

Fallend, Karl / Nitzschke, Bernd: Der »Fall« Wilhelm Reich. Beiträge zum Verhältnis von Psychoanalyse und Politik, Gießen 2002.

Faraday, Ann: Befreiung von der emotionalen Pest – Zur Aufhebung der entfremdeten Normalität, in: Saß, Antiautoritäre Erziehung, S. 33-41.

Faulenbach, Bernd: Die Siebzigerjahre – ein sozialdemokratisches Jahrzehnt?, in: Archiv für Sozialgeschichte 44 (2004), S. 1-37.

Faulstich, Werner (Hg.): Die Kultur der siebziger Jahre, München 2004.

Federn, Paul / Meng, Heinrich (Hg.): Das Psychoanalytische Volksbuch. Seelenkunde, Hygiene, Krankheitskunde, Kulturkunde, Stuttgart / Berlin 1926.

Felsch, Philipp: Der lange Sommer der Theorie. Geschichte einer Revolte 1960-1990, München 2015.

Fengler, Jörg: Die Geschichte der Gruppendynamik in Deutschland, in: Heigl-Evers, Annelise / Streeck, Ulrich (Hg.): Die Psychologie des 20. Jahrhunderts, Bd. VIII: Lewin und die Folgen. Sozialpsychologie, Gruppendynamik, Gruppentherapie, Zürich 1979, S. 625-634.

Fichter, Manfred M. / Wittchen, Hans-Ulrich: »Nicht-ärztliche« Psychotherapie im In- und Ausland. Zur psychotherapeutischen Versorgung durch nicht-ärztliche Berufsgruppen, Weinheim u. a. 1980.

Fink, Ulf (Hg.): Keine Angst vor Alternativen. Ein Minister wagt sich in die Szene, Freiburg 1983.

Firestone, Shulamith: The Dialectic of Sex. The Case for Feminist Revolution, New York 1971.

Fischer, Frank: Von der »Regierung der inneren Reformen« zum »Krisenmanagement«, in: Archiv für Sozialgeschichte 44 (2004), S. 395-414.

Fischer, Torben / Lorenz, Matthias N. (Hg.): Lexikon der »Vergangenheitsbewältigung« in Deutschland. Debatten- und Diskursgeschichte des Nationalsozialismus nach 1945, Bielefeld 2007.

Fitschen, Klaus / Hermle, Siegfried / Kunter, Katharina / Lepp, Claudia / Roggenkamp-Kaufmann, Antje (Hg.): Die Politisierung des Protestantismus. Entwicklungen in der Bundesrepublik Deutschland während der 1960er und 70er Jahre, Göttingen 2011.

Fittkau, Bernd / Müller-Wolf, Hans-Martin / Schulz von Thun, Friedemann (Hg.): Kommunikations- und Verhaltenstraining für Erziehung, Unterricht und Ausbildung, Pullach 1974.

Flaake, Karin: Feminismus / Gender Studies, in: Lohmann, Hans-Martin / Pfeiffer, Joachim (Hg.): Freud-Handbuch. Leben – Werk – Wirkung, Stuttgart / Weimar 2006, S. 383-395.

Fleck, Robert: Die Mühl-Kommune: Freie Sexualität und Aktionismus. Geschichte eines Experiments, Köln 2003.

Föger, Benedikt / Taschwer, Klaus: Die andere Seite des Spiegels. Konrad Lorenz und der Nationalsozialismus, Wien 2001.

Forsbach, Ralf: Die 68er und die Medizin. Gesundheitspolitik und Patientenverhalten in der Bundesrepublik Deutschland (1960-2010), Göttingen 2011.

Foucault, Michel: Wahnsinn und Gesellschaft. Eine Geschichte des Wahns im Zeitalter der Vernunft, Frankfurt am Main 1969.

Foucault, Michel: Sexualität und Wahrheit, Erster Band: Der Wille zum Wissen, Frankfurt am Main 1977.

Foucault, Michel: Technologien des Selbst, in: ders., Schriften, Bd. 4, Frankfurt am Main 2005, S. 966-999.

Frei, Norbert: Von deutscher Erfindungskraft oder: Die Kollektivschuldthese in der Nachkriegszeit, in: Smith, Gary (Hg.): Hannah Arendt revisited. »Eichmann in Jerusalem« und die Folgen, Frankfurt am Main 2000, S. 163-176.

Frei, Norbert: 1968. Jugendrevolte und globaler Protest, München 2008.

Freimüller, Tobias: Alexander Mitscherlich. Gesellschaftsdiagnosen und Psychoanalyse nach Hitler, Göttingen 2007.

Freimüller, Tobias (Hg.): Psychoanalyse und Protest. Alexander Mitscherlich und die »Achtundsechziger«, Göttingen 2008.

Freimüller, Tobias: Sozialpsychologie als Selbstaufklärung. Alexander Mitscherlich und die Deutschen, in: Kersting, Franz-Werner / Reulecke, Jürgen / Thamer, Hans-Ulrich (Hg.): Die zweite Gründung der Bundesrepublik. Generationswechsel und intellektuelle Wortergreifungen 1955-1975, Stuttgart 2010, S. 111-131.

Frese, Matthias / Teppe, Karl / Paulus, Julia (Hg.): Demokratisierung und gesellschaftlicher Aufbruch. Die sechziger Jahre als Wendezeit der Bundesrepublik, Paderborn 2003.

Freud, Sigmund: Abriß der Psychoanalyse, Frankfurt am Main / Hamburg 1953.

Freud, Sigmund: Zur Psychopathologie des Alltagslebens. Über Vergessen, Versprechen, Vergreifen, Aberglaube und Irrtum, Frankfurt am Main / Hamburg 1954.

Freud, Sigmund: Drei Abhandlungen zur Sexualtheorie und verwandte Schriften, Frankfurt am Main / Hamburg 1961.

Freud, Sigmund: Studienausgabe. 10 Bände und Ergänzungsband, hg. von Alexander Mitscherlich, Angela Richards und James Strachey, Frankfurt am Main 1969-1975.

Frevert, Ute: Was haben Gefühle in der Geschichte zu suchen?, in: Geschichte und Gesellschaft 35 (2009), S. 183-208.

Friedan, Betty: Der Weiblichkeitswahn oder Die Mystifizierung der Frau, Reinbek bei Hamburg 1966.

Friedmann, Jan / Später, Jörg: Britische und deutsche Kollektivschuld-Debatte, in: Herbert, Ulrich (Hg.): Wandlungsprozesse in Westdeutschland. Belastung, Integration, Liberalisierung 1945-1980, 2. Aufl., Göttingen 2003, S. 53-90.

Frielingsdorf, Karl: Gruppendynamische Arbeit mit Theologiestudenten, in: Dahm, Karl Wilhelm / Stenger, Hermann (Hg.): Gruppendynamik in der kirchlichen Praxis. Erfahrungsberichte, München 1974, S. 51-67.

Fritz, Jürgen: Emanzipatorische Gruppendynamik. Erkenntnistheoretische und methodologische Überlegungen, München 1974.

Fromm, Erich: Sozialpsychologischer Teil, in: Studien über Autorität und Familie. Forschungsberichte aus dem Institut für Sozialforschung, Paris 1936, S. 77-135.

Fromm, Erich: Die Furcht vor der Freiheit, 10. Aufl., Frankfurt am Main 1978.

Fromm, Erich: Haben oder Sein. Die seelischen Grundlagen einer neuen Gesellschaft, 12. Aufl., Stuttgart 1979.

Fromm, Erich: Die Kunst des Liebens, 1043.-1343. Tsd., Frankfurt am Main 1980.

Fuechtner, Veronika: Berlin Psychoanalytic. Psychoanalysis and Culture in Weimar Republic Germany and Beyond, Berkeley u. a. 2011.

Fürstenau, P.[eter]: Diskussionsbericht. Bericht über die Diskussion mit Studierenden der Berliner Hochschulen, in: Ziolko, Horst-Ulfert (Hg.): Psychische Störungen bei Studenten. Symposion vom 22.-24. März 1968 in Berlin, Stuttgart 1969, S. 337-340.

Fürstenau, Peter: Geburtstagsbrief, in: Haland-Wirth, Trin / Spangenberg, Norbert / Wirth, Hans-Jürgen (Hg.): Unbequem und engagiert. Horst-Eberhard Richter zum 75. Geburtstag, Gießen 1998, S. 116 f.

Funke, Heinz: Seminar »Emanzipation«, in: Harrer, Harald / Funke, Heinz / Duhm, Dieter (Hg.): Frankfurter Seminar April 1973: Politische Arbeit & Emanzipation. Aufsätze und Protokolle einer Tagungsreihe, Köln 1974, S. 11-16.

Gabriel, Karl: Entkirchlichung und (neue) Religion, in: Raithel, Thomas / Rödder, Andreas / Wirsching, Andreas (Hg.): Auf dem Weg in eine neue Moderne? Die Bundesrepublik Deutschland in den siebziger und achtziger Jahren, München 2009, S. 99-111.

Galliker, Mark / Klein, Margot / Rykart, Sibylle: Meilensteine der Psychologie. Die Geschichte der Psychologie nach Personen, Werk und Wirkung, Stuttgart 2007.

Gallus, Alexander (Hg.): Helmut Schelsky – der politische Anti-Soziologe. Eine Neurezeption, Göttingen 2013.

Gassert, Philipp: Das kurze »1968« zwischen Geschichtswissenschaft und Erinnerungskultur: Neuere Forschungen zur Protestgeschichte der 1960er-Jahre, in: H-Soz-u-Kult, 30.04.2010, URL: http://hsozkult.geschichte.hu-berlin.de/forum/2010-04-001 (abgerufen am 5.4.2012).

Gay, Peter: Menschen im therapeutischen Netz, in: Frevert, Ute / Haupt, Heinz-Gerhard (Hg.): Der Mensch des 20. Jahrhunderts, Frankfurt am Main / New York 1999, S. 324-343.

Gay, Peter: Freud. Eine Biographie für unsere Zeit, 2. Aufl., Frankfurt am Main 2006.

Gebert, Diether: Gruppendynamik in der betrieblichen Führungsschulung, Berlin 1972.

Gebhardt, Miriam: Sünde, Seele, Sex. Das Jahrhundert der Psychologie, Stuttgart / München 2002.

Gebhardt, Miriam: Die Angst vor dem kindlichen Tyrannen. Eine Geschichte der Erziehung im 20. Jahrhundert, München 2009.

Gebhardt, Miriam: Ein Kind als Krönung der Therapie. Der Wandel der frühkindlichen Sozialisation in der Familie nach ’68, in: Tändler, Maik / Jensen, Uffa (Hg.): Das Selbst zwischen Anpassung und Befreiung. Psychowissen und Politik im 20. Jahrhundert, Göttingen 2012, S. 115-137.

Geißler, Heiner: Die Neue Soziale Frage. Analysen und Dokumente, Freiburg 1976.

Geißler, Karlheinz A. (Hg.): Gruppendynamik für Lehrer. Was Lehrer verändern können, Reinbek bei Hamburg 1979.

Gente, Hans-Peter: Vorbemerkung, in: ders. (Hg.): Marxismus, Psychoanalyse, Sexpol. Band 2: Aktuelle Diskussionen, Frankfurt am Main 1972, S. 7-9.

Gentile, Emilio: Der »neue Mensch« des Faschismus. Reflexionen über ein totalitäres Experiment, in: Schlemmer, Thomas / Woller, Hans (Hg.): Der Faschismus in Europa. Wege der Forschung, München 2014, S. 89-106.

Geuter, Ulfried: Polemos panton pater – Militär und Psychologie im Deutschen Reich 1914-1945, in: Ash, Mitchell G. / Geuter, Ulfried (Hg.): Geschichte der deutschen Psychologie im 20. Jahrhundert, Opladen 1985, S. 146-171.

Geuter, Ulfried: Die Professionalisierung der deutschen Psychologie im Nationalsozialismus, Frankfurt am Main 1988.

Geyer, Michael (Hg.): Psychotherapie in Ostdeutschland. Geschichte und Geschichten 1945-1995, Göttingen 2011.

Giere, Walter: Das politische Denken Hans Freyers in den Jahren der Zwischenkriegszeit (1918-1939), Univ. Diss. Freiburg 1967.

Giese, Eckhard / Kleiber, Dieter (Hg.): Im Labyrinth der Therapie. Erfahrungs-Berichte. Thema: Psychotherapie, Weinheim / Basel 1990.

Gilcher-Holtey, Ingrid: Kritische Theorie und Neue Linke, in: dies. (Hg.): 1968 – Vom Ereignis zum Gegenstand der Geschichtswissenschaft, Göttingen 1998, S. 168-187.

Gilcher-Holtey, Ingrid: Die 68er Bewegung. Deutschland – Westeuropa – USA, 3. Aufl., München 2005.

Görres, Albert: Denkschrift zur Lage der ärztlichen Psychotherapie und der psychosomatischen Medizin, verfasst unter besonderer Mitwirkung von Robert Heiss, Helmut Thomä und Thure von Uexküll im Auftrag der Deutschen Forschungsgemeinschaft, Wiesbaden 1964.

Goeschel, Albrecht (Hg.): Richtlinien und Anschläge. Materialien zur Kritik der repressiven Gesellschaft, München 1968.

Goffman, Erving: Asyle. Über die soziale Situation psychiatrischer Patienten und anderer Insassen, Frankfurt am Main 1972.

Goltermann, Svenja: Psychisches Leid und herrschende Lehre. Der Wissenschaftswandel in der westdeutschen Psychiatrie der Nachkriegszeit, in: Weisbrod, Bernd (Hg.): Akademische Vergangenheitspolitik. Beiträge zur Wissenschaftskultur der Nachkriegszeit, Göttingen 2002, S. 263-280.

Goltermann, Svenja: Die Gesellschaft der Überlebenden. Deutsche Kriegsheimkehrer und ihre Gewalterfahrungen im Zweiten Weltkrieg, München 2009.

Goltermann, Svenja: Kausalitätsfragen. Psychisches Leid und psychiatrisches Wissen in der Entschädigung, in: Frei, Norbert / Brunner, José / Goschler, Constantin (Hg.): Die Praxis der Wiedergutmachung. Geschichte, Erfahrung und Wirkung in Deutschland und Israel, Göttingen 2009, S. 427-451.

Goschler, Constantin: Schuld und Schulden. Die Politik der Wiedergutmachung für NS-Verfolgte seit 1945, Göttingen 2005.

Gothe, Lothar / Kippe, Rainer: Aufbruch. 5 Jahre Kampf des SSK: von der Projektgruppe für geflohene Fürsorgezöglinge über die Jugendhilfe zur Selbsthilfe verelendeter junger Arbeiter, Köln 1975.

Gould, Stephen Jay: Der falsch vermessene Mensch, Frankfurt am Main 1988.

Graebner, William: The Engineering of Consent. Democracy and Authority in Twentieth-Century America, Madison (Wisconsin) / London 1987.

Graf, Rüdiger: Die Grenzen des Wachstums und die Grenzen des Staates. Konservative und die ökologischen Bedrohungsszenarien der frühen 1970er Jahre, in: Geppert, Dominik / Hacke, Jens (Hg.): Streit um den Staat. Intellektuelle Debatten in der Bundesrepublik 1960-1980, Göttingen 2008, S. 207-228.

Graf, Rüdiger: Öl und Souveränität. Petroknowledge und Energiepolitik in den USA und Westeuropa in den 1970er Jahren, Berlin u. a. 2014.

Graumann, Carl Friedrich: Zur Lage der Psychologie, in: Reinert, Günther (Hg.): Bericht über den 27. Kongreß der Deutschen Gesellschaft für Psychologie in Kiel 1970, Göttingen 1973, S. 19-37.

Graumann, Carl Friedrich (Hg.): Psychologie im Nationalsozialismus, Berlin u. a. 1985.

Graumann, Carl F.[riedrich] / Gergen, Kenneth J. (Hg.): Historical Dimensions of Psychological Discourse, Cambridge 1996.

Greco, Monica: Wellness, in: Bröckling, Ulrich / Krasmann, Susanne / Lemke, Thomas (Hg.): Glossar der Gegenwart, Frankfurt am Main 2004, S. 293-299.

Gries, Rainer / Schwarzkopf, Stefan (Hg.): Ernest Dichter and Motivation Research. New Perspectives on the Making of Post-War Consumer Culture, Basingstoke 2010.

Groddeck, Norbert: Carl Rogers. Wegbereiter der modernen Psychotherapie, Darmstadt 2002.

Grogan, Jessica: Encountering America. Humanistic Psychology, Sixties Culture & the Shaping of the Modern Self, New York 2013.

Gross, Herbert: Ein Nachwort. Motivforschung – nur ein weiteres Werkzeug der Marktforschung, in: Packard, Vance: Die geheimen Verführer. Der Griff nach dem Unbewußten in jedermann, Düsseldorf 1958, S. 317-320.

Grossarth-Maticek, Ronald: Revolution der Gestörten? Motivationsstrukturen, Ideologien und Konflikte bei politisch engagierten Studenten, Heidelberg 1975.

Großbölting, Thomas / Livi, Massimiliano / Spagnolo, Carlo (Hg.): Jenseits der Moderne? Die Siebziger Jahre als Gegenstand der deutschen und der italienischen Geschichtswissenschaft, Berlin 2014.

Grottian, Peter / Krotz, Friedrich / Lütke, Günter / Wolf, Michael: Die Entzauberung der Berliner Sozialpolitik, in: Kleiber, Dieter / Rommelspacher, Birgit (Hg.): Die Zukunft des Helfens. Neue Wege und Aufgaben psychosozialer Praxis, Weinheim / Basel 1986, S. 225-238.

Gruppe 10 (Stadtteilarbeit): Protokoll vom Sonntag, 29. April 73 von Christiane, in: Harrer, Harald / Funke, Heinz / Duhm, Dieter (Hg.): Frankfurter Seminar April 1973: Politische Arbeit & Emanzipation. Aufsätze und Protokolle einer Tagungsreihe, Köln 1974, S. 54-57.

Gruppe Sexpol-Nord (Westberlin): Sexpol-Protokolle, in: Gente, Hans-Peter (Hg.): Marxismus, Psychoanalyse, Sexpol. Band 2: Aktuelle Diskussionen, Frankfurt am Main 1972, S. 10-49.

Gummersbach, Walter: Krise der Psychologie. Zur Aktualität eines traditionellen Themas, in: Ash, Mitchell G. / Geuter, Ulfried (Hg.): Geschichte der deutschen Psychologie im 20. Jahrhundert, Opladen 1985, S. 314-339.

Habermas, Jürgen / von Friedeburg, Ludwig / Oehler, Christoph / Weltz, Friedrich: Student und Politik. Eine soziologische Untersuchung zum politischen Bewußtsein Frankfurter Studenten, Neuwied 1961.

Habermas, Jürgen: Die Scheinrevolution und ihre Kinder. Sechs Thesen über Taktik, Ziele und Situationsanalysen der oppositionellen Jugend, in: Baier, Horst (Hg.): Studenten in Opposition. Beiträge zur Soziologie der deutschen Hochschule, Bielefeld 1968, S. 151-159.

Hacke, Jens: Philosophie der Bürgerlichkeit. Die liberalkonservative Begründung der Bundesrepublik, Göttingen 2006.

Hacking, Ian: The Looping Effects of Human Kinds, in: Sperber, Dan / Premack, David / Premack, Ann James (Hg.): Causal Cognition. A Multidisciplinary Debate, Oxford 1995, S. 351-394.

Hacking, Ian: Was heißt ›soziale Konstruktion‹? Zur Konjunktur einer Kampfvokabel in den Wissenschaften, 3. Aufl., Frankfurt am Main 2002.

Hacking, Ian: Making Up People, in: ders., Historical Ontology, Cambridge (MA) / London 2004, S. 99-114.

Häfner, Heinz: Die Inquisition der psychisch Kranken geht ihrem Ende entgegen. Die Geschichte der Psychiatrie-Enquete und Psychiatriereform in Deutschland, in: Kersting, Franz-Werner (Hg.): Psychiatriereform als Gesellschaftsreform. Die Hypothek des Nationalsozialismus und der Aufbruch der sechziger Jahre, Paderborn u. a. 2003, S. 113-140.

Häfner, Heinz / Martini, Hans: Das Zentralinstitut für Seelische Gesundheit. Gründungsgeschichte und Gegenwart, München 2011.

Haffner, Sebastian: Geschichte eines Deutschen. Die Erinnerungen 1914-1933, München 2002.

Hagemann-White, Carol: Frauenbewegung und Psychoanalyse, Basel / Frankfurt am Main 1979.
Hagner, Michael / Hörl, Erich (Hg.): Die Transformation des Humanen. Beiträge zur Kulturgeschichte der Kybernetik, Frankfurt am Main 2008.
Hahn, Alois: Zur Soziologie der Beichte und anderen Formen institutionalisierter Bekenntnisse: Selbstthematisierung und Zivilisationsprozess, in: Kölner Zeitschrift für Soziologie und Sozialpsychologie 34 (1982), S. 407-434.
Hale, Nathan G.: The Rise and Crisis of Psychoanalysis in the United States. Freud and the Americans, 1917-1985, New York / Oxford 1995.
Hänsel, Markus (Hg.): Die spirituelle Dimension in Coaching und Beratung, Göttingen 2012.
Harms, Rainer Ute: AAO – Der falsche Weg?, in: AAO Pro & Contra. Kritische Stellungnahmen zur AAO, Nürnberg 1977, S. 108 f.
Harrer, Harald / Funke, Heinz / Duhm, Dieter (Hg.): Frankfurter Seminar April 1973: Politische Arbeit & Emanzipation. Aufsätze und Protokolle einer Tagungsreihe, Köln 1974.
Harrer, Harald / Funke, Heinz / Duhm, Dieter: Vorwort, in: dies., Frankfurter Seminar April 1973: Politische Arbeit & Emanzipation. Aufsätze und Protokolle einer Tagungsreihe, Köln 1974, S. 5 f.
Harrer, Harald: Anmerkungen zum Bericht der Arbeitsgruppe 7 – Alternative Lebensform / Wohngemeinschaften / Liebe, Ehe, Sexualität, in: ders. / Funke, Heinz / Duhm, Dieter (Hg.): Frankfurter Seminar April 1973: Politische Arbeit & Emanzipation. Aufsätze und Protokolle einer Tagungsreihe, Köln 1974, S. 46 f.
Harris, Thomas A.: Ich bin o.k., du bist o.k. Wie man über seinen Schatten springen lernt, Reinbek bei Hamburg 1973.
Harsch, Helmut: Theorie und Praxis des beratenden Gesprächs. Ausbildungskurs der Evangelischen Telefonseelsorge München, München 1973.
Hartung, Klaus: Die Psychoanalyse der Küchenarbeit. Selbstbefreiung, Wohngemeinschaft und Kommune, in: Heiß und Kalt. Die Jahre 1945-69, 2. Aufl., Berlin (West) 1986, S. 556-560.
Haupt, Heinz-Gerhard / Requate, Jörg (Hg.): Aufbruch in die Zukunft: Die 1960er Jahre zwischen Planungseuphorie und kulturellem Wandel. DDR, CSSR und Bundesrepublik im Vergleich, Weilerswist 2004.
Heath, Joseph / Potter, Andrew: Konsumrebellen. Der Mythos der Gegenkultur, Berlin 2005.
Heigl-Evers, Annelise: Analytische Gruppenpsychotherapie. Entwicklung und Konzepte, Göttingen 1971.
Heigl-Evers, Annelise (Hg.): Psychoanalyse und Gruppe, Göttingen 1971.
Heigl-Evers, Annelise / Streeck, Ulrich (Hg.): Die Psychologie des 20. Jahrhunderts, Bd. VIII: Lewin und die Folgen. Sozialpsychologie, Gruppendynamik, Gruppentherapie, Zürich 1979.
Heim, Edgar: Die Welt der Psychotherapie. Entwicklungen und Persönlichkeiten, Stuttgart 2009.
Heinlein, Michael: Die Erfindung der Erinnerung. Deutsche Kriegskindheiten im Gedächtnis der Gegenwart, Bielefeld 2010.
Heinrichs, Inge (Ma. Prem Salama): Sterben in Indien. Tagebuch aus Poona, in dem beschrieben wird, wie aus einem normalen Menschen ein Sanjasin geworden ist, in: Kreiler, Kurt / Reinhardt, Claudia / Sloterdijk, Peter (Hg.): In irrer Gesellschaft.

Verständigungstexte über Psychotherapie und Psychiatrie, Frankfurt am Main 1980, S. 317-347.
Hellerich, Gert: homo therapeuticus. Der Mensch im Netz der Helfer, Bonn 1985.
Hellpach, Willy: Klinische Psychologie, Stuttgart 1946.
Hemmen Tabus die Demokratisierung der deutschen Gesellschaft? Bergedorfer Gesprächskreis zu Fragen der freien industriellen Gesellschaft, Protokoll-Nr. 18, Hamburg 1965.
Hemminger, Hansjörg / Becker, Vera: Wenn Therapien schaden. Kritische Analyse einer psychotherapeutischen Fallgeschichte, Reinbek bei Hamburg 1985.
Hemminger, Hansjörg: Das therapeutische Reich des Dr. Ammon. Eine Untersuchung zur Psychologie totalitärer Kulte, Stuttgart 1989.
Henrich, Joseph / Heine, Steven J. / Norenzayan, Ara: The Weirdest People in the World?, in: Behavioral and Brain Sciences 33 (2010), S. 61-135.
Hentges, Gudrun: Staat und politische Bildung. Von der »Zentrale für Heimatdienst« zur »Bundeszentrale für politische Bildung«, Wiesbaden 2013.
Herbert, Ulrich (Hg.): Wandlungsprozesse in Westdeutschland. Belastung, Integration, Liberalisierung 1945-1980, 2. Aufl., Göttingen 2003.
Herdeis, Clarissa / Tömmel, Sieglinde Eva: Psychoanalyse unter den Bedingungen der Nachkriegsverhältnisse: die Gründungsgeschichte der Münchner Arbeitsgemeinschaft für Psychoanalyse, M.A.P. e.V., in: Luzifer-Armor 4 (1991), Heft 7, S. 83-117.
Herman, Ellen: The Romance of American Psychology. Political Culture in the Age of Experts, Berkeley u. a. 1995.
Hermand, Jost: Die Kultur der Bundesrepublik Deutschland 1965-1985, München 1988.
Hermle, Siegfried / Lepp, Claudia / Oelke, Harry (Hg.): Umbrüche. Der deutsche Protestantismus und die sozialen Bewegungen in den 1960er und 70er Jahren, Göttingen 2007.
Herzberg, Frederick: Work and the Nature of Man, New York 1966.
Herzog, Dagmar: Die Politisierung der Lust. Sexualität in der deutschen Geschichte des zwanzigsten Jahrhunderts, München 2005.
Hey, Bernd / Wittmütz, Volkmar (Hg.): 1968 und die Kirchen, Bielefeld 2008.
Hillar, Thomas / Frick, Daniela: Von Groll-, Schmuse- und Gespinsterunde. Einführung in das Konzept der »Radikalen Therapie« in der Kommune Feuerland, in: Kollektiv KommuneBuch: Das KommuneBuch. Alltag zwischen Widerstand, Anpassung und gelebter Utopie, Göttingen 1996, S. 276-289.
Hirsch, Jerrold I.: The History of the National Training Laboratories 1947-1986. Social Equality Through Education and Training, New York u. a. 1987.
Hirsch, Mathias: Vom Problem der Selbsterfahrung in der psychoanalytischen Ausbildung – 10 Jahre Teil einer psychoanalytischen »Bewegung«, in: Kreiler, Kurt / Reinhardt, Claudia / Sloterdijk, Peter (Hg.): In irrer Gesellschaft. Verständigungstexte über Psychotherapie und Psychiatrie, Frankfurt am Main 1980, S. 172-181.
Hitzer, Bettina: Emotionsgeschichte – ein Anfang mit Folgen, in: H-Soz-u-Kult, 23.11.2011, http: / / hsozkult.geschichte.hu-berlin.de / forum / 2011-11-001 (abgerufen am 10.7.2012).
Hobsbawm, Eric: The Age of Extremes. The Short Twentieth Century 1914-1991, London 2008.
Hochhuth, Rolf: Der alte Mythos vom »neuen« Menschen. Eine Kritik an Herbert Marcuse, in: Szczesny, Gerhard (Hg.): Club Voltaire. Jahrbuch für kritische Aufklärung IV, Reinbek bei Hamburg 1970, S. 112-144.

Höhn, Maria: GIs and Fräuleins. The German-American Encounter in 1950s West Germany, Chapel Hill 2002.

Höllinger, Franz / Tripold, Thomas: Ganzheitliches Leben. Das holistische Milieu zwischen neuer Spiritualität und postmoderner Wellness-Kultur, Bielefeld 2012.

Hörmann, Georg / Nestmann, Frank: Die Professionalisierung der Klinischen Psychologie und die Entwicklung neuer Berufsfelder in Beratung, Sozialarbeit und Therapie, in: Ash, Mitchell G. / Geuter, Ulfried (Hg.): Geschichte der deutschen Psychologie im 20. Jahrhundert, Opladen 1985, S. 252-285.

Hofstätter, Peter R.: Gruppendynamik. Kritik der Massenpsychologie, Hamburg 1957.

Holmig, Alexander: Die aktionistischen Wurzeln der Studentenbewegung. Subversive Aktion, Kommune 1 und die Neudefinition des Politischen, in: Klimke / Scharloth, 1968, S. 107-118.

Holzkamp, Klaus: Kritische Psychologie. Vorbereitende Arbeiten, Frankfurt am Main 1972.

Horkheimer, Max: Allgemeiner Teil, in: Studien über Autorität und Familie. Forschungsberichte aus dem Institut für Sozialforschung, Paris 1936, S. 3-76.

Horkheimer, Max: Vorwort, in: Lewin, Kurt: Die Lösung sozialer Konflikte. Ausgewählte Abhandlungen über Gruppendynamik, hg. von Gertrud Weiß Lewin, Bad Nauheim 1953.

Horkheimer, Max / Adorno, Theodor W.: Dialektik der Aufklärung. Philosophische Fragmente, Frankfurt am Main 1969.

Horn, Eva: Test und Theater. Zur Anthropologie der Eignung im 20. Jahrhundert, in: Bröckling, Ulrich / Horn, Eva (Hg.): Anthropologie der Arbeit, Tübingen 2002, S. 109-125.

Horn, Klaus (Hg.): Gruppendynamik und der ›subjektive Faktor‹. Repressive Entsublimierung oder politisierende Praxis, Frankfurt / Main 1972.

Horn, Klaus: Editorisches Vorwort, in: ders. (Hg.): Gruppendynamik und der ›subjektive Faktor‹. Repressive Entsublimierung oder politisierende Praxis, Frankfurt / Main 1972, S. 7-15.

Horn, Klaus: Einleitung: Bemerkungen zur Situation des ›subjektiven Faktors‹ in der hochindustrialisierten Gesellschaft kapitalistischer Struktur, in: ders. (Hg.): Gruppendynamik und der ›subjektive Faktor‹. Repressive Entsublimierung oder politisierende Praxis, Frankfurt / Main 1972, S. 17-116.

Horowitz, Daniel: From Vienna to the United States and Back: Ernest Dichter and American Consumer Culture, in: Gries, Rainer / Schwarzkopf, Stefan (Hg.): Ernest Dichter and Motivation Research. New Perspectives on the Making of Post-War Consumer Culture, Basingstoke 2010, S. 41-57.

Hoyos, Carl Graf: Denkschrift zur Lage der Psychologie, verfasst im Auftrag der Deutschen Forschungsgemeinschaft, Wiesbaden 1964.

Huber, Joseph: Wer soll das alles ändern. Die Alternativen der Alternativbewegungen, Berlin 1980.

Huber, Joseph: Die neuen Helfer. Das »Berliner Modell« und die Zukunft der Selbsthilfebewegung, München 1987.

Hutschemaekers, Giel J. M. / Oosterhuis, Harry: Psychotherapy in The Netherlands after the Second World War, in: Medical History 48 (2004), S. 429-448.

Illich, Ivan: Entschulung der Gesellschaft. Mit einem Vorwort von Hartmut von Hentig, 2. Aufl., München 1972.

Illich, Ivan u. a.: Entmündigung durch Experten. Zur Kritik der Dienstleistungsberufe, Reinbek bei Hamburg 1979.

Illouz, Eva: Die Errettung der modernen Seele. Therapien, Gefühle und die Kultur der Selbsthilfe, Frankfurt am Main 2009.

Inglehart, Ronald: The Silent Revolution. Changing Values and Political Styles among Western Publics, Princeton 1977.

Interview mit Rüdiger und Helena. Eine Therapie in Rütte-Todtmoos (Existentialpsychologische Begegnungsstätte), in: Kreiler, Kurt / Reinhardt, Claudia / Sloterdijk, Peter (Hg.): In irrer Gesellschaft. Verständigungstexte über Psychotherapie und Psychiatrie, Frankfurt am Main 1980, S. 308-316.

Irle, Martin / Strack, Fritz: Psychologie in Deutschland. Ein Bericht zur Lage von Forschung und Lehre, Denkschrift der Deutschen Forschungsgemeinschaft, Weinheim 1983.

Iro, Karl: Homosexualität (1976), in: AAO, Das AA Modell, Band 1, Neusiedl / See 1976, S. 240-246.

Jacobsen, Walter: Zur Einführung: Was ist »politische Psychologie«?, in: Politische Psychologie, Band 1: Politische Psychologie als Aufgabe unserer Zeit. Bearbeitet von Dr. Walter Jacobsen, Frankfurt am Main 1963, S. 9-16.

Jacobsen, Walter: Politische Grundeinstellungen in der Bundesrepublik. Eine politisch-psychologische Diagnose an zwei Daten: 1952 und 1959, in: Politische Psychologie, Band 1: Politische Psychologie als Aufgabe unserer Zeit. Bearbeitet von Dr. Walter Jacobsen, Frankfurt am Main 1963, S. 25-56.

Jaeger, Siegfried: Zur Herausbildung von Praxisfeldern der Psychologie bis 1933, in: Ash, Mitchell G. / Geuter, Ulfried (Hg.): Geschichte der deutschen Psychologie im 20. Jahrhundert, Opladen 1985, S. 83-112.

Jaeggi, Eva: Das Menschenbild der Kognitiven Verhaltenstherapie, in: Redaktion Psychologie heute (Hg.): Welche Therapie? Thema: Psychotherapie heute, Weinheim / Basel 1987, S. 39-56.

Jaeggi, Eva: Klinische Psychologie: Psychotherapie, in: Krampen, Günter (Hg.): Psychologie – Experten als Zeitzeugen, Göttingen 2009, S. 226-239.

Jansz, Jeroen / van Drunen, Peter (Hg.): A Social History of Psychology, Malden (MA) u. a. 2004.

Jarausch, Konrad H. (Hg.): Das Ende der Zuversicht? Die siebziger Jahre als Geschichte, Göttingen 2008.

Jarausch, Konrad H.: Verkannter Strukturwandel. Die siebziger Jahre als Vorgeschichte der Probleme der Gegenwart, in: ders., Das Ende der Zuversicht? Die siebziger Jahre als Geschichte, Göttingen 2008, S. 9-26.

Jay, Martin: Dialektische Phantasie. Die Geschichte der Frankfurter Schule und des Instituts für Sozialforschung 1923-1950, Frankfurt am Main 1981.

Jensen, Uffa: Tagungsbericht »Neue Subjektivität. Subjektkulturen und Selbstverhältnisse in der Bundesrepublik in den 60er und 70er Jahren«, 30.11.-1.12.2007, Göttingen, in: H-Soz-u-Kult, 21.2.2008, URL: http: / / hsozkult.geschichte.hu-berlin.de / tagungsberichte / id=1917 (abgerufen am 10.5.2012).

Jensen, Uffa: Die Utopie der Authentizität und ihre Grenzen. Die Politisierung der Psychoanalyse im frühen 20. Jahrhundert, in: Tändler, Maik / Jensen, Uffa (Hg.): Das Selbst zwischen Anpassung und Befreiung. Psychowissen und Politik im 20. Jahrhundert, Göttingen 2012, S. 39-59.

Jervis, Giovanni / Mastrangeli, Gianni / Rozzi, Renato: Psychotherapie als Klassenkampf. Internationale Marxistische Diskussion 50, Berlin 1974.

Jeserich, W.[olfgang]: Stand des Assessment-Center Gedankens in Deutschland, in: Arbeitskreis Assessment-Center / Deutsche Vereinigung zur Förderung der Weiterbildung von Führungskräften (Wuppertaler Kreis) e.V. (Hg.), Dokumentation zum ersten Kongress Assessment-Center, 1. und 2. Oktober 1979 in Köln, o. O. und o. J., S. 11-19.

Johach, Helmut: Von Freud zur Humanistischen Psychologie. Therapeutisch-biographische Profile, Bielefeld 2009.

John, Matthias / Eckardt, Georg / Hiebsch, Hans: Kurt Lewin's Early Intentions, in: European Journal of Social Psychology 19 (1989), S. 163-169.

Jones, Edgar: War and the Practice of Psychotherapy: The UK Experience 1939-1960, in: Medical History 48 (2004), S. 493-510.

Jütte, Robert / Eckert, Wolfgang U. / Schmuhl, Hans-Walter / Süß, Winfried: Medizin im Nationalsozialismus. Bilanz und Perspektiven der Forschung, 2. Aufl., Göttingen 2011.

Kamp, Johannes-Martin: Kinderrepubliken. Geschichte, Praxis und Theorie radikaler in Kinder- und Jugendheimen, Opladen 1995.

Kauders, Anthony D.: The Mind of a Rationalist: German Reactions to Psychoanalysis in the Weimar Republic and Beyond, in: History of Psychology 8 (2005), Nr. 3, S. 255-270.

Kauders, Anthony D.: Drives in Dispute: The West German Student Movement, Psychoanalysis, and the Search for a New Emotional Order, 1967-1971, in: Central European History 44 (2011), S. 1-21.

Kauders, Anthony D.: Wie viel Politik verträgt die Psychoanalyse? Eine bundesrepublikanische Debatte, 1968-1990, in: Tändler, Maik / Jensen, Uffa (Hg.): Das Selbst zwischen Anpassung und Befreiung. Psychowissen und Politik im 20. Jahrhundert, Göttingen 2012, S. 189-211.

Kauders, Anthony D.: Der Freud-Komplex. Eine Geschichte der Psychoanalyse in Deutschland, Berlin 2014.

Kaufmann, Doris: Aufklärung, bürgerliche Selbsterfahrung und die »Erfindung« der Psychiatrie in Deutschland, 1770-1850, Göttingen 1995.

Kaufmann, Doris: Science as Cultural Practice: Psychiatry in the First World War and Weimar Germany, in: Journal of Contemporary History 34 (1999), S. 125-144.

Kaufmann, Doris: »Widerstandsfähige Gehirne« und »kampfunlustige Seelen«. Zur Mentalitäts- und Wissenschaftsgeschichte des I. Weltkriegs, in: Hagner, Michael (Hg.): Ecce Cortex. Beiträge zur Geschichte des modernen Gehirns, Göttingen 1999, S. 206-223.

Kemper, Claudia: Psychologische Abrüstung. Psychotherapeuten in der westdeutschen Friedensbewegung der frühen 1980er Jahre, in: Tändler, Maik / Jensen, Uffa (Hg.): Das Selbst zwischen Anpassung und Befreiung. Psychowissen und Politik im 20. Jahrhundert, Göttingen 2012, S. 168-185.

Kenkmann, Alfons: Von der bundesdeutschen »Bildungsmisere« zur Bildungsreform in den 60er Jahren, in: Schildt, Axel / Siegfried, Detlef / Lammers, Karl Christian (Hg.): Dynamische Zeiten. Die 60er Jahre in den beiden deutschen Gesellschaften, Hamburg 2000, S. 402-423.

Kersting, Franz-Werner / Teppe, Karl / Walter, Bernd (Hg.): Nach Hadamar. Zum Verhältnis von Psychiatrie und Gesellschaft im 20. Jahrhundert, Paderborn 1993.

Kersting, Franz-Werner: Helmut Schelskys »Skeptische Generation« von 1957. Zur Publikations- und Wirkungsgeschichte eines Standardwerkes, in: Vierteljahrshefte für Zeitgeschichte 50 (2002), S. 465-495.

Kersting, Franz-Werner (Hg.): Psychiatriereform als Gesellschaftsreform. Die Hypothek des Nationalsozialismus und der Aufbruch der sechziger Jahre, Paderborn u. a. 2003.

Kersting, Franz-Werner: Abschied von der »totalen Institution«? Die westdeutsche Anstaltspsychiatrie zwischen Nationalsozialismus und den Siebzigerjahren, in: Archiv für Sozialgeschichte 44 (2004), S. 267-292.

Keupp, Heinrich / Zaumseil, Manfred (Hg.): Die gesellschaftliche Organisierung psychischen Leidens. Zum Arbeitsfeld klinischer Psychologen, Frankfurt am Main 1978.

Kilian, Hans: Das enteignete Bewußtsein. Zur dialektischen Sozialpsychologie, Neuwied / Berlin 1971.

Killen, Andreas: Weimar Psychotechnics between Americanism and Fascism, in: Eghigian, Greg / Killen, Andreas / Leuenberger, Christine (Hg.): The Self as Project: Politics and the Human Sciences, Chicago 2007 (Osiris 22), S. 48-71.

Klages, Helmut: Wertorientierungen im Wandel. Rückblick, Gegenwartsanalysen, Prognosen, Frankfurt am Main / New York 1984.

Klee, Ernst: »Euthanasie« im Dritten Reich. Die »Vernichtung lebensunwerten Lebens«, vollständig überarbeitete Neuausgabe, Frankfurt am Main 2010.

Klee, Ernst: Das Personenlexikon zum Dritten Reich. Wer war was vor und nach 1945, 4. Aufl., Frankfurt am Main 2013.

Kleinknecht, Thomas / Sturm, Michael: ›Demonstrationen sind punktuelle Plebiszite‹. Polizeireform und gesellschaftliche Demokratisierung von den Sechziger- zu den Achtzigerjahren, in: Archiv für Sozialgeschichte 44 (2004), S. 181-218.

Klemperer, Victor: LTI. Notizbuch eines Philologen, 19. Aufl., Leipzig 2001.

Kleßmann, Christoph: Ein stolzes Schiff und krächzende Möwen. Die Geschichte der Bundesrepublik und ihre Kritiker, in: Geschichte und Gesellschaft 11 (1985), S. 476-494.

Kleßmann, Christoph: 1968 – Studentenrevolte oder Kulturrevolution?, in: Hettling, Manfred (Hg.): Revolution in Deutschland? 1789-1989, Göttingen 1991, S. 90-105.

Klimke, Martin / Scharloth, Joachim (Hg.): 1968. Handbuch zur Kultur- und Mediengeschichte der Studentenbewegung, Stuttgart 2007.

Kloke, Martin W.: Israel und die deutsche Linke. Zur Geschichte eines schwierigen Verhältnisses, Frankfurt am Main 1990.

Knoch, Habbo (Hg.): Bürgersinn mit Weltgefühl. Politische Moral und solidarischer Protest in den sechziger und siebziger Jahren, Göttingen 2007.

Knoch, Habbo: »Mündige Bürger«, oder: Der kurze Frühling einer partizipatorischen Vision. Einleitung, in: ders. (Hg.): Bürgersinn mit Weltgefühl. Politische Moral und solidarischer Protest in den sechziger und siebziger Jahren, Göttingen 2007, S. 9-53.

Koenen, Gerd: Utopie der Säuberung. Was war der Kommunismus?, Frankfurt am Main 2000.

Koenen, Gerd: Das rote Jahrzehnt. Unsere kleine deutsche Kulturrevolution, 2. Aufl., Frankfurt am Main 2004.

König, Helmut: Zivilisation und Leidenschaften. Die Masse im bürgerlichen Zeitalter, Reinbek bei Hamburg 1992.

König, Malte: Franco Basaglia und das Gesetz 180. Die Auflösung der psychiatrischen Anstalten in Italien 1978, in: Terhoeven, Petra (Hg.): Italien, Blicke. Neue Perspektiven der italienischen Geschichte des 19. und 20. Jahrhunderts, Göttingen 2010, S. 209-233.

König, Oliver: Vom allmählichen Verschwinden der Gruppenverfahren, in: Psychotherapeut 56 (2011), S. 287-296.

Koinzer, Thomas: Auf der Suche nach der demokratischen Schule. Amerikafahrer, Kulturtransfer und Schulreform in der Bildungsreformära der Bundesrepublik Deutschland, Bad Heilbrunn 2011.

Kommune 2: Versuch der Revolutionierung des bürgerlichen Individuums. Kollektives Leben mit politischer Arbeit verbinden!, Köln 1971.

Kopp, Sheldon B.: Triffst du Buddha unterwegs... Psychotherapie und Selbsterfahrung, Frankfurt am Main 1978.

Kraas, Andreas: Lehrerlager 1932-1945. Politische Funktion und pädagogische Gestaltung, Bad Heilbrunn 2004.

Kraushaar, Wolfgang (Hg.): Frankfurter Schule und Studentenbewegung. Von der Flaschenpost zum Molotowcocktail 1946-1995, 3 Bde., Frankfurt am Main 1998.

Kraushaar, Wolfgang: 1968 als Mythos, Chiffre und Zäsur, Hamburg 2000.

Kraushaar, Wolfgang: Denkmodelle der 68er-Bewegung, in: Aus Politik und Zeitgeschichte, B 22-23/2001, S. 14-27.

Kraushaar, Wolfgang (Hg.): Die RAF und der linke Terrorismus, 2 Bde., Hamburg 2006.

Kraushaar, Wolfgang: Achtundsechzig. Eine Bilanz, Berlin 2008.

Krechel, Ursula: Selbsterfahrung und Fremdbestimmung. Bericht aus der Neuen Frauenbewegung, Darmstadt 1976.

Kreiler, Kurt/Reinhardt, Claudia/Sloterdijk, Peter (Hg.): In irrer Gesellschaft. Verständigungstexte über Psychotherapie und Psychiatrie, Frankfurt am Main 1980.

Kripal, Jeffrey J.: Esalen. America and the Religion of No Religion, Chicago/London 2007.

Kriz, Jürgen: Grundkonzepte der Psychotherapie, 5. vollst. überarb. Aufl., Weinheim 2001.

Krohne, Heinz W. (Hg.): Angst bei Schülern und Studenten. Entstehungsbedingungen, Konsequenzen, präventive und therapeutische Maßnahmen, Hamburg 1977.

Krovoza, Alfred/Schneider, Christian: Politische Philosophie – politische Psychologie. Über das Verhältnis von Kritischer Theorie und Psychoanalyse nach 1945, in: Plänkers, Tomas/Laier, Michael/Otto, Hans-Heinrich/Rothe, Hans-Joachim/Siefert, Helmut (Hg.): Psychoanalyse in Frankfurt am Main. Zerstörte Anfänge, Wiederannäherung, Entwicklungen, Tübingen 1996, S. 630-653.

Krovoza, Alfred: Zur Rolle von Psychologie und Psychoanalyse in der antiautoritären Protestbewegung, in: Faber, Richard/Stölting, Erhard (Hg.), Die Phantasie an die Macht? 1968 – Versuch einer Bilanz, Berlin 2002, S. 159-172.

Küenzlen, Gottfried: Psychoboom und Weltanschauung. Der Glaube der Humanistischen Psychologie, in: Materialdienst der Evangelischen Zentralstelle für Weltanschauungsfragen (EZW), 1985, Nr. 3, S. 60-69.

Küenzlen, Gottfried: Der Neue Mensch. Eine Untersuchung zur säkularen Religionsgeschichte der Moderne, Frankfurt am Main 1997.

Kühn, Andreas: Stalins Enkel, Maos Söhne. Die Lebenswelt der K-Gruppen in der Bundesrepublik der 70er Jahre, Frankfurt/Main 2005.

Kühn, Axel D.: Alexander S. Neill, Reinbek bei Hamburg 1995.

Kunzelmann, Dieter: Busenfrei als Symptom der Unfreiheit, in: Goeschel, Albrecht (Hg.): Richtlinien und Anschläge. Materialien zur Kritik der repressiven Gesellschaft, München 1968, S. 69-72.

Kunzelmann, Dieter: Notizen zur Gründung revolutionärer Kommunen in den Metropolen (November 1966), in: Goeschel, Albrecht (Hg.): Richtlinien und Anschläge. Materialien zur Kritik der repressiven Gesellschaft, München 1968, S. 100-105.

Kunzelmann, Dieter: Leisten Sie keinen Widerstand! Bilder aus meinem Leben, Berlin 1998.

Kury, Patrick: Selbsttechniken zwischen Tradition und Innovation. Die ersten deutschsprachigen Stressratgeber der 1970er Jahre, in: Maasen, Sabine / Elberfeld, Jens / Eitler, Pascal / Tändler, Maik (Hg.): Das beratene Selbst. Zur Genealogie der Therapeutisierung in den ›langen‹ Siebzigern, Bielefeld 2011, S. 139-158.

Kury, Patrick: Der überforderte Mensch. Eine Wissensgeschichte vom Stress zum Burnout, Frankfurt am Main / New York 2012.

Kurzbein, Uwe: Die Plackerei. Nachdenken über Heilung in der Gemeinschaft, in: Kollektiv KommuneBuch: Das KommuneBuch. Alltag zwischen Widerstand, Anpassung und gelebter Utopie, Göttingen 1996, S. 256-274.

Kurzweil, Edith: Freud und die Freudianer. 100 Jahre Psychoanalyse: Eine Bestandsaufnahme in Österreich und Deutschland, Frankreich, England und den USA, München 1995.

Laplanche, J. / Pontalis, J.-B.: Das Vokabular der Psychoanalyse, Frankfurt am Main 1973.

Lasch, Christopher: Das Zeitalter des Narzißmus, München 1980.

Lasch, Christopher: The Freudian Left and the Theory of Cultural Revolution, London 1981.

Lengwiler, Martin / Madarász, Jeannette (Hg.): Das präventive Selbst. Eine Kulturgeschichte moderner Gesundheitspolitik, Bielefeld 2010.

Lenz, Ilse (Hg.): Die Neue Frauenbewegung in Deutschland. Abschied vom kleinen Unterschied: eine Quellensammlung, Wiesbaden 2008.

Leo, Per: Der Wille zum Wesen. Weltanschauungskultur, charakterologisches Denken und Judenfeindschaft in Deutschland 1890-1940, Berlin 2013.

Lerner, Paul: Hysterical Men. War, Psychiatry, and the Politics of Trauma in Germany, 1890-1930, Ithaca 2003.

Lethen, Helmut: Verhaltenslehren der Kälte. Lebensversuche zwischen den Kriegen, Frankfurt am Main 1994.

Lethen, Helmut: Suche nach dem Handorakel. Ein Bericht, Göttingen 2012.

Leuenberger, Christine: Cultures of Categories: Psychological Diagnoses as Institutional and Political Projects before and after the Transition from State Socialism in 1989 in East Germany, in: Eghigian, Greg / Killen, Andreas / Leuenberger, Christine (Hg.): The Self as Project: Politics and the Human Sciences, Chicago 2007 (Osiris 22), S. 180-204.

Leuenberger, Christine: Remaking Neurosis. Psychological Categories before and after the Transition from State Socialism in 1989 in East Germany, in: Tändler, Maik / Jensen, Uffa (Hg.): Das Selbst zwischen Anpassung und Befreiung. Psychowissen und Politik im 20. Jahrhundert, Göttingen 2012, S. 212-226.

Lewin, Kurt: Experiments in Social Space (1939), in: ders., Resolving Social Conflicts. Selected Papers on Group Dynamics, ed. Gertrud Weiss Lewin, New York 1948, S. 71-83.

Lewin, Kurt: The Special Case of Germany (1943), in: ders., Resolving Social Conflicts. Selected Papers on Group Dynamics, ed. Gertrud Weiss Lewin, New York 1948, S. 43-55.

Lindner, Traugott: Gruppendynamik in der berufsbegleitenden Fortbildung von Angehörigen der Wirtschaft, in: Heigl-Evers, Annelise / Streeck, Ulrich (Hg.): Die Psychologie des 20. Jahrhunderts, Bd. VIII: Lewin und die Folgen. Sozialpsychologie, Gruppendynamik, Gruppentherapie, Zürich 1979, S. 696-702.

Link, Jürgen: Versuch über den Normalismus. Wie Normalität produziert wird, 3. Aufl., Göttingen 2006.

Livi, Massimiliano / Sturm, Michael / Schmidt, Daniel (Hg.): Die 1970er Jahre als schwarzes Jahrzehnt. Politisierung und Mobilisierung zwischen christlicher Demokratie und extremer Rechter, Frankfurt am Main / New York 2010.

Lockot, Regine: Erinnern und Durcharbeiten. Zur Geschichte der Psychoanalyse und Psychotherapie im Nationalsozialismus, Frankfurt am Main 1985.

Lockot, Regine: DPV und DPG auf dem dünnen Eis der DGPT. Zur Beziehungsgeschichte von Deutscher Psychoanalytischer Vereinigung (DPV) und Deutscher Psychoanalytischer Gesellschaft (DPG) innerhalb der Deutschen Gesellschaft für Psychotherapie und Tiefenpsychologie (DGPT) bis 1967, in: Psyche 64 (2010), S. 1206-1242.

Löhr, Gerhard / Michaelis, Wolfgang / Wilhelm, Horst (Hg. in Zusammenarbeit mit der Zeitschrift Psychologie heute): Info-Psychologie-aktuell. Winter-Semester 1975/76, Weinheim / Basel 1975.

Lönnendonker, Siegward / Rabehl, Bernd / Staadt, Jochen: Die antiautoritäre Revolte. Der Sozialistische Deutsche Studentenbund nach der Trennung von der SPD, Band 1: 1960-1967, Wiesbaden 2002.

Löwer, Marga / Diergarten, Friedrich: Zwei Briefe an Dr. Günter Ammon, in: Kreiler, Kurt / Reinhardt, Claudia / Sloterdijk, Peter (Hg.): In irrer Gesellschaft. Verständigungstexte über Psychotherapie und Psychiatrie, Frankfurt am Main 1980, S. 53-58.

Lohmann, Hans-Martin / Pfeiffer, Joachim (Hg.): Freud-Handbuch. Leben – Werk – Wirkung, Stuttgart / Weimar 2006.

Longerich, Peter: Propagandisten im Krieg. Die Presseabteilung des Auswärtigen Amtes unter Ribbentrop, München 1987.

Lorenzer, Alfred: »Psychoanalyse als Herrschaftswissenschaft?« oder Psychoanalysekritik als Anpassungsgeste, in: Dahmer, Helmut / Leithäuser, Thomas / Lorenzer, Alfred / Horn, Klaus / Sonnemann, Ulrich: Das Elend der Psychoanalyse-Kritik (Beispiel Kursbuch 29). Subjektverleugnung als politische Magie, Frankfurt am Main 1973, S. 43-75.

Lübbe, Hermann: Der Nationalsozialismus im deutschen Nachkriegsbewußtsein, in: Historische Zeitschrift 236 (1983), S. 579-599.

Luks, Timo: Rezension zu: Ruth Rosenberger, Experten für Humankapital. Die Entdeckung des Personalmanagements in der Bundesrepublik Deutschland, München 2008, in: Rezensionen aus dem Archiv für Sozialgeschichte online, URL: http://library.fes.de/fulltext/afs/htmrez/81016.htm (abgerufen am 30.7.2014).

Lutz, Catherine: Epistemology of the Bunker: The Brainwashed and Other New Subjects of Permanent War, in: Pfister, Joel / Schnog, Nancy (Hg.): Inventing the Psychological. Toward a Cultural History of Emotional Life in America, New Haven u. a. 1997, S. 245-267.

Maasen, Sabine: Genealogie der Unmoral. Zur Therapeutisierung sexueller Selbste, Frankfurt am Main 1998.

Maasen, Sabine / Elberfeld, Jens / Eitler, Pascal / Tändler, Maik (Hg.): Das beratene Selbst. Zur Genealogie der Therapeutisierung in den ›langen‹ Siebzigern, Bielefeld 2011.

Maihofer, Werner: Die Revolte der Jugend für die Evolution der Gesellschaften in Ost und West, in: Szczesny, Gerhard (Hg.): Club Voltaire. Jahrbuch für kritische Aufklärung IV, Reinbek bei Hamburg 1970, S. 94-111.

Maikowski, Rainer / Mattes, Peter / Rott, Gerhart: Psychologie und ihre Praxis. Materialien zur Geschichte und Funktion einer Einzelwissenschaft in der Bundesrepublik, Frankfurt am Main 1976.

Makari, George: Revolution in Mind. The Creation of Psychoanalysis, New York / London 2008.
Malinowski, Stephan / Sedlmaier, Alexander: »1968« als Katalysator der Konsumgesellschaft. Performative Regelverstöße, kommerzielle Adaption und ihre gegenseitige Durchdringung, in: Geschichte und Gesellschaft 32 (2006), S. 238-267.
Mandel, Anita / Mandel, Karl Herbert / Stadter, Ernst / Zimmer, Dirk: Einübung in Partnerschaft durch Kommunikationstherapie und Verhaltenstherapie, München 1971.
Mandel, Karl Herbert / Mandel, Anita / Rosenthal, Hans: Einübung der Liebesfähigkeit. Praxis der Kommunikationstherapie für Paare, München 1975.
Mandel, Karl Herbert: Psychologie und Therapie der Ehe im Spannungsfeld von Zeitgeist, Wissenschaft und Glauben, in: Christlicher Glaube in moderner Gesellschaft. Enzyklopädische Bibliothek in 30 Teilbänden, hrsg. von Franz Böckle, Franz-Xaver Kaufmann, Karl Rahner, Bernhard Welte in Verbindung mit Robert Scherer, Teilband 7: Ehe – Familie, Freiburg u. a. 1981, S. 60-75.
Mannheim, Karl: Freedom, Power and Democratic Planning, New York 1950.
Marcuse, Herbert: Triebstruktur und Gesellschaft. Ein philosophischer Beitrag zu Sigmund Freud, Frankfurt am Main 1965.
Marcuse, Herbert: Der eindimensionale Mensch. Studien zur Ideologie der fortgeschrittenen Industriegesellschaft, Neuwied / Berlin 1970.
Marcuse, Herbert: Die neue Sensibilität, in: 1968 – Eine Enzyklopädie. Zusammengestellt von Rudolf Sievers, Frankfurt am Main 2004, S. 344-356.
Marrow, Alfred J.: Kurt Lewin. Leben und Werk, Stuttgart 1977.
Martin, Raymond / Barresi, John: The Rise and Fall of Soul and Self. An Intellectual History of Personal Identity, New York 2006.
Marwick, Arthur: The Sixties. Cultural Revolution in Britain, France, Italy, and the United States, c. 1958-c. 1974, Oxford 1998.
Maslow, A.[braham] H.: A Theory of Human Motivation, in: Psychological Review 50 (1943), S. 370-396.
Maslow, Abraham: Psychologie des Seins. Ein Entwurf, München 1973.
Maslow, Abraham: Motivation und Persönlichkeit, Olten 1977.
Mattes, Peter: Psychologie im westlichen Nachkriegsdeutschland – Fachliche Kontinuität und gesellschaftliche Restauration, in: Ash, Mitchell G. / Geuter, Ulfried (Hg.): Geschichte der deutschen Psychologie im 20. Jahrhundert, Opladen 1985, S. 201-224.
Matzat, Jürgen: Anders helfen – Selbsthilfegruppen und Fachleute arbeiten zusammen, in: Haland-Wirth, Trin / Spangenberg, Norbert / Wirth, Hans-Jürgen (Hg.): Unbequem und engagiert. Horst-Eberhard Richter zum 75. Geburtstag, Gießen 1998, S. 269-277.
Mausbach, Wilfried: Wende um 360 Grad? Nationalsozialismus und Judenvernichtung in der »zweiten Gründungsphase« der Bundesrepublik, in: von Hodenberg, Christina / Siegfried, Detlef (Hg.): Wo »1968« liegt. Reform und Revolte in der Geschichte der Bundesrepublik, Göttingen 2006, S. 15-47.
Mayer, Andreas: Mikroskopie der Psyche. Die Anfänge der Psychoanalyse im Hypnose-Labor, Göttingen 2002.
McAree, C. P.: The Ecology of Colleges and Universities and the Psychotherapy of Students, in: Spoerri, Th. / Winkler, W. Th. (Hg.): Proceedings of the VIIth International Congress of Psychotherapy / Verhandlungen des VII. Internationalen

Kongresses für Psychotherapie, Wiesbaden, 21.-26. August 1967, Part / Teil VI: The Student and Neurosis / Student und Neurose, Basel 1969, S. 8-17.
McGowan, Moray: »Neue Subjektivität«, in: Bullivant, Keith (Hg.): After the ›Death of Literature‹: West German Writing of the 1970s, Oxford / New York 1989, 53-68.
McGregor, Douglas: The Human Side of Enterprise, New York u. a. 1960.
McLaren, Peter / de Lissovoy, Noah: Paulo Freire (1921-1997), in: Tenorth, Heinz-Elmar (Hg.): Klassiker der Pädagogik, Bd. 2: Von John Dewey bis Paulo Freire, München 2003, S. 217-226.
Mende, Silke: »Nicht rechts, nicht links, sondern vorn«. Eine Geschichte der Gründungsgrünen, München 2011.
Menne, Klaus / Schröter, Klaus (Hg.): Psychoanalyse und Unterschicht. Soziale Herkunft – ein Hindernis für die psychoanalytische Behandlung?, Frankfurt am Main 1980.
Meskill, David: Arbeitersteuerung, Klientenberatung. Angewandte Psychologie in der deutschen Arbeitsverwaltung, 1914-1973, in: Zeitschrift für Psychologie 212 (2004), S. 212-226.
Methner, Helmut / Cupei, Jürgen / Roth, Georg: Gruppendynamik in der Fortbildung von Angehörigen der öffentlichen Verwaltung, in: Heigl-Evers, Annelise / Streeck, Ulrich (Hg.): Die Psychologie des 20. Jahrhunderts, Bd. VIII: Lewin und die Folgen. Sozialpsychologie, Gruppendynamik, Gruppentherapie, Zürich 1979, S. 687-695.
Métraux, Alexandre: Der Methodenstreit und die Amerikanisierung der Psychologie in der Bundesrepublik 1950-1970, in: Ash, Mitchell G. / Geuter, Ulfried (Hg.): Geschichte der deutschen Psychologie im 20. Jahrhundert, Opladen 1985, S. 225-251.
Meyer, J.-E.: Podiumsdiskussion, in: Spoerri, Th. / Winkler, W. Th. (Hg.): Proceedings of the VIIth International Congress of Psychotherapy / Verhandlungen des VII. Internationalen Kongresses für Psychotherapie, Wiesbaden, 21.-26. August 1967, Part / Teil VI: The Student and Neurosis / Student und Neurose, Basel 1969, S. 1-3.
Miller, Peter / Rose, Nikolas: The Tavistock Programme: The Government of Subjectivity and Social Life, in: Sociology 22 (1988), S. 171-192.
Millett, Kate: Sexual Politics, Garden City (N.Y.) 1969.
Minssen, Friedrich: Gruppendynamik und Lehrerverhalten, in: International Review of Education 11 (1965), S. 305-325.
Mitchell, Juliet: Psychoanalysis and Feminism, London 1974.
Mitscherlich, Alexander / Mielke, Fred (Hg.): Medizin ohne Menschlichkeit. Dokumente des Nürnberger Ärzteprozesses, Frankfurt am Main 1960.
Mitscherlich, Alexander: Auf dem Weg zur vaterlosen Gesellschaft. Ideen zur Sozialpsychologie, München 1963.
Mitscherlich, Alexander / Mitscherlich, Margarete: Die Unfähigkeit zu trauern. Grundlagen kollektiven Verhaltens, München 1967.
Mitscherlich, Alexander: Die Idee des Friedens und die menschliche Aggressivität, Frankfurt am Main 1969.
Mitscherlich, Alexander: Massenpsychologie ohne Ressentiment. Sozialpsychologische Betrachtungen, Frankfurt am Main 1972.
Mitze, Wilhelm: Der Psychologische Dienst der Bundeswehr 1966-1974, Bonn 1989.
Moeller, Michael L.[ukas] / Scheer, Jörn W.: Psychotherapeutische Studentenberatung. Probleme der Klienten – Problematik der Institution, Stuttgart 1974.
Moeller, Michael Lukas: Anders helfen. Selbsthilfegruppen und Fachleute arbeiten zusammen, Stuttgart 1981.

Moeller, Michael Lukas: Selbsthilfegruppen. Anleitungen und Hintergründe, überarbeitete und aktualisierte Ausgabe, Reinbek bei Hamburg 1996.
Moeller, Robert G.: Reconstructing the Family in Reconstruction Germany: Women and Social Policy in the Federal Republic, 1949-1955, in: ders. (Hg.): West Germany under Construction. Politics, Society, and Culture in the Adenauer Era, Ann Arbor 1997, S. 109-133.
Morat, Daniel: Von der Tat zur Gelassenheit. Konservatives Denken bei Martin Heidegger, Ernst Jünger und Friedrich Georg Jünger, 1920-1960, Göttingen 2007.
Moreno, Jakob L.: Gruppenpsychotherapie und Psychodrama. Einleitung in die Theorie und Praxis, Stuttgart 1959.
Moskowitz, Eva S.: In Therapy We Trust. America's Obsession with Self-Fulfillment, Baltimore / London 2001.
Mosler, Peter: Was wir wollten, was wir wurden. Studentenrevolte – zehn Jahre danach, Reinbek bei Hamburg 1977.
Mühl, Otto: Theorie und Praxis der Aktionsanalyse, 1. Teil (AA Nachrichten 1 / 74), in: AAO: Das AA Modell, Band 1, Neusiedl / See 1976, S. 23-27.
Mühl, Otto: Die AA Glatze (1975), in: AAO: Das AA Modell, Band 1, Neusiedl / See 1976, S. 267-273.
Mühl, Otto: Wilhelm Reich und AA Lebenspraxis (1976), in: AAO: Das AA Modell, Band 1, Neusiedl / See 1976, S. 155-158.
Mühl, Otto: AA Wehrkonzept (1976), in: AAO: Das AA Modell, Band 1, Neusiedl / See 1976, S. 291-294.
Mut zur Erziehung. Beiträge zu einem Forum am 9. / 10. Januar 1978 im Wissenschaftszentrum Bonn-Bad Godesberg, Stuttgart 1979.
Myrdal, Jan: Neue Erfahrungn im China Mao Tse-tungs, in: Böckelmann, Frank (Hg): Befreiung des Alltags. Modelle eines Zusammenlebens ohne Leistungsdruck, Frustration und Angst, München 1970, S. 120-134.
Nagel, Herbert / Seifert, Monika (Hg.): Inflation der Therapieformen. Gruppen- und Einzeltherapien in der sozialpädagogischen und klinischen Praxis, Reinbek bei Hamburg 1979.
Nagel, Herbert: Therapie als Ende der Politik? Oder: Ich, der letzte Mensch, in: ders. / Seifert, Monika (Hg.): Inflation der Therapieformen. Gruppen- und Einzeltherapien in der sozialpädagogischen und klinischen Praxis, Reinbek bei Hamburg 1979, S. 8-53.
Nau, Ekkehard: Gruppendynamik in Deutschland – Ein Überblick, in: Neidhardt, Friedhelm (Hg.): Gruppensoziologie. Perspektiven und Materialien, Opladen 1983, S. 126-143.
Negt, Oskar: Achtundsechzig. Politische Intellektuelle und die Macht, 4. Aufl., Göttingen 2004.
Neill, A.[lexander] S.[utherland]: Theorie und Praxis der antiautoritären Erziehung. Das Beispiel Summerhill, Reinbek bei Hamburg 1972.
Neuner, Stephanie: Politik und Psychiatrie. Die staatliche Versorgung psychisch Kriegsbeschädigter in Deutschland 1920-1939, Göttingen 2011.
Nitzschke, Volker: Zur Wirksamkeit politischer Bildung, Teil 2: Schulbuchanalyse, Frankfurt / Main 1966.
Nolte, Paul: Von der Gesellschaftsstruktur zur Seelenverfassung. Die Psychologisierung der Sozialdiagnose in den sechziger Jahren, in: Freimüller, Tobias (Hg.): Psy-

choanalyse und Protest. Alexander Mitscherlich und die »Achtundsechziger«, Göttingen 2008, S. 70-94.

Obermann, Christof: Assessment Center. Entwicklung, Durchführung, Trends, Wiesbaden 1992.

Oden, Thomas C.: The Intensive Group Experience. The New Pietism, Philadelphia 1972.

Oelkers, Jürgen: Pädagogische Reform und Wandel der Erziehungswissenschaft, in: Handbuch der deutschen Bildungsgeschichte, Bd. VI / 1: 1945 bis zur Gegenwart, Erster Teilband: Bundesrepublik Deutschland, hg. von Christoph Führ und Carl-Ludwig Furck, München 1998, S. 217-243.

Oosterhuis, Harry: Self-Development and Civic Virtue: Mental Health and Citizenship in the Netherlands, 1945-2000, in: Eghigian, Greg / Killen, Andreas / Leuenberger, Christine (Hg.): The Self as Project: Politics and the Human Sciences, Chicago 2007 (Osiris 22), S. 223-248.

Oosterhuis, Harry: Mental Health as Civic Virtue: Psychological Definitions of Citizenship in the Netherlands, 1900-1985, in: Brückweh, Kerstin / Schumann, Dirk / Wetzell, Richard F. / Ziemann, Benjamin (Hg.): Engineering Society. The Role of the Human and Social Sciences in Modern Societies, 1880-1980, Basingstoke / New York 2012, S. 159-178.

Packard, Vance: Die geheimen Verführer. Der Griff nach dem Unbewußten in jedermann, Düsseldorf 1958.

Patzel-Mattern, Katja: Ökonomische Effizienz und gesellschaftlicher Ausgleich. Die industrielle Psychotechnik in der Weimarer Republik, Stuttgart 2010.

Patzel-Mattern, Katja: »Dispositionen des Individuums« im Produktionsprozess. Die industrielle Psychotechnik in der Weimarer Republik zwischen Selbstbehauptung, Unternehmenserwartungen und Arbeiterinteressen, in: Tändler, Maik / Jensen, Uffa (Hg.): Das Selbst zwischen Anpassung und Befreiung. Psychowissen und Politik im 20. Jahrhundert, Göttingen 2012, S. 60-82.

Perinelli, Massimo: Lust, Gewalt, Befreiung. Sexualitätsdiskurse, in: Rotaprint 25 [Andresen, Knud / Mohr, Markus / Rübner, Hartmut] (Hg.): Agit 883. Bewegung, Revolte, Underground in Westberlin 1969-1972, 2. Aufl., Hamburg / Berlin 2007, S. 85-99.

Perls, Frederick S. / Hefferline, Ralph E. / Goodman, Paul: Gestalt Therapy. Growth and Excitement in the Human Personality, New York 1951.

Perls, Frederick S.: Grundlagen der Gestalt-Therapie. Einführung und Sitzungsprotokolle, München 1976.

Petri, Stefan: Eignungsprüfung, Charakteranalyse, Soldatentum. Veränderung der Wissenschafts- und Methodenauffassung in der Militärpsychologie des Deutschen Reiches, Großbritannien und der USA 1914 bis 1945, Univ. Diss. Groningen 2004.

Petri, Stefan: Personalauswahl zwischen Psychotechnik und Charakteranalyse. Die Kompetenzverschiebung der deutschen Militärpsychologie von 1914-1942, in: Ash, Mitchell G. / Sturm, Thomas (Hg.): Die Psychologie in praktischen Kontexten, Göttingen 2004 (Themenheft der Zeitschrift für Psychologie 212), S. 200-211.

Petzold, Hilarion (Hg.): Angewandtes Psychodrama in Therapie, Pädagogik und Theater, 2. überarb. u. erw. Aufl., Paderborn 1978.

Petzold, Hilarion (Hg.): Wege zum Menschen. Methoden und Persönlichkeiten moderner Psychotherapie; ein Handbuch, 2 Bde., Paderborn 1984.

Pfister, Joel / Schnog, Nancy (Hg.): Inventing the Psychological. Toward a Cultural History of Emotional Life in America, New Haven u. a. 1997.

Picht, Georg: Die deutsche Bildungskatastrophe. Analyse und Dokumentation, Olten u.a. 1964.

Pilzweger, Stefanie: Männlichkeit zwischen Gefühl und Revolution. Eine Emotionsgeschichte der bundesdeutschen 68er-Bewegung, Bielefeld 2015.

Plamper, Jan: Geschichte und Gefühl. Grundlagen der Emotionsgeschichte, München 2012.

Plessner, Helmuth: Grenzen der Gemeinschaft. Eine Kritik des sozialen Radikalismus, Frankfurt am Main 2002 (zuerst Bonn 1924).

Plowman, Andrew: The Radical Subject. Social Change and the Self in Recent German Autobiography, Bern u.a. 1998.

Plumpe, Werner: Wirtschaftskrisen. Geschichte und Gegenwart, 4., durchges. und aktualisierte Aufl., München 2013.

Poiger, Uta G.: Jazz, Rock, and Rebels. Cold War Politics and American Culture in a Divided Germany, Berkeley 2000.

Politische Psychologie, Band 1: Politische Psychologie als Aufgabe unserer Zeit. Bearbeitet von Dr. Walter Jacobsen, Frankfurt am Main 1963.

Politische Psychologie, Band 2: Autoritarismus und Nationalismus – ein deutsches Problem? Bericht über eine Tagung veranstaltet vom Institut für staatsbürgerliche Bildung Rheinland-Pfalz im Fridtjof-Nansen-Haus in Ingelheim, geleitet von Prof. Dr. Karl Holzamer, Frankfurt am Main 1963.

Politische Psychologie, Band 4: Politische Erziehung als psychologisches Problem. Bericht über eine Tagung veranstaltet von der Friedrich-Ebert-Stiftung und der Sektion Politische Psychologie im Berufsverband Deutscher Psychologen in der Heimvolkshochschule Bergneustadt. Mit einem Geleitwort des Herrn Kultusministers Professor Dr. Ernst Schütte, Frankfurt am Main 1966.

Pollack, Detlef: Individualisierung statt Säkularisierung? Zur Diskussion eines neueren Paradigmas in der Religionssoziologie, in: Gabriel, Karl (Hg.): Religiöse Individualisierung oder Säkularisierung. Biographie und Gruppe als Bezugspunkte moderner Religiosität, Gütersloh 1996, S. 57-85.

Pollock, Friedrich: Gruppenexperiment. Ein Studienbericht, Frankfurt am Main 1955.

Pols, Hans: War Neurosis, Adjustment Problems in Veterans, and an Ill Nation: The Disciplinary Project of American Psychiatry during and after World War II, in: Eghigian, Greg / Killen, Andreas / Leuenberger, Christine (Hg.): The Self as Project: Politics and the Human Sciences, Chicago 2007 (Osiris 22), S. 72-92.

Polster, Erving / Polster, Miriam: Gestalttherapie. Theorie und Praxis der integrativen Gestalttherapie, 2. Aufl., München 1977.

Pongratz, Ludwig J.: Lehrbuch der klinischen Psychologie. Psychologische Grundlagen der Psychotherapie, Göttingen 1973.

Preiser, Siegfried: Walter Jacobsen und die Politische Psychologie in der Bundesrepublik Deutschland – Einige Anmerkungen zu ihrer Entwicklung und Etablierung: Dem Mentor zum 90. Lebensjahr, in: Schorr, Angela (Hg.): Bericht über den 13. Kongreß für Angewandte Psychologie, Bd. 1, Bonn 1986, S. 215-219.

Prior, Harm (Hg.): Gruppendynamik in der Seminararbeit. Reflexionen und Materialien aus einem Seminar, Hamburg 1970.

Prior, Harm: Gruppendynamik und politisches Lernen, in: Vopel, Klaus W. (Hg.): Gruppendynamische Experimente im Hochschulbereich, Hamburg 1972, S. 92-98.

Projektgruppe Kooperativer Familienverband (Gerlach Bommersheim / Carl Nissen / Doris Schittenhelm / Julius Schittenhelm): Beiträge zur Kommunediskussion, in:

Böckelmann, Frank (Hg): Befreiung des Alltags. Modelle eines Zusammenlebens ohne Leistungsdruck, Frustration und Angst, München 1970, S. 9-27.

Przytulla, Horst: Die Überwindung der antiautoritären Phase. Zum Verhalten Erwachsener in Gruppen, in: Saß, Hans-Werner (Hg.): Antiautoritäre Erziehung oder die Erziehung der Erzieher. Soziales Lernen in Erwachsenengruppen, Stuttgart 1972, S. 146-163.

Psychologinnengruppe München: Spezifische Probleme von Frauen und ein Selbsthilfeansatz, in: Keupp, Heinrich / Zaumseil, Manfred (Hg.): Die gesellschaftliche Organisierung psychischen Leids. Zum Arbeitsfeld klinischer Psychologen, Frankfurt am Main 1978, S. 221-265.

Puaca, Brian M.: Missionaries of Goodwill. Deutsche Austauschlehrer und -schüler und die Lehren der amerikanischen Demokratie in den frühen fünfziger Jahren, in: Bauerkämper, Arnd / Jarausch, Konrad H. / Payk, Marcus M. (Hg.): Demokratiewunder. Transatlantische Mittler und die kulturelle Öffnung Westdeutschlands 1945-1970, Göttingen 2005, S. 305-331.

Puaca, Brian M.: Learning Democracy. Education Reform in West Germany, 1945-1965, New York / Oxford 2009.

Pühl, Harald: Team-Supervision. Von der Subversion zur Institutionsanalyse, Göttingen 1998.

Pupavac, Vanessa: War on the Couch: The Emotionology of the New International Security Paradigm, in: European Journal of Social Theory 7 (2004), S. 149-170.

Quitmann, Helmut: Humanistische Psychologie. Psychologie, Philosophie, Organisationsentwicklung, 3., überarb. und erw. Aufl., Göttingen u. a. 1996.

Raapke, Konstanze / Schindler, Heidrun: Der Psychoboom auf dem deutschen Büchermarkt, Med. Diss. Hannover 1988.

Rabinbach, Anson: Response to Karen Brecht, »In the Aftermath of Nazi Germany: Alexander Mitscherlich and Psychoanalysis – Legend and Legacy«, in: American Imago 52 (1995), S. 313-328.

Rabinbach, Anson: Motor Mensch. Kraft, Ermüdung und die Ursprünge der Moderne, Wien 2001.

Radkau, Joachim: Das Zeitalter der Nervosität. Deutschland zwischen Bismarck und Hitler, München 2000.

Radkau, Joachim: Die Ära der Ökologie. Eine Weltgeschichte, München 2011.

Raithel, Thomas / Rödder, Andreas / Wirsching, Andreas (Hg.): Auf dem Weg in eine neue Moderne? Die Bundesrepublik Deutschland in den siebziger und achtziger Jahren, München 2009.

Rajneesh, Bhagwan Shree: From Sex to Superconsciousness, New Delhi 1976.

Raphael, Lutz: Die Verwissenschaftlichung des Sozialen als methodische und konzeptionelle Herausforderung für eine Sozialgeschichte des 20. Jahrhunderts, in: Geschichte und Gesellschaft 22 (1996), S. 165-193.

Raphael, Lutz: Embedding the Human and Social Sciences in Western Societies, 1880-1980: Reflections on Trends and Methods of Current Research, in: Brückweh, Kerstin / Schumann, Dirk / Wetzell, Richard F. / Ziemann, Benjamin (Hg.): Engineering Society. The Role of the Human and Social Sciences in Modern Societies, 1880-1980, Basingstoke / New York 2012, S. 41-56.

Rath, Claus-Dieter: Begehren und Aufbegehren. Eine Skizze zum Verhältnis von Kritischer Theorie, Psychoanalyse und Studentenbewegung, in: Luzifer-Amor 14 (2001), Heft 28, S. 50-99.

Rattner, Josef: Tiefenpsychologie und Politik. Einführung in die politische Psychologie, Freiburg 1970.
Rattner, Josef: Gruppentherapie. Die Psychotherapie der Zukunft, Bergisch-Gladbach 1972.
Raulff, Ulrich: Kreis ohne Meister. Stefan Georges Nachleben, München 2009.
Raulff, Ulrich: Wiedersehen mit den Siebzigern. Die wilden Jahre des Lesens, Stuttgart 2014.
Reckwitz, Andreas: Das hybride Subjekt. Eine Theorie der Subjektkulturen von der bürgerlichen Moderne zur Postmoderne, Weilerswist 2006.
Redaktion Psychologie heute (Hg.): Welche Therapie? Thema: Psychotherapie heute, Weinheim / Basel 1987.
Redaktion Psychologie heute (Hg.): Alle Themen, alle Autoren. Gesamtverzeichnis von 1974 bis 1994, Weinheim / Basel 1995.
Reddy, William M.: The Navigation of Feeling. A Framework for the History of Emotions, Cambridge u. a. 2001.
Reich, Wilhelm: Die Funktion des Orgasmus. Zur Psychopathologie und zur Soziologie des Geschlechtslebens, Leipzig 1927.
Reich, Wilhelm: Charakteranalyse. Technik und Grundlagen für studierende und praktizierende Analytiker, o. O. 1933.
Reich, Wilhelm: Die sexuelle Revolution. Zur charakterlichen Selbststeuerung des Menschen, 2. Aufl., Frankfurt am Main 1969.
Reich, Wilhelm: Die Massenpsychologie des Faschismus, Wiesbaden 2005 (diese Ausgabe zuerst 1971).
Reich-Ranicki, Marcel: Anmerkungen zur deutschen Literatur der siebziger Jahre, in: Merkur 33 (1979), S. 169-179.
Reichardt, Sven: Klaus Theweleits »Männerphantasien« – ein Erfolgsbuch der 1970er-Jahre, in: Zeithistorische Forschungen / Studies in Contemporary History, Online-Ausgabe 3 (2006), Nr. 3, URL: http://www.zeithistorische-forschungen.de/16126041-Reichardt-3-2006 (abgerufen am 1.8.2013).
Reichardt, Sven: Authentizität und Gemeinschaftsbindung. Politik und Lebensstil im linksalternativen Milieu vom Ende der 1960er bis zum Anfang der 1980er Jahre, in: Forschungsjournal Neue Soziale Bewegungen 21 (2008), Nr. 3, S. 118-130.
Reichardt, Sven / Siegfried, Detlef (Hg.): Das Alternative Milieu. Antibürgerlicher Lebensstil und linke Politik in der Bundesrepublik Deutschland und Europa 1968-1983, Göttingen 2010.
Reichardt, Sven / Siegfried, Detlef: Das Alternative Milieu. Konturen einer Lebensform, in: dies. (Hg.): Das Alternative Milieu. Antibürgerlicher Lebensstil und linke Politik in der Bundesrepublik Deutschland und Europa 1968-1983, Göttingen 2010, S. 9-24.
Reichardt, Sven: Authentizität und Gemeinschaft. Linksalternatives Leben in den siebziger und frühen achtziger Jahren, Frankfurt am Main 2014.
Reiche, Reimut: Sexualität und Klassenkampf. Zur Abwehr repressiver Entsublimierung, Frankfurt am Main 1968.
Reiche, Reimut: Sexuelle Revolution – Erinnerung an einen Mythos, in: Kraushaar, Wolfgang (Hg.): Frankfurter Schule und Studentenbewegung. Von der Flaschenpost zum Molotowcocktail 1946-1995, Bd. 3: Aufsätze und Kommentare, Register, Hamburg 1998, S. 150-166.
Reimann, Aribert: Dieter Kunzelmann. Avantgardist, Protestler, Radikaler, Göttingen 2009.

Reimann, Aribert: Abschiedsbriefe der Bewegung. Linke Selbstreflexionen der siebziger Jahre, in: Fulda, Daniel / Herzog, Dagmar / Hoffmann, Stefan-Ludwig / van Rahden, Till (Hg.): Demokratie im Schatten der Gewalt. Geschichten des Privaten im deutschen Nachkrieg, Göttingen 2010, S. 262-285.

Reitmayer, Morten / Schlemmer, Thomas (Hg.): Die Anfänge der Gegenwart. Umbrüche in Westeuropa nach dem Boom, München 2014.

Richter, Horst-Eberhard: Eltern, Kind und Neurose. Psychoanalyse der kindlichen Rolle, Reinbek bei Hamburg 1969.

Richter, Horst-Eberhard: Patient Familie. Entstehung, Struktur und Therapie von Konflikten in Ehe und Familie, Reinbek bei Hamburg 1970.

Richter, Horst-Eberhard: Die Gruppe. Hoffnung auf einen neuen Weg, sich selbst und andere zu befreien. Psychoanalyse in Kooperation mit Gruppeninitiativen, Reinbek bei Hamburg 1972.

Richter, Horst-Eberhard: Vorwort: Worum geht es?, in: ders., Engagierte Analysen. Über den Umgang des Menschen mit dem Menschen, Reinbek bei Hamburg 1978, S. 9-24.

Richter, Horst-Eberhard: Vom unterdrückten Trieb zum unterdrückten Selbst. Die Schwierigkeit der Psychoanalyse, der sich wandelnden Problemlage der Menschen zu folgen, in: ders., Engagierte Analysen. Über den Umgang des Menschen mit dem Menschen, Reinbek bei Hamburg 1978, S. 112-132.

Richter, Horst-Eberhard: Der Gotteskomplex. Die Geburt und die Krise des Glaubens an die Allmacht des Menschen, Reinbek bei Hamburg 1979.

Richter, Horst-Eberhard: Die Chance des Gewissens. Erinnerungen und Assoziationen, Hamburg 1986.

Richter, Horst-Eberhard: Wer nicht leiden will, muß hassen. Zur Epidemie der Gewalt, Hamburg 1993.

Richter, Horst-Eberhard: Wanderer zwischen den Fronten. Gedanken und Erinnerungen, Köln 2000.

Rieck, Miriam / Eshet, Gali: Die Bürden der Experten. Gespräche mit deutschen und israelischen Psychiatern über ihre Rolle als Gutachter in Entschädigungsverfahren, in: Frei, Norbert / Brunner, José / Goschler, Constantin (Hg.): Die Praxis der Wiedergutmachung. Geschichte, Erfahrung und Wirkung in Deutschland und Israel, Göttingen 2009, S. 452-469.

Rieff, Philip: The Triumph of the Therapeutic. Uses of Faith after Freud, New York 1966.

Riesman, David / Denny, Reuel / Glazer, Nathan: Die einsame Masse. Eine Untersuchung der Wandlungen des amerikanischen Charakters, Hamburg 1958.

Robert Koch-Institut (Hg.): Gesundheitsberichterstattung des Bundes, Heft 41: Psychotherapeutische Versorgung, Berlin 2008.

Rödder, Andreas: Vom Materialismus zum Postmaterialismus? Ronald Ingleharts Diagnosen des Wertewandels, ihre Grenzen und Perspektiven, in: Zeithistorische Forschungen / Studies in Contemporary History, Online-Ausgabe 3 (2006), H. 3., URL: http://www.zeithistorische-forschungen.de/16126041-Roedder-3-2006 (abgerufen am 4.5.2012).

Rödder, Andreas: Wertewandel in historischer Perspektive. Ein Forschungskonzept, in: Dietz, Bernhard / Neumaier, Christopher / Rödder, Andreas (Hg.): Gab es den Wertewandel? Neue Forschungen zum gesellschaftlich-kulturellen Wandel seit den 1960er Jahren, München 2014, S. 17-39.

Roelcke, Volker: Krankheit und Kulturkritik. Psychiatrische Gesellschaftsdeutungen im bürgerlichen Zeitalter (1790-1914), Frankfurt am Main / New York 1999.

Roelcke, Volker: Psychotherapy between Medicine, Psychoanalysis, and Politics: Concepts, Practices, and Institutions in Germany, c. 1945-1992, in: Medical History 48 (2004), S. 473-492.

Roelcke, Volker: Rivalisierende »Verwissenschaftlichungen des Sozialen«. Psychiatrie, Psychologie und Psychotherapie im 20. Jahrhundert, in: Reulecke, Jürgen / Roelcke, Volker (Hg.): Wissenschaften im 20. Jahrhundert. Universitäten in der modernen Wissensgesellschaft, Stuttgart 2008, S. 131-148.

Rogers, Carl R.: Die nicht-direktive Beratung. Counseling and Psychotherapy, München 1972.

Rogers, Carl R.: Die klient-bezogene Gesprächstherapie. Client-Centered Therapy, München 1973.

Rogers, Carl R.: Entwicklung der Persönlichkeit. Psychotherapie aus der Sicht eines Therapeuten, Stuttgart 1973.

Rogers, Carl: Encounter-Gruppen. Das Erlebnis der menschlichen Begegnung, München 1974.

Rose, Nikolas: The Psychological Complex. Psychology, Politics and Society in England, 1869-1939, London 1985.

Rose, Nikolas: Governing the Soul. The Shaping of the Private Self, London 1989.

Rose, Nikolas: Inventing Our Selves. Psychology, Power, and Personhood, Cambridge 1996.

Rose, Nikolas: Social Psychology as a Science of Democracy, in: ders., Inventing Our Selves. Psychology, Power, and Personhood, Cambridge 1996, S. 116-149.

Rose, Nikolas: Identity, Genealogy, History, in: Hall, Stuart / du Gay, Paul (Hg.), Questions of Cultural Identity, London 1996, S. 128-150.

Rosenberger, Ruth: Demokratisierung durch Verwissenschaftlichung? Betriebliche Humanexperten als Akteure des Wandels der betrieblichen Sozialordnung in westdeutschen Unternehmen, in: Archiv für Sozialgeschichte 44 (2004), S. 327-355.

Rosenberger, Ruth / Raphael, Lutz / Platz, Johannes: Psychologische Eignungsdiagnostik in westdeutschen Großunternehmen: Wirkung von Ideen als Neufiguration wissenschaftlicher Konzepte in professionellen Verwendungsfeldern, in: Raphael, Lutz / Tenorth, Heinz-Elmar (Hg.): Ideen als gesellschaftliche Gestaltungskraft im Europa der Neuzeit. Beiträge für eine erneuerte Geistesgeschichte, München 2006, S. 479-496.

Rosenberger, Ruth: Experten für Humankapital. Die Entdeckung des Personalmanagements in der Bundesrepublik Deutschland, München 2008.

Rosenkranz, Hans / Breuel, Reinhard: Von der Gruppendynamik zur Organisationsentwicklung. Praxismodelle für Training und Organisationsberatung in der Wirtschaft, Wiesbaden 1982.

Rosenwein, Barbara H.: Emotional Communities in the Early Middle Ages, Ithaca (NY) u. a. 2006.

Rotaprint 25 [Andresen, Knud / Mohr, Markus / Rübner, Hartmut] (Hg.): Agit 883. Bewegung, Revolte, Underground in Westberlin 1969-1972, 2. Aufl., Hamburg / Berlin 2007.

Rotaprint 25 [Knud Andresen / Markus Mohr / Hartmut Rübner], Einleitung, in: dies., Agit 883. Bewegung, Revolte, Underground in Westberlin 1969-1972, 2. Aufl., Hamburg / Berlin 2007, S. 9-14.

Rothe, Anne: Popular Trauma Culture. Selling the Pain of Others in the Mass Media, London 2010.

Rucht, Dieter: Modernisierung und neue soziale Bewegungen. Deutschland, Frankreich und USA im Vergleich, Frankfurt am Main / New York 1994.

Rucht, Dieter / Roth, Roland (Hg.): Die sozialen Bewegungen in Deutschland seit 1945. Ein Handbuch, Frankfurt am Main / New York 2008.

Ruck, Michael: Ein kurzer Sommer der konkreten Utopie – Zur westdeutschen Planungsgeschichte der langen 60er Jahre, in: Schildt, Axel / Siegfried, Detlef / Lammers, Karl Christian (Hg.): Dynamische Zeiten. Die 60er Jahre in den beiden deutschen Gesellschaften, Hamburg 2000, S. 362-401.

Rudloff, Wilfried: Bildungsplanung in den Jahren des Bildungsbooms, in: Frese, Matthias / Teppe, Karl / Paulus, Julia (Hg.): Demokratisierung und gesellschaftlicher Aufbruch. Die sechziger Jahre als Wendezeit der Bundesrepublik, Paderborn 2003, S. 259-282.

Rudloff, Wilfried: Expertenkommissionen, Masterpläne und Modellprogramme. Die bundesdeutsche Psychiatriereform als Paradefall ›verwissenschaftlichter‹ Politik?, in: Archiv für Sozialgeschichte 50 (2010), S. 169-216.

Rüting, Torsten: Pavlov und der Neue Mensch. Diskurse über Disziplinierung in Sowjetrussland, München 2002.

Rutschky, Michael: Erfahrungshunger. Ein Essay über die siebziger Jahre, Frankfurt am Main 1982.

Sander, Hartmut / Christians, Ulrich (Hg.): Subkultur Berlin. Selbstdarstellung, Text-, Ton-Bilddokumente. Kommunen, Rocker, subversive Gruppen, Darmstadt 1969.

Sander, Helke (Aktionsrat zur Befreiung der Frauen, Berlin): Auszüge aus der Rede vor der SDS-Delegiertenkonferenz (Herbst 1968), in: Saß, Hans-Werner (Hg.): Antiautoritäre Erziehung oder die Erziehung der Erzieher. Soziales Lernen in Erwachsenengruppen, Stuttgart 1972, S. 179-182.

Sarasin, Philipp: Michel Foucault zur Einführung, Hamburg 2005.

Saß, Hans-Werner (Hg.): Antiautoritäre Erziehung oder die Erziehung der Erzieher. Soziales Lernen in Erwachsenengruppen, Stuttgart 1972.

Saß, Hans-Werner: Links von sich selbst – Probleme mit der Emanzipation. Ein selbstkritisches Vorwort, in: ders. (Hg.): Antiautoritäre Erziehung oder die Erziehung der Erzieher. Soziales Lernen in Erwachsenengruppen, Stuttgart 1972, S. 1-32.

Satyananda, Swami (Jörg Andrees Elten): Ganz entspannt im Hier und Jetzt. Tagebuch über mein Leben mit Bhagwan in Poona, Reinbek bei Hamburg 1979.

Schäkel, Uwe / Thiede, Jörg D. (Hg.): Elemente der Personalentwicklung in der Diskussion: Bestandsaufnahme und Trends für die 80er Jahre. Beiträge zur Studientagung 1980 des Instituts für Management-Entwicklung – (IME) in Düsseldorf vom 3.-4.12.1980, Düsseldorf 1981.

Scheer, Monique: Are Emotions a Kind of Practice (and Is That What Makes Them Have a History)? A Bourdieuan Approach to Understanding Emotion, in: History and Theory 51 (2012), S. 193-220.

Schelsky, Helmut: Die skeptische Generation. Eine Soziologie der deutschen Jugend, Düsseldorf 1957.

Schelsky, Helmut: Einführung, in: Riesman, David / Denny, Reuel / Glazer, Nathan: Die einsame Masse. Eine Untersuchung der Wandlungen des amerikanischen Charakters, Hamburg 1958, S. 7-19.

Schelsky, Helmut: Die Arbeit tun die anderen. Klassenkampf und Priesterherrschaft der Intellektuellen, Opladen 1975.

Schildt, Axel / Sywottek, Arnold (Hg.): Modernisierung im Wiederaufbau. Die westdeutsche Gesellschaft der 50er Jahre, Bonn 1993.

Schildt, Axel: Moderne Zeiten. Freizeit, Massenmedien und »Zeitgeist« in der Bundesrepublik der 50er Jahre, Hamburg 1995.

Schildt, Axel: Zwischen Abendland und Amerika. Studien zur westdeutschen Ideenlandschaft der 50er Jahre, München 1999.

Schildt, Axel / Siegfried, Detlef / Lammers, Karl Christian (Hg.): Dynamische Zeiten. Die 60er Jahre in den beiden deutschen Gesellschaften, Hamburg 2000.

Schildt, Axel: »Die Kräfte der Gegenreform sind auf breiter Front angetreten«. Zur konservativen Tendenzwende in den Siebzigerjahren, in: Archiv für Sozialgeschichte 44 (2004), S. 449-478.

Schildt, Axel / Siegfried, Detlef: Deutsche Kulturgeschichte. Die Bundesrepublik – 1945 bis zur Gegenwart, München 2009.

Schildt, Axel: Zur Durchsetzung einer Apologie. Hermann Lübbes Vortrag zum 50. Jahrestag des 30. Januar 1933, in: Zeithistorische Forschungen / Studies in Contemporary History, Online-Ausgabe, 10 (2013), H. 1, URL: http://www.zeithistorische-forschungen.de/1-2013/id%3D4679 (abgerufen am 28.9.2014).

Schilling, Raimar: Die Psychotherapeutische Beratungsstelle für Studierende der Albert-Ludwigs-Universität und Musikhochschule Freiburg i. Br. im ersten Jahre ihres Bestehens (1968). Ein vorläufiger Erfahrungsbericht, Freiburg 1969.

Schilling, Raimar: Die Psychotherapeutische Beratungsstelle des Studentenwerks Freiburg in den Jahren 1968 bis 1975, in: Studentenwerk Freiburg (Hg.): 40 Jahre Psychotherapeutische Beratungsstelle für Studierende 1968-2008, Freiburg 2008, S. 6-16.

Schlothauer, Andreas: Die Diktatur der freien Sexualität. AAO, Mühl-Kommune, Friedrichshof, Wien 1992.

Schmid, Josef / Wegner, Dirk: Kurt A. Körber. Annäherungen an einen Stifter, mit einem Vorwort von Helmut Schmidt, Hamburg 2002.

Schmidbauer, Wolfgang: Die hilflosen Helfer. Über die seelische Problematik der helfenden Berufe, Reinbek bei Hamburg 1977.

Schmidt, Gunter: Sexualität, in: Schaffrik, Tobias / Wienges, Sebastian (Hg.): 68er-Spätlese – Was bleibt von 68? Münster 2008, S. 46-57.

Schmidt, Wera: Psychoanalytische Erziehung in Sowjetrußland. Bericht über das Kinderheim-Laboratorium in Moskau, Leipzig 1924.

Schmidt, Wera: Drei Aufsätze, Berlin 1969 [Raubdruck].

Schmidt, Wera / Klein, Melanie / Freud, Anna / Wolfheim, Nelly / Balint, Alice: Antiautoritäre Erziehung und Kinderanalyse, Hamburg u. a. [Raubdruck o. J., ca. 1970].

Schmidtke, Michael: Der Aufbruch der jungen Intelligenz. Die 68er-Jahre in der Bundesrepublik und den USA, Frankfurt am Main 2003.

Schmuhl, Hans-Walter: Rassenhygiene, Nationalsozialismus, Euthanasie. Von der Verhütung zur Vernichtung »lebensunwerten Lebens«, 1890-1945, Göttingen 1987.

Schneider, Christian: Die Unfähigkeit zu trauern: Diagnose oder Parole?, in: Mittelweg 36 17 (2008), Nr. 4, S. 69-79.

Schneider, Michael: Neurose und Klassenkampf. Materialistische Kritik und Versuch einer emanzipativen Neubegründung der Psychoanalyse, Reinbek bei Hamburg 1973.

Schneider, Patrick: Freie Sexualität als Lebensform, in: AAO Pro & Contra. Kritische Stellungnahmen zur AAO, Nürnberg 1977, S. 26-41.
Schneider, Peter: Rebellion und Wahn. Mein '68: Eine autobiographische Erzählung, Köln 2008.
Schönbohm, Wulf: Die 68er: politische Verirrungen und gesellschaftliche Veränderungen, in: Aus Politik und Zeitgeschichte 14-15/2008, S. 16-21.
Schönpflug, Wolfgang: Johan Baptist Rieffert. Gelehrter. Im Nationalsozialismus Gefolgsmann. Selbst ein Opfer?, in: Herrmann, Theo/Zeidler, Wlodek (Hg.): Psychologen in autoritären Systemen, Frankfurt am Main 2012, S. 65-93.
Schorr, Angela: German Psychology After Reunification, in: dies./Saari, Salli (Hg.): Psychology in Europe. Facts, Figures, Realities, Seattle u.a. 1995, S. 35-57.
Schregel, Susanne: Konjunktur der Angst. »Politik der Subjektivität« und »neue Friedensbewegung«, 1979-1983, in: Greiner, Bernd/Müller, Christian Th./Walter, Dierk (Hg.): Angst im Kalten Krieg, Hamburg 2009, S. 495-520.
Schregel, Susanne: Der Atomkrieg vor der Wohnungstür. Eine Politikgeschichte der neuen Friedensbewegung in der Bundesrepublik 1970-1985, Frankfurt am Main/New York 2011.
Schreiber, Waltraud: Schulreform in Hessen zwischen 1967 und 1982. Die curriculare Reform der Sekundarstufe I, Schwerpunkt: Geschichte in der Gesellschaftslehre, Neuried 2005.
Schröder, Christina: »Psychotherapie für Jedermann!« Zu den Hintergründen der ersten kassenärztlichen Verankerung der Psychotherapie in der Weimarer Republik, in: psychomed 5 (1993), S. 52-58.
Schülein, Johann August: Psychotechnik als Politik. Zur Kritik der pragmatischen Kommunikationstheorie von Watzlawick et. al., Frankfurt am Main 1976.
Schülein, Johann August: Das neue Interesse an der Subjektivität, in: Leviathan 4 (1976), S. 53-78.
Schülein, Johann August (Hg.): Vor uns die Mühen der Ebenen. Alltagsprobleme und Perspektiven von Wohngemeinschaften, Gießen 1980.
Schülein, Johann August: Einige Bemerkungen zur Entwicklung der Wohngemeinschaftsbewegung, in: ders. (Hg.): Vor uns die Mühen der Ebenen. Alltagsprobleme und Perspektiven von Wohngemeinschaften, Gießen 1980, S. 13-30.
Schulte, Dietmar/Kröner-Herwig, Birgit: 100 Jahre Psychologie: Klinische Psychologie, in: Rammsayer, Thomas/Troche, Stefan (Hg.): Reflexionen der Psychologie. 100 Jahre Deutsche Gesellschaft für Psychologie: Bericht über den 44. Kongress der Deutschen Gesellschaft für Psychologie in Göttingen 2004, Göttingen u.a. 2005, S. 66-74.
Schulz, Kristina: Lesarten der ›sexuellen Revolution‹, in: Frese, Matthias/Teppe, Karl/Paulus, Julia (Hg.): Demokratisierung und gesellschaftlicher Aufbruch. Die sechziger Jahre als Wendezeit der Bundesrepublik, Paderborn 2003., S. 121-133.
Schulz, Kristina: Der lange Atem der Provokation. Die Frauenbewegung in der Bundesrepublik und in Frankreich 1968-1976, Frankfurt am Main/New York 2002.
Schwäbisch, Lutz/Siems, Martin: Anleitung zum sozialen Lernen. Kommunikations- und Verhaltenstraining, Reinbek bei Hamburg 1974.
Schwartz, Cornelia: Professionalisierung im Bereich der Klinischen Psychologie, in: Keupp, Heinrich/Zaumseil, Manfred (Hg.): Die gesellschaftliche Organisierung psychischen Leids. Zum Arbeitsfeld klinischer Psychologen, Frankfurt am Main 1978, S. 298-325.
Schwertfeger, Bärbel/Koch, Klaus: Der Therapie-Führer. Die wichtigsten Formen und Methoden; ein Leitfaden, München 1989.

SDS-Autorenkollektiv / Springer-Arbeitskreis der KU [Kritische Universität]: Der Untergang der Bild-Zeitung, Berlin [ca. 1969].

Seed, David: Brainwashing: The Fictions of Mind Control. A Study of Novels and Films since World War II, Kent 2004.

Seibring, Anne: Die Humanisierung des Arbeitslebens in den 1970er-Jahren: Forschungsstand und Forschungsperpektiven, in: Andresen, Knud / Bitzegeio, Ursula / Mittag, Jürgen (Hg.): »Nach dem Strukturbruch«? Kontinuität und Wandel von Arbeitsbeziehungen und Arbeitswelt(en) seit den 1970er-Jahren, Bonn 2011, S. 107-126.

Sektion Klinische Psychologie des Berufsverbandes Deutscher Psychologen e.V. (BDP): Informationsbroschüre Nr. 1, 1973: Berufsbild und Ausbildungsplan des Fachpsychologen für Klinische Psychologie, o.O.

Selbach, Helmut: Geleitwort, in: Ziolko, Horst-Ulfert (Hg.): Psychische Störungen bei Studenten. Symposion vom 22.-24. März 1968 in Berlin, Stuttgart 1969, S. III f.

Sennett, Richard: Verfall und Ende des öffentlichen Lebens. Die Tyrannei der Intimität, Frankfurt am Main 1983.

SHB / SF Heidelberg: Einige Bemerkungen zur Situation der Linken in der BRD, vor allem an der Hochschule, in: Harrer, Harald / Funke, Heinz / Duhm, Dieter (Hg.): Frankfurter Seminar April 1973: Politische Arbeit & Emanzipation. Aufsätze und Protokolle einer Tagungsreihe, Köln 1974, S. 60-70.

SHB / SF Heidelberg: Vorschlag für ein Seminar zu Problemen von Hochschulpolitik, Wissenschaftskritik und sozialistischer Strategie, in: Harrer, Harald / Funke, Heinz / Duhm, Dieter (Hg.): Frankfurter Seminar April 1973: Politische Arbeit & Emanzipation. Aufsätze und Protokolle einer Tagungsreihe, Köln 1974, S. 70-74.

Siegfried, Detlef: Time Is on My Side. Konsum und Politik in der westdeutschen Jugendkultur der 60er Jahre, Göttingen 2006.

Siegfried, Detlef: Stars der Revolte: Die Kommune 1, in: Münkel, Daniela / Seegers, Lu (Hg.): Medien und Imagepolitik im 20. Jahrhundert. Deutschland, Europa, USA, Frankfurt am Main / New York 2008, S. 229-246.

Siegfried, Detlef: Ist jeder seines Glückes Schmied? Die Historisierung des Individualisierungsparadigmas, in: Großbölting, Thomas / Livi, Massimiliano / Spagnolo, Carlo (Hg.): Jenseits der Moderne? Die Siebziger Jahre als Gegenstand der deutschen und der italienischen Geschichtswissenschaft, Berlin 2014, S. 111-122.

Siepmann, Eckhard: Genital versus Prägenital. Die Großväter der sexuellen Revolution, in: Heiß und Kalt. Die Jahre 1945-69, 2. Aufl., Berlin (West) 1986, S. 555.

Sigusch, Volkmar / Grau, Günter (Hg.): Personenlexikon der Sexualforschung, Frankfurt am Main / New York 2009.

Silies, Eva-Maria: Liebe, Lust und Last. Die Pille als weibliche Generationserfahrung in der Bundesrepublik 1960-1980, Göttingen 2010.

Simoneit, Max: Wehrpsychologie. Ein Abriß ihrer Probleme und praktischen Folgerungen, Berlin 1933.

Skinner, B.[urrhus] F.[rederic]: Futurum Zwei. »Walden Two«. Die Vision einer aggressionsfreien Gesellschaft, Reinbek bei Hamburg 1972.

Skinner, B.[urrhus] F.[rederic]: Jenseits von Freiheit und Würde, Reinbek bei Hamburg 1973.

Sloterdijk, Peter: Du mußt dein Leben ändern. Über Anthropotechnik, Frankfurt am Main 2009.

Sonner, Franz-Maria: Werktätiger sucht üppige Partnerin. Die Szene der 70er Jahre in ihren Kleinanzeigen, München 2005.

Sonntag, Michael: Vermessung der Seele. Zur Entstehung der Psychologie als Wissenschaft, in: van Dülmen, Richard (Hg.): Entdeckung des Ich. Die Geschichte der Individualisierung vom Mittelalter bis zur Gegenwart, Köln 2001, S. 361-383.

Sontheimer, Kurt: Antidemokratisches Denken in der Weimarer Republik. Die politischen Ideen des deutschen Nationalismus zwischen 1918 und 1933, München 1978 (zuerst 1962).

Spazier, Dieter / Bopp, Jörg: Grenzübergänge. Psychotherapie als kollektive Praxis, Frankfurt am Main 1975.

SPK-Gruppe Köln: Protokollnotizen zu dem Seminar: Politische Arbeit und persönliche Emanzipation, in: Harrer, Harald / Funke, Heinz / Duhm, Dieter (Hg.): Frankfurter Seminar April 1973: Politische Arbeit & Emanzipation. Aufsätze und Protokolle einer Tagungsreihe, Köln 1974, S. 50-53.

Staeuble, Irmingard: Emancipation – a failed project? Remarks on the discourse of radical critique, in: Graumann, Carl F. / Gergen, Kenneth J. (Hg.): Historical Dimensions of Psychological Discourse, Cambridge 1996, S. 243-262.

Statistisches Bundesamt: Studierende an Hochschulen. Fachserie 11 Reihe 4.1, endgültige Ergebnisse, Wintersemester 2011 / 2012.

Staub, Michael E.: Madness Is Civilization. When the Diagnosis Was Social, 1948-1980, Chicago 2011.

Stearns, Peter N. / Stearns, Carol Z.: Emotionology: Clarifying the History of Emotions and Emotional Standards, in: The American Historical Review 90 (1985), S. 813-836.

Steinacker, Sven: Die radikale Linke und soziale Randgruppen. Facetten eines ambivalenten Verhältnisses, in: Rotaprint 25 [Andresen, Knud / Mohr, Markus / Rübner, Hartmut] (Hg.): Agit 883. Bewegung, Revolte, Underground in Westberlin 1969-1972, 2. Aufl., Hamburg / Berlin 2007, S. 201-213.

Steinacker, Sven: »... daß die Arbeitsbedingungen im Interesse aller verändert werden müssen!!!«. Alternative Pädagogik und linke Politik in der Sozialen Arbeit der sechziger und siebziger Jahre, in: Reichardt, Sven / Siegfried, Detlef (Hg.): Das Alternative Milieu. Antibürgerlicher Lebensstil und linke Politik in der Bundesrepublik Deutschland und Europa 1968-1983, Göttingen 2010, S. 353-372.

Stephan, Michael / Gross, Peter-Paul / Hildebrandt, Norbert: Management von Coaching. Organisation und Marketing innovativer Personalentwicklungsdienstleistungen, Stuttgart 2010.

Stern, Fritz: Kulturpessimismus als politische Gefahr. Eine Analyse nationaler Ideologie in Deutschland, Neuausgabe, Stuttgart 2005 (zuerst 1963).

Stoeckl, Peter: Kommune und Ritual. Das Scheitern einer utopischen Gemeinschaft, Frankfurt am Main / New York 1994.

Stötzner, Karin: 20 Jahre Selbsthilfeförderung in Berlin, in: Gesundheit im Südwesten. Zeitung für Gesundheitsförderung, hg. vom Bezirksamt Steglitz-Zehlendorf, Nr. 2, Frühjahr 2003, S. 2.

Stollberg, Dietrich: Therapeutische Seelsorge. Die amerikanische Seelsorgebewegung; Darstellung und Kritik, mit einer Dokumentation, Erlangen-Nürnberg 1968.

Straub, Jürgen: Wissenschaftliche Psychologie als Humanismus? Rekonstruktion eines hybriden Programms zur Errettung der modernen Seele, in: ders. (Hg.): Der sich selbst verwirklichende Mensch. Über den Humanismus der Humanistischen Psychologie, Bielefeld 2012, S. 15-67.

Süss, Joachim: Zur Erleuchtung unterwegs. Neo-Sannyasin in Deutschland und ihre Religion, Berlin 1994.

Süß, Winfried: Der keynesianische Traum und sein langes Ende. Sozioökonomischer Wandel und Sozialpolitik in den siebziger Jahren, in: Jarausch, Konrad H. (Hg.): Das Ende der Zuversicht? Die siebziger Jahre als Geschichte, Göttingen 2008, S. 120-137.

Sutor, Bernhard: Politische Bildung im Streit um die »intellektuelle Gründung« der Bundesrepublik Deutschland. Die Kontroversen der siebziger und achtziger Jahre, in: Aus Politik und Zeitgeschichte B 45/2002, S. 17-27.

Sutter, Barbara: »Selbstveränderung und Sozialveränderung«. Von der Selbsthilfegruppe und ihren Verheißungen zum Bürgerschaftlichen Engagement und seinen Zumutungen, in: Maasen, Sabine/Elberfeld, Jens/Eitler, Pascal/Tändler, Maik (Hg.): Das beratene Selbst. Zur Genealogie der Therapeutisierung in den ›langen‹ Siebzigern, Bielefeld 2011, S. 293-312.

Tändler, Maik: »Psychoboom«. Therapeutisierungsprozesse in Westdeutschland in den späten 1960er- und 1970er-Jahren, in: Maasen, Sabine/Elberfeld, Jens/Eitler, Pascal/Tändler, Maik (Hg.): Das beratene Selbst. Zur Genealogie der Therapeutisierung in den ›langen‹ Siebzigern, Bielefeld 2011, S. 59-94.

Tändler, Maik/Jensen, Uffa (Hg.): Das Selbst zwischen Anpassung und Befreiung. Psychowissen und Politik im 20. Jahrhundert, Göttingen 2012.

Tändler, Maik/Jensen, Uffa: Psychowissen, Politik und das Selbst. Eine neue Forschungsperspektive auf die Geschichte des Politischen im 20. Jahrhundert, in: dies. (Hg.): Das Selbst zwischen Anpassung und Befreiung. Psychowissen und Politik im 20. Jahrhundert, Göttingen 2012, S. 9-35.

Tändler, Maik: Therapeutische Vergemeinschaftung. Demokratisierung, Emanzipation und Emotionalisierung in der ›Gruppe‹, 1963-1976, in: ders./Jensen, Uffa (Hg.): Das Selbst zwischen Anpassung und Befreiung. Psychowissen und Politik im 20. Jahrhundert, Göttingen 2012, S. 141-167.

Tändler, Maik: Erziehung der Erzieher. Lehrer als problematische Subjekte zwischen Bildungsreform und antiautoritärer Pädagogik, in: Eitler, Pascal/Elberfeld, Jens (Hg.): Zeitgeschichte des Selbst. Therapeutisierung – Politisierung – Emotionalisierung, Bielefeld 2015, S. 85-112.

Taëni, Rainer: Latente Angst: das Tabu der Abwehrgesellschaft. Versuch einer ganzheitlichen Theorie des Menschen, Hamburg 1976.

Taëni, Rainer: Fühlen als Therapie. 2 Jahre in der Primärtherapie, Hamburg 1979.

Taëni, Rainer: Fühlen als Therapie, in: Kreiler, Kurt/Reinhardt, Claudia/Sloterdijk, Peter (Hg.): In irrer Gesellschaft. Verständigungstexte über Psychotherapie und Psychiatrie, Frankfurt am Main 1980, S. 193-226.

Tausch, Reinhard: Das psychotherapeutische Gespräch. Erwachsenen-Psychotherapie in nicht-directiver Orientierung, Göttingen 1960.

Tausch, Reinhard/Tausch, Anne-Marie: Erziehungspsychologie. Psychologische Vorgänge in Erziehung und Unterricht, Göttingen 1963.

Tausch, Reinhard: Gesprächspsychotherapie, 2., gänzlich neugestaltete Auflage, Göttingen 1968.

Tausch, Reinhard/Tausch, Anne-Marie: Erziehungspsychologie. Begegnung von Person zu Person, 9. Aufl., Göttingen 1979.

Tausch, Reinhard/Tausch, Anne-Marie: Gesprächspsychotherapie. Einfühlsame hilfreiche Gruppen- und Einzelgespräche in Psychotherapie und alltäglichem Leben, 7., gänzlich neugestaltete Auflage, Göttingen 1979.

Taylor, Charles: Quellen des Selbst. Die Entstehung der neuzeitlichen Identität, Frankfurt am Main 1996.

Teo, Thomas: Klaus Holzkamp and the Rise and Decline of German Critical Psychology, in: History of Psychology 1 (1998), S. 235-253.

Tetzner, Thomas: Der kollektive Gott. Zur Ideengeschichte des ›Neuen Menschen‹ in Russland, Göttingen 2013.

Thaler, Richard H. / Sunstein, Cass R.: Nudge. Improving Decisions about Health, Wealth, and Happiness, New Haven / London 2008.

Therapeutischer Club München: Arbeitspapier zur Grundlagendiskussion im Therapeutischen Club (TC), in: Harrer, Harald / Funke, Heinz / Duhm, Dieter (Hg.): Frankfurter Seminar April 1973: Politische Arbeit & Emanzipation. Aufsätze und Protokolle einer Tagungsreihe, Köln 1974, S. 87-102.

Thesen zum Sozialistischen Patientenkollektiv Köln – Initiativgruppe. Aus der Krankheit eine Waffe machen! Für eine neue sozialistische Bewegung!, in: Harrer, Harald / Funke, Heinz / Duhm, Dieter (Hg.): Frankfurter Seminar April 1973: Politische Arbeit & Emanzipation. Aufsätze und Protokolle einer Tagungsreihe, Köln 1974, S. 48-50.

Theweleit, Klaus: Männerphantasien, 2 Bde., Reinbek bei Hamburg 1980.

Thome, Helmut: Wandel gesellschaftlicher Wertvorstellungen aus der Sicht der empirischen Sozialforschung, in: Dietz, Bernhard / Neumaier, Christopher / Rödder, Andreas (Hg.): Gab es den Wertewandel? Neue Forschungen zum gesellschaftlich-kulturellen Wandel seit den 1960er Jahren, München 2014, S. 41-67.

Thomson, Mathew: Psychological Subjects. Identity, Culture, and Health in Twentieth-Century Britain, Oxford 2006.

Traue, Boris: Das Subjekt der Beratung. Zur Soziologie einer Psycho-Technik, Bielefeld 2010.

Traue, Boris: Coaching. Die Mobilisierung der Psyche 1775-1975, in: Maasen, Sabine / Elberfeld, Jens / Eitler, Pascal / Tändler, Maik (Hg.): Das beratene Selbst. Zur Genealogie der Therapeutisierung in den ›langen‹ Siebzigern, Bielefeld 2011, S. 243-262.

Trimondi, Victor / Trimondi, Victoria: Hitler, Buddha, Krishna. Eine unheilige Allianz vom Dritten Reich bis heute, Wien 2002.

Tugendhat, Ernst: Vorlesungen über Ethik, 4. Aufl., Frankfurt am Main 1997.

Turkle, Sherry: Psychoanalytic Politics. Jacques Lacan and Freud's French Revolution, 2. Aufl., New York / London 1992.

Uhle, Reinhard: Pädagogik der siebziger Jahre – zwischen wissenschaftsorientierter Bildung und repressionsarmer Erziehung, in: Faulstich, Werner (Hg.): Die Kultur der siebziger Jahre, München 2004, S. 49-63.

van Drunen, Peter / van Strien, Pieter J. / Haas, Eric: Work and Organization, in: Jansz, Jeroen / van Drunen, Peter (Hg.): A Social History of Psychology, Malden (MA) u. a. 2004, S. 129-164.

van Rahden, Till: Clumsy Democrats: Moral Passions in the Federal Republic, in: German History 29 (2011), S. 485-504.

Veltin, Alexander: Praktische Reformansätze in den 60er Jahren: Therapeutische Gruppenarbeit im psychiatrischen Krankenhaus, in: Kersting, Franz-Werner (Hg.): Psychiatriereform als Gesellschaftsreform. Die Hypothek des Nationalsozialismus und der Aufbruch der sechziger Jahre, Paderborn u. a. 2003, S. 101-112.

Verheyen, Nina: Diskussionsfieber. Diskutieren als kommunikative Praxis in der westdeutschen Studentenbewegung, in: Klimke, Martin / Scharloth, Joachim (Hg.): 1968. Handbuch zur Kultur- und Mediengeschichte der Studentenbewegung, Stuttgart 2007, S. 209-221.

Verheyen, Nina: Diskussionlust. Eine Kulturgeschichte des »besseren Arguments« in Westdeutschland, Göttingen 2010.

Vilmar, Fritz / Runge, Brigitte: Auf dem Weg zur Selbsthilfegesellschaft? 40.000 Selbsthilfegruppen: Gesamtüberblick, politische Theorie und Handlungsvorschläge, Essen 1986.

Vogt, Jochen: Diederich Heßlings autoritärer Charakter. Marginalien zum *Untertan*, in: Arnold, Heinz Ludwig (Hg.): Heinrich Mann. Text+Kritik Sonderband, München 1971, S. 58-69.

von der Goltz, Anna (Hg.): ›Talkin' 'bout my generation‹. Conflicts of Generation Building and Europe's ›1968‹, Göttingen 2011.

von Hodenberg, Christina: Konsens und Krise. Eine Geschichte der westdeutschen Medienöffentlichkeit 1945-1973, Göttingen 2006.

von Hodenberg, Christina / Siegfried, Detlef (Hg.): Wo »1968« liegt. Reform und Revolte in der Geschichte der Bundesrepublik, Göttingen 2006.

von Miquel, Marc: Ahnden oder amnestieren? Westdeutsche Justiz und Vergangenheitspolitik in den sechziger Jahren, Göttingen 2004.

von Werder, Lutz: Kinderläden. Versuch der Umwälzung der inneren Natur, in: Heiß und Kalt. Die Jahre 1945-69, 2. Aufl., Berlin (West) 1986, S. 561-564.

Vopel, Klaus W. (Hg.): Gruppendynamische Experimente im Hochschulbereich, Hamburg 1972.

Vopel, Klaus W. / Kirsten, Rainer E.: Kommunikation und Kooperation. Ein gruppdendynamisches Trainingsprogramm, München 1974.

Wagner, Wolf: Uni-Angst und Uni-Bluff. Wie studieren und sich nicht verlieren, Berlin 1977.

Waldherr, Benedikt: Geschichte der Psychotherapie – Teil 2. Ein Vierteljahrhundert bis zum Psychotherapeutengesetz, in: Bayerisches Ärzteblatt 58 (2003), Nr. 3, S. 150-151.

Walter, Franz / Klecha, Stephan / Hensel, Alexander (Hg.): Die Grünen und die Pädosexualität. Eine bundesdeutsche Geschichte, Göttingen 2015.

Wehler, Hans-Ulrich (Hg.): Geschichte und Psychoanalyse, Köln 1971.

Wehler, Hans-Ulrich: Deutsche Gesellschaftsgeschichte. Fünfter Band: Bundesrepublik und DDR 1949-1990, München 2008.

Wehrs, Nikolai: Protest der Professoren. Der »Bund Freiheit der Wissenschaft« in den 1970er Jahren, Göttingen 2014.

Weingart, Peter / Kroll, Jürgen / Bayertz, Kurt: Rasse, Blut und Gene. Geschichte der Eugenik und Rassenhygiene in Deutschland, Frankfurt am Main 1992.

Weinhauer, Klaus: Schutzpolizei in der Bundesrepublik. Zwischen Bürgerkrieg und Innerer Sicherheit: Die turbulenten sechziger Jahre, Paderborn 2003.

Weinhauer, Klaus / Requate, Jörg / Haupt, Heinz-Gerhard (Hg.): Terrorismus in der Bundesrepublik. Medien, Staat und Subkulturen in den 1970er Jahren, Frankfurt am Main / New York 2006.

Weinstein, Deborah: The Pathological Family. Postwar America and the Rise of Family Therapy, Ithaca 2013.

Weisbrod, Bernd (Hg.): Akademische Vergangenheitspolitik. Beiträge zur Wissenschaftskultur der Nachkriegszeit, Göttingen 2002.

Weisbrod, Bernd: Dem wandelbaren Geist. Akademisches Ideal und wissenschaftliche Transformation in der Nachkriegszeit, in: ders. (Hg.): Akademische Vergangenheitspolitik. Beiträge zur Wissenschaftskultur der Nachkriegszeit, Göttingen 2002, S. 11-35.

Weitz, Eric D.: The Ever-Present Other. Communism in the Making of West Germany, in: Schissler, Hanna (Hg.): The Miracle Years. A Cultural History of West Germany, 1949-1968, Princeton / Oxford 2001.
Wiggershaus, Rolf: Die Frankfurter Schule. Geschichte – Theoretische Entwicklung – Politische Bedeutung, 4. Aufl., München 1993.
Winkler, Barbara: Humanistische Psychologie und Gruppenbewegung in der Psychoszene, in: Keupp, Heinrich / Zaumseil, Manfred (Hg.): Die gesellschaftliche Organisierung psychischen Leids. Zum Arbeitsfeld klinischer Psychologen, Frankfurt am Main 1978, S. 438-466.
Wissenschaftsrat: Empfehlungen des Wissenschaftsrates zum Ausbau der wissenschaftlichen Einrichtungen, Teil I: Wissenschaftliche Hochschulen, Tübingen 1960.
Wissenschaftsrat (Hg.): Empfehlungen zur Forschung in der Psychologie, Köln 1983.
Wildt, Michael: Generation des Unbedingten. Das Führungskorps des Reichssicherheitshauptamtes, Hamburg 2003.
Wittchen, Hans-Ulrich / Fichter, Manfred M.: Psychotherapie in der Bundesrepublik. Materialien und Analysen zur psychosozialen und psychotherapeutischen Versorgung, Weinheim u. a. 1980.
Wolf, Heinz E.: Vorstellungen über den Kommunismus, in: Politische Psychologie, Band 1: Politische Psychologie als Aufgabe unserer Zeit. Bearbeitet von Dr. Walter Jacobsen, Frankfurt am Main 1963, S. 63-93.
Yalom, Irvin D.: Gruppenpsychotherapie: Grundlagen und Methoden. Ein Handbuch, München 1974.
Young, Allan: The Harmony of Illusions. Inventing Post-Traumatic Stress Disorder, Princeton 1995.
Zaretsky, Eli: Secrets of the Soul. A Social and Cultural History of Psychoanalysis, New York 2005.
Ziehe, Thomas: Pubertät und Narzißmus. Sind Jugendliche entpolitisiert?, Frankfurt am Main 1975 (zugl. Univ. Diss. Hannover 1974).
Ziehe, Thomas: Politik als Kulturschock. Zwiespältige Nachgedanken zur Studentenbewegung, in: Bastian, Johannes (Hg.): 1968 – 1988. Eine Pädagogen-Generation zieht Bilanz, Hamburg 1988, S. 19-27.
Ziemann, Benjamin: Zwischen sozialer Bewegung und Dienstleistung am Individuum. Katholiken und katholische Kirche im therapeutischen Jahrzehnt, in: Archiv für Sozialgeschichte 44 (2004), S. 357-393.
Ziemann, Benjamin: The Gospel of Psychology: Therapeutic Concepts and the Scientification of Pastoral Care in the West German Catholic Church, 1950-1980, in: Central European History 39 (2006), S. 79-106.
Ziemann, Benjamin: Katholische Kirche und Sozialwissenschaften 1945-1975, Göttingen 2007.
Ziemann, Benjamin / Wetzell, Richard F. / Schumann, Dirk / Brückweh, Kerstin: Introduction: The Scientization of the Social in Comparative Perspektive, in: dies. (Hg.): Engineering Society. The Role of the Human and Social Sciences in Modern Societies, 1880-1980, Basingstoke / New York 2012, S. 1-40.
Ziolko, Horst-Ulfert (Hg.): Psychische Störungen bei Studenten. Symposion vom 22.-24. März 1968 in Berlin, Stuttgart 1969.
Ziolko, Horst-Ulfert: Schlußbemerkung, in: ders. (Hg.): Psychische Störungen bei Studenten. Symposion vom 22.-24. März 1968 in Berlin, Stuttgart 1969, S. 341.
Zoller [Pseud. o. Vorn.] (Hg.): Aktiver Streik. Dokumentation zu einem Jahr Hochschulpolitik am Beispiel der Universität Frankfurt / Main, Darmstadt 1969.

Personenregister

Kursive Ziffern verweisen auf Einträge in Fußnoten.